MÉLANGES
D'ANATOMIE, DE PHYSIOLOGIE
ET DE
CHIRURGIE

PAR

P.-N. GERDY

Professeur de pathologie externe à la Faculté de médecine de Paris

PUBLIÉS PAR MM.

Paul BROCA

Professeur de clinique chirurgicale à la Faculté de médecine,
Membre de l'Académie de médecine, etc.,

ET

E. BEAUGRAND

Sous-bibliothécaire à la Faculté de médecine de Paris,

TOME SECOND

CHIRURGIE

PARIS

P. ASSELIN, SUCCESSEUR DE BÉCHET JEUNE ET LABÉ

LIBRAIRE DE LA FACULTÉ DE MÉDECINE

PLACE DE L'ÉCOLE-DE-MÉDECINE

MÉLANGES

D'ANATOMIE, DE PHYSIOLOGIE

ET DE

CHIRURGIE

1860

II

PARIS. — IMPRIMERIE DE E. MARTINET, RUE MIGNON, 2.

MÉLANGES

D'ANATOMIE, DE PHYSIOLOGIE

ET DE

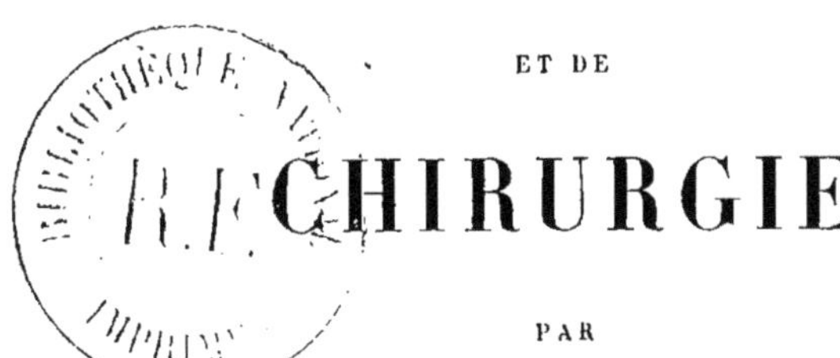

CHIRURGIE

PAR

P.-N. GERDY

Professeur de pathologie externe à la Faculté de médecine de Paris

PUBLIÉS PAR MM.

Paul BROCA

Professeur de clinique chirurgicale à la Faculté de médecine,
Membre de l'Académie de médecine, etc.

ET

E. BEAUGRAND

Sous-bibliothécaire à la Faculté de médecine de Paris.

TOME SECOND

CHIRURGIE

PARIS

P. ASSELIN, SUCCESSEUR DE BÉCHET JEUNE ET LABÉ

LIBRAIRE DE LA FACULTÉ DE MÉDECINE

PLACE DE L'ÉCOLE-DE-MÉDECINE

1875

NOTICE BIOGRAPHIQUE SUR V.-J. GERDY

Par E. BEAUGRAND.

Vulfranc-Joseph Gerdy, né à Loches (Aube) le 20 mars 1809, commença ses humanités au collége de Bar-sur-Seine, et vint, en 1825, à Paris, les achever, comme externe, au collége Louis le Grand. Une fois ses classes terminées, il aborda l'étude de la médecine; mais, du moins, au début de sa carrière, il n'eut point à livrer cette terrible bataille de la vie, dont, à force de persévérance et d'énergie, son frère était sorti vainqueur : marchant sur les pas de celui-ci, il put suivre, sans y rencontrer d'obstacles, la route qui lui avait, en quelque sorte, été frayée d'avance. On comprend quelles solides connaissances il dut acquérir en anatomie et en physiologie, sciences dont bien jeune encore il donna des leçons particulières. Reçu interne en 1832, il se livra dès lors exclusivement à la pathologie et prit le grade de docteur en 1837, après avoir conquis les couronnes de l'internat et de l'École pratique. Enfin, à la suite d'un concours dans lequel il fit preuve d'un savoir aussi varié qu'étendu (1839), il entra à la Faculté avec le titre d'agrégé en chirurgie.

L'année même de sa réception au doctorat, V. Gerdy

avait été appelé par M. de Saint-Fériol, propriétaire des sources d'Uriage, comme médecin libre, afin de ranimer cet établissement qui languissait entre les mains de l'inspecteur général alors fort âgé. M. de Saint-Fériol cherchait un jeune médecin instruit, mais surtout versé dans la connaissance des maladies de la peau et de la scrofule, affections auxquelles conviennent particulièrement les eaux d'Uriage; Alibert, à qui il s'était adressé, lui désigna V. Gerdy, son ancien interne, dont il avait pu apprécier les solides qualités, et celui-ci justifia pleinement le choix dont il avait été l'objet. Son zèle, son dévouement sans bornes, eurent bientôt donné une nouvelle vie aux eaux naguère délaissées. C'est qu'en effet il s'était consacré à cette œuvre avec la plus entière abnégation; le soin des malades qui venaient en foule s'adresser à lui, absorbait toute sa journée, et, au grand détriment de sa santé, il leur sacrifiait jusqu'aux heures de ses repas. A cela ne se bornait pas son activité, il trouvait encore le temps d'étudier la composition chimique des sources, les conditions géologiques dans lesquelles elles émergeaient du sol, etc. Puis, lorsque, au bout de quelques années, la mort de l'inspecteur en titre lui eut laissé la libre direction des eaux, soutenu par le propriétaire qui ne recula devant aucune dépense, il s'occupa et d'un captage mieux entendu des sources, obtenu au moyen du creusement de longues galeries souterraines, et de l'amélioration des appareils pour les bains, les douches, etc. Enfin, grâce à ses efforts, l'établissement d'Uriage put bientôt prendre rang parmi les plus importants que nous possédions en France.

Les intéressantes recherches qu'il fit paraître successivement sur l'analyse de ces sources, et leurs applications à la pathologie, lui ouvrirent les portes de l'Académie de médecine, où il fut admis comme membre correspondant.

V. Gerdy était un des fondateurs de la Société d'hydrologie

médicale, et il s'y distingua dans plusieurs discussions scientifiques, notamment sur le traitement thermal des scrofules et du rhumatisme. C'est dans cette société qu'une circonstance vint prouver que si Vulfranc ne recherchait pas, comme son frère, les luttes ardentes et passionnées, il ne les évitait pas non plus quand une question de justice ou d'honneur se trouvait engagée. A l'exemple des autres sociétés, celle d'hydrologie s'était réservé le droit d'exclure de son sein tout membre qui aurait commis un acte d'indignité, mais les motifs de cette exclusion devaient demeurer un secret dans le conseil de famille, dont le président notifiait la décision au membre exclu. En 1861, à propos d'une révision du règlement, on proposa que cette décision fût adressée par le secrétaire général à *tous les membres de la Société*, dans une lettre *confidentielle;* les motifs de l'exclusion pouvaient même y être relatés. C'est contre cette double divulgation que s'éleva V. Gerdy, et dont il fit ressortir les graves inconvénients. Il insista tout particulièrement sur cette note confidentielle adressée à deux ou trois cents personnes, parmi lesquelles se trouveraient nécessairement des rivaux, des envieux, les dénonciateurs eux-mêmes; ne profiteraient-ils pas de cette singulière confidence pour la publier à son de trompe dans la localité habitée par le membre exclu, et l'atteindre ainsi dans sa position, sa fortune, son honneur? Ce qui n'était qu'un simple avertissement, sans bruit, sans esclandre, deviendrait alors une punition rigoureuse pour un délit peut-être exagéré par la passion; et le conseil de famille serait ainsi transformé en conseil de discipline! Ces raisons et bien d'autres encore ne purent convaincre la Société, la mesure en question fut votée, et V. Gerdy, alors vice-président, donna immédiatement sa démission.

Quelques années après (1864), alors qu'il était question de laisser aux malades le droit d'user à leur gré des eaux minérales, V. Gerdy adressait au ministre de l'agriculture et du commerce une lettre fortement motivée, dans laquelle il démontrait, par de nombreux exemples, les dangers d'une telle liberté. Assimilant l'usage des eaux à celui des médicaments actifs, il demandait que leurs différents modes d'administration ne fussent accordés que sur l'ordonnance d'un médecin.

L'année suivante, sa constitution, fortement et depuis longtemps ébranlée, l'obligeait de donner sa démission de médecin inspecteur des eaux d'Uriage et de se consacrer exclusivement au soin de sa santé. Il voyageait, allait passer les hivers dans le Midi, sans obtenir autre chose qu'une amélioration passagère. Des douleurs rhumatismales, des bronchites répétées, des accidents de congestion cérébrale, ne lui laissaient que de courtes trêves, dans lesquelles il pouvait constater un affaiblissement progressif. Enfin une congestion cérébrale plus forte que les précédentes l'emporta, après quelques jours de maladie, le 16 septembre 1873, à l'âge de soixante-quatre ans.

Comme si ce n'était pas assez pour Vulfranc d'avoir consacré trente années de sa vie à l'étude et à l'application des eaux minérales, il voulut laisser après sa mort les moyens de préparer la réalisation d'une idée qui avait fait l'objet de ses plus constantes préoccupations. Il déplorait profondément l'espèce de sujétion dans laquelle se trouvent trop souvent les médecins inspecteurs des eaux vis-à-vis des administrations, obligés dans maintes circonstances d'opter entre leur position et le complaisant acquiescement aux vues intéressées de ceux qui dirigent ces entreprises commerciales. Il imputait surtout cet état de choses au mode vicieux de recrutement des inspecteurs, dont beaucoup n'offrent réellement pas de garanties sérieuses en hydrologie, et qui, cependant, l'emportent sur des candidats depuis longtemps versés dans la connaissance des eaux minérales. De pareils hommes manquent de l'autorité nécessaire pour résister aux exigences des administrations qui font de l'emploi des eaux une pure question de lucre. Le seul moyen de les relever aux yeux des propriétaires ou fermiers des sources, et de leur donner le prestige qui leur est indispensable, c'est la *nomination par le concours*. Déjà à deux reprises, lors du congrès général de France en 1845, et plus tard en 1854, à la Société d'hydrologie, il avait présenté et fait adopter les deux propositions suivantes : 1° nomination des médecins inspecteurs des eaux par le concours; 2° leur constitution en corps hiérarchique, où un avancement régulier leur permettrait de diriger des établissements de différentes natures et d'une importance croissante. Est-il besoin de dire que ces vœux, unanimement approuvés par le congrès et par la Société d'hydrologie, ne furent pas écoutés !...

Voyons maintenant les dispositions qu'il a soumises à l'Académie de médecine par une clause longuement et très-judicieusement développée de son testament. Il lègue à cette illustre société une rente annuelle de 4500 fr. avec la destination suivante : deux élèves en médecine ayant été attachés pendant deux ans au moins en qualité d'internes dans les hôpitaux de l'une des trois facultés ou de l'une des six principales villes de France, ayant fait preuve d'aptitude et de zèle dans ces fonctions, et ayant subi tous les examens pour le doctorat moins la thèse, seront désignés à la suite d'un *concours spécial et public*, par une commission de cinq membres au moins, prise dans le sein de l'Académie. Ils seront institués pour quatre ans, et tenus de résider pendant toute la durée de la saison thermale dans un des quarante ou cinquante principaux établissements de la France, pour y étudier les propriétés et les effets des eaux minérales, et présenter à l'Académie, du 15 avril au 1er mai suivant, un rapport contenant toutes les observations qu'ils auront pu recueillir sur les malades ayant fréquenté l'établissement. Ils exposeront en même temps leurs appréciations sur les résultats immédiats et consécutifs du traitement, sur les dispositions matérielles des établissements, sur les conditions hygiéniques et climatériques des localités, etc.

Recommandés par l'Académie aux médecins inspecteurs, ils ne sauraient trouver de difficultés sérieuses dans l'accomplissement de leurs recherches.

Les élèves désignés par le concours recevront chaque année 1500 fr. pendant la durée de leurs fonctions. Ceux qui auront accompli leur mission à la satisfaction de l'Académie auront droit, à l'expiration de leur mandat, à une gratification de 500 fr. par année de service. Du reste, l'Académie sera toujours maîtresse de révoquer les élèves qui auraient rempli avec négligence les devoirs qui leur sont imposés; seront aussi considérés comme démissionnaires ceux qui prendraient le titre de docteur avant la fin des quatre années. Quant au concours public dont le testateur a fait la condition *sine quâ non* de ce legs, il en laisse la disposition à la volonté de l'Académie; dissertation écrite ou verbale, dont la première pourrait servir d'épreuve éliminatoire, questions verbales, etc.

Si ces conditions n'étaient pas acceptées, le legs de 4500 fr. se trouverait retiré, et remplacé par une rente annuelle de 1500 fr. pour un prix de 3000 décerné tous les deux ans au meilleur mémoire sur une question d'hydrologie.

La pensée de l'auteur se dévoile ici tout entière. Il veut former ainsi une pépinière de médecins instruits, qui s'offriront en quelque sorte forcément au choix de l'administration quand il s'agira de nommer des médecins inspecteurs. La condition de concours si fermement imposée est la réalisation de ce vœu dont il fut deux fois l'interprète et que nous rappelions plus haut, en même temps qu'elle est comme un hommage rendu à la mémoire de son frère, qui poursuivit, pendant les quinze dernières années de sa vie, le rétablissement de cette libérale institution qu'il avait toujours défendue avec son indomptable persévérance.

Enfin n'oublions pas que les sociétés de médecine et de chirurgie ont eu chacune un legs de 1000 fr. de rente annuelle pour la fondation de prix de 2000 fr. décernés tous les deux ans.

Rien de plus commun assurément que la différence des caractères entre les membres d'une même famille; les deux frères Gerdy nous en offrent un exemple remarquable. Autant l'aîné était fougueux, emporté, autant le plus jeune était calme et réfléchi. Aussi le premier, tout en raillant quelquefois son frère sur sa froide prudence, avait-il su apprécier la solidité de son jugement, et plus d'une fois il n'eut qu'à se louer d'avoir écouté ses avis. Ils ne se rencontraient réellement que sur un terrain, celui de l'honneur et de la droiture. Tous les deux portaient également au plus haut degré le sentiment si pur de l'amour de la famille. Les deux frères et un troisième, Paul Gerdy, plus âgé que Vulfranc, et qui demeurait au pays où il cultivait le bien de leur père, étaient restés unis de la plus étroite amitié. J'ai suivi le professeur Gerdy dans la longue agonie qui a précédé sa mort, et je puis rendre ici ce témoignage : rien de plus touchant que les soins qui lui furent prodigués par Vulfranc jusqu'à la dernière heure, avec le dévouement le plus infatigable. On comprend quelle dut être sa douleur en perdant celui qui avait été l'appui de sa jeunesse et auquel il devait, en partie, la position qu'il occupait alors.

L'année suivante un autre coup vint encore le frapper : son frère Paul Gerdy, momentanément à Paris, tombe malade d'une pneumonie, puis, tout à coup, une phthisie à marche aiguë se déclare, et il ne tarde pas à succomber. Cette perte si imprévue jeta un profond découragement dans l'âme de notre ami qui semblait y voir le présage de sa fin prochaine. A dater de ce jour il vécut entre le regret du passé et la crainte que lui donnait pour lui-même l'état chancelant de sa santé, sans que les bonnes et solides amitiés que son caractère avait su lui concilier pussent l'en distraire entièrement.

Vulfranc a publié les travaux suivants :

I. — *De l'influence de la pesanteur sur la circulation et les phénomènes qui en dérivent, et de l'élévation des parties malades, considérée comme moyen thérapeutique.* (Extr. de la clin. du prof. Gerdy), in *Arch. gén. de méd.*, 2e sér., t. III, p. 553. 1833.

II. — *Note sur la cure radicale des hernies par la méthode de M. Gerdy ou de l'invagination*, in. *Bull. cliniq.* de Fossone, t I, p. 90. 1835.

III. — *Leçons cliniques de M. Gerdy à l'hôpital Saint-Louis*, ibid., p. 139, 213.

IV. — *Propositions d'anatomie, de pathologie et de tocologie.* Thèse inaug. Paris, 1837, in-4°, 48 pp.

V. — *Recherches expérimentales relatives à l'influence des bains sur l'organisme*, in *Archiv. de méd.*, 3e sér., t. I, p. 452. 1838.

VI. — *Recherches et observations sur les eaux minérales d'Uriage et sur l'influence*, etc. Paris, 1839, in 8°.

VII. — *De la résection des extrémités articulaires des os.* Thèse de conc. (agrég. chir.). Paris, 1839, in-8°, 187 pp.

VIII. — *Mém. sur l'analyse des eaux minérales sulfureuses, suivi d'une dernière réponse à M. Dupasquier de Lyon.* Paris, 1843, in-8°.

IX. — *Études sur les eaux minérales d'Uriage et sur l'influence physiologique des eaux en général, et les divers modes de leur emploi.* Paris, 1849, in-8°, XLVII-423 pp., fig.

X. — *Lettre à MM. les membres de la Société d'hydrologie de Paris.* Paris, 1861, in-8°, 39 pp.

XI. — *Lettre à M. le ministre de l'agriculture*, etc. — *De la liberté absolue donnée aux malades dans l'usage des eaux minérales, et de l'inspection établie près de ces eaux.* Paris, 1864, in-8°, 52 pp.

MÉMOIRES

DE CHIRURGIE

MALADIES DES OS

I

OBSERVATIONS ET RÉFLEXIONS SUR LES FRACTURES DE LA CLAVICULE ET SUR CELLES DU COL DU FÉMUR

Recueillies et publiées par E. BEAUGRAND, interne du service.

I. — FRACTURE DE LA CLAVICULE.

On a dit et répété depuis longtemps que l'on pouvait juger de l'insuffisance de l'art contre une maladie d'après le nombre des remèdes proposés pour la combattre : cette vérité trouve aussi son application dans la pathologie externe ; la fracture de la clavicule en est un frappant exemple. C'est surtout depuis l'époque de Desault que l'on a varié et modifié à l'infini le système des moyens contentifs, sans arriver à résoudre complétement toutes les conditions du problème. Si donc nous publions à notre tour quelques réflexions sur un sujet tant de fois exploité, c'est moins dans le but de proposer un nouvel appareil, que de poser les véritables principes d'après lesquels on doit le construire. Nous verrons en effet que, dans leurs divers procédés, les chirurgiens n'ont eu en vue qu'une ou quelques-unes seulement des indications que présente cette fracture.

OBSERVATION 1re. — Baticle (Louis-Robert), âgé de trente ans, maçon, n'ayant jamais été malade que par suite d'accidents, était, le 22 juillet 1834, monté sur une poutre pour travailler à la démolition d'une maison ; la poutre vermoulue sur laquelle il était placé s'étant brisée sous son poids, il tomba d'une hau-

(1) *Archives gén. de méd.*, 2e série, t. VI, 1834.

teur de 12 pieds sur les solives de l'étage inférieur. La violence du coup lui ayant fait perdre connaissance sur-le-champ, il ne peut se rappeler quelles sont les parties de son corps qui ont porté dans la chute. Revenu assez promptement à lui, il se fit transporter à l'hôpital Saint-Louis. Il se plaignait alors d'une gêne assez considérable de la respiration, et d'une douleur dans l'épaule qui l'empêchait de remuer le bras. Il n'y avait aucune lésion du côté de la tête (saignée de trois palettes; diète). Le bras est maintenu le long du tronc à l'aide d'une écharpe.

Le lendemain matin 23, à notre visite, nous reconnaissons une fracture de la clavicule gauche, à l'union du tiers externe avec le tiers moyen de cet os. Le fragment externe est déprimé et porté en dedans sous le fragment interne qui fait une légère saillie au-dessus du précédent. Le malade ne peut élever son membre sans une douleur excessive. Une large ecchymose occupe le moignon de l'épaule du même côté.

L'appareil de Desault fut immédiatement appliqué; mais au bout de quelques jours, voyant que malgré tous les soins il se relâchait, ne maintenait pas la fracture réduite exactement, et gênait la respiration du malade, on le défit, et nous vîmes alors un phénomène que nous avions déjà observé plusieurs fois, et qui se présenta chez ce sujet d'une manière manifeste. Je veux parler de la possibilité de porter le membre à la tête. Et remarquez bien que, lors de son entrée, la douleur qu'il ressentait, en voulant exécuter ce mouvement, le lui interdisait complétement. Nous appliquâmes, à la place de l'appareil de Desault, une fronde dont nous donnerons plus loin la description.

A l'aide de ce moyen, Baticle sortit guéri à la fin d'août, présentant une très-légère difformité qui était seulement sensible au toucher.

Causes. — La fracture de la clavicule peut avoir lieu de deux manières, comme le disent fort bien les auteurs : 1° par une violence portée directement sur la clavicule; 2° par une chute sur le moignon de l'épaule, dans laquelle la clavicule, se trouvant pressée entre le moignon de l'épaule qui repose sur le sol, et le sternum qui presse sur elle avec toute la force que lui donne le poids du corps augmenté de la vitesse de la chute, ploie et se rompt dans le point qui offre le moins de résistance. Auquel de ces deux mécanismes la fracture est-elle due chez notre malade? Est-il tombé sur la partie antérieure du tronc, de telle sorte que la courbure antérieure de la clavicule soit venue rencontrer l'angle saillant d'une poutre; ou bien est-ce l'épaule qui a porté, et la solution de continuité est-elle venue par voie indirecte? Le malade s'étant évanoui, ignore les circonstances de sa chute; mais l'ecchymose qui, dès le premier jour de l'accident, occupait la région deltoïdienne, l'absence de toute trace de contusion du côté de l'os rompu, ne laissent aucun doute à cet égard : la fracture a eu lieu médiatement. Cette recherche de la cause n'est point oiseuse comme on pourrait le penser; car si elle a agi directement, il y aura plus souvent complication de contusion, elle exigera des soins particuliers, et il faudra surveiller plus attentivement le malade, de crainte qu'il ne se développe du gonflement et des accidents inflammatoires.

Avant de rechercher la manière dont se produisent les déplacements dans cette fracture, établissons une distinction importante fondée sur son siége. D'après la forme de la clavicule, la force et le nombre de ses moyens d'union avec l'apophyse coracoïde et l'acromion, il est facile de voir que les causes fracturantes indirectes doivent agir sur la partie de l'os qui présente une courbure plus marquée, c'est-à-dire vers sa partie moyenne ou un peu en dehors de celle-ci. Quant à celles qui siégent entre l'insertion du ligament coraco-claviculaire et l'articulation qui unit l'acromion à la clavicule, et dont les auteurs parlent à part, nous en citerons plus loin un exemple.

Symptômes. — Chez Baticle, la fracture s'était effectuée dans le lieu d'élection, et présentait un déplacement très-marqué dont nous allons tâcher de nous rendre un compte exact. On a dit depuis Hippocrate que la saillie du fragment interne n'était qu'apparente et qu'il fallait l'attribuer au seul changement de position subi par le fragment externe. Il y a là une erreur : quelques auteurs, entre autres Duverney (1), avaient déjà pressenti la vérité, mais sans l'exprimer d'une manière formelle. Voici l'opinion que je professe à cet égard. Le fragment interne est tiré en haut par le faisceau externe du sterno-cléido-mastoïdien,

(1) *Maladies des os*, p. 204.

qui est assez fort et épais, et qui agit dans une direction presque perpendiculaire, tandis que cette action n'est contre-balancée que par la portion du grand pectoral insérée à ce fragment. Or les fibres du grand pectoral se rendent à l'os très-obliquement, leur effort sera donc vaincu par le sterno-mastoïdien. A cette raison on peut ajouter que lorsque le fragment acromial est passé sous l'interne, il peut contribuer à le relever et à lui faire prendre cette position. Quant à l'objection tirée de quelques observations (1) dans lesquelles on a vu le fragment interne déprimé et l'externe saillant, cela tenait à des circonstances qui, pour être ignorées, n'obscurcissent point le mécanisme que je viens d'expliquer. Une preuve journalière vient, je crois, à l'appui de nos idées. Si le fragment externe était seul abaissé, il suffirait, pour réduire la fracture, d'élever l'épaule malade au niveau de l'opposée; or cela est insuffisant, et pour mettre les fragments bout à bout, ce niveau doit être dépassé.

Voilà pour le fragment interne. Voyons actuellement sous l'influence de quelles forces l'externe est déprimé. Bichat pensait que le poids du bras devait seul entrer ici en ligne de compte, et il reproche à Duverney d'avoir mentionné le deltoïde comme y prenant part. Il y a ici une distinction à établir : si la fracture siége à l'union du tiers externe avec le tiers moyen, ce qui a lieu souvent, le deltoïde et le trapèze s'insérant sur la clavicule dans une étendue à peu près égale, les deux muscles pourront se faire équilibre, et le fragment externe n'être pas incliné sur le scapulum; mais si la rupture de l'os a lieu un peu en dehors de l'insertion du sterno-cléido-mastoïdien, c'est-à-dire vers le tiers interne, on conçoit alors que le grand pectoral et le deltoïde, agissant sur un bras de levier plus long, l'emporteront sur le trapèze; que le fragment externe formera un angle moins ouvert avec le scapulum, et s'abaissera, tandis que l'épaule elle-même sera portée en bas par son propre poids. Le grand dorsal, par l'intermédiaire de l'humérus, peut considérablement aider à ce changement de position. Il est facile de s'assurer du double déplacement que nous venons de décrire, en comparant la direction des deux fragments avec celle de la clavicule saine.

(1) *Journal de chir.* de Desault, t. I, p. 141.

Outre le déplacement suivant l'épaisseur, il y en a un autre suivant la longueur. Il est produit par une foule de muscles qui y prennent part plus ou moins directement et immédiatement. Ces muscles sont le sous-clavier, les pectoraux, le grand dorsal, le trapèze, le rhomboïde. On peut aisément constater l'étendue de ce transport de l'épaule en dedans, en mesurant des deux côtés, à l'aide d'un ruban, la distance qui sépare le milieu de la fossette sus-sternaire de l'acromion.

Prenant la résultante des diverses forces que nous venons d'analyser, on voit que l'épaule est portée *en bas*, *en dedans* et *en avant*. Le déplacement en avant est surtout favorisé par le coucher sur le dos dans un lit un peu mou. Alors le corps, s'enfonçant dans les oreillers, est placé comme dans une gouttière dont les deux plans inclinés latéraux repoussent en avant les deux épaules, mais surtout celle qui est privée de son soutien.

Il est, dans cette fracture, un phénomène variable que les auteurs citent comme constant, dont ils ont donné une explication que je crois erronée. Je veux parler de l'impossibilité dans laquelle, au moment de l'accident, le blessé se trouve de porter sa main à sa tête. On a dit que la clavicule était l'*arc-boutant* de l'épaule, et Bichat (1), dans un langage à la fois vague et inexact, a fait de cet os le centre *mobile*, mais *solide*, des mouvements du bras, et il ajoute : « D'où il suit que les fractures de cet os, considérées par rapport à ses fonctions, rangent, pour ainsi dire, l'individu qui en est affecté dans la section nombreuse des animaux non claviculés ». Est-il vrai, comme l'avance Bichat, et comme beaucoup de personnes semblent le croire, que les animaux non claviculés soient privés de la faculté de mouvoir en tous sens, et particulièrement vers la tête, l'extrémité supérieure? Parmi les êtres dont il est ici question se rangent les chiens, les chats, les ours, les phoques, etc. Or les chats se servent avec une extrême facilité de leurs pattes de devant, les passent sur leur tête sans difficulté, et ne le cèdent peut-être qu'aux singes en adresse et en dextérité. Les ours, comme chacun sait, exécutent avec leurs membres supérieurs des mouvements remarquables par leur étendue et leur précision. Enfin les

(1) *Œuvres chir. de Desault*, t. I, p. 55.

phoques, animaux nageurs, ne sont nullement gênés dans leur mode particulier de locomotion par l'absence de la clavicule.

Reprenons actuellement les fonctions de cet organe chez l'homme, nous verrons que la première assertion n'est pas plus fondée que la seconde. Tout le monde reconnaît que, dans la fracture dont nous parlons, le bras peut être assez facilement porté en avant et en arrière : c'est donc seulement une abduction et une élévation forcées, comme celles qui ont lieu quand on veut porter sa main à sa tête, qui se trouvent empêchées. Or, dans ce mouvement, l'épaule tend à se porter en dedans, et dès lors à augmenter le chevauchement ; de là résulte nécessairement une douleur très-vive dans les parties voisines, que viennent irriter les deux extrémités rompues, et c'est cette douleur qui arrête le malade dans l'effort qu'il fait pour élever la main. Cela est si vrai, que dans les premiers temps le bras ne se meut, en effet, qu'avec une grande difficulté ; mais au bout d'un certain temps, le blessé arrive sans peine à se toucher le sommet de la tête. Enfin, si la fracture ne s'est pas consolidée et qu'elle soit transversale, le malade ne tarde pas à recouvrer l'intégrité presque parfaite de ses mouvements. Je dis que la fracture doit être transversale, car si elle était oblique, ses extrémités aiguës viendraient déchirer les parties molles. Voici un exemple très-curieux de ce que j'avance ici.

Observation 2e.—Doussot (Pierre-Nicolas), actuellement âgé de quarante-huit ans, servait, lors de la désastreuse retraite de Moscou, dans un régiment de cuirassiers. Renversé de cheval dans une charge contre l'infanterie russe, et resté au pouvoir des ennemis, ceux-ci tâchèrent de l'assommer à coups de crosse de fusil, et ne parvinrent qu'à fausser sa cuirasse en plusieurs endroits et à lui fracturer les deux clavicules. Il fut obligé de se rendre, et les Russes l'emmenèrent prisonnier sans le panser. Comme il se servait beaucoup moins de son bras gauche que du droit, la fracture se consolida de ce côté ; mais à droite il n'y eut point de réunion, et le malade, à chaque mouvement un peu considérable, entendait un craquement et sentait une mobilité, indice certain que les fragments ne s'étaient pas ressoudés. Cependant au bout de six semaines ou deux mois il put se servir de son membre avec presque autant de facilité qu'auparavant.

Rentré en France en 1815, il fut incorporé dans une compagnie de gendarmerie, et put, sans difficulté, remplir ses pénibles fonctions. Un jour, faisant un effort brusque et énergique pour retenir son cheval qui s'emportait, il ressentit un craquement violent dans l'épaule gauche, et les fragments qui étaient restés presque en contact se déplacèrent, les mouvements furent gênés pendant quelque temps, et il profita de cette infirmité pour obtenir son congé. Peu à peu la mobilité se rétablit.

Ce malade n'est pas le seul (1) sur lequel nous avons observé le retour des mouvements avant la consolidation ; notre premier sujet en fait foi. J'ai vu récemment un enfant dont la clavicule venait d'être rompue dans sa partie moyenne ; la fracture paraissait transversale ; il y avait déplacement, et cependant l'enfant portait facilement, sans trop de douleur, sa main jusque sur le sommet de la tête. Un de mes confrères, M***, m'a, il y a peu de temps, présenté le même phénomène sur lui-même. Enfin, nous citerons plus loin une observation analogue.

Du reste, le rôle important que joue la douleur dans cette circonstance avait déjà été entrevu par Brasdor dans son mémoire sur les fractures de la clavicule. Quant au malade dont il rapporte l'histoire (2) et qui, affecté d'une fracture non consolidée, éprouvait encore beaucoup de difficulté pour élever le bras, le défaut de détails sur la manière dont l'accident était arrivé ne permet pas d'apprécier la cause d'une pareille gêne.

On sait qu'une multitude de lésions même très-légères, une douleur rhumatismale, une contusion, etc., produisent le même effet; un tiraillement dans les muscles peut aussi donner lieu au même phénomène. C'est ainsi que nous avons eu dans notre

(1) Depuis que cet article est écrit, nous avons reçu dans nos salles deux malades affectés de fractures de la clavicule. L'un, Défaut, âgé de quarante ans, ayant reçu un coup de pied de cheval, eut la clavicule rompue dans la partie externe; il y avait *chevauchement* et *possibilité* de porter la main à la tête. Chez le second, nommé Édeline, âgé de quarante-huit ans, la fracture a eu lieu par voie indirecte à la suite d'une chute sur le moignon de l'épaule ; le même phénomène s'est encore parfaitement montré — D'autres personnes qui ont observé la même chose ont cru l'expliquer en disant qu'alors les deux fragments de la clavicule s'appuyaient l'un sur l'autre. Mais nous croyons avoir démontré la cause de ce fait, qui a lieu dans le cas de chevauchement aussi bien que quand les deux surfaces de cassure appuient l'une contre l'autre.

(2) *Mem. de l'Acad. de chir.*, t. XIV, édit. in-12

service, pendant quelques jours, un cocher de fiacre qui, ayant saisi une poignée un peu élevée pour monter sur son siége, et s'élevant ainsi par la force du bras, éprouva dans l'épaule un tiraillement violent et se sentit aussitôt incapable de remuer le bras. Il vint réclamer nos secours, croyant avoir l'épaule démise, mais nous ne lui découvrîmes aucune lésion apparente; les seuls symptômes qu'il présentât étaient de la douleur et cette impossibilité de porter sa main à sa tête. Au bout de cinq ou six jours, après quelques bains et des applications émollientes, il sortit parfaitement guéri. Depuis, dans notre consultation, nous avons rencontré un cas semblable : un homme, soulevant un fardeau qu'il voulait placer sur sa tête, éprouva dans l'épaule les mêmes symptômes; il n'y avait là non plus aucune lésion appréciable. J'ai insisté sur ces faits pour démontrer que ce signe, donné par certains auteurs comme pathognomonique de la fracture de la clavicule, dépendait essentiellement de la douleur, et pouvait se rencontrer dans des affections toutes différentes.

Nous avons dit plus haut que la solution de continuité pouvait siéger en dehors du ligament coraco-claviculaire; alors le déplacement est presque nul. L'observation suivante nous permettra d'exposer les symptômes de cette variété importante.

Observation 3e. — Raber (François), cordonnier, âgé de trente-trois ans, doué d'une vigoureuse constitution, se trouvant dans un état voisin de l'ivresse, voulait monter dans une voiture, le pied lui manqua; il tomba à la renverse, et dans sa chute presque tout le poids du corps porta sur l'épaule gauche. Reçu d'urgence à l'hôpital Saint-Louis, il présentait les symptômes suivants : douleur vive dans toute la région contuse; il n'y a pas d'ecchymose, on n'aperçoit aucune déformation, et le toucher ne fait reconnaître aucuns changements dans la disposition des parties. Mais lorsque, appuyant la main gauche sur l'acromion et la partie externe de la clavicule, on fait avec l'autre exécuter au bras du malade des mouvements en différents sens, on a la sensation d'une crépitation très-manifeste, qui même peut être entendue à distance, et de plus on perçoit un léger déplacement en dedans de l'acromion. En présence de signes aussi évidents, le diagnostic ne saurait être douteux. Il s'agit d'une fracture de l'extrémité externe de la clavicule en dehors du ligament coraco-claviculaire. Quant aux mouvements du membre thoracique de ce côté, *la douleur* ne lui permet pas de porter sa main plus haut que le niveau de son front, et il le fait en fléchissant l'avant-bras sur le bras, et en portant celui-ci en avant et en haut, comme le font ceux qui ont une fracture en dedans du ligament coraco-claviculaire avec déplacement. On maintient simplement le bras appliqué le long du corps, à l'aide d'une serviette. Au bout de sept à huit jours la douleur, étant presque entièrement disparue, Raber ne portait encore la main à sa tête qu'avec un peu de gêne, et cependant il n'y avait pas interruption dans la continuité de la clavicule, car dans les mouvements le fragment externe appuyait sur l'interne, et reportait ainsi l'effort sur le sternum, mais la susceptibilité des parties molles voisines ne s'était pas encore calmée; bientôt le mouvement fut complétement rétabli.

Le *diagnostic* de la fracture de la clavicule est le plus souvent très-facile, à moins qu'il n'y ait un gonflement considérable qui ne permette pas d'apprécier le déplacement et la crépitation, seuls signes véritablement pathognomoniques.

Traitement. — Le déplacement de l'épaule dans cette affection ayant lieu dans trois sens différents, le traitement doit présenter une triple indication: 1° *relever l'épaule; 2° l'écarter du tronc; 3° la porter en arrière.*

1° La première indication est connue depuis bien longtemps. Pour y satisfaire, Hippocrate (1) conseillait de soutenir le bras avec une écharpe nouée sur l'épaule saine. Plus tard elle fut négligée, et c'est à Desault (2) que l'on doit d'avoir compris toute son importance, et d'avoir cherché à la remplir à l'aide de ses jets de bandes ascendantes. Ici se présente naturellement une remarque qui n'est pas sans importance. Plusieurs anatomistes (Gavard, Boyer, etc.), ont avancé que la clavicule était dirigée obliquement en dehors et en haut; aussi Boyer conseille-t-il, dans la réduction, de porter l'épaule au-dessus du niveau du bord supérieur du sternum. Le précepte est bon,

(1) Hipp., *de Articulis*, t. I, p. 314, éd. Haller.
(2) *Journ. de chir.*, t. I; et *Œuvres chir.*, t. I.

mais le fait anatomique sur lequel il repose manque d'exactitude. En effet, et j'ai déjà consigné ces observations dans mon *Traité des bandages* (p. 234) et dans mon *Anatomie des formes* (p. 62), si l'on observe sur le modèle vivant la direction de la clavicule, on la verra inclinée *en dehors* et un *peu en bas*, surtout chez les femmes, ou tout au moins dirigée horizontalement. Je n'ai rencontré la direction mentionnée par les auteurs que chez des sujets athlétiques dont les muscles trapèzes, vigoureusement dessinés, tenaient les épaules relevées. Nous avons donné plus haut la véritable raison pour laquelle il fallait tenir l'épaule malade non-seulement plus élevée que le sommet du sternum, mais encore que celle du côté opposé.

2° Quant à la seconde, on avait déjà pensé à se servir de l'humérus comme d'un levier du premier genre pour porter l'épaule en dehors. Galien, comme je l'ai indiqué dans mon *Traité des bandages* (p. 585), a décrit, sous le nom de *spica de Glaucias*, un appareil offrant une ressemblance presque complète avec celui de Desault, sans omettre la pelote de laine molle sous l'aisselle. Paul d'Égine (1) donne formellement le précepte de placer une pelote sous l'aisselle pour porter l'épaule en dehors, mais c'était seulement pour la réduction; il ne paraît pas qu'il l'ait employée d'une manière permanente. Je dirai la même chose des auteurs, A. Paré, Verduc, etc., etc., qui ont cité le même procédé. C'est donc Desault qui a la gloire d'avoir bien saisi la nécessité de cette pratique, et de l'avoir remise en vigueur avec d'importantes modifications.

3° La troisième indication avait parfaitement été saisie par les anciens chirurgiens, et c'est la seule que l'appareil de Desault ne remplisse pas. Les différents auteurs qui ont précédé cet illustre chirurgien se sont évertués à trouver un appareil qui pût convenir au but qu'ils se proposaient. C'est ainsi qu'à l'exemple d'Hippocrate (2), ils faisaient coucher le malade sur le dos, et lui plaçaient un coussin résistant entre les deux épaules, les autres variaient à l'infini les spica, les 8 de chiffre. C'est encore pour porter les épaules en arrière qu'Heister (3),

(1) Liv. VI, cap. XCIII, p. 715, trad. de Daléchamps.
(2) *Loc. cit.*, p. 344.
(3) *Institut. chir.*, t. I, p. 194.

imagina sa croix ou plutôt son T de fer. Brasdor, convaincu de l'importance de cette troisième indication, après plusieurs essais successifs, parvint, avec l'aide de Pipelet, à confectionner un corset dont on trouvera la description et la figure dans les *Mémoires de l'Académie de chirurgie* (1). Les cordons placés par derrière permettent de serrer ou de relâcher l'appareil suivant l'exigeance des cas.

Je ne reproduirai pas ici les nombreuses modifications que les auteurs ont fait subir à l'appareil de Desault. Je renvoie les personnes qui seraient curieuses d'en avoir une idée à l'excellent article que M. Sanson a publié sur les fractures, dans le *Dict. de méd. et de chir. pratiques :* cet auteur paraît avoir bien compris les défauts que présentent ces appareils, sans toutefois avoir pris la peine d'analyser leur action et de rendre un compte exact de leur mécanisme. Il termine tout ce qui est relatif à ces diverses modifications en disant : « Il suffit de jeter un coup d'œil sur tous les bandages que j'ai fait connaître, pour voir qu'aucun ne remplit parfaitement le but... ; qu'aucun ne la porte (l'épaule) en même temps en haut, en dehors et en arrière, et que d'ailleurs ceux mêmes qui portent le membre en haut ne le maintiennent que peu de temps dans cette position, et ne remédient que très-imparfaitement au déplacement en bas. »

Puisque ces divers procédés pris isolément ne satisfont qu'à une partie des conditions, ne pourrait-on pas arriver à résoudre complétement la difficulté, en construisant un appareil qui réunît toutes les données sur lesquelles les auteurs ont faitre poser les leurs?

Ainsi, par exemple, on porterait les épaules en arrière à l'aide d'un corset analogue à celui de Brasdor, et dont l'action serait augmentée ou diminuée à volonté. Pour écarter l'épaule du tronc, on placerait dans l'aisselle le coussin de Desault, et au lieu du bandage compliqué de cet auteur, et dont les tours de bande se relâchent si facilement, on maintiendrait le coude porté en dedans, au moyen d'une fronde à quatre chefs, comme nous l'avons employée pour notre premier malade. Le centre de

(1) Tome X, édit. in-12.

la fronde aurait un gousset garni de coton cardé, pour ne pas comprimer douloureusement la peau qui recouvre l'olécrâne. On l'appliquerait sous cette partie; les deux chefs supérieurs seraient conduits l'un par derrière, l'autre par devant la poitrine, et s'attacheraient autour du corps après avoir fait plusieurs circulaires horizontaux : le plein de la fronde embrasserait le coude fléchi qui serait porté en dedans; les chefs inférieurs remonteraient obliquement, l'un derrière le bras, l'autre par devant, pour se réunir sur l'épaule saine après plusieurs circulaires obliques. Cet appareil serait recouvert du grand plein de la poitrine et du bras. Les choses étant ainsi disposées, on pourrait chaque jour resserrer les chefs de la fronde et le corset, sans rien déranger.

Outre la simplicité de son application dans les cas ordinaires, ce procédé permet, dans les cas de fractures compliquées, de voir l'état des parties, de panser les plaies s'il y en a. Un grand inconvénient que Desault n'avait pu éviter, c'était la compression de la poitrine : or, chez les femmes un peu grasses, l'application de son bandage était impossible sans emprisonner le sein d'une manière douloureuse. Par la disposition des liens, notre fronde, portant peu sur la poitrine, gêne moins les fonctions respiratoires.

Quant au coucher des malades, et pour obvier à l'inconvénient que nous avons signalé dans les lits trop mous, on pourrait peut-être imiter en partie la conduite d'Hippocrate, et faire coucher le malade sur un lit bien ferme et légèrement convexe, analogue à ceux dont on se sert en orthopédie pour redresser la déviation de la colonne vertébrale.

Maintenant, à l'aide de ces précautions, obtiendra-t-on toujours une guérison parfaite, je veux dire sans difformité apparente et même non apparente? Je dois l'avouer, trop de fois j'ai vu échouer et j'ai échoué moi-même, malgré les soins les plus assidus, pour y croire. Peut-être même, dans les cas de fracture oblique, et dans lesquels par conséquent le chevauchement se produit avec une extrême facilité sous l'action incessamment répétée des causes du déplacement, serait-il impossible d'éviter le raccourcissement de la clavicule. En effet, pour lutter avec efficacité contre ces forces, il faudrait que l'épaule fût maintenue écartée du tronc par un coussin ferme et résistant : or, par la pression qu'il détermine, il cause nécessairement l'inflammation et l'ulcération de la peau, et devient insupportable.

Quant à la question de difformité, elle n'a réellement d'importance qu'autant qu'elle est apparente et qu'elle menace une femme du monde, obligée, par les exigences de la mode, à se découvrir les épaules et la partie supérieure de la poitrine. Mais par elle-même, la consolidation dite vicieuse n'entraîne ordinairement aucun inconvénient, les mouvements n'ont rien perdu de leur force et de leur étendue. Que si l'on nous objectait cette douleur et cette gêne dans la mobilité du membre supérieur que certains malades conservent si longtemps après la guérison, nous répondrions que cela est le plus ordinairement le résultat de la violence extérieure qui a brisé l'os, et non de la difformité du cal. En effet, de pareils accidents ne s'observent pas seulement dans les fractures consolidées avec chevauchement, mais encore dans celles qui offrent une réunion aussi parfaite que possible ; et de plus, ces mêmes phénomènes se présentent à la suite de toutes les lésions physiques par suite de violences extérieures, c'est ce dont nous avons pu nous convaincre à l'hôpital Saint-Louis. Là, nous voyons un grand nombre de malades sortis de différents hôpitaux dans lesquels ils ont été traités de fractures, de contusions ou d'autres lésions traumatiques, venir nous demander des bains de vapeur, des douches, etc., pour calmer des douleurs quelquefois très-intenses siégeant dans les parties blessées, et gênant plus ou moins les mouvements. Tous ces faits, d'ailleurs, viennent parfaitement à l'appui des idées que nous avons émises plus haut sur les causes véritables qui empêchent les malades de mouvoir le bras dans les premiers temps de la fracture de la clavicule.

II. — FRACTURES DU COL DU FÉMUR.

Les fractures du col du fémur présentent, entre autres *différences* très-importantes, d'être simples, sans complication d'aucune autre lésion, ou bien au contraire d'être compliquées d'une plaie par arme à feu, ce qui augmente considérablement leur gravité, comme nous le verrons.

Les fractures simples, constatées peut-être par A. Paré le premier, ont depuis près d'un siècle fixé d'une manière tout à fait spéciale l'attention des chirurgiens, et l'on a vu, surtout dans ces derniers temps, éclater entre les auteurs les dissidences les plus tranchées sur la possibilité de la consolidation et sur le choix d'une méthode curative. Nous ne reproduirons pas la controverse établie entre les chirurgiens anglais et français, au sujet de la formation du cal; les premiers en nient généralement la possibilité avec A. Cooper (*Œuvres chir.*, t. II, p. 146), pour les cas de fracture dans l'articulation (1). La question est aujourd'hui jugée, et une multitude imposante de faits a démontré que la réunion avait lieu dans la majorité des cas. Ce que nous voulons ici, c'est, à l'aide de quelques observations, appeler l'attention sur divers points de l'histoire symptomatologique et diagnostique de cette maladie, et enfin dire quelques mots en faveur d'un moyen très-puissant, l'extension continue directe, que certaines personnes sembleraient vouloir bannir de la thérapeutique des fractures.

Vous savez que les *causes* de cette fracture sont directes ou indirectes. Les premières consistent surtout dans les projectiles lancés par la poudre à canon, et les lésions qui en résultent rentrent dans l'histoire des fractures compliquées.

Les solutions de continuité par voie indirecte paraissent être le résultat de deux mécanismes essentiellement différents. Dans l'un, le col du fémur tendrait à être redressé, et c'est ce qui arriverait lors d'une chute sur le grand trochanter. Dans l'autre, au contraire, l'angle que le col forme avec le corps de l'os tend à devenir plus fermé. Cela s'observe quand le fémur est refoulé de bas en haut, tandis que le poids du corps transmis par le côté

(1) L'opinion de sir A. Cooper sur la non-consolidation des fractures du col du fémur, ayant été exagérée, dans ces derniers temps, par des auteurs qui l'ont combattue, cet habile chirurgien a cru devoir réclamer; et dans une lettre insérée dans la *Gazette médicale* (9 août 1834), il se défend d'avoir été aussi exclusif qu'on l'a prétendu : il persiste à croire, comme il l'avait déjà fait dans son mémoire, que *le plus généralement* la réunion ne s'effectue point par un *cal osseux*. Il pose une exception pour les cas dans lesquels le ligament réfléchi du col fémoral n'aurait pas été déchiré. Cette lettre ne détruit donc pas le principe général posé par sir A. Cooper, et qui, dans l'ouvrage original, est appuyé sur des raisonnements et quelques expériences.

supérieur de la cavité cotyloïde entraîne en bas la tête du fémur : c'est ce qui a lieu dans les chutes sur les genoux ou sur la plante des pieds. Ce dernier cas est, sans comparaison, le plus rare.

Voici deux observations qui montrent l'accident arrivé par le premier mode, et qui de plus nous offrent la maladie à son plus grand état de simplicité.

Observation 1re. — Henri Millot, âgé de soixante ans, traversait la rue Saint-Martin, chargé d'un paquet qu'il portait entre ses bras. Voulant se ranger contre les maisons pour éviter une voiture qui avançait rapidement de son côté, il heurta du pied le bord du trottoir auquel il n'avait pas fait attention, et tomba sur la hanche droite. Relevé aussitôt par quelques personnes qui passaient, il essaya de marcher, mais l'excessive douleur que le moindre mouvement occasionnait dans la partie lésée l'en empêcha.

Transporté à l'hôpital Saint-Louis dans le service de M. Jobert, ce chirurgien constata une fracture du col du fémur, et fit, dès le jour même 24 mars, placer le membre blessé sur un double plan incliné. Par suite d'une mutation dans les services, ce malade entra dans mes salles vers les premiers jours de mai. Je continuai l'emploi des moyens déjà mis en usage, avec la précaution de renouveler les coussins chaque fois que le poids du membre les avait affaissés. L'appareil fut retiré le 5 juillet. Le raccourcissement que Millot avait présenté lors de son arrivée persistait. Au bout de quelques jours il commença à marcher avec des béquilles, et sortit le 20 juillet, après être resté 104 jours soumis à l'emploi du double plan incliné.

On pourrait dire que ce raccourcissement est dû à un défaut de soins ou d'adresse : mais si je suis bien informé, M. Dupuytren n'est pas plus heureux à son hôpital; c'est du moins ce que j'ai entendu dire plusieurs fois à plusieurs personnes, entre autres à M. Marjolin, qui suivit la pratique de M. Dupuytren à l'Hôtel-Dieu comme chirurgien en second.

Passons immédiatement à une seconde observation qui a beaucoup d'analogie avec celle-ci.

Observation 2e. — Boussaingault, âgé de soixante-quinze ans, doué d'une vigoureuse constitution, a toujours joui d'une excellente santé, sauf quelques douleurs rhumatismales pour lesquelles il venait à Saint-Louis prendre des bains de vapeur. Comme il s'y rendait le 2 juin, il fit une chute sur la hanche du côté droit. Placé sur-le-champ dans mon service, l'ensemble des symptômes suivants ne permet pas de méconnaître une fracture du col du fémur : 1° Raccourcissement de près de deux pouces, cédant facilement au moindre effort d'extension. 2° Rotation en dehors du membre abandonné à lui-même. Si l'on tourne alternativement la cuisse en dedans et en dehors, et qu'on applique en même temps la main sur le grand trochanter, on sent celui-ci tourner autour de son axe, mais on ne peut obtenir de la crépitation. 3° Impossibilité de mouvoir le membre. L'appareil de M. Dupuytren, employé comme chez le précédent, fut retiré dans les premiers jours de septembre : ce malade ne tarda pas à sortir pour aller achever sa guérison à la campagne; il ne pouvait encore marcher qu'avec peine et ne se soutenait qu'avec des béquilles. Nous ne répéterons pas ce qui a été dit partout de l'influence prédisposante de l'âge; cette partie de l'étiologie se trouve longuement discutée dans tous les traités classiques, et spécialement dans les leçons cliniques de M. le professeur Dupuytren (*Leçons orales*, t. II).

Les *symptômes* observés chez ce dernier malade sont bien ceux mentionnés par les auteurs comme caractérisant la fracture du col du fémur; et si nous voulons aller plus loin, nous dirons, d'après sir A. Cooper, que l'âge avancé du sujet, le raccourcissement assez considérable et l'absence de crépitation, dénotaient une fracture intracapsulaire. Je ne m'arrêterai pas ici au raccourcissement, les causes en sont bien connues; je dirai seulement quelques mots sur la rotation en dehors, pour mentionner une remarque que j'ai eu l'occasion de faire plusieurs fois, et qui peut aider le diagnostic quand, le raccourcissement étant peu considérable, la crépitation nulle, on ne sait si l'on a affaire à une fracture du col ou bien à une simple contusion. Voici ce dont il s'agit : le malade étant couché sur le dos, et le membre étendu et dans la rotation en dehors, on pourra sans difficulté augmenter cette déviation au point de porter la pointe du pied en dehors et un peu en arrière, or c'est ce qui ne s'obtient que bien rarement chez un sujet dont le col du fémur a conservé sa continuité, et dont la hanche est le siége d'une contusion violente.

Il est facile de se rendre compte de ce fait. Dans l'état sain, le mouvement de rotation en dehors ne tarde pas à être borné par la tension de la partie antérieure de la capsule articulaire, et bientôt, si l'effort continue, par la résistance qu'elle oppose à la tête du fémur tendant à se porter en avant, tandis qu'en arrière son col finit par appuyer contre la partie postérieure du bourrelet cotyloïdien. Il paraît même que dans ce mouvement la capsule fibreuse peut résister à la distension avec une énergie assez grande pour forcer le col du fémur à se rompre. Un fait curieux cité par A. Cooper (1) vient à l'appui de cette assertion. « Une dame qui avait une fracture du col du fémur, me racontait la manière dont ce fâcheux accident lui était arrivé. Elle était à son comptoir; elle se tourna promptement du côté d'un tiroir qui était placé derrière, son pied se trouva arrêté par une élévation du parquet, qui empêcha cette dame de tourner son pied en même temps que le reste du corps, ce qui donna lieu à une fracture du col du fémur. »

Quant à cette rotation en dehors, est-elle due au poids du membre seulement, ou bien faut-il y joindre une action musculaire? Duverney (2) l'attribue à l'action des quadrijumeaux (le pyramidal, les deux jumeaux et le carré), surtout quand le malade est debout. Bichat (3) pense que ces muscles n'y sont pour rien. Comme il n'y a rien de changé dans ces muscles après la fracture, comme il n'y a de changé que le col du fémur qui, étant fracturé, peut s'infléchir sur lui-même sans que la capsule fibreuse s'y oppose, il est possible que Bichat ait raison. Du reste, nous manquons de faits pour établir le contraire en ce moment.

Diagnostic. — Les auteurs ont donné avec soin les signes qui pouvaient différencier cette fracture des luxations de la cuisse, et effectivement il est des cas qui, au premier aspect, peuvent embarrasser le praticien ; en voici un de ce genre.

Observation 3e. — Baucheron, âgé de soixante-quatorze ans,

(1) *Œuvres chir.*, t. II, p. 144.
(2) *Traité des mal. des os*, t. I, p. 300.
(3) *Œuvres chir. de Desault*, t. I, p. 285.

commissionnaire, suivait le trottoir qui longe les murs du Jardin des plantes du côté de la rivière. Sa vue, obscurcie pas destaies, suites d'anciennes ophthalmies, ne lui permit pas d'apercevoir qu'il était trop près du bord; il tomba. La chute eut-elle lieu d'abord sur les pieds, ou bien tout le poids du corps porta-t-il sur le grand trochanter du côté gauche? c'est ce qu'il nous est impossible de savoir. Ce vieillard, dans un état voisin de l'enfance, ne se rappelle que fort confusément les circonstances de sa chute. Quoi qu'il en soit, il ne put se relever; on le mit dans un fiacre qui le ramena chez lui, et c'est de là qu'il s'est fait transporter à l'hôpital Saint-Louis sur un brancard.

Le lendemain matin à la visite, nous trouvons le membre pelvien gauche raccourci de près de trois pouces; la cuisse et la jambe dans une légère flexion et dans la rotation en dehors. Le grand trochanter s'est rapproché de l'épine iliaque de toute l'étendue du raccourcissement; la fesse gauche est manifestement plus tendue et plus volumineuse que la droite; tous les mouvements imprimés à l'articulation coxo-fémorale sont excessivement douloureux, et la rotation en dedans est rendue très-difficile à cause de la contraction active des muscles. Les efforts même assez énergiques d'une seule personne ne peuvent rendre au membre sa longueur habituelle. Pas de crépitation.

La première idée qui put s'offrir à l'esprit et qui parut le mieux fondée, c'est que ce malade était atteint d'une fracture du col du fémur. Cependant le raccourcissement était ici bien plus considérable qu'il n'est d'habitude, et le membre ne pouvait reprendre sa longueur sous l'influence de tractions modérées. Était-ce donc une luxation du fémur dans laquelle la tête de l'os serait dirigée en avant et en dedans, seule manière d'expliquer la rotation du membre en sens opposé? Mais nous avons démontré qu'une semblable disposition de l'extrémité supérieure du fémur dans la luxation iliaque était impossible sans un affreux désordre qui n'existait pas ici; d'ailleurs on eût senti une éminence osseuse arrondie sur le pubis, et le toucher ne faisait reconnaître rien de pareil.

Une dernière supposition pouvait être faite; si dans la chute le rebord supérieur de la cavité cotyloïde avait été brisé, la tête du fémur pouvait être sortie de sa cavité et s'être logée dans l'excavation que lui offraient les parties rompues de l'os iliaque.

Cependant il fallait agir, une indication urgente était là, c'était de rendre au membre sa longueur habituelle. En la remplissant, je trouvais l'avantage de constater la nature du déplacement : si un choc se faisait entendre et que le membre vînt à recouvrer sa longueur et ses mouvements, c'était une luxation. Si je parvenais seulement à faire cesser le raccourcissement ou bien à le rendre moindre, et que je pusse alors apercevoir de la crépitation, eh bien, c'était une fracture du col, opinion vers laquelle j'inclinais fortement. Le malade fut placé sur une table couverte d'un matelas, un élève seul pratiquait l'extension, augmentant graduellement ses efforts. Au bout de quelques instants, on entendit un craquement sourd, inégal. Les tractions furent suspendues. On reconnut que le raccourcissement n'était plus que d'un pouce environ. Les muscles de la fesse étaient moins tendus; en un mot, les symptômes de la fracture du col du fémur se dessinèrent bien nettement et tous nos doutes furent levés.

Le malade reporté dans son lit, nous lui appliquâmes l'appareil à extension continue de Desault, avec la précaution de garnir soigneusement de coton toutes les parties sur lesquelles devaient porter les lacs extensifs, afin d'en adoucir la pression. Quelques jours après, un délire nerveux très-intense se déclara sans cause appréciable, puisque le malade ne s'était pas plaint un seul instant de souffrir dans l'appareil. Nous combattîmes cet accident par les narcotiques et les calmants. Apaisé pendant quelques jours, il ne tarda pas à reparaître. Un vésicatoire fut appliqué à la nuque, un autre à la cuisse droite. Le délire alors diminua peu à peu d'intensité, et depuis il ne s'est montré qu'à des intervalles assez éloignés et avec peu d'énergie; le reste du temps le malade est plongé dans des rêvasseries continuelles. (Nous avons dit en commençant que chez ce vieillard les facultés intellectuelles étaient dans un grand état d'affaiblissement.)

L'appareil fut enlevé le 6 octobre, après cinquante-six jours d'application: le membre présenta un raccourcissement d'un pouce environ. Aujourd'hui (28 octobre) le malade ne s'est pas encore levé; il a toujours de temps en temps des accès de délire qui feraient croire à une aliénation mentale.

Mais ce n'est pas seulement avec les luxations de la hanche que la fracture du col du fémur peut être confondue. Il est des cas où une fracture du bassin peut la simuler au point de rendre l'illusion complète.

Observation 4e.—*Fracture du bassin simulant une fracture du col du fémur.*—Le nommé Croisy (Victor), âgé de vingt ans, fut apporté dans mon service le 19 mai 1834. Il venait d'être renversé par un charrette pesamment chargée, dont la roue lui passa obliquement sur la partie supérieure de la cuisse et sur le bas-ventre, froissant le testicule droit. Une saignée fut pratiquée sur-le-champ, et 50 sangsues furent placées sur l'abdomen.

Le lendemain matin 20 mai, Croisy se plaint de souffrir dans les parties contuses des douleurs assez vives, mais qui cependant ne s'exaltent que très-peu par la pression. La région inguinale du côté droit est tuméfiée; le scrotum est fortement ecchymosé. Du reste, chose remarquable, mais qui a déjà été notée bien des fois, la peau du ventre n'offre aucune trace de contusion. On ne peut reconnaître ni mobilité, ni crépitation évidente dans les os du bassin, et acquérir la preuve de leur fracture, quelque effort que l'on fasse pour y parvenir. Toutefois il faut dire ici que le gonflement était assez considérable, que cet examen causait au malade des douleurs qui ne permettaient pas de le prolonger. Ajoutons que le bassin étant mal fixé par le poids du corps et des membres inférieurs sur le plan solide que lui présentent les matelas, il était fort difficile d'y reconnaître de la mobilité. Le pouls était fréquent et développé. (50 sangsues seront encore appliquées.)

Les jours suivants, le malade se plaint toujours de souffrir dans la région de l'aine; plusieurs applications de sangsues ne peuvent calmer les douleurs et faire disparaître le gonflement inflammatoire.

25 mai. Un examen plus attentif nous fit apercevoir une chose que nous n'avions pas encore remarquée ou qui ne s'était peut-être pas encore manifestée chez ce blessé. Le membre inférieur droit était fortement tourné dans la rotation en dehors, rac-

courci d'un demi-pouce, et reprenait sa direction et sa longueur normales par la moindre traction. A ces symptômes nous dûmes soupçonner une fracture du col du fémur. L'état du malade ne permettait pas de songer à mettre en usage aucun des appareils contentifs ordinaires, et l'on se borna à fixer le membre au moyen d'une alèze pliée en cravate et passée sur le genou.

Bientôt une suppuration énorme s'empara de tout le bassin; il fallut ouvrir plusieurs abcès dans la région inguinale. Une communication entre la vessie et le principal foyer s'établit spontanément, et le malade succomba le 3 juin avec des symptômes de résorption purulente et épuisé par la suppuration.

A l'autopsie, outre les désordres des parties molles et que j'omets à dessein, nous trouvâmes du côté droit une fracture de la branche horizontale du pubis, à l'union du tiers interne avec les deux tiers externes. Plus bas était une fracture double de la branche ascendante de l'ischion, laissant un fragment moyen long de cinq à six lignes, flottant dans le vaste foyer purulent qui baignait toute cette région. Il y avait un déplacement assez considérable; toute la masse du fragment externe avait éprouvé un mouvement de bascule qui portait la partie rompue de la branche horizontale au-dessus et un peu en avant du bout interne. Par suite de ce mouvement, l'intervalle laissé au milieu de la branche montante par le fragment moyen détaché de l'os se trouvait comblé; les os étaient complétement dénudés de leur périoste; les symphyses sacro-iliaque et pubienne étaient détruites, dépouillées de cartilages. Le col du fémur et l'articulation coxo-fémorale étaient dans la plus parfaite intégrité.

Au milieu d'accidents aussi graves, une fracture du col n'était qu'un accident secondaire sur lequel nous ne fixâmes pas notre attention d'une manière spéciale. Néanmoins, si pareil cas se présentait, on pourrait, je crois, arriver à porter un diagnostic certain à l'aide des considérations suivantes : Une cause agissant avec une extrême violence ne peut guère avoir borné son action à une simple fracture du col du fémur, il faut donc explorer le bassin : alors, si celui-ci a été brisé, on verra que les rapports de distance entre le grand trochanter et l'épine iliaque ne sauraient être changés, car c'est au déplacement du bassin et non de l'extrémité supérieure du fémur que sont dus la rotation en dehors et le raccourcissement. Il n'y aurait de changement que si l'os iliaque était lui-même fracturé ; mais alors la mobilité de l'épine iliaque en ferait bientôt reconnaître la cause. Si l'on porte alternativement le membre en dedans et en dehors, le grand trochanter doit décrire des arcs de cercle aussi grands que de coutume et non pivoter sur son axe; autrement les mouvements seraient dus, non pas à la rotation du fémur, mais à des déplacements du bassin dont on constaterait probablement la mobilité. Enfin, si la crépitation se faisait entendre et qu'on en recherchât le siége exactement, on le trouverait dans le bassin, tandis que dans la fracture du col elle est dans la hanche.

Cette fracture du bassin offre cela de curieux qu'elle a déterminé une rotation de la cuisse en dehors, tandis que le plus grand nombre des lésions de ce genre rapportées par les auteurs, A. Cooper entre autres, avaient donné lieu à la rotation en dedans. Il faut avouer que A. Cooper (t. I, p. 72) dit bien que dans certains cas de fracture du pubis et de l'ischion le membre est raccourci sans être tourné en dedans; mais il ne parle pas de la déviation en sens opposé.

Traitement. — Rendre au membre sa longueur et sa direction habituelles, et le maintenir dans cet état, telles sont les indications que présente la fracture du col; mais il est excessivement difficile de les remplir.

Aujourd'hui les praticiens sont partagés entre deux moyens principaux. L'un, dont l'invention remonte très-haut, consiste à exercer des tractions continuelles à l'aide d'un appareil disposé à cet effet sur le membre placé dans l'extension. C'est dans ce but que les anciens employaient les glossocomes, des poids attachés au pied du malade, etc., etc. Telle est l'idée qui dirigea Desault dans la construction de son ingénieux appareil, telle est, en un mot, l'extension que nous appellerons *droite*, pour la distinguer de la suivante. Le second moyen a été proposé surtout par les modernes : il consiste à placer le membre dans la demi-flexion. On sait qu'Hippocrate conseille (1) la flexion pour les

(1) *Labor. du chir.*, t. I, p. 293, trad. de Gardeil.

membres supérieurs, et l'extension pour les jambes comme position plus naturelle; ce précepte semble être tombé dans l'oubli jusqu'à nos jours, et cependant on trouve dans A. Paré une phrase (1) dont le sens, peut-être un peu obscur, pourrait être interprété en faveur de la demi-flexion : cette phrase, la voici : « *Or, quant à la figure que l'on doit observer* (après l'application de l'appareil), *elle sera convenable si les muscles sont en leur situation naturelle, ce qui se fera si la partie est tenue en* FIGURE MOYENNE *en laquelle, si elle est sans douleur, le malade pourra longuement demeurer.* » Quoi qu'il en soit, Pott (2), ayant analysé avec soin l'action musculaire dans les fractures, en conclut que la position *fléchie* devait être préférée à la première. Les Anglais, adoptant les idées de leur compatriote, White (3) de Manchester, puis M. James, firent construire des appareils formés de deux plans inclinés, en bois, qu'ils employèrent dans les fractures du fémur. Sir A. Cooper adopta cet appareil, et dès le commencement de ce siècle le mit en usage. M. Dupuytren (4), l'un des premiers en France, professa la doctrine de la position demi-fléchie; et pour les fractures du col du fémur, après avoir essayé la machine de James et d'A. Cooper, construisit son double plan incliné avec des coussins seulement, et, par la manière dont il disposa le blessé, joignit à la demi-flexion l'extension continue.

Enfin il est des chirurgiens qui ne veulent rien faire, et qui se contentent de maintenir le membre dans l'immobilité, en l'attachant, par exemple, avec celui du côté opposé.

Auquel des deux premiers moyens faut-il donner la préférence? A aucun exclusivement, car tous deux renferment des avantages appropriés à quelques-unes des circonstances qui accompagnent les fractures. Ainsi, si j'avais affaire à une fracture présentant un raccourcissement peu considérable, facile à vaincre, je mettrais volontiers en usage le double plan incliné solide, convenablement garni de coussins. Mais si le raccourcissement est très-considérable, que détruit il tende sans cesse à

(1) *Œuvr. d'A. Paré*, liv. XV, chap. IV, p. 521.

(2) *Œuvr. chir.*, t. II, *Remarq. gén. sur les fractures.*

(3) *Œuvr. chir. de Cooper*, t. II, p. 179.

(4) *Leçons orales*, t. II.

se reproduire, alors, comme dans les fractures obliques de la cuisse, j'emploie l'*extension droite*, continue, et je n'ai jamais eu lieu de m'en repentir. Elle est surtout indiquée pour moi quand le malade est indocile ou qu'il a le délire. On lui a adressé bien des reproches injustes pour assurer la préférence à l'extension demi-fléchie, et j'avoue que rien ne justifie à mes yeux cette prétendue supériorité. On a dit que si l'on soumettait le membre étendu à une traction permanente, il en résultait des douleurs très-vives : cela est vrai quand on agit avec trop d'énergie ; mais si l'on a soin de modérer l'effort extensif, et surtout d'attendre pour l'appliquer que la première irritation soit calmée, alors le malade ne souffre pas plus par ce procédé que par tout autre. En outre, remarquons que dans la méthode anglaise, le jarret portant sur l'angle du pupitre en bois qui constitue le double plan incliné, le soin que l'on a de couvrir ce plancher d'un coussin n'empêche pas le malade de souffrir d'une pareille compression. On a reproché à l'extension droite un inconvénient qui devrait la faire proscrire s'il n'était possible de l'éviter : je veux parler de la pression supportée par les parties sur lesquelles les liens extensifs et contre-extensifs prennent leur appui, et qui peut être portée au point de déterminer la gangrène, comme on en a observé des exemples; mais on n'aura rien à craindre si l'on a soin de matelasser avec du coton les parties sur lesquelles les moyens d'action doivent porter, et de répandre ceux-ci sur les plus larges surfaces possibles. Dans l'extension demi-fléchie, le bassin est suspendu à la jambe qui est retenue sur le double plan; et, comme nous l'avons vu, c'est le jarret qui soutient tout l'effort; dès lors les vaisseaux principaux du membre sont comprimés; de là, surtout chez les vieillards, l'œdème du membre, et par conséquent une tendance extrême des parties sur lesquelles passe le drap plié qui maintient la jambe, à être prises de gangrène.

Dans l'extension droite les tractions sont supportées à la fois par les articulations du pied, du genou et de la hanche. Il n'en est pas de même pour la demi-flexion; elle porte tout entière sur le genou, dont les ligaments sont tendus et tiraillés tant par sa position que par l'effort qu'il est obligé d'exercer : il peut donc en résulter des dangers pour l'articulation. Il est très-facile, quoiqu'on ait prétendu le contraire, de mesurer le membre sans défaire l'appareil, et certes beaucoup plus que dans la position demi-fléchie, car dans celle-ci, la cuisse étant inclinée sur le bassin, le genou s'est rapproché de l'épine iliaque : les rapports ainsi changés rendent la mensuration plus difficile.

Il n'est donc aucun des inconvénients reprochés à l'extension droite dont l'extension fléchie ne soit entachée elle-même, et souvent à un degré plus marqué. Enfin, ce dernier moyen ne m'offre pas, quand il est appliqué, la même sécurité que l'autre; il ne met pas à l'abri des mouvements involontaires ou des imprudences auxquelles peut se livrer un malade indocile.

L'extension droite adoptée dans la majorité des cas, quel appareil emploierons-nous? Celui de Boyer me paraît l'emporter de beaucoup sur celui de Desault. Il a essuyé les mêmes reproches que nous venons de reproduire pour les combattre, et de plus on a dit que l'emploi d'une *force aveugle*, telle qu'une vis, avait le grave inconvénient de produire un effet dont on ne pouvait pas apprécier l'énergie. Force aveugle! un lacs est-il donc plus intelligent qu'une vis? Il n'y a d'aveugle que le chirurgien, s'il agit sans discernement! Alors, en effet, il déterminera beaucoup de douleur et des tiraillements très-nuisibles; mais s'il a soin de s'arrêter quand le malade dit éprouver de la douleur, et surtout quand, chose bien facile à reconnaître, le membre a repris sa longueur habituelle, on n'aura rien à redouter, et l'on aura agi par une puissance mécanique, comme on le fait avec les mains sur les lacs extensifs de Desault, avec cette différence que, dans le premier cas, les tractions sont graduées, uniformes, et dans le prolongement du membre. Enfin lorsque l'appareil est appliqué, il est bien aisé de voir si la constriction est trop forte, en passant la main entre l'aine et le lac contre-extensif. Dans l'appareil de Boyer, les points d'appui de l'extension sont répartis sur de bien plus larges surfaces que dans celui de Desault, et même je crois que l'on pourrait faire subir à la machine du premier une modification avantageuse en substituant aux courroies qui partent du talon de la semelle un bas lacé qui remonterait jusqu'au-dessus du genou. On appliquerait ce bas par-dessus un bandage roulé, ou avec la précaution de garnir de coton, au besoin, les parties déprimées, afin que la pression fût supportable et égale partout. Enfin, comme tout le monde l'a remarqué, la machine de Boyer remédie à la déviation du pied en dehors. Il y a bien encore une autre objection, mais si futile, qu'en vérité je ne sais si je dois la relever ici : je veux parler de la difficulté qu'il y a de se procurer l'appareil en question, et du prix qu'il coûte : il est clair que si l'on ne peut pas l'avoir, on sera forcé de s'en passer ; mais cela n'empêche pas qu'il ne soit de beaucoup préférable à tout autre, et qu'on ne l'emploie toutes les fois qu'on peut l'avoir à sa disposition. Enfin, pour les cas où la demi-flexion peut être mise en usage, faudra-t-il préférer le double plan incliné solide des Anglais, ou celui formé de coussins qu'emploie M. Dupuytren? Je trouve à ce dernier un défaut très-grave ; c'est que les oreillers s'affaissent avec une très-grande facilité, et demandent à être renouvelés presque tous les jours ; de là des mouvements nuisibles à la consolidation, et de plus il n'y a pas d'extension permanente, puisque le poids des membres efface l'angle du double plan, affaisse très-promptement les coussins, et permet ainsi au déplacement de se reproduire. Ce défaut est surtout sensible pour le praticien de campagne qui ne peut venir tous les jours réappliquer son appareil. La machine de White a bien l'inconvénient d'une pression nuisible sur le jarret, mais celle-ci est diminuée quand on recouvre le pupitre d'un coussin convenable. Aussi, parmi les doubles plans inclinés, les meilleurs encore sont ceux de sir A. Cooper et de Delpech.

III. — FRACTURES COMPLIQUÉES DU COL DU FÉMUR

On est loin de connaître les fractures compliquées du col du fémur aussi bien que les fractures simples ; on le conçoit : elles sont moins fréquentes et on a beaucoup moins d'occasions de les étudier. Ce n'est qu'en réunissant une grande masse de faits que l'on pourra espérer d'avoir l'ensemble, sinon de toutes les complications qui peuvent se présenter, du moins de leurs analogues. Ce travail est encore à faire, et c'est pour y contribuer que nous publions l'observation suivante :

Observation de fracture du col du fémur avec blessure de

l'artère crurale. Ligature. Emploi de l'appareil à extension continue de Boyer. Guérison. — Tirebac (Bernard), ancien militaire, âgé de trente ans, demeurant à Paris, a été reçu à l'hôpital Saint-Louis le 28 juillet 1830. Il est d'une assez grande taille, d'un tempérament sanguin et d'une bonne constitution. Il a servi pendant huit ans, et n'a jamais eu d'autre maladie qu'un point de côté qui lui a duré environ quinze jours, c'était la suite d'un refroidissement. En 1823, à l'attaque du Trocadéro, il reçut, au-devant de la rotule, un coup de baïonnette; l'instrument n'avait pas pénétré, et la plaie fut guérie au bout de trois semaines. Il put ensuite revenir à pied de Cadix à Paris.

Il a quitté le service en 1827. Jusqu'à cette époque il a été sujet à des épistaxis; mais depuis elles se supprimèrent, et Tirebac fut, à plusieurs reprises, incommodé par le sang. Pour la première fois, il y a deux ans, puis au commencement de l'année dernière (1829), et ensuite à l'automne, il lui est survenu, à chacune de ces époques, une éruption pustuleuse avec gonflement à la partie supérieure de la face, et principalement au front, laquelle a été guérie à chaque fois par une saignée copieuse. Aux pustules ont succédé des croûtes qui ont laissé de légères cicatrices. Il est, du reste, sujet aux étourdissements et aux maux de tête. Marié peu de temps après sa libération, il a exercé dès ce moment le métier de plombier.

Le 28 juillet 1830, il reçut, sur le boulevard Saint-Martin, une balle qui, pénétrant dans la région inguinale au niveau de l'articulation coxo-fémorale, est ressortie à la partie postérieure inférieure et externe de la fesse. Recueilli d'abord dans une maison voisine, il fut transporté à Saint-Louis au bout d'une demi-heure environ. A son arrivée, on reconnut une fracture de l'extrémité supérieure du fémur, intéressant très-probablement le col de cet os. L'écoulement sanguin était alors peu considérable; l'état du malade était alarmant; une saignée abondante fut sur-le-champ pratiquée, et le membre placé sur des coussins à la manière de Pott, parce que le malade, souffrant et indocile, ne voulait pas d'autre appareil, et que je craignais beaucoup d'ajouter à ses souffrances. A peine une heure s'était-elle écoulée, que je fus averti d'un accident formidable qui venait de se manifester. Une hémorrhagie considérable était survenue, le sang avait traversé les matelas et la paillasse et coulait déjà sur le carreau. L'appareil enlevé, je reconnus que la plaie postérieure donnait issue à un courant de sang vermeil. Cet indice et la situation de la plaie me prouvèrent que l'une des circonflexes, ou les deux, étaient blessées. Que fallait-il faire? Amputer dans l'article? Je l'avoue, l'idée d'une opération qui, chez cet homme très-fort et très-robuste, eût entraîné une plaie immense, une horrible mutilation et très-probablement une mort prompte, m'effraya. La ligature m'offrait un moyen à peu près certain d'arrêter l'hémorrhagie; j'avais en outre l'espoir de rendre par là moins intenses les accidents inflammatoires qui pouvaient survenir. Mon parti fut donc pris sur-le-champ. Je liai la crurale au niveau de l'arcade de ce nom, et sur-le-champ l'écoulement sanguin fut arrêté. Tranquille du côté de l'hémorrhagie, il fallait songer à la fracture. Je réappliquai l'appareil et plaçai le membre sur un double plan incliné, fait de coussins peu élevés, sans pratiquer aucune extension de peur d'éveiller des douleurs et les accidents inflammatoires que je redoutais.

Le premier jour, le malade était dans l'affaissement et souffrait peu; mais le lendemain les douleurs s'étant fait sentir, je les calmai au moyen d'une application de 50 à 60 sangsues; le même accident, mais moins intense, nécessita encore à plusieurs reprises l'emploi du même moyen, et, pendant l'espace de six semaines, près de 200 sangsues furent ainsi appliquées en différentes fois. Après dix ou douze jours de diète, on accorda du bouillon, puis quelques potages; et au bout d'un mois le blessé commença à manger un peu. Vers le dixième jour, la plaie postérieure était cicatrisée, l'antérieure et celle faite pour la ligature continuèrent à donner chaque jour un peu de pus.

2 septembre. Six semaines environ s'étaient écoulées; toutes les plaies, dont la marche n'avait été entravée par aucun accident grave, étaient fermées; la consolidation de la fracture paraissait se faire avec un léger raccourcissement qui existait dès le principe. Enfin, tout semblait promettre une guérison heureuse autant qu'inespérée, quand tout à coup un accident vint détruire en un instant des résultats si péniblement achetés, et remettre en question la vie du malade. Un mouvement involon-

taire pendant son sommeil détruisit la consolidation commencée; une vive douleur s'empara de la région blessée, et des mouvements convulsifs produisirent immédiatement un raccourcissement considérable. 70 sangsues furent appliquées sur-le-champ pendant la nuit, et, le lendemain matin à la visite, nous trouvâmes le membre raccourci de quatre ou cinq pouces, et la fesse soulevée par le grand trochanter remonté. Ce symptôme ne laissait aucun doute sur le siége de la fracture au col de l'os. Le pouls était fréquent, développé, la peau chaude. Le malade désespérait de sa guérison. 50 sangsues furent encore appliquées ce jour-là; mais le déplacement entretenait une irritation dont je redoutais les suites; il fallait à tout prix le faire cesser. Je résolus d'employer l'appareil mécanique de Boyer, seul et faible espoir de rétablir heureusement l'état des parties et de sauver le malade. Des potions calmantes lui furent administrées, des cataplasmes laudanisés furent constamment appliqués autour de la partie supérieure du membre, et l'on diminuait la pression exercée par les lacs extensifs à l'aide de cardes de coton qui enveloppaient l'aine et le pied. L'appareil fut gênant les premiers jours : le membre étant devenu excessivement douloureux dans toute son étendue, mais surtout au niveau des articulations, je les couvris en entier de coton cardé, afin d'adoucir la pression des lacs, et je pris l'appui de ces derniers, non pas seulement sur le pied, mais sur la jambe et jusque sur la partie inférieure de la cuisse. Une semaine s'était à peine écoulée que la fièvre s'était calmée et que l'état général commençait déjà à s'améliorer. Dès le premier jour de l'application de l'appareil, les plaies antérieures de la ligature de l'artère et de la balle se rouvrirent et commencèrent à suppurer; celle d'entrée de la balle donna une suppuration plus abondante qu'avant sa première cicatrisation. Cependant on exerçait, à l'aide de la vis, des tractions graduées et modérées qui, en sept ou huit jours et sans douleurs, grâce aux précautions ci-dessus mentionnées, ramenèrent le membre à la longueur qu'il présentait avant l'accident du 12 septembre, c'est-à-dire environ un pouce de raccourcissement. Tout n'était pas fini. Au bout de trois semaines, les douleurs se réveillèrent avec une telle vivacité que le malade fut pendant six nuits privé de sommeil; à peine furent-elles diminuées par deux ou trois applications de 40 ou 50 sangsues et des calmants. Enfin, la sixième nuit un narcotique énergique ayant été administré, les douleurs s'apaisèrent, le sommeil revint, et la santé du malade s'améliora de jour en jour.

Les plaies antérieures, qui s'étaient rouvertes, se cicatrisèrent en quelques semaines. La plaie postérieure, qui s'était rouverte aussi huit jours après l'application de l'appareil, se referma au bout de vingt-quatre heures.

L'appareil mécanique fut enlevé le 28 novembre; alors le membre n'offrait qu'un pouce et demi de raccourcissement; mais, quoique la consolidation parût assez bien faite, il s'est peu à peu raccourci jusqu'au moment de la sortie du malade (30 décembre), sans qu'on s'en aperçût d'abord. Depuis dix à douze jours on lui permettait de se lever et de marcher avec des béquilles.

J'ai revu depuis ce malade, et voici l'état dans lequel il est aujourd'hui 9 mars 1831.

Le membre offre un raccourcissement de près de trois pouces; il est comme soudé supérieurement avec l'os de la hanche et ne se meut que par un mouvement de totalité avec le corps. Le genou commence à pouvoir se fléchir un peu; il est probable qu'avec de l'exercice il pourra recouvrer ses mouvements. Quant à la hanche, je ne crois pas que jamais elle puisse prendre de la mobilité. Une saillie osseuse se montre à la partie externe et supérieure de la cuisse, à peu près au niveau du grand trochanter opposé, et un peu plus en avant. Le malade éprouve encore de temps à autre, et surtout dans les changements atmosphériques, des douleurs, tantôt à la hanche, plus souvent au genou, qui est devenu très-sensible toutes les fois que le pied touche à terre ou vient à heurter contre quelque corps saillant.

J'ai insisté sur les circonstances antécédentes pour bien faire ressortir le tempérament sanguin de cet homme, et faire comprendre comment, après une hémorrhagie aussi abondante, précédée déjà d'une forte saignée, il avait pu supporter les émissions sanguines répétées auxquelles il fut soumis. Malgré ces pertes, le pouls se maintenait fréquent et fort. C'est sur cet état de la circulation que nous nous fondons pour appliquer des sangsues en grand nombre et à plusieurs reprises, et on le voit, un succès complet a couronné nos efforts.

En cas d'hémorrhagie, la ligature de l'artère principale d'un membre affecté de fracture a été conseillée déjà depuis assez longtemps par plusieurs praticiens, mais personne, peut-être, n'a pensé à la faire servir à atténuer l'inflammation terrible et presque constamment mortelle d'une plaie d'arme à feu dans une des plus grandes articulations. Il n'y avait pas à craindre de priver les os du sang indispensable pour la production du cal; il suffit de songer au développement que prennent les vaisseaux après l'oblitération d'un gros tronc artériel, pour n'avoir aucune inquiétude à cet égard.

Ce malade nous a présenté une particularité assez remarquable dans les blessures de l'aine avec fracture de l'os : il n'y a d'ordinaire qu'une seule ouverture. Il semblerait, comme on l'a dit, que le projectile ait épuisé ses forces d'impulsion à traverser une aussi grande épaisseur de parties molles, et à rompre un os : ici la balle était ressortie, et d'après l'indication de l'ouverture postérieure, on voit qu'elle n'avait pas été déviée dans son trajet. La circonstance du séjour de la balle au sein d'une masse charnue est très-fâcheuse, à cause des manœuvres d'extraction qui deviennent indispensables, et qui prédisposent singulièrement les parties à s'enflammer.

Fallait-il débrider les ouvertures d'entrée et de sortie? Je ne le pense pas : l'indication ne s'en présente que quand un engorgement inflammatoire avec étranglement s'est déclaré. Or, comme l'attestent une multitude de faits, comme nous l'avons encore observé à l'occasion des derniers troubles d'avril, cette inflammation peut ne pas survenir : à quoi donc aurait servi l'opération douloureuse du débridement? A rendre la plaie plus large et à faire attendre plus longtemps sa cicatrisation : si l'inflammation survient, les antiphlogistiques peuvent la calmer, et s'ils ne suffisent pas, on est toujours à même d'en venir à l'incision.

Les détails dans lesquels je suis entré plus haut sur les avantages de l'appareil à extension continue me dispensent d'insister sur l'emploi que j'en ai fait sur ce malade dans des circonstances où, aux yeux de plusieurs chirurgiens, il eût paru contre-indiqué.

Les plaies d'entrée et de sortie de la balle n'offraient pas la même étendue. La première était plus large, mais il arrive assez souvent que c'est la seconde qui offre ce caractère ; il arrive aussi qu'elles soient égales. J'expliquerai ailleurs à quoi tiennent ces variétés méconnues par les auteurs dans leur fait et leur mécanisme. Je dis dans leur fait, parce que les uns et les autres adoptent les unes et rejettent les autres, tandis qu'elles existent toutes les trois.

II

FRACTURES DU GENOU (1)

Recueillies et publiées par E. Beaugrand, interne du service.

La déchirure des ligaments et les désordres qui se passent dans l'articulation du genou, lors d'une luxation, n'offrent pas tous les dangers dont les auteurs classiques nous ont tracé l'effrayant tableau. L'ouverture d'une articulation n'est-elle redoutable que quand il y a communication avec l'air extérieur ? C'est ce que semblent prouver nos observations (voy. plus bas, *luxations de la jambe*), et ce que semblent confirmer les fractures de la rotule et des condyles du fémur, dans lesquelles l'articulation est aussi intéressée.

1° *Fracture de la rotule.* — Ces fractures ne sont pas rares, et si nous en citons un exemple, c'est pour faire ressortir le peu de danger de ces lésions, quoique l'articulation soit ouverte à l'épanchement du sang, et pour démontrer qu'à l'aide d'un appareil convenable, une *réunion exacte* peut être obtenue.

Observation. — Mercier (Pierre), âgé de trente-quatre ans, maçon, est doué d'une bonne constitution et habituellement bien portant. Le 28 juin 1834, dans la matinée, il montait une échelle la tête chargée d'une auge remplie de plâtre. Parvenu à la hauteur de 30 pieds environ, il manqua un échelon qu'il voulait saisir avec la main, et l'auge le portant en arrière, il

(1) *Arch. gén. de médecine*, 2e série, t. VII, 1835.

tomba sur un tas de moellons. La tête porta sur l'angle d'une pierre, et le coin de l'auge le frappa violemment au genou gauche. Mercier ne perdit pas connaissance ; il se releva sur-le-champ, et put faire une trentaine de pas, la jambe blessée étant maintenue étendue. Il monta ainsi dans un fiacre, traînant après lui la jambe gauche. Arrivé à l'hôpital, le malade put monter l'escalier, et gagner son lit sans trop de difficulté. Outre une plaie de tête peu grave, et dont la guérison n'offrit rien de particulier, l'examen du genou gauche nous fit reconnaître une fracture transversale de la rotule avec écartement d'un demi-pouce environ. Le bandage *invaginé* des plaies en travers fut appliqué avec la précaution de mettre des compresses graduées au-dessus et au-dessous de la rotule, ce qui rendait la coaptation plus exacte encore (1). La jambe fut fixée dans l'extension à l'aide d'une attelle et d'un bandage spiral qui s'étendait de la fesse au talon. Un coussin de balle d'avoine, interposé entre le membre et l'attelle, empêchait que la pression de celle-ci ne devînt incommode au malade. Tout l'appareil reposait sur un plan incliné qui maintenait la cuisse fléchie sur le bassin. Quelques douleurs légères qui existaient pendant les premiers jours ne tardèrent pas à se dissiper. Le bandage fut soigneusement resserré chaque fois qu'il se relâchait. Une seule fois il fut renouvelé en entier. Enlevé le 6 août, le 48e jour après l'accident, la fracture nous parut parfaitement consolidée. Comparée à celle du côté sain, la rotule n'offrait pas une demi-ligne de différence pour la longueur. Le doigt ne sentait ni dépression, ni la moindre inégalité ; seulement il nous parut que les bords latéraux étaient légèrement irréguliers : ainsi le fragment supérieur semblait s'être porté légèrement en dehors et l'inférieur en dedans.

Au bout de quelques jours le malade put marcher, quoique l'articulation malade conservât encore un peu de roideur.

Voilà une fracture de la rotule déterminée par une violence extérieure grave, et tous les accidents se bornent à quelques douleurs ressenties pendant trois ou quatre jours, et néanmoins dans ces fractures l'articulation est nécessairement ouverte.

(1) Voyez *Traité des bandages*, p. 281.

Cette observation est une preuve de plus à joindre à toutes celles qui existent déjà, que la réunion de ces fractures peut se faire très-exactement. Des pièces pathologiques l'ont déjà prouvé. Pour obtenir une consolidation exempte de difformité, il faut que les fragments soient maintenus dans un contact exact, et tel est le but que l'on doit se proposer dans l'application de l'appareil. Celui auquel nous donnons la préférence, qui nous a toujours réussi, c'est le bandage unissant des plaies en travers, avec la précaution de mettre des compresses graduées au-dessus et au-dessous de la rotule pour favoriser encore davantage le rapprochement des fragments; ces moyens sont heureusement secondés par la flexion de la cuisse sur le bassin. Cette flexion détermine le relâchement des muscles extenseurs de la jambe, dont l'action, comme on sait, porte sur la rotule et écarte les fragments. Du reste, le défaut de réunion exacte n'offre pas de grands inconvénients. J'ai cité, dans ma *Physiologie* (1), l'observation d'un homme qui, malgré une fracture consolidée avec écartement, pouvait encore faire jusqu'à sept lieues par jour, et j'en ai donné l'explication.

2° *Fracture des condyles.* — C'est à Desault qu'appartient le mérite d'avoir le premier signalé à l'attention des chirurgiens les fractures des condyles de l'humérus et du fémur, et d'avoir démontré que les fractures pénétrant dans les articulations étaient beaucoup moins graves que les anciens ne l'avaient prétendu : cette opinion a été habilement développée par Bichat dans les *Œuvres chirurgicales* de Desault, et il a fait ressortir toutes les hypothèses absurdes sur lesquelles les auteurs avaient fondé leurs craintes. L'observation que nous allons rapporter est bien propre à confirmer ces idées, et à faire voir que le nombre des cas de fractures dans lesquelles l'amputation immédiate a été conseillée est beaucoup plus restreint que certains chirurgiens ne le pensent.

Observation. — Prévost (Étienne), vidangeur, âgé de trente-deux ans, d'une constitution vigoureuse, était occupé à décharger une voiture, lorsqu'un tonneau du poids de 12 à 1500 livres vint lui frapper violemment la cuisse droite et le ren-

(1) Tome I, p. 424.

versa par terre. Il lui fut impossible de se relever, et on le transporta à l'hôpital Saint-Louis le 13 mai 1833, quelques heures après l'accident.

Au moment de son arrivée, tout le genou droit était énormément gonflé. Au niveau du condyle interne du fémur existait une tumeur d'une couleur violacée, d'un volume égal à celui du poing; la cuisse était légèrement infiltrée de sang et tuméfiée dans sa moitié inférieure. La jambe ne me sembla pas avoir sa direction naturelle; elle formait avec la cuisse un angle obtus saillant en dedans. Les mouvements de latéralité du genou paraissaient moins limités que de coutume; enfin la mobilité des condyles et la crépitation qu'ils firent entendre prouvèrent l'existence d'une fracture des condyles. Le malade, du reste, ne présentait pas d'autre lésion. Cinquante sangsues furent immédiatement appliquées sur le genou, et le membre fut placé sur un double plan incliné. Dans la soirée, le membre avait doublé de volume; toute la cuisse était énormément tuméfiée; la moindre pression faisait naître des douleurs atroces. Le pouls large, développé, donnait 90 à 100 pulsations par minute. Il y avait là un épanchement sanguin auquel il fallait donner issue. Je n'hésitai donc pas à pratiquer deux incisions longues de trois pouces environ, l'une en dedans, l'autre en dehors de la cuisse, à trois travers de doigt au-dessus de l'articulation. Il en sortit une grande quantité de sang noirâtre. Quatre-vingt-dix sangsues furent appliquées autour du genou; le malade fut plongé dans un bain. Enfin on enveloppa la cuisse de cataplasmes émollients (limonade; diète).

Le lendemain 14, le malade avait peu dormi, mais les douleurs et le gonflement étaient bien moindres; le pouls était aussi moins développé, moins fréquent (bain; cataplasmes émollients; diète).

Les jours suivants, l'amélioration continua d'une manière notable, et le malade commençait même à prendre quelques aliments, lorsque dans la nuit du 20 mai il se réveilla en sursaut au milieu d'un rêve pénible, et fit exécuter quelques mouvements brusques et saccadés au membre blessé. Aussitôt de vives douleurs se manifestèrent dans le genou, et le gonflement reparut. Cependant ces accidents, dont on pouvait craindre les suites, cédèrent à une application de soixante sangsues, qui fut faite sur-le-champ.

Le 21 au matin, la douleur était bien diminuée, le membre fut placé sur le double plan incliné formé de coussins, et il fut fixé par des draps pliés en cravate. Dès lors l'état du malade cessa d'inspirer la moindre inquiétude. De temps en temps on eut soin de renouveler le plan incliné. Les deux incisions furent maintenues rapprochées avec des bandelettes agglutinatives.

Le 4 juillet, le malade commençait à marcher assez librement; sa guérison fut retardée par quelques douleurs rhumatismales qui se développèrent dans le membre inférieur gauche, et le forcèrent de garder le lit pendant quelques jours encore; mais elles furent bientôt dissipées sous l'influence des bains de vapeur, et Prévost put se lever et marcher, conservant encore un peu de roideur dans le genou droit.

Ici le désordre était bien plus considérable que dans le cas précédent : la fracture des condyles et l'état des parties molles révélaient suffisamment un épanchement sanguin dans la capsule articulaire et pourtant tout a promptement cédé aux émissions sanguines abondantes, (140 sangsues dans les premières 24 heures), qui furent mises en usage. Si quelques jours après, à la suite de mouvements involontaires, la douleur et le gonflement reparurent, soixante sangsues dissipèrent en quelques heures ces symptômes alarmants.

III

RAPPORT SUR UN RHUMATISME INFLAMMATOIRE AIGU

QUI A PROFONDÉMENT ALTÉRÉ LES PARTIES MOLLES ET LES OS, QUI A CAUSÉ LA MORT, ET DONT L'OBSERVATION A ÉTÉ PRÉSENTÉE

Par M. le docteur BALLOT (de Gien) (1).

Messieurs,

Vous avez nommé une commission, composée de M. Maingault et moi, pour vous rendre compte d'une observation qui vous avait été adressée par M. le docteur Ballot (de Gien): je vais avoir l'honneur de vous en entretenir. Bien que cette observation ne soit pas très-longue, elle est si intéressante et présente des faits si peu connus, qu'elle est bien digne de toute votre attention et méritera de notre part des réflexions étendues.

Jolly, âgé de vingt ans, était employé, depuis un an, comme batelier, au passage de la Loire, dans une petite commune voisine de Gien. Quoique, dans l'exercice de sa profession, il eût été fréquemment mouillé sans pouvoir changer de vêtements, et qu'il eût surtout passé souvent la nuit sans abri sur le bord du fleuve, cependant il n'avait encore éprouvé aucun symptôme de rhumatisme, lorsque le 4 février 1837, étant bien portant d'ailleurs, il fut pris, en manœuvrant sa barque, d'une douleur très-vive dans le genou gauche, sans gonflement ni rougeur. Après divers remèdes insignifiants, il entra à l'hospice de Gien, où le vit le docteur Ballot.

Il exprimait la douleur la plus forte lorsqu'on lui palpait la cuisse gauche et surtout lorsqu'on essayait de faire exécuter

(1) *Bull. de l'Acad. de Méd.*, t. IV, et *l'Expérience*, t. V, 1840.

quelque mouvement à ce membre qui n'offrait, non plus que le genou, quoique le malade y souffrît vivement, ni rougeur, ni gonflement. D'ailleurs, point de changement dans la longueur, la direction ni le volume du membre, mais fièvre assez intense et cent pulsations par minute. Antiphlogistiques, dérivatifs, hypnotiques, sudorifiques, bains, diète : pas d'amélioration ; vésicatoire sur la cuisse, amélioration, puis abcès reconnu à une fluctuation obscure vers le quart inférieur de la cuisse ; ouverture de l'abcès, contre-ouverture, séton pour favoriser l'écoulement du pus. Par la suite, suppuration continuelle, altération du pus, colliquation, escharres aux régions du sacrum, des trochanters, mort le 17 mai, après cent cinq jours de souffrances et de douleurs semblables à celles d'une piqûre profonde produite par la pression des parties molles contre l'os, qu'à l'aide du stylet on reconnaît être irrégulier et dénudé.

Autopsie. — Ulcérations gangréneuses vers le sacrum, les grands trochanters, muscles externes de la hanche et de la cuisse réduits en une vaste collection de matières noires, putrilagineuses, fétides, qui entourent le fémur jusque vers ses condyles, remplissent la fosse iliaque externe, pénètrent dans l'articulation iléo-fémorale, ulcérée et ouverte à son côté externe, dépouillée de cartilage, cariée sur ses deux os, privée de ligament interosseux. Au-dessous de la tête, et surtout vers les trochanters, la ligne âpre et la partie inférieure de l'abcès où ont été faites les ouvertures pour le séton, le fémur est affecté d'une altération *que je ne saurais*, dit M. Ballot, *rapporter à aucune maladie des os dont la description me soit connue*. Elle « est constituée, ajoute-t-il, par une ossification irrégulière, disposée en stalactites et en lamelles, et dont le périoste, irrité par la présence du pus, semble avoir été l'origine». Il n'y avait pas d'altération au genou.

M. Ballot ne s'est point trompé en jugeant cette observation assez importante pour vous être adressée ; c'est ce que prouveront, j'espère, les réflexions dans lesquelles je vais entrer.

La *cause* de l'affection dont nous venons de tracer l'histoire abrégée paraît être le froid et l'humidité auxquels Jolly était exposé depuis un an par sa profession de batelier, et peut-être surtout par ses imprudences. Nous reviendrons, au reste, plus bas sur l'influence de cette double cause, qui recevra un degré d'évidence de plus de la nature de la maladie.

Plusieurs ordres de *symptômes* caractérisèrent l'affection : d'abord un symptôme *sympathique* de douleur dans l'articulation inférieure à la jointure malade; plus tard, quelques jours avant la suppuration, de la douleur *locale* dans toute la cuisse, au moindre mouvement et lorsqu'on la palpait ; en même temps que ces dernières souffrances, de la fièvre et quelques autres symptômes sympathiques; une amélioration dans les souffrances après la suppuration et après l'ouverture de l'abcès qui en était le résultat ; plus tard encore, des sensations de piqûre profonde par la pression des parties molles contre le fémur; enfin, une suppuration colliquative, la consomption et la mort.

La douleur dans une articulation inférieure à la jointure malade est un phénomène bien connu dans les maladies articulaires et particulièrement dans celles que l'on connaît vulgairement sous le nom de tumeurs blanches et que l'on pourrait peut-être désigner sous le nom d'*arthrites chroniques*. Du moins, je préférerais cette dénomination à celle d'*artropathie* proposée tout récemment. Il est très-commun dans ces affections de voir la douleur se manifester, même très-vive, dans l'articulation placée au-dessous de celle qui est réellement affectée. Cette année 1839, à l'hôpital de la Charité, nous avons vu bien des fois le même phénomène, et entre autres chez trois malades en même temps. L'un avait une maladie de la hanche et se plaignait exclusivement du genou; le second avait le genou affecté et souffrait du cou-de-pied; le troisième, qui était une jeune femme, avait une tumeur blanche du coude et se plaignait du poignet. Néanmoins, tous les trois souffraient de la jointure malade quand on y déterminait des mouvements, et dans certains endroits quand on y exerçait une compression plus ou moins forte, surtout la jeune femme. Mais aucun de ces trois malades ne souffrait aussi vivement que celui du docteur Ballot, à en juger par ce qu'il en rapporte. L'affection était donc plus aiguë chez ce dernier. C'est ce que prouvent encore les autres symptômes, comme nous verrons.

A quoi peut tenir la souffrance d'une articulation inférieure à la jointure malade? C'est un fait que nous ignorons complètement. Mais comme les parties intermédiaires ne souffrent point, et qu'il n'est pas possible de l'expliquer par la continuité ni par la contiguïté des parties, voilà pourquoi j'ai dit que c'était un phénomène sympathique. Tel est en effet le caractère des phénomènes indépendants de la contiguïté et de la continuité des parties voisines, et s'ils tenaient à l'un de ces deux modes de connexion, ils ne seraient pas plus sympathiques que les battements du pouls ne le sont de ceux du cœur, que les mouvements des os ne le sont de ceux des muscles. Personne, en effet, ne s'avise d'expliquer, par la sympathie, la relation de ces phénomènes les uns avec les autres, parce que tout le monde voit, au premier coup d'œil, qu'elle est due à la contiguïté ou à la continuité des parties.

La douleur locale, très-vive, qui s'est peu à peu développée dans toute la cuisse, n'était si aiguë que parce qu'elle précédait et accompagnait un travail de suppuration considérable, que parce qu'elle accompagnait un phlegmon aigu. Elle était plus vive encore par les mouvements que par le palper pratiqué sur le membre malade, parce qu'elle avait son siége dans les muscles en même temps que dans le périoste; mais il n'est pas certain qu'elle se manifestât dans le fémur lui-même, car les os enflammés et suppurants souffrent assez rarement, j'aurais dû dire ne souffrent pas toujours.

La fièvre et ses troubles généraux se sont montrés du côté du cerveau et des organes digestifs, parce que la maladie était tout à la fois aiguë et surtout très-intense et très-étendue; mais, comme d'habitude, l'orage s'est apaisé aussitôt que la suppuration fut accomplie et surtout quand on lui eut donné issue. Ce résultat général de l'ouverture des abcès prouve, contradictoirement à l'opinion de beaucoup de pathologistes, que le pus agit d'une manière nuisible aux parties, soit parce qu'il les distend, soit parce qu'il les baigne sans les distendre.

Quoi qu'il en soit, bientôt se montra un phénomène particulier, mais très-facile à comprendre. Le malade souffrait la sensation d'une piqûre intérieure quand on pressait les parties molles de la cuisse contre l'os. Cette douleur était évidemment causée par la pression des chairs malades contre les saillies plus ou moins aiguës dont le fémur était couvert, ainsi que l'a vu M. Ballot.

La continuation de la suppuration, son altération progressive, l'amaigrissement, la consomption et la mort qui survinrent enfin sont des symptômes bien communs dans les affections suppurantes des os, surtout quand elles envahissent de grandes articulations et occupent une étendue considérable.

Mais arrivons à la partie vraiment intéressante de cette observation, aux altérations de l'os, car ce sont ces faits qui sont très-peu connus, et qui méritent réellement toute notre attention, et, je crois, toute celle de l'Académie. M. le docteur Ballot, en avouant qu'il ne connaissait point de description à laquelle il pût rapporter les altérations du fémur qu'il avait sous les yeux et qu'il nous a envoyées, a confessé une situation que votre rapporteur serait obligé de confesser lui-même s'il n'avait, depuis plusieurs années, fait des recherches nombreuses et toutes particulières sur les maladies des os. C'est en s'aidant de ces recherches qu'il va décrire, expliquer et déterminer les diverses altérations morbides du fémur que nous tenons du docteur Ballot. L'analyse des altérations de l'os prouve que ce sont des nécroses, des caries, des sécrétions périostiques, des sillons, des ouvertures et des canaux vasculaires. Parlons d'abord des nécroses : elles occupent la tête, le col et le corps du fémur.

La tête de l'os approprié par la macération probablement, et tel que l'a envoyé le docteur Ballot, est dépouillée de son cartilage et de son écorce osseuse presque sur toute la portion articulaire, et laisse à nu un tissu qu'on nomme spongieux, et dont la surface est criblée de trous plus ou moins arrondis. Nous avons démontré que ce tissu est formé par des canalicules perpendiculaires aux surfaces articulaires, et néanmoins légèrement tortueux, très-fins et communiquant les uns avec les autres par une multitude d'ouvertures qui donnent au tissu canaliculaire l'apparence d'un amas de cellules disposées sans ordre. Dans plusieurs points d'ailleurs on distingue la lame épiphysaire, qui est mince et non encore criblée comme elle l'est après l'ossification.

Comment s'est détruite l'écorce compacte, mince et articulaire de la tête du fémur? Le fait a pu s'accomplir par plusieurs mécanismes que j'ai observés : 1° par le développement de la couche mince du tissu cellulaire sous-cartilagineux, résorbant l'écorce osseuse sous-jacente en même temps que le cartilage; 2° par une inflammation éliminatoire développée sous l'écorce compacte dont nous nous occupons, ou dans son épaisseur; 3° par l'ulcération de la surface libre du cartilage se propageant à l'os sous-jacent.

Le premier fait est très-commun dans les tumeurs blanches. Aussi n'est-il point rare de trouver, à l'autopsie de ces affections, le cartilage diarthrodial perforé et en partie recouvert par des fongosités qui, fixées à la surface articulaire de l'os proéminent, flottent par la perforation du cartilage résorbé, et s'étendent parfois en large membrane, de manière à simuler la membrane synoviale. Si alors on enlève ces fongosités, on ne trouve que l'os à nu, au-dessous, point de cartilage. D'autres fois, tandis que le cartilage est aminci comme une feuille de parchemin, la surface de l'écorce osseuse articulaire est cariée, érodée et criblée d'ouvertures par lesquelles le tissu cellulo-vasculaire intérieur de l'os communique avec le tissu sous-diarthrodial. Dans cet état, j'ai trouvé le cartilage souple, flexible et mobile sur la tête de l'os, dont il était facile de le détacher.

Dans un temps, j'ai cru que les cartilages ne se ramollissaient pas, et que ce n'était point par ce mécanisme qu'ils disparaissaient de dessus les surfaces articulaires. Jusque-là je les avais toujours trouvés doués de leur fermeté naturelle, même lorsqu'il n'en restait plus que des parties fort étroites au milieu des fongosités sous-cartilagineuses, dont les surfaces articulaires étaient couvertes.

Mais, depuis, j'ai rencontré des cartilages ramollis et ulcérés dans différents points de leur surface libre; j'en ai trouvé de perforés, et, je n'en doute plus, ils disparaissent aussi par ce mécanisme, comme l'enseignent plusieurs auteurs et notamment M. Sanson.

Comment se développe la couche sous-diarthrodiale? Il est très-probable qu'elle existe naturellement, quoique très-mince, entre le cartilage et l'os, et que dans l'inflammation elle s'accroît, comme tous les tissus enflammés, tant que le cartilage n'est pas perforé; mais qu'après l'avoir perforé, elle s'accroît par sécrétion de fluides organisables, absolument comme le font les fongosités qui proéminent de plus en plus à la surface d'un vésicatoire, ou semblent végéter du fond d'un cautère. Ce fait explique pourquoi le tissu cellulaire sous-diarthrodial, mis à nu par la disparition du cartilage dans les tumeurs blanches, se confond avec la synoviale par sa circonférence; il se confond même avec cette membrane par sa couleur, parce qu'ils sont enflammés de la même manière, baignés par les mêmes fluides, et qu'ils sont d'ailleurs d'une nature analogue.

L'écorce osseuse, compacte et mince de la surface articulaire est aussi résorbée, cariée par le tissu cellulo-vasculaire sous-jacent à cette écorce. Il est probable que c'est ce qui arrive lorsque la maladie articulaire commence par l'intérieur des os. Alors l'écorce osseuse des surfaces articulaires peut être résorbée et perforée de dedans en dehors par le tissu cellulo-vasculaire de l'os, soulevée par des fongosités. C'est ainsi que s'établissent une foule de caries à la surface des os du crâne.

Dans les derniers temps que je passai à l'hôpital Saint-Louis, je donnai mes soins à une femme d'environ soixante ans, qui avait une dénudation du frontal. Peu à peu la couche extérieure de l'os, amincie, perforée par des fongosités sous-jacentes, fut enfin soulevée et éliminée par une inflammation ulcérative qui laissa une surface rouge, couverte de fongosités vermeilles. La portion rejetée était la lame externe amincie du frontal, qui était en partie résorbée et perforée, en partie nécrosée et séparée par une ostéite éliminatoire. J'ai observé plusieurs fois des phénomènes du même genre dans les articulations, et c'est par l'un ou l'autre de ces mécanismes, et peut-être par tous les deux en même temps, que s'est accomplie l'altération dont la tête du fémur qui nous occupe est le siége.

Dans les altérations de ce genre, plusieurs cas peuvent se présenter à l'autopsie: tantôt on trouve la cavité articulaire remplie d'une poussière osseuse, dure et plus ou moins fine, qu'on regarde à tort comme le résultat d'une carie qu'on appelle une vermoulure. En effet, il est très-probable, pour ne pas dire certain, que cette poussière *dure et résistante* est un détritus de nécrose, et qu'elle est produite par une lame nécrosée, broyée par les mouvements articulaires à mesure qu'elle se détache, plutôt que par une nécrose primitivement pulvérulente. Tantôt il peut y avoir une poussière très-fragile ou des esquilles *criblées* par l'inflammation, la carie, et peu *résistantes*, et c'est de l'ostéite simultanée à la périostite. Il n'y a ni poussière, ni séquestre d'aucune espèce dans la jointure; c'est donc qu'alors la couche compacte des surfaces articulaires a été entièrement résorbée ?

Ainsi, dans le cas présent, la lame de la surface articulaire a été éliminée ou résorbée. Mais comme le docteur Ballot ne dit pas avoir trouvé de poussière osseuse dans l'articulation malade, ni dans le pus pendant la vie, je conserve des doutes sur les phénomènes morbides qui se sont passés dans l'articulation affectée.

L'état du col prouve cependant que des esquilles de carie *criblées* ou peu *résistantes* plus ou moins petites ont dû s'écouler pendant la vie avec le pus, ou se trouver, après la mort, dans l'articulation ou hors de l'articulation. En avant et même au-dessus, le col du fémur est irrégulièrement creusé, déchiqueté, carié et dépouillé de ses parties compactes superficielles par une ostéite éliminatoire qui a dû produire des esquilles pulvérulentes et laminées, plus ou moins épaisses, et ces esquilles ont laissé à nu le tissu canaliculaire sous-jacent. On trouve même au-devant du col une lame déjà séparée du tissu sous-jacent par sa surface profonde et ses bords, en sorte que, disposée à la manière d'un pont, elle ne tient plus que par ses deux extrémités. Cette lame, déjà morte, est criblée de trous. Or ces caractères n'appartiennent pas aux séquestres de la nécrose. Ceux-ci sont frappés de mort sans être enflammés, tandis que c'est le contraire pour les esquilles de la carie, qui meurent cernées par une ulcération circonférentielle éliminatoire.

On trouve au contraire des portions nécrosées dont les limites ne sont encore marquées à l'extérieur que par un sillon qu'occupait l'inflammation ulcérative. Cette inflammation éliminatoire est ici provoquée par la présence d'un séquestre qui agit sur les parties vivantes comme un corps étranger.

On observe le séquestre dont je veux parler immédiatement au-dessous du col et au-devant du petit trochanter. On le reconnaît à son aspect compacte, non vasculaire ou non poreux, à sa dureté et à sa sonorité. Enfin le fémur présente encore de la nécrose dans sa moitié inférieure, et c'est là qu'il en offre le plus.

Elle forme là, derrière l'os, une lame osseuse qui occupe la superficie de deux faces latérales de l'os, est soulevée et en grande partie détachée. Cette lame, qui a 6 pouces ou 16 centimètres de haut en bas, 2 pouces et demi ou 6 centimètres au moins de largeur dans le milieu de sa longueur, est épaisse par en haut, où le mal a été plus grave et plus profond, elle devient de plus en plus mince et papyracée par en bas. En plusieurs endroits même elle n'est pas intacte, elle est perforée, brisée, en sorte qu'il a dû s'en détacher et s'écouler des fragments osseux avec la suppuration pendant la vie. En bas, contre les condyles, une portion de cette lame ou de la surface de l'os qu'elle constituait s'est également détachée, et partout où elle manque, le tissu compacte sous-jacent, où s'est développée l'inflammation éliminatoire du séquestre, est irrégulier à sa surface, comme les pierres des monuments, altérées à la longue par l'air et les pluies. Cela est d'autant plus frappant que la surface extérieure de la lame nécrosée est polie et jaunâtre comme celle d'un os sain. Dans plusieurs endroits, le séquestre est recouvert par des sécrétions osseuses périostales papyracées sur lesquelles je reviendrai.

On voit encore à travers ces sécrétions osseuses une portion nécrosée et ovalaire, située au-devant du fémur, dans son quart inférieur. Tous ces séquestres ont les mêmes caractères : ils sont lisses à leur surface extérieure, détachés en partie ou en totalité par des sillons ou des excavations creusées au-dessous. Leur couleur tranche presque partout sur celle du tissu osseux sous-jacent dont la surface est irrégulière ; ils sont durs et sonores comme le tissu compacte, quand ils ont un peu d'épaisseur. Enfin, on reconnaît que ce sont des portions d'os qui sont mortes, comme tous les séquestres, sans avoir été enflammées et avant le développement de l'inflammation ulcérative éliminatoire, qui les isole et qu'elles provoquent.

Jusqu'ici nous n'avons parlé que des caries et des nécroses, visibles à la surface du fémur, dont nous analysons les altérations. Nous allons passer maintenant à l'examen des *sécrétions périostiques*. Elles sont déjà très-visibles et stalactiformes au-devant du fémur, à l'union de la base du col de l'os avec le corps. Séparées par des sillons très-anfractueux, elles sont couvertes de trous arrondis, vasculaires, très-fins, visibles en partie à l'œil nu, mais bien plus visibles à la loupe, et rappelant les myriades de trous apparents à la surface des madrépores. Ces trous sont remplis de vaisseaux et de matière organisable sécrétée par le périoste enflammé. Je possède des exemples nombreux et variés de ces sécrétions périostiques, parfaitement ossifiées. Sur le fémur que je décris, elles sont cependant moins dures et moins cassantes que le tissu osseux parfaitement sain, ou ossifié depuis longtemps.

De semblables sécrétions périostales ossifiées s'observent derrière et au-dessous du petit trochanter. Elles forment une série qui se prolonge inférieurement en ligne irrégulière, pour se réunir en bas en formant un V avec la série des sécrétions précédentes. Dans la partie inférieure de ce V, le fémur, dépouillé de sa surface nécrosée par un travail d'élimination, laisse voir du tissu canaliculaire assez distinct, évidemment dilaté par l'inflammation. Je reviendrai sur cette ostéite *sous-superficielle*, si je puis parler ainsi.

De nouvelles sécrétions périostiques s'observent depuis le milieu de la longueur du fémur jusqu'à un ou deux travers de doigt de ses condyles. Sur la surface antérieure de l'os, elles affectent la forme d'un amas de gouttelettes irrégulières concrétées. Mais en dedans, en dehors et en arrière de l'os, où se trouve le séquestre laminé ou cortical que j'ai décrit plus haut, la plupart des sécrétions périostiques forment des lames osseuses, disposées en réseaux irréguliers, déchirés par de grandes ouvertures. Les lambeaux de ces réseaux forment deux appendices très-saillants qui expliquent très-bien les piqûres profondes que le malade éprouvait lorsque les parties molles de la cuisse étaient poussées contre le fémur par une pression extérieure.

Les lames osseuses réticulées dont je viens de parler sont d'ailleurs criblées de trous vasculaires et de la même consistance que les autres sécrétions périostales.

Les sillons, les ouvertures et les canaux vasculaires se montrent augmentés et multipliés dans une foule de points; mais surtout aux environs des sécrétions périostales, sur les surfaces rugueuses où s'est accomplie l'élimination d'un séquestre, où se sont développées une inflammation et une ulcération éliminatoires. Partout où il y a eu ostéite s'observent les altérations matérielles, les ouvertures, les sillons et les canaux vasculaires dont les os sont criblés et creusés, comme nous l'avons démontré ces années passées, en 1835 et 1836. L'os que nous a envoyé M. Ballot fournit une nouvelle démonstration de ces vérités, comme il a prouvé l'exactitude de ce que nous avions avancé au sujet des caractères de la nécrose et des sécrétions périostales.

Les ouvertures vasculaires du tissu compacte, les seules dont il s'agisse ici, sont évidemment plus nombreuses et plus sensibles sur presque tous les points du corps de l'os; mais il faut se servir d'une lentille peu forte pour les bien apercevoir et les bien distinguer. C'est bien évident pour les sillons vasculaires; ils abondent vers les sécrétions périostales, et sont d'autant plus profonds et plus manifestes qu'ils sont plus près de ces sécrétions. Ils dégénèrent même en canal en y parvenant. On les voit arriver en lignes droites, de bas en haut, vers les sécrétions périostales supérieures qui forment un V en descendant l'une vers l'autre, depuis les deux trochanters. Ils affluent de haut en bas au contraire vers les sécrétions osseuses inférieures.

Les sillons vasculaires sont rendus plus manifestes par les sécrétions périostales versées et ossifiées sur les côtés et audessous des vaisseaux qu'ils renfermaient. Les ouvertures vasculaires sont plus apparentes et plus nombreuses dans ces sécrétions, parce que tous les os nouvellement formés contiennent plus de vaisseaux qu'ils n'en auront par la suite.

Il suffit de regarder à la loupe toutes ces dispositions pour reconnaître qu'elles sont telles que je les décris, et lorsqu'une fois on les a vues à la loupe on les reconnaît facilement à l'œil nu. Il en est de ces choses comme des personnes. On ne les distingue à de grandes distances et sans beaucoup d'attention que lorsqu'on les a vues de près et qu'on les connaît bien.

Les canalicules vasculaires sont visibles, dans l'intérieur du tissu compacte du fémur que nous décrivons, partout où la surface du tissu compacte a été nécrosée et ulcérée par une ostéite éliminatoire. Ils ne sont pas aussi manifestes sans doute que dans le tissu spongieux ou canaliculeux d'un os sain, comme l'extrémité supérieure du tibia sciée longitudinalement et en travers; mais ils sont très-distincts à la loupe pour les personnes auxquelles on les montre, sur la surface antérieure du col de l'os, soit dans l'angle en V des sécrétions sous-trochantériennes et sous-trochitériennes. Ils le sont encore pour des yeux habitués à les reconnaître sur des surfaces creusées par la nécrose au-dessus des condyles et derrière le fémur. Enfin, comme le docteur Ballot a scié le fémur en travers dans le milieu de sa longueur, on peut reconnaître que profondément, et même dans toute son épaisseur, le tissu compacte est parsemé de canalicules qui le raréfient. Cette disposition de canalicules coupés en travers, étant peu développée sur le fémur que nous décrivons, pourrait échapper encore à des yeux ou mieux à des esprits qui ne la connaîtraient pas. Mais les pièces que nous possédons, et dont nous présentons quelques échantillons à l'Académie, montrant les mêmes faits dans un développement très-considérable, ne laisseront de doutes à personne.

Tous ces canalicules agrandis sont autant de témoignages matériels de l'inflammation profonde du tissu compacte. Ce sont si l'on veut des caractères anatomiques de cette inflammation, et ils sont dus eux-mêmes au développement des vaisseaux et des fluides graisseux qui les environnent. Dans l'état sain, les canalicules du tissu compacte sont invisibles même à la loupe. On ne les observe que dans le tissu dit spongieux, qui n'est lui-même qu'un amas de canalicules, ainsi que nous croyons l'avoir démontré, en 1835, dans un mémoire sur la structure des os dans l'état sain.

Voyons maintenant comment se sont développées les altérations dont nous venons de donner l'analyse et de déterminer l'espèce ou la nature. Bien que cette question soit difficile et fort délicate, j'en tenterai la solution; au reste, mes explications ne sauraient nuire à l'exactitude des faits précédents, qui sont tout anatomiques. Voici donc comment je crois que les choses se sont passées.

ase que sous l'influence du froid humide auquel Jolly été exposé depuis un an par sa profession, le périoste du fémur et de l'os iliaque, et peut-être les parties molles articulaires de la jointure de la hanche, et les muscles de la cuisse ont été pris d'un rhumatisme inflammatoire dès le moment où le malade a éprouvé de la douleur au genou; que le périoste s'est décollé, soit par suite de son affection, soit par suite de fluides sécrétés à la surface de l'os par cette membrane; que le périoste étant décollé, la surface de l'os s'est nécrosée dans plusieurs endroits; mais qu'alors le périoste a sécrété des fluides organisables et ossifiables qui se sont peu à peu consolidés sous formes de stalactites mamelonnées et de réseaux déchirés fort irréguliers. Mais il paraît que ces fluides qui s'organisent et s'ossifient sont ceux qui touchent au périoste, car les sécrétions ossifiées se trouvent autour des portions nécrosées et par-dessus, mais éloignées du séquestre, là où le périoste devait être refoulé par l'épanchement sous-jacent. C'est pourquoi l'on croyait autrefois que les ossifications dont nous parlons étaient produites par l'ossification du périoste lui-même. C'était une erreur. Aussi elles sont souvent fort épaisses, styliformes, bien que le périoste soit une membrane très-mince. Mais les séquestres de la surface des os ne sont pas ordinairement et ne sont peut-être jamais recouverts d'une manière étroite par les ossifications nouvelles.

Quoi qu'il en soit, au reste, de la formation des ossifications nouvelles désignées ici sous le nom de sécrétions périostales, la nécrose ne peut être que la suite du décollement et de l'affection du périoste, quel que soit d'ailleurs le mécanisme de ce décollement.

La nécrose comprise, il n'est pas plus difficile de concevoir l'inflammation éliminatoire qui a circonscrit et séparé les séquestres : C'est une inflammation analogue à celle qui se développe dans les parties molles autour de la plupart des corps étrangers; c'est une inflammation ulcérante et suppurante qui sépare, isole, détache par une sécrétion circonférentielle, et entraîne par la suppuration qu'elle produit le séquestre qui irrite les parties vivantes par sa présence.

Le développement des canaux vasculaires du tissu compacte

érodé et comme rongé par l'inflammation ulcérante; [illegible]i-même le produit de l'afflux et de la congestion du sang d[illegible] les vaisseaux des tissus enflammés. Il arrive alors dans les os ce que l'on voit arriver dans les parties molles enflammées où les vaisseaux se multiplient et prennent plus de développement. C'est en partie par la même raison que les sillons et les ouvertures vasculaires de la surface des os sont plus évidents.

La *durée* de cette affection est remarquable par sa brièveté. C'est que la maladie a marché rapidement pour une affection inflammatoire des os et du périoste. Ordinairement ces maladies sont beaucoup plus longues et diffèrent beaucoup de celle du malheureux Jolly. Mais je ne sais pas si un os qui a été réellement enflammé revient jamais à son état primitif et jouit de la plénitude de la santé.

Ordinairement, l'os reste toujours sillonné de vaisseaux et criblé de trous vasculaires, quelquefois couverts de sécrétions périostales, raréfié et canaliculaire, ou, au contraire, plus dense.

Quelquefois, il est le siége d'une sensibilité obscure, qui est parfois la source de douleurs profondes, nocturnes; plus souvent l'os ne souffre pas, mais les parties molles circonvoisines, devenues par le fait de l'inflammation de l'os le siége d'une congestion sanguine et d'une susceptibilité habituelle plus ou moins prononcée, souffrent spontanément ou à la moindre pression. — D'ailleurs, de temps en temps, tous les hivers, par les froids humides, ou de loin en loin, au bout de plusieurs ou d'un grand nombre d'années, sous l'influence de l'humidité et du froid, d'un coup, d'un ébranlement général, par suite d'une chute, d'une secousse violente, quelquefois sans cause connue, il se développe un travail inflammatoire, tantôt dans le tissu cellulaire voisin de l'os malade, tantôt dans l'os lui-même. Quelquefois, c'est autour d'une portion nécrosée que l'os s'enflamme, quelquefois il se carie, et il en résulte un abcès circonvoisin ou symptomatique, qui finit par s'ouvrir au dehors, tout près ou loin de sa source. Et puis, quand la portion d'os nécrosée est éliminée, rejetée, quand la carie ou toute autre affection de l'os s'est guérie, si elle est susceptible de guérison, quand l'abcès lui-même a suppuré un certain temps, la suppuration se tarit et la guérison de l'abcès s'accomplit.

La guérison de l'abcès achevée, tous les symptômes inflammatoires disparus, les mêmes phénomènes peuvent se rencontrer plus tôt ou plus tard, au bout de plusieurs mois, d'un an, de vingt et trente ans, comme j'en ai de nombreux exemples, en sorte que si la maladie est longue, opiniâtre et probablement interminable, du moins elle n'a point la gravité d'une inflammation vive et aiguë du périoste et de l'os, la gravité de l'inflammation rhumatismale à laquelle a succombé le malade du docteur Ballot, malgré le traitement le mieux indiqué. M. Ballot, en effet, a bien saisi les indications à remplir; mais le mal, comme il arrive trop souvent, a été plus puissant que son art.

Je n'ai pas envisagé sous le point de vue historique le sujet qui vient de nous occuper; je le ferai dans les mémoires que je présenterai bientôt à l'Académie sur les maladies des os.

Messieurs, je ne terminerai pas ce rapport sans vous proposer d'adresser au docteur Ballot les remercîments de l'Académie pour le zèle qu'il met à lui transmettre ses observations, dont celle-ci n'est ni la première ni la dernière, et sans vous proposer de le porter sur la liste des candidats à la place de membre correspondant. Récompenser les étrangers laborieux et instruits est tout à la fois un acte de prévoyance et d'équité.

N. B. — Les conclusions du rapport ont été accueillies sans opposition par l'Académie.

IV

OBSERVATIONS ET RÉFLEXIONS SUR LA RÉSECTION DU CORPS DE LA MACHOIRE INFÉRIEURE

Recueillies et publiées par E. BEAUGRAND, interne du service (1).

L'amputation de la mâchoire inférieure est exigée dans deux circonstances principales : 1° dans le cas de lésion organique; 2° dans le cas de nécrose. Nous allons donner des exemples de ces amputations dans l'un et l'autre de ces cas.

(1) *Archives gén. de médecine*, 2e série, t. IX, 1835

I. — AMPUTATION DE LA MACHOIRE INFÉRIEURE DANS LE CAS DE LÉSION ORGANIQUE.

Si nous examinons les nombreuses observations d'amputation de la mâchoire rapportées par les auteurs, nous verrons que dans la grande majorité des cas l'opération a été nécessitée par l'affection cancéreuse, qui, des parties molles, s'était étendue au tissu osseux. Ensuite viennent les dégénérations qui ont commencé par l'os lui-même. Deux fois déjà nous avons eu occasion de pratiquer la résection du corps de l'os maxillaire lui-même pour des cancers ; c'est de ces deux cas qu'il va être question dans cet article.

Obs. 1re — Dans le courant de l'année 1830, quelques mois avant la révolution de juillet, je reçus dans mon service un homme d'une soixantaine d'années environ, qui était venu des Pyrénées, où il habitait, pour se faire traiter d'une affection cancéreuse occupant toute la partie inférieure de la face. Le mal avait commencé par les parties molles, et quand je l'examinai, les deux lèvres étaient envahies et changées en deux masses fongueuses végétantes, s'étendant en haut jusqu'aux niveau des ailes du nez, et en bas jusqu'au-dessous du menton. L'os maxillaire inférieur était attaqué dans sa région moyenne, et il y avait quelques glandes légèrement engorgées sous la mâchoire. Une opération pouvait seule sauver les jours de ce malheureux, voué par les rapides progrès de sa maladie à une fin prochaine. Après m'être assuré que la maladie était locale, en apparence du moins, je pratiquai l'opération de la manière suivante. Le patient étant assis sur une chaise élevée et maintenu par des aides, je cernai la partie affectée au moyen de deux incisions semi-elliptiques, l'une supérieure, passant au niveau des ailes du nez, l'autre, inférieure, passant au-dessous du menton et se réunissant à angle aigu au niveau du bord antérieur des masséters. Ensuite je fis partir du milieu de l'incision inférieure une incision verticale que je prolongeai jusqu'au milieu du larynx, et disséquant de chaque côté le double lambeau que je venais de former, je mis à découvert le corps de la mâchoire inférieure. Cependant, comme toutes les artères de la face avaient pris un développement considérable, elles fournissaient une énorme quantité de sang. Pressé par cette hémorrhagie, je me hâtai de glisser en dedans et sur la face interne de l'os maxillaire inférieur la lame d'un bistouri avec lequel je divisai, le long de cette surface, les parties molles adhérentes à l'os, dans toute l'étendue que je comptais en emporter. Mais alors survint un accident qui m'a fait renoncer depuis à cette section préalable. Un rameau très-développé de l'artère sous-mentale, que je ne pus lier, fournit une hémorrhagie considérable. Pendant que je sciais rapidement l'os d'un côté, le sang s'écoulait si abondamment, que le malade, éprouvant une sorte de syncope, fut pris de mouvements convulsifs qui effrayèrent les assistants; mais alors je le portai sur son lit, où il revint promptement à lui, et malgré quelques mouvements désordonnés, j'achevai la section complète de l'os. Voyant alors largement le fond de la plaie, je pus saisir le vaisseau divisé, et sa ligature mit sur-le-champ l'opéré à l'abri des dangers qu'il venait de courir. Ensuite, pour prévenir la rétraction possible de la langue en arrière, je passai un fil double dans le frein de cet organe, et le laissant sortir par la plaie extérieure, je procédai au rapprochement des lambeaux à l'aide de la suture entortillée. Tout se passa à merveille; le malade but bientôt sans trop de difficulté; au bout de quelques jours il put se nourrir de bouillons et enfin de potages. La plaie était cicatrisée. Au bout de deux mois, je vis avec peine que le malade perdait une partie de sa salive. Je songeai à remédier à cette infirmité à l'aide d'une nouvelle opération, car le malade, guéri de la première, se promenait dans les cours de l'hôpital. Mais alors arriva la révolution de 1830; Saint-Louis fut encombré de blessés; une épidémie d'érysipèle vint compliquer leurs blessures; mon opéré en fut atteint à la face; l'inflammation s'étendit au crâne; la chaleur de l'atmosphère était excessive, des accidents cérébraux aggravèrent la maladie, et malgré tous mes efforts, j'eus la douleur de perdre mon opéré après la guérison de son amputation de la mâchoire entièrement accomplie. Cependant la bouche était dirigée en bas et restait béante; ses fonctions étaient plus ou moins gênées, et la prononciation était fort altérée.

L'autopsie nous montra la plaie parfaitement réunie, et en dedans s'observait une production fibreuse nouvelle interposée aux fragments de la mâchoire. Là se confondaient les insertions antérieures du génio-glosse.

Obs. 2e — Cléret, âgé de soixante ans, garçon marchand de vin. Taille élevée, mais constitution peu forte. D'après une note écrite par le malade lui-même après l'opération, et sur laquelle est fondée toute l'histoire des circonstances antérieures, on eut beaucoup de peine à l'élever; il était toujours malade. En 1813, étant à Paris, il fit une chute dans une cave. Cet accident fut suivi, au bout de quelques jours, de phénomènes inflammatoires vers l'abdomen, puis d'un abcès froid dans le bras, qui fut très-long à s'ouvrir. Ce dépôt fut sans doute considéré comme scrofuleux, car on le traita par les amers. Ce qui fortifiait cette opinion, c'est que la nourrice chez laquelle il fut placé après sa naissance occupait une habitation si humide, dit le malade, que tout y pourrissait. Quoi qu'il en soit, cette affection était depuis longtemps guérie lorsque, il y a plusieurs années, il fut tourmenté pendant assez longtemps et à plusieurs reprises de vomissements muqueux venant surtout après les repas, et ne cédant qu'au régime antiphlogistique (bains, sangsues, etc.). En 1830, des tumeurs hémorrhoïdales très-douloureuses se formèrent et disparurent au bout de plusieurs mois pour ne plus reparaître. Cléret menait une vie assez réglée malgré sa profession; chaque matin il prenait un verre de vin blanc, et, après son dîner, un petit verre d'eau-de-vie, du reste, très-peu de vin pur. La seule chose qu'il fît avec excès, c'était de fumer.

Il y a un an, dans le courant de juin 1833, il sentit un jour sous la langue un petit bouton qu'il prit d'abord pour un corps étranger, et dont il essaya à plusieurs reprises de se débarrasser avec une épingle. Au bout de plusieurs jours, éprouvant toujours le même phénomène, et voyant que la sensation qui le tourmentait ne cessait pas, il se regarda dans un miroir et vit que c'était, comme nous l'avons dit, un petit bouton qui s'était formé sous la langue, du côté gauche. En peu de temps il acquit le volume d'un noyau de cerise, et par moments le malade n'était nullement incommodé de sa présence. Du reste, la douleur était peu vive et consistait souvent dans un agacement des dents qui le gênait beaucoup pour manger. Vers le mois de décembre, le mal ayant fait de nouveaux progrès, il essaya de se gargariser la bouche avec un mélange d'eau d'orge et de lait, mais sans avantage. Bientôt même, à la fin de décembre, une glande située sur la mâchoire du côté gauche s'engorgea. Alors ayant consulté un médecin, celui-ci fit appliquer des cataplasmes émollients d'abord, puis quelques emplâtres fondants, et l'engorgement glandulaire disparut. Mais l'affection cancéreuse siégeant sous la langue faisait toujours des progrès, et bientôt le malade s'aperçut que la portion de gencive qui recouvre la partie moyenne de la face externe de l'os maxillaire se tuméfiait. Pour tout traitement on lui fit mâcher du cresson avec du cochléaria, on (lui ordonna des gargarismes émollients (guimauve et lait); tout cela n'aboutissait à rien. On essaya de toucher chaque jour le mal avec de l'eau de Rabel, mais ce fut en vain. La tuméfaction de la muqueuse gingivale continua ses progrès, et le malade ne put plus manger que des potages. Depuis quelques mois il avait peu à peu cessé de fumer, et supprimé vin pur et liqueur, lorsque enfin, fatigué de voir le mal augmenter sans cesse, il entra à l'hôpital Saint-Louis.

Examiné le 1er juin, il se présenta à nous dans l'état suivant : la lèvre inférieure est refoulée en avant par une tumeur du volume d'une grosse noix environ, qui semble prendre naissance à la face externe de l'os maxillaire. La muqueuse, qui de la face interne de la lèvre se porte sur le bord alvéolaire, est épaissie et profondément altérée. Au-dessous on sent la tumeur dont je viens de parler. En dedans de la bouche, la glande sublinguale du côté gauche est tuméfiée, saillante ; elle refoule le frein de la langue du côté droit, et gêne considérablement la déglutition et la mastication. La nature des douleurs et la marche de la maladie décelaient trop bien une affection cancéreuse pour qu'il fût possible de s'y méprendre. En outre, l'os semblait malade, et le mal allait toujours croissant ; il ne restait donc qu'une seule ressource, l'opération : proposée au malade et acceptée sur-le-champ, elle fut pratiquée le 4 juin.

Opération. — Le malade étant couché sur le dos, la tête un peu étendue, je fis saisir par un aide la commissure gauche de la lèvre, tandis qu'avec la main gauche je tirais sur celle du côté opposé. Alors je fendis la lèvre sur la ligne médiane dans toute son épaisseur, et je prolongeai mon incision jusqu'au niveau de l'échancrure supérieure du cartilage tyroïde. La peau et les muscles qui la doublent dans toute l'épaisseur de la lèvre ayant été trouvés sains, les deux lambeaux furent disséqués de chaque côté et rejetés en dehors de manière à découvrir la tumeur cancéreuse occupant la partie moyenne de la face externe de l'os maxillaire inférieur. Je me mis en devoir de la détacher de cet os, mais au premier coup de bistouri je reconnus que ce dernier était friable et par conséquent malade; il fallut donc se décider à en emporter toute la partie médiane jusqu'au niveau des deux petites molaires de chaque côté. Pour cela je disséquai les deux lambeaux assez loin pour mettre à nu toute la portion à réséquer. Cela fait, au niveau de l'endroit où l'action de la scie devait porter, je glissai à plat derrière la mâchoire, entre cet os et l'insertion du muscle mylo-hyoïdien, un bistouri droit à lame un peu large, et par l'ouverture ainsi pratiquée j'introduisis, à l'aide d'une pince à anneaux, un bout de bande qui ressortit par la bouche et qui était destiné à soustraire les parties molles à l'action de la scie. La première molaire de chaque côté arrachée, et le périoste incisé là où devait être pratiquée la section, celle-ci fut commencée avec la scie et achevée avec le sécateur. De l'autre côté, je me comportai de la même manière; seulement je n'employai que la scie, et l'os fut taillé en biseau aux dépens de sa table interne. Restait à détacher la portion d'os réséquée. Pour cela, tandis qu'un aide retenait la langue saisie par son frein à l'aide d'une pince de Museux, je coupai les attaches des génio-glosse et génio-hyoïdien. Mais là ne se bornait pas l'opération, il fallait encore aller chercher et extraire la glande sublinguale cancéreuse. Alors avec les ciseaux courbes sur le plat j'emportai la portion de muqueuse qui se réfléchit sur la face interne de l'os maxillaire, et saisissant avec une érigne la glande malade, j'exerçai sur elle une légère traction, en même temps qu'avec les ciseaux je la séparais des parties voisines.

Pendant cette pénible opération le malade perdit très-peu de sang, à cause de la précaution que nous avions prise de lier chaque vaisseau à mesure qu'il était intéressé. Nous liâmes ainsi la coronaire inférieure, quelques autres divisions de la faciale, et après la section de l'os et l'ablation de la glande sublinguale, quelques rameaux assez volumineux de la sublinguale et de la ranine. Le malade fut reporté dans son lit et pansé une demi-heure après, pour voir si quelque artère donnerait encore, mais tout était bien lié. Alors, voyant que la langue ne se rétractait pas, et que l'usage d'un fil passé dans son frein devenait inutile, je m'occupai de réunir la longue plaie antérieure au moyen d'une suture entortillée et d'épingles ordinaires bien graissées de cérat. Le bas du visage fut recouvert de compresses imbibées d'eau froide. Les premiers jours se passèrent parfaitement; pas de fièvre, pas de frissons, rien en un mot qui pût inspirer d'alarme. Le malade se trouvait tellement à son aise et si heureux, que je ne pus l'astreindre à aucune précaution et aucun soin. Il ne cessait de se tenir sur son séant, et d'écrire à tous ceux qui l'approchaient, pour leur exprimer sa satisfaction; et soit que cette agitation causât son malheur, soit qu'il vînt d'une autre cause qui nous a échappé, dès le septième jour le malade parut fatigué; le huitième il était accablé et dans la prostration; le neuvième il mourut.

L'autopsie faite avec tout le soin possible ne découvrit aucune altération à laquelle la mort pût être imputée. La muqueuse des voies digestives, le cerveau, les poumons, étaient à l'état naturel. Serait-ce donc par inanition et épuisement que notre malade est mort au moment où la plaie extérieure était guérie, et où les tissus situés en dedans s'unissaient, comme cela se passe dans les cas de ce genre? Nous l'ignorons, et nous ne nous livrerons à cet égard à aucune supposition.

L'amputation de la mâchoire est-elle une opération tellement grave qu'il faille la considérer comme une ressource extrême, ou bien est-on en droit d'y recourir dès que l'os est attaqué et que l'insuffisance des autres moyens curatifs est bien avérée? Pour résoudre convenablement une semblable question, il faudrait avoir un exact relevé de toutes les opérations de ce genre qui ont été pratiquées, et voir combien ont réussi et combien ont été suivies de la mort. Mais ce travail que nous avions entrepris, nous avons été obligé de l'abandonner, parce que dans la plupart des observations données par les auteurs on ne parle pas des suites de l'opération, ou bien on n'en donne que la conséquence immédiate; enfin, par suite de cette vanité si contraire aux progrès de la science, beaucoup de chirurgiens n'ont publié que leurs cas de succès. Cependant, d'après le grand nombre de ces derniers, on doit considérer la résection de la mâchoire comme devant toujours être tentée. Ainsi je lis dans les *Leçons orales* du professeur Dupuytren (1), que sur dix-huit ou vingt opérés il n'en a perdu que trois. Sur quatre malades, M. Cusack (2) en a perdu un seul, et encore par une cause étrangère à l'opération.

Notre premier malade, pris d'un érysipèle deux mois après l'opération, doit-il donc être considéré comme ayant succombé aux suites de celle-ci? Je ne le pense pas, et tout le monde partagera sans doute ma conviction quand j'aurai rappelé que cet érysipèle survint dans les premiers jours d'août, dans le temps des grandes chaleurs, et dans le moment où l'encombrement de l'hôpital par les blessés détermina une épidémie d'érysipèles, qui deviennent si dangereux quand ils se manifestent à la face et s'étendent au cuir chevelu. Quant au second, sa mort a quelque chose de trop extraordinaire et de trop singulier pour craindre qu'on la voie souvent survenir avec le même caractère.

Avant de passer aux détails de l'opération, je dirai quelques mots de la situation à donner au patient pour la résection de la mâchoire. Je pense que le coucher sur un lit résistant, la tête un peu élevée et placée dans l'extension comme si l'on voulait pratiquer la laryngotomie, est plus convenable que la position assise. D'abord le coucher est manifestement plus commode pour le chirurgien et pour les aides; ensuite, si, comme cela peut arriver, le sujet est pris de syncope, on n'est pas obligé de le porter sur un lit pour achever l'opération et dissiper sa défaillance. Enfin, la syncope est bien plus rare dans la position horizontale, parce que le sang aborde plus aisément à la tête.

Opération. — La résection du corps de la mâchoire peut être

(1) Tome IV, p. 655.
(2) *Journ. des progrès*, t. VI, 1827, p. 273.

partagée en trois temps. Le *premier* comprend la section des téguments et la formation des lambeaux. Dans le *second*, la section de l'os est effectuée ; et enfin dans le *troisième* on coupe les parties molles qui adhèrent à sa face interne, et on le détache. Nous ne prétendons pas entrer ici dans le détail minutieux du manuel opératoire ; ce que nous avons dit en décrivant l'opération subie par chacun de nos malades suffit à cet égard : nous allons seulement nous borner à quelques généralités.

Premier temps. — La section des parties molles est nécessairement déterminée par l'étendue du mal. Si les deux lèvres sont affectées comme chez notre premier malade, on doit circonscrire toutes les parties cancéreuses entre deux incisions semi-elliptiques qui se rejoignent de chaque côté sous un angle aigu, vers les masséters, afin d'obtenir une réunion plus facile. Nous avons vu comment l'incision verticale, s'étendant plus ou moins bas au-devant du larynx, permettait de former par en bas deux lambeaux suffisants pour réparer la lèvre inférieure après l'opération quand la peau est saine. La simple incision verticale suffirait encore si l'os devait être dénudé très-loin vers les branches.

Deuxième temps. — Quelques chirurgiens, avant de procéder à la section de l'os, l'isolent complétement par sa face interne ; nous verrons bientôt ce qu'il faut penser de cette méthode. Examinons comment l'os doit être coupé. Tout procédé qui abrége la durée d'une opération sans en compromettre le succès doit nécessairement obtenir la préférence. Pour obtenir la section de l'os d'un seul coup, j'ai fait construire un sécateur à très-long manche. Je l'emploie de la manière suivante : après avoir détaché les parties molles en dedans du point où la section de l'os doit être faite, je glisse entre l'os et les parties molles que j'ai détachées, la branche mousse de l'instrument, et puis le fermant avec force, si l'os n'est pas trop épais ou trop dur, je le tranche en une seule fois et très-nettement. Dans le cas contraire, je commence par le scier, suivant les règles ordinaires, dans le tiers de son épaisseur, et j'achève avec le sécateur, comme je viens de le dire. Cet instrument n'a pas seulement l'avantage de rendre l'opération plus courte, son action ne communique pas à l'os ces ébranlements multipliés et quelquefois douloureux qu'entraîne la section au moyen de la scie. Il faut avoir été témoin de ce temps de l'opération, qui, *a priori*, semble devoir être le plus simple, pour comprendre ce qu'il offre de difficultés pour l'opérateur et de souffrances pour le malade.

Quelquefois l'os n'est pas malade dans toute sa hauteur; on conçoit dans ce cas de quelle importance il serait d'en laisser une portion, soit le bord alvéolaire, soit le bord inférieur. Je vais rapporter, en peu de mots, une observation (1) que je crois peu connue et qui mérite de fixer l'attention des praticiens. Un malade portait une dégénération organique qui avait envahi le bord alvéolaire de la mâchoire inférieure, depuis les premières molaires d'un côté jusqu'à celles du côté opposé; lésion que M. Rhea Barton, chirurgien américain, qui rapporte le fait, compare à une épulie. L'os était malade dans l'étendue de quelques lignes seulement. M. Rhea Barton, après voir dénudé la mâchoire inférieure, pratiqua un trait de scie horizontal au-dessous des dents, jusqu'aux limites du mal, et à l'aide de deux autres sections verticales qui venaient tomber de chaque côté sur les extrémités de la première, il emporta le milieu du bord alvéolaire, laissant seulement la base.

Troisième temps. — Plusieurs chirurgiens, avant de couper l'os, commencent par couper toutes les parties molles qui s'insèrent à sa face interne. Ce procédé a un grave inconvénient qui doit à tout jamais le faire bannir de la pratique, c'est que si l'on vient à ouvrir un vaisseau volumineux, il en résultera une hémorrhagie abondante qui souvent ne pourra être combattue convenablement qu'après la section de l'os. Or cet accident arrivera assez fréquemment, car le plus souvent les tissus coupés sont altérés, et les vaisseaux qui s'y rendent sont amplifiés d'une manière anormale. Comme, d'ailleurs assez ordinairement, cette opération est pratiquée sur des vieillards déjà affaiblis, l'opérateur doit faire tous ses efforts pour que le malade perde le moins de sang possible. D'un autre côté, si l'on se met à scier l'os immédiatement après sa dénudation en avant, l'action de la scie peut déchirer les chairs au niveau du

(1) *Archives gén. de médecine*, t. XXVIII, p. 125, 1832.

point où la section a été pratiquée ; il vaut donc mieux, comme nous l'avons fait chez notre second malade, plonger un bistouri le long de la face interne de la mâchoire, faire passer un séton par cette ouverture et scier en ce point. La bande de linge sert à protéger les tissus adjacents. Pour obvier à ces divers inconvénients, M. Ulrich (1) assure avoir mis en usage un procédé fort peu connu, et dont je crois la pratique très-difficile, pour ne pas dire impossible. Ce procédé consiste à décoller le périoste qui revêt la face interne de l'os. On peut ainsi, dit M. Ulrich, laisser aux muscles un point d'appui qui facilite la prompte réunion des chairs et empêche la rétraction de la langue. Je le répète, je doute fort que la chose soit faisable.

Pansement. — L'os emporté, il reste encore plusieurs indications à remplir. Nous allons les passer en revue.

1° *Arrêter l'hémorrhagie.* — M. Dupuytren a toujours employé le fer rougi à blanc pour arrêter l'hémorrhagie. Cependant, quand on peut trouver les extrémités des vaisseaux, je pense qu'il vaut mieux les lier ; on évite ainsi l'inflammation qui doit nécessairement s'emparer de la surface cautérisée et qui nuit à la prompte cicatrisation des tissus. En laissant reposer l'opéré pendant une demi-heure, l'écoulement par les capillaires s'arrête ; si quelque gros vaisseau donne encore, on tâche de le saisir ; et si cela est impossible, on porte sur lui seulement l'extrémité d'un cautère olivaire ; et d'ailleurs, après la réunion des lambeaux on a soin de tenir les parties recouvertes de linges mouillés d'une eau froide et incessamment renouvelée.

2° *S'opposer à la rétraction de la langue.* — On a beaucoup parlé depuis Delpech d'un accident que je n'ai jamais vu survenir, et dont, je l'avoue, je ne conçois pas bien la possibilité : je veux parler de la rétraction ou du renversement de la langue en arrière. Cet organe semble, il est vrai, retenu en avant par les génio-glosses et génio-hyoïdiens, et d'autre part tiré en haut et un peu en arrière par les stylo-glosses, en bas par les hyo-glosses. Or, les premiers étant coupés, la langue est soumise à l'action des derniers ; mais je ne vois pas comment ils peuvent renverser la langue de manière à boucher le larynx. Quoi qu'il

(1) *Bulletin des sc. méd.* de M. Férussac, t. IV, p. 100, 1839.

en soit, cette rétraction ne peut guère avoir lieu quand la langue n'est détachée que de l'apophyse géni : il faut qu'elle le soit en même temps bien loin au dehors, presque jusqu'aux angles. Cependant il est bon de prévenir cet accident en passant, comme nous l'avons fait et comme le conseillait Delpech, un fil dans le frein de la langue : ce fil est ensuite fixé en dehors. Je n'insisterai pas plus longtemps sur ce point.

3° *Rapprocher les lambeaux et les maintenir réunis.* — Nous avons vu qu'il était bon de ne panser le malade qu'une demi-heure environ après l'opération, et nous avons dit pourquoi : reste maintenant à faire connaître le mode de suture qui doit être employé. La plupart des chirurgiens accordent la préférence exclusive à la suture entortillée, c'est ce que j'ai fait moi-même jusqu'à ce jour. Mais comme j'ai mieux étudié maintenant qu'auparavant le mécanisme de cette suture, comparativement au mécanisme de la suture enchevillée, comme j'ai déjà employé cette dernière avec le plus grand succès pour réunir deux bords minces d'une plaie de la peau, j'ai l'espérance qu'elle remplacera souvent avec avantage la suture entortillée dans les cas où on la met actuellement en usage; et voilà les raisons sur lesquelles je me fonde :

Dans la suture entortillée, des aiguilles ou des épingles droites traversent les deux lèvres d'une plaie à une égale profondeur, et tiennent exactement leur surface sur un même plan. Le fil entortillé en 8 de chiffre, autour des extrémités des aiguilles, et croisé sur les bords de la plaie, les tient aussi affrontés au même niveau par les croisements. Mais, d'un autre côté, les lèvres de la plaie sont étranglées de distance en distance par un anneau complet constitué en arrière par l'aiguille, en avant par les fils; et cet étranglement est d'autant plus marqué, que les aiguilles formées d'un métal peu flexible ne se courbent pas. Plus les fils seront serrés, plus l'aiguille tendra à s'échapper de dedans en dehors, et dès lors à comprimer la peau dans ce sens. Et comme l'entre-croisement de ces mêmes fils la comprime en sens opposé, il pourra en résulter la gangrène de la peau : c'est aussi ce qui arrive fort souvent. Dans la suture enchevillée, si l'on a la précaution de ne pas enfoncer les aiguilles trop profondément, et de percer la peau près des lèvres de la plaie, ces lèvres seront affrontées aussi exactement que possible. Et ici il n'y a pas d'anneau complet qui étreigne la peau, et la pression est répartie également sur toute l'étendue des bords de la plaie, au moyen des rouleaux interposés entre les fils; on n'a donc point à craindre le sphacèle au niveau des points de suture. Enfin, dans ce dernier procédé, la solution de continuité n'étant pas cachée par les fils, on peut suivre et surveiller les phénomènes de la cicatrisation.

II. — AMPUTATION DE LA MACHOIRE INFÉRIEURE DANS LE CAS DE NÉCROSE

Une autre maladie que le cancer peut nécessiter l'amputation ou la résection de la mâchoire inférieure; c'est la nécrose.

On trouve dans les auteurs un assez bon nombre d'exemples de cet accident, mais dans aucun de ceux que j'ai lus on n'a été obligé d'en venir à une opération semblable à celle dont nous parlerons plus bas, et que nous avons pratiquée à l'hôpital Saint-Louis; je crois devoir joindre ce cas à ceux qui existent déjà dans la science, pour en montrer la différence et pour enhardir les chirurgiens qui, sur la foi des observations connues, voudraient attendre trop longtemps la séparation spontanée d'une nécrose.

Voici en abrégé quelques-uns de ces faits.

I. F. Plater, dans ses observations mêlées (1), raconte très-succinctement l'histoire d'une jeune fille qui, ayant eu « un sphacèle à la mâchoire d'en bas après le chancre, comme on le nomme, des gencives, et icelle « ayant été ôtée avec les dents, elle put néanmoins se servir de ce qu'il en restait pour mâcher sans qu'il parût une grande difformité à la face ».

II. On lit dans Duverney (2) qu'une femme ayant passé par les grands remèdes, il survint un ulcère à la gencive sur un des côtés de la mâchoire, suivi bientôt de la dénudation et de la séparation de la partie attenante de l'os; à l'aide d'une incision

(1) *Obs. mêlées*, obs. XXXI, édit. de Bonet.
(2) *Mal. des os*, t. I, p. 198.

on retira près de la moitié de la mâchoire, et la malade guérit sans difformité.

III. Bordenave, dans son *Mémoire sur la nécrose de la mâchoire inférieure* (1), rapporte les quatre observations suivantes :

1° Une femme affectée d'une vérole intense ayant fait abus des mercuriaux, il en résulta une maladie fongueuse des gencives, et par suite la nécrose de la mâchoire qui devint branlante. A l'aide de simples tractions exercées avec un davier sur une dent solidement enchâssée dans son alvéole, Leguernery, auteur de cette observation, put enlever « toute la portion de la mâchoire inférieure au-dessus de son angle droit, et depuis sa division en apophyse coronoïde et condyloïde jusqu'entre la première et la seconde des dents molaires antérieures du côté gauche, en une seule pièce : il ne restait du côté droit que le condyle dans la cavité articulaire du temporal. A l'aide d'un bandage en fronde, Leguernery soutint la partie privée d'os. La malade guérit parfaitement; les mouvements s'exécutaient en toute liberté, et du côté malade les gencives fort tranchantes offraient une base conformée de même que du côté opposé? »

2° Une femme de soixante-dix ans, fort délicate, portait à la joue une fistule à la suite d'abcès dans cette région. Des symptômes de scorbut se manifestèrent, plusieurs dents se détachèrent, et au bout de quatre mois on enleva sans efforts les *deux tiers* du corps de la mâchoire inférieure. La guérison eut lieu en six semaines. Cependant, ajoute Belmain qui rapporte le fait, il n'y eut pas de *reproduction osseuse :* « C'est au rapprochement et au recollement des parties molles qu'il faut attribuer les mouvements de la mâchoire, qui ne faisaient la mastication que du côté opposé à la perte de substance. »

3° Walker, en Amérique, enleva successivement, chez un jeune nègre, les deux branches et la table externe du corps de l'os du côté droit, nécrosée à la suite d'abcès anciens. La mastication se rétablit parfaitement, malgré la perte de substance.

(1) *Mém. de l'Acad. de chir.*, t. XIV, édit. in-12.

4° Raygerus a vu à Bourges une femme de quatre-vingts ans qui, deux ans auparavant, avait perdu tout le côté droit de la mâchoire. Cet accident était le résultat de fluxion et d'abcès dans cette partie. A l'époque où Raygerus l'observa, il n'y avait pas de réparation, mais seulement les gencives étaient fort dures là ou la perte de substance avait eu lieu.

VII. Enfin le *Journal de chirurgie* de Desault renferme quatre autres faits extrêmement curieux, dont deux ont été recueillis dans la pratique de cet illustre chirurgien; les deux autres ont été extraits de la *Bibliothèque chirurgicale* de Richter; Wanwy en est l'auteur. Je commence par ces derniers.

1° (1) Un homme de trente-huit ans portait une fistule salivaire rebelle; bientôt il perdit toutes les dents de la mâchoire inférieure; les gencives devinrent engorgées, douloureuses, saignantes; l'os fut dénudé, il se nécrosa, et, dans l'espace de trois mois, s'exfolia successivement. Après sa chute il se forma une nouvelle mâchoire qui, d'abord assez peu consistante pour que Wanwy la compare à un morceau de cuir, acquit bientôt assez de dureté pour permettre au malade de broyer des aliments solides. Le menton était arrondi, plus court et moins large qu'avant l'accident, de telle sorte que la partie antérieure ne s'appliquait pas exactement contre les dents supérieures.

2° (2) Un homme de soixante-dix ans avait depuis longtemps une douleur profonde du côté gauche de la face, surtout le long de la mâchoire inférieure, avec inflammation et gonflement. Ces accidents avaient succédé à la perte d'une dent molaire gâtée. Ils se calmèrent pendant quelque temps, mais bientôt la douleur se ranima; à l'angle de la mâchoire il se forma un dépôt qui, après son ouverture, laissa l'os à découvert. Bientôt il se manifesta une salivation opiniâtre; la moitié gauche de la mâchoire se dénuda et tomba tout entière; à la place il se reforma un nouvel os qui s'adapta parfaitement à la portion restée intacte.

(1) *Journal de chir.* de Desault, t. III.
(2) *Idem, ibid.*

3° (1) Un homme de trente-huit ans, ayant une dent cariée du côté droit, éprouva un refroidissement; bientôt survinrent une fluxion, un abcès; toutes les molaires, sauf la première, se détachèrent. Le côté correspondant de la mâchoire était dépouillé de son périoste. Desault retira par la bouche toute la branche de la mâchoire, excepté le condyle et l'apophyse coronoïde. En dehors et en arrière du lieu occupé par la nécrose était un nouvel os, ce qui permit au malade d'exercer sur-le-champ les mêmes mouvements qu'auparavant.

4° (2) Une fille de dix ans eut, à la suite d'une variole, un dépôt dans l'épaisseur de la joue gauche; l'abcès s'ouvrit dans la bouche; deux abcès se formèrent successivement et furent suivis de la chute des dents molaires; un suintement continuel avait lieu par la bouche. Au bout de quelque temps, on put enlever toute la branche gauche avec ses apophyses. L'*os régénéré* paraissait avoir la même solidité que le reste de la mâchoire; seulement il était plus saillant en dehors et en arrière, parce qu'il s'était formé en bas et en dehors du séquestre.

XI. Enfin (3), et nous terminerons par ce fait, M. Pingeon a consigné dans les *Mémoires de l'Académie des sciences* de Dijon l'histoire d'un enfant de trois ans, scrofuleux, qui perdit la moitié de la mâchoire par suite de nécrose; le travail dura deux ans. Un os très-dur restant à la place, l'auteur est porté à penser que la table externe seulement s'exfolia.

J'adresserai à ces diverses observations un même reproche : c'est de manquer de détails importants sur la durée de l'exfoliation, sur la manière dont le nouvel os s'est formé, et sur les accidents qui se sont manifestés dans le cours de la nécrose. Plusieurs, enfin, ont omis de noter comment s'effectuait la mastication, et ici je ne veux surtout parler que du cas dans lequel le corps de l'os a été emporté; car, si une moitié s'est détachée, comme on ne mâche jamais que d'un côté à la fois (4), la mastication ne sera pas gênée d'une manière remarquable; je fais cette réflexion pour l'observation de Leguernery.

(1) *Idem, ibid.*, t. I, p. 107.
(2) *Journ.* de Desault, t. II, p. 179.
(3) *Arch. gén. de méd.*, t. XXX, 1832, p. 118.
(4) Voy. ma *Physiol.*, t. I, préf., p. 52.

Observation. — Martinetti, peintre en bâtiment, âgé de vingt-neuf ans, entra à l'hôpital Saint-Louis le 16 décembre 1833, fut placé dans mon service, que dirigeait M. Guersent fils pendant mon absence; voici ce qui me fut raconté à mon retour dans les premiers jours de mars :

Le 16 décembre, Martinetti tomba du haut d'un échafaudage assez élevé et se fractura la mâchoire inférieure et l'avant-bras gauche. Conduit immédiatement à l'hôpital, on put constater que l'os maxillaire inférieur était rompu un peu à gauche de la symphyse, et que les fragments chevauchaient l'un sur l'autre; en même temps, au-dessous du menton existait une plaie contuse qui communiquait avec la fracture et même avec l'intérieur de la bouche. Les deux os de l'avant-bras étaient fracturés à trois pouces environ au-dessus de l'articulation radio-carpienne. Dès le principe il se manifesta, du côté de la bouche et de l'avant-bras, des accidents inflammatoires qui cédèrent à un traitement antiphlogistique assez énergique. On essaya à plusieurs reprises, mais en vain, de contenir la fracture réduite. Malgré des efforts considérables, on ne put y parvenir, et l'on dut suspendre ces tentatives, qui étaient excessivement douloureuses pour le blessé. Cependant une suppuration abondante s'écoulait par la plaie du menton, et déjà l'on pouvait pressentir que les extrémités des fragments couraient grand risque d'être nécrosées. Dès les premiers jours de janvier, il se développa une stomatite pseudo-membraneuse fort intense qui vint encore mettre obstacle à tout ce que l'on pouvait tenter pour la consolidation de la fracture. Cette phlegmasie fut combattue par plusieurs applications de sangsues au-dessous des oreilles, et des gargarismes chlorurés; on faisait, en outre, plusieurs fois par jour, des injections chlorurées dans la bouche, de manière à les faire ressortir par la plaie du menton. On empêchait ainsi le pus de baigner constamment les bouts de la fracture, et, dans le même but, lorsque la stomatite eut cédé, on fut obligé de passer une mèche par la plaie. Vers la même époque (18 janvier), une inflammation phlegmoneuse s'empara du tissu cellulaire de l'avant-bras, et vint apporter un nouvel obstacle à la consolidation des deux os qui semblait à peine commencée, depuis plus d'un mois que le membre était dans l'appareil : toute la partie inférieure de l'avant-bras et de la face dorsale de la main fut envahie par une suppuration énorme à l'écoulement de laquelle plusieurs contre-ouvertures pratiquées en différents sens suffisaient à peine. Bientôt même (premiers jours de février), des accidents de résorption se manifestèrent, le pouls devint petit, fréquent; le malade était pâle, affaibli, tourmenté de frissonnements, surtout pendant la nuit. Enfin, il se joignit au dévoiement un peu de délire. On dut se relâcher de la diète assez rigoureuse à laquelle le malade avait été soumis; des potages furent accordés, et en même temps un traitement chloruré administré à l'intérieur (15 gr. de chlorure par pot de chiendent). Au bout de sept à huit jours, les principaux accidents disparurent; mais le dévoiement persistait, sans toutefois être porté au point d'épuiser le malade. De nouvelles tentatives, dans le but de favoriser la réunion des fragments de l'os maxillaire, furent encore infructueuses, et bientôt un examen attentif ne permit plus de douter que les extrémités ne fussent dénudées de leur périoste et déjà frappées de nécrose. Dès lors on se borna à favoriser la cicatrisation de la plaie du menton, qui ne tarda pas à guérir en même temps, c'est-à-dire vers les premiers jours de mars. Les foyers de l'avant-bras se tarirent, et l'on put appliquer un appareil que la consolidation de la fracture rendit bientôt inutile.

Lorsque je repris mon service (10 mars), je trouvai les deux extrémités des fragments de la mâchoire dénudés dans l'espace de 8 à 10 lignes. J'espérais que la nécrose se bornerait à cette étendue, et qu'une fois le séquestre détaché, il me serait encore possible d'obtenir la guérison du malade. Mais il n'en fut pas ainsi; malgré tous mes efforts, la dénudation s'étendit de proche en proche, et, au mois de mai, elle avait déjà gagné les branches; le dévoiement continuait; le malade était pâle, bouffi, la bouche était sans cesse baignée et infectée d'une suppuration excessivement fétide, à laquelle je ne pouvais m'empêcher d'attribuer une partie des accidents. Voyant de jour en jour la constitution du malade, d'ailleurs vigoureuse, s'affaiblir et se détériorer, je me déterminai à lui proposer une opération qu'il accepta et qui fut pratiquée le 4 juin.

Martinetti fut couché sur un lit, la tête soutenue par des coussins bien résistants, et maintenue par des aides. Je me plaçai à la droite du malade, et je soulevai le côté gauche de la lèvre inférieure de la main gauche, tandis qu'un aide la soulevait du côté opposé. Alors de la main droite, armée d'un bistouri convexe, je pratiquai une incision qui intéressait toute l'épaisseur de la lèvre, à partir du milieu de son bord libre, et s'étendait jusqu'au milieu de l'os hyoïde. Je disséquai et rejetai de côté les deux lambeaux, de manière à mettre à découvert toute la partie antérieure du corps de la mâchoire jusqu'au niveau des masséters. L'os était dénudé de son périoste dans toute cette étendue et frappé de nécrose; il en était de même de la surface interne. Là, le périoste s'était détaché et épaissi de manière à former, en dedans de l'os, un demi-cercle concentrique d'une résistance et d'une fermeté presque cartilagineuse, adhérent, par ses deux extrémités, au bord antérieur de la face interne des branches, où le périoste reprenait ses rapports d'intimité avec l'os. Les muscles génio-hyoïdien, génio-glosse, etc., en un mot tous les muscles qui s'attachent en dedans de la mâchoire, étaient fixés sur ce plan cartilagineux, et dès lors nous n'avions à craindre ni rétraction de la langue ni aucun des accidents qui suivent la section qu'on est obligé de pratiquer en dedans de l'os pour en isoler les parties molles. Pour achever l'opération, je n'avais plus qu'à écarter chaque fragment en dehors et à retrancher, à l'aide de la scie, tout ce qui était nécrosé. Commençant d'abord du côté droit, je refoulai un peu en dehors le bord antérieur du masséter, et j'incisai, dans l'étendue de quelques lignes, son attache inférieure pour trouver les limites du mal et couper l'os au niveau de l'union du corps avec la branche ascendante. Après quelques tentatives infructueuses faites avec un sécateur très-fort et très-puissant par la grande longueur de ses manches, je portai la scie dans le point indiqué, et pratiquai en quelques instants la section de cette partie de la mâchoire. Restait à détacher la seconde portion : ici le mal paraissait s'étendre sous l'insertion du masséter; et, effectivement, après avoir incisé une portion de ce muscle, je fus obligé d'emporter quelques lignes de la partie antérieure de la branche ascendante. Le malade perdit à peine quelques cuillerées de sang; quelques branches de la faciale intéressées dans la dissection des lambeaux avaient été liées sur-le-champ.

Le malade, reporté dans son lit, fut pansé une demi-heure après l'opération, les lèvres de la plaie furent rapprochées et maintenues en contact à l'aide de la suture entortillée. Dans la journée il y eut, par l'angle inférieur de la plaie, une légère hémorrhagie qui fut bientôt arrêtée au moyen de l'eau froide et d'une compression légère (diète).

Le jeudi matin, le malade se trouvait bien, il n'avait plus de fièvre.

Vendredi 6 juin. Je lui trouvai un peu de céphalalgie. Il n'y avait pas eu de selles depuis le jour de l'opération (laxatif). Dans la journée, le mal de tête diminua, la nuit se passa parfaitement.

Samedi 7, même état. Le soir survinrent des nausées, un sentiment de malaise général, le pouls était dur et fréquent. Quelques vomissements de matières bilieuses soulagèrent momentanément le malade; la nuit se passa ainsi sommeil.

Le dimanche 8, à la visite, nous eûmes bientôt l'explication de ces phénomènes. La joue gauche de notre opéré était rouge, tendue, luisante, douloureuse, couverte de bulles renfermant de la sérosité jaunâtre; en un mot, un érysipèle s'était déclaré; le pouls restait toujours fréquent, la peau chaude et sèche (cataplasmes de fécule sur la joue, cataplasmes de farine de graine de lin très-chauds sur les pieds). Dans la journée, les nausées revinrent, quelques vomissements bilieux peu abondants y succédèrent.

Lundi 9, l'érysipèle n'avait pas fait de progrès, mais le malade souffrait toujours; le pouls offrait quatre-vingt-dix pulsations; la peau était sèche et brûlante (quinze sangsues autour de la partie enflammée, et un lavement purgatif dans la journée). Une amélioration assez prompte fut le résultat de cette médication; à partir de ce jour, les accidents généraux disparurent, et, dès le lendemain, l'érysipèle commença, à partir de la joue, à diminuer de volume, le pouls retomba à soixante-dix pulsations. Le liquide renfermé dans les bulles se dessécha sous forme de large squames jaunâtres.

Le mercredi 11, l'érysipèle avait presque complétement disparu, et, malgré cette complication fâcheuse, la cicatrice des quatre cinquièmes supérieurs de la plaie me permit de retirer les épingles, tout en laissant, dans l'angle de la plaie, les fils dont la masse agglutinée et adhérente à la peau maintenait encore rapprochées les lèvres de la plaie.

Le 15 juin, les fils étaient tombés et la cicatrisation était parfaite, sauf, comme nous l'avons dit, dans l'angle inférieur par lequel s'écoulait un peu de matière sanieuse. La bouche du malade ayant cessé d'être inondée d'un pus fétide, il avait repris de l'appétit et de la gaieté. Le 25, toute la plaie était cicatrisée.

On sentait encore, le long de la branche ascendante de la mâchoire du côté gauche, quelques points dénudés. Le 28 juin, il sortit quelques petites esquilles de la grosseur d'une tête d'épingle.

Pendant tout le reste de l'été, les forces continuèrent à revenir avec une grande rapidité, et cependant, de chaque côté des branches, la nécrose faisait des progrès, et les massétcrs se décollaient davantage. Au commencement d'octobre, une partie de la branche du côté gauche était tellement mobile, que nous pûmes l'enlever avec des pinces à pansement; toute cette portion de l'os maxillaire s'était ainsi isolée des parties molles, à l'exception du condyle, qui restait seul. Peu à peu le reste de l'os du côté opposé se nécrosa aussi, et, dans le courant de février de cette année 1835, j'emportai, en deux fois, deux fragments de la branche gauche, comprenant, l'un la partie antérieure de la branche ascendante du maxillaire, l'autre la partie antérieure et inférieure, de sorte qu'il ne restait plus que le condyle, le bord postérieur et l'angle.

Aujourd'hui (mai 1835), Martinetti est dans l'état suivant : la face offre presque son aspect naturel, seulement les joues sont un peu bouffies, le menton est à peine rentré, il est arrondi, et il est impossible de reconnaître, à la simple inspection, la mutilation qu'a éprouvée le malade. En portant le doigt dans la bouche, on sent que l'os a été remplacé par une production cartilagineuse assez résistante, épaisse de plusieurs lignes, et recouverte par la membrane des gencives; cette production forme un arceau transversal qui se perd, de chaque côté, dans la masse des massétcrs, et offre une solidité et une dureté cartilagineuses. En arrière, vers les angles, on sent le reste des branches de la mâchoire. Le malade peut se nourrir de mie de pain, de viande tendre et de légumes qu'il pétrit avec la langue contre le palais. En dehors, la bouffissure des joues met obstacle à ce qu'on puisse bien apprécier la solidité et la forme du cartilage.

Diverses causes peuvent amener la nécrose de l'os maxillaire; tantôt c'est une affection syphilitique ulcéreuse de la bouche, comme dans le cas de Leguernery et celui de Duverney, mais le plus souvent la mortification est le résultat d'un décollement du périoste par la suppuration. C'est aussi à la suppuration que la nécrose doit être rapportée chez notre malade. Du reste, ce cas est le seul, parmi ceux que j'ai eus sous les yeux, dans lequel une fracture ait déterminé de pareils accidents.

Il y a plusieurs *différences* à noter. Ainsi, relativement à l'étendue de la mortification, dans notre observation, c'est toute la mâchoire qui a été successivement dénudée et privée de la vie; dans les autres, excepté la première de Wanwy, ce n'est qu'une portion plus ou moins considérable de l'os qui s'est détachée. Les auteurs n'ont pas assez insisté sur la durée de la séquestration; on conçoit cependant qu'il serait important de connaître le temps que met ordinairement la nature à séparer la partie nécrosée de la partie saine, afin de voir si les forces du malade peuvent permettre d'attendre, ou bien s'il faut, ainsi que nous l'avons dit, enlever ce qui est déjà mortifié pour soustraire le malade aux dangers de la suppuration. Chez le premier malade dont parle Wanwy, la mâchoire fut trois mois à s'exfolier. Chez le nôtre, en comptant les dernières portions que j'ai détachées, elle fut plus d'un an. On voit que notre opération est parfaitement justifiée par la lenteur avec laquelle les dernières parties se sont isolées et surtout par la cessation des accidents qui en a été l'incontestable résultat. Tantôt la séparation se fait d'une seule pièce, tantôt par fragments. Le dernier mode est bien plus avantageux, car si à mesure qu'une portion est morte elle se détache, la cicatrisation se fait toujours, en partie du moins, dans le point qu'elle occupait, et dès lors il y a moins à craindre les accidents dits de résorption, que lorsque toute une large surface osseuse entretient la suppuration dans les tissus qu'elle touche. Chez Martinetti, rien n'indiquait que l'exfoliation dût avoir lieu par portions, et le mal faisait de nou veaux progrès vers les branches, sans qu'une rupture s'effectuât dans le corps déjà sphacélé.

Les *symptômes locaux* n'offrent rien de particulier à noter ; ce sont les mêmes que ceux des autres nécroses, il y a seulement de plus ici la facilité de constater la nature et l'étendue de la lésion, à cause de la situation superficielle de l'os. Un accident très-redoutable dans les nécroses fort étendues, c'est l'abondance de la suppuration. On a pu remarquer chez notre malade une singulière disposition à la phlegmasie avec sécrétion purulente : des abcès presque intarissables se formèrent à l'avant-bras, autour du point fracturé, et dans la bouche un pus abondant et fétide baignait sans cesse les fragments. Pour peu qu'on réfléchisse, on verra combien devait être nuisible cette sécrétion continuelle, dont le produit se mêlait aux aliments, était avalé avec les boissons et la salive. Ce groupe de symptômes si analogues à ceux de la fièvre hectique et même de l'état typhoïde, qu'on désigne sous le nom d'accidents de résorption, se manifesta à plusieurs reprises chez notre malade, et ce n'est qu'à l'aide des soins les plus minutieux de propreté et de désinfection, d'une alimentation donnée à propos, qu'on a pu enrayer sa marche. Cependant la constitution allait toujours se détériorant et le dévoiement persistait.

Le *pronostic*, comme nous venons de le voir, est subordonné à la cause et aux différences d'étendue, de siége, etc., que nous avons signalées.

Le travail réparateur mérite ici de fixer notre attention. Se forme-t-il toujours un nouvel os qui puisse suppléer en partie celui qui a été détruit? Un assez grand nombre d'observations rapportées par les auteurs prouvent que ce travail n'a pas toujours lieu d'une manière identique; en effet, sur dix cas que nous avons rencontrés dans les livres, il y eut dans tous possibilité pour le malade de se livrer à la mastication : mais il n'y en a que quatre où la formation d'un nouvel os soit formellement exprimée; dans les autres il paraîtrait que c'était un tissu fibro-cartilagineux élastique, semblable à celui qui s'est développé chez notre malade. Peut-on espérer que, plus tard, ce tissu se convertisse en un os ferme et solide? Je ne le pense pas : si nous considérons ce qui s'est passé dans les cas dont nous avons parlé, nous verrons qu'il y a, sur-le-champ, reproduction de l'os, ou que, si ce n'est qu'un cartilage, celui-ci persiste sans se modifier. Cette remarque avait d'ailleurs été faite par le rédacteur du journal de Desault, qui rapporte les observations de Wanwy. Dans les réflexions dont il les accompagne, il dit formellement que, dans les cas qu'il eut occasion de voir et dans ceux cités par les auteurs, la régénération et l'endurcissement eurent lieu avant la chute du séquestre.

Comment a lieu la reproduction? Lorsque, par une des causes que nous avons indiquées, la mortification de l'os maxillaire est survenue, une exsudation gélatineuse se produit entre sa face interne et la portion du périoste qui la tapissait. Les origines des muscles qui s'y insèrent et qui y sont nécessairement attachés s'infiltrent elles-mêmes de ce produit et sont converties en une masse de plusieurs lignes d'épaisseur, dans laquelle on ne saurait reconnaître de tissu distinct, mais qui ne tarde pas à s'épaissir et à se changer en tissu cartilagineux, puis osseux, si cette dernière modification doit survenir, absolument comme dans tous les cas de nécrose avec réparation. Une chose assez remarquable dans les deux observations de Desault, c'est que le travail réparateur eut lieu pour les branches en dehors et en arrière, tandis que, pour le corps, il s'effectua constamment en dedans. A quoi peut tenir une semblable différence? La vitalité du périoste qui revêt la face externe, là où s'attache un muscle large et épais, le masséter, est-elle plus développée que celle du périoste de la partie intérieure? Cela n'est guère probable; il faudrait un assez bon nombre de faits bien observés pour décider cette question. Dans le cas cité par M. Pingeon, observation XI, y eut-il véritablement production d'un os complet, ou bien n'y eut-il seulement que la table externe de nécrosée, et dès lors seulement épaississement de la table interne demeurée intacte? L'auteur lui-même penche pour la dernière opinion, et cette remarque doit faire reviser avec grand soin toutes les observations dans lesquelles il est question de la formation d'un *os véritable*.

Traitement. — On pourrait peut-être nous reprocher comme inutile, ou du moins prématurée, l'opération à laquelle nous avons eu recours chez ce malade. En effet, dans les cas que nous avons rapportés, l'exfoliation eut lieu d'elle-même, et si l'on eut recours à l'instrument tranchant, ce fut pour pratiquer quelques incisions dans l'intérieur de la bouche et retirer plus aisément le séquestre. Mais, dans notre observation, les choses ne se sont pas passées comme dans celles que j'ai citées plus haut, et c'est pour faire ressortir ces différences que j'ai rapporté les cas que j'avais trouvés dans les auteurs. A des indications différentes devaient répondre des moyens différents : Martinetti était épuisé par cinq mois d'une suppuration abondante, tant à la bouche qu'à l'avant-bras. Déjà, à plusieurs reprises, des accidents de résorption s'étaient manifestés, malgré tous les soins de propreté; malgré des lotions, des injections, le pus séjournait dans la bouche, et devenait une nouvelle cause de dénudation et de nécrose pour les parties encore saines avec lesquelles il était en contact. Les portions nécrosées depuis longtemps ne se détachaient pas, ne se séparaient pas, comme cela est arrivé quelquefois (voy. plus haut). Me fallait-il donc rester spectateur indifférent des accidents auxquels le malade était en proie, en attendant une séparation qui ne devait s'achever qu'au bout de huit mois après l'opération? Fallait-il laisser venir une colliquation imminente? Non sans doute. D'ailleurs, en opérant, j'agissais sur des parties déjà divisées de fait, puisque les parties molles situées en dehors et en dedans étaient isolées de l'os, et seulement j'enlevais le corps étranger qui empêchait la cicatrisation. Emportant l'os, autant que possible, jusqu'aux limites du mal, j'avais l'espérance de voir la nécrose se borner à la partie la plus antérieure des branches ascendantes; tandis qu'en laissant les choses comme elles étaient, la portion d'os déjà morte, continuant d'agir comme corps étranger, étendait de plus en plus loin la suppuration et la dénudation, et causait la mort de l'os entier. Si, après l'opération, les branches étaient envahies par la mortification, eh bien! il n'y aurait de suppuration que dans les points en contact avec ces portions osseuses. Toutes les parties molles qui revêtent le corps devaient se réunir en peu de temps après l'ablation de celui-ci; et quant à l'opération ultérieure à laquelle le malade serait soumis pour l'avulsion de ces mêmes branches, elle devait se borner à quelques incisions en dedans de la bouche, et peut-être même n'en serait-il pas besoin.

Telles furent les réflexions qui nous décidèrent à agir comme nous l'avons fait, et l'événement les a complétement justifiées, puisque, si les branches se sont séparées, la séquestration a eu lieu très-tard et à une époque où, depuis longtemps, toute la partie antérieure et inférieure de la face était parfaitement cicatrisée.

Je n'insisterai pas sur le procédé opératoire mis en usages, nous en avons parlé à propos d'un cancer de l'os maxillaire.

MALADIES DES ARTICULATIONS

I

EXPÉRIENCES SUR LA RÉDUCTION DES LUXATIONS DE L'ÉPAULE POUR DÉTERMINER LES LÉSIONS QUI PEUVENT SURVENIR DANS DES TRACTIONS TROP VIOLENTES (1)

Richard (Pierre), âgé de quarante-six ans, homme de peine, robuste et assez fortement musclé, entra à l'hôpital de la Charité le 4 mai 1843.

Le 20 avril, il portait un poids considérable lorsque, embarrassé par le fardeau, il fit une chute dans un escalier. Il tomba sur le côté gauche, le coude appuyé sur le sol, ainsi que la partie postérieure de l'avant-bras demi-fléchie; des ecchymoses, des excoriations de l'épiderme semblent attester que l'accident est arrivé comme le malade le dit. Après sa chute il ressentit une douleur assez vive dans la région de l'épaule, ne put reprendre son travail; et pendant tout le temps qui s'écoula jusqu'à son entrée à l'hôpital, il ne fit qu'appliquer des compresses résolutives sur son épaule, sans éprouver de soulagement notable; seulement les ecchymoses étaient presque complétement disparues, quelques mouvements existaient au niveau de l'articulation de l'épaule, ce qui n'avait pas lieu immédiatement après l'accident.

A son entrée à l'hôpital, Richard est dans l'état suivant : le coude est légèrement écarté du tronc, l'avant-bras est fléchi sur le bras et tenu au-devant de la poitrine. L'hémisphère de la tête de l'*humérus* ne s'aperçoit plus sur le plan deltoïdien, le moignon de l'épaule est légèrement aplati sous l'acromion, mais

(1) *Journal de chirurgie*, t. I, 1843.

on y n'observe pas la dépression sous-acromiale qu'on rencontre dans les luxations humérales antérieures. L'humérus est dirigé un peu en bas et en dehors; en haut, son axe se prolonge en dedans de la cavité glénoïde. L'épaule est légèrement portée en avant, et est en même temps un peu soulevée, la longueur du membre est à peu près la même des deux côtés.

Porte-t-on la main sous l'acromion, on y trouve un vide assez considérable, et on peut y refouler le deltoïde. On ne peut sentir la saillie de la tête de l'humérus en appliquant la main sur le moignon de l'épaule. Au contraire, en dedans de la dépression sous-acromiaire, à travers le muscle grand pectoral un peu soulevé, et sous la clavicule, on sent une saillie très-dure, arrondie, qui remue lorsque l'on imprime des mouvements au corps de l'humérus; cette saillie est formée par la tête de cet os.

Le creux de l'aisselle est moins large qu'à l'état normal et paraît porté un peu en avant; si l'on y introduit les doigts, on le trouve dans le haut rempli par une éminence très-dure, qu'on ne peut sentir qu'avec peine, recouverte qu'elle est par les parties molles.

Il est évident que, dans ce cas, on a affaire à une luxation de la tête de l'humérus placée au-devant de la cavité glénoïde, au-dessous et un peu en dedans de l'apophyse coracoïde. Tel est du moins, d'après tous les faits indiqués ci-dessus, le diagnostic de M. Gerdy.

Le 5 au matin, on fait une première tentative de réduction. Une serviette pliée en plusieurs doubles est fixée au moyen de tours de bande sur le poignet du côté malade, de manière à former une anse à l'extrémité du membre. Dans l'anse de cette serviette on en passe une autre par laquelle on doit faire l'extension. Pour pratiquer la contre-extension, une alèze est passée sur la partie latérale de la poitrine, du côté malade, au-dessous de l'aisselle : une serviette, passée sur le haut de l'épaule malade, est ramenée obliquement par derrière et par devant la poitrine, sous l'aisselle du côté sain, en croisant l'alèze. Quatre aides font l'extension; ils tirent graduellement, sans résultat. La tête n'a pas sensiblement changé de place; le malade se plaignant vivement de douleur au poignet et sur la partie latérale gauche de la poitrine, on est obligé de cesser les manœuvres. On pratique immédiatement une saignée du bras de quatre palettes; on recommence les tentatives de la même manière, toujours sans résultat. Dans ces deux tentatives, les tractions ont été faites l'avant-bras étendu et le bras faisant un angle droit avec la poitrine. Nous devons dire qu'avant de pratiquer cette extension, M. Gerdy avait cherché à faire la réduction en portant le membre en haut, mais cette tentative avait été complétement inutile, à cause des douleurs que le malade ressentait au niveau de l'articulation scapulo-humérale; il avait été même impossible de faire faire au bras un angle de plus de 60 degrés avec l'axe de la poitrine.

Le malade reporté à son lit est très-fatigué, mais ne se plaint pas de son poignet ni de son épaule après que les appareils extensifs et contre-extensifs ont été enlevés.

Le 7, on fait une seconde fois des tentatives de réduction avec une moufle de deux couples de quatres poulies chacun. Le membre est dans la même position que dans la tentative précédente. Il forme avec la poitrine un angle presque droit; l'avant-bras est étendu sur le bras, le tronc est fixé au moyen d'une alèze à un point solide. Cette tentative reste sans résultat. On recommence une seconde fois, on fait des tractions plus fortes... Mais M. Gerdy remarque sur la face interne du bras une corde fortement tendue qu'il attribue au nerf médian; le malade souffre beaucoup et se plaint d'engourdissement dans le membre; craignant la rupture du nerf médian, on cesse toutes tentatives et on les ajourne jusqu'à ce que des expériences aient été préalablement faites sur le cadavre.

Première expérience. — Le 7 mai, un cadavre d'un homme adulte est très-fortement fixé sur une table solide d'amphithéâtre. Une anse formée par plusieurs compresses est fixé au poignet, le bras fait avec la poitrine un angle presque droit rentrant en bas. L'avant-bras est étendu sur le bras; la moufle, de huit poulies en tout, est fixée au membre. Un aide tire graduellement et fortement. On sent au bout de quelque temps une corde très-forte à la face interne du bras, sans déchirure; on fait la dissection sur place, en maintenant le membre dans la même tension. Le nerf médian est très-fortement porté en dedans et excessivement tendu, l'artère humérale l'est beaucoup moins, cependant elle l'est plus qu'à l'état normal; le nerf radial n'a pas de tension bien forte, le nerf cubital est à peu près aussi tendu que l'artère humérale; la capsule paraît médiocrement tendue; il n'y a aucune rupture musculaire; les veines ne présentent rien de remarquable.

Deux aides continuent à tirer sur le membre, toujours au moyen de la moufle; le membre s'allonge un peu, la tension augmente. Un troisième aide ajoute ses efforts à ceux des deux premiers, le membre s'allonge encore, le nerf médian et en même temps les quatre compresses pliées en trois se déchirent subitement. On ne trouve à la dissection qu'une rupture du nerf médian; les autres nerfs du plexus brachial, le plexus brachial lui-même, l'artère et la veine humérales, n'ont éprouvé aucune lésion. De plus, il n'y a pas de déchirure musculaire, la moelle épinière est intacte.

Deuxième expérience. — Le 10 mai, le cadavre d'une femme de soixante-treize ans est fixé, comme dans la précédente expérience, à une table. Une anse formée par une forte corde est fixée autour du coude; l'avant-bras est fléchi sur le bras; les tractions d'un aide amènent une tension très-forte dans la partie supérieure du bras. Les aponévroses, le nerf cutané interne, le nerf radial sont fortement tendus, l'artère humérale l'est aussi très-fortement; le nerf médian l'est beaucoup moins que dans l'expérience précédente.

Sous l'influence des tractions de deux aides, on entend des ruptures s'accomplir profondément à la partie supérieure de la poitrine. Alors, à la dissection, le muscle grand pectoral est trouvé déchiré presque en entier dans son faisceau sternal; le muscle petit pectoral présente quelques petites déchirures, les nerfs et les vaisseaux thoraciques en offrent quelques autres.

Trois aides continuant à tirer sur le membre au moyen de la moufle, le petit pectoral se rompt complétement, et avec lui une partie des nerfs et des vaisseaux thoraciques; les autres parties sont très-fortement tendues. Quatre aides tirent alors sur le membre : il se fait de nouvelles solutions très-profondes, l'artère humérale se rompt au niveau des racines du nerf médian, l'écartement qui résulte de cette déchirure est à peu près de cinq centimètres; les nerfs circonflexe et cutané interne, des veines nombreuses sont également divisés. La capsule, les muscles du bras, les autres nerfs du bras sont très-fortement tendus, mais on n'y trouve pas de déchirure. Le scapulum s'étant enfin séparé de l'extrémité externe de la clavicule, on s'en tint là.

Ces expériences avaient été faites pour s'assurer 1° de l'influence des tractions violentes sur les différents tissus d'un membre, sur les muscles, sur les nerfs, sur les vaisseaux, sur les ligaments; et 2° de l'influence différente de l'extension, l'avant-bras étant étendu ou étant au contraire fléchi.

Elles prouvent que l'extension est capable de rompre des muscles, mais qu'ils ne se tendent pas aussitôt que les nerfs, lorsque le bras soumis à la traction est étendu dans l'articulation du coude et fait angle droit avec le tronc; que les nerfs tendus alors sont : d'abord le médian, puis le cutané interne, puis le cubital et le radial; que les vaisseaux brachiaux sont moins tendus que les nerfs; que, si l'extension est portée assez loin, le médian et le cutané interne se rompent les premiers, mais que la facilité avec laquelle on les distingue à travers l'épaisseur de la peau, pendant les efforts de traction, permet d'arrêter les efforts avant la rupture de ces nerfs; et que cette précaution est indispensable si l'on veut prévenir ce malheur ou seulement des tiraillements qui pourraient paralyser les fonctions des nerfs. Ces expériences ont également démontré qu'en faisant l'extension du bras, comme dans le cas précédent, mais après avoir pris la précaution de fléchir l'avant-bras à 20, 30 ou 40 degrés, les muscles partagent avec les nerfs les efforts des tractions; qu'ils se tendent ensemble, résistent ensemble et se déchirent ensemble; qu'on est toujours assez exactement averti de leur état de tension sur le cadavre, par la roideur qu'ils offrent à travers la peau; enfin, que l'on peut porter les efforts de traction plus loin sur le bras fléchi dans l'articulation du coude que sur le bras étendu dans cette jointure, parce que la traction est plus égale sur tous les organes, muscles, nerfs, vaisseaux, etc., du membre soumis à l'opération.

Après ces expériences, le 11 mai, nouvelle tentative de réduction : le tronc est fixé de la même manière qu'auparavant, mais on fait des tractions sur le bras seulement, l'appareil extensif étant appliqué sur le coude, et l'avant-bras fléchi sur le bras. Le malade accuse une douleur très-vive au point où es liens ont été appliqués, ainsi qu'au niveau de l'articulation scapulo-humérale; la tête de l'humérus ne change pas sensiblement de place : cette tentative est également infructueuse.

Le malade reste encore quelques jours à l'hôpital; il prend quelques bains, les mouvements de l'épaule sont chaque jour plus étendus; enfin le 18 il s'enfuit au moment où on se disposait à faire une dernière tentative.

Ce malade a-t-il bien dit la vérité sur la date de sa luxation? L'impossibilité où l'on a été de la réduire par les énergiques moyens que l'on a mis en usage permet d'en douter.

II

LETTRE A M. LE RÉDACTEUR DE L'*EXPÉRIENCE* SUR LA RÉDUCTION DES PHALANGES (1)

Monsieur,

J'ai l'honneur de vous adresser la note que vous m'avez demandée sur la réduction si difficile des luxations de la première phalange du pouce et du gros orteil sur le dos du premier métacarpien et du premier métatarsien.

Si cette réduction est aussi difficile que le disent les auteurs, et que l'a dit tout récemment M. Biéchy dans votre journal, cela tient, je crois, surtout à ce que l'on emploie *la méthode extensive*. Le fait est que je n'éprouve point ces difficultés en me servant d'une autre méthode que je nomme *impulsion directe*, et qu'on pourrait appeler aussi *méthode par glissement*. Voici en quoi elle consiste : la première phalange du pouce ou du premier orteil étant luxée sur le dos du premier métacarpien ou du premier métatarsien, j'embrasse la main ou le pied avec les quatre derniers doigts des mains croisés les uns sur les autres, et les deux doigts indicateurs, en particulier, croisés

(1) Journal *l'Expérience*, t. XI, 1843.

sur la tête du métacarpien ou du métatarsien rendue saillante par le fait de la luxation; puis, appliquant les pouçes derrière la phalange luxée, qui est renversée en arrière à peu près à angle droit, et qui repose sur le métacarpien ou sur le métatarsien correspondant par sa surface articulaire, je la repousse doucement et peu à peu jusque sur le cartilage de la tête articulaire avec laquelle elle était unie auparavant. Lorsqu'elle y est parvenue, un mouvement de bascule imprimé à la phalange achève la réduction. Quelquefois je m'y prends d'une autre manière, mais j'agis toujours par le même mécanisme. Je saisis la phalange luxée avec le pouce d'une seule main ou avec les deux pouces réunis derrière cet os; puis, appuyant le côté radial du doigt indicateur sur la tête de l'os mëtacarpien ou métatarsien correspondant, j'attire doucement, en la faisant glisser sur l'os métacarpien ou l'os métatarsien, la phalange déplacée; et quand elle est revenue sur la courbure de leur tête articulaire, un mouvement de bascule réduit la luxation aussi facilement que par l'autre procédé.

C'est du moins ce qui m'est toujours arrivé dans les cas où j'en ai fait usage. Je me rappelle très-bien les avoir employés tous deux avec succès pour deux cas de luxation phalango-métatarsienne, en 1840 et 1842, à l'hôpital de la Charité, et pour un cas de luxation phalango-métacarpienne, à l'hôpital Saint-Louis, en 1838 ou 39. Pourquoi réussit-on si facilement par la méthode de glissement? C'est que, par des raisons de mécanique inutiles à exposer ici, il est plus aisé de faire glisser parallèlement l'une à l'autre deux pièces de bois liées ensemble par un ou plusieurs anneaux de corde, que de les écarter en tirant perpendiculairement ou obliquement sur les deux pièces.

J'ai encore eu recours avec avantage à la méthode par glissement pour réduire une luxation de la phalangine du doigt du milieu, dont la réduction est souvent aussi fort difficile. Comme je viens de retrouver ce fait parmi mes observations, je le publie tel que l'a rédigé l'interne qui me l'a remis et dont je regrette de ne pas me rappeler le nom.

Luxation en arrière de la seconde phalange du doigt médius sur la première. — Réduction facile. — Guérison.

Le 15 janvier 1841, il entra dans le service de M. Gerdy, salle

Sainte-Rose, numéro 26, une femme âgée de quarante-huit ans, qui, la veille de son entrée à l'hôpital, s'était laissée tomber dans un escalier et avait descendu sur les reins tout un étage. Dans cette chute, la tête n'avait que légèrement porté sur les marches, aussi ne présentait-elle que des contusions fort légères. C'était surtout sur la main gauche que le poids du corps avait porté, et la malade se plaignait d'une douleur très-vive au niveau du doigt médius qui avait perdu la faculté de se mouvoir.

L'examen du lieu douloureux nous fit bientôt reconnaître à quelle espèce de lésion nous avions affaire. En effet, voici l'état dans lequel s'offrit à nous le doigt médius sur lequel se concentraient en grande partie les douleurs :

Il est plus court que dans l'état ordinaire, c'est-à-dire qu'au lieu de dépasser le bout des doigts indicateur et annulaire, il est au même niveau qu'eux ; il offre une courbure assez marquée dont la convexité est tournée en dedans ; son articulation phalango-phalanginienne est déformée de manière à présenter sur la face dorsale du doigt une saillie correspondant à la tête de la seconde phalange et surmontée en arrière d'une dépression assez profonde ; sur la face palmaire existe une autre saillie qui correspond, elle, à l'extrémité antérieure de la première phalange et que limite en avant un sillon un peu moins profond que le précédent. Le doigt est légèrement fléchi, ses mouvements entre la première et la deuxième phalange sont impossibles, et quand on cherche à en produire, on rend beaucoup plus vives les douleurs. D'ailleurs, quelque effort qu'on fasse, on n'arrive point à rendre au doigt sa longueur normale. A tous ces caractères il était facile de reconnaître une luxation en arrière.

Le choix des moyens de réduction fournit à M. Gerdy l'occasion de nous montrer les avantages d'un procédé auquel il donne la préférence depuis longtemps. En s'y prenant, en effet, dans ces luxations, comme on le fait pour toutes les autres, c'est-à-dire en faisant la contre-extension sur la main ou l'avant-bras, et l'extension sur le doigt, rien n'est plus difficile à réduire qu'une luxation de cette espèce, probablement à cause du peu de prise qu'on a sur les parties : aussi cette femme avait-elle été soumise (au bureau central), pendant dix minutes, à des efforts de traction fort considérables, et cela sans le moindre résultat; tandis que la réduction devient très-facile de la manière suivante : M. Gerdy embrasse le doigt luxé entre l'indicateur et le pouce, de manière à ce que l'indicateur soit appliqué contre la tête de la première phalange, et le pouce sur la tête de la seconde; puis, par un mouvement en sens inverse de ces deux doigts, il cherche à faire glisser l'une sur l'autre les têtes articulaires, afin de les mettre en présence; et quand cela a été obtenu, il opère un mouvement de flexion brusque du doigt, pendant lequel il est ordinaire de voir la luxation se réduire; si une seule main ne suffisait pas, on pourrait faire usage des deux : c'est ainsi que les choses se passèrent chez notre malade, qui sortit guérie le 20 janvier, le doigt ayant été maintenu immobile à l'aide d'un petit bandage roulé.

Je regrette, monsieur le rédacteur, de n'avoir pas été aussi heureux pour les autres faits mentionnés dans ma lettre. Si j'avais pu mettre la main dessus, je me serais fait un plaisir de les rapporter en détail au lieu de me borner à les indiquer.

J'ai l'honneur, etc.

Paris, le 7 février 1843.

III

OBSERVATIONS ET RÉFLEXIONS SUR LE DÉPLACEMENT DE LA TÊTE DU FÉMUR

DANS LA FOSSE ILIAQUE EXTERNE ET L'ÉCHANCRURE SACRO-SCIATIQUE

Recueillies et publiées par E. BEAUGRAND, interne du service (1).

Il y a plusieurs espèces de luxations coxo-fémorales, et, comme nous le verrons plus loin, on peut en compter jusqu'à cinq. Il ne sera question ici que de la luxation en dehors et en haut, et de celle en arrière; un heureux hasard nous ayant permis d'en observer simultanément deux exemples fort curieux.

(1) *Archives gén. de médecine*, 2e série, t. VI, 1834.

I. — LUXATIONS DE LA CUISSE EN HAUT ET EN DEHORS

Observation. — Le mercredi 6 juillet, on reçut d'urgence dans mon service le nommé Huet (Jules), marchand ambulant, âgé de quarante-six ans, d'une bonne constitution, se plaignant d'une douleur très-vive dans la hanche gauche, avec impossibilité de mouvoir le membre de ce côté et de s'en servir pour la marche. Interrogé par nous, le lendemain matin 17, sur les causes de son mal, il nous rendit compte des circonstances suivantes. Quelques heures avant son entrée à l'hôpital, il traînait une petite voiture à bras chargée de légumes, lorsque celle-ci, ayant été heurtée par une charrette, fut renversée brusquement. Dans cette chute le brancard du côté gauche vint frapper avec force, de dedans en dehors, le genou correspondant, et porta le membre dans une adduction forcée. Huet fut jeté violemment à terre, et quand on le releva, les accidents ci-dessus mentionnés le décidèrent à se faire transporter à l'hôpital Saint-Louis.

Voici maintenant l'état dans lequel il était lorsque nous l'examinâmes :

Couché sur le côté droit ; le membre inférieur de ce côté est légèrement fléchi pour offrir des points d'appui à celui du côté blessé. La cuisse gauche est fléchie sur le bassin, et la jambe l'est sur la cuisse. Le genou est porté en dedans ainsi que le pied. Mesurant comparativement les deux membres, nous trouvons à gauche un raccourcissement d'un pouce et quelques lignes. La fesse est tendue, saillante ; son pli, en partie effacé, est remonté d'un pouce environ. Le grand trochanter se sent au-dessus du lieu qu'il occupe ordinairement. Il est aussi plus rapproché de l'épine iliaque antérieure et supérieure. Pour bien juger ces changements de situation, il faut en même temps examiner l'état des parties sur la hanche saine. L'épaisseur des muscles fessiers ne permet pas de sentir la tête du fémur. Les mouvements de flexion et ceux d'abduction sont presque impossibles. Le malade jette les hauts cris dès que le membre est porté dans ce sens. On peut, sans causer trop de douleur, ramener la jambe et la cuisse à une extension presque complète, et alors quelques tractions modérées étant exercées, elles n'occasionnent pas de souffrances bien vives, mais ne changent en rien les rapports du grand trochanter; il reste toujours à la même hauteur. Tout mouvement autre que celui par lequel la cuisse et la jambe étendues sont ramenées à une demi-flexion, est complétement impossible, et le membre tombe dans l'adduction et la rotation en dedans plutôt qu'il n'y est porté par l'influence de la volonté. A ces symptômes ajoutons l'absence de toute crépitation, et nous aurons acquis la certitude qu'il s'agit, non pas d'une fracture du col du fémur, mais d'une luxation de la cuisse dans la fosse iliaque.

Le malade avait été saigné la veille au moment de son entrée; nous pûmes donc tenter sur-le-champ la réduction.

Huet fut couché sur une table recouverte d'un matelas, et adossé à un pilier autour duquel on noua solidement un drap plié en cravate, passant sous le périnée du blessé. Un second drap, placé transversalement autour du bassin et fixé de la même manière, servait à maintenir la partie inférieure du tronc. Cela fait, j'appliquai les deux chefs d'une alèze pliée comme les précédentes, l'un sur la partie interne, l'autre sur la partie externe de la jambe et de la cuisse, de manière que les extrémités aboutissent à la partie la plus élevée du membre. Ces chefs furent maintenus à l'aide d'une grande bande roulée à partir du pied, et s'étendant au-dessus du genou jusqu'au quart inférieur de la cuisse. Les bouts du drap dépassant ce point furent rabattus sur les parties inférieures et renfermés sous de nouveaux circulaires. Les points d'action du lac extenseur se trouvaient de la sorte répartis sur la jambe, le genou et la partie inférieure de la cuisse.

Alors je fis pratiquer l'extension, non pas parallèlement à l'axe du corps, mais un peu obliquement en avant, tandis que je refoulais la tête du fémur dans le même sens, de manière à la rejeter dans sa cavité. Au bout d'un instant un *choc* se fit entendre. Les efforts d'extension aussitôt suspendus, nous examinâmes le membre, et nous reconnûmes qu'il avait repris ses rapports normaux. Les mouvements, impossibles l'instant d'auparavant, s'accomplissaient alors sans douleur, mais seulement avec un peu de gêne et de roideur.

Huet reporté dans son lit, on plaça entre ses jambes un coussin de balle d'avoine, et on les emmaillotta avec une bande de 5 aunes. La journée se passa parfaitement, seulement le malade n'urina pas, et le lendemain matin on fut obligé d'avoir recours à la sonde pour débarrasser la vessie. Malgré les lavements émollients et les bains de siége, cette rétention persista pendant les trois jours suivants. Le 22, l'émission commença à se faire, mais goutte à goutte d'abord; bientôt le jet devient plus fort, et le mardi 23 tout était rentré dans l'état ordinaire. Vers les premiers jours d'août, l'appareil fut enlevé, et le malade commença à marcher. Le 4 août, les forces étaient si bien recouvrées, qu'il put quitter l'hôpital, vingt jours après son accident.

La *cause* de cette espèce de luxation consiste dans l'adduction forcée du membre qui passe devant l'opposé en le croisant, et dans l'effort simultané du tronc pour se porter en bas, qu'il soit précipité par une chute ou par une violence quelconque.

Les auteurs, tout en convenant de la fréquence des luxations de la cuisse en haut en dehors, ont beaucoup insisté sur les nombreuses raisons qui les portaient à penser qu'elles devaient être plus difficiles à produire que les autres. Ainsi ils ont fait remarquer : 1° la saillie considérable de la cavité cotyloïde en haut et en dehors; 2° la plus grande épaisseur en ce point du ligament orbiculaire; 3° la résistance opposée par le ligament rond, qui, dans cette luxation, doit être rompu; 4° le peu d'étendue des mouvements d'adduction, dont l'exagération produit le déplacement; 5° la force et l'épaisssur des muscles fessiers, qui couvrent la partie supérieure et externe de la cavité cotyloïde et doivent faire obstacle à la sortie de la tête du fémur dans ce sens. Mais il ne suffisait pas d'examiner la disposition anatomique des parties, il fallait rechercher comment elles étaient mises en jeu, et ce qui se passait dans l'articulation lors de l'inclinaison de la cuisse en dedans; c'est ce que j'ai fait, et voici ce que j'ai observé (1). Lorsque l'on porte fortement le fémur en

(1) Voyez ma *Physiologie*, t. I, p. 553.

dedans, la tête de cet os glisse de bas en haut dans la cavité cotyloïde en tournant autour d'une ligne qui la traverserait d'avant en arrière et un peu en bas. Par ce mouvement, la tête du fémur entraîne en haut l'extrémité supérieure du ligament interarticulaire qui, retenu par en bas au bord même de la cavité cotyloïde, se tend bientôt et se redresse. Si le mouvement continue, elle repousse le fémur hors de sa cavité articulaire, à peu près par le même mécanisme qu'il en serait repoussé si l'on tendait, avec une force suffisante, une corde qui, fixée au bord de la cavité cotyloïde, la traverserait d'un côté à l'autre par le milieu de sa largeur... Le fémur ainsi chassé de sa cavité, *le ligament interarticulaire et la partie supérieure de la capsule ligamenteuse coxo-fémorale sont obligés de soutenir le poids du corps, sans le secours tout-puissant du rebord supérieur de la fosse cotyloïde*, et si alors l'action du poids du corps se trouve augmentée par la vitesse d'une chute, ces ligaments peuvent se rompre, et la luxation en haut et en dehors, en être la suite immédiate. Si, à ces premières observations sur le mécanisme des luxations en haut et en dehors, vous ajoutez que les mouvements d'adduction sont peu étendus, comparativement à ceux d'abduction, vous concevrez facilement qu'il doit se trouver plus de causes pour pousser la cuisse dans une adduction excessive, et dès lors vous comprendrez pourquoi les luxations du fémur en haut et en dehors sont moins rares que celles qui se font en haut et en dedans. De ces considérations il résulte clairement que le rebord supérieur de la cavité cotyloïde ne saurait être un obstacle, puisque le moindre effort d'adduction fait sortir la tête du fémur hors de la cavité, et, chose remarquable, que le ligament rond, loin de s'opposer au déplacement, est, au contraire, l'agent qui le produit.

Symptômes. — La tête du fémur, une fois sortie de sa cavité, est entraînée en haut et en dehors par l'action des muscles fessiers, et vient se placer à une hauteur plus ou moins considérable entre la fosse iliaque externe et ces masses charnues. Dans cette situation les muscles fessiers ont bien leurs attaches inférieures remontées, mais la tête du fémur qu'ils enveloppent les soulève et les distend, ce qui compense au moins en partie ce rapprochement de leur insertion. Il n'y a donc pas relâchement proprement dit, comme l'avance Boyer (1); et, d'un autre côté, il n'y a pas non plus tiraillement, comme le veut Pouteau (2). Nous avons vu que chez notre malade le grand trochanter était tourné en avant et en dedans, et la tête du fémur en arrière; de cette situation de l'extrémité supérieure du fémur résulte une rotation générale du membre en dedans, c'est ce qui arrive toujours, et ce que les auteurs ont assez mal expliqué. Ainsi J. L. Petit prétend que cette position provient du relâchement des fessiers et de la contraction du triceps. Nous avons vu ce qu'il fallait penser de ce relâchement des fessiers; quant au triceps, les anciens nommaient ainsi, non pas le trifémoro-rotulien, mais les trois adducteurs; or ces muscles ne sont pour rien dans les mouvements de rotation de la cuisse en dedans, ils ne peuvent produire que la rotation en dehors, et de plus, leur attache inférieure étant remontée et l'adduction en dedans persistant après la luxation, ils doivent être évidemment raccourcis et relâchés; car il faut à peine tenir compte ici de la quantité dont la ligne âpre s'est portée en dehors par suite de la rotation en dedans. M. Boyer convient qu'il est très-difficile de se rendre compte de cette situation, puisque les muscles rotateurs en dehors sont tendus et les rotateurs en dedans relâchés, et il cherche à résoudre la difficulté, en disant que la portion antérieure de la capsule articulaire qui n'a pas été rompue et qui, comme chacun sait, est très-résistante, retient en dedans le grand trochanter. Voici le véritable mécanisme de ce phénomène. La tête du fémur qui s'échappe par la partie supérieure et postérieure de sa cavité, glissant sur une surface osseuse inclinée en arrière et en dedans, suivra nécessairement la même direction. En outre, le grand trochanter se trouve placé entre deux puissances : l'une (ce sont les rotateurs en dehors) tend à l'entraîner en arrière; l'autre (ce sont les rotateurs en dedans) le tire dans le sens opposé. Or, pour qu'il obéît à la première, il faudrait que les rotateurs en dedans fussent déchirés et rompus, ainsi que la portion restée intacte de la capsule fibreuse, et les rotateurs en dehors ne l'emportent

(1) *Traité des maladies chir.*, t.
(2) *Mélanges de chir.*, p. 244.

pas assez sur leurs antagonistes pour produire une pareille violence. Il restera donc maintenu en avant, et l'axe du col du fémur sera parallèle à la direction de la fosse iliaque externe.

Nous n'insisterons pas sur le diagnostic différentiel de cette luxation de la cuisse avec la fracture du col du fémur, on le trouve partout. Nous ferons seulement remarquer, relativement à la cause, que si le malade est tombé sur la hanche, accident qui détermine le plus souvent la fracture du col du fémur, cette chute a été le résultat d'une violente impulsion qui a porté la cuisse dans une adduction forcée; et, nous l'avons vu, l'effet de ce mouvement, quand il est exagéré, c'est de produire la luxation en haut et en dehors.

Le malade qui fait le sujet de cette observation nous a présenté une particularité assez curieuse : je veux parler de la rétention des urines. Hippocrate (t. I, lib. *de Articulis*, éd. de Haller, p. 385) avait mentionné cet accident en parlant des luxations en avant. Voici ses expressions : *Et urina imprimis supprimitur aliquanto magis quam in aliis luxationibus.* Il avait donc observé cette rétention dans d'autres cas; tous les auteurs qui ont écrit depuis ont répété la même remarque, et ce n'est que dans ces derniers temps que les chirurgiens, entre autres MM. Boyer et Sanson, l'ont révoquée en doute. Quant à nous, il nous suffira d'avoir constaté le fait sans chercher à l'expliquer. On voit du reste que ce phénomène s'est dissipé en quelques jours. Il ne doit donc inspirer aucune inquiétude.

La maladie *a marché*, comme cela a lieu dans toutes ces luxations réduites : la guérison a été parfaite en peu de jours.

Traitement. — D'après les procédés que nous avons mis en usage pour pratiquer l'extension chez ce malade, on reconnaît que nous n'avons pas suivi les préceptes donnés par les auteurs. Si nous consultons les ouvrages modernes et la pratique généralement suivie de nos jours, nous voyons que les Français recommandent d'appliquer le lacs extenseur autour des malléoles; tandis que les Anglais, suivant l'ancienne méthode, conseillent de l'attacher au-dessus du genou. Sur quelle raison est fondée cette divergence d'opinions? L'application de la force extensive sur l'os luxé lui-même a été professée de toute antiquité, sauf pourtant quelques exceptions, comme nous le dirons bientôt. J. L. Petit (1) et Duverney (2) l'avaient adoptée, et donnaient pour raison qu'appliquée plus loin, une partie de la force est perdue dans l'articulation intermédiaire. Pott (3), dans ses *Remarques sur les luxations*, exagère encore cet inconvénient. Enfin tel était le procédé généralement suivi dans le siècle dernier, lorsque Dupouy, membre de l'Académie royale de chirurgie, lut dans le sein de cette société célèbre plusieurs observations de luxations de la cuisse et du bras, dans lesquelles la réduction avait été obtenue avec une extrême facilité au moyen de l'extension pratiquée sur l'extrémité inférieure du membre qui s'articule avec l'os déplacé. Fabre (4) se déclara partisan de la méthode de Dupouy, et expliqua les succès obtenus par ce chirurgien en disant que, lorsqu'on applique les puissances extensives sur le membre luxé, l'effort n'est pas immédiatement porté sur l'os, mais qu'il agit d'abord sur les muscles qui l'entourent sans s'attacher à lui; de là ressortait une remarque qui ne pouvait pas échapper au célèbre partisan de l'irritabilité; c'est que les muscles ainsi tiraillés devaient se contracter avec plus d'énergie et nuire ainsi à la réduction. Les fauteurs de la nouvelle méthode ont dit en outre qu'en attachant le lacs à l'extrémité inférieure du membre qui s'unit à l'os luxé, on agissait sur un bras de levier plus long : c'est une grave erreur; il n'y a point là de levier, mais seulement ce qu'en mécanique on appelle un *couple*. Ici deux forces, l'extension et la résistance des muscles attachés à l'extrémité de l'os, agissent en sens opposés aux deux extrémités d'une droite représentée par le membre à réduire et dans la direction de cette droite. Que les points d'application de ces forces soient rapprochés ou éloignés, leur action sera toujours la même; car, comme on le dit en statique, il n'y a pas de raison pour qu'il en soit autrement, ce qu'il faut, c'est que l'extension soit plus forte que les puissances musculaires qui lui sont opposées; c'est là la seule condition nécessaire.

(1) *Traité des mal. des os*, t. I, p. 32.
(2) *Ibid.*, t. II, p. 36.
(3) *Œuvres chir.*, t. II, p. 484.
(4) *Essais de physiologie*, p. 238.

Comme cela arrive presque toujours, les partisans d'une méthode exagèrent et ses avantages et les inconvénients de la méthode opposée (1). Ainsi on a eu raison de dire qu'en exerçant l'extension loin de l'os luxé, l'articulation intermédiaire devait être tiraillée; mais on a eu tort de prétendre que presque toute la force était employée à distendre ses ligaments; et, d'un autre côté, on n'a pas remarqué qu'en appliquant la force extensive au-dessus des condyles, le lacs ne portait que sur les portions tendineuses des muscles qui du bassin se rendent à la jambe, et dont la contraction ne saurait nuire aux efforts de réduction; mais que l'effort est transmis presque immédiatement à l'os.

Si l'on eût consulté les auteurs de l'antiquité, on eût vu qu'ils suivaient une méthode plus simple. Ainsi Hippocrate (2) dit : *Oportet non solum juxta pedem vincula alligata esse, sed etiam super genu quo non magis circa articulum sit deligatio in extensione quam circa coxæ articulum.* Paul d'Égine (3) répète le même précepte. Nous avons fait plus encore en fixant le drap depuis les malléoles jusqu'au-dessus du genou; nous avons appliqué à l'extension passagère pour la réduction les préceptes posés par M. Boyer pour l'extension continue, et qui consistent à répartir les moyens d'action sur les plus larges surfaces possibles. Du reste, quant à la force elle-même, trois aides ont suffi, et la réduction a été obtenue en un instant et avec une très-grande facilité.

II. — LUXATION EN ARRIÈRE, CONSÉCUTIVE A UNE LUXATION EN ARRIÈRE ET EN HAUT

Nous allons actuellement passer à une observation curieuse sous plusieurs rapports, et surtout en ce qu'elle nous offre un exemple d'une lésion assez rare pour avoir été considérée comme imaginaire par beaucoup d'auteurs recommandables.

Bernard, âgé de trente et un ans, carrier, doué d'une vigoureuse constitution, était occupé, le 17 juillet 1834 au matin, à

(1) Gerdy, *Bandages*, p. 11.
(2) *Loc. cit.*, p. 397.
(3) Traduct. de Daleschamps, chap. CXVIII, p. 865.

travailler dans un cavage, lorsqu'une grosse pierre plate se détacha de la voûte, tomba de champ le long de sa jambe gauche, et, se renversant sur lui, le heurta violemment à la partie externe du genou ; le membre ayant été fortement porté en dedans par ce choc, Bernard fut jeté à terre. Retiré immédiatement par ses camarades, il s'aperçoit que la cuisse du côté blessé est raccourcie et notablement inclinée vers l'autre. On le transporte aussitôt dans sa demeure, et on fait venir un médecin : celui-ci, reconnaissant une luxation, tente la réduction d'après les moyens ordinaires : un *craquement* et un changement dans la situation font croire que la tête de l'os est rentrée dans sa cavité. Cependant le malade souffre encore beaucoup dans la hanche ; il ne peut mouvoir son membre ; ces accidents sont attribués à la contusion, et il est conduit à l'hôpital Saint-Louis. *Vendredi 18 juillet, à la visite.* — Bernard se présente à nous dans l'état suivant : il est couché sur le dos, mais un peu penché du côté droit ; les deux cuisses à demi-fléchies sont rapprochées l'une de l'autre, de telle sorte que les genoux se touchent ; toutefois on remarque que le genou gauche est porté en dedans, et que le bord interne de la rotule de ce côté appuie sur la partie latérale interne de l'articulation tibio-fémorale droite. Le pied ne participe pas à ce mouvement de rotation en dedans ; en effet, la jambe, à partir du genou, s'éloigne à angle aigu de celle du côté opposé, et le pied repose sur son talon sans être incliné ni en dedans ni en dehors. Mesuré dans cette situation à l'aide d'un lien qui, de l'épine iliaque antérieure et supérieure, allait se rendre à la partie la plus saillante du condyle externe du fémur, la cuisse malade présenta sur celle du côté sain une diminution de longueur d'un pouce environ. Les deux membres étant étendus ou presque étendus, car cette situation est excessivement douloureuse pour le malade, le raccourcissement paraît beaucoup moindre ; il n'est alors que de quelques lignes. La fesse n'est pas beaucoup plus saillante que celle du côté opposé ; elle l'est cependant d'une manière appréciable ; mais les muscles ne sont pas dans ce degré de tension qui accompagne d'ordinaire la luxation en dehors et en haut. Le pli de la fesse est très-peu marqué, il est sensiblement remonté. Si l'on examine des deux côtés la situation du grand trochanter par rapport à l'épine iliaque antérieure et supérieure, on voit que du côté gauche il est plus haut et plus en arrière, mais de quatre à cinq lignes seulement. Chez une personne bien conformée, quand elle est debout, on observe en arrière du grand trochanter une fosse ovalaire dirigée verticalement, et dont on pourra voir la description dans mon *Anatomie des formes*, page 160. Quand la cuisse est fléchie, cette dépression s'efface par la tension de la peau de la fesse et le changement de situation du grand trochanter; mais en pressant avec les doigts là où elle existait, les tissus s'enfoncent avec facilité, et aucune éminence résistante ne vient se manifester sous les téguments. Ici, au contraire, on sent une saillie osseuse arrondie dont le volume ne semble pas égal à celui de la tête du fémur; mais l'épaisseur des parties qui la séparent de la main ne permet de la circonscrire que dans une portion très-peu considérable de son étendue.

Les mouvements communiqués au membre, hors ceux d'une légère rotation en dedans et la flexion de la cuisse, sont excessivement douloureux; la jambe même ne peut être entièrement étendue. Lorsque, en faisant beaucoup souffrir le malade, on est parvenu à étendre le membre, il le ramène lui-même dans la flexion, et, lorsqu'il le veut, l'empêche de retomber dans la rotation en dedans, mais bientôt les parties reprennent la situation que nous avons décrite plus haut.

L'ensemble des circonstances commémoratives et des symptômes observés, l'absence de toute crépitation, excluaient l'idée d'une fracture du col du fémur; on avait donc affaire à une luxation, et, comme l'indiquait la position des parties, à une luxation dans l'échancrure sacro-sciatique.

Restait une autre question à examiner : le déplacement était-il primitif, comme A. Cooper et Billard en ont donné des exemples authentiques, ou bien était-il consécutif, comme le veulent quelques chirurgiens (Boyer, Richerand, etc.), mais sans apporter à l'appui de leur opinion d'autres preuves que des raisonnements? Je crois que l'histoire de notre malade vient parfaitement confirmer cette seconde manière de voir et lui donner, ce qui lui avait manqué jusqu'à ce jour, l'autorité d'un fait. Examinons ce qui s'est passé chez Bernard : la cuisse gauche est portée dans une *forte adduction*, aussitôt *raccourcissement et rotation du membre en dedans*. Un médecin diagnostique une luxation, fait exercer par des personnes inexpérimentées (les camarades du blessé) des tractions sur la jambe; un craquement se fait entendre, et le membre a repris presque complétement sa longueur naturelle, mais il y a encore de la douleur et une impossibilité presque absolue d'exécuter certains mouvements. N'est-il pas très-probable 1° qu'une luxation en dehors et en haut, c'est-à-dire dans la fosse iliaque externe, s'est effectuée lors de l'accident; 2° que des tractions violentes ont entraîné en bas la tête du fémur, et que celle-ci, glissant sur le plan incliné situé derrière la cavité cotyloïde, sera venue se placer dans l'échancrure sacro-sciatique?

Une saignée de trois palettes et un bain sont ordonnés dans le but d'affaiblir le malade; le soir, vers les cinq heures, on procède à la réduction.

Le malade est couché sur le côté droit, sur une table couverte d'un matelas; une alèze pliée en forme de cravate embrasse transversalement le bassin par une anse dont la partie moyenne porte sur l'espace compris entre les deux épines iliaques, et dont les chefs vont s'attacher à un pilier situé à côté de la table et derrière le patient; une seconde alèze est placée comme la précédente, mais les bouts sont dirigés en bas et confiés à un aide qui doit maintenir le bassin immobile pendant les manœuvres de l'extension. Prenant un troisième drap, j'en applique les chefs le long de la face interne et de la face externe de la cuisse de sorte que les extrémités aboutissent, l'une au niveau du grand trochanter, l'autre jusqu'au périnée; ces chefs sont assujettis autour de la *moitié inférieure* de la cuisse par un bandage roulé bien serré, commençant au-dessus du genou; les extrémités du drap qui s'étendent, comme nous l'avons dit, jusqu'à la partie supérieure du membre, sont rabattues sur les circulaires, et fixées à l'aide de nouveaux tours de bande. La partie moyenne de l'alèze forme ainsi au-dessous du genou une anse sur laquelle les aides doivent tirer pour pratiquer l'extension. Tout étant disposé de la sorte, je me plaçai à genoux sur le lit, afin de diriger les efforts et de favoriser la réduction en agissant sur la tête du fémur pour la refouler dans sa cavité. Les tractions furent exercées modérément et graduellement par trois aides, non pas dans la direction du déplacement, mais presque perpendiculairement à l'axe du corps; bientôt un craquement se fait entendre, on cesse les efforts, et le membre est examiné de nouveau. On voit alors que la tête du fémur s'est rapprochée de la cavité, mais qu'elle n'y est pas encore rentrée; on la sent plus distinctement derrière le grand trochanter; les mouvements sont encore très-douloureux; de nouvelles tentatives dirigées de la même manière amènent promptement et avec très-peu d'efforts un heureux résultat : un *choc* cette fois est parfaitement entendu, et les manœuvres, cessées sur-le-champ, permettent d'examiner le membre qui présente alors toutes les conditions d'une situation normale.

Le malade est recouché, les jambes sont maintenues comme chez notre premier malade. Au bout de neuf jours, les mouvements s'exécutent avec facilité; il peut se lever et marcher soutenu sur une béquille; enfin, le 5 août, il sort parfaitement guéri.

On sait que, depuis J. L. Petit, un assez grand nombre d'auteurs ont nié l'existence de la *luxation en arrière*, et ici se présente une question assez importante à examiner, c'est de savoir si les chirurgiens qui ont traité ce sujet ont bien tous entendu la même chose dans la description qu'ils ont donnée.

Hippocrate (1), qui en parle longuement, donne pour signes principaux : 1° la flexion extrême de la cuisse et de la jambe, avec impossibilité presque absolue de les étendre, surtout si la lésion est récente; 2° le raccourcissement du membre, et cela, dit-il, pour deux causes, *et quod non extenditur, et quod ad natum carnem elapsum est;* 3° la saillie que fait la tête du fémur à la partie postérieure des fesses. D'après des symptômes si clairement indiqués et ses deux mots sur le sens du déplacement, on voit qu'Hippocrate voulait parler de cette luxation en arrière dans laquelle la tête du fémur est portée sur le bord de l'échancrure sacro-sciatique : l'identité de ces détails avec les observations de sir A. Cooper, Billard et la nôtre, ne peuvent laisser le moindre doute à cet égard. Celse, Galien, Paul d'É-

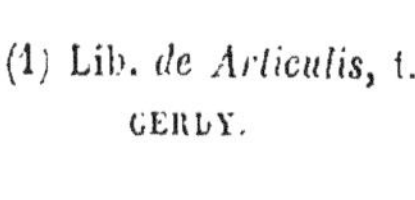

(1) Lib. *de Articulis*, t. I, p. 381, édit. de Haller.

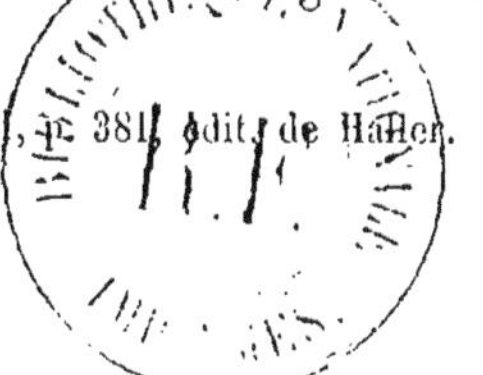

gine, les Arabes, les auteurs du moyen âge, tous ont tracé une description calquée sur celle du père de la médecine, et en parlent comme d'une luxation rare, mais possible.

A. Paré (1), tout en disant que l'épaisseur du sourcil cotyloïdien en arrière doit rendre le déplacement difficile en ce sens, l'admet cependant, et lui assigne les mêmes caractères que les autres écrivains. Il faut arriver à J. L. Petit pour trouver une dissidence marquée entre ce chirurgien et ceux qui l'ont précédé; il nie formellement (2) la possibilité de la luxation en arrière, et n'en donne même pas les symptômes. Duverney, qui écrivit peu de temps après Petit, croit à l'existence de cette lésion (3); mais, d'après quelques expressions assez vagues, « la tête du fémur se porte sur la *paroi de la tubérosité de l'ischion* », et, d'après les signes qu'il donne, un peu d'*alongement* quand le malade est couché, il semblerait que cet auteur a voulu parler de la *luxation en arrière et en bas*, qui n'est pas celle dont les anciens nous ont transmis la description. Après Duverney, B. Bell est, je crois, le premier qui ait désigné d'une manière précise (4) ces luxations en bas, quand il dit : « *Je pourrais y joindre* (aux quatre espèces des auteurs) *la luxation directement en bas.* » Quelques lignes plus loin, il avoue ne l'avoir jamais observée; il croit seulement qu'elle pourrait se rencontrer. Quant à la luxation en arrière, il la regarde comme fort rare; il pense que si elle avait lieu, elle aurait pour caractère l'allongement du membre : du reste, il n'a jamais vu que le déplacement sur le trou ovalaire. Remarquons en passant que ce chirurgien a été longtemps sans croire aux luxations de la cuisse (5), et l'on sait, d'après A. Cooper (6), qui le tenait de Cline, que S. Sharp n'a jamais voulu en admettre l'existence.

Arrivons à notre époque : Boyer, dont l'autorité est d'un si grand poids pour tout ce qui touche aux maladies des os, ne pensait pas que cette luxation fût possible primitivement; il se

(1) Livre XVI, p. 595, édit. 1628.
(2) *Maladies des os*, t. I, p. 228.
(3) *Maladies des os*, t. II, p. 230.
(4) *Cours de chir.*, t. VI, p. 147.
(5) *Id.*, p. 146.
(6) *Œuvres chir.*, t. II, p. 96.

fondait (1) sur la disposition anatomique du bourrelet cotyloïdien déjà mentionné par A. Paré, et l'impossibilité d'une flexion de la cuisse assez considérable pour produire ce déplacement. Suivant lui, on ne pouvait le rencontrer que succédant à une luxation en dehors et en haut, dans laquelle la cuisse déplacée serait, par une cause quelconque, fléchie et portée en dedans. Sa description diffère aussi de celle d'Hippocrate et des auteurs qui l'ont suivi. En effet, il considère (2) comme symptôme l'allongement du membre; plus tard il revient sur cette assertion. Je lis dans son *Traité des maladies chirurgicales* (3), « que, si cette luxation se rencontrait, la cuisse serait *plus courte*, *plus longue*, ou de même longueur que l'autre, suivant que la tête du fémur serait au-dessus, au-dessous ou au niveau de la cavité cotyloïde. » M. Richerand (4) partage complétement les opinions de M. Boyer.

A sir A. Cooper appartient donc, parmi les modernes, l'honneur d'avoir mis hors de doute la possibilité d'un déplacement en arrière. Dans un premier mémoire (5) sur les luxations en général et sur celle de la cuisse en particulier, il donne l'histoire de la luxation en arrière, spécifie parfaitement son siége, qu'il fixe dans l'échancrure sacro-sciatique, et lui reconnaît pour symptômes ceux que décrivaient les anciens. Dans un second mémoire (6), il cite plusieurs observations fort curieuses de cette lésion, et qui viennent confirmer tout ce qu'il avait avancé précédemment. Depuis, Billard, en France, inséra dans les *Archives* (7) un fait absolument semblable à ceux mentionnés par Cooper, mais dont il semble n'avoir pas eu connaissance. Dans tous ces cas, la luxation fut primitive, et, dans les cas où la cause est indiquée, on voit qu'elle a agi en fléchissant brusquement la cuisse sur le tronc, en même temps que le membre était porté dans l'adduction. Ainsi (8), c'est un homme pesamment chargé

(1) Tome IV, chap. XII.
(2) Art. FÉMUR, *Dict. des sc. médicales.*
(3) Tome IV, chap. XII.
(4) *Nosographie.*
(5) *Œuvres chirurg.* de A. Cooper et B. Travers, t. I, p. 58.
(6) *Id.*, t. II.
(7) *Archives*, t. III, 1823, p. 539.
(8) *Œuvres chirurg.* de Cooper et Travers, t. II, p. 108.

qui, ayant mis son pied dans un creux, eut le genou porté en dedans, tandis que le corps tomba avec violence en avant. Ailleurs (1), c'est un cavalier dont le cheval se renverse et qui a la jambe prise sous sa monture, tandis que le reste du corps était retenu par un tertre, etc., etc.

A côté de l'observation de Billard s'en trouve une fort curieuse de luxation directement en bas, recueillie par M. Ollivier, et la seule, à ma connaissance, que la chirurgie possède jusqu'à ce jour. Quant à la luxation directement en arrière, dont parle M. Sanson (2) et dont l'histoire aurait été, suivant lui, éclairée par MM. A. Cooper et B. Travers, il y a, ce me semble, erreur de la part de l'écrivain français. Sir A. Cooper n'a observé de luxations que dans l'échancrure sacro-sciatique, et il fait remarquer fort judicieusement que sur le squelette, cette échancrure étant un peu au-dessus de la cavité cotyloïde, le déplacement qui s'y produit doit être nommé *en arrière et en haut*, et non *en arrière et en bas*, comme le veulent beaucoup de pathologistes (Petit, Boyer, Richerand, etc.). Ces détails historiques, peut-être un peu longs, m'ont paru indispensables pour bien déterminer ce que l'on devait entendre par les mots *luxation en arrière* des anciens, et *luxation en arrière et en bas* des modernes, qui s'appliquent à la même maladie.

Quels sont les rapports contractés par la tête du fémur dans sa nouvelle situation? Sir A. Cooper (3) les établit ainsi d'après une autopsie qu'il eut occasion de faire. Le ligament capsulaire était rompu dans sa partie antérieure et postérieure, le ligament rond était rompu aussi. La tête du fémur reposait sur un muscle pyramidal, sur le bord de l'échancrure sacro-sciatique, par dessus le ligament de ce nom. Le grand trochanter était plutôt derrière que devant la cavité cotyloïde.

Dans le cas rapporté par Billard, les désordres étaient beaucoup plus graves : ainsi, outre une contusion excessive, la tête du fémur était passée sous le tendon du pyramidal qu'elle avait soulevé et qui croisait le col; plusieurs muscles voisins étaient

(1) *Id.*, p. 113.
(2) *Dict.* en 15 vol., art. LUXATION, t. XI.
(3) *Œuvres chir.*, t. I, p. 60.

déchirés; mais il faut dire que le sujet était tombé le long d'un rocher d'une hauteur de cent vingt pieds.

Passons actuellement à l'examen des symptômes présentés par ce malade; trois méritent de fixer notre attention : la *rotation* du membre *en dedans*, la *flexion* de la cuisse et de la jambe, et le *raccourcissement*.

1° Les auteurs qui ont décrit cette luxation sans l'avoir vue, ont prétendu que la cuisse devait être fortement portée en dedans. Or, chez Bernard et chez ceux dont l'histoire a été publiée par M. Astley Cooper, cela n'avait pas lieu. En effet, la tête du fémur étant logée dans une fosse assez profonde derrière la cavité cotyloïde, le grand trochanter est moins incliné en avant que dans la luxation en dehors et en haut, sans que toutefois le col soit perpendiculaire à l'os des iles. Il est en même temps peu éloigné de sa situation ordinaire, et dès lors le faisceau antérieur du ligament capsulaire n'est pas tiraillé comme dans la luxation que nous venons d'indiquer; enfin, le petit trochanter étant tourné un peu en arrière et porté dans le même sens, les muscles psoas, iliaque et pectiné sont tendus, et, par leur action, diminuent l'effet des puissances qui tendraient à porter le membre dans la rotation en dedans.

2° La cuisse était fléchie assez fortement sur le bassin, et cela pour différentes raisons. D'abord, dans toute luxation, l'inclinaison du membre doit avoir lieu du côté opposé à celui où s'est portée la tête de l'os, parce qu'alors les muscles auteurs de cette inclinaison agissent moins obliquement, et ici ce sont surtout le triceps et le droit antérieur. De plus, comme nous venons de le dire, les psoas, iliaque et pectiné, muscles fléchisseurs, ayant leurs attaches éloignées, doivent agir nécessairement. Quant à la flexion de la jambe, elle est causée par les muscles demi-tendineux, demi-membraneux, biceps, allongés par la flexion même de la cuisse. Ce n'est d'ailleurs qu'avec douleur pour le malade qu'on peut parvenir à étendre la jambe.

3° Si l'on se rappelle ce que nous avons dit de l'observation de Cooper sur la situation de l'échancrure sacro-sciatique par rapport à la cavité cotyloïde, on comprendra pourquoi il y a un peu de raccourcissement au lieu de l'allongement mentionné par les auteurs modernes. Un fait nous a paru assez singulier, au premier aspect, chez notre malade ; le membre, mesuré lors de la flexion, paraissait raccourci de plus d'un pouce ; placé dans le degré d'extension que l'on pouvait obtenir, on trouvait à peine un demi-pouce de diminution. Nous mesurions à partir de l'épine antérieure et supérieure de l'os des iles ; or la tête du fémur est, dans cette luxation, et par suite de la flexion de la cuisse, plus reculée et plus haute que cette éminence ; on doit donc trouver une diminution de longueur qui n'est qu'apparente et qui cesse quand le membre est étendu.

Pronostic. — Le danger, dans cette affection, varie suivant le degré de violence de la cause qui y a donné lieu. Ainsi, le sujet de Billard ayant fait une chute terrible, mourut sur-le-champ, et l'auteur prend occasion de ce fait pour avancer (1) que cette luxation est très-grave, s'accompagne de désordres extrêmes, de ruptures musculaires, d'épanchements sanguins, etc. Billard s'est trop hâté de conclure, et les observations de sir A. Cooper démontrent surabondamment ce que l'on aurait pu prévoir *a priori*, c'est-à-dire que, quand la cause n'agit pas avec trop d'énergie, le déplacement n'est pas compliqué d'accidents plus formidables que dans les autres luxations de la cuisse.

Traitement. — Dans les réflexions qui accompagnaient notre première observation, nous avions dit que les forces extensives devaient être appliquées sur les plus larges surfaces possibles, et nous avions mis ce précepte en usage en répartissant les puissances de l'extension depuis le pied jusqu'au-dessus du genou ; ici nous avons agi sur la partie inférieure seule de l'os luxé. Est-ce par oubli du précepte posé par nous? Non ; mais, on le sait, dans la pratique on doit être esclave des indications individuelles ou spéciales ; or, pour que l'extension puisse être appliquée depuis les malléoles jusqu'au-dessus des condyles, il faut que la jambe puisse être étendue sur la cuisse. Nous avons vu plus haut que cela était très-douloureux pour le malade, et nous en avons trouvé la cause dans l'allongement qu'éprouvent les fléchisseurs de la jambe lorsque la cuisse est forcément placée dans la position fléchie. C'est d'ailleurs ce que chacun peut éprouver sur soi-même en essayant d'étendre la jambe sur

(1) *Archives*, t. III, 1823, p. 543.

la cuisse, celle-ci étant préalablement rapprochée du tronc en avant. Ce fait, digne de remarque, était bien connu d'Hippocrate lorsqu'il dit, en parlant des personnes atteintes d'une luxation en arrière : *Hi crus extendere non possunt neque juxta articulum elapsum neque ita valde circa poplitem... Illud tamen super intelligere oportet; est enim commodum et magni faciendum et plerisque ignotum, quod neque sani articulum circa poplitem extendere non possunt, si non simul extendant circa inguen* (1)...

Ainsi, règle générale, toutes les fois que la jambe ne pourra être étendue sur la cuisse luxée, appliquez l'extension sur l'os luxé lui-même. Néanmoins, si la réduction exigeait trop d'efforts, on se servirait avec avantage du membre inférieur fléchi comme d'un levier coudé, comme cela se pratique sur l'avant-bras dans la réduction des fractures de l'humérus.

Dans quelle direction les tractions doivent-elles être exercées? Les auteurs disent de tirer dans le sens du déplacement, et de faire parcourir à la tête de l'os un chemin opposé à celui qu'il a dû suivre pour s'éloigner de sa cavité; on pourrait peut-être plus exactement formuler les préceptes de réduction, en disant que les efforts doivent être dirigés de manière que la tête de l'os suive précisément la direction d'une ligne qui passerai par le centre de la cavité de réception. Ainsi, chez notre malade, nous avons fait tirer presque perpendiculairement à l'axe du corps, et nous avons vu la tête du fémur située en arrière et un peu au-dessus de la cavité cotyloïde, venir s'y jeter d'elle-même : il n'a pas été besoin, comme le conseille A. Cooper, de passer une serviette sous l'extrémité déplacée pour la soulever et favoriser son retour; quelques pressions d'arrière en avant sur le grand trochanter ont suffi pour obtenir ce résultat.

Résumé. — I. Nous ne reconnaissons que cinq espèces de luxations de la cuisse, pour lesquelles nous proposons les dénominations suivantes : 1° luxation en dehors et en haut, luxation *iliaque;* 2° luxation en avant et en haut, ou luxation *sus-*

(1) Lib. *de Artic.*, t. I, p. 381, éd. de Haller.

pubienne; 3° luxation en avant et en bas, luxation *sous-pubienne;* 4° luxation en arrière, luxation *sacro-sciatique;* 5° luxation directement en bas, luxation *ischiatique.*

II. La luxation sacro-sciatique est primitive ou consécutive.

III. Elle est caractérisée 1° par une faible rotation du membre en dedans; 2° par la flexion de la jambe et de la cuisse; 3° par un raccourcissement de quelques lignes.

IV. Dans l'application des forces extensives, il faut avoir égard à la possibilité de fléchir le membre qui s'articule inférieurement avec celui qui est déplacé.

V. Les efforts de réduction doivent avoir pour but de faire suivre exactement à la tête de l'os la direction d'une ligne passant par le centre de la cavité de réception.

IV

REMARQUES SUR LES LUXATIONS DE L'AVANT-BRAS ET SUR CELLES DE LA JAMBE

Recueillies et publiées par E. BEAUGRAND, interne du service

I. — LUXATIONS DE L'EXTRÉMITÉ SUPÉRIEURE DU RADIUS EN AVANT (1)

La luxation de l'extrémité supérieure du radius en avant est niée généralement sur l'autorité de nos auteurs classiques les plus recommandables; cependant plusieurs chirurgiens en ont cité des observations authentiques. D'autres l'ont décrite, mais peut-être plutôt d'après le raisonnement que d'après l'expérience.

Aux faits que la science possède déjà, nous allons en ajouter un nouveau; mais nous jetterons auparavant un coup d'œil rapide sur les premiers. L'ensemble de ces faits nous permettra de tracer une esquisse de cette maladie. Rouyer (voyez plus bas l'historique) parle d'une femme qui, tombant d'un lieu élevé,

(1) *Archives générales de médecine*, 2e série, t. VII, 1835.

eut une luxation du radius en avant, et il ne donne pas d'autres détails (1).

A. Cooper en cite huit observations (2) dont quatre lui sont propres. Ces observations sont très-peu détaillées. La cause est indiquée d'une manière générale pour toutes. Cet accident arrive, dit-il, dans les chutes sur la main, le bras étant dans l'extension. Dans presque tous les cas, l'accident affecta des adultes. Voici, au reste, le sommaire de ces observations :

1° Sir A. Cooper, étant étudiant à l'hôpital de Saint-Thomas, vit une femme sur laquelle M. Cline essaya inutilement de réduire une luxation du radius en avant.

2° Le même fut appelé par M. Balmann pour voir un jeune garçon (*lad*) atteint du même accident, et qui fut pendant une heure et quart soumis à des tentatives de réduction, mais sans succès.

3° Il réussit mieux auprès d'un coiffeur qui s'était luxé le radius. Le blessé s'étant évanoui pendant l'examen du membre, sir A. Cooper profita de cette circonstance, et réduisit l'os en plaçant le coude sur son pied, tandis qu'il exerçait des tractions sur l'avant-bras.

4° On obtint le même succès sur un autre malade que l'on fit placer sur un sofa, le bras appuyé sur le dos de ce meuble, tandis que l'on tirait sur la main sans agir sur le cubitus; en quelques minutes l'os reprit sa place.

5°, 6° et 7°. Ces observations sont dépourvues de détails.

8° M. Tyrrel a communiqué à sir A. Cooper quelques détails relativement à un tailleur qui, depuis sept à huit mois, portait une luxation du radius non réduite; les mouvements étaient redevenus assez faciles.

En résumé, la réduction ne fut obtenue que trois fois.

M. Willaume (3) a donné l'histoire très détaillée d'un enfant de sept ans qui, dans une chute sur la main, éprouva l'accident dont nous parlons. La maladie fut reconnue à la déformation de l'articulation et à la présence de la tête du radius au pli du coude. On le réduisit avec assez de facilité.

(1) *Journal général de médecine*, avril 1818.
(2) *Treatise on dislocat.*
(3) *Archives gén. de médecine*, t. XVI, 1823.

A la suite du mémoire de M. Willaume se trouve une note du rédacteur des *Archives* qui rapporte qu'un de ses collaborateurs éprouva dans son enfance une lésion semblable et encore à l'occasion d'une chute : cette luxation ne fut pas réduite.

Enfin, plus récemment encore, M. Dugès a inséré dans le *Journal hebdomadaire de médecine* (1) un mémoire sur quelques cas notables de luxations et de fractures, dans lequel il rapporte (page 196) trois nouveaux exemples de la luxation dont il s'agit.

Observation 1re. — Un enfant de trois ans est tiré avec violence par la main droite : douleur vive, immobilité de l'avant-bras, qui est fléchi et en supination presque complète; pronation empêchée. — Réduction au moyen de l'extension sur la main inclinée vers le bord cubital; *claquement* au moment de la rentrée de la tête osseuse.

Observation 2e. — Une femme accouche dans une voiture; son enfant roule à ses pieds et se luxe le radius; l'enfant étant mort, le diagnostic fut vérifié par l'ouverture.

Observation 3e. — Un autre enfant du même âge que le premier eut, dit M. Dugès, le poignet luxé par la même cause, la réduction fut obtenue. Un quatrième cas, dont les détails ne nous ont pas été transmis, a été communiqué à M. Dugès par le frère de Béclard; il s'agissait encore d'une luxation analogue chez un très-jeune enfant. Voici maintenant celui que nous avons observé.

Rolet, âgé de huit ans, jouait, le 5 octobre, avec quelques autres enfants, dans une charrette vide. Ayant voulu sauter à terre, son pied heurta contre la roue, et il tomba en avant. Tout le poids de son corps porta sur la main droite qu'il avait étendue pour préserver sa tête. Il sentit immédiatement une douleur dans tout l'avant-bras, et ce membre devint, dès lors, incapable d'exécuter le moindre mouvement. On conduisit le blessé sur-le-champ à l'hôpital Saint-Louis. A son arrivée, l'avant-bras est très-légèrement fléchi sur le bras, et la main dans une demi-pronation. La direction du radius semble changée; il se porte directement en haut, vers le milieu du pli du bras;

(1) Tome IV, 1831, p. 193.

l'ensemble des muscles qui s'insèrent à la tubérosité externe de l'humérus ne fait pas, comme de coutume, une saillie arrondie en dehors du pli du coude; toute cette masse charnue s'est portée en dedans et augmente le diamètre antéro-postérieur de l'avant-bras; le toucher fait reconnaître, au-devant de l'articulation cubito-humérale, une éminence osseuse, lisse et polie, qui se continue avec le radius, dont nous avons signalé la direction vicieuse; en outre, au sommet de cette éminence on peut parfaitement constater avec le doigt l'existence de la dépression centrale qui caractérise l'extrémité supérieure du radius. A de pareils symptômes, il est impossible de ne pas reconnaître une luxation de l'extrémité supérieure du radius, en haut et en avant; une mobilité et une crépitation manifestes, un peu au-dessous de la partie moyenne du cubitus, dénotent suffisamment une fracture de cet os. Nous procédons sur-le-champ à la réduction. Pour cela, le petit malade ayant été mis sur son séant, un aide saisit l'humérus un peu au-dessus du coude, et le maintint immobile; un second aide s'empara de la main, qu'il ramena à une supination modérée, et sur laquelle il exerça des tractions médiocres, en même temps qu'il l'inclinait vers le bord cubital. Profitant de ces efforts, je refoulai avec les deux pouces la tête du radius en arrière et en dehors, tandis que mes doigts fléchis soutenaient la partie postérieure de l'articulation et prenaient sur elle un point d'appui. Bientôt, l'os déplacé parut avoir repris ses rapports naturels; mais, au moment de sa réduction, nous n'entendîmes pas le choc signalé par les auteurs. L'appareil ordinaire des fractures de l'avant-bras fut appliqué, avec la précaution de mettre sur l'extrémité supérieure du radius, et en avant, une petite compresse pliée en plusieurs doubles et destinée à prévenir un déplacement consécutif, en augmentant la pression d'avant en arrière. Cette observation, jointe à toutes celles que nous avons déjà citées, ne doit, je le pense, laisser aucun doute sur la possibilité d'un déplacement de l'extrémité supérieure du radius en avant. Il me reste maintenant à examiner les causes, les symptômes, les variétés que cette affection peut offrir, les moyens de la distinguer des lésions qui pourraient la simuler, et enfin à poser les indications curatives qu'elle présente.

Causes. — On a depuis longtemps signalé l'enfance comme prédisposant aux luxations, tant à cause de la faiblesse des ligaments à cette époque de la vie, que du peu de fragilité des os qui se déplacent plutôt que de se rompre. Cette remarque générale est-elle applicable aux cas dont il s'agit? Si nous tenons compte de l'âge dans les seize observations indiquées plus haut, nous voyons que, dans huit cas, l'accident est survenu chez des enfants. Du reste, presque toujours il a été déterminé par une chute sur la main.

Les auteurs qui rejettent l'existence de la luxation en avant disent que quand on tombe sur la paume de la main, celle-ci étant en pronation, le radius se trouve dirigé, par rapport à l'humérus, de bas en haut et d'avant en arrière, et que dès lors la luxation, quand elle arrive, aura toujours lieu dans ce dernier sens : il y en a effectivement des exemples. Toutefois l'expérience paraît avoir démenti cette supposition; et en effet, pour qu'il en fût ainsi, il faudrait que l'avant-bras restât fléchi. Si, au contraire, il se trouve étendu lorsqu'on tombe sur la main, ne sera-t-il pas possible que l'effort agisse de manière à étendre brusquement et davantage l'avant-bras, ou mieux encore à le renverser et à le fléchir en arrière? alors le radius ne pourrait-il pas glisser d'arrière en avant et se luxer? N'est-il pas très-probable que les choses se passent ainsi, et que tel a été le mécanisme de la luxation dans les cas que nous avons rapportés? Peut-être d'ailleurs la contraction violente et instantanée du biceps brachial y a-t-elle concouru. Je ne rappellerai pas l'opinion de sir A. Cooper, qui explique (1) le mécanisme de cette luxation par une sorte de rebondissement qu'éprouverait la tête du radius en pressant brusquement sur l'extrémité supérieure du cubitus. Une pareille supposition n'est véritablement pas admissible. D'autres chirurgiens, Léveillé, Delpech, MM. Richerand, Marjolin, etc., qui admettent le déplacement dont nous parlons, prétendent qu'il est produit dans des mouvements de supination forcée. Il est facile de voir que les faits publiés jusqu'à ce jour ne sont nullement d'accord avec cette opinion. Mais quel que soit, au reste, le mécanisme des luxations en

(1) *Treatise on dislocat.*, p. 350.

avant, les exemples que nous avons rappelés et celui que nous venons de rapporter avec détail ne laissent aucun doute sur la possibilité de cette espèce de luxation.

Caractères anatomiques. — Il est probable que dans cette affection, et particulièrement dans le cas que nous avons eu sous les yeux, le ligament antérieur de l'articulation était rompu seulement au-devant de la tête du radius, ainsi que la capsule synoviale; que le ligament latéral externe était dirigé en avant avec le ligament annulaire accompagnant le col de l'os; mais que ces ligaments n'étaient point rompus ou ne l'étaient qu'en partie; que la tête du radius devait soulever l'extrémité inférieure du biceps, repousser en dedans l'artère brachiale et les branches qui en naissent; enfin que la synovie dut s'échapper en partie de l'articulation, et quelques gouttes de sang y pénétrer.

Symptômes. — Examinons successivement les différents symptômes offerts par notre petit malade. 1° La main était dans une *demi-pronation*. Cette attitude s'est rencontrée la même dans les différents cas que nous avons rapportés, et au premier coup d'œil on voit là une contradiction avec ce qu'ont écrit MM. Delpech, Marjolin et d'autres, qui ont considéré la supination comme signe en quelque sorte pathognomonique de cette maladie; mais en y réfléchissant, la difficulté s'éclaircit bientôt. En effet, dans l'état ordinaire, lorsque l'avant-bras repose par son bord cubital sur un plan horizontal, et qu'on l'abandonne à son poids, la main tombe en pronation, le pouce vient s'appuyer sur le plan de sustentation, et l'on ne peut, sans un effort musculaire, tenir le pouce relevé, et le membre dans l'attitude qu'on a nommée demi-pronation. Or, dans le cas actuel, le malade gardait cette position sans que sa volonté y prît part. Il y avait donc, par suite du déplacement, obstacle à la pronation et tendance à l'attitude contraire; cela résulte d'ailleurs d'une loi générale des luxations; savoir, que le membre est incliné dans le sens inverse de celui où s'est fait le déplacement. 2° L'avant-bras était *très-légèrement fléchi sur le bras*. La flexion ne peut être portée très-loin, car alors la tête du radius vient arc-bouter devant et contre l'extrémité inférieure de l'humérus, et s'oppose à ce que l'avant-bras puisse être rapproché du bras au delà de certaines limites. Ce fait est néanmoins contraire à la loi ou au fait bien plus général que je viens de rappeler; car, d'après cette loi, il devrait y avoir extension. Mais s'il n'y a pas extension, il y a du moins possibilité d'étendre et impossibilité de fléchir l'avant-bras comme d'habitude. 3° Le *radius* suivait la direction d'une ligne qui, de la partie externe du poignet, se rendait au milieu de l'articulation huméro-cubitale, et là se faisait sentir son extrémité. Le malade étant très-maigre, les parties osseuses étaient très-faciles à reconnaître; mais je crois que, sur un sujet chargé d'embonpoint, et surtout chez les femmes dont les membres sont arrondis, le déplacement pourrait peut-être devenir difficile à constater. 4° J'en dirai autant de la *déformation* que présente l'articulation huméro-cubitale. Sensible chez une personne maigre, ce signe serait moins appréciable dans les circonstances que nous venons de citer. Il y avait en outre chez notre malade fracture du cubitus. On sait que dans ces fractures le ligament supérieur doit à son mode particulier d'union avec l'humérus de ne point être porté dans l'espace interosseux; le fragment inférieur seul peut l'être. Mais ici, suivant toutes les probabilités, le cubitus n'a été rompu que lorsque le radius luxé a laissé porter sur lui tout le poids du corps. Par suite de ce déplacement primitif, le radius se trouverait déjà entraîné en dedans; le fragment inférieur de l'os fracturé a pu conserver sa position naturelle.

Diagnostic. — Quelles sont les lésions avec lesquelles cette luxation pourrait être confondue? 1° L'accident ayant eu lieu chez un enfant, il était permis de croire à un décollement de l'épiphyse supérieure qui serait restée embrassée par l'anneau ligamenteux, tandis que l'effort musculaire en aurait arraché le corps de l'os pour le porter en avant et en dedans. Le peu d'épaisseur des parties molles qui recouvraient le radius permettait de reconnaître chez Rolet la forme de la tête radiale; mais sur un sujet très-gras on n'aurait pour signe différentiel que la hauteur moins considérable à laquelle on sentirait l'extrémité de l'os déplacé. A cela on peut ajouter que la flexion de l'avant-bras sur le bras pourrait être ici portée plus loin que dans la luxation. En tous cas, l'erreur ne serait pas nuisible, car l'indication est toujours la même. 2° Une fracture du col du radius par cause indirecte est très-rare, surtout chez un enfant. Toutefois cet accident n'étant pas complétement impossible, il est bon de le prévoir. S'il arrivait, le fragment inférieur serait aussi porté en dedans, mais son extrémité répondrait moins haut que dans le cas de luxation. Si le sujet était maigre, on pourrait sentir des inégalités, et en refoulant le fragment en dehors et lui faisant exécuter quelques mouvements, on percevrait la crépitation, signe certain de la fracture. Le *pronostic* n'offre ici rien d'alarmant; il est subordonné à l'état de simplicité ou de complication de l'accident. Cependant on doit craindre de ne pas pouvoir réduire la luxation, comme le démontrent plusieurs des observations citées par sir A. Cooper. Mais ici, il faut le dire, et cette circonstance est importante à noter, il s'agissait d'adultes, tandis que dans tous les autres cas c'étaient des enfants.

Traitement. — 1° *Réduction.* — Les uns, à l'exemple de Duverney (1), veulent qu'on porte la main dans la supination; les autres (Léveillé (2), Richerand) (3) disent qu'il faut la placer dans la pronation. Du reste, tous s'accordent à prescrire de presser avec le pouce sur la tête déplacée. Cette divergence d'opinion sur le premier point vient de ce que les seconds considèrent la luxation comme le résultat d'une supination forcée, et croient que le membre, après l'accident, reste dans la supination vicieuse qui a produit le déplacement; mais nous avons vu qu'il n'en est rien. Il y a plus : dans l'observation publiée par M. Willaume (4), la réduction ne put être obtenue par le second moyen, tandis qu'elle le fut avec une extrême facilité en portant la main dans la supination; mais à ces manœuvres on doit en joindre une autre, qui a pour but de diminuer l'action du biceps et du rond pronateur, c'est de fléchir légèrement l'avant-bras sur le bras, et enfin de pratiquer l'extension sur le radius seul, en inclinant la main vers le bord cubital. C'est à l'aide de ces moyens combinés que nous sommes parvenu sans peine à faire rentrer la tête du radius dans sa place accoutumée.

(1) *Traité des mal. des os*, t. II, p. 185.

(2) *Nouvelle Doctr. chir.*, t. II, p. 115.

(3) *Nosograph.*, t. III, p. 203.

(4) *Archives gén.*, 1828, t. XVI, p. 179.

Pour maintenir la réduction, on peut, dans le cas de luxation simple, appliquer sur l'extrémité du radius une compresse graduée que l'on fixe à l'aide d'un bandage spiral, et le bras est tenu dans la demi-flexion à l'aide d'une écharpe. Dans les cas où il y a complication, il faut nécessairement subordonner les manœuvres à l'urgence des circonstances présentes.

Historique. — Hippocrate revient à plusieurs reprises sur les luxations du coude, dans le *Traité des fractures* d'abord, puis dans celui des *Articles*, et enfin dans le *Mochlique*, mais sans distinguer les cas dans lesquels le radius s'est seul déplacé. Celse (1) ne parle que des déplacements des deux os ou du cubitus seul, et Galien (2), dans ses commentaires sur Hippocrate, n'ajoute rien aux considérations du père de la médecine sur les luxations du coude. On trouve quelque chose de plus satisfaisant dans le livre d'Héliodore, sur les machines, transmis jusqu'à nous par Oribaze (3), et qui fait regretter plus vivement la perte de ses autres écrits. Nous lisons au chapitre XIV, intitulé *de Cubito et Radio*, les passages suivants dont le sens ne saurait être un instant douteux : *Moretur per se cubitus interdum loco et rursus per se radius diducitur, iis modis quo in opere de articulis declaravimus.*

Quelques lignes plus bas, il ajoute : *Sin radius in priorem* PARTEM *convertatur, expedit premendo et circumducendo impellere, quemadmodum ostendimus ubi utrumque os in priorem partem elapsum ponebamus : exquisitos autem reponendi modos in opere de articulis exposuimus.* Héliodore connaissait donc parfaitement la luxation du radius en avant. Quant à Paul d'Égine, il ne fait que copier Hippocrate et Celse. Avicenne avait bien reconnu que les deux os de l'avant-bras pouvaient se luxer séparément, et même il avait remarqué que cet accident arrivait plus rarement au radius et qu'il était accompagné de moins de difformité (4). Parmi les arabistes, G. de Salicet (5) ne dit presque rien de la lésion qui nous occupe ; il

(1) Lib. VIII, cap. XVI.
(2) *Charter.*, t. XI, *passim.*
(3) *Charter.*, t. XI, p. 564.
(4) Liv. IV, cap. CXV, et t. II, lib. II, fen. 5, tract. I, cap. XV, p. 177.
(5) Traité III, cap. XXII.

n'en est pas de même de Guy de Chauliac (1), qui reproduit à peu près le passage d'Avicenne. Vigo (2) ne traite que des dislocations des deux os. Tagault (3), dans ses généralités sur les luxations, établit une distinction suivant que l'os *tombe de son lieu* (exarthrema), *ou qu'il s'en écarte seulement*, par exemple, *le radius du cubitus* (parathrema). A. Paré (4), Fabrice d'Aquapendente (5), ne nous donnent rien de curieux à noter sur ce sujet. J'en dirai autant de Verduc (6), et même de J. L. Petit (7), qui rejette comme impossible l'écartement des deux os de l'avant-bras. Il faut arriver à Duverney (8) pour voir la question traitée avec détail; il cite plusieurs auteurs voisins de son époque, qui avaient reconnu la luxation du radius seul, et signale, comme cause de cet accident, une extension violente ou une chute; mais il ne parle pas du transport de l'os en avant. La luxation qu'il décrit n'est qu'une luxation incomplète du radius sur l'humérus; car il pense que les deux os de l'avant-bras sont trop fortement unis ensemble pour pouvoir être complétement disjoints. En 1786, Rouyer présenta à l'Académie royale de chirurgie un mémoire sur le diastasis, qui fut couronné la même année, et dans lequel il rapporte quatre cas de luxation du radius en avant. Ce mémoire n'est point imprimé, du moins à ma connaissance. Le même chirurgien (9) publia, en 1818, une notice dans laquelle il donne un extrait de son mémoire, et qui contient une description bien faite sous le rapport symptomatologique. Mais déjà Léveillé (10), Delpech (11) et Richerand (12) avaient décrit, comme s'observant dans la pratique, le déplacement en avant; ils lui avaient assigné pour cause une supination forcée, et pensaient que le membre restait dans cette posi-

(1) Traité v, doct. II, chap. v, p. 406, trad. de Joubert.
(2) Lib. vi, *Tract. de dislocat.*, cap. v.
(3) Liv. v, chap. i.
(4) Liv. xvi, chap. xxx.
(5) Part. I, liv. v, chap. v.
(6) *Pathol. de chir.*, t. I, p. 518.
(7) *Traité des mal. des os*, t. I, p. 189.
(8) *Loc. citato.*
(9) *Journal général de méd.*, avril 1818.
(10) *Nouv. Doct. chir.*, t. II, p. 114.
(11) *Mal. rép. chir.*, t. III, p. 95.
(12) *Nosographie*, t. III, p. 203.

tion. Cependant, dit Delpech, on a vu le membre dans l'attitude contraire, ce qui l'étonne beaucoup. Nous avons fait voir plus haut que ce que Delpech croyait une exception était le cas le plus commun. Dans le même temps, Boyer niait l'existence de cette luxation et ne voulait reconnaître que celle en arrière. Contradictoirement à cette opinion, M. Willaume publia, dans les *Archives*, l'observation dont nous avons parlé, qu'il accompagne de réflexions extraites en grande partie de la notice de Rouyer. Mais l'ouvrage dans lequel la question se trouve le plus largement développée, c'est le traité de Sir A. Cooper, *On dislocations and fractures* : seulement on regrette que les observations rapportées par l'auteur soient aussi incomplètes. Après tant d'auteurs qui mentionnent cette maladie et apportent leurs preuves à l'appui, je suis étonné que M. Sanson, dans l'article si complet d'ailleurs qu'il a publié dans le *Dictionnaire* en quinze volumes, adoptant l'opinion de Boyer, ne veuille admettre que la luxation en arrière. Je terminerai par une remarque générale sur les luxations : c'est qu'il est impossible de fixer *a priori* des limites aux déplacements des os, et, en effet, on rencontre à cet égard les désordres les plus bizarres et les plus inexplicables.

Luxations latérales du radius. — Hors une observation citée dans le *Traité des fractures et luxations* de sir A. Cooper (1), je ne connais pas, dans les auteurs, d'exemple de luxation latérale du radius.

Voici le cas rapporté par le chirurgien anglais :

M. Freeman a montré à sir A. Cooper un homme de trente-cinq ans qui, à l'âge de douze ans, fut emporté par son cheval, et heurta violemment du coude contre un arbre, tandis qu'il portait en avant son bras fléchi pour préserver sa tête. L'olécrane fut brisé, et le radius luxé en dehors et en haut du condyle externe de l'humérus. Quand le bras est fléchi, la tête du radius dépasse l'humérus. Cet individu peut se servir de son bras, mais la flexion et l'extension ne peuvent être effectuées complétement.

Il y a quelque temps, le hasard m'a offert un cas semblable à

(1) Page 354, *loc. cit.*

la consultation de l'hôpital Saint-Louis, et je regrette vivement que le malade qui me l'a présenté ait manqué à la promesse qu'il m'avait faite de revenir me voir. Voici ce que mon souvenir me retrace de ce fait : L'accident est arrivé dans l'enfance, je crois, à l'occasion d'une chute. Depuis lors le radius est resté en dehors de l'articulation. Quand l'avant-bras est fléchi, la tête du radius fait une saillie considérable en dehors de l'épicondyle; et non-seulement le doigt peut sentir et apprécier les formes de la capsule qui termine le radius, mais même la peau conserve habituellement en ce point une dépression qui s'est moulée sur la tête de l'os déplacé. Les mouvements de flexion et d'extension s'exécutent avec facilité, le malade n'est nullement gêné par cette conformation vicieuse de l'articulation du coude.

Tout incomplet qu'il est, ce fait m'a paru assez intéressant pour devoir être publié à la suite de ceux qu'on vient de lire.

II. — LUXATIONS DE LA JAMBE

La luxation de la jambe en avant est une affection tellement rare, que plusieurs auteurs modernes en donnent une description qui paraît plutôt fondée sur le raisonnement que sur l'observation. Le fait que je vais rapporter est le premier que j'ai rencontré ; et nous verrons, en terminant, que plusieurs auteurs anciens l'ont nié positivement.

Les observations qui existent déjà dans la science se trouvent éparses dans plusieurs ouvrages et me semblent peu connues Je ne crois donc pas hors de propos d'en rapporter ici quelques-unes, afin de les comparer à la nôtre et d'en tirer quelques conséquences générales.

1° Sir A. Cooper, auquel on doit tant d'observations intéressantes sur les maladies des os, rapporte, dans ses *Essais de chirurgie* (1), l'histoire un peu trop abrégée d'un homme qui entra à l'hôpital de Guy avec une luxation du tibia en avant et une fracture compliquée de l'autre jambe. Les signes étaient les

(1) Tome II, p. 197.

suivants : élévation du tibia et abaissement du fémur qui était porté un peu en arrière. Le fémur exerçait une telle pression sur l'artère poplitée, que l'on ne sentait pas battre la tibiale antérieure sur le pied. La rotule et le tibia étaient portés en avant. La réduction eut lieu avec une grande facilité, et à peine fut-elle obtenue que les battements reparurent dans les divisions de l'artère poplitée.

On lit dans les *Archives générales de médecine* (1), que M. Duvivier présenta, en 1829, à l'Académie de médecine, un officier supérieur des gardes-du-corps, qui, l'année précédente, avait fait une chute de cheval et s'était *luxé* le genou de telle sorte que le tibia était en devant et en dehors du fémur : la réduction fut facile. On ne dit pas comment elle fut faite. Le blessé *guérit parfaitement*, sauf un peu de gêne dans les mouvements de flexion, qui persistait encore à l'époque où cette observation fut rendue publique.

Je trouve dans le même recueil (2) le fait suivant, emprunté à une thèse soutenue par M. Garnier à la faculté de Montpellier. Un jeune homme étant sur le pont d'un bâtiment pendant une manœuvre, eut la cuisse violemment frappée par un câble qui se roidit brusquement. On l'examina sur-le-champ, et on reconnut que le genou était déformé. La jambe était immobile, un peu raccourcie, et le pied dans sa rectitude naturelle. Mobilité de la rotule en tous sens, et de chaque côté de cet os dépression marquée. Les extenseurs de la jambe étaient relâchés, et les fléchisseurs au contraire fortement tendus. Les condyles faisaient en arrière une saillie bien marquée. La réduction n'offrit aucune difficulté, et fut suivie de douleurs légères que calmèrent des fomentations émollientes et le changement de la position droite du membre en la situation demi-fléchie. Au bout de *dix jours* le blessé put faire quelques pas sans soutien étranger, et un mois après il marchait facilement, quoique le genou fût encore un peu roide.

Observation. — Le 4 décembre est entré dans mon service le nommé Régnier, charpentier, âgé de trente-six ans, homme

(1) Tome XX, 1829, p. 292.
(2) Tome XXVI, 1831, p. 420.

doué d'une vigoureuse constitution et d'un tempérament pléthorique.

Le jour même, dans la matinée, il travaillait au quatrième étage, à la cage d'un escalier; en passant sur des charpentes, chargé d'une grosse pièce de bois, le pied lui manqua, et il fut précipité de cette hauteur dans un escalier de cave. La tête ne porta pas, il ne perdit pas connaissance, mais il ne put se relever, et sentit immédiatement une douleur aiguë et une tension très-forte dans l'articulation du genou gauche. Transporté aussitôt à l'hôpital Saint-Louis, nous l'examinâmes soigneusement, et voici ce que nous reconnûmes :

La jambe gauche était d'un demi-pouce plus courte que celle du côté opposé, et légèrement fléchie en arrière. En palpant l'articulation, il était facile de constater que le tibia avait subi un double déplacement, et qu'il s'était porté en avant et en dedans du fémur. Ainsi, la tubérosité interne du tibia était saillante à la partie antérieure interne, à tel point qu'on pouvait, en déprimant la peau, plonger la main dans la cavité articulaire qui reçoit le condyle interne du fémur, et toucher l'épine supérieure du tibia. La tubérosité externe était cachée sous le tendon de la rotule et sous la rotule elle-même; le condyle interne tendait violemment le faisceau des muscles internes du jarret, dont il était recouvert, et la main ne pouvait en apprécier exactement les formes. Le condyle externe, moins reculé en arrière, tendait aussi très-fort le biceps et la tête correspondante du jumeau. — L'épine antérieure du tibia, la facette triangulaire qui la surmonte, et le tendon rotulien, étaient tellement saillants en avant, que je pris d'abord l'éminence qu'ils formaient pour la rotule; mais je reconnus bientôt que celle-ci était immédiatement au-dessus, couchée obliquement sur la surface supérieure du tibia, entre cette extrémité et le fémur, où elle se trouvait retenue par les muscles extenseurs de la jambe, bridés eux-mêmes par l'aponévrose fémorale. Au-dessus et en dehors du genou existait un gonflement œdémateux très-considérable; le mollet était également altéré dans ses formes.

Le malade ne *pouvait* fléchir la jambe, et y ressentait une douleur sourde, qui s'exaspérait dès qu'on voulait lui faire exécuter le moindre mouvement. Le diagnostic ne pouvait offrir de difficulté; le tibia était luxé en avant et en dedans du fémur, mais incomplétement dans ce dernier sens; ainsi, la tubérosité interne dépassait le condyle correspondant du fémur, et la tubérosité externe était en rapport avec la gorge qui sépare les condyles.

Outre ce grave désordre du côté du genou, le malade présentait encore une fracture de côtes que je mentionne ici seulement, et qui n'a rien offert de bien remarquable dans sa marche. Je reviens donc à ce qui fait le sujet de cet article. Le malade avait été apporté à midi, et presque sur-le-champ une cinquantaine de sangsues furent appliquées sur le genou, et de plus une forte saignée fut pratiquée. A cinq heures du soir, nous procédâmes à la réduction. Un lacs fut solidement fixé à la partie inférieure de la jambe, jusqu'aux tubérosités du tibia, afin de répartir les puissances extensives sur les plus larges surfaces possibles. Trois aides devaient exercer des tractions à un signal donné, d'autres maintenaient le blessé immobile dans son lit. Tandis que les personnes chargées de ce soin pratiquèrent l'extension, je refoulai l'extrémité supérieure du tibia en bas et en arrière et en dehors; alors un craquement se fit entendre, et le genou ayant repris sa forme naturelle, nous fûmes convaincus que la réduction s'était effectuée. Les manœuvres ne causèrent pas une douleur très-violente au malade, et tout fut d'ailleurs bien promptement terminé (compression du genou et lotions froides sur le bandage). La nuit fut très-calme.

Le lendemain matin à la visite, le malade put, à notre grand étonnement, soulever seul le membre blessé : il n'y éprouvait pas la moindre douleur. Il en fut de même des jours suivants. Deux autres saignées furent encore faites pour calmer quelques accidents survenus du côté de la poitrine. Le 19 décembre, quinze jours après l'accident, il essaya de marcher, mais sa jambe était encore trop faible pour le soutenir. Aujourd'hui 25 décembre, il se lève et marche très-facilement, le genou conserve à peine un peu de faiblesse.

Causes. — Pour que la luxation du tibia en avant soit produite, il faut que la partie inférieure du fémur soit fortement portée en arrière, tandis que le tibia est entraîné en sens contraire ou retenu en place. C'est qui est arrivé chez le malade de M. Garnier. Comment le déplacement a-t-il eu lieu chez notre sujet? Il est impossible de le déterminer d'une manière précise, puisqu'il ignore complétement les circonstances de sa chute.

Symptômes. — 1° *Raccourcissement du membre.* — Ce phénomène s'explique naturellement par la position des parties déplacées. Il est peu marqué. Cependant il est noté par sir A. Cooper et M. Garnier. Dans notre observation, il y avait à peu près une différence d'un demi-pouce entre les deux membres.

2° *Flexion du membre en arrière.* — Elle était très-faible; cette position du membre n'a pas été bien indiquée par les auteurs, et pourtant elle a dû se présenter dans les différents cas que nous avons cités. On en comprendra aisément la raison si l'on se rappelle la loi que nous avons déjà signalée à plusieurs reprises sur la direction des os luxés, et l'état de tension extrême des muscles fléchisseurs. Aussi je ne conçois guère comment la jambe pourrait être fléchie sur la cuisse de manière à former avec elle un angle saillant en arrière, ainsi qu'on l'a prétendu.

3° *Immobilité du membre.* — Nous avons pu constater que, contradictoirement à l'opinion de MM. Boyer, Sanson, etc., la jambe était immobile sur la cuisse; la même chose s'est rencontrée dans l'observation de M. Garnier, et probablement dans les autres; car, pour que la jambe fût mobile sur la cuisse, comme le veulent les auteurs que je viens de citer, il faudrait que tous les ligaments, et même les insertions tendineuses, fussent déchirés et rompus, et nous verrons plus loin que le désordre n'est pas aussi grave qu'on l'a pensé.

4° *Déformation du genou.* — La présence de l'extrémité supérieure du tibia au-devant des condyles du fémur amène nécessairement une grande déformation du genou. Quand le gonflement n'est pas trop considérable, on peut apprécier avec toute la rigueur possible la forme des parties déplacées, et dès lors reconnaître exactement l'étendue et la nature du déplacement; c'est ce qui nous est arrivé.

5° *Déplacement.* — Le tibia n'est pas toujours porté seulement en devant; il se trouve dans certains cas entraîné en même temps, soit en dedans, soit en dehors. Notre observation et celle de M. Duvivier le démontrent.

6° Sir A. Cooper a noté un accident assez curieux et que j'ai pu constater sur mon malade ; je veux parler de la pression éprouvée par l'artère poplitée, qui détermine la suppression des battements dans ses divisions. Du reste, ce phénomène n'a aucune valeur comme signe diagnostique.

7° La *douleur* n'a pas été aussi violente qu'on pourrait le penser ; elle s'exaspérait et devenait très-forte quand on essayait de faire exécuter au membre quelques mouvements ; mais à l'état de repos elle était tolérable.

Diagnostic. — Je ne vois guère que la fracture du fémur immédiatement au-dessus des condyles qui puisse simuler la luxation du tibia en avant. Dans cette fracture, les muscles jumeaux et poplité font basculer le fragment inférieur sur la surface articulaire du tibia, portent son extrémité supérieure dans le creux du jarret, et déforment le genou. Il serait donc possible, au premier abord, de se méprendre ; il serait possible aussi de confondre une luxation avec une fracture, si l'on y regardait avec peu d'attention, surtout avec l'idée qu'ont beaucoup de chirurgiens de l'impossibilité d'un déplacement complet du tibia en avant. On pourra éviter l'erreur, si l'on fait attention que dans la fracture les surfaces articulaires sont encore en contact ; et dès lors, saisissant fortement les condyles de manière à les maintenir immobiles, on pourra faire exécuter à la jambe des mouvements de flexion et d'extension, mécaniquement impossibles dans la luxation. Si l'état des parties le permet, on sentira à travers la peau, dans le creux poplité, les inégalités de la surface de la cassure ; une extension médiocre et quelques pressions exécutées d'arrière en avant sur l'os déplacé pourront le ramener au niveau du fragment supérieur, et alors la crépitation ne pourra laisser aucun doute sur la véritable nature de l'accident. Enfin la rotule est saillante dans la fracture, et couchée obliquement sur l'extrémité supérieure du tibia dans le cas de luxation.

Il serait impossible de confondre la luxation en avant avec celle en arrière ; le volume des éminences osseuses déplacées s'oppose à toute méprise de ce genre.

État des parties. — Sir A. Cooper (1) est le seul à ma con-

(1) *Œuv. chir.*, t. II, p. 210.

naissance qui nous ait transmis des détails d'anatomie pathologique sur cette affection. Dans un cas de luxation du tibia en avant, compliquée de lésions graves des parties molles, et pour lequel on pratiqua l'amputation, le chirurgien anglais reconnut une déchirure du muscle gastro-cnémien externe; le nerf sciatique, l'artère et la veine poplitée, les *ligaments latéraux et croisés* n'avaient pas été blessés. Mais ici le déplacement n'était pas complet; le condyle externe du fémur était seul passé derrière le tibia.

Chez notre malade, l'inspection des parties faisait aisément connaître quels étaient les rapports nouveaux qu'elles affectaient, et il était facile de voir, comme nous l'avons exposé plus haut, que l'extrémité supérieure du tibia était située en avant et en dedans du fémur. D'un pareil désordre devait nécessairement résulter : 1° une déchirure du ligament latéral interne; 2° au moins une violente distension de l'externe; 3° une déchirure de l'aponévrose fémorale en dedans et en dehors; 4° une rupture, ou peut-être seulement un tiraillement des ligaments croisés. Cependant il n'est guère possible que l'interne ait pu conserver sa continuité : et enfin distension des vaisseaux et nerfs poplités. L'artère était comprimée à tel point que ses battements n'étaient plus perceptibles au jarret.

Pronostic. — Lorsqu'on examine l'articulation du genou, on est frappé de la force, du nombre et de la disposition particulière des moyens d'union dont l'ensemble est admirablement disposé pour la solidité et pour les mouvements que la jambe doit exécuter sur la cuisse. Aussi n'est-il pas étonnant que certains chirurgiens aient regardé comme si graves les luxations complètes du genou, qu'ils n'ont pas craint de proposer l'amputation comme seule et unique ressource à laquelle on devait avoir promptement recours si l'on ne voulait voir survenir une inflammation terrible, la gangrène, etc., etc. C'est ainsi que J. L. Petit, Duverney, Heister lui-même, quoique l'observation si connue qu'il rapporte eût dû le désabuser, posent en principe l'ablation du membre dans les luxations complètes du tibia sur le fémur. Depuis, Boyer, tout en citant les faits empruntés à Lamotte et à Heister, persiste à regarder cette affection comme excessivement grave. D'après les exemples que nous avons rappelés au souvenir des chirurgiens, il n'est plus permis de proposer un moyen aussi extrême. Faisons toutefois une réserve pour tous les cas que cite A. Cooper (1), et dans lesquels l'articulation était ouverte et les parties molles déchirées et contuses. Quant aux dangers consécutifs, ils sont ceux des lésions articulaires, et déjà Fabrice de Hilden (2) avait remarqué que les *contorsions* des articulations donnaient lieu à des caries quelquefois mortelles. C'est ce que l'expérience démontre chaque jour. Il faut donc engager les malades à ne pas fatiguer l'articulation lésée, et à porter une genouillère ou une bande compressive pendant quelque temps.

Traitement. — Je m'arrêterai fort peu sur la réduction; elle n'offre rien de particulier; ce que nous avons dit plus haut de la manière dont nous l'avions obtenue suffit pour faire comprendre ce qu'il convient de faire en pareil cas. Après la réduction et pour prévenir l'inflammation, la compression et des compresses résolutives froides fréquemment arrosées furent appliquées sur le genou. De la glace, si l'on en avait à sa disposition, serait très-bonne, employée d'une manière permanente pendant plusieurs jours. Quant à l'amputation proposée comme seul moyen de sauver le malade dans le cas de luxation complète, nous venons de voir ce qu'il fallait en penser.

Historique. — L'histoire de cette luxation offre ceci de curieux que presque tous les auteurs anciens ont contesté son existence; il faut pourtant en excepter Celse (3), qui, tout en admettant seulement les déplacements latéraux et en arrière, rapporte que Megès a vu et guéri un malade atteint de luxation en avant. La raison que ces écrivains donnaient pour nier la possibilité de cette lésion, c'est l'obstacle qu'y opposait la rotule. A. Paré (4) admet le transport du tibia en avant, mais il le croit fort rare. J. L. Petit ne croit guère aux luxations complètes, et il porte sur elles le plus fâcheux pronostic. Plus exagéré encore, Duverney les regarde comme imaginaires. Admises et reconnues dans ces derniers temps, ce n'est qu'avec la plus grande

(1) Tome II, p. 208.
(2) Cent. II, obs. XC.
(3) Lib. VIII, cap. XXI.
(4) Lib. XVI, chap. IV.

réserve, et en quelque sorte conditionnellement, que Boyer les décrit, qu'il en trace les symptômes. Cet exposé, joint à ce que nous avons dit plus haut, suffit pour montrer combien l'histoire des maladies des os et surtout celle des luxations a besoin de faits et de recherches pour arriver à cette apogée à laquelle plusieurs personnes la croient parvenue.

V

RECHERCHES SUR L'ANATOMIE PATHOLOGIQUE DES TUMEURS BLANCHES

Recueillies et publiées par le docteur E. BEAUGRAND (1).

On pourrait remplir toute une bibliothèque en réunissant les nombreux écrits qui ont été publiés sur les tumeurs blanches, et cependant cette importante question offre encore des points à éclaircir ou à confirmer.

Je n'ai point ici l'intention de tracer une histoire complète des tumeurs blanches, mais seulement de donner sur les *désordres locaux* qui les caractérisent des documents plus exacts que ceux qui se rencontrent dans les auteurs, et notamment sur l'état des cartilages; je dirai quelque chose de leur *durée*, de leurs *terminaisons*, de leur *pronostic*, enfin je parlerai du traitement qui m'a le mieux réussi, et qui m'a fait obtenir des succès que l'on n'aurait pas osé espérer d'après la gravité du pronostic généralement porté sur ces affections; je terminerai par quelques réflexions sur l'époque à laquelle doit être pratiquée l'amputation.

Anatomie pathologique. — Nous allons successivement examiner avec soin l'état des différents tissus qui composent l'articulation, en procédant de dehors en dedans.

1° *Tissu cutané.* — Pendant les premiers temps, la peau ne présente pas de changement; lorsque la tuméfaction est devenue plus considérable, elle est tendue, lisse, luisante, offrant

(1) *Archives générales de médecine*, 3e série, t. IX, 1840.

parfois de la rougeur et une chaleur anormale pendant les exacerbations douloureuses si communes dans cette maladie. A une époque plus avancée, lorsqu'il se forme des abcès dans le tissu sous-jacent, l'enveloppe cutanée prend une couleur rouge livide dans le point correspondant à la phlegmasie; bientôt elle s'amincit et se laisse perforer par inflammation ulcérative. Souvent toute la circonférence de la jointure est parsemée d'ouvertures fistuleuses communiquant avec des clapiers purulents; tantôt ces orifices sont larges, à bords minces, rouges et renversés en dedans, tantôt munis de bourgeons charnus, saillants, et quelquefois même exubérants au point de constituer des végétations fongueuses. Enfin, chez certains sujets scrofuleux et à une période extrême, la peau peut offrir de larges ulcérations entourées de bords décollés et amincis qui laissent facilement circuler et passer un stylet d'une ouverture à l'autre. Souvent enfin, à côté des ulcérations, on voit des cicatrices plus ou moins récentes qui révèlent les différentes phases par lesquelles la maladie a passé.

2° *Tissu cellulaire.* — Au niveau de l'articulation, le tissu cellulaire est dense, ferme, souvent à l'état lardacé; ici très-consistant, là très-friable. Ces altérations s'observent surtout dans les points où le tissu cellulaire est en rapport avec les ulcérations cutanées ou bien avec les trajets fistuleux : de la face interne de ceux-ci naissent souvent des fongosités plus ou moins exubérantes, qui viennent faire saillie à l'extérieur. Dans certains points aussi on voit se former sous la peau une sorte de tissu érectile dont la mollesse simule la fluctuation; si l'on vient à plonger le bistouri au niveau de ces parties ramollies, il n'en sort que du sang en assez grande quantité. Quelquefois le tissu cellulaire sous-cutané est infiltré d'une matière épaisse jaunâtre qui lui donne l'aspect d'une gelée tremblante. Tantôt la forme de l'altération est partout la même, il y a homogénéité dans l'état anatomo-pathologique; tantôt les différentes formes que nous venons de décrire se trouvent réunies. A une certaine distance de la jointure malade on ne trouve plus qu'une infiltration œdémateuse qui disparaît plus ou moins loin.

3° *Tissu fibreux.* — *Aponévroses.* — Elles sont ordinairement intactes, ce n'est guère que dans les tumeurs blanches fort anciennes qu'on les voit épaissies, devenues plus ou moins friables et se confondant avec le tissu cellulaire; elles participent quelquefois alors à cet état gélatineux que nous avons indiqué plus haut.

Tendons. — On les trouve assez rarement ramollis; le plus souvent ils conservent leur consistance et leur aspect normal; les gaînes celluleuses qui les entourent sont au contraire infiltrées et notablement altérées dans leur texture.

Ligaments. — Ils sont enveloppés de tissu cellulaire gélatiniforme, rouge, enflammé. Eux-mêmes, à une période avancée de la maladie, ou plutôt, si les désordres ont commencé par le tissu osseux, eux-mêmes, disons-nous, sont ramollis, infiltrés, à peine rouges, et se laissent déchirer avec facilité.

4° *Membrane synoviale.* — L'absence de rougeur sur les cartilages articulaires semblerait prouver, contre l'opinion de certains anatomistes, que la synoviale ne se prolonge pas sur ces cartilages; mais j'ai vu, à mon grand étonnement, la synoviale s'étendre en languette irrégulière jusque sur eux. C'est surtout sur les parties latérales qu'on la voit offrir ces altérations. Là elle est rouge, boursouflée, doublée d'un tissu cellulaire qu'infiltre une sérosité sanguinolente. Enfin, lorsque la maladie existe depuis longtemps, que les désordres sont très-considérables, il est fort commun de n'en plus trouver que quelques débris flottants encore attachés aux ligaments.

5° *Cartilages.* — Tous les auteurs qui ont écrit sur les tumeurs blanches ont beaucoup insisté sur l'état pathologique des cartilages articulaires; ils ont tous parlé d'ulcérations, de ramollissement, etc., de ce tissu. Voici ce qu'une observation attentive et longtemps continuée à l'hôpital Saint-Louis, dans lequel on reçoit tant de maladies des os, m'a permis de constater. On sait que les cartilages sont unis à la surface osseuse correspondante par un tissu cellulaire extrêmement fin et délié, à peine visible dans l'état sain; mais il en est tout autrement dans les phlegmasies articulaires. Alors plusieurs choses peuvent arriver : tantôt le tissu cellulaire se gonfle, se développe, soulève le cartilage et le décolle; on peut alors retrouver ce dernier flottant dans la cavité articulaire, ou bien, au bout d'un certain temps, il est résorbé. D'autres fois, le décollement n'a pas lieu, mais les couches inférieures du cartilage sont résorbées progressivement, et il se trouve réduit à une lame mince et même perforée là où son épaisseur était peu considérable. Il arrive que, dans les points où il y a ainsi perte de substance, le tissu cellulaire donne naissance à des fongosités rouges et mollasses qui passent par l'ouverture qu'a produite la résorption, s'étalent sur le cartilage restant, et le revêtent ainsi d'une sorte de membrane rouge, mollasse, végétante. Si l'on examine avec soin ce qui reste de cartilage, quelque peu considérables qu'en soient les débris, ils sont blancs, fermes, élastiques, jouissant en un mot de leurs caractères normaux au milieu des altérations les plus profondes des autres tissus. Cependant, deux ou trois fois, j'ai rencontré les cartilages ramollis, et deux fois je les ai trouvés très-amincis, demi-transparents, souples et flexibles.

Lorsque le cartilage a été résorbé en totalité de la surface adhérente à la surface libre, il peut arriver que le tissu cellulaire sous-cartilagineux, tuméfié et fongueux, recouvre la surface articulaire dénudée, simule, pour un observateur superficiel, un cartilage ramolli, tandis qu'il ne s'agit réellement que d'une pseudo-membrane analogue à celles qui se forment dans les abcès, dans les fistules, etc.

6° *Cavité articulaire.* — Le liquide qu'elle renferme est de nature très-variable : le plus souvent, c'est une sérosité lactescente, floconneuse; d'autres fois, une sérosité sanguinolente; quelquefois, dans les affections chroniques et accompagnées de symptômes peu graves, un liquide terne et jaunâtre seulement. La quantité est aussi très-variable; on comprend que l'existence d'une fistule communiquant avec l'articulation implique l'absence de l'épanchement; le liquide s'écoule alors à mesure qu'il est sécrété.

7° *Tissu osseux.* — Le tissu osseux enflammé au niveau des articulations présente différentes altérations que j'ai déjà décrites ailleurs, mais que je vais rappeler sommairement : la surface articulaire dépouillée de cartilage est poreuse, irrégulière, creusée d'une multitude de petites ouvertures; la circonférence de la surface articulaire est sillonnée de nombreuses stries et criblée d'ouvertures vasculaires. Quelquefois le périoste enflammé sécrète des sucs coagulables qui se transforment en lamelles osseuses plus ou moins épaisses, et qui encroûtent les alentours de l'articulation; parfois il arrive qu'une portion osseuse meurt avant que le travail phlegmasique ait altéré sa texture, et alors elle est éliminée, et elle s'échappe par un abcès ou une ouverture fistuleuse conservant tous les caractères de l'os normal : c'est le véritable *séquestre* de la nécrose. D'autres fois, la mortification n'a lieu qu'à une époque plus avancée, et alors le fragment osseux qui s'échappe est creusé de canalicules poreux, s'écrasant facilement sous le doigt : c'est l'*esquille* proprement dite de la carie. Je n'ai pas besoin de dire que si la portion mortifiée était très-peu considérable, elle pourrait être complétement résorbée pendant le travail éliminatoire. Quoiqu'on ait prétendu le contraire, il n'en est pas moins certain que les esquilles de la carie conservent encore leur gélatine; macérées dans l'acide hydrochlorique affaibli, elles deviennent molles, spongieuses, élastiques, ce qui n'aurait pas lieu si elles étaient privées de leur élément gélatineux. A quelque degré de porosité qu'un os ait été réduit par la raréfaction de ses canalicules, il est bien rare qu'il se trouve réellement *ramolli;* l'état qu'il présente alors est celui de la *fragilité*, et il ne faut pas confondre ces deux manières d'être. — A l'intérieur, la *moelle* est ordinairement rouge, ramollie et même diffluente. Ces lésions se montrent surtout chez les sujets scrofuleux, chez lesquels il n'est pas rare de rencontrer le tissu médullaire de tout un os long dont l'extrémité est malade, converti en une pulpe lie de vin. On conçoit que dans ces cas l'os tout entier participait à la maladie, aussi ses surfaces internes et externes sont-elles creusées de nombreux sillons et de nombreux orifices de canalicules dilatés.

8° *Abcès circonvoisins.* — Il est, dans l'histoire des tumeurs blanches, un phénomène fort important, assez mal étudié jusqu'à ce jour, et qui mérite de fixer l'attention des observateurs. Je veux parler de ces abcès qui se développent si fréquemment dans le voisinage des os malades, mais sans communiquer avec ceux-ci. Plus la maladie de l'os est grave et intense, plus ces abcès sont communs et étendus; il n'est pas rare, dans le cours de quelques mois, de voir ainsi un plus ou moins grand nombre de ces abcès s'ouvrir et se cicatriser ensuite à la circonférence d'un os malade : il ne faut pas confondre ces abcès que je désigne par l'épithète de *circonvoisins* avec ceux qui sont formés par le pus sécrété par l'os malade, et qui s'est réuni sous la peau : ces derniers sont les abcès *par congestion* de certains auteurs, je les appelle abcès *par migration* ou abcès *migrateurs*, quand le pus qui les forme vient d'un peu loin. Ces derniers communiquent nécessairement avec l'os malade, au moyen d'un trajet plus ou moins direct, plus ou moins sinueux. Les premiers, au contraire, situés à une profondeur variable, se sont formés sous l'influence de l'inflammation voisine de l'os malade, et en restent séparés par une couche plus ou moins épaisse de tissus sains et altérés.

Quelle que soit l'articulation malade, on rencontre, sinon toutes, du moins la plupart des lésions que nous venons de décrire.

Étiologie. — Nous passerons rapidement sur cet article longuement discuté dans tous les traités de pathologie ; seulement, nous dirons que pour notre compte nous rangeons les tumeurs blanches en quatre classes, qui sont, par ordre de fréquence : 1° les tumeurs blanches scrofuleuses ; 2° celles qui sont dues à l'affection rhumatismale ; 3° celles qui succèdent aux lésions traumatiques ; 4° celles enfin, assez rares, qui viennent à la suite des fièvres éruptives.

Disons encore que la maladie dont nous parlons se rencontre le plus fréquemment dans l'enfance, quelquefois de vingt-cinq à trente ans, rarement passé l'âge de quarante.

Symptômes et marche. — B. Bell, dans son excellent mémoire sur les tumeurs blanches, inséré à la suite de son *Traité des ulcères*, avait déjà divisé la maladie qui nous occupe en deux espèces, suivant que la cause est rhumatismale ou scrofuleuse. Il avait parfaitement reconnu que les premières débutaient par les parties molles, tandis que le point de départ des secondes était presque constamment dans le tissu osseux ; enfin, le savant observateur que je viens de citer avait entrevu ce que nous avons longuement détaillé, c'est-à-dire que les cartilages pouvaient rester sains et intacts au milieu des désordres les plus graves des parties molles. Cette différence, si importante à noter dans le début des deux sortes de tumeurs blanches, a été constatée par tous les observateurs. Nous ajouterons que les tumeurs blanches traumatiques et quelques-unes de celles qui succèdent aux fièvres éruptives, semblables en cela aux rhumatismales, affectent d'abord les tissus mous environnant l'articulation.

Les accidents caractéristiques de la maladie qui nous occupe débutent quelquefois lentement et progressivement, quelquefois au contraire avec beaucoup de rapidité. Les fonctions de l'articulation sont troublées; les mouvements sont plus difficiles, plus pénibles; les douleurs se manifestent quand le malade veut se servir de son membre, et même quelquefois pendant le repos. Dans le genou, par exemple, la flexion et l'extension ne peuvent être portées aussi loin que dans l'état normal; la jambe reste souvent à demi fléchie; il survient un moment où le malade cesse de pouvoir l'étendre, et, dans certains cas, il peut y avoir une contracture portée au point que le talon est appliqué contre la fesse. Les membres, dont les jointures sont altérées, se dévient soit en dehors, soit en dedans; et, pour continuer l'exemple que nous avons choisi, dans les tumeurs blanches du genou, si l'un des condyles du fémur ou une des éminences du tibia augmente de volume plus que l'autre, il en résulte que la jambe forme avec la cuisse un angle obtus en dedans ou en dehors. Pendant les mouvements, les malades ressentent un craquement analogue à celui d'une porte qui tourne sur un gond rouillé, et comme si les surfaces articulaires n'étaient plus lubrifiées par la synovie. Le genou devient de plus en plus gros; les parties situées au-dessus et au-dessous s'atrophient; la cuisse surtout éprouve un étranglement fort remarquable. Il arrive même qu'après la guérison, alors que le genou est redevenu ce qu'il était, les parties situées au-dessus sont encore amincies. Il n'en est pas de même pour la jambe : l'exercice rend très-promptement aux muscles leurs proportions habituelles. Les phlegmons sous-cutanés qui constituent les abcès circonvoisins se forment à diverses périodes de la maladie, mais généralement à une époque assez avancée; ce que nous avons dit de l'anatomie de ces abcès nous dispense ici de détails plus étendus. Leurs symptômes sont ceux des abcès ordinaires, idiopathiques.

Le mode d'invasion diffère suivant l'origine de la maladie;

quand celle-ci dépend d'une lésion traumatique ou d'une affection exanthématique, elle débute avec assez de violence, et acquiert en peu de temps un degré assez notable de développement; c'est le contraire quand elle est un symptôme de la scrofule. Les phénomènes présentent aussi une foule de particularités importantes à connaître. Généralement, les douleurs sont plus vives la nuit que le jour, pendant les temps froids et humides, que dans les conditions opposées de l'atmosphère. Lorsqu'il y a, dès le principe, des épanchements de synovie, la jointure peut acquérir un volume énorme et présenter de la fluctuation. Dans certains cas, il se forme des fongosités, soit dans l'articulation elle-même, soit dans le tissu cellulaire ambiant : alors la tuméfaction devient très-considérable et s'accompagne d'une fluctuation élastique qu'il est quelquefois difficile de distinguer de la fluctuation ondulante à laquelle donne lieu l'épanchement de synovie. Lorsque la maladie a débuté par les os, le gonflement est beaucoup moins considérable; les douleurs sont surtout très-prononcées pendant la nuit, et c'est consécutivement à ces premiers troubles que les parties molles étant envahies, la tuméfaction commence à se déclarer; puis surviennent les autres désordres, les abcès, les fistules, les sorties de séquestres ou d'esquilles, dont il a été question à propos de l'anatomie pathologique. La destruction des ligaments est un phénomène très-grave et qui se reconnaît à l'extrême mobilité de l'articulation : alors on peut faire tourner le membre sur son axe avec facilité ou faire glisser latéralement l'une sur l'autre les surfaces articulaires opposées, quelquefois avec un bruit de craquement qui annonce le frottement des surfaces osseuses cariées et privées de leurs cartilages. Arrivée à ce degré, la maladie n'offre guère de ressource que dans l'amputation; cependant je rapporterai plus loin un cas de guérison dans les circonstances que je viens d'indiquer.

Il est assez facile de distinguer entre elles les différentes sortes de tumeurs blanches. Voici en peu de mots leurs signes différentiels : — 1° *Tumeurs blanches rhumatismales*. Douleurs dans diverses parties du corps, existant depuis plus ou moins longtemps et ayant pour point de départ les causes ordinaires du rhumatisme; aucun caractère de scrofule chez le sujet; pas de gonflement des os; début par la synoviale et les parties molles; craquement douloureux dans la marche, et souvent épanchement intra-articulaire. — 2° *Tumeurs blanches scrofuleuses*. Pas de douleurs erratiques; parents affectés de scrofules; symptômes antérieurs caractéristiques de la même maladie; douleurs profondes ayant pour siége le tissu osseux; engorgement et résistance élastique du tissu cellulaire ambiant. 3° Quant aux *tumeurs blanches traumatiques* ou 4° succédant à certains *exanthèmes fébriles*, l'évidence de la cause, la marche tout à fait semblable à celle des tumeurs blanches rhumatismales, ne permettent pas de les méconnaître.

La gravité du *pronostic* des tumeurs blanches a été exagérée par beaucoup de chirurgiens. A en croire Boyer, par exemple, on n'aurait pour ainsi dire aucune chance de guérison, et l'ankylose seule pourrait en offrir. Il n'en n'est pas ainsi, et les praticiens doivent être rassurés à cet égard. Toutefois, je ne prétends pas dire que l'on guérisse la majorité des sujets affectés de tumeurs blanches, mais il est certain qu'on peut en sauver un bon nombre. Ainsi je sais qu'à l'hôpital des Enfants, et dans le service de M. Lugol, à l'hôpital Saint-Louis, on obtient des succès réels; pour mon compte, j'ai guéri un assez grand nombre de malades. Ces succès, où la nature fait probablement plus que les chirurgiens, doivent nous engager à ne pas désespérer de la guérison et à en rappeler du grave pronostic que Boyer portait sur ces affections.

Traitement. — Il est d'abord quelques indications générales de traitement qui diffèrent suivant la cause à laquelle est due la maladie.

1° Si la tumeur blanche est d'origine scrofuleuse, il faut agir sur la constitution en général : ainsi on conseillera une bonne nourriture, l'habitation à la campagne, l'usage habituel du vin aux repas, de la bière pour tisane, l'exercice lorsque la douleur et l'inflammation locales ne s'y opposent pas. Beaucoup de personnes sont dans l'habitude d'ordonner un repos absolu aux malades affectés de tumeurs blanches scrofuleuses, c'est quelquefois une faute grave; la constitution générale, déjà altérée dans cette maladie, ne peut que s'affaiblir encore; et, sous l'influence de ce moyen, les sujets s'étiolent et tombent plus ou moins rapidement dans le marasme. Au contraire, si l'on ordonne l'exercice d'une manière prudente, bien entendu, et lorsque l'inflammation n'est pas très-forte, il en résulte ordinairement une légère stimulation dans la jointure, et par suite une résolution de l'engorgement. L'exercice doit être pris en plein air, et surtout au soleil; cette manière d'agir doit surtout sa propagation à M. Lugol, et produit parfois les plus heureux résultats. Il paraît qu'à l'hôpital des Enfants, M. Baudelocque suit la même conduite et en retire les mêmes avantages. Nombre de fois j'ai vu des sujets pâles, amaigris et débilités par un repos prolongé, reprendre en peu de temps des couleurs et de l'embonpoint sous l'influence de la marche en plein air et d'un bon régime; l'articulation, roidie et comme ankylosée, reprendre de la souplesse et de la force en même temps que l'on voyait disparaître la tuméfaction, rendue surtout apparente par l'atrophie des parties situées au-dessus et au-dessous. J'insiste sur ce point parce qu'il est méconnu généralement et que la plupart des chirurgiens ne savent qu'amputer; mais notez bien que si la marche cause de la douleur, de l'inflammation, augmente le mal, en un mot, l'exercice doit être suspendu et le repos de la jointure recommandé et exigé.

2° Si la tumeur blanche est rhumatismale, on aura surtout recours aux bains et douches de vapeurs, aux fumigations aromatiques sur l'articulation malade. Voici comment je fais faire ces dernières chez les gens pauvres et les paysans : des herbes aromatiques, sauge, romarin, baies de genièvre, etc., coupées et hachées en morceaux sont projetées sur des charbons ardents; il s'en élève une vapeur épaisse que l'on reçoit sur le genou placé au-dessus du fourneau et au-dessous d'un drap qui retient la fumigation. Ce moyen offre le double avantage d'être facile et peu dispendieux. Les fumigations générales sont encore fort utiles. Le malade portera habituellement autour de la jointure des flanelles recouvertes d'une pièce de taffetas gommé pour entretenir une légère moiteur. C'est aussi dans ces cas que la compression me paraît applicable.

3° Dans les tumeurs blanches traumatiques, il faut spécialement insister sur les antiphlogistiques locaux et les émollients.

Après ces considérations générales, examinons successivement les différents moyens locaux proposés pour combattre les tumeurs blanches et applicables aux différentes espèces.

1° *Vésicatoires.* — Plusieurs personnes ont l'habitude d'appliquer successivement des vésicatoires volants autour de l'articulation, et d'établir ainsi une révulsion permanente et mobile; cette méthode suffit quelquefois au debut de la maladie pour la faire avorter si les désordres sont très-peu considérables, et principalement si la tumeur blanche est de nature rhumatismale. Mais pour peu que la maladie ait de la gravité, un parcil traitement serait insuffisant. D'autres mettent des vésicatoires à demeure, ici l'irritation est moins vive encore que dans le cas précédent. Suivant quelques personnes, il ne faut pas les appliquer sur la tumeur blanche elle-même, parce qu'alors l'excitation produite par le vésicatoire peut retentir dans l'articulation et augmenter le mal. Il est de fait que j'en ai vu des exemples, notamment dans les tumeurs blanches compliquées de tumeurs fongueuses élastiques, c'est à peu près tout ce que pourraient faire les vésicatoires *monstres*. Faut-il donc appliquer les vésicants à distance? Je ne saurais croire alors à leur efficacité.

2° *Cautères.* — Les cautères, vantés outre mesure par certains auteurs, doivent être appliqués en grand nombre si l'on veut obtenir un résultat bien marqué; ainsi j'en ai mis jusqu'à huit ou dix autour d'une articulation, et encore les fruits que j'en ai retirés ne m'ont-ils pas encouragé à en renouveler l'emploi.

3° *Moxa.* — L'application du moxa est douloureuse, cruelle même; mais il faut convenir qu'elle l'emporte de beaucoup sur les deux moyens dont je viens de parler. J'en ai fait sur moi-même une expérience trop avantageuse pour ne pas la consigner ici en preuve de ce que j'avance.

J'avais pris part, en 1815, aux malheurs de la patrie, et j'étais entré dans le corps d'artillerie volontaire de l'École de médecine. Après le désastre de Waterloo, j'avais été atteint de la petite vérole au mois d'août, je devais concourir pour l'internat au mois de novembre; mes études avaient souffert du temps que j'avais consacré à des exercices militaires; afin de regagner du temps, je passais les journées dans les amphithéâtres et les nuits chez moi, sans feu, pour ne pas m'endormir. Atteint d'un rhumatisme articulaire du genou gauche à la suite de la variole, le mal s'accrut rapidement sous ces influences, et le 1er janvier 1816, j'entrai au lit pour sept mois. Le genou gauche était gonflé, et de près d'un pouce plus gros que le droit; il était chaud, douloureux à la pression sur les côtés du *ligament rotulien*, dans le peloton graisseux sous-rotulien. Il était douloureux dans l'attitude debout, mais surtout dans la marche. La flexion et l'extension s'accompagnaient d'un sentiment et d'un bruit de frottement pénible; la cuisse était plus maigre que l'autre, et étranglée au-dessus du genou comme dans les tumeurs blanches ordinaires; ma santé était d'ailleurs très-bonne, ma constitution assez forte et mon âge très-jeune, car je n'avais que dix-huit ans, et j'étais plein de courage et de résignation.

Comme le mal n'était pas extrêmement avancé, je commençai le traitement par deux ou trois applications de sangsues, et je continuai pendant quatre mois l'usage des cataplasmes chauds et le repos au lit. Jusque-là je n'avais éprouvé que des douleurs obscures et profondes dans toute l'articulation, même dans les mouvements; mais dès lors je ressentis, même dans le repos où j'étais, des élancements douloureux dans les condyles du fémur. J'en fus alarmé, et je me fis appliquer un moxa de coton au-devant du condyle interne. Le lendemain, j'avais une hydropisie du genou avec irritation et sensibilité de l'articulation plus vive que les jours précédents, mais plus d'élancements dans les os. Les cataplasmes émollients et le repos furent continués. En quatre ou cinq jours l'épanchement articulaire disparut sans retour, comme avaient fait les douleurs, et j'entrai en convalescence. Néanmoins je restai longtemps encore au lit pour assurer ma guérison, et quand j'en sortis, au bout de sept mois, ce fut pour faire quelques pas. Cependant, un mois après, je marchais dans les rues, aidé par une canne, et l'articulation soutenue par une genouillère lacée que je n'ai abandonnée qu'après plus d'un an. Mon genou, après la guérison, s'est trouvé un peu plus petit que l'autre, et il a toujours conservé quelque chose de cette différence : il en est de même pour la cuisse.

Un pareil exemple ne pouvait être perdu pour moi; mais tous les malades sur lesquels j'ai fait usage du moxa n'en ont pas retiré un avantage aussi immédiat; le plus ordinairement, il a fallu en répéter l'application un grand nombre de fois, et beaucoup de sujets, craignant la douleur de cette cautérisation, se sont refusés à en continuer l'emploi. Dans un cas cependant, et chez une jeune femme, j'ai vu disparaître une tumeur blanche rhumatismale du coude, fort grave, par l'application successive *d'une trentaine de moxas!* Avouons, au reste, qu'il a fallu à cette femme un courage et une persévérance héroïques pour endurer un semblable traitement, et que bien rarement on rencontre des sujets aussi dociles et aussi courageux.

4° *Méthode antiphlogistique.* — Vantée et employée presque exclusivement par certaines personnes, rejetée par d'autres d'une manière absolue, la méthode antiphlogistique peut être fort avantageuse. Je la mets en usage non-seulement lorsqu'il y a des symptômes de phlegmasie aiguë, mais encore alors que la maladie marche avec moins d'acuité. Je fais faire des applications, fréquemment répétées, de douze à quinze sangsues autour de l'articulation, tous les huit ou dix jours : j'ajoute à ces moyens des bains, des cataplasmes émollients et le repos au lit.

A l'aide de ce traitement, j'ai guéri à la campagne une jeune fille affectée de tumeur blanche, je lui conseillai en outre un repos absolu, et au bout de sept à huit mois elle était guérie. J'avoue que donnant mon avis en passant, je ne comptais guère sur le succès; mais repassant au bout d'un an dans le même pays, j'appris, avec autant de satisfaction que d'étonnement, que la jeune malade avait suivi très-exactement mes conseils, qu'elle marchait parfaitement et était bien guérie. Je la fis venir, et je m'assurai par moi-même du succès.

J'ai employé le même traitement sur un enfant âgé de six à sept ans, qui portait une tumeur blanche légèrement aiguë; je lui fis prendre des bains de tripes, on appliqua des sangsues tous les huit ou dix jours, je le soumis à un repos absolu, et en six mois la guérison était complète. C'est aujourd'hui un grand et beau garçon de dix-neuf à vingt ans.

Le succès fut encore plus marqué chez un jeune étudiant en médecine, actuellement chirurgien militaire. Il avait une tumeur blanche à une période peu avancée, et présentant une inflammation médiocre : chez ce sujet, le peloton graisseux sous-rotulien était fortement gonflé et donnait au genou une grosseur remarquable : déjà même le chirurgien d'un hôpital de Paris lui avait parlé d'amputation. Je lui fis appliquer pendant quelque temps des sangsues à plusieurs reprises; vers la fin j'exerçai la compression, et en quatre mois la guérison fut obtenue. Toutefois, et dans la crainte d'une rechute, je lui fis porter une genouillère lacée qui modérait les mouvements du membre et s'opposait au retour de l'engorgement.

5° *Réfrigérants.* — L'irrigation continue peut être d'une certaine utilité dans le traitement des tumeurs blanches. J'en ai fait l'heureuse expérience. Une jeune fille était depuis longtemps dans l'impossibilité de marcher, par suite d'une tumeur blanche du genou arrivée à une période assez avancée; déjà les plans fibreux et les ligaments latéraux étaient sans consistance, et l'on pouvait faire exécuter à la jambe étendue un demi-mouvement de rotation sur les condyles du fémur; toutefois il n'y avait pas d'abcès, pas de trajets fistuleux, toute la gravité de l'affection semblait limitée à l'articulation proprement dite. Je m'efforçai d'abord de rappeler les règles qui étaient supprimées, puis je soumis la malade à l'irrigation continue pendant deux mois. Ce moyen fut enduré par la malade avec un courage et une patience dignes du résultat heureux qu'elle en retira. Les douleurs avaient cessé, l'articulation avait repris sa fermeté, quand je lui permis de marcher avec des béquilles, dont elle finit par se débarrasser.

On voit d'ailleurs que les différentes méthodes curatives que nous venons de passer en revue peuvent être employées successivement ou simultanément selon les indications. Ajoutons que les pommades résolutives et la compression sont avantageuses pour favoriser le dégorgement, surtout dans les dernières périodes de la maladie, lorsqu'elle a été notablement amendée par des procédés curatifs plus énergiques; mais il ne faudrait pas se fier à leur usage exclusif, elles sont manifestement insuffisantes pour détruire les désordres graves dont les articulations sont si souvent le siége.

De l'amputation. — Un des points les plus controversés et en même temps les plus importants de la chirurgie est de déterminer l'époque à laquelle on doit amputer dans les cas de tumeurs blanches très-graves. Les uns pensent qu'il faut agir lorsque le malade est encore assez fort; qu'il n'a point de dévoiement, en un mot, dans la seconde période de la maladie. D'autres, et à leur tête B. Bell, veulent attendre que la maladie soit arrivée à son plus haut degré, que le sujet soit épuisé par la diarrhée, les sueurs nocturnes, etc. Boyer, dans son chapitre sur les tumeurs blanches, a très-bien exposé les raisons qui doivent engager le chirurgien à suivre cette manière d'agir, et je me range complétement à cette opinion. Ainsi, je suis d'avis qu'il faut opérer quand tout a échoué, que des abcès nombreux se sont formés autour de l'articulation, que les ligaments sont ramollis ou détruits, que la carie est positive, et surtout enfin qu'il y a, en même temps, dévoiement, fièvre hectique, affaiblissement considérable, et danger imminent de mort. Ainsi, les désordres locaux seuls ne sont pas une indication suffisante à mes yeux, il faut un danger imminent pour la vie du malade. Alors seulement il est permis d'amputer : agir autrement serait opposer à la maladie un remède pire que le mal.

Quand je dis qu'il *faut* amputer, je fais abstraction de quelques cas particuliers dans lesquels l'opération serait rendue impossible, par le fait de l'existence simultanée de quelques lésions graves capables par elles seules d'amener la mort dans l'espace de quelques jours : mais j'opère alors même que l'auscultation fait reconnaître des tubercules pulmonaires *encore à l'état de crudité;* alors aussi qu'une autre articulation est le siége d'une tumeur blanche *à une période peu avancée*, pourvu que le malade ait la force de la supporter et de fournir aux frais de la guérison, et pour cela il faut beaucoup moins d'énergie vitale qu'on ne le croit généralement. Voici un fait qui prouve les avantages de cette pratique.

Un enfant, présentant tous les signes de la phthisie, était en même temps affecté d'une tumeur blanche avec carie et abcès au coude droit. Il toussait depuis longtemps; il avait de la diarrhée et était dans un état de marasme très-prononcé. Quand je le vis marcher rapidement vers la tombe, j'amputai le membre malade : il n'y eut pas de fièvre traumatique; le dévoiement s'arrêta après l'opération, et bientôt l'enfant recouvra ses forces et ne mourut que deux ans après de sa phthisie pulmonaire.

Je possède plusieurs cas analogues. Si ma mémoire est fidèle, j'ai deux fois rendu témoin M. Nélaton de guérison d'amputés sans fièvre traumatique ou à peu près. L'un de ces malade était une jeune fille phthisique et scrofuleuse, à qui je coupai la jambe en bas, malgré la phthisie, et au moment où elle paraissait toucher au terme fatal.

Si l'on compare les succès obtenus sur les malades amputés pour des tumeurs blanches très-avancées avec ceux que l'on retire de la même opération pratiquée dans les cas de lésions traumatiques, tout l'avantage est en faveur des premiers sujets. Le relevé suivant fera parfaitement ressortir cette importante vérité.

Sur douze amputations pratiquées par moi dans le courant de 1836, à l'hôpital Saint-Louis, sept le furent pour des tumeurs blanches déjà fort avancées, et cinq pour des lésions traumatiques : écrasement des membres, plaies contuses et déchirées, gangrènes, etc. Des premières, *deux seulement* ont eu une issue funeste, occasionnée dans un cas par une *pleurésie aiguë*, dans le second par le ramollissement très-rapide de tubercules pulmonaires. Notez, du reste, que chez ces deux malades la mort est arrivée alors que le moignon était cicatrisé ou presque cicatrisé. Des cinq autres opérations, *aucune n'a réussi;* tous les malades sont morts. Chez trois, l'opération avait été faite dans les vingt-quatre heures; chez un quatrième, au bout de quatre jours, et enfin, chez le dernier, au bout de deux mois.

Je ne prétends pas qu'il en soit toujours ainsi; je sais que fort heureusement on sauve un certain nombre de sujets opérés pour des lésions traumatiques, moi-même j'en ai guéri quelques-uns : mais ce que je prétends, c'est que les sujets affectés d'une maladie organique ancienne, accoutumés, si l'on peut dire, à la suppuration et aux autres accidents qui suivent une opération grave, subissent celle-ci avec beaucoup plus de chances de succès que des hommes sains, vigoureux, pléthoriques, que vient surprendre une mutilation au milieu de la plus parfaite santé. Au reste, je reviendrai sur ce sujet une autre fois.

VI

RAPPORT SUR LES LUXATIONS CONGÉNITALES DU FÉMUR.

Lu à l'Académie royale de médecine dans les séances des 12 et 17 septembre 1839 (1).

Messieurs,

Vous avez nommé une commission composée de *MM. Blandin, Nacquart, Sanson et moi*, pour examiner les mémoires que M. Pravaz vous a lus dans les séances du 27 mars 1838 et du 22 janvier 1839, *sur le traitement des luxations congénitales du fémur et sur leur étiologie.* Vous avez aussi renvoyé à la même commission une réclamation adressée par M. Humbert à l'Académie, au sujet du premier mémoire de M. Pravaz. Je viens vous rendre compte du travail de votre commission sur ces trois sujets, différents et connexes tout à la fois.

Pour suppléer autant que possible à l'insuffisance des lumières de l'expérience sur un sujet encore bien neuf, après quelques considérations préliminaires, je rechercherai d'abord dans les dispositions anatomiques des luxations congénitales de la hanche, dans leurs phénomènes, dans leur marche et dans leurs causes, si la réduction de ces luxations est rationnellement possible. J'examinerai ensuite si les faits présentés par M. Pravaz en prouvent expérimentalement la possibilité ; enfin, si M. Humbert a obtenu des résultats semblables.

Chemin faisant, je discuterai et pèserai les objections de notre honorable confrère et collègue M. Bouvier avec toute l'attention qu'elles réclament et toute la considération que méritent son savoir et son expérience toute spéciale.

Mon rapport sera un peu long, beaucoup trop long, je l'avoue, pour l'Académie dont le temps est si précieux ; mais le sujet est encore si nouveau, il est si important, les objections de M. Bouvier m'ont paru si graves, que je n'ai pas cru pouvoir être plus court et que je n'en ai pas eu le talent.

(1) *L'Expérience*, t. IV, 1839.

I. — CONSIDÉRATIONS PRÉLIMINAIRES

L'histoire des luxations congénitales du fémur est loin d'avoir atteint son dernier degré de perfection, et nous avons probablement encore bien des variétés morbides à connaître en ce genre.

Depuis que l'on s'en occupe, un certain nombre de faits ont été recueillis pour élucider cette question, mais ils sont trop peu nombreux encore ou trop peu complets pour ne rien laisser à désirer. Ils montrent, au contraire, qu'il y a beaucoup de variétés dans les lésions congénitales de l'articulation coxo-fémorale produites par une malformation, soit qu'elles entraînent un déplacement permanent, soit qu'elles n'entraînent que des déplacements momentanés des surfaces articulaires. Aussi reste-t-il bien des incertitudes à dissiper, bien des obscurités à éclaircir sur ce sujet. Je tâcherai de les montrer en passant, car il me sera impossible de m'y arrêter.

On a compris sous le nom de luxations *congéniales*, *congénitales* ou *originelles*, les cas dans lesquels il y a déplacement permanent ou luxation de la tête du fémur, par suite d'une conformation et d'un développement vicieux des parties articulaires. On les appelle ainsi parce qu'elles existent souvent à la naissance, mais il ne faut pas attacher trop d'importance à cette dénomination, et confondre sous cette expression toutes les luxations du fémur qui pourraient être antérieures à la naissance, ou rejeter des luxations produites par un vice de développement et de conformation, toutes celles qui seraient postérieures à la naissance. L'expérience et le raisonnement prouvent que certaines luxations se ressemblent singulièrement et tiennent à la même cause, à un vice primitif de l'articulation coxo-fémorale, bien que l'une soit antérieure et l'autre postérieure à la naissance.

Ainsi Dupuytren a reproduit dans ses *Leçons orales de clinique*, t. III, p. 217, l'observation d'une vieille femme de Nantua qui comptait dans sa famille, tant parmi ses ascendants que parmi ses descendants, plusieurs personnes affectées de luxation congénitale, et qui, soumise elle-même à la disposition héréditaire qu'elle avait reçue et transmise, n'avait cependant vu la luxation se déclarer spontanément, chez elle, qu'à l'âge de trente ans. Qui pourrait douter que chez cette femme le déplacement du fémur n'eût été préparé et produit par la même cause qui l'a déterminé chez les autres membres de sa famille?

L'expression congénitale doit être employée pour désigner les luxations qui nous occupent comme les noms des familles le sont en histoire naturelle, comme, par exemple, on appelle *liliacées*, *labiées*, *chats*, *ruminants*, toutes les espèces végétales et animales qui se rapprochent du lis, de la plupart des plantes à corolles labiées, des chats ou des animaux qui ruminent.

Je sais bien que lorsqu'une luxation préparée par un vice de développement s'accomplira au moment de la naissance, ou seulement après, sous l'influence d'une violence extérieure accidentelle, la luxation se confondra, au moins en apparence, avec les luxations traumatiques; mais nous ne pouvons pas faire qu'il n'y ait des cas embarrassants. Tandis que notre esprit se plaît dans les distinctions parce qu'elles font une grande partie de sa puissance, la nature semble se complaire à rattacher les uns aux autres, par quelques traits de ressemblance, et comme les enfants d'une mère commune, tous les êtres qui existent, pullulent, paraissent et disparaissent dans l'immense étendue de son empire.

Peu d'auteurs se sont occupés de la luxation congénitale. Elle est cependant mentionnée dans les livres hippocratiques sous le nom de *luxations de naissance ou antérieures à la naissance*, etc. (*Traité des articles*). On est étonné qu'après avoir été si bien indiquée, ainsi que ses principaux signes, elle soit ensuite tombée dans un profond oubli. Cela tient à ce que le livre hippocratique n'a pas profondément marqué la distinction, et qu'il a décrit en même temps les symptômes des luxations traumatiques et des luxations de naissance qui ont beaucoup d'analogie les uns avec les autres; à ce qu'il n'a pas distingué et séparé dans sa description, par la forme, en même temps qu'il le faisait par les expressions, les luxations de naissance d'avec celles qui sont accidentelles. Elles ont été mentionnées, mais bien plus vaguement, par d'autres écrivains anciens, par Avicenne (lib. IV, fen. 5, tract. 1, cap. 24, *de Disloc. anchæ*, t. II, p. 79, Venise, 1600); par Paré, dans ses œuvres (l. XV, ch. III), etc.

Verduc le fils, au contraire, en a parlé d'une manière précise et si positive, que je transcrirai le passage, afin que, plus bas, on puisse mieux apprécier les droits de nos contemporains dans la science des luxations congénitales. Après avoir décrit les luxations de la cuisse et leurs moyens de réduction, Verduc s'exprime ainsi : « Avant que de faire des extensions, examinez bien quelle est la nature de la luxation; car si c'est une personne boiteuse *dès la naissance*, vos extensions ne serviront de rien qu'à faire voir votre ignorance. Je ne saurais vous en rapporter un exemple plus à propos que l'observation 61 de Kerkring. Une de ses petites nièces, qui était boiteuse, fut menée chez un bailleur... Il lui prit la jambe avec la main pour la rendre égale à l'autre; mais aussitôt qu'il l'eut quittée, elle se retira comme auparavant, et l'enfant boita à son ordinaire. On la mena chez plusieurs autres opérateurs, qui montrèrent tous leur ignorance... Kerkring avance lui-même qu'il n'en put découvrir la cause qu'après la mort de l'enfant. Il trouva que la cavité de l'ischion était fort large et fort profonde, et que la tête du fémur était extrêmement petite, en sorte qu'elle ne pouvait être retenue dans la cavité de l'ischion. Ainsi les ligaments s'étaient relâchés et allongés par la pesanteur de la cuisse, la tête du fémur se portait en haut et en bas, indifféremment de tous côtés, sans pouvoir rester dans sa cavité. Mais quand on tirait la jambe elle devenait égale à l'autre, parce que la tête du fémur rentrait dans sa cavité : ce qui faisait croire que le mal était guéri; mais sitôt que l'on quittait la partie, la tête de l'os retombait comme auparavant, et la petite fille boitait toujours de même. Cette observation nous doit porter à conclure que la plupart de ceux qui sont boiteux de naissance, d'un côté ou des deux côtés, ont la structure de la jointure de la cuisse comme l'avait cette petite fille. » (*De la luxation de la cuisse*, t. I, p. 570, *De la pathologie de chirurgie*, 693.)

Paletta, qui a consacré soixante-trois pages in-4° de ses *Exercitationes pathologiæ* (*pars prima*) à la claudication congénitale, ne rapporte point aux luxations les altérations de l'articulation coxo-fémorale qu'il décrit. Il insiste même pour montrer qu'elles s'en distinguent par des caractères très-différents sur lesquels il insiste, par exemple en ce qu'elles proviennent d'un vice de formation, tandis que les luxations sont le résultat d'une violence extérieure. L'auteur rapporte avec détail les sept cas dont il a été témoin et qu'il a étudiés.

Au reste, il ne s'en occupe que pour faire connaître des causes peu connues de claudication, parce que la claudication originelle fait l'objet de son mémoire.

Le premier cas, c'est celui d'un enfant de huit ans pour lequel il fut consulté. Il lui conseilla des topiques astringents sur l'articulation et un bandage propre à modérer l'ascension du fémur (p. 37); le second était celui d'un enfant de dix-sept mois; le troisième celui d'un jeune homme de vingt ans, qu'il ne vit qu'après sa mort, et qu'il put disséquer; le quatrième était celui d'une fille de deux ans qu'il disséqua aussi; les cinquième, sixième, septième, étaient ceux d'une femme de plus de cinquante ans, d'une autre plus vieille encore, et enfin celui d'un homme que Paletta put également disséquer et étudier avec soin. Dans les uns de ces cinq sujets dont l'illustre professeur put faire l'autopsie, le déplacement de la tête du fémur était réel, mais dans ceux des observations cinq, six, sept (pages 45-50), il paraît qu'il n'y avait raccourcissement du membre que par suite de l'altération du col du fémur, trop court et trop horizontal.

Andry mentionne aussi les luxations de naissance dans son *Traité d'orthopédie* (t. I, l. III, p. 170), mais il ne les décrit pas.

Monteggia les indique en quelques lignes dans ses *Institutions de chirurgie.*

Parmi nous, c'est Dupuytren qui a spécialement arrêté l'attention des praticiens sur les luxations congénitales et qui a le plus contribué à en préparer l'histoire, mais il est bien loin de l'avoir achevée, et il n'est pas le premier qui ait connu ces affections. C'était bien vainement qu'il disait, dans son mémoire publié en 1826, dans le *Répertoire d'anatomie* de M. Breschet : « Il est une espèce de déplacement de l'extrémité supérieure des fémurs, de laquelle je n'ai trouvé aucune indication dans les auteurs, *quelques recherches que j'aie faite pour la décou-*

vrir. » Les faits précédemment cités prouvent que ces recherches ont été bien bornées, et si restreintes qu'il est douteux qu'elles aient été entreprises.

Il est loin d'avoir achevé l'histoire des luxations congénitales, ai-je dit, parce que plus on étudie ce sujet, plus on y trouve de variété qu'il ignorait entièrement. Les altérations congénitales de l'articulation coxo-fémorale sont si nombreuses et si variées qu'il faudrait peut-être, pour en tracer une histoire complète, réunir dans un même groupe les cas de luxation avec les malformations congénitales de l'articulation qui entraînent une gêne dans les mouvements de l'articulation coxo-fémorale, et produisent, par exemple, la claudication. Le titre commun de *malformations congénitales* de l'articulation ilio-fémorale conviendrait assez bien à ces lésions, et réunirait ainsi des affections très-naturelles dont les *luxations* formeraient une division. En imitant Dupytren, on sépare d'avec les luxations congénitales des cas analogues où la luxation peut ne pas exister, ou n'exister que momentanément. On a vu en effet des personnes qui pouvaient se luxer et se remettre la cuisse à volonté. Portal parle, dans son *Anatomie médicale*, t. I, p. 470, d'un abbé de Saint-Bonnet, qui offrait un cas de ce genre, et demeurait à Montpellier au moment où lui Portal y faisait ses études. Un médecin de Troyes en offre actuellement un exemple vivant, au rapport de MM. Humbert et Jacquier.

Dupuytren n'a pas seulement omis dans sa description une foule de faits déjà mentionnés avant lui ou observés depuis, mais il a mal à propos généralisé des faits particuliers qui varient jusqu'à manquer et être remplacés par des faits tout contraires. C'est ainsi que, suivant lui, le pied est tourné en dedans, tandis que, suivant la nature, tantôt il est tourné en avant, tantôt en dehors.

Le repos, les réfrigérants, une ceinture pelvienne, sont les seuls moyens de traitement qu'il oppose, à l'exemple de Paletta, à un mal qu'il regarde comme incurable, page 244. Quand je le citerai, ce sera toujours d'après le tome III de ses *Leçons cliniques*, où a été refondu, augmenté et même corrigé son premier mémoire.

L'orthomorphie de Delpech, qui parut en 1828, n'ajouta rien à ce qu'on savait, si ce n'est que, chez les malades de Dupuytren, qui marchaient sur la pointe des pieds, il devait y avoir « défaut de longueur suffisante dans tous ou la plupart des muscles des deux membres pelviens » (p. 73, t. II).

MM. Breschet et Cruveilhier se sont également occupés des luxations congénitales, et M. Pravaz en a tracé en 1833 une histoire abrégée dans le *Dictionnaire* en vingt-cinq volumes, article Bassin.

On n'avait encore travaillé que pour la science, on n'avait rien fait pour l'art, lorsqu'un orthopédiste, qui s'occupait plus de l'art que de la science, s'avisa d'appliquer ses machines à la réduction d'une luxation spontanée en 1828; cet orthopédiste est M. Humbert, de Morley, département de la Meuse. Bien que cette tentative ne fût pas très-rationnelle, elle ouvrit à la chirurgie une voie nouvelle, car elle conduisit M. Humbert à essayer ses machines pour réduire les luxations congénitales. Il adressa, en 1833, un mémoire à l'Institut pour le prix Montyon. La commission visita des malades portant des luxations anciennes; M. Humbert leur donna ses soins, et l'état dans lequel il les représenta, un an après, lui mérita un prix de l'Institut qui lui fut décerné en 1836. Néanmoins le monde médical n'a pu ni approuver ses prétentions, ni essayer de guérir les luxations spontanées ou symptomatiques de l'articulation ilio-fémorale par des extensions mécaniques. L'ouvrage que M. Humbert a publié avec le docteur Jacquier d'Ervy, en 1835, sous le titre d'*Essai ou observations sur la manière de réduire les luxations spontanées ou symptomatique de l'articulation ilio-fémorale*, n'en est pas moins un bon livre.

M. Pravaz, d'abord incrédule, a cru devoir tenter, plus tard, la guérison des luxations congénitales à l'aide des machines. Malgré le prix qui lui fut décerné par l'Institut, M. Humbert fut bientôt accusé par M. Pravaz, dans le premier de ces mémoires, dont nous allons vous rendre compte, puis par M. Joffre, dans le *Journal des connaissances médico-chirurgicales*, 1er mai 1838, de n'avoir pas réduit de luxation du fémur, mais d'avoir transformé une luxation iliaque en une luxation sciatique. Cette accusation fut reproduite par une infinité de personnes et quelquefois avec variante. Ainsi M. Bouvier prétend que M. Humbert n'a pas même transformé la luxation et l'a laissée ce qu'elle était (journal *l'Expérience*, 15 avril 1838).

Pendant que M. Humbert occupait le monde médical de ses assertions et de ses promesses, M. Lehoux de Malloray soutenait, en 1834, le 9 avril, à la faculté de Paris, une thèse sur les luxations congénitales du fémur, où il ne reproduit que les idées de Dupuytren; et le fils de l'illustre Sandifort en soutenait une autre à Leyde, le 3 mai de la même année (1). Celle-ci est de beaucoup plus savante. L'auteur y a embrassé son sujet sous un point de vue plus vaste que ne l'avait fait Dupuytren, sentant probablement l'affinité qui existe entre tous les vices de conformation du cotyle, de la tête et du col du fémur, des ligaments de leur articulation et la luxation congénitale, il traita toutes ces questions dans sa thèse. Il est vrai qu'il y ajouta aussi une longue dissertation sur la fracture du col du fémur, qui ne se rattache pas au premier sujet. Quoi qu'il en soit, cette thèse est un ouvrage très-intéressant, qui réunit beaucoup de faits sous un petit volume.

M. Sédillot commença, le 27 décembre 1838, la publication d'un mémoire sur les luxations fémorales *étudiées sur les cadavres*, et il la continua dans le mois de janvier de 1839. Ce travail avait été présenté, en 1835, à l'Institut. Enseveli dans l'obscurité, au sein des lumières, son auteur dut l'en tirer pour le faire connaître, et il contribua ainsi à éclairer l'histoire des luxations congénitales.

Tels sont, messieurs, avec un savant rapport de M. Polinière, fait à la Société de médecine de Lyon, le 13 mai 1839, les principaux travaux publiés sur l'affection qui va maintenant nous occuper.

(1) *Dissert. anat. pathol. inaugural. sistens animadversiones de vitiis congenitis et de fracturis artic. coxæ.* Lugdun, Batav., 1834.

II. — HISTOIRE PATHOLOGIQUE DES LUXATIONS CONGÉNITALES

État anatomique. — Les luxations congénitales du fémur sont uniques ou doubles. Elles ne consistent pas seulement dans le déplacement permanent de la tête de l'os hors de sa cavité; dans une foule de changements locaux et circonvoisins qui l'accompagnent, ces changements s'étendent beaucoup plus loin. Il en résulte des lésions *essentielles* ou *locales*, et des lésions *accessoires* plus ou moins éloignées.

Les lésions *essentielles* portent sur l'extrémité supérieure du fémur, sur les parties articulaires anciennes et nouvelles de l'ilium, sur les cartilages, sur les ligaments qui les unissent au fémur, sur les muscles qui les entourent. Les lésions *accessoires* portent sur les os et sur les muscles circonvoisins, tels que le corps du fémur et des os coxaux, les muscles du bassin, sur des parties éloignées, telles que la colonne vertébrale et le membre inférieur dans sa totalité.

Du côté de l'extrémité supérieure du fémur se montrent des altérations assez fréquentes, quoique variables, comme toutes celles dont j'ai à parler. Souvent la tête de l'os est moins volumineuse que d'habitude; souvent elle est aplatie en avant et en arrière, suivant le sens dans lequel le membre est tourné. La même diminution de volume qui affecte la tête se montre souvent au col, qui est plus court et moins fort. D'autres fois, ces deux parties sont remplacées par une simple éminence styloïde ou aplatie et allongée, etc. D'autres fois, c'est à l'union du col avec le corps du fémur qu'existe la lésion primitive, qui a empêché le contact normal des os. Ainsi, tandis que le col du fémur s'insère habituellement sur le côté interne du corps et se dirige de dehors en dedans, on l'a vu naître directement du côté antérieur et se porter d'arrière en avant; on l'a vu naître du côté antérieur et interne et suivre une direction oblique d'arrière en avant et de dehors en dedans. Ces faits sont rapportés par Paletta et par Sandifort (1). On conçoit, du reste, en

(1) *Animadversiones de vitiis congenitis.... Articul. coxæ. Dissert. inaug.*, Lugd. Batav., 1834, p. 34 et suiv. (*situs pervers. colli femoris*).

pareil cas, que les axes de la cavité cotyloïde et de la tête du fémur suivant des directions tout à fait différentes, le rapport normal des os ne peut être maintenu. Le corps du fémur se trouve déplacé dans sa circonférence, comme s'il eût éprouvé un mouvement de rotation sur son axe longitudinal, tandis que son extrémité articulaire supérieure se dirige en sens inverse. Souvent, alors, il paraît y avoir une complication de pied bot, et néanmoins elle n'existe pas. Dans d'autres circonstances plus graves encore, la tête et le col du fémur n'existent point; le grand trochanter termine seul l'extrémité supérieure de l'os.

On voit trois cas semblables dans le musée d'anatomie pathologique de la faculté : l'un appartenait à un homme de quarante-six ans et a été donné par M. Breschet; le second appartenait à un individu adulte et occupe le côté gauche du corps; le troisième appartenait encore à un adulte et s'observe des deux côtés. Je pourrais à ces faits en ajouter un quatrième où l'extrémité supérieure du fémur est ossifiée et confondue avec l'épine antérieure et inférieure de l'ilium. Ai-je besoin de faire observer que pour des cas semblables il n'y a point de remède?

Les parties articulaires de l'ilium qui s'unissent au fémur sont la cavité cotyloïde ou le cotyle, et une cavité nouvelle ou supplémentaire.

Le *cotyle* est ordinairement rétréci et déformé à un degré variable. Il peut être effacé à peu près complétement et se réduire à une dépression légère, d'ailleurs large ou étroite. Il est surtout rétréci, altéré dans sa forme, quand la tête du fémur, reposant sur son bord, le renverse en bas et en dedans, ou que ce bord s'y est renversé de lui-même, comme on en voit des exemples au musée anatomico-pathologique de la faculté. Le cotyle peut, au contraire, offrir une simple saillie osseuse surmontant une dépression superficielle ou disposée en un sillon étroit qui n'entoure l'éminence que dans une partie de sa circonférence. On voit au musée Dupuytren deux bassins qui offrent cette disposition. Il est plus commun de trouver le cotyle encore un peu spacieux, tantôt arrondi, tantôt elliptique, parfois triangulaire ou irrégulier, diminué de profondeur dans une proportion analogue à sa diminution en largeur, communiquant en dedans avec le trou sous-pubien par une large échancrure, et rempli en totalité ou en grande partie par un peloton cellulo-synovial très-développé (Paletta, Portal, Dupuytren, *Clinique*, 1re édit., t. III, p. 207), ou altéré et fongueux, par exemple.

On peut même, comme l'a vu M. Simonin sur une jeune fille de onze ans, trouver une luxation spontanée coïncidant avec un cotyle assez grand pour loger la tête du fémur. Dans un cas semblable, la luxation paraît due à un excès de longueur de la capsule ilio-fémorale, et on conçoit très-bien la possibilité de la réduction de la luxation, si la capsule allongée en canal n'est pas rétrécie entre la tête du fémur et le cotyle. On a vu aussi cette cavité plus large qu'il n'était nécessaire pour loger la tête du fémur. Le fait de Kerkringius, cité plus haut, d'après Verduc, en est un mémorable exemple. D'ailleurs, tantôt la tête du fémur est hors du cotyle, entre les épines iliaques et l'échancrure sciatique, à une hauteur plus ou moins considérable; tantôt elle repose sur le bord supérieur de la cavité, tantôt elle y entre et en ressort facilement.

La cavité nouvelle ou supplémentaire est souvent placée, au-dessus du cotyle, entre le sommet de l'échancrure sciatique et les épines antérieures de l'ilium, à des degrés variables de hauteur et de rapprochement de l'un des points indiqués, comme on peut le vérifier sur les pièces du musée de la faculté, et comme le prouvent les descriptions de Paletta, de Dupuytren et de M. Sédillot.

Cette cavité ne forme ordinairement qu'une dépression légère, entourée par un relief osseux irrégulier, sécrété autour de sa moitié supérieure, et quelquefois dans une étendue plus considérable. Ce relief est cependant régulier et même lisse du côté qui répond à la tête du fémur qu'il embrasse et sur lequel il s'appuie (Paletta, *Obs. exerc. path.*, p. 88).

D'autres fois, il n'y a ni cavité supplémentaire, ni relief osseux à la surface de l'ilium, mais seulement une légère dépression sur cette surface avec ou sans amincissement de l'ilium, au point qui correspond à la tête fémorale. D'autres fois, il n'y a ni cavité, ni dépression, et le fémur ne paraît pas exercer de compression sur les os du bassin.

Les *cartilages* manquent souvent sur les surfaces articulaires;

quelquefois, cependant, on a vu le cartilage conservé, au moins en partie, dans le cotyle, lorsqu'on a pu examiner cette région, peu de temps après la naissance. Celui de la tête du fémur, au contraire, persiste souvent; mais presque toujours il est aminci généralement, et plus encore dans certains endroits où l'on n'en trouve que de faibles restes. Quant à la cavité nouvelle ou à la dépression iliaque, si la tête du fémur y jouit d'une grande mobilité et glisse sans se fixer complétement en un point, il arrive que l'ilium, peu ou point déprimé, présente son périoste à peu près dans l'état naturel, ou seulement épaissi à un faible degré. Le rapport est-il plus fixe, la situation permanente, on voit le périoste plus fortement épaissi prendre, parfois même jusqu'à un certain point, au dire de certains auteurs, la nature d'un fibro-cartilage articulaire, ou une nature simplement fibreuse, qui quelquefois ressemble par les filaments élevés de la surface de l'os, aux filaments du velours. S'est-il établi une pseudarthrose plus parfaite, le périoste iliaque manque, en partie ou complétement, sur la surface devenue articulaire; l'os, en cet endroit, présente une excavation plus ou moins égale, plus ou moins unie; la tête du fémur s'est dépouillée de son cartilage, et les deux surfaces osseuses, en contact immédiat, se meuvent à nu l'une sur l'autre, toutes deux recouvertes par une mince couche de tissu compacte qui n'est pas sans offrir de petites dépressions superficielles.

Parmi les ligaments, le ligament rond ou interarticulaire tantôt manque complétement, laissant à ses points d'insertion ou une petite excavation ou une faible saillie ligamenteuse; tantôt subsiste encore, mais toujours allongé (*Obs.* de Paletta, p. 88, in *Exerc. pathol.*, de Dupuytren, etc.), presque toujours aminci, atrophié et quelquefois partagé en plusieurs faibles bandelettes (Dupuytren, Sédillot, p. 562 du journal *l'Expérience*). On voit ce ligament très-allongé du côté gauche d'une double luxation, modelée en cire, qui se retrouve au musée de la faculté de Paris.

La capsule fibreuse subsiste simple, complète, sans changement dans ses insertions, sans solution de continuité, et seulement allongée dans le sens de la luxation. Par une des moitiés de sa longueur, qui est horizontale, elle embrasse la tête et le col du fémur; par l'autre, qui est dirigée verticalement, elle embrasse le bord du cotyle, en dehors duquel elle se fixe, en sorte qu'elle se trouve pliée en deux et à angle droit. Elle est en outre très-étranglée entre la tête du fémur et le cotyle dans beaucoup de cas, mais non toujours, de manière qu'il n'est pas toujours impossible de faire rentrer immédiatement la tête du fémur dans cette cavité. La capsule fibreuse est hypertrophiée parfois jusqu'à présenter 2 lignes d'épaisseur; elle offre une grande résistance, et le col du fémur, par son intermédiaire, porte la moitié du poids du corps, comme le poing pourrait supporter un poids suspendu à une manche d'habit qui dépasserait la main fermée. Dans certains cas, la capsule, déplacée avec la tête du fémur qu'elle embrasse, glisse sur la fosse iliaque : aussi trouve-t-on quelquefois alors, entre l'ilium et la capsule, une bourse synoviale qui favorise les mouvements. D'autres fois encore, quand une pseudarthrose s'est formée, la capsule ayant fini par adhérer à la surface de l'ilium, et ensuite s'étant perforée par la pression de la tête du fémur sur la fosse iliaque, elle n'est plus simple comme dans le premier cas, elle présente en quelque sorte deux poches distinctes, mais en large et directe communication l'une avec l'autre. Dans ces cas, la capsule peut être raccourcie, très-épaissie et s'opposer à toute réduction immédiate de la tête du fémur, mais non pas à tout effort de réduction continuellement prolongé et graduellement augmenté.

Dans tous les cas, la capsule ilio-fémorale est lubrifiée à l'intérieur par la synovie aussi bien que les excavations osseuses qu'elle circonscrit.

Les *muscles* sus-articulaires ont subi des modifications qui sont la conséquence de la luxation. Le petit fessier est distendu, comprimé, quelquefois détruit (*Leç. oral.* de Dupuytren, t. III, p. 207), ou déchiré par la tête du fémur, logée dans son épaisseur; quelquefois cette tête le traverse tout entier et se trouve placée sous le moyen fessier. Par suite de la pression et de la distension que les muscles ont éprouvées, toutes ou seulement les plus profondes des fibres de ces muscles sont décolorées et transformées en un tissu fibro-celluleux jaunâtre, d'apparence graisseuse. Ce tissu est confondu avec la nouvelle capsule dans les pseudarthroses, et concourt à la former. Il est appliqué sur la capsule primitive lorsqu'elle n'est que distendue; puis, avec le temps, il se confond avec elle, l'épaissit et la fortifie. Le moyen fessier perd aussi parfois une partie de ses propriétés et de ses fonctions.

Voilà pour les lésions articulaires, qui sont les principales; voyons les lésions *secondaires* ou *accessoires :* comme elles sont en partie l'effet des premières, l'exposition préliminaire de celles-ci fera mieux comprendre celles-là.

Le bassin, pressé entre les fémurs appuyés sur l'os ilium, c'est-à-dire sur un point moins résistant que le cotyle, a présenté des déformations plus ou moins considérables du détroit supérieur. Dans certains cas, c'est un resserrement transversal du détroit supérieur et un allongement considérable du diamètre antéro-postérieur, par exemple dans la jeune fille affectée de luxation congénitale dont le bassin modelé en cire s'observe au musée Dupuytren. Dans d'autres cas, comme l'a vu M. Sédillot, c'est au contraire le diamètre antéro-postérieur qui est le plus étroit. Il n'y a donc rien de général à cet égard.

D'une autre part, les tubérosités de l'ischion sont souvent élargies, un peu amincies, anguleuses, relevées, dirigées en dehors (Sandifort, *Animadversiones*, p. 44, Sédillot, etc.) et en avant, comme si elles tendaient à se placer sur le même plan transversal avec la partie antérieure des pubis. Cette circonstance produit un changement considérable dans le bassin, qui offre un aspect singulier, parce que le côté antérieur descend alors obliquement en avant; d'ailleurs le détroit inférieur offre plus d'étendue en travers que d'habitude. Cet effet paraît dû à ce que les muscles jumeaux du bassin, les obturateurs, le carré et les fibres supérieures du troisième adducteur, entraînés en avant et en haut par l'ascension du fémur, développent peu à peu dans ce sens les tubérosités de l'ischion, par suite de l'influence d'une traction soutenue sur la nutrition des os, qui se propage et s'étend toujours du côté où les forces mécaniques la dirigent.

On trouve des exemples très-saillants de ce que je viens de dire dans un bassin de femme adulte inscrit au musée Dupuytren sous le n° 254. Il y a deux luxations congénitales, la tête et le col du fémur manquent, et des deux côtés l'extrémité supérieure du fémur est attachée en dehors de l'épine antéro-inférieure de l'ilium. Les cotyles offrent une éminence arrondie en partie entourée d'un sillon. Les pubis sont amincis, allongés, redressés ou moins courbés d'avant en arrière que d'habitude.

Les ischions sont très-saillants en dehors et en avant, et moins épais; par suite, l'arcade sous-pubienne est fort large et a peude hauteur; elle présente 12 centimètres (4 pouces et demi) entre les ischions, et 2 centimètres seulement de hauteur (9 lignes) environ. Le diamètre transverse du détroit supérieur est large, celui de l'inférieur est immense: mais on trouve quelque chose de plus singulier encore sur un bassin de femme, inscrit au musée anatomico-pathologique de la faculté sous le n° 252. Il ne porte plus qu'un fémur qui est soudé en dehors de l'épine antéro-inférieure de l'ilium du côté gauche. L'os coxal opposé est de 5 centimètres et demi (2 pouces) plus élevé que le gauche, au niveau de son épine antéro-supérieure, et les os sont fixés avec une égale solidité dans ces deux situations si différentes. Le sacrum est assez large mais très-court. Le diamètre transverse du détroit supérieur est un peu court, l'antéro-postérieur est agrandi. Quant au détroit inférieur, il est immense en tous sens, parce que le sacrum est excessivement court et que la paroi antérieure du bassin est, pour ainsi dire, déployée en avant et en bas sur un même plan transversal et vertical, au lieu d'être courbée ou pliée en deux, en arrière, comme dans l'état normal.

De semblables changements en apportent nécessairement beaucoup aussi dans les accouchements, que tantôt ils empêchent, tantôt ils rendent trop faciles.

Les os coxaux présentent encore des modifications. L'os ilium est souvent peu développé. S'il n'y a qu'une luxation, il y en a ordinairement un seul d'atrophié, et il en résulte encore une déformation des détroits et même une déformation de l'arcade pubienne qui devient moins courbe et se porte plus directement en dehors et en avant, en même temps que la tubérosité de l'ischion du même côté. On en voit un cas au musée de la faculté.

Dupuytren s'est donc gravement trompé lorsqu'il a prétendu que les phénomènes de la luxation originelle n'influent en rien sur le développement du bassin, et qu'il est aussi propre à l'accouchement que chez les personnes les mieux conformées (p. 258).

Ce ne sont pas là d'ailleurs des coïncidences fortuites. Elles sont évidemment liées les unes aux autres, au moins en partie, par un rapport de causalité. Mais ce n'est pas tout encore.

L'ilium est souvent redressé et presque vertical au lieu d'être incliné et comme renversé en dehors. Cette circonstance peut gêner la gestation. On conçoit qu'elle pourrait même gêner l'accouchement et qu'elle doit toujours causer une obliquité de l'utérus du côté opposé.

Le bord antérieur de l'ilium présente aussi une singulière disposition, une ondulation très-visible lorsqu'on le regarde de face et même de profil. Elle est due à ce que le tendon des muscles iliaques et psoas réunis qui s'attache au petit trochanter se trouve remonté et dévié par l'ascension du fémur ; à ce qu'alors ce tendon creuse l'os plus profondément et change la direction de sa gouttière *pubio-iliaque*, placée entre l'éminence iléo-pectinée et l'épine iliaque antéro-inférieure, enfin à ce que cette épine est elle-même déviée d'une manière plus ou moins sensible. Ces changements sont très-prononcés sur plusieurs pièces du musée Dupuytren, et particulièrement sur le n° 254, qui porte une luxation congénitale double.

Les luxations congénitales du fémur s'accompagnent encore d'anomalies plus éloignées, qui sont, pour la plupart, la conséquence immédiate du déplacement de la tête du fémur ; c'est la déviation, le raccourcissement et l'atrophie du fémur et du membre inférieur tout entier ; c'est la déviation du rachis et quelquefois sa mobilité extrême sur le bassin.

Le membre inférieur est souvent dans un état permanent de déviation par *rotation*, de manière que la pointe du pied est tournée en dedans, comme dans la luxation iliaque accidentelle. Dupuytren a enseigné qu'il en était toujours ainsi. Assurément il s'est trompé, car plusieurs auteurs et nous-même avons vu le contraire (Paletta, *Obs.*, p. 88, Sédillot, etc.). Cependant Dupuytren prétend avoir vu plus de vingt cas de luxation congénitale. Il faut ou qu'il ne les ait pas bien observés et se soit laissé diriger par une opinion préconçue, puisée, par exemple, dans les luxations accidentelles, ou que le hasard ait singulièrement concouru à l'égarer. En effet, il n'est point rare de voir la pointe du pied tournée en dehors ou directement en avant, en sorte que le membre n'éprouve alors aucune déviation dans sa circonférence.

Le membre inférieur est très-fréquemment dévié d'une manière permanente, par *inclinaison*, et il se porte alors en dedans, de manière que le genou et la jambe tendent à se croiser avec le genou et la jambe du membre opposé. Ce déplacement ne s'observe guère, et ne s'observe peut-être que lorsque la pointe du pied est tournée en dedans.

Par suite de la rotation du pied en dedans, l'infirme paraît souvent affecté du pied bot, que je me permettrai d'appeler *interne*.

Le membre inférieur est toujours un peu plus court que celui du côté opposé, si celui-ci n'est pas atteint de luxation et se trouve d'ailleurs normalement développé. Ce raccourcissement, dû à l'ascension du fémur sur l'os des iles, occasionne un gonflement de la fesse qui dessine en profil un galbe plus convexe, tandis qu'en bas la fesse est aplatie et son pli remonté. La brièveté du membre malade paraît être plus prononcée chez les adultes et les vieillards que chez les très-jeunes sujets, par suite de l'action plus prolongée du poids du corps sur la capsule ilio-fémorale et le ligament conoïde qu'elle allonge de plus en plus. C'est la doctrine de Dupuytren et de plusieurs auteurs, et le fait paraît assez rationnel. Néanmoins on conçoit que l'ascension du membre et son raccourcissement sous l'influence du poids du corps qui précipite le bassin et le tronc entre les cuisses, doit s'arrêter lorsque le cotyle supplémentaire est surmonté d'un rebord ou sourcil osseux contre lequel appuie la tête du fémur.

Enfin le membre inférieur est plus ou moins atrophié dans son épaisseur et sa longueur (Hippoc., *de Artic.*, § 29), et cette atrophie, qui commence à l'os coxal correspondant, s'étend d'une manière variable aux autres os du membre et aux parties molles. Quand l'atrophie est poussée tellement loin que le membre n'est plus qu'un appendice léger, incapable, par la disproportion de son étendue, comparativement à celle du membre opposé, de servir à la station et à la marche, il doit pouvoir en résulter à la longue une ankylose entre le fémur et l'os des iles. C'est probablement un cas de ce genre qu'on observe dans le bassin du musée Dupuytren, où un fémur très-grêle est soudé à l'os des iles.

Au rapport de Dupuytren, le rachis est renversé en arrière, et le bassin en avant par sa partie supérieure, de manière à offrir au-dessus des fesses une cambrure ou une dépression lombaire plus profonde, et par suite un ventre plus saillant. La disposition du rachis destinée à reporter en arrière une certaine quantité de parties pesantes pour ramener dans ce sens le centre et la ligne de gravité, est le résultat d'un effort instinctif, incessamment continué, pour assurer l'équilibre pendant la station et prévenir les chutes.

Dupuytren a même vu dans un cas une mobilité anormale entre le rachis et le sacrum (p. 209 de sa *Clinique*). Elle devait être aussi la suite des efforts extraordinaires de redressement du rachis pour conserver l'équilibre dans toutes les attitudes où le corps se tient verticalement.

Phenomènes ou symptômes des luxations congénitales. — Lorsqu'on explore la hanche et ses environs, il est aisé de s'apercevoir que chez la plupart des sujets on peut enfoncer plus librement et plus profondément les doigts et le poing dans le pli de l'aine, vis-à-vis le cotyle. En faisant une pareille expérience du côté sain, on éprouve de la part de la tête du fémur, qui habite dans le cotyle, et surtout de la part du col de l'os, une résistance qu'on n'a point ressentie du côté opposé.

Vers la fosse iliaque externe, en dehors des épines antérieures de l'ilium, on éprouve plus ou moins de difficulté à retrouver la saillie formée tantôt par toute l'extrémité supérieure du fémur et le bourrelet osseux qui en surmonte la tête, tantôt seulement par le grand trochanter et la tête du fémur. Celle-ci est souvent par derrière. Cette circonstance s'observe plutôt dans la variété où il y a rotation du pied en dedans que dans celle où il y a rotation du pied en dehors, que dans celle où le pied est dirigé en avant. Mais par suite des malformations et des déviations particulières du col du fémur sur son corps, on peut même sentir la tête du fémur derrière le grand trochanter, quelle que soit la déviation du pied. Très-souvent, enfin, il est impossible, dans l'attitude droite du corps et des membres, de distinguer la tête du fémur, par suite de l'épaisseur des parties qui la recouvrent.

Lorsque, faisant maintenir le corps de l'infirme ou son bassin par un ou plusieurs aides qui embrassent les hanches avec les mains, on exerce soi-même une traction sur la longueur du membre inférieur malade, le membre cède à l'effort qu'on fait et s'allonge. Frappés par ce phénomène, les observateurs en ont conclu que la tête du fémur glisse de haut en bas en se rapprochant du cotyle, où elle devrait être plongée ; mais on conçoit que l'allongement du membre peut n'être qu'apparent, et provenir d'un mouvement d'inclinaison du bassin, comme l'a fait remarquer M. Bouvier. Nous discuterons plus bas, à l'occasion des objections de notre collègue, tout ce qui est relatif à ce *glissement vertical*.

Lorsque l'on fléchit la cuisse en avant et qu'on tient la main appliquée derrière la saillie du grand trochanter, on sent la tête du fémur exécuter un *mouvement de bascule* ou *d'arc de cercle*. Cet autre mouvement communiqué est-il constant ? M. Bouvier le prétend, et la commission a pu en constater l'existence sur quatre enfants très-jeunes, que notre collègue a bien voulu lui faire voir. Néanmoins, et quoique la commission n'ait pas discuté la constance de ce phénomène et ne se soit point prononcée à cet égard, votre rapporteur ne peut s'empêcher de faire observer que le mouvement de bascule de la tête doit nécessairement disparaître, d'abord dans les cas où la tête et le col du fémur manquent, et en outre dans ceux où la tête du fémur finit par se creuser un cotyle nouveau et par être entourée d'un rebord osseux considérable, ou même d'une sorte de coque osseuse. Alors l'étendue des mouvements de la tête du fémur doit être resserrée dans des limites très-étroites.

Quel est le mécanisme de ce mouvement ? Suivant M. Bouvier, il tient à ce que « l'attache des faisceaux croisés divergents de la capsule fixe invariablement la base du col fémoral, qui constitue un centre de mouvement permettant à la tête articulaire de décrire autour de lui des arcs de cercle » (*Mém.*, p. 4, 1re et 2e col.). Je ne sais si je m'abuse, mais je ne crois pas que les choses se passent ainsi. Voici les raisons de mes doutes : la capsule ilio-fémorale étant allongée de toute la quantité nécessaire pour permettre à la tête du fémur, qu'elle embrasse avec le col, de remonter plus ou moins haut au-dessus du cotyle, cette circonstance, loin de fixer le col du fémur, est précisément celle qui permet à la tête les grands mouvements qu'elle exécute. Pour retenir le fémur et devenir le centre de ses mouvements en s'attachant à la base du col, il faudrait que la capsule ne s'attachât qu'au col et laissât libre la tête du fémur, tandis qu'elle embrasse avec le col la tête qui décrit les arcs de cercle et qu'elle l'accompagne dans ses mouvements. Il faut donc, à mon avis, chercher ailleurs la cause des mouvements de bascule. Eh bien ! cette recherche m'a porté à penser que le fémur n'est fixé vers la base de son col que par les muscles nombreux qui s'attachent au petit et au grand trochanter, et je suis d'autant plus disposé à le croire que le fémur tourne, non sur un centre fixe, mais sur un centre de mouvement variable, qui change légèrement pendant que la cuisse accomplit son mouvement de flexion.

Dans l'attitude verticale, le tronc se renverse en arrière, comme nous l'avons indiqué plus haut en parlant de l'inclinaison permanente du rachis, et ce renversement, comme on l'a vu, est destiné à l'équilibre. Par la même raison, l'infirme porte les coudes et les bras en arrière (Dupuytren, p. 215). Dans cette attitude, le membre inférieur malade, quand il n'y en a qu'un seul d'infirme, ne touche le sol que du bout du pied, et le talon reste levé, parce que le membre est plus court que l'opposé. D'autres fois, au contraire, le même sujet, ou un autre, fléchit le genou du côté sain, raccourcit le membre correspondant, et le pied du membre infirme repose sur le sol par toute sa plante ; c'est ce que nous avons remarqué sur un des enfants que M. Bouvier nous a montrés, et dont nous parlerons plus bas. Dupuytren enseigne que, lorsque la luxation est double, l'infirme marche sur la pointe des pieds, et il généralise ce fait de manière que son assertion devient une erreur (p. 220), car tous les malades ne se tiennent pas debout sur la pointe des pieds. Il prétend qu'ils se tiennent ainsi parce que l'articulation ilio-fémorale et le centre des mouvements sont transposés sur un point de la longueur du bassin plus reculé que de coutume (*Clinique*, p. 221). Si Dupuytren ne confond pas ici le centre des mouvements avec le centre de gravité, je ne sais ce qu'il veut dire.

Les mouvements de la jointure sont plus ou moins bornés,

mais c'est surtout l'abduction qui est resserrée dans des limites plus étroites que d'habitude. Les mouvements de rotation sont parfois gravement altérés, quand, par exemple, le pied est fortement tourné en dedans. Les mouvements communiqués ou passifs de rotation offrent une étendue variable. Chez les enfants, le sujet étant couché sur un plan horizontal, sur le dos, la jambe étendue, on peut ordinairement, en tournant le pied soit en dehors, soit en dedans, le coucher sur le plan horizontal de manière à ce qu'il le touche par toute l'étendue de son bord. Cependant il y a toujours un côté vers lequel la rotation est plus difficile.

Si les mouvements partiels de la cuisse sur le bassin présentent quelque altération, les mouvements de la marche en offrent de bien plus manifestes encore. L'infirme éprouve une claudication (1) ordinairement très-apparente et produite par la brièveté du membre. La claudication est quelquefois rendue très-choquante par l'amplitude des oscillations latérales du tronc, que l'on a par erreur comparées à celles de la marche du canard. L'un de nous l'a démontré : chaque fois que l'un des pieds se porte en avant, le tronc s'infléchit latéralement du côté correspondant et s'infléchit dans la région lombaire (2) ; eh bien, ce mouvement est exagéré dans la luxation congénitale, et il paraît encore altéré en ce que l'inflexion semble se faire sur la tête du fémur, à l'union de cet os avec le bassin.

Jusqu'à présent on s'en est rendu compte en admettant un glissement vertical de l'os des iles sur ou contre les points de la tête du fémur contigus à l'os coxal ; mais, comme nous l'avons dit, M. Bouvier nie l'existence de ce mouvement. Sans partager entièrement son opinion, votre commission a reconnu que le glissement vertical a été exagéré par Dupuytren. Alors se présente une difficulté : lorsque la luxation est double, il y a encore claudication (3). Il se passe même parfois de tels mouvements dans les fausses articulations, qu'un malade était obligé, pour marcher plus commodément, de se sangler le bassin avec une ceinture appropriée (*Clinique* de Dupuytren, t. III, p. 315).

(1) Hippocrate, *de Artic.*, § 29.
(2) *Physiol. médic.*, art. MARCHE, dans la fonction de la musculation.
(3) Hippocrate, *de Artic.*, § 29.

Dans cette claudication il y a renversement latéral du tronc qui se fait alternativement à droite et à gauche. S'il n'y a pas de glissement latéral dans ce cas, ce dont je doute, parce que je n'ai pas fait les études nécessaires pour résoudre la difficulté, d'où vient l'oscillation latérale alternative? On pourrait dire, par exemple, que le bassin doit s'incliner latéralement sur le fémur pour en rapprocher la ligne de gravité, de telle sorte que celle-ci aboutisse à la base de sustentation du pied antérieur du côté vers lequel se renverse toujours le tronc dans ses oscillations latérales. Mais il faudrait pouvoir trouver des infirmes placés dans la situation qui m'occupe pour s'assurer de la justesse de l'explication; or je n'ai pas encore pu le faire depuis que j'ai arrêté mon attention sur cette théorie; je la livre donc au jugement de ceux qui pourront être à même de la vérifier sur la nature. Sandifort dit, dans ses *Remarques sur les vices congénitaux de l'articulation coxale*, p. 43, que les membres inférieurs décrivent, en dehors, un arc de cercle; n'ayant pas observé ce phénomène, nous pouvons assurer que s'il existe quelquefois, il n'est ni constant ni commun.

Tous les symptômes décrits plus haut sont plus évidents chez la femme que chez l'homme, parce que la première ayant le bassin plus large, les mouvements en sont plus apparents.

Dupuytren, décrivant le premier pas de la marche des personnes affectées de luxations congénitales, dit qu'on les voit « se dresser sur la pointe des pieds, incliner fortement la partie supérieure du tronc vers le membre qui doit supporter le poids du corps, détacher du sol le pied opposé, et transporter péniblement ce poids d'un côté sur l'autre » (p. 221). Les difficultés dont il parle ne sont assurément pas générales; nous n'en avons pas été témoin dans les cas que nous avons observés. Quant au phénomène en lui-même, il a été imparfaitement analysé. Au premier pas de la marche dans l'état morbide, comme dans l'état sain, le pied qui va se détacher du sol concourt toujours à porter le centre de gravité sur le pied immobile, et ordinairement son action suffit, et il n'y en a pas d'autre. Or cette puissance, qui doit être le principal agent du transport du centre de gravité, Dupuytren ne l'a pas même mentionnée. Il prétend aussi qu'à chaque fois, lorsque ce transport a lieu, le bassin s'abaisse (p. 221); cette assertion offre encore une inexac tude. Dans la marche de l'homme sain, le bassin ne s'abaisse jamais des deux côtés à la fois, la hanche correspondant au pied qui s'appuie sur le sol s'élève, tandis que l'autre s'abaisse parce que le bassin exécute un mouvement de bascule en tournant sur un axe antéro-postérieur qui traverse la tête du fémur du côté du pied immobile. Or, le bassin doit exécuter un mouvement de bascule dans les luxations congéniales et non pas seulement un mouvement d'abaissement dans sa totalité. Quelquefois la progression n'est possible qu'avec une béquille (Hippocrate, § 27), qu'avec une canne; quelquefois elle est entièrement impossible, parce que le membre est trop court et trop atrophié (Hippocrate, *de Artic.*, § 27).

Tandis que la marche des malheureux qui sont affectés de luxation originelle est souvent si disgracieuse par ses oscillations, et si pénible par les difficultés qui l'accompagnent, la course s'est montrée moins chancelante et moins pénible (*Clinique* de Dupuytren, p. 216). Ce fait, étonnant au premier abord, le paraît moins lorsqu'on y réfléchit un peu. En effet, si l'amplitude des oscillations est destinée à amener la ligne de gravité sur la base de sustentation du pied momentanément immobile, dans la marche, pour assurer l'équilibre pendant que le pied mobile se porte en avant, comme chacun des pieds qui touche le sol pendant la course ne le touche que pendant le temps nécessaire pour imprimer une nouvelle impulsion en haut et en avant au centre de gravité; comme à chaque fois que le centre de gravité se précipite vers le sol, il est relancé en l'air par une impulsion nouvelle, il n'est pas indispensable que la ligne de gravité aboutisse précisément à la base de sustentation, et que l'oscillation nécessaire pour l'y amener s'accomplisse, afin que le corps y repose en équilibre pendant que le pied du côté opposé se porte à son tour en avant. En d'autres termes, comme à chaque fois que le corps se précipite vers la terre il est repoussé par le pied qui touche le sol, il n'est pas nécessaire que le tronc fasse une grande inclinaison pour se mettre en équilibre sur un pied qui doit lui imprimer une nouvelle impulsion, et n'est pas destiné à le soutenir. Dupuytren n'a réellement point expliqué ce phénomène quand il a dit

(p. 222), pour y parvenir, que « l'énergie de la contraction musculaire et la rapidité du transport du poids du corps d'un membre à l'autre, rendent presque insensibles les effets du défaut d'une cavité cotyloïde et de fixité de la tête des fémurs ».

Marche de la maladie. — Elle a été mal étudiée et par suite elle est mal connue. Comme on ne s'aperçoit du mal qu'à l'impuissance de marcher à l'âge où les enfants qui se portent bien marchent déjà, l'affection existe longtemps avant qu'on s'en aperçoive. Et quand, plus tard, l'enfant parvient à marcher, ce n'est qu'avec peine et en boitant d'une manière plus ou moins choquante.

A mesure qu'il avance en âge, les phénomènes de la maladie se prononcent, dit-on, davantage. C'est dans ce sens qu'en parle Dupuytren (*Clinique*, t. III, p. 224, 237, 238). Suivant Sandifort le fils, les ligaments et les muscles peuvent céder de plus en plus, s'allonger, le raccourcissement des membres s'accroître, le glissement vertical de la tête du fémur augmenter d'étendue, et par suite la claudication avec la difficulté de la marche (Sandifort, p. 43). Si les choses se passent ainsi chez certains sujets, ce n'est pas ce qui arrive chez ceux où un cotyle très-distinct se développe sur l'ilium, soit parce que l'os se déprime, soit parce qu'il se forme par sécrétion ou ossification des parties molles un sourcil cotyloïdien très-fort et très-prononcé.

Cependant le cotyle primitif revenant sur lui-même, avec le temps, par suite de l'absence de la tête du fémur, quelquefois par suite de la pression de cette tête sur le bord de la cavité cotyloïde, et toujours par suite de la révolution nutritive, il se rétrécit et s'altère plus ou moins. Je ne saurais donc adopter la règle générale posée par MM. *Humbert* et *Jacquier*, qu'une cavité articulaire se conserve dans son état naturel, lors même que depuis longtemps elle n'est plus remplie par l'os qui l'occupait auparavant (*Essai sur la manière de réduire les luxations*, p. 63).

Cause des luxations congénitales. — L'étiologie de cette affection ne tombe pas sous les sens, le raisonnement seul peut nous la faire apercevoir et connaître. Sans savoir pourquoi, on sait cependant que les femmes sont plus sujettes que les hommes à l'affection qui nous occupe.

M. Breschet a pensé que les luxations congénitales pouvaient provenir d'un arrêt de développement du bassin et en particulier de la cavité cotyloïde (*Clinique* de Dupuytren, t. III, p. 241). A la rigueur cela est vrai pour les cas où les bords du cotyle sont trop peu saillants pour loger la tête du fémur. Il est évident alors qu'ils ne sont pas assez développés, et dire que la maladie provient d'un arrêt de développement du cotyle, c'est exprimer rigoureusement le fait, quand la luxation n'a pas d'ailleurs d'autre cause. Mais s'il y en a d'autres encore, la théorie peut être incomplète.

On a invoqué aussi une aberration de la force de formation ou du *nisus formativus*, et c'est la seule explication légitime, ce n'est même encore que la rigoureuse exposition du fait, car il est évident que dans la luxation congénitale du fémur, l'articulation est vicieusement développée. La théorie de l'arrêt de développement rentre elle-même dans les cas de développement vicieux. Et, dans ces cas, la tête du fémur peut n'avoir jamais habité dans le cotyle qui est alors bien plus mal conformé que jamais.

Dupuytren s'est demandé si l'affection ne pourrait pas provenir d'un défaut d'organisation des germes; et cela, suivant lui, expliquerait parfaitement les luxations doubles et héréditaires.

Trouvant probablement qu'il n'avait pas assez fait en imaginant une première théorie fort aventureuse, Dupuytren en imagina une seconde évidemment fausse, qui prouve combien nos connaissances en mécanique animale sont peu avancées, et par suite combien nos méthodes d'étude en physiologie sont insuffisantes.

Suivant lui, par suite de la flexion habituelle des membres inférieurs sur le tronc du fœtus dans le sein de sa mère, la tête du fémur faisant effort contre la partie postérieure et inférieure de la capsule, chez les individus moins bien constitués, ou dont les tissus sont moins résistants, il pourrait arriver une luxation dans ce sens, qui se transformerait ensuite par l'action musculaire en luxation en haut et en dehors (page 240).

Mais qui a jamais vu un os en repos se luxer? N'est-ce pas dans un mouvement, et dans un mouvement brusque et violent, que les luxations s'accomplissent? Or l'enfant, à l'état d'embryon, est-il capable de mouvements énergiques, et à l'état de fœtus, quand, devenu plus gros, il est à l'étroit dans l'utérus, a-t-il assez de liberté pour se luxer une cuisse par ses mouvements?

D'ailleurs admettons un instant cette luxation inadmissible; a-t-on jamais vu une luxation ischiatique ou en bas se métamorphoser en une luxation iliaque, c'est-à-dire en haut et en arrière, par la seule action musculaire, sans mouvement du membre luxé, et sans le secours du poids du tronc, dont l'action se fait si bien sentir dans l'attitude debout et dans la marche?

Qui ne voit que les membres inférieurs du fœtus étant constamment fléchis dans l'œuf, la capsule fibreuse se moule sur les os en se formant, et n'en éprouve aucune distension fatigante pour son tissu?

M. Sédillot professe que les luxations qui nous occupent dépendent du relâchement de l'appareil ligamenteux et nullement d'un prétendu arrêt de développement (*l'Expérience*, 1838, 27 décembre, p. 563). S'il veut dire qu'elles viennent d'*un excès de longueur des ligaments*, il est évident qu'il est des cas où cette circonstance concourt à la production des luxations originelles; mais on conçoit que dans ceux où il n'y a point de cotyle ou point de tête, ni de col du fémur, l'excès de longueur des ligaments n'est pas nécessaire, et qu'on n'est point fondé à l'y supposer.

On a supposé aussi que ces luxations pouvaient être produites au moment de la naissance, par des tractions exercées maladroitement sur les membres pelviens, alors que le fœtus se présente par cette extrémité, ou que l'on en fait avec peu de soin la version dans la matrice; cela peut arriver en effet. Mais alors, ou bien la luxation était préparée par un vice de l'articulation, ou elle ne l'était pas. Dans le premier cas, c'est une luxation congénitale et traumatique à la fois; dans le second, c'est une luxation traumatique ou accidentelle seulement.

Enfin, M. Pravaz, dans votre séance du 22 janvier dernier, dans son second mémoire, vous a exposé une théorie sur la formation de cette maladie. Suivant lui, la cambrure des lombes, qui est généralement regardée comme un des symptômes et des effets des luxations congénitales, en serait aussi parfois la cause, et devrait même en être considérée comme la cause la plus fréquente. La cambrure des lombes ou l'ensellure, dit-il, s'exagère plus ou moins toutes les fois que la partie antérieure du corps devient plus pesante, ou que le centre de gravité est porté plus en avant, ainsi qu'il arrive chez les femmes enceintes et chez les enfants menacés du carreau ou de rachitisme. Alors, en effet, la colonne vertébrale est obligée de s'infléchir davantage en arrière, pour reporter une partie du poids du tronc en arrière de son appui sur la tête des fémurs, et faire plus aisément équilibre au poids des parties antérieures. Or il résulte de là, suivant M. Pravaz, que l'axe du bassin subit un mouvement de bascule par lequel son extrémité supérieure s'incline en avant et en bas, pendant que son extrémité inférieure se porte en arrière et en haut; il en résulte que la tête du fémur ne s'appuie plus contre le sourcil cotyloïdien, contre la partie la plus élevée du rebord de cette cavité, mais sur un point de son contour situé plus en arrière vers le point de soudure de l'ilium avec l'ischion, dans un lieu où, par suite du défaut d'ossification, dans les jeunes sujets, le bord du cotyle offre, en même temps qu'une moindre solidité, une échancrure assez profonde qui en diminue la hauteur, et qui permet à la tête du fémur de distendre la capsule dans ce sens, et d'y déterminer à la longue une luxation.

Vous voyez, messieurs, que si une cambrure prononcée de la région lombaire peut produire une luxation congénitale, celle-ci ne se montrera jamais que plusieurs années après la naissance. Or ces luxations congénitales sont rares.

Le gonflement du peloton cotyloïdien et l'hydropisie de l'articulation pourraient-ils luxer le fémur? Je le pense; mais cette luxation, fût-elle accomplie à la naissance, serait-elle bien une luxation congénitale, ou ne serait-elle pas plutôt symptomatique? Il faut convenir qu'ici nos distinctions se confondent.

Indépendamment des vices particuliers à chacune de ces théories, elles ont toutes deux défauts communs : 1° elles supposent, j'en excepte les deux premières, que le déplacement des parties articulaires n'a pas toujours été, et s'est accompli dans un certain moment de la vie intra-utérine, tandis que le contraire a évidemment lieu dans les cas où manquaient, par exemple, le cotyle et la tête du fémur ; 2° elles sont trop exclusives, à l'exception de la seconde, parce que la luxation dépend presque toujours de plusieurs vices de formation dans les os et les ligaments qui rentrent eux-mêmes dans l'aberration de développement.

Déductions. — Sans admettre avec MM. Humbert et Jacquier qu'une cavité articulaire se conserve dans son état naturel, lors même que depuis longtemps elle n'est plus remplie par l'os qui l'occupait; sans admettre que les changements qu'elle peut présenter viennent exclusivement de la pression exercée sur un point de sa circonférence par l'os sorti de sa place (p. 63, Humbert et Jacquier) ; puisqu'en réalité les cavités articulaires, à la suite des luxations, perdent moins de leur capacité qu'on ne le croyait naguère ; puisque les faits cités plus haut, les observations de plusieurs autres auteurs, celles que tout le monde peut faire au musée Dupuytren, et dont nous avons profité pour décrire l'état anatomique de l'affection qui nous occupe; puisque tous ces faits prouvent que chez des sujets morts vieux avec des luxations congénitales, la cavité cotyloïde présente assez souvent environ la moitié de son étendue normale, et quelquefois davantage, lorsque la tête du fémur ne l'a pas rétrécie par sa pression sur un point de la circonférence cotyloïdienne ; puisque d'ailleurs cette tête du fémur se montre aussi pour l'ordinaire diminuée de volume, de sorte que la disproportion entre le cotyle et l'extrémité sphéroïde qu'il doit recevoir est par cela même peu considérable et n'empêche pas que ces deux parties, remises en rapport, puissent former une articulation assez stable encore et susceptible d'une assez grande fixité dans ses mouvements; puisque la capsule fibreuse n'est pas toujours très-rétrécie entre la tête du fémur et le cotyle, il faut convenir que dans un certain nombre de sujets, nombre qu'il n'est pas, du reste, possible de déterminer dans l'état actuel de la science, l'état anatomique des luxations congénitales n'implique pas toujours impossibilité d'une coaptation entre les parties séparées, et que, dans certains cas, il encourage la prudence la plus timide et autorise même les plus audacieuses espérances. Ces faits favorables n'empêchent pas qu'il n'y en ait d'autres très-graves qui ne laissent aucune espérance au pronostic, aucune chance, aucune ressource à la thérapeutique. C'est dans ces cas qu'il faut s'en tenir aux moyens palliatifs : recommander l'usage d'une canne ou d'une béquille déjà proposé par Hippocrate, l'usage d'une ceinture recommandé par Paletta et Dupuytren, mais trouvé avant eux par l'intelligence des infirmes eux-mêmes.

Malgré tout ce que nous avons pu dire plus haut, notre honorable collègue M. Bouvier ne partage dans aucun cas nos espérances. Il assure que l'attache des faisceaux croisés divergents de la capsule ilio-fémorale fixe *invariablement* la base du col fémoral et s'oppose *invinciblement* à la réduction (*Mém. sur la réduct. des lux. congén.*, p. 4, 1re colon.). Il s'appuie, en outre, sur l'impuissance de ses efforts et des tentatives des autres chirurgiens ; enfin sur le rétrécissement de la capsule ilio-fémorale entre la tête du fémur et le cotyle.

Comme l'impuissance du passé ne peut engager l'avenir, nous ne répondrons rien à la deuxième objection. Quant à la première, nous dirons qu'il n'y a pas de résistance invincible pour des machines, et qu'il est d'autant plus aisé de les vaincre dans l'espèce, que le col du fémur n'est pas précisément fixé d'une manière invariable à sa base, car il ne tourne pas même sur un centre de mouvement fixe, mais bien sur un centre variable qui se déplace plus ou moins, suivant les sujets et les mouvements de la cuisse. Qui ne conçoit d'ailleurs qu'avec des mouvements progressifs, gradués, ralentis au besoin, toujours prudemment essayés, toujours accompagnés d'un traitement convenable pour diminuer, calmer les douleurs, prévenir toute inflammation grave, on ne parvienne à la longue à vaincre la résistance d'une capsule fibreuse, au moins dans certains cas ?

Quant à l'étroitesse du canal de la capsule, son influence est subordonnée au degré du rétrécissement, qui est très-variable, et à sa résistance à la dilatation.

Notre collègue objecte encore que les machines dont on mesure la puissance par les efforts d'imagination qu'elles ont coutés ne fixent point le bassin et n'exercent qu'une contre-extension illusoire (p. 4, 2e col.). Mais ce n'est pas là une difficulté en mécanique pratique, et il faudrait avoir bien peu d'imagination pour ne pas trouver un moyen de fixer solidement le bassin à l'aide d'une machine.

On pourrait aussi se demander si les muscles raccourcis par

leur relâchement prolongé, par suite de l'ascension ancienne du fémur, ne doivent pas s'opposer à la réduction ; des muscles raccourcis d'abord par leur ressort et ensuite par leur contraction vitale lente, puis, avec le temps, par les révolutions nutritives, résistent sans doute avec énergie ; mais l'extension continue et la nutrition sous son influence, leur rendent, avec le temps aussi, la longueur qu'ils ont perdue.

Il est sans doute évident pour tout le monde que si l'on avait affaire à une luxation ancienne accompagnée d'une dure et volumineuse tumeur qui annoncerait un cotyle osseux supplémentaire; à une luxation où l'on ne distinguerait ni glissement vertical, ni mouvement de bascule, on ne devrait pas penser à y appliquer les machines avec avantage et à réparer un mal qui est aussi bien guéri que possible et en tout cas immuable.

Après nous être occupés, dans ce qui précède, des principales questions qui nous paraissent de nature à éclairer le sujet, arrivons aux travaux de M. Pravaz.

Notre collègue, dans le mémoire qu'il vous a lu le 27 mars 1838, a rapporté trois observations de luxations congénitales guéries, et dont la cure, pour deux de ces cas au moins, aurait été solide et durable. Chez le premier des trois sujets, les soins n'ont pas été suffisamment continués, et la maladie paraît s'être reproduite. Ce cas fût-il un insuccès bien complet, et indépendant de la trop courte durée du traitement, que cela ne prouverait rien encore contre la méthode. Personne n'a et ne saurait avoir la prétention de guérir toutes les luxations congénitales. Le 22 janvier dernier, M. Pravaz a fait connaître, dans un second mémoire lu à l'Académie, un nouvel exemple de guérison de cette maladie; mais ce résultat était trop récent, trop incomplet encore, puisque le traitement n'était pas terminé, pour que nous puissions en faire la base d'un jugement. Quant aux deux autres cas, nous nous occuperons exclusivement de celui dont le sujet vous a été présenté. L'observation en a été relatée avec détails, et nous permet par conséquent d'arriver à une conclusion plus positive.

Il s'agit d'un jeune garçon de sept ans, dont la claudication avait été reconnue dès l'âge de quinze ou dix-huit mois. M. Richard (de Nancy), ancien chirurgien en chef de la Charité de Lyon, qui connaissait l'enfant depuis sa naissance, détermina sa famille à le confier aux soins de M. Pravaz, et le traitement fut commencé au mois de mars 1836. L'extension fut faite avec modération et avec des intervalles quotidiens de repos, pour allonger graduellement les muscles rétractés, en ménageant la faiblesse du sujet. Ce traitement préparatoire de la réduction durait depuis environ sept mois et paraissait toucher à son terme, lorsque, par un accident, l'enfant éprouva une espèce d'entorse du genou, qui amena une inflammation vive et nécessita un traitement antiphlogistique. Au bout de six semaines, ces accidents furent dissipés. L'extension fut alors reprise et, un mois plus tard, la réduction était obtenue.

Après la réduction, plusieurs des muscles pelvi-cruraux étaient fortement tendus. La pression qui résultait de la tête du fémur sur le lieu où elle était appuyée déterminait une douleur assez vive que l'on modérait en continuant l'extension. Alors le trochanter s'était effacé; l'*aine n'offrait plus la même dépression;* lorsque l'on refoulait le membre de bas en haut, la tête du fémur ne remontait plus sur la fosse iliaque, *mais communiquait au tronc le mouvement qu'elle avait reçu.*

Quoique l'extension eût été continuée et qu'un appareil latéral de contention eût été appliqué, l'enfant fit de tels efforts pour se soustraire à la douleur, que la luxation se reproduisit le lendemain. L'extension fut augmentée, et, en moins d'un quart d'heure, M. Pravaz obtint le même résultat que la veille. Pendant plus de huit jours il fallut chaque jour recommencer la même manœuvre, dont la nécessité ne se renouvela ensuite qu'à des intervalles de plus en plus éloignés. Cependant il s'était déclaré un mouvement fébrile que le régime suffit pour faire disparaître. Puis la pression latérale put être graduellement rendue plus énergique, et enfin la tête du fémur fut définitivement maintenue dans sa nouvelle situation. La flexion de la cuisse sur le bassin était d'abord impossible; mais au bout de trois mois pendant lesquels des mouvements passifs, des embrocations aidèrent à l'allongement des muscles, l'enfant pouvait s'asseoir. Alors commença l'usage de l'appareil à l'aide duquel M. Pravaz se propose de *tarauder* en quelque sorte, pour me servir de ses expressions, la cavité cotyloïde. C'est un char où le sujet se place à demi couché, et qu'il met en mouvement avec ses pieds, en faisant exécuter à la cuisse des mouvements de flexion et d'extension alternatifs, pendant que le trochanter est fixé par une ceinture à pelotte concave. Sous l'influence de cet exercice répété deux fois par jour, l'articulation gagna peu à peu de la souplesse et de la force. Plus tard, l'enfant marcha avec des béquilles roulantes, et enfin, moins de sept mois après la réduction, il pouvait marcher sans appui. Deux dessins joints au mémoire représentent les appareils dont M. Pravaz fait maintenant usage, et qu'il avait déjà décrits, en partie, dans les *Archives*, 2e série, t. VIII, p. 321.

En même temps que M. Pravaz vous a présenté son mémoire et l'observation dont nous venons de parler, il a déposé plusieurs pièces justificatives que sa bonne foi et ses lumières auraient pu rendre inutiles pour ceux qui le connaissent, mais qui ne peuvent qu'ajouter à la valeur des indications fournies par lui-même. Ces pièces sont : 1° une note de M. Richard, ex-chirurgien de la Charité de Lyon, qui suivit l'enfant dès son bas âge; qui a reconnu, en mesurant le membre, du grand trochanter à la plante du pied, que ce membre était égal à l'autre, que les os coxaux n'étaient ni déviés, ni inclinés, que le bassin n'était point déformé; qui a reconnu l'existence de la luxation, après avoir cru d'abord à un autre vice de conformation; qui a constaté la saillie plus grande du trochanter et sa plus grande distance de la ligne médiane, l'absence de la tête du fémur dans le fond du pli de l'aine, où d'ordinaire on peut sentir ses mouvements, la moindre distance du trochanter à la crête iliaque et à son épine antérieure, etc. ; 2° une attestation de M. Nichet, chirurgien actuel de la Charité, qui a observé l'enfant avant le traitement et pendant toute la durée du traitement; qui a suivi toutes les phases de cette cure, constaté à de courts intervalles et la position de la tête du fémur, et ses déplacements successifs après la réduction, et qui ne conserve aucun doute sur la nature de la maladie, non plus que sur le résultat obtenu; 3° un rapport fait par M. Polinière, au nom d'une commission nombreuse de la Société de médecine de Lyon, et qui a aussi observé l'enfant avant, pendant et après le traitement, dont il atteste le succès, en donnant un parallèle des symptômes de la maladie avant et après sa guérison. Ce parallèle ne laisse aucun doute dans notre esprit (voyez ce rapport, p. 25).

D'après toutes ces attestations, je regarde l'enfant comme ayant été affecté d'une luxation congénitale. Personne d'ailleurs ne l'a nié, pas même M. Bouvier, puisqu'il croit qu'elle existe encore.

Quant à l'état actuel de cet enfant, vous avez pu vous-même l'apprécier; beaucoup de membres de l'Académie l'ont vu, et votre commission tout entière s'est assurée qu'il n'y avait pas d'exagération dans les faits annoncés. D'ailleurs, voici les observations qu'un examen très-attentif a fournies à votre rapporteur.

Le membre droit, autrefois malade, est un peu plus long d'une ligne environ que le gauche.

Le grand trochanter et le col paraissent plus étendus d'arrière en avant ou plus épais. Il semble même que l'on sent, à travers les muscles minces de l'enfant, un relief à la circonférence de la tête, à son union avec le col, comme si la tête avait subi une déformation. La distance de la symphyse pubienne au milieu de la surface externe du grand trochanter, en suivant une ligne horizontale, est sensiblement égale de chaque côté. Celle qui s'étend du milieu du grand trochanter au sillon médian des fesses est un peu plus courte du côté malade (d'une ligne et demie environ). Cela s'explique assez bien par l'amaigrissement de la fesse correspondante. La distance du grand trochanter à la crête iliaque, suivant une ligne verticale, est un peu plus faible aussi (d'une à deux lignes environ), du côté droit que du côté gauche. Cette apparence peut être due à un peu d'empâtement dans les attaches des muscles trochantériens.

Dans la station debout, le corps appuyé sur les deux jambes, le grand trochanter, la tête de l'os et la crête de l'os des iles ne s'élèvent pas plus d'un côté que de l'autre.

Les arcs de cercle décrits par les extrémités inférieures des fémurs, alternativement fléchis et étendus, sont parallèles l'un à l'autre et sensiblement égaux, en sorte qu'ils ont à peu près le même centre.

Nous n'avons pu déterminer le moindre glissement vertical de la tête du fémur sur l'os des iles.

D'ailleurs, l'enfant marche facilement, et surtout sa marche n'est pas altérée par les claudications qui la rendent disgracieuse et si pénible.

D'après cet ensemble de caractères, d'après les renseignements fournis par le toucher, qui, à cause du peu d'embonpoint du sujet, permettait d'apprécier assez bien l'état et les rapports des parties, il nous a paru évident que la tête du fémur était réellement dans la cavité cotyloïde, ou la dépression variable qui en occupe à peu près la place. Quant au faible excès de longueur que le membre guéri présentait sur l'autre, il nous a été facile de l'expliquer par le peu de profondeur de la cavité nouvellement habitée.

Objections de M. Bouvier. — Cependant, un contradicteur s'est trouvé dans un homme alors étranger à l'Académie, et qu'aujourd'hui elle s'honore de compter parmi ses membres. M. Bouvier a pensé que la réduction n'avait pas lieu, que l'enfant n'était pas guéri. Mais M. Bouvier ne s'est-il pas laissé influencer dans son jugement par son opinion préconçue de l'incurabilité des luxations congénitales? Dans l'examen qu'il a fait du petit malade, n'a-t-il pas été trompé par le préjugé qui l'empêchait de voir avec des yeux complètement libres? On serait tenté de le croire, quand on sait la divergence qui se trouve dans les observations de notre honorable collègue d'une part (*Mém. sur la réduc. des lux.*, p. 6, 2e col.), et, d'autre part, dans celles de tous ceux qui ont examiné l'enfant présenté par M. Pravaz. M. Bouvier, en effet, a cru trouver le membre encore plus court que celui du côté opposé : toutes les personnes qui l'ont vu, et moi-même, avons trouvé, au contraire, ce membre un peu plus long, ou au moins aussi long que le membre sain. M. Bouvier dit avoir senti la tête du fémur exécuter un mouvement d'arc de cercle, comme elle le fait dans les luxations encore existantes; personne, que je sache, n'a ressenti ce même mouvement chez le sujet dont il s'agit; mais comme notre collègue, profitant de la découverte de ce symptôme par M. Desprès dans les luxations accidentelles, l'a le premier trouvé dans les luxations congénitales, il en conclut que personne ne l'a remarqué, parce que personne ne le connaissait. Mais si nous ne pouvons prouver directement l'absence de ce symptôme, nous y arriverons peut-être par une autre voie.

1° On a vu qu'en fléchissant en avant et en étendant alternativement les deux cuisses, l'extrémité inférieure des fémurs décrivait des arcs de cercle sensiblement égaux et parallèles l'un à l'autre, en sorte qu'ils devaient avoir à peu près le même centre; n'est-il pas évident que si, d'un côté, la tête du fémur reposait au-dessus du cotyle et se portait en arrière de cette cavité par un mouvement de bascule pendant la flexion de la cuisse en avant, tandis que la tête du fémur, du côté opposé, tournerait sans se déplacer de son cotyle, il y aurait nécessairement un défaut de parallélisme dans les arcs décrits par les deux genoux?

2° Pour que la tête du fémur se portât de dessus le cotyle en arrière par un mouvement demi-circulaire, pendant la flexion de la cuisse, où notre collègue dit l'avoir sentie (*Mém.* cité, p. 6, col. 2°), il faudrait que la tête du fémur fût placée au-dessus du cotyle et conséquemment que le membre fût plus court; or nous venons de voir qu'il est plus long, donc il n'y a pas de mouvement de bascule. M. Bouvier peut répliquer qu'il l'a trouvé plus court; mais nous tous, qui l'avons examiné comme membres de la commission, et par conséquent avec beaucoup de soin, nous l'avons trouvé plus long ou au moins aussi long que l'autre membre. Notre collègue ne peut plus nous dire que, n'étant pas prévenu de la possibilité de ce fait, il a bien pu nous échapper. Ainsi, en prouvant l'allongement du membre, ou du moins en prouvant que le membre autrefois malade n'est pas plus court que l'autre, je crois avoir suffisamment prouvé l'absence du mouvement de bascule que M. Bouvier pense avoir constaté, et comme il s'est trompé sur le raccourcissement du membre, je ne suis pas étonné qu'il se soit fait illusion sur le mouvement de bascule.

Cependant, notre collègue ayant proposé à la commission de lui faire voir plusieurs malades affectés de luxations congénitales, afin qu'elle pût juger les analogies qui existent entre leurs caractères et l'état du petit malade de Lyon, la commission, ardente à s'éclairer, se rendit avec empressement à son invitation. Or voici le résultat de l'examen auquel nous nous sommes livrés sur quatre sujets présentés par M. Bouvier, et dont le plus âgé n'avait que cinq ans et demi.

Le membre malade était généralement plus grêle et tourné tantôt en dedans, tantôt en dehors, tantôt en avant.

Sur tous les sujets nous avons trouvé un raccourcissement du membre très-sensible, même dans le décubitus, et variable entre six et dix-huit lignes, ainsi qu'il résulte des procès-verbaux ci-joints. Dans la station debout nous avons trouvé les membres plus courts, mais tous deux à la fois et dans le même rapport. Entre le grand trochanter et la crête iliaque nous avons observé une diminution de distance à peu près correspondante au raccourcissement du membre.

Sur tous les sujets nous avons constaté l'existence du mouvement d'arc de cercle décrit par la tête du fémur dans les mouvements alternatifs de flexion et d'extension du membre. Nous avons aussi constaté que la tête du fémur pouvait être sentie, dans l'extension, distinctement de la saillie du grand trochanter, au moins en imprimant au membre un mouvement de rotation.

Les mouvements spontanés nous ont paru en général plus bornés du côté malade. L'abduction était constamment moindre, tandis que l'adduction était au contraire plus facile que l'abduction. La rotation était, sur les uns, plus étendue en dehors; sur d'autres, plus étendue en dedans, qu'elle ne l'est d'habitude; chez tous, le mouvement d'arc de cercle de la tête du fémur a été manifeste.

Quant au mouvement de glissement vertical de la tête du fémur sur la fosse iliaque, nous l'avons étudié avec d'autant plus de soin que M. Bouvier est persuadé, contre l'opinion générale, qu'il n'existe pas. Dans un cas, il a paru à M. Blandin et à moi qu'il existait à un faible degré, et que l'allongement du membre était plus facile à droite qu'à gauche. MM. Nacquart et Bouvier n'en ont pas été *bien convaincus*. Dans un autre cas, il a paru sensible à toute la commission. Chez un troisième sujet, il a paru à peu près nul à M. Nacquart, douteux à M. Sanson et à moi; M. Blandin manquait à cette séance. Enfin, chez le quatrième, je l'ai également trouvé sensible; l'opinion de M. Nacquart, qui assistait seul avec moi à cet examen, n'a pas été notée.

Dans toutes ces recherches, nous avons toujours tiré sur les deux membres successivement, même quand il n'y avait qu'une luxation; pour juger par comparaison de leur allongement. Nous avons d'abord cherché à fixer le bassin en le soutenant avec le pouce appliqué par sa base au-dessous de l'épine antérieure et supérieure de l'ilium, tandis que nous tirions sur la jambe correspondante avec l'autre main. Comme M. Bouvier trouvait ce moyen d'assujettir le bassin insuffisant, votre rapporteur a proposé de le fixer en plaçant le pouce sur l'ischion, et les autres doigts de la même main, en même temps, sur l'épine antéro-supérieure de l'ilium. Ce moyen, qui a paru beaucoup plus solide, n'a été mis en usage que chez le dernier malade, cité plus haut comme étant le troisième, et c'est chez lui que le glissement vertical a paru le moins sensible. Il y a donc lieu de répéter encore ces expériences, car elles demandent plus de soin et d'habitude qu'on ne le supposerait au premier abord. Il n'est donc pas étonnant que notre collègue M. Bouvier en nie l'existence et accuse Dupuytren de s'être trompé à cet égard.

Il faut convenir que les sujets qu'il nous a soumis viennent jusqu'à un certain point à l'appui de son opinion, puisque sur un seul le glissement a été manifeste pour tous les commissaires, et que, sur les autres, il a été peu sensible ou douteux, surtout dans le dernier, où l'on a mieux réussi à fixer le bassin. Mais il faut peut-être, à cet égard, tenir compte de l'étendue du déplacement, du poids du tronc et de l'ancienneté de la luxation, qui, d'après les observations de Dupuytren, rendent le déplacement plus sensible et plus évident (*Leçons de clinique*, p. 224, 237, 238).

Une autre cause encore, qui dépend de l'âge des sujets, peut aussi modifier les résultats; c'est le degré d'intelligence et de docilité que l'on peut trouver en eux pour ne pas contracter leurs muscles, au moment où l'on exerce les manœuvres nécessaires pour obtenir ce glissement; sous ce rapport, on peut en général faire des observations assez exactes chez les adultes. Mais chez des enfants qui s'effrayent facilement, qui ont assez d'intelligence pour redouter les épreuves auxquelles on les soumet, trop peu pour comprendre ce qu'on leur demande, et pour abandonner leur membre dans le relâchement quand on les y engage, et surtout alors qu'ils voient occupés autour d'eux plusieurs hommes qui leur sont inconnus, il devient fort difficile d'obtenir des résultats de quelque valeur. Il en est sur ce point comme de l'exploration du ventre par le palper chez les enfants, qui offre à cet égard tant de difficultés et d'incertitude au médecin. On conçoit donc que les résultats de nos observations auraient eu besoin, pour acquérir plus de valeur, d'être vérifiés à plusieurs reprises et dans des circonstances différentes, en employant toutes les précautions convenables pour calmer les craintes des enfants et détourner leur attention ; or cela ne nous a pas été possible dans les circonstances où nous étions placés. Toutefois, nous pouvons dès aujourd'hui déclarer que l'on a exagéré ce mouvement de glissement vertical, parce que l'on confondait avec lui l'inclinaison du bassin produite par les tractions que l'on exerçait sur le membre. Il est certainement bien moins prononcé qu'on ne le croyait avant les critiques élevées sur ce sujet par notre habile collègue M. Bouvier; mais nous croyons qu'il est allé à son tour trop loin et qu'il s'est montré trop absolu en niant ce mouvement dans tous les cas.

D'ailleurs, il est bien évident qu'il ne saurait y avoir de glissement vertical, pas plus que de mouvement d'arc de cercle de la tête du fémur, lorsqu'il s'est formé une nouvelle cavité articulaire profonde.

Cependant, quoique ces diverses observations faites en présence de M. Bouvier ne fussent en rien contradictoires avec les faits que nous avions constatés sur le malade de M. Pravaz, et ne pussent en atténuer la valeur; quoique l'opinion de la commission fût bien arrêtée, nous ne voulûmes laisser échapper aucune lumière, éclairer autant que possible la religion de l'Académie et nous assurer davantage encore contre toute erreur. Dans ce but, je chargeai, avec le consentement de la commission, au mois de mai de l'année dernière, mon frère, qui devait passer à Lyon, de revoir le sujet qui vous a été présenté, et de répondre à une série de questions que je lui avais posées. Pour se prémunir contre toute illusion, il avait vu, avec la commission, un des malades de M. Bouvier, il en avait vu un autre avec notre collègue qui l'avait mis parfaitement au courant de ses idées, de ses expériences de diagnostic et de ses objections; or voici ce qu'il répondit à mes questions :

« J'ai examiné le petit malade, comme tu le désirais, en présence de MM. Richard et Nichet, qui ont apporté la plus grande complaisance et le plus honorable empressement à m'assister dans cette occasion. Cet examen, fait le 29 mai, avec beaucoup de soin, en répétant un grand nombre de fois toutes les observations pour leur donner plus de précision, a fourni les résultats suivants :

» 1° L'enfant étant couché sur un plan horizontal, dans une rectitude parfaite, et les points saillants du bassin placés sur le même niveau transversal, le membre inférieur droit, qui est le malade, paraît, à la première vue, un peu plus long que celui du côté opposé, ce qui tient peut-être en partie à ce qu'il est plus maigre que le membre sain. La rotule, particulièrement, est moins développée sur le genou droit que sur le gauche.

» 2° Dans la même position, les membres étant parfaitement étendus, j'ai mesuré leur longueur avec un cordon appliqué par une extrémité au sommet de l'épine iliaque antérieure et supérieure, par l'autre, au sommet de la malléole externe, et j'ai trouvé :

» Du côté droit... 22 pouces 11 lignes.

» Du côté gauche (sain). . . . . . 22 p. 10 lig. ou 10 1/2.

» 3° Du grand trochanter au sommet de la malléole externe, il y a :

» Pour le membre droit (malade). . 21 p. 3 lignes.

» Pour le gauche. . . . . 21 p. 2 lignes.

» 4° De l'épine iliaque au côté interne de l'articulation du genou, au point de contact de la tubérosité interne du fémur et de celle du tibia, en choisissant un lieu exactement correspondant :

» Pour le membre droit.. 13 pouces 2 lignes.

» Pour le gauche, distance sensiblement égale.

» Nota. L'amaigrissement du membre malade a pu, dans ce dernier cas, dissimuler son faible excès de longueur, en permettant au cordon un trajet plus direct. Mais, en résumé, dans toutes ces mesures, le membre malade (ou autrefois malade) a toujours été trouvé un peu plus long ou au moins aussi long que le membre sain.

» 5° Le corps étant toujours dans la même position, j'ai soulevé les genoux, de manière que les cuisses formassent un angle droit avec l'axe du tronc, les jambes étant fléchies à angle aigu sur les cuisses et les pieds reposant sur un support d'égale épaisseur. Alors, pendant que les membres étaient bien fixés dans cette position, j'ai étendu le cordon depuis l'épine iliaque jusqu'au sommet de la malléole interne, en suivant la longueur du membre et passant sur le milieu de la rotule, et j'ai obtenu des deux côtés une égale distance.

» 6° Dans la même situation, j'ai appliqué une règle en travers sur les genoux rapprochés au contact; puis j'ai mesuré, de chaque côté, la distance de cette règle au sol, et j'ai trouvé la même hauteur.

» Je n'ai pas besoin de dire que, dans ces deux dernières expériences, les pieds étaient placés sur le même niveau par leurs extrémités.

» Des résultats semblables ont été obtenus en fléchissant les cuisses sur le tronc à angle un peu aigu.

» 7° L'enfant étant placé sur le côté, les deux membres ont été fléchis simultanément, à angle obtus et à angle droit, sur le tronc, et les genoux se sont toujours trouvés sensiblement sur le même niveau.

» 8° J'ai mesuré la distance qui sépare l'épine iliaque antérieure et supérieure de l'angle supérieur et postérieur du grand trochanter, et j'ai trouvé :

» Du côté droit, 3 pouces 3 lignes.

» Du côté gauche, 3 pouces 1 ligne et demie.

» 9° J'ai examiné avec le plus grand soin et très-longuement l'extrémité supérieure des cuisses, l'enfant étant debout, puis couché, les membres étant en repos et en mouvement communiqué, et il m'a été impossible de distinguer entre les deux membres aucune différence notable, de sentir, du côté droit, ou la tête du fémur au-dessus du grand trochanter, ou les mouvements d'arc de cercle qu'elle décrit dans les luxations existantes, et que j'ai pu parfaitement apprécier chez les deux malades de M. Bouvier, que j'ai vues à Paris et à Auteuil.

» 10° De même, en appliquant le pouce sur le côté interne de l'articulation coxo-fémorale, dans le pli de l'aine, le reste de la main embrassant le côté externe, il m'a été impossible de reconnaître aucune différence, aucun vide, aucun enfoncement vers la cavité cotyloïde du côté malade, et cette cavité m'a paru, des deux côtés, également remplie par la tête fémorale.

» 11° Enfin, l'enfant étant debout, la fesse du côté malade se montre moins saillante, moins volumineuse et moins étendue de dedans en dehors qu'on ne le voit du côté opposé, ce qui paraît provenir de l'atrophie graisseuse et musculaire du côté malade, et son pli inférieur est aussi moins profond, mais à peu près sur le même niveau que l'autre.

» 12° Du reste, dans la station verticale, les deux membres sont également étendus et les pieds appliqués sur le sol par toute leur longueur. Il en est de même dans la marche et lorsqu'on arrête la marche. Pendant ce mode de progression, on s'aperçoit que le membre malade conserve encore un peu plus de roideur et de faiblesse que le membre sain.

» En réponse à tes dernières questions, j'ajouterai, d'après M. Pravaz et MM. Richard et Nichet, que le traitement de l'enfant a commencé le 20 mars 1836 ; que, dans cette année, les moyens curatifs de la luxation ont été suspendus pendant six semaines, à cause d'un engorgement inflammatoire du genou, produit par un accident, et que la réduction, après avoir été plusieurs fois tentée, fut obtenue pour la première fois le 9 janvier 1837.

» Lorsqu'on faisait la réduction, on sentait la tête fémorale rentrer dans sa cavité, et il fallait alors continuer l'extension pendant quelques instants, à cause de la douleur qui était occasionnée d'abord par la pression de cette tête contre l'enfoncement cotyloïde. On la sentait aussi s'échapper quand la luxation se reproduisait, et l'enfant avertissait quand elle était près de se reproduire, car il sentait très-bien le fémur se dégager de cette position pour reprendre sa situation anormale.

» Quant à l'autre malade, mademoiselle N., il m'a été impossible de la voir, parce qu'elle est retournée dans sa famille, à trente lieues de Lyon. »

Signé : Gerdy jeune, Richard, Nichet (Jean), chirurgien en chef de la Charité.

Non content d'avoir fait visiter le malade de M. Pravaz une première fois, l'an passé, par mon frère, dont les anciens titres de lauréat des hôpitaux et de la faculté, dont le titre d'agrégé à la faculté de médecine de Paris doivent vous inspirer quelque confiance, je l'ai chargé de visiter encore le même malade, cette année, en passant à Lyon, afin de multiplier les preuves avec excès, et de nous rassurer tous sur la solidité de la guérison obtenue par M. Pravaz. Or voici la seconde lettre de mon frère :

« D'après le désir que je témoignai à M. Pravaz de revoir son petit malade, il s'empressa de m'en fournir les moyens, quoique les circonstances fussent très-défavorables. En effet, le père et la mère de cet enfant étaient presque expirants d'une affection typhoïde; l'enfant avait été éloigné d'eux et conduit dans le village de Savigny, à sept lieues de Lyon, où il était lui-même tombé malade. Il commençait à aller un peu mieux en ce moment, et à reprendre quelque nourriture. Je consacrai la journée du 31 mai à faire ce voyage, et je me rendis, avec M. le docteur Nichet, auprès de l'enfant, M. Pravaz lui-même étant retenu à Lyon. Nous trouvâmes le petit malade au lit, à deux heures après midi, et il n'en était sorti encore qu'une ou deux fois les jours précédents, et pour peu de temps. Il était pâle et faible, mais sans souffrances, et la fièvre qu'il avait éprouvée antérieurement s'était en partie dissipée. Cependant, son état ne paraissant être qu'un commencement de convalescence encore peu décidée, il n'était pas possible de le soumettre à un examen aussi long et aussi varié que je l'eusse fait en toute autre circonstance. Je dus me borner à recueillir quelques-unes des données les plus importantes.

» Le membre guéri est toujours un peu plus mince et plus maigre que l'autre; mesuré de l'épine iliaque antérieure et supérieure à la malléole externe, il présente une ligne de plus de longueur que celui du côté opposé, lorsque l'enfant est couché. Je l'ai fait mettre debout, les deux membres également appuyés, et j'ai trouvé à tous deux une longueur égale. Entre les grands trochanters et les crêtes iliaques, la distance m'a paru sensiblement égale aussi, mais je n'ai pu la mesurer avec autant de précision. Le petit malade a devant moi traversé la chambre deux ou trois fois, en s'appuyant sur la main d'une autre personne, car sa faiblesse ne lui permettait pas de marcher seul, et sa marche m'a présenté le même caractère que l'an dernier : un peu de roideur dans le membre guéri, ce qui peut bien dépendre en grande partie de l'habitude qu'a prise le malade de marcher avec un appareil qui soutient en dehors le grand trochanter, et qu'on lui fait porter non pas constamment, mais habituellement, par excès de précaution. En effet, les mouvements du membre, examinés lorsque l'enfant est couché, sont bien plus libres que l'année dernière, et la flexion et l'abduction sont, à peu de chose près, aussi étendues que du côté sain. En appuyant fortement avec l'extrémité des doigts, soit en arrière du grand trochanter, soit en avant, dans le pli de l'aine, on sent, dans les mouvements de flexion et d'extension, la tête du fémur tourner dans sa cavité, mais sans décrire en aucune manière les mouvements d'arc de cercle qui existent dans les luxations. On éprouve, du reste, les mêmes sensations en explorant le côté sain; seulement elles y sont peut-être un peu moins distinctes : or il faut remarquer que les muscles sont plus minces du côté affecté, et sans doute aussi la cavité moins profonde. Au total, la réduction me paraît bien constante, et j'en ai trouvé en quelque sorte une nouvelle preuve en examinant, le soir du même jour, chez M. Pravaz, deux jeunes personnes qui y sont en traitement, l'une dont il est fait mention dans le dernier rapport de la Société de médecine de Lyon, que tu as dû recevoir depuis mon départ, et dont la guérison ne paraît plus avoir besoin que d'être consolidée; l'autre chez laquelle on ne fait l'extension que depuis peu de temps. Chez celle-ci, les symptômes de la double luxation qu'elle porte sont évidents. Le mouvement d'arc de cercle de la tête fémorale bien sensible, etc. Chez la première, la tête du fémur est solidement fixée dans le point où elle a été amenée par le traitement, et qui correspond à la cavité cotyloïde; les symptômes de la luxation ont disparu : seulement la tête du fémur est encore un peu plus mobile que dans l'état normal, et cela m'a paru provenir de ce qu'elle était placée dans une cavité moins profonde que d'ordinaire, et plus évasée. » *Signé :* V. Gerdy.

D'après tout cela, messieurs, est-il possible de contester le succès obtenu par M. Pravaz? Nous ne le pensons pas, au moins quant au jeune garçon dont nous venons de vous entretenir; et pour n'assurer que ce que nous avons vu par nous-mêmes, *nous affirmons que ce jeune malade n'est point affecté aujourd'hui de luxation congénitale.*

Pour le troisième fait rapporté dans le premier mémoire dont nous avons à vous rendre compte, et pour celui que M. Pravaz vous a fait connaître dans sa dernière communication, quoiqu'ils soient entourés de toutes les garanties désirables et qu'ils reçoivent encore de leur liaison avec le fait précédent un plus grand caractère de vérité, cependant, n'ayant pas vu les sujets, nous ne pouvons pas nous prononcer.

On peut encore demander si la réduction de la luxation dont nous venons de rapporter l'histoire est solide et durable, jusqu'à quel point l'enfant pourra se passer de toute machine, et quand il pourra l'abandonner entièrement. Ce sont des questions que le temps seul peut résoudre.

Mais telle qu'elle est, la guérison de l'enfant est tellement avantageuse, qu'elle autorise les chirurgiens à entreprendre le traitement des luxations congénitales réductibles : on s'assure de cette condition par les divers caractères qui les accompagnent et que nous avons exposés plus haut.

Réclamation de M. Humbert. — Mais une autre question se trouve annexée à celle-ci, et appelle la solution de l'Académie. M. Pravaz, dans son mémoire, en reconnaissant à M. Humbert le mérite d'avoir le premier conçu et signalé la possibilité de guérir les luxations congénitales, conteste l'efficacité de la méthode employée par cet orthopédiste, la valeur des faits qu'il a cités à l'appui, et nie la possibilité de réduire immédiatement de pareilles luxations, comme M. Humbert prétend l'avoir fait dans certains cas. En un mot, il accorde à M. Humbert le mérite de l'idée première, mais de l'idée seulement, et réclame pour lui-même la priorité de l'exécution réelle, et le mérite d'avoir obtenu la première guérison. Pour résoudre cette difficulté avec une complète certitude, il eût fallu à votre commission beaucoup de renseignements qui lui ont manqué. En effet, nous ne connaissons les résultats obtenus par M. Humbert que par les faits contenus dans l'ouvrage qu'il a publié de concert avec le docteur Jacquier. Or ces faits sont presque tous beaucoup trop succinctement et trop incomplétement rapportés pour que l'on puisse en rien conclure. Un seul est donné avec la plupart des détails désirables, et celui-là, nous devons le dire, ne paraît pas favorable à M. Humbert. La luxation existait du côté droit, chez une jeune fille de onze ans, qui marchait et boitait depuis l'âge de quinze mois. Les épines iliaques étant sur le même niveau, le membre malade était de deux pouces cinq lignes plus court que l'autre membre. Cependant il n'y avait que quinze lignes de différence de hauteur entre les trochanters, ce qui semblait annoncer une atrophie considérable du fémur dans sa longueur. L'extension et la réduction furent faites en cinquante-cinq minutes, et alors les deux membres se trouvèrent égaux, malgré cette inégalité antérieure de quatorze lignes dans l'étendue intermédiaire aux grands trochanters et à l'extrémité inférieure des membres. Et puis, deux mois et demi plus tard, les membres sont indiqués toujours égaux, mais les épines iliaques sont inégalement abaissées, c'est-à-dire que les membres n'étaient plus égaux; et alors M. Humbert attribue cette disposition à une différence de développement des os coxaux. Il serait difficile de dire ce qui a eu lieu réellement dans ce cas; mais d'après les circonstances que nous venons de rapporter et les détails de l'observation, il nous paraît extrêmement probable que ce n'était pas une véritable réduction.

M. Pravaz étant arrivé à dire, après M. Richard (de Nancy), que M. Humbert, dans ses réductions immédiates, transformait seulement des luxations iliaques en luxations sciatiques; qu'après avoir amené la tête du fémur dans l'échancrure sciatique, il l'y fixait par ses appareils, et produisait ainsi une amélioration notable dans l'état des malades, mais non une guérison, M. Humbert a répondu par une note adressée à l'Académie, dans laquelle il oppose surtout à ses adversaires des dénégations, des affirmations, et leur demande pourquoi sa conviction dans ses succès ne vaudrait pas leur conviction contraire? Ce mode d'argumentation, très-propre à jeter des doutes sur les assertions de M. Pravaz, ne prouve rien en faveur de celle de M. Humbert. Il y a joint quelques réflexions générales sur la possibilité de rendre, en peu d'instants, aux muscles raccourcis une longueur suffisante, et ces réflexions ne nous ont pas non plus semblé de nature à prouver cette proposition. Nous ne concevons même pas comment un effort, réfléchi un grand nombre de fois par des appareils compliqués, et qui se réduit toujours, en dernière analyse, à une traction exercée dans un sens déterminé, peut différer d'une simple traction agissant immédiatement dans une direction déterminée. Enfin M. Humbert finit par dire qu'il y a à Paris, non pas comme à Lyon, un sujet, mais dix guéris par lui, et qui ne demanderont pas mieux que d'en fournir la preuve aux gens de l'art. Nous invitons sincèrement M. Humbert, dans l'intérêt de la science et de l'humanité, et dans son propre intérêt, à faire connaître à l'Académie les personnes dont il parle, à nous fournir les moyens de les examiner, et nous serons heureux de pouvoir lui rendre justice et de consacrer ses droits. En attendant ces preuves, nous ne pouvons qu'émettre, sur la nature des résultats par lui obtenus, des doutes parfaitement fondés.

Ce n'est pas cependant que nous voulions nier qu'on puisse, en aucun cas, réduire en peu d'instants une luxation congénitale déjà ancienne. M. Sédillot a recueilli une pièce sur laquelle, après la mort, la luxation put être réduite sans grande difficulté, en laissant, il est vrai, le membre dans une flexion invariable; et l'on conçoit qu'à la rigueur, sur certains sujets fort jeunes, peu irritables, ayant des muscles peu puissants et facilement extensibles, la réduction peut-être pourrait s'obtenir assez rapidement. Mais, en tous cas, ce ne seraient là que de très-rares exceptions, et encore faudrait-il, pour les établir, des faits bien démontrés. D'ailleurs, pour être complétement justes, nous devons dire aussi que, parmi les cinq faits cités dans l'ouvrage de MM. Humbert et Jacquier, il en est deux dans lesquels la réduction a été obtenue chez l'un des sujets après quarante jours, chez l'autre après deux mois et demi d'extension, ce qui permet de concevoir rationnellement et physiologiquement un pareil succès. Mais ces observations, du reste, sont tout à fait insuffisantes pour établir la vérité du fait; et jusqu'à ce que l'orthopédiste, d'ailleurs fort distingué, de Morley ait prouvé par des exemples irrécusables qu'il a non-seulement amélioré la position des malades, mais bien réellement réduit des luxa tions congénitales, nous serons obligés de douter de ses succès.

En résumé, messieurs, il résulte, ce nous semble, du travail auquel nous nous sommes livrés, que les luxations congénitales du fémur, soit qu'elles aient précédé la naissance, soit qu'elles datent de l'époque de la naissance ou bien qu'elles soient postérieures à la naissance et qu'elles aient été préparées par une disposition originelle, par un vice de l'organisation, présentent assez souvent, même au bout d'un temps fort long, et surtout dans les premières années de la vie, une conformation des parties articulaires qui n'exclut pas complétement la possibilité d'une réduction de la luxation; que l'état des parties molles environnant ou concourant à former l'articulation, s'il s'oppose à la réduction extemporanée, au moins dans l'immense majorité des cas, ne saurait s'opposer à une réduction préparée par l'extension lente et continue du membre; qu'il est rationnel d'ailleurs de penser que si la tête du fémur peut, dans certains cas, déterminer sur la fosse iliaque, où elle ne s'appuie que très-obliquement, un travail qui lui forme une nouvelle cavité articulaire, à plus forte raison elle pourra, si elle est replacée sur l'orifice de la cavité cotyloïde, et pourvu que cette cavité lui permette de se maintenir dans cette position avec l'aide d'appareils convenables, elle pourra, dis-je, développer, creuser, agrandir en tous sens le cotyle et s'y former une articulation plus ou moins solide.

Il résulte encore de ce travail que l'enfant traité par M. Pravaz pour une luxation congénitale constatée par MM. Richard (de Nancy) et Nichet ne présente plus aucun symptôme de cette affection, et que cet enfant, dont le membre a la longueur, la direction et la conformation normales, remplit aujourd'hui assez bien ses fonctions dans l'attitude debout, dans les mouvements partiels et dans la marche, quoique ce membre soit un peu moins fort et moins souple que celui du côté sain; que si le mouvement d'arc de cercle de la tête du fémur existe constamment dans les luxations congénitales, sans formation d'une nouvelle cavité articulaire, il n'est point suffisamment prouvé qu'il n'en soit pas à peu près de même du mouvement de glissement signalé par Dupuytren et ceux qui l'ont suivi, mais que cependant ce mouvement est beaucoup moins prononcé qu'on ne l'a cru jusqu'au moment où M. Bouvier, notre collègue, a signalé les erreurs commises à cet égard ; que si ces deux mouvements, du reste, ne sont pas constants et indispensables au diagnostic de la maladie, ils ont d'ailleurs une grande importance pour le pronostic, parce que leur existence peut servir à démontrer qu'il ne s'est pas formé une pseudarthrose immuable, que la réduction est utile et qu'elle offre des chances de succès.

Enfin, il en résulte que si M. Humbert a le mérite d'avoir conçu le premier la possibilité de la réduction des luxations congénitales, il n'est nullement démontré qu'il ait obtenu de véritables succès, et qu'à M. Pravaz paraît appartenir l'honneur d'avoir le premier prouvé par des faits authentiques les ressources de l'art contre cette funeste difformité.

En conséquence, nous proposons à l'Académie de remercier l'auteur de son importante communication, et de renvoyer son travail au comité de publication pour être inséré parmi les mémoires de l'Académie.

Paris, le 10 *septembre* 1839.

J. BLANDIN, NACQUART, *commissaires;*
GERDY, *rapporteur.*

M. Sanson n'a pas signé, parce qu'il est absent et à la campagne pour sa santé.

MALADIES DES YEUX

I

DISCUSSION OPHTHALMOLOGIQUE

Discours prononcés dans les séances des 19, 26 juin, 23 juillet 1844 (1)

Messieurs, bien que cette discussion se soit élevée à l'occasion d'un rapport de notre collègue M. Velpeau sur l'ophthalmie scrofuleuse, mon intention n'est point de me livrer à une critique personnelle ; je veux me livrer à une discussion de doctrine, de principes. Quelles doivent être les distinctions en ophthalmologie? Voilà pour moi le sujet de la discussion, car c'est contre certaines distinctions admises aujourd'hui que j'ai cru devoir m'élever récemment.

Qu'entend-on et que doit-on entendre par espèce, dans les sciences, et en particulier en pathologie? Du temps que florissait la doctrine physiologique, on reprochait à Pinel de diviser les maladies en espèces comme les objets d'histoire naturelle, sous prétexte que les maladies ne sont pas des êtres matériels. Si l'on voulait dire que les espèces des sciences naturelles sont des êtres matériels, on se trompait : les espèces sont des agrégations d'individus, et non des individus. Ce sont, pour parler avec plus d'exactitude, des individualités idéales distinguées par des caractères communs à tous les individus de la même espèce. Les individus, au contraire, ont à la fois des caractères communs et des caractères particuliers. L'espèce est donc une entité

(1) *L'Expérience*, t. XIII, XIV, 1844.

idéale qui embrasse des individualités, et ces individualités sont elles-mêmes des êtres matériels, des modifications matérielles ou d'autres encore. Permettez-moi un exemple pour éclaircir ces idées métaphysiques.

La glace, l'eau liquide, la vapeur, ne forment assurément qu'une même espèce qui peut se présenter sous trois états différents. Ces trois états sont trois modes. Le mode est donc une différence moins grande que celle qui est exprimée par le mot espèce. Il y aurait donc de l'inconvénient à donner le nom d'espèces à des différences trop légères. En général, on ne doit désigner sous le nom d'espèces que les différences importantes, et ne séparer les unes des autres, comme étant d'espèces distinctes, que les choses qui se distinguent par des caractères nombreux.

Appliquons ces données abstraites à la pathologie pour donner du corps à nos pensées. En pathologie, les espèces doivent être généralement fondées sur un ensemble de caractères tirés des causes, des lésions matérielles, des symptômes, de la marche, des terminaisons des maladies, etc.; et vous verrez bientôt que cette pensée est au fond de tous les esprits, bien qu'elle n'y soit en quelque sorte qu'à l'état d'instinct, et qu'elle nous dirige, par une inspiration secrète dont nous ne nous rendons pas compte.

Comment, avec de pareilles idées, pourrais-je admettre que les espèces pathologiques doivent se fonder exclusivement, *uniquement*, sur la diversité des tissus, comme l'a dit tout à l'heure notre honorable collègue M. Bérard, pour les ophthalmies? Les matérialistes exagérés ne voient dans les maladies que des lésions matérielles des organes, comme les spiritualistes outrés ne se préoccupent que des lésions phénoménales ou des lésions vitales.

Sans me prononcer sous ce rapport, permettez-moi de vous faire observer que les distinctions les plus importantes de la pathologie sont des distinctions phénoménales. Les névroses, les phlegmasies, les hydropisies, les hémorrhagies, les lésions organiques par lésion de nutrition ne sont-elles pas des distinctions capitales, des distinctions phénoménales d'après lesquelles on traite les maladies du même groupe par des moyens analogues, quels que soient les régions, les organes et les tissus malades? La diversité du siége est ici beaucoup moins importante que la différence phénoménale. Permettez-moi encore une réflexion préliminaire avant de pénétrer au cœur du sujet. Si, parce que les inflammations naissent souvent par un point très-circonscrit, on se croyait obligé d'en faire autant d'espèces qu'il y a de points divers où elles peuvent exister, où s'arrêteraient les divisions? Si la différence du siége doit exclusivement et uniquement dominer dans la distinction des espèces, que penseriez-vous d'un médecin qui distinguerait les inflammations intestinales en celles du duodénum, du jéjunum, de l'iléon, du cæcum, du côlon, du rectum, ou qui les subdiviserait même davantage encore?... Vous vous récriez contre une semblable supposition, vous trouvez que je tombe dans l'exagération! Sans doute, et je le fais à dessein, pour montrer plus vivement les conséquences du principe que je combats.

Par de semblables divisions multipliées à l'excès, on émiette la science, on l'abaisse au point de ne plus voir que des minuties, au point de se refuser l'horizon nécessaire pour voir les grands faits et les grandes choses qu'on ne peut apercevoir que d'un horizon vaste et élevé. Or, une science ne se perfectionne que par la connaissance des faits généraux et des faits de détail, par la connaissance des analogies et des différences. Ces principes généraux posés, abordons la question particulière.

Comment doit-on distinguer les ophthalmies? Comment! comme toutes les maladies; si elles présentent des différences importantes dans l'ensemble de leurs caractères, de leurs causes, de leurs lésions matérielles, des symptômes, de la marche, etc., nous les distinguerons en espèces; si elles ne présentent que des modifications peu nombreuses dans l'ensemble de leurs caractères, nous en ferons des modes. Et n'allez pas croire que ce soit là une puérile question de mots. Les modes n'exigent que quelques remarques et non une histoire méthodique complète; une espèce est une entité morbide qui offre des différences importantes dans ses causes, ses lésions, ses symptômes, sa marche, son diagnostic, son pronostic et son traitement.

C'est par suite de ce principe, que je fortifierai plus tard par d'autres développements, que j'ai pris part à cette discussion pour combattre les divisions exagérées des savants de l'Allemagne.

Notre honorable collègue M. Velpeau, qui les a en grande partie acceptées, s'est hâté de déclarer qu'il n'adoptait pas toutes les divisions germaniques, et, en pilote habile, il a jeté à la mer tout ce qui pouvait l'embarrasser pendant le combat. Il a même poussé la prudence au point de ne pas dire ce qu'il abandonnait; mais des publications faites sous son nom, par lui et par d'autres, nous permettront sans doute de le savoir.

Recherchons d'abord, dans un résumé général des ophthalmies, s'il y a des motifs pour les diviser en espèces, et rejetons de suite comme étrangères à la question les inflammations du bord des paupières.

RÉSUMÉ GÉNÉRAL DES PHLEGMASIES OCULAIRES

En commençant par l'examen *de leurs causes* et des causes *individuelles*, un premier fait me frappe : c'est qu'il y a des prédispositions individuelles qui rendent certains individus beaucoup plus susceptibles que d'autres à l'ophthalmie, et qu'alors elle attaque tantôt la conjonctive palpébrale, tantôt l'oculaire, tantôt la cornée, tantôt l'iris et les parties profondes de l'œil, en sorte que cette cause n'est particulière à aucune des inflammations des divers tissus de l'œil.

L'hérédité est dans le même cas, et se montre évidente dans certaines familles. La scrofule ne respecte non plus aucun des tissus de l'œil. Je pense, comme MM. Velpeau et Bérard, qu'on ne peut pas distinguer la constitution scrofuleuse aux caractères physiques particuliers des ophthalmies scrofuleuses; mais je diffère de l'un et de l'autre en ce que je suis persuadé que la diathèse scrofuleuse détermine des ophthalmies ou y prédispose et les entretient. La plupart des ophthalmies des enfants me paraissent même tenir à ce que la scrofule est plus commune dans l'enfance qu'aux autres âges de la vie.

La syphilis constitutionnelle attaque encore tous les tissus de l'œil, quoiqu'elle affecte plus souvent l'iris.

Le rhumatisme est assurément une cause individuelle générale d'ophthalmie. J'en ai vu se développer sous l'influence du froid et surtout des froids humides, se calmer par l'adoucissement de la température. J'en ai vu coïncider souvent avec des sensations de fraîcheur à la tête, diminuer et guérir en tenant la tête chaudement ou en soumettant le malade à des bains de vapeur. J'en ai vu alterner avec des douleurs rhumatismales, en sorte que lorsque les malades ne souffraient pas dans le tronc ou les membres, c'était de la tête qu'ils se plaignaient, et réciproquement.

J'ai aussi observé des ophthalmies dartreuses avec pustules sur la muqueuse palpébrale, avec dartres furfuracées sur les paupières et les sourcils, qui se sont guéries par les bains sulfureux et d'autres moyens antidartreux.

Tout le monde sait que la première enfance, l'âge des nouveau-nés est une cause fréquente d'ophthalmie puriforme, bien qu'on observe aussi à un âge plus avancé l'ophthalmie puriforme. Croyez-vous que cette affection ne soit, comme on l'enseigne aujourd'hui, qu'une conjonctivite palpébrale? Alors c'est une maladie de bien peu d'importance. Mais pourquoi donc, sans respect pour la nomenclature, se permet-elle de franchir les limites qu'on lui trace, d'envahir la conjonctive oculaire, la cornée, l'œil tout entier, et de le frapper d'une destruction terrible? N'est-ce pas là un exemple assez manifeste du vice de la doctrine que je combats? La cause individuelle, quelle qu'elle soit, qui produit cette ophthalmie agit donc aussi sur tous les tissus de l'œil.

Mais du moins le système ne reçoit pas d'autre démenti? Pas du tout; la blennorrhagie, même sans communication par voie de contact, sans que l'on puisse en pénétrer le mystère, enflamme aussi l'œil, en commençant, il est vrai, par la conjonctive, et entraîne encore très-souvent la perte de l'œil entier. Ainsi voilà des ophthalmies dont le système fait de petites maladies circonscrites, tandis qu'en réalité ce sont des phlegmasies qui ne respectent aucun des tissus de l'œil.

Mais du moins il n'y a pas d'autre exception à la règle? Pas du tout! Les ophthalmies morbilleuses, surtout celles que cause la petite vérole, sont encore dans ce cas.

Mais enfin cette triste énumération doit avoir un terme? Eh bien, nous ne sommes pas encore au bout. Si nous portons les regards vers les causes *extérieures*, nous en trouvons encore qui attaquent tous les tissus de l'œil, et, pour en finir, nous les indiquerons seulement en masses : ce sont les principes contagieux épidémique et endémique auxquels sont dues les ophthalmies d'Égypte, celles des armées, ce sont des contusions et des plaies contuses qui, avec l'apparence de causes très-légères et peu graves, entraînent trop souvent la perte de la vue, malgré les traitements les plus rationnels et les plus énergiques.

En voilà, j'espère, assez pour montrer que les mêmes causes peuvent enflammer les différents tissus de l'œil, et qu'il sera difficile de trouver des causes particulières pour les phlegmasies de ces divers tissus et pour fonder, d'après les différences de siége seulement, autant et plus d'espèces qu'il y a de tissus divers dans l'œil.

Passons maintenant *aux altérations matérielles*.

Tous les tissus de l'œil peuvent être atteints par l'inflammation, et dans beaucoup de cas, sans doute, la maladie commence par un point de ces tissus pour y rester circonscrite ou envahir les autres. Mais qu'importe! si les altérations, les symptômes, la marche et les autres caractères sont à peu près les mêmes, la différence de siége de l'inflammation dans tel ou tel tissu sera-t-elle un motif suffisant pour établir dans l'œil plus d'espèces d'inflammations qu'il y a de tissus divers dans cet organe, par exemple, pour admettre une conjonctivite palpébrale, une conjonctivite oculaire, une kératite superficielle, une interstitielle, une profonde, une iritis superficielle, une parenchymateuse, une uvéite, une cyclite, une choroïdite, une aquo-capsulite pour l'inflammation de la membrane de l'humeur aqueuse, une capsulite antérieure, une postérieure pour la capsule du cristallin, une cristallinite, une hyalite, une rétinite, etc., etc.? Je m'arrête, car je ne sais si je pourrais en trouver la fin.

D'ailleurs, si la phlogose reste parfois circonscrite dans un seul des tissus de l'œil, il n'est pas très-commun qu'elle le soit nettement et franchement. Cela tient à deux circonstances : 1° à ce que l'inflammation est une maladie *expansive* qui tend généralement à s'étendre dans les parties voisines et qui détermine au moins dans ces parties des symptômes de voisinage, comme nous le dirons bientôt; 2° à ce que l'œil étant très-petit, une multitude de tissus divers très-fins, très-délicats, très-nerveux et très-vasculaires s'y trouvent pressés et renfermés sous une enveloppe commune. Néanmoins je n'ai jamais nié que l'inflammation puisse être bornée à un seul des tissus de l'œil, quoiqu'elle en attaque ordinairement plusieurs et que quelquefois elle les attaque tous. En un mot, je reconnais qu'elle est quelquefois partielle, ordinairement complexe, et trop souvent plus ou moins générale par son siége.

Mais voyons les altérations matérielles qui la caractérisent : 1° c'est souvent le gonflement ou l'*épaississement*. Ce caractère est-il particulier à l'un des tissus de l'œil? Non assurément. Il s'observe fréquemment dans la conjonctive. Il n'est pas appréciable ou il l'est moins dans la cornée, dans l'iris et dans les parties profondes, parce qu'on ne peut pas facilement le constater.

2° On observe des *déformations* variées par suite de la conformation des tissus. Dans la conjonctive, c'est quelquefois un bourrelet qui fait relief autour de la cornée et constitue le *chémosis*, qui est d'ailleurs œdémateux ou inflammatoire. Dans la cornée, ce sont des resserrements irréguliers qui altèrent sa forme circulaire. D'autres fois, elle fait plus de saillie que de coutume. Dans l'iris, ce sont des altérations de sa pupille qui devient anguleuse, dentelée, etc. Dans les parties plus profondes, ce sont d'autres altérations qui quelquefois déterminent une tumeur plus ou moins brune à la circonférence de la cornée, par suite de l'amincissement de la sclérotique, de la saillie de la choroïde. Quelles que soient ces variétés de déformation, ce sont toujours des altérations analogues.

3° Dans presque toutes ces inflammations s'observent des altérations de couleur, des injections réticulées, arborescentes, convergentes, suivant la direction naturelle des vaisseaux du tissu, et quelquefois une coloration uniformément rouge, rose ou violacée. Par suite de sa mobilité sur la sclérotique, la conjonctive glisse facilement avec ses vaisseaux sur les vaisseaux injectés et immobiles de la sclérotique, et la transparence de la conjonctive permet de distinguer le glissement des deux plans vasculaires l'un sur l'autre. Les injections de la sclérotique et de la cornée convergent au centre de la cornée, parce que telle est la disposition de leurs vaisseaux propres. Celles de l'iris sont rarement distinctes, mais la teinte en est souvent altérée et assombrie. Ce fait tient aussi au trouble de la cornée. Il n'est pas douteux que des lésions semblables existent dans les parties profondes : mais on ne les distingue pas ordinairement, du moins au lit du malade.

4° On voit souvent des granulations sur les tissus enflammés. C'est commun pour la conjonctive. Il en résulte ce que l'on a nommé la *conjonctivite granuleuse*. Probablement pour motiver davantage l'*espèce* de ce nom, on a prétendu que ces granulations sont dues aux villosités de la membrane, mais ce n'est là qu'une hypothèse fausse. La cornée enflammée présente aussi des granulations. On aperçoit même quelquefois sur l'iris des saillies granuleuses qui ne sont pas sans quelque analogie; mais si l'on ne distingue pas des granulations plus analogues à celles de la conjonctive dans toutes les parties intérieures de l'œil, cela tient à ce que ces parties ne sont pas en contact avec l'air comme le sont la conjonctive et la cornée. Aussi, lorsque ces parties s'enflamment sous l'influence d'une plaie qui les met en contact avec l'air extérieur, on voit alors des granulations s'y développer avec de la suppuration, comme sur la conjonctive.

5° Des phlyctènes, des vésicules et des espèces de papules se développent parfois sur la conjonctive et sur la cornée, et cette lésion me paraît particulière à ces deux tissus.

6° Il n'en est pas de même des pustules et des abcès. Ces collections purulentes, un peu plus petites ou un peu plus grandes, se montrent dans tous les tissus de l'œil, mais elle ne sont pas également communes, considérables dans tous, ni également superficicielles ou profondes dans le même tissu.

7° Les ulcérations sont des altérations rares dans les inflammations de la conjonctive, mais on les y observe cependant à la suite de pustules, et dans d'autres cas. Elles sont bien plus communes et très-fréquentes sur la cornée. Quelquefois la surface de cette membrane n'est que dépolie par l'érosion superficielle de la membranule qui la recouvre en avant, et il faut la regarder obliquement sous certaines incidences pour le reconnaître.

D'autres fois la solution de continuité est plus profonde et s'accompagne d'injections vasculaires variées. D'autres fois elle pénètre jusqu'à la chambre antérieure dont l'humeur s'écoule. On voit aussi l'iris ulcéré à sa surface par l'ouverture de petits abcès, et tous les tissus intérieurs peuvent s'ulcérer plus ou moins profondément dans la fonte purulente du globe de l'œil.

8° Dans toutes les parties enflammées de l'œil s'observent des *produits de phlogose.* Il est bien rare de voir des fausses membranes sur la conjonctive et la cornée, parce que l'organisation en est troublée par les mouvements des paupières, les larmes et d'autres circonstances. Cela est bien plus commun dans les cavités intérieures de l'œil, par suite de l'inflammation des parties intérieures, et parce que c'est dans les cavités fermées ou dans l'intérieur des tissus que se forment souvent les produits de phlogose, qu'ils soient, oui ou non, destinés à être résorbés plus tard. Les fausses membranes intérieures de l'œil sont attribuées à l'iritis; c'est une inexactitude; elles sont dues à l'inflammation des parois des cavités intérieures de l'œil, des chambres, en un mot; autrement elles ne détermineraient pas les adhérences de l'iris en avant avec la cornée, en arrière avec le corps vitré et le cristallin, et l'occlusion de la pupille par leur adhérence avec la capsule antérieure du cristallin qu'elles recouvrent. Cette lésion, attribuée spécialement à l'iritis pour caractériser son espèce, ne lui est donc point particulière. Ce sont ces fausses membranes qui, moins épaisses et moins parfaites, forment ces villosités que l'on voit flotter à la surface de l'iris, ces réseaux qui embarrassent le champ de la pupille.

Quant aux autres produits de phlogose, que j'appellerai *interstitiels*, parce qu'ils s'observent dans les interstices des tissus ou dans leur épaisseur, et *amorphes*, parce qu'ils n'ont pas de forme déterminée comme les fausses membranes, ceux-là se manifestent dans tous les tissus de l'œil. Ils épaississent la conjonctive dans certains cas, ils forment les nuages, les albugo, les leucoma, en un mot toutes les taches ou taies de la cornée, des épaississements partiels ou généraux de l'iris et des autres tissus de l'œil comme dans tous ceux de l'économie.

Moins concrescibles, moins organisables, plus fluides et plus faciles à résorber, ils forment encore, dans d'autres cas ou dans certains points des tissus malades, et jusque dans les tissus voisins qui participent ainsi à l'inflammation, des épanchements sanguins, des ecchymoses, des infiltrations séreuses, des œdèmes plus ou moins riches en fibrine, en lymphe albumineuse organisable, qui épaississent et tuméfient les tissus de l'œil pour un temps plus ou moins long, comme on le voit encore arriver dans toutes les autres parties de l'économie.

Vous le remarquez sans doute, messieurs, c'est du point de vue élevé où je me place que l'on aperçoit et que l'on montre le mieux tous ces détails, toutes ces analogies, toutes ces généralités de faits si nombreux. Qu'on les divise et qu'on les subdivise, qu'on les partage entre une multitude d'espèces diverses, toutes ces analogies dispersées s'affaiblissent, s'obscurcissent. Si on les reproduit à l'occasion de chaque espèce, ce sont des répétitions fastidieuses, sans nombre. Si on ne les reproduit pas, on tombe dans un vice plus grave encore, les descriptions sont incomplètes.

9° Par suite d'ulcérations, par suite de la formation de fausses membranes ou de produits de phlogose amorphes et interstitiels, il se fait des adhérences dans tous les tissus de l'œil. Elles sont rares sans doute dans la conjonctive, où elles unissent plus ou moins intimement les paupières à l'œil. Cependant il est assez commun de rencontrer des replis ou reliefs falciformes entre les paupières et l'œil à la suite de conjonctives anciennes, etc. Les adhérences sont plus rares encore à la face antérieure de la cornée, qu'elles unissent alors aux paupières. On voit beaucoup plus souvent l'iris s'unir partiellement à la cornée à la suite d'une perforation de cette membrane; alors l'écoulement de l'humeur aqueuse entraîne l'iris qui vient boucher l'ouverture en s'y appliquant et s'unissant solidement à ses bords. Il n'est pas très-rare de voir l'iris s'unir à toute la cornée par devant ou aux parties profondes par derrière. Enfin beaucoup d'autres adhérences plus profondes peuvent s'établir dans l'œil.

Il me reste à mentionner une dernière altération qui accompagne l'inflammation ou la suit. Je veux parler du ramollissement. Mais, bien qu'on l'observe dans tous les tissus de l'œil, il n'est nulle part plus remarquable que dans la cornée, dont il entraîne souvent la perforation, la destruction complète.

Ainsi, vous le voyez, toutes les altérations des tissus, qui, étudiées minutieusement dans chaque tissu en particulier, y paraissent d'abord si singulières, présentent de si grandes analogies lorsqu'on les contemple de plus haut dans l'ensemble de ces tissus et de si légères différences qu'on pourrait très-bien les décrire toutes ensemble et de la manière la plus minutieuse. Voyons maintenant jusqu'à quel point diffèrent les symptômes inflammatoires suivant les tissus affectés.

Les *symptômes* des inflammations oculaires sont généralement proportionnés au degré des altérations matérielles des tissus enflammés.

Les symptômes *locaux* consistent dans des sensations morbides diverses, dans la photophobie, les contractions palpébrales, la vue trouble ou le brouillard, et les sécrétions morbides.

1° Parmi les *sensations morbides*, les unes sont des sensations de démangeaison, de cuisson, de picotement. Celles-ci s'observent surtout dans les inflammations de la conjonctive, de la cornée, avec ou sans ulcération. D'autres sont des sensations de plénitude, de tension, de battements et de douleurs dans l'œil. On les rencontre le plus souvent dans les phlegmasies intérieures de l'œil, mais on les éprouve aussi dans celles de la conjonctive et de la cornée; et par conséquent dans les phlegmasies de tous les tissus.

2° La *photophobie*, ou la sensibilité de l'œil à la lumière, voilà un des symptômes où la critique a le plus à faire, tant l'arbitraire des innovateurs modernes en a tiré des conséquences diverses. Suivant celui-ci, ce n'est pas un symptôme qui appartienne à la conjonctivite, car la conjonctive ne peut pas réclamer la propriété de sentir la lumière, on ne saurait la lui accorder sous aucun prétexte. Et puis la conjonctive enflammée est si visible et présente tant de symptômes évidents, qu'on pourrait bien l'en dépouiller sans anéantir l'espèce; on l'a donc dépouillée. Mais on a été plus libéral pour la kératite; on a déclaré que la photophobie appartient surtout à la cornéite, et particulièrement aux ulcérations de la cornée. Cependant, comme la rétine est le seul tissu de l'œil connu pour être sensible à la lumière, il eût été bien téméraire d'en dépouiller la rétine affectée d'inflammation ; et puis, quel symptôme lui donner, si on lui refuse celui-là? Comment et avec quoi caractériser l'espèce rétinite? On a donc capitulé avec la rétinite. Enfin, comme on voit coïncider la photophobie avec des altérations visibles de l'iris, on est convenu d'en accorder aussi un peu à l'iritis.

Mais, ces petits arrangements pris, comme ils sont arbitraires, comme ils ont été motivés par la nécessité de distinguer des espèces qui ne sont pas, ou du moins qui ne sont pas suffisamment distinctes, il s'est élevé des réclamations. Les discordances sont fort nombreuses à cet égard dans la science ; aussi vous avez entendu tout à l'heure M. Bérard contredire M. Velpeau et réclamer la photophobie en faveur de l'inflammation du cercle ciliaire qu'il appelle *cyclite*.

La vérité est que la photophobie est un symptôme commun à toutes les inflammations des yeux, quel que soit le tissu affecté ; et quelque ingénieuse que soit la théorie que notre collègue nous a si complaisamment exposée pour expliquer la photophobie par les ébranlements que les mouvements de l'iris communiquent au cercle ciliaire enflammé, je ne puis y voir que des suppositions.

Pour moi, sans affirmer ce que je ne vois pas de mes yeux, il me paraît très-probable que la photophobie tient à l'expansion de l'irritation inflammatoire qui, dans un organe aussi petit que l'œil, s'étend très-souvent à la rétine et doit même souvent s'accompagner d'injection vasculaire dans cet organe, par suite de son voisinage très-rapproché du tissu malade. C'est là un de ces phénomènes circonvoisins dont je donnerai dans un instant la théorie générale. On conçoit dès lors pourquoi, la rétine recevant ses vaisseaux de la même source que la conjonctive et les autres tissus de l'œil, la photophobie peut se montrer dans l'inflammation de chacun de ces tissus ; et cette théorie, quoique beaucoup moins recherchée et beaucoup plus simple que la théorie empruntée par M. Bérard à M. Cade, me paraît aussi beaucoup plus vraie.

3° Suivant que la photophobie est plus ou moins intense, les malades ouvrent plus ou moins difficilement les paupières ; de là les *contractions* instinctives et *convulsives* plus ou moins violentes des paupières pour soustraire l'œil à la lumière. Donc ce symptôme n'est propre non plus à l'inflammation d'aucun des tissus de l'œil.

4° Le *brouillard* qui trouble et obscurcit la vue est-il donc aussi un symptôme particulier à un des tissus de l'œil? Il s'en faut de beaucoup, messieurs. Il est commun d'abord à l'inflammation de tous les milieux transparents de l'œil dont la phlogose peut troubler la translucidité, aux phlegmasies de la cornée, de la capsule du cristallin, du corps vitré, aux phlegmasies des chambres antérieures et postérieures, de la membrane cristalline et du corps vitré, qui peuvent troubler les humeurs qu'elles renferment sans devenir elles-mêmes opaques; aux phlegmasies, aux simples injections, aux compressions, aux ébranlements de la rétine. Il y a plus, ce phénomène peut s'observer dans l'inflammation de tous les tissus de l'œil. Combien de fois n'avons-nous pas vu et fait voir à notre clinique des conjonctivites qui troublent la netteté de la vue et répandent un nuage, un brouillard sur les objets, quoique les divers milieux de l'œil : cornée, humeur aqueuse, cristallin, corps vitré, fussent de la transparence la plus parfaite, de la limpidité du cristal le plus pur! Et cela n'a rien d'étonnant quand on réfléchit à cette petitesse de l'œil dont j'ai déjà tant parlé et à l'influence expansive, en quelque sorte rayonnante, de l'inflammation sur les tissus voisins, et en particulier sur la rétine, toujours très-rapprochée du tissu enflammé.

Les sécrétions morbides des ophthalmies sont variées : ce sont des sécrétions muqueuses claires, troubles ou puriformes, des sécrétions de chassie, des larmes, ou par un phénomène inverse, il y a sécheresse de l'œil dans certains cas, comme on le voit au commencement d'une foule de phlegmasies.

5° Les *sécrétions muqueuses*, 6° les *sécrétions puriformes* s'observent plus particulièrement dans la conjonctivite sans doute; mais elles se manifestent aussi dans les inflammations de tous les tissus de l'œil, par voisinage, et cela lors même que la conjonctive est à peine injectée. C'est ainsi que souvent les follicules palpébraux, participant à l'irritation sans être enflammés, sécrètent plus de chassie que d'habitude.

7° Le *larmoiement* n'a pas non plus d'autre cause, et comme ce phénomène est excessivement commun, on l'observe bien plus souvent qu'aucun autre dans les inflammations des divers tissus de l'œil. Et comme le moindre corps étranger, la moindre irritation de l'œil, un grain de poussière, un cil, qui pénètrent entre les paupières, la lumière du soleil qui frappe directement la rétine pendant un instant suffisent pour le déterminer, il montre de la manière la plus manifeste et la plus frappante, par l'influence d'une irritation fugitive sur la glande lacrymale, quelle doit être l'influence de l'inflammation sur les tissus voisins du tissu affecté. Eh bien! malgré cette évidence qui me paraît si patente, on a pourtant cru que le larmoiement est un symptôme particulier de kératite, et qu'il ne s'observe pas dans la conjonctivite.

Enfin j'arrive aux symptômes *circonvoisins* proprement dits, à ceux qui se montrent au delà de l'organe affecté lui-même, dans les organes qui n'en font plus partie. C'est là que nous allons voir la puissance expansive et rayonnante de l'inflammation, l'étendue de cette influence et l'importance des phénomènes de voisinage. Nous verrons alors non-seulement des phénomènes communs à l'inflammation de tous les éléments d'un organe, mais souvent à l'inflammation des divers organes d'une même région en sorte qu'il y a des symptômes de région, une chirurgie par région.

Les symptômes circonvoisins des ophthalmies sont des douleurs circumorbitaires, des irritations nasales, des douleurs de tête, des pesanteurs de tête, des étourdissements, des bourdonnements d'oreilles, quelquefois des envies de dormir, un sommeil pesant, des bouffées de chaleur à la face.

Tous ces phénomènes peuvent s'observer et s'observent plus ou moins fréquemment et plus ou moins intenses dans les inflammations des divers tissus de l'œil. Néanmoins, toujours secrètement et instinctivement poursuivis par le besoin de trouver un certain nombre de causes, de symptômes, de caractères, en un mot, pour motiver les espèces qu'ils établissent sur la diversité de texture, les auteurs sont forcés de partager arbitrairement les causes, les symptômes et les autres caractères des inflammations des divers tissus de l'œil entre ces inflammations. Ensuite, ne pouvant s'accorder sur les partages qu'ils ont faits chacun de leur côté, il en résulte des discordances et des déchirements qui troublent la science.

8° Les *douleurs circumorbitaires* si fréquentes au sourcil, au front, au bord externe de l'orbite et même à la tempe, à la pommette, au bord inférieur de l'orbite et même à la racine du nez, quoiqu'on les observe moins fréquemment dans ces deux derniers points, n'ont pas été mieux comprises que les autres phénomènes de voisinage. Aussi quelques auteurs ont-ils fait des douleurs sourcilières ou sus-orbitaires, et même des douleurs circumorbitaires, des symptômes propres à l'iritis.

Comme ces douleurs ont le même caractère que tous les phénomènes de voisinage, il faut n'avoir aucune idée des phénomènes de voisinage pour en faire un symptôme particulier à l'iritis.

9° Il se manifeste quelquefois des irritations nasales fort remarquables. M. le docteur Morand, de Tours, en a été frappé dans les ophthalmies scrofuleuses qui ont fait le sujet du mémoire à l'occasion duquel M. Velpeau a lu le rapport par suite duquel nous discutons aujourd'hui. Mais si l'irritation de la membrane nasale a coïncidé chez ses malades avec une ophthalmie scrofuleuse, il ne faut pas croire qu'elle ne s'observe jamais dans les autres ophthalmies. Je connais un homme adulte chez qui l'irritation de la pituitaire par le tabac a causé des irritations conjonctivales et rétiniennes qui ont rendu ses yeux très-sensibles à la lumière, bien qu'ils ne soient pas enflammés. Eh bien! si, lorsqu'il suspend l'emploi du tabac, il fatigue ses yeux par le travail de cabinet, il lui arrive des irritations aussi vives de la pituitaire que s'il eût pris beaucoup de tabac. Le tabac lui cause aussi des migraines; eh bien! lorsque par une cause ou par une autre, mais sans s'irriter la pituitaire ni les yeux, par suite d'un sommeil troublé, par exemple, il éprouve une migraine, il lui arrive encore de souffrir des yeux et des narines par voisinage tant que dure la congestion céphalique.

10° La *céphalalgie* des ophthalmies est donc aussi un phénomène circonvoisin. C'est d'autant plus manifeste que lorsqu'un seul œil est affecté, le mal de tête n'occupe souvent que le côté malade. Quand la tête est prise tout entière, l'expansion des phénomènes de voisinage est plus étendue.

Les pesanteurs de tête, les bourdonnements d'oreilles, les étourdissements, les envies de dormir, les bouffées de chaleur, sont tous aussi des phénomènes circonvoisins.

Nous avons dit que ces phénomènes n'étaient pas seulement communs aux tissus divers d'un même organe, mais parfois à presque toutes les maladies d'une même région. Qui en pourrait douter? L'érysipèle de la face, les fluxions des joues, un coryza, une angine, ne causent-ils pas souvent les mêmes symptômes de voisinage que je viens de mentionner à l'occasion de l'ophthalmie? Le catarrhe utérin ne détermine-t-il pas des cuissons en urinant, des pesanteurs sur le fondement, des douleurs aux aines, au bas-ventre, aux reins, dans les hanches, dans les cuisses, comme les ulcérations du col utérin, la phlegmasie du corps de l'utérus, le carcinome utérin, la cystite et les affections du rectum?

Enfin, messieurs, peut-on dire que les phénomènes *généraux* et sympathiques soient particuliers à l'inflammation d'aucun des tissus de l'œil en particulier? Je ne le pense pas, et je ne suppose pas même qu'à cet égard il puisse y avoir de contradiction. En conséquence, je n'en dirai pas davantage à ce sujet; mais je rappellerai que les symptômes généraux sont rares dans les inflammations des yeux, et qu'ils ne s'y montrent guère que lorsque l'inflammation est fort intense.

Ainsi je crois avoir démontré que les symptômes des ophthalmies sont à peu près les mêmes dans les différents tissus de l'œil enflammés. Il en est un cependant qui semble si particulier qu'on n'en parle jamais qu'à l'occasion de l'iritis. Eh bien! j'en parlerai tout à fait à part aussi.

Il consiste dans le resserrement et l'immobilité de l'iris sous l'influence de la lumière directe. On l'attribue exclusivement à l'inflammation de l'iris, et il devient un de ses caractères les plus spéciaux. Bien qu'il s'observe avant la période des adhérences de l'iris au corps vitré et au cristallin, la mobilité de l'iris n'est jamais plus complétement perdue que lorsque l'iris est adhérent par l'une ou l'autre de ses faces aux tissus voisins. Eh bien! ces adhérences prouvent qu'alors il n'y a pas seulement inflammation de l'iris, mais que les tissus auxquels il adhère sont eux-mêmes enflammés. Comme les vaisseaux des surfaces adhérentes communiquent de l'une à l'autre, cette communication ne peut s'établir que par l'inflammation.

Disons maintenant quelque chose de la *marche* des phlegmasies de l'œil, développées par un seul point ou par plusieurs à la fois dans un ou plusieurs tissus.

1° Les inflammations oculaires sont parfois très-bénignes et se terminent par résolution après une durée assez courte. Ce sont alors des ophthalmies *bénignes*.

2° D'autres fois les symptômes en sont médiocrement graves; la durée est médiocrement longue, il y a une suppuration modérée, et la maladie guérit en laissant ou sans laisser de taies sur la cornée. Ce sont alors des ophthalmies *médiocrement graves*.

3° D'autres fois les symptômes locaux sont modérés ou nuls, quelquefois même sans douleur, sans photophobie, mais la cornée finit par se ramollir, s'ulcérer, se perforer; l'œil se détruit ou s'altère gravement, ce qui donne lieu à une cécité complète ou incomplète. J'ai vu trois cas de ce genre l'année dernière et un cette année, à l'hôpital de la Charité, et malgré la bénignité des symptômes, malgré les moyens les plus multipliés et les plus actifs tentés pour arrêter la marche de la maladie, sa terminaison a été fatale. C'est là une ophthalmie *grave*. Il faut y rapporter les cas dans lesquels la vision est plus ou moins altérée par des lésions intérieures de l'œil, avec perforation de la cornée ulcérée.

4° Il y en a de plus graves encore; ce sont celles où, avec des altérations graves comme le chémosis, comme les ulcérations de la cornée, il y a sécrétion purulente, altérations intérieures, fonte de l'œil et cécité, comme on en a des exemples dans les ophthalmies puriformes. Ce sont des *ophthalmies très-graves*.

5° Enfin, je dois mentionner les ophthalmies *chroniques* qui peuvent être *bénignes*, et quelquefois même graves.

Terminons ce résumé général et comparatif par quelques considérations sur les *influences* qui peuvent modifier le cours des ophthalmies.

L'activité est pour tous les organes une cause de souffrances et d'aggravation de maladie. Le repos est, au contraire, une circonstance favorable à la tendance que possèdent généralement les organes à revenir à la santé. Aussi guérirait-on une foule d'inflammations oculaires en se bornant à soustraire l'œil à la lumière, car l'activité de l'œil c'est de voir, c'est de regarder.

Lorsque les ophthalmies sont intenses et aiguës, les antiphlogistiques peuvent être très-favorables. Je réunis dans ma pensée sous ce titre, en ce moment, les topiques rafraîchissants (eau froide), les topiques émollients (cataplasmes tièdes, etc.), les saignées locales, les saignées de voisinage et les saignées générales. En général, les plus énergiques de toutes ces saignées, à quantité égale, ce sont celles que l'on pratique sur la partie malade elle-même. Aussi les saignées des bras, des oreilles, des tempes, etc., produisent-elles moins d'effet que les saignées faites avec vingt, trente ou quarante sangsues appliquées sur les paupières, et je suis étonné de voir qu'on n'ose pas employer cette manière de saigner. On craint que la morsure des sangsues ne donne lieu, sur la peau fine et délicate des paupières, comme sur la peau mince et lâche du scrotum, à des accidents de tuméfaction, d'ulcération, d'érysipèle, de phlegmon, de gangrène. Je puis assurer que ces craintes sont également chimériques pour les paupières et pour le scrotum, car j'ai maintes fois employé les sangsues comme je viens de le dire, et je n'en ai jamais vu d'accidents. C'est au point que, pour les yeux en particulier, j'en fais usage au moins deux cents fois par an; et si les malades ne guérissent pas tous immédiatement, chez presque tous il y a soulagement et amélioration. Ce n'est pas que les sangues ne produisent souvent de l'œdème, de l'ecchymose, mais ces petits inconvénients disparaissent en quelques jours sans laisser de trace.

Des chirurgiens paraissent préférer l'application des sangsues sur la conjonctive. Je n'ai jamais essayé ce procédé, parce qu'il me paraît beaucoup plus pénible pour le malade et pour le chirurgien, et qu'il doit fort répugner à la plupart des malades, en sorte que c'est un procédé peu pratique.

Cependant lorsque les inflammations des yeux sont internes et profondes, les saignées générales sont plus avantageuses que dans les phlegmasies oculaires superficielles. Dans tous les cas, enfin, les effets sont bien plus subordonnés à l'acuité de la maladic, à sa nature, qu'ils ne le sont à la nature des tissus. L'influence favorablement excitante, et particulière des pommades et des collyres stimulants, astringents ou caustiques, est sans doute beaucoup plus manifeste dans les ophthalmies externes que dans les ophthalmies internes. Mais cet effet dépend probablement beaucoup moins de la diversité de texture des tissus de l'œil que de ce que le topique s'applique immédiatement à l'organe malade dans les ophthalmies externes.

Les topiques sédatifs agissent à peu près également, quel que soit le tissu enflammé. Il en est de même pour les révulsifs, qu'on les fasse agir au front, aux tempes, au cou, derrière les oreilles. Je ne les ai jamais appliqués en vésicatoires sur les paupières, parce que ce moyen m'a paru peu pratique. Plus loin, les vésicatoires agissent trop faiblement. Au cou et autour de la tête ils agissent quelquefois avec trop d'énergie par la loi de voisinage que j'ai signalée, par l'expansion de l'irritation jusqu'aux yeux. Dans ce cas il faut les supprimer, car le premier de tous les principes de médecine pratique, c'est de ne pas persévérer longtemps dans l'emploi des moyens qui se montrent nuisibles. Des révulsions de voisinage sont, au total, des moyens très-variables et très-infidèles. Quant aux révulsifs intestinaux, ils sont, ainsi que les pédiluves, plus infidèles encore.

Je dois aussi dire un mot des moyens chirurgicaux, de l'excision de la conjonctive et des ponctions de l'œil. La première peut s'employer contre des ophthalmies externes et internes; mais on n'y a guère recours si la conjonctive ou la cornée ne sont pas enflammées. C'est assurément un puissant moyen de dégorgement pour ces deux tissus enflammés; mais il faut alors exciser la conjonctive tout autour de la cornée, c'est-à-dire la conjonctive oculaire entière, à peu près, car les excisions partielles de la conjonctive sont peu ou point du tout avantageuses.

La ponction est un moyen qui, en permettant le relâchement de tous les tissus, est favorable à la diminution des accidents, quel que soit le tissu enflammé. Elle n'agit donc pas non plus sur un seul ou seulement sur quelques-uns des tissus enflammés de l'œil.

Ainsi, en définitive, toutes ces influences, à l'exception des topiques, agissent à peu près de la même manière sur les différents tissus de l'œil, quel que soit celui qui est le théâtre de la phlegmasie. Ainsi, quel que soit le point de vue par lequel nous envisagions les inflammations oculaires, nous n'y apercevons pas des différences proportionnelles à la diversité des tissus, et nous ne croyons pas qu'on soit autorisé à exagérer cette influence comme on l'a fait, et à en tirer les conséquences qu'on en a déduites pour multiplier les espèces à l'infini, d'après la seule considération du siége. Nous ne croyons pas non plus que la science et l'art y aient gagné. On peut célébrer à son aise les grands progrès de l'ophthalmologie et du traitement des maladies des yeux : je ne crois pas que nous soyons beaucoup plus habiles au lit du malade qu'on ne l'était au commencement du siècle. J'en aperçois même la preuve dans cette fastidieuse polypharmacie qui remplit les ouvrages d'ophthalmologie. Les drogues les plus déraisonnables et les plus ridicules s'y pressent, s'y entassent en foule, et menacent d'éclipser Galien de polypharmaque mémoire. C'est vainement que cette absurde droguerie avait été chassée du temple par la critique et le bon sens, elle y rentre par l'ophthalmologie de nos jours, qui manque de raison et de critique. Eh bien, ce luxe de drogues prouve la pauvreté de notre art actuel, et combien nous avons fait peu de progrès dans notre pratique. Si nous en avions réellement fait de si grands, nous ne verrions pas chaque jour rechercher des remèdes nouveaux et vanter avec emphase des remèdes qui n'ont qu'un jour de gloire, et sont le lendemain remplacés par d'autres dont la renommée ne se soutient pas plus longtemps. Si nous avions contre les ophthalmies des moyens aussi héroïques que ceux par lesquels nous évitons la variole, guérissons la syphilis et les affections intermittentes, ne nous dispenserions-nous pas d'en chercher de meilleurs, et n'effacerions-nous pas de nos livres cette polypharmacie qui en salit les pages et trompe les gens crédules et sans critique?

Des différents modes des ophthalmies. — Si, après ce résumé général, nous reportons notre attention sur les différences principales que nous avons signalées dans les ophthalmies, soit sous le rapport des causes, soit sous celui des altérations matérielles, soit sous celui des symptômes, soit sous celui de la marche des inflammations oculaires, nous reconnaissons que ces différences ont plus ou moins d'influence sur les autres caractères de la maladie, et qu'à une différence patente de causes, de caractères anatomiques, de symptômes ou de marche, s'en joignent ordinairement d'autres également réelles et manifestes. C'est ce que nous allons tâcher de rendre sensible par une indication rapide plutôt que par une exposition détaillée, pour ne pas abuser de l'attention de l'Académie.

Les ophthalmies, *considérées sous le rapport des causes*, offrent plusieurs modes remarquables : les ophthalmies idiosyncrasiques, héréditaires, celles des nouveau-nés, les scrofuleuses, les rhumatismales, les syphilitiques, les scorbutiques, les blennorhagiques, les ophthalmies par contusion, par profession particulière, par contagion, par endémie et par épidémie.

Les *ophthalmies idiosyncrasiques*, dues à une susceptibilité individuelle particulière, fort fréquentes chez les mêmes individus, reparaissent sous l'influence des causes les plus légères, persistent longtemps, guérissent difficilement, et il faut beaucoup de soins pour en prévenir le retour.

Les ophthalmies *héréditaires* offrent des caractères analogues et tiennent peut-être à la même cause, à l'idiosyncrasie. Celle des nouveau-nés, due à l'âge, a depuis si longtemps frappé l'attention par les caractères de la cause prédisposante de l'âge, des altérations matérielles, des symptômes, de la marche et de sa terminaison souvent grave, que je me borne à cette indication.

L'*ophthalmie scrofuleuse*, favorisée par la constitution scrofuleuse, dont nous admettons, nous, l'existence, quoique nous ne reconnaissions pas de virus scrofuleux, présente, outre sa cause et sa fréquence pendant l'enfance, quelques altérations matérielles particulières qui ne sont pas constantes : une injection conjonctivale rosée, des taies, des ulcères à la cornée, des phlyctènes ou phlycténules près du bord de la cornée, en dedans ou en dehors de son cercle. Sa guérison est aussi plus difficile que celle de beaucoup d'ophthalmies, et les antiphlogistiques ont généralement une influence moins avantageuse.

Je ne m'arrête pas aux ophthalmies *dartreuses* ni *scorbutiques*.

Mais les *syphilitiques* méritent une mention spéciale, parce qu'elles attaquent plus particulièrement l'iris et ne cèdent guère qu'à un traitement antisyphilitique.

Il en est de même des ophthalmies par contusion. Elles offrent souvent une gravité de symptômes qui est hors de proportion avec les lésions matérielles, et dont la terminaison est fatale à la vision.

L'*ophthalmie blennorrhagique* par sympathie ou par contact est caractérisée par des traits saillants et nombreux, par ses causes blennorrhagiques directes ou indirectes, par ses lésions anatomiques, par l'intensité de ses symptômes, et surtout par sa purulence, qui n'est probablement qu'une exagération et une altération de sécrétion muqueuse; par sa marche rapide, par ses terminaisons graves, par l'impuissance des moyens thérapeutiques ordinaires et la nécessité d'un traitement extrêmement actif au moyen des antiphlogistiques, des injections fréquemment réitérées d'une forte solution de nitrate d'argent, etc., etc.

Les ophthalmies *épidémique* ou *endémique*, les ophthalmies *des camps* sont des modes très-analogues à la précédente et à celle des nouveau-nés.

Les *ophthalmies considérées sous le rapport des caractères matériels* offrent des modifications, des modes réels à distinguer, quoiqu'on les ait beaucoup exagérés. Assurément il est des *ophthalmies partielles* qui n'occupent qu'un seul et même tissu dans l'œil au commencement de leur existence, mais alors elles sont généralement légères, et si elles restent partielles, ce qui est rare, elles sont peu graves, guérissent généralement bientôt, et méritent par cela même moins d'attention que les autres qui sont complexes. Or aujourd'hui on fait précisément le contraire. En décrivant les ophthalmies une à une, dans chaque tissu, comme si l'on pouvait les y distinguer nettement et les caractériser par des symptômes évidents, on accorde plus d'attention aux cas les plus légers et les plus rares, qu'aux cas complexes qui sont beaucoup plus graves et plus communs.

En décrivant d'ailleurs ces inflammations isolément, comme si on les voyait isolées et circonscrites chacune dans un des tissus particuliers de l'œil, accompagnées chacune de symptômes pathognomoniques particuliers, on a été bien au delà de ce que l'on voit et de ce que l'on sait.

Aussi je n'admets, sous le rapport des tissus affectés, que trois modes d'ophthalmie : la conjonctive, la kératite, et l'ophthalmie interne. J'admets les deux premières parce qu'on les voit, qu'on distingue aisément les cas où elles sont circonscrites et isolées. Par les mêmes motifs, je n'ose accepter, au moins sans restriction, ce que l'on a dit de l'iritis comme un ensemble de vérités incontestables. En effet, tantôt on ne voit pas assez nettement l'iris enflammé pour distinguer son état morbide, et jamais on ne peut être sûr que la phlegmasie soit circonscrite dans l'iris et ne s'étende pas au corps vitré, aux procès, au cercle ciliaires, à la choroïde, à la sclérotique, etc. Il en résulte qu'à nos yeux l'espèce iritis est encore une maladie arbitrairement caractérisée. Peut-être l'accepterons-nous un jour comme une affection bien déterminée, nous ne le pouvons pas aujourd'hui.

N'admettant pas la description de l'iritis comme une description fondée sur la vérité, on conçoit qu'il m'est également impossible d'admettre les descriptions d'inflammations particulières plus profondes et plus cachées encore que l'iritis; mais comme je ne doute pas que toutes ces parties puissent être enflammées isolément d'abord, et ensemble plus tard, je les décris toutes ensemble sous le nom vague d'ophthalmie interne, comme la science d'aujourd'hui, du moins.

A ces distinctions je dois pourtant ajouter, sous le nom d'ophthalmie universelle ou d'*ophthalmite*, l'inflammation, le phlegmon de l'œil entier.

Sous le rapport de la nature de leurs altérations matérielles, les ophthalmies sont, les unes phlycténulaires ou papuleuses, et exigent par cela même quelques modifications de traitement; d'autres sont *pustuleuses*, *fongueuses* ou *granuleuses*, *ulcéreuses*, et réclament aussi quelques modifications de traitement; d'autres sont compliquées d'abcès de volumes divers, d'adhérences, de ramollissements plus ou moins considérables. A ces altérations se joignent parfois des symptômes particuliers et des terminaisons plus ou moins graves; mais ces altérations ont beaucoup plus d'influence sur la terminaison que sur les symptômes.

Les ophthalmies, considérées *sous le rapport des symptômes*, présentent aussi des modifications intéressantes, des ophthalmies de premier, deuxième ou troisième degré d'intensité, de plus en plus graves par conséquent et qui réclament des traitements proportionnés par leur énergie; des ophthalmies avec photophobie, brouillard, larmoiement ou sécheresse, écoulement muqueux ou purulent, etc., qui fournissent autant d'indications thérapeutiques particulières que la diversité des tissus affectés.

Les ophthalmies, considérées sous le rapport de la marche, offrent des modes divers qui ont été indiqués, à l'occasion du caractère de la marche, sous les noms d'ophthalmies *bénignes*, *médiocrement graves*, *graves* ou *très-graves*, et de *chroniques*, par opposition aux précédentes qui sont aiguës. J'en ai dit assez alors pour n'avoir pas besoin d'y revenir.

Conclusions. — Enfin, messieurs, nous arrivons à nos conclusions. Nous aurions bien voulu pouvoir le faire plus tôt, mais nous aurions craint de n'être pas compris si nous n'avions pas prouvé la possibilité de décrire d'abord toutes les ophthalmies ensemble pour montrer leurs analogies, comme nous les avons ensuite considérées séparément pour montrer leurs différences. Maintenant nous pouvons avancer, je crois, sans crainte de n'être pas entendu, 1° qu'il faut, dans l'exposition des ophthalmies, comme il le faut en général dans l'exposition des autres maladies, commencer par une description générale de toutes les affections de la même espèce, pour passer ensuite à leurs modifications; 2° que ces distinctions doivent plutôt être désignées sous le nom de *modes* que sous celui d'*espèces*, parce que, dans les sciences, les espèces sont des distinctions plus larges qui réclament un plus grand nombre de caractères particuliers et de différences plus profondes que les modes, dont l'expression étant inusitée et plus vague est plus propre à indiquer des différences variées et inégales par leur importance. Et puis, les espèces, surtout dans les sciences naturelles, où l'on en fait le plus d'usage, se divisent et se subdivisent en variétés, en sous-variétés, qui rendent les descriptions des maladies très-compliquées. Les modes, au contraire, n'étant point en usage, on peut avec avantage s'épargner la peine de les subdiviser à la manière des espèces. D'ailleurs les points de vue sous lesquels on doit envisager les entités morbides étant beaucoup plus nombreux (puisqu'on est obligé de les considérer successivement sous les points de vue de leurs causes, de leur siége, de leurs lésions matérielles, de leurs symptômes, de leur marche et de leurs terminaisons) que ceux sous lesquels on considère les espèces en histoire naturelle, le vague des distinctions de mode se prête mieux encore à ces considérations, comme on va le voir. 3° Il faut puiser successivement les distinctions des ophthalmies dans tous les caractères qui fournissent des différences notables à la pathologie : dans les causes, dans les caractères anatomiques, dans les symptômes, dans la marche et les terminaisons des maladies. Toutes ces différences, en effet, sont importantes, et, quoiqu'elles le soient à des degrés divers, il n'y a pas de motifs pour tenir compte seulement de quelques-unes et pour négliger les autres. Ce serait s'exposer à perdre certainement des vérités lumineuses et des conséquences pratiques utiles. Supposez qu'au lieu de considérer attentivement les ophthalmies scrofuleuses, rhumatismales, varioleuses, syphilitiques, blennorrhagiques sous le rapport de leurs causes; les ophthalmies purulentes, les ophthalmies légères, les ophthalmies très-intenses du troisième degré, sous le rapport de leurs symptômes; les ophthalmies complexes, comme elles le sont presque toujours, sous le rapport des caractères anatomiques; les ophthalmies aiguës et chroniques sous le rapport de leur marche, vous les considériez seulement sous le rapport des divers tissus où elles peuvent se montrer, n'est-il pas évident que vous ne pourrez point apercevoir aussi bien les caractères particuliers qu'elles présentent sous les divers modes que je viens de rappeler, et que vous ne pourrez point déduire des différences qui vous auront échappé les conséquences qui en découlent? L'attention est un verre grossissant : elle rend sensibles des objets qui sans son secours échappent à la vue. Si, par conséquent, on ne porte pas successivement son attention sur chaque face des objets que l'on étudie, il est certain qu'on perdra des observations qu'on n'eût pas laissées échapper si l'on eût suivi une meilleure méthode.

On dira peut-être qu'on pourra examiner chacun des différents modes à l'occasion de chacun des tissus de l'œil : eh bien, alors on tombera dans des répétitions fastidieuses, et l'histoire entière d'un mode ne se trouvera nulle part.

En effet, où pourrez-vous trouver une description complète du mode de l'ophthalmie scrofuleuse, par exemple, si vous en placez une partie à l'article de la conjonctivite, une partie à l'article de la kératite, une partie à l'article de l'iritis, etc.? D'ailleurs, que restera-t-il de particulier pour les inflammations scrofuleuses des autres tissus, si ce ne sont des répétitions sans fin? Et où sera l'histoire entière de ce mode d'ophthalmie? Vous le voyez, il ne pourra se trouver nulle part.

Si, contrairement à la raison, on persistait à vouloir distinguer les ophthalmies *uniquement* d'après un seul caractère, j'ose dire que ce serait plutôt d'après la nature patente des ophthalmies que d'après la nature des tissus lésés qu'il faudrait distinguer les ophthalmies les unes des autres. Le siége de l'inflammation dans tel ou tel tissu de l'œil est un caractère qui n'est pas tiré de l'essence de la maladie ; c'est évidemment un caractère relatif, jusqu'à un certain point étranger à la maladie, dont l'existence est tellement indépendante de la diversité de texture, qu'elle peut se montrer dans tous les tissus de l'œil.

En général, les distinctions importantes entre les choses se tirent de la nature, que les choses se manifestent par leurs caractères essentiels ou par leurs caractères relatifs.

Le géologue distingue les roches d'une manière bien plus utile par leur composition que par l'ordre relatif de leur génération successive ; le minéralogiste, comme le chimiste, distingue les corps surtout par les caractères essentiels de leur composition ; le botaniste distingue les plantes d'abord par leur texture, puis d'après la disposition des organes de la reproduction ; le zoologiste distingue les animaux d'après leur organisation. Dans les sciences tout intellectuelles, le grammairien distingue les mots d'après leurs propriétés comme substantifs, pronoms, adjectifs, etc.

4° Si l'on suivait la doctrine ophthalmologique qui tend à s'établir en France et qui, sous certains rapports, me paraît plus vicieuse que la doctrine allemande que je combats ; si l'on proclamait, comme l'a fait notre honorable collègue M. Bérard, probablement entraîné au delà de sa pensée par la chaleur de l'improvisation, qu'il faut *uniquement* distinguer les ophthalmies d'après la nature des tissus affectés; si l'on voulait rester conséquent à ce principe, voyez à quelles conséquences on serait conduit! Ou bien on supprimerait les distinctions tirées des causes, des symptômes et de la marche de ces maladies, et on ne parlerait ni des ophthalmies scrofuleuses, rhumatismales, syphilitiques, ni des ophthalmies légères, intenses ou très-intenses; ni des ophthalmies aiguës, chroniques; ni d'une foule d'autres que je ne nomme pas; ou bien on les subordonnerait aux distinctions de siége en en faisant des subdivisions de conjonctives, de kératite, d'iritis, de cyclite, etc., etc., que l'on désignerait sous les noms de scrofuleuses, rhumatismales, syphilitiques, etc.

Alors on tracerait une foule de tableaux pathologiques où l'on partagerait arbitrairement les symptômes entre les inflammations, de manière à distinguer dans les livres des espèces et des variétés qui ne seraient pas distinctes dans la nature. On croirait avoir fait du diagnostic différentiel, et on n'aurait fait qu'un roman. Ce que je présente comme une pure supposition est arrivé pour presque toutes les ophthalmies, pour les conjonctivites purulentes, pour la kératite, et surtout pour les inflammations internes et profondes de l'œil, dont on ne peut apprécier l'isolement et la circonscription ni par les yeux, parce qu'on ne peut voir convenablement les tissus malades, ni par les symptômes, parce qu'ils développent à tout instant des symptômes, des irritations de voisinage dans les différents tissus de l'œil et même dans les parties voisines.

5° Enfin y a tant d'arbitraire et d'inexactitude dans les descriptions ophthalmologiques de nos jours, qu'à chaque instant les auteurs tombent en désaccord et ne peuvent parvenir à s'entendre. Est-il possible d'être ainsi en discordance sur la vérité? Ce fait ne démontre-t-il pas jusqu'à l'évidence la plus manifeste la vanité de la doctrine nouvelle et de la méthode qui l'a engendrée? Quoi! vous êtes des observateurs également instruits et habiles, et, après avoir vu cent fois les mêmes faits, vous disputez depuis des années, comme des théologiens, sur ce qui est et sur ce qui n'est pas! Croyez-moi, si vos vérités étaient aussi évidentes que vous le prétendez dans vos convictions; s'il y avait moins d'arbitraire dans vos descriptions, d'ailleurs si sincères, il y a longtemps que vous seriez d'accord; mais je crains bien que vous soyez destinés à ne jamais vous entendre parfaitement en suivant la fausse voie dans laquelle vous vous êtes engagés, et que lorsque vous aurez fait encore quelques progrès dans la construction de votre nouvelle Babel, vous ne vous entendiez plus du tout.

Je m'en tiens à ces conclusions générales, parce que pour les préciser davantage il me faudrait descendre à des discussions de détail qui m'entraîneraient beaucoup trop loin, et à des discussions de doctrines personnelles dont j'ai voulu m'abstenir.

Si j'ai attaqué, au commencement de ces débats, les doctrines allemandes, c'est parce qu'elles ont fourni le germe de cette épidémie de divisions ophthalmologiques exagérées et de ces descriptions et distinctions arbitraires qui se sont modifiées en Angleterre et en France; mais je n'en ai pas moins une grande estime pour les savants de l'Allemagne, et je me plais à reconnaître qu'ils ont ajouté beaucoup d'observations de détail réellement importantes à celles que la science possédait.

Néanmoins, je crois qu'il est urgent de porter sur tous les travaux de l'ophthalmologie moderne les lumières de la critique; c'est pour rendre ce besoin sensible à tous les yeux que j'ai pris la parole dans cette discussion, et si j'ai pu rendre cette nécessité aussi évidente pour tous les esprits qu'elle l'est pour moi, j'aurai atteint le but que je me proposais.

Je ne finirai pas sans prier les honorables adversaires qui pourraient me faire l'honneur de me répondre, de vouloir bien le faire d'après le journal *l'Expérience*, où j'ai publié ce que j'ai dit jusqu'à ce jour dans cette discussion. C'est là, et bientôt dans le *Bulletin de l'Académie*, que l'on trouvera dans leur intégrité les opinions que j'ai exprimées devant l'Académie. Je prends la liberté de le dire pour épargner à mes honorables adversaires la peine de critiquer des opinions qui ne seraient pas les miennes, et pour abréger autant que possible une discussion que, faute de talent j'ai sans doute, trop allongée.

II

LETTRES SUR L'OPHTHALMOLOGIE

A M. VELPEAU, membre de l'Académie de médecine (1).

PREMIÈRE LETTRE.

Monsieur et très-honoré collègue, puisqu'un illustre orateur de l'Académie, qui consacre exclusivement la puissance de sa parole à éclaircir les discussions réglementaires et à rappeler aux mémoires oublieuses la nécessité d'élever des bustes aux morts célèbres par leur vertu, a fait sabrer notre pauvre discussion ophthalmologique, permettez-moi de vous adresser une première lettre pour suppléer, autant que possible, aux explications que je vous aurais données et aux *rectifications indispensables* que j'aurais apportées à votre discours du 16 juillet 1844.

I. Je suivrai d'ailleurs exactement, et pied à pied, l'ordre de vos pensées, pour échapper plus sûrement à la confusion où je pourrais tomber encore et que vous me reprochez très-probablement avec raison. Il est possible que j'aie fait cette faute, surtout à la fin de ma discussion, obligé que j'étais de me resserrer excessivement pour abréger une exposition trop courte pour le sujet, mais trop longue pour l'Académie, qui, comme toutes les assemblées, aime les discussions courtes.

II. Vous croyez que c'est vous que j'ai combattu sous le nom des Allemands. J'aurais cru manquer à la justice si je vous avais reproché d'avoir imaginé le premier de distinguer les ophthalmies d'après leur siége dans les divers tissus de l'œil; car, bien avant que vous ayez rien publié à ce sujet, l'inflammation de la conjonctive avait été décrite sous le nom de

(1) *L'Expérience*, t. XIV, 1844.

conjonctivite; celle de la cornée, sous les noms de *kératite*, *cératite* et *cornéite;* celle de la sclérotique, sous le nom de *sclérotite;* celle de l'iris, sous le nom d'*iritis*. Celles de la choroïde, de la capsule cristalline, de l'hyaloïde et de la rétine avaient également été distinguées des autres. Ces distinctions, parties de l'Allemagne et de l'Angleterre, s'étant encore grossies en Allemagne d'une foule d'autres distinctions tirées des causes que je ne puis pas plus admettre que vous ne les admettez vous-même, j'ai dû désapprouver les doctrines allemandes surtout. Je ne pouvais d'ailleurs m'en prendre à vous comme fondateur des distinctions d'après les tissus; c'eût été d'autant plus injuste que cette partie des doctrines allemandes et anglaises a été surtout popularisée et déjà épurée en France par un contemporain illustre, par l'infortuné Sanson. Mais quelque respect que je porte à la mémoire de ce praticien aussi honnête homme que savant modeste, je ne puis accepter ses divisions sans restriction. Cependant j'avoue que je les préfère de beaucoup à celles qui tendent à se répandre en France et qui consistent à distinguer les ophthalmies *uniquement* d'après les tissus, et à ne point tenir compte des causes et d'autres caractères. *Voilà ma première rectification.*

III. Vous paraissez étonné que, pour traiter la question de la distinction des espèces dans l'ophthalmologie, je me sois appuyé sur la marche suivie dans les autres sciences en général. J'avoue que cet étonnement de votre part me surprend plus encore que vous n'êtes étonné vous-même.

IV. Vous paraissez également surpris de m'avoir entendu exprimer la pensée que, dans une classification pathologique, il faut distinguer les maladies d'abord par leur nature, et que c'est seulement ensuite que l'on doit les distinguer d'après leur siége.

Je n'ai pas tenu le langage que vous m'attribuez, mais j'en accepte la pensée.

« Je vois là, ajoutez-vous, *deux ordres d'idées* manquant tous les deux d'*une base logique.*» Pour le prouver, vous continuez : « Il est certainement contraire à toute méthode *raisonnable* de s'attacher à l'étude des phénomènes morbifiques plutôt qu'au siége de la maladie qui les fait naître. »

Mais 1° il le faut bien, lorsqu'on voit les mêmes phénomènes, ceux de l'inflammation par exemple, se manifester dans les tissus les plus variés.

2° Et puis, qu'est-ce donc qu'une maladie? N'est-ce pas un changement d'état des organes plus ou moins pénible ou dangereux? Si c'est un changement d'état, c'est donc un phénomène! Si c'est un phénomène, comment peut-il être *certainement contraire à la raison* d'étudier les phénomènes morbifiques qui constituent une maladie, pour connaître cette maladie? N'est-ce pas au contraire fort raisonnable?

3° Ne vous paraît-il pas, en outre, évident que la connaissance du siége d'une maladie ne vous apprend rien sur ses causes, rien sur ses formes et ses modifications matérielles, rien sur ses symptômes, sa marche et sa durée, rien sur ses terminaisons, c'est-à-dire sur ce qui constitue essentiellement une maladie, et par suite rien sur son diagnostic, son pronostic et son traitement?

4° Nos yeux nous apprennent à tous que la squameuse humide, l'eczéma, est une maladie qui a son siége à la surface de la peau : qu'est-ce que cela nous apprend sur cette affection?

5° Si le siége avait l'importance majeure que vous lui croyez, il semble que chaque tissu devrait avoir des maladies particulières et toutes différentes de celles des autres tissus, même des tissus les plus voisins. C'est alors que pour étudier les maladies il faudrait commencer par étudier leur siége. Mais si, au contraire, on observe les mêmes maladies, par exemple l'inflammation, dans les tissus les plus divers, si elles n'y sont que modifiées, le siége n'a donc pas l'influence que vous croyez sur les maladies, et on peut donc étudier d'abord les maladies, abstraction faite de la diversité des tissus où on les observe? Mais c'est précisément ce qui arrive et est arrivé dans un temps où l'on n'avait presque aucune notion de la diversité des tissus, dans les temps hippocratiques, où l'anatomie était dans l'enfance, et au moyen âge, où elle était retombée dans la barbarie.

6° Enfin, après tant et de si graves raisons que je pourrais multiplier encore, je vous en donnerai une autre qui aura, je suppose, plus d'influence sur vous : c'est qu'en tout temps presque on a suivi la marche que vous trouvez si contraire à la raison. Remarquez, je vous prie, pour ne pas remonter plus haut, que Guy de Chauliac, dans sa *Grande Chirurgie*, divise les maladies chirurgicales 1° en apostèmes, 2° en plaies, 3° en ulcères, 4° en fractures et dislocations, 5° en maladies différentes des précédentes ; que ces distinctions ne sont pas fondées sur le siége des maladies, mais sur la manière d'être, sur la nature apparente des maladies; que Tagault, dans ses *Institutions de chirurgie*, a distingué d'abord les maladies chirurgicales 1° en tumeurs contre nature, 2° en plaies, 3° en ulcères, 4° en fractures, 5° en luxations; que Paré, dans la partie chirurgicale de ses œuvres, suit, au fond, les mêmes principes; que Guillemeau, dans ses *Œuvres de chirurgie*, reconnaît d'abord les cinq divisions reçues; que le *Pentateuque chirurgical* de Fabrice d'Aquapendente les rend plus frappantes encore par le nom grec qui les indique ; qu'Heister suit la même méthode dans ses *Institutions de chirurgie;* et, pour en finir et arriver de suite jusqu'à nous, que Boyer lui-même s'en écarte fort peu, puisqu'il parle d'abord de l'inflammation et de ses suites en général, puis des plaies, des tumeurs, des ulcères et des fistules, des fractures, des luxations, et ne divise les maladies d'après leur siége qu'après les avoir considérées d'une manière tout à fait indépendante de leur siége ; que ceux des écrivains *dogmatiques généraux* qui ont repoussé cette classification l'ont repoussée parce qu'elle n'exprime pas assez exactement la nature diverse des maladies chirurgicales, mais non pour les classer d'abord d'après leur siége; que ceux même qui tiennent le plus grand compte du siége des maladies dans leur classification, commencent cependant par les distinguer d'après leur nature, c'est-à-dire, pour le répéter encore, d'après leur manière d'être manifestée par l'ensemble de leurs caractères et surtout par leurs altérations matérielles, leurs symptômes et leur marche. En voulez-vous un exemple que vous ne récuserez pas? Je le prendrai, pour vous être agréable, et parce que je ne peux mieux choisir, dans un de vos amis, dans un de vos admirateurs que vous estimez aussi, dans M. Vidal. Vous le savez, il divise les maladies chirurgicales, dans sa *Pathologie externe*, je cite textuellement, 1° en celles *dont tous les tissus organiques peu-*

vent être affectés; 2° en celles qui sont *considérées dans les divers tissus;* 3° en celles qui sont *considérées dans les diverses régions.* Vous voyez, M. Vidal, grand partisan de l'importance de la diversité des tissus, que je ne nie point, mais que j'apprécie, est forcé, par la toute-puissance de ce qui est juste et raisonnable, de commencer par considérer les maladies indépendamment des tissus et des régions, pour en faire une exposition méthodique. Et ce que fait M. Vidal, tout le monde le fait, et vous le feriez si vous composiez un traité didactique. Toutes les considérations préliminaires générales sur l'inflammation, les abcès, les ulcères, les fistules, la gangrène, etc., sont un hommage rendu à un principe que vous n'avez pu attaquer que par inadvertance. En effet, les maladies y sont considérées d'abord d'après leur nature. Mais nous verrons que ce principe, si important dans les classifications pour l'enseignement, est beaucoup plus important encore pour le traitement. C'est surtout sous ce rapport que j'en ai proclamé la grande, l'immense valeur.

Vous voyez que les deux idées qui vous paraissent manquer d'une base logique n'ont point paru telles aux plus grands chirurgiens, et que d'ailleurs je ne néglige point la considération du siége des maladies. *C'est ma deuxième rectification.*

V. Aux paroles de votre discours que je viens de rapporter et d'analyser, vous ajoutez immédiatement, pour démontrer l'importance supérieure et sans égale du siége dans les classifications : « L'hémorrhagie, par exemple, n'a de valeur pour le pathologiste que parce qu'elle indique la lésion de tel ou tel ordre de tissus. » Il suit de là, mon très-honoré collègue, que si un homme était profondément blessé au cou, dans l'aisselle ou à l'aine, dans la poitrine ou dans le ventre; que s'il avait perdu beaucoup de sang, était sans connaissance et près d'expirer; et que si enfin vous étiez dans l'impossibilité de savoir quel serait le vaisseau blessé et où ce vaisseau l'aurait été, ce qui n'est pas rare, cette hémorrhagie serait pour vous sans valeur, et que vous laisseriez le malade à la garde de Dieu.

« Y a-t-il un médecin, ajoutez-vous (sans doute pour justifier vos principes), qui, en présence d'une hémorrhagie, ne se fasse aussitôt cette question : Le sang vient-il d'une veine? vient-il d'une artère? vient-il des capillaires? Quelle est la veine quelles sont les artères, quels sont les vaisseaux qui le fournissent? »

Quoi! si un homme avait la poitrine ou l'abdomen profondément blessés, et qu'il perdît son sang à flots, vous vous demanderiez pour agir quels sont les vaisseaux blessés, et, si vous ne le saviez pas, vous diriez : C'est une hémorrhagie sans valeur dont on n'a point à s'occuper! Non, mon très-honoré collègue, vous ne le feriez pas; vous diriez : Il faut immédiatement arrêter le sang, de quelque vaisseau qu'il vienne, sous peine de voir le blessé mourir dans un instant.

Ainsi, pour une hémorrhagie comme pour toute autre affection, ce n'est pas le siége du mal qui détermine la première indication; c'est l'intensité, l'abondance de l'écoulement du sang. L'hémorrhagie est-elle si légère qu'elle s'arrêtera d'elle-même en quelques instants, souvent on l'abandonne à elle-même. Y a-t-il écoulement en nappe, y a-t-il même quelques jets très-fins, noirs ou rouges, souvent on peut et on doit s'en tenir à la réunion des lèvres de la plaie, si elle est possible, ou à un pansement légèrement compressif.

Y a-t-il écoulement plus abondant sans jet vasculaire gros et rapide, souvent des topiques astringents ou absorbants et leur compression modérée suffisent encore, bien que les vaisseaux blessés soient à la fois des capillaires, des veines, des artérioles.

Y a-t-il écoulement dans une cavité intérieure par lésion de vaisseaux que l'on ne connaît pas, dans un point que l'on ignore, il faut saigner, ordonner le repos, etc., d'autres fois tamponner, etc.

A l'exception des hémorrhagies par une égratignure, par une piqûre d'épingle, dont on peut ne pas s'occuper, l'indication première, générale, est donc d'arrêter l'écoulement du sang; l'indication des moyens généraux propres à remplir la première, quels que soient les vaisseaux blessés, est secondaire et fournie d'abord par les symptômes, par l'intensité, la rapidité de l'hémorrhagie, par son caractère intérieur ou extérieur; la nature du vaisseau blessé ne réclame elle-même l'indication d'agir sur tel vaisseau particulièrement que lorsque le vaisseau lésé et le siége de sa blessure sont bien connus ; or ces cas ne sont pas très-communs.

Vous le voyez, dans l'exemple même que vous avez choisi, et qui est le plus favorable à vos idées, l'influence du siége et du tissu n'est pas aussi importante que vous le dites, et si vous voulez bien y faire attention, vous reconnaîtrez que ce n'est pas tant la texture des vaisseaux que leurs fonctions qui sont la source des grandes différences que présentent leurs hémorrhagies respectives, et que si la circulation artérielle était moins active, le sang s'arrêterait, comme dans les veines, contre la digue de la tunique celluleuse. *Voilà ma troisième rectification.*

VI. Vous dites qu'en supposant la possibilité d'admettre mes idées sur l'influence de la nature des maladies, ce principe « ne détruit en aucune façon la nécessité de classer les maladies d'après le tissu qui en est le siége primitif », et vous ajoutez : « Il faut qu'il y ait *malentendu* entre nous, car il n'est pas possible que M. Gerdy pense autrement que tout le monde ». Mais comment pouviez-vous seulement soupçonner un semblable malentendu, quand j'ai dit positivement que « sous le rapport de la différence des tissus affectés, j'admets quatre modes d'ophthalmies, 1° la conjonctivite, 2° la kératite, 3° l'ophthalmie interne, 4° et même l'ophthalmie générale » ; que « ne doutant pas que toutes ces parties (internes de l'œil) puissent être enflammées isolément d'abord, et ensemble plus tard, je les décris toutes sous le nom vague, comme la science d'aujourd'hui, du moins, d'ophthalmie interne », parce que la science n'a pas de moyen de distinguer les cas où l'inflammation de ces tissus est réellement isolée et bornée à un seul tissu (1)? Vous voyez que vous m'avez prêté une absurdité qui est bien loin de ma pensée, et que vous avez agi un peu légèrement, puisque vous soupçonniez que le malentendu venait de votre côté. Ce moyen est assurément indigne d'un homme de votre talent, mais je suis d'ailleurs bien persuadé que vous ne l'avez point employé pour avoir plus facilement raison de mes raisons. *Quatrième rectification.*

VII. Parce que j'ai cherché à prouver que l'art n'a pas de

(1) Voy. journ. *l'Expérience*, t. XIV, 1844, p. 46, ou *Bullet. de l'Académie*, t. IX, p. 951.

moyen de distinguer avec certitude les cas où l'inflammation est réellement circonscrite dans un seul tissu intérieur de l'œil, vous dites que mes raisons ne vous paraissent point susceptibles de discussion. Si, à la place d'une simple assertion, vous m'eussiez montré la fragilité des motifs sur lesquels je me suis appuyé, vous m'auriez probablement ramené à votre opinion ; mais cela vous était impossible, car vous avez avoué ailleurs que les inflammations intra-oculaires ne peuvent guère s'isoler. Vous avez dit, en effet, dans le *Dictionnaire de médecine*, t. XVII, p. 150, que « les auteurs allemands et anglais se sont efforcés les premiers d'en faire (de l'iritis) une maladie *distincte, en quelque sorte indépendante de toutes les autres affections de l'œil* ». (Vous le voyez, c'est précisément ce que je leur reproche.) Puis vous ajoutez : « Reste à décider si, passant d'un extrême à l'autre, les écoles étrangères ont véritablement mieux servi la science, sous ce point de vue, que l'école française » (qui ne distinguait pas l'iritis des autres ophthalmies). Mais vous ajoutez encore : « En somme, l'iritis ne peut guère exister sans que d'autres parties de l'œil *soient en même temps malades*. Aussi, en cherchant à l'isoler trop complétement, les chirurgiens oculistes ont-ils englobé sous son nom une foule d'inflammations qui ne lui appartiennent pas, qui du moins ne lui appartiennent pas plus qu'à d'autres éléments du globe de l'œil. » Malgré ces paroles si contraires à l'admission de l'iritis comme affection distincte, nettement circonscrite et reconnaissable, vous l'admettez et la décrivez comme une affection distincte. Il y a donc cette différence entre vous et moi, mon très-honoré collègue, qu'après avoir, comme je le fais, parlé *contre* l'isolement de l'iritis, vous concluez en définitive *pour* son isolement, puisque vous la décrivez comme une affection isolée et reconnaissable. Vous allez même plus loin que moi qui ne nie pas son isolement, puisque je me suis borné à dire que je ne veux pas la décrire isolément, parce que l'art n'a pas le moyen de distinguer avec certitude les cas où les ophthalmies internes sont circonscrites et isolées de ceux où elles ne le sont pas.

VIII. Parce que j'ai dit : « Si la phlogose reste parfois circonscrite dans un seul des tissus de l'œil, il n'est pas très-commun qu'elle le soit nettement. Cela tient à deux circonstances :

1° à ce que l'inflammation est une maladie expansive... qui détermine au moins des symptômes de voisinage; 2° à ce que l'œil étant très-petit, une multitude de tissus divers très-fins, très-délicats, s'y trouvent pressés et renfermés, etc. Vous répliquez, mon honorable collègue : « Ce n'est pas sérieusement qu'on peut objecter le petit volume de l'organe (l'œil), attendu que si deux des éléments organiques nombreux peuvent être isolés dans l'œil, *il est certain* que l'inflammation peut tout aussi bien les envahir séparément là que dans les organes les plus volumineux. » — Enfin vous me rappelez que le péritoine et les séreuses s'enflamment isolément, etc. — Mais cet isolement est prouvé par de nombreuses autopsies, par des différences évidentes de symptômes dans les organes volumineux, tandis que cela n'est pas prouvé pour l'œil, où les membranes choroïde et rétine sont encore bien plus minces que les tuniques internes de l'intestin. Et puis les séreuses sont si peu vasculaires qu'elles n'ont pas de vaisseaux évidents, et cette circonstance isole peut-être leur phlegmasie beaucoup mieux que ne le fait la nature vasculaire des tuniques et des tissus intra-oculaires. En un mot, vous raisonnez d'après des analogies qui ne sont pas sans valeur; mais, pour un esprit faible comme le mien, je l'avoue, des *analogies* ne sont pas des preuves certaines et incontestables. Voilà, je crois, *une sixième rectification* nécessaire.

Vous avancez que, suivant moi, « il faut traiter l'inflammation en général plutôt que l'inflammation en particulier »; et vous dites que vous ne me comprenez pas. A cet égard j'ai le bonheur d'être tout à fait d'accord avec vous : je ne comprends pas; mais je dois dire que l'assertion n'est pas de moi. *Septième rectification.* — S'il suffisait, ajoutez-vous dans le même langage, de traiter l'inflammation en général, il n'y aurait donc qu'un remède pour les inflammations, il suffirait donc de savoir qu'il existe une inflammation quelconque, sans s'informer de quel organe, pour être en mesure d'en diriger aussitôt le traitement. Permettez-moi de vous faire observer que je n'ai rien dit de tout cela. Voici ce qu'on peut lire dans l'*Expérience*, page 14, *loc. cit.*, où cela était publié au moment où vous m'avez répondu :

« Le repos est une circonstance favorable. Aussi guériraitou une foule d'inflammations oculaires en se bornant à soustraire l'œil à la lumière. » — « Lorsque les ophthalmies sont intenses et aiguës, les antiphlogistiques peuvent être très-favorables. » — « Dans tous les cas, les effets en sont bien *plus subordonnés à l'acuité de la maladie, à sa nature, qu'ils ne le sont à la nature des tissus.* » — « L'influence favorablement excitante et particulière des pommades et des collyres stimulants, etc., est beaucoup plus manifeste dans les ophthalmies externes que dans les internes. Mais cet effet dépend moins de la texture des tissus que de ce que le topique s'applique à l'organe malade dans les ophthalmies externes. » — « Les topiques sédatifs agissent à peu près également, quel que soit le tissu enflammé. »

Enfin je parle des révulsifs, des vésicatoires, des purgatifs, etc., puis de l'excision de la conjonctive et de la ponction de l'œil dans les ophthalmies.

Par quelle singulière inadvertance avez-vous pu dire que je serai conduit à n'admettre qu'un remède pour les inflammations, quand j'en mentionne un si grand nombre? Vous le voyez, vous vous êtes encore battu contre les fantômes de votre imagination! De là *une huitième rectification* indispensable à faire.

D'ailleurs, je ne suis pas étonné que nous ne soyons pas d'accord! Mais d'où peut venir ce travestissement de mes paroles? Serait-ce l'obscurité des passages cités plus haut qui en serait la cause? ou serait-ce qu'en disant les effets de ces différents moyens thérapeutiques *bien plus subordonnés à l'acuité de la maladie, à sa nature, qu'ils ne le sont à la nature des tissus*, je vous ai, par cette pensée, causé un vertige? Je le crains. En conséquence, j'aurai recours à quelques développements nouveaux pour conquérir, s'il est possible, votre opinion, ou, du moins, pour rendre la mienne plus raisonnable à vos yeux.

1° Ne reconnaissez-vous pas que les inflammations aiguës intenses, développées chez les individus robustes et pléthoriques, doivent être traitées généralement avec activité par les antiphlogistiques, les sangsues, les ventouses scarifiées, ou les saignées à la lancette, quel que soit le tissu ou l'organe enflammé, que ce soit le tissu cellulaire, les membranes séreuses, les membranes synoviales, les membranes muqueuses, la substance du cerveau, de la moelle, du foie, ou du poumon?

2° Ne reconnaissez-vous pas qu'aux antiphlogistiques il convient de joindre l'emploi des topiques, des bains émollients, quelquefois des réfrigérants, quel que soit le tissu malade, si les fonctions des parties et leur disposition matérielle le permettent? Si vous reconnaissez ces principes, comme tout le monde les reconnaît, vous accorderez que ce sont surtout l'acuité, l'intensité, en un mot la nature des inflammations qui vous guident alors, et non pas la nature des tissus, puisque vous employez les mêmes moyens quand les tissus diffèrent?

3° Ne reconnaissez-vous pas que si la phlegmasie et le malade présentent des circonstances tout opposées à celles que je viens de supposer dans le premier cas, et qu'il s'agisse d'une inflammation chronique, indolente, etc., chez un individu faible, il faudra s'abstenir des antiphlogistiques, ou que du moins il faudra les employer avec beaucoup de modération et préférer l'usage des révulsifs, des médicaments stimulants, astringents, excitants, etc.?

4° Ne reconnaissez-vous pas que lorsqu'on a affaire à des phlegmasies d'*une nature* toute spéciale, comme les dartres, la syphilis, les inflammations diphthéritiques, il faut ajouter des moyens spéciaux à l'usage des antiphlogistiques, et qu'on peut même s'en tenir à l'emploi de ces moyens spéciaux lorsque l'inflammation n'est pas très-intense? C'est donc encore la nature de la phlegmasie et non son siége qui vous dirige?

Si vous ne reconnaissez pas la justesse de ces principes, il est tout à fait inutile que je cherche à vous convaincre. Si vous les reconnaissez, il est évident que le traitement de l'inflammation est surtout déterminé par la nature, c'est-à-dire par l'ensemble des symptômes, de la marche et des causes des phlegmasies, et non par la nature des tissus affectés, et que celle-ci a généralement beaucoup moins d'influence sur le traitement que la première. Vous me direz peut-être que la nature des tissus ayant beaucoup d'influence sur l'acuité de l'inflammation, c'est, en définitive, cette circonstance qui détermine le choix des moyens thérapeutiques. A cette objection je répondrais que, bien avant la connaissance que nous possédons sur les tissus, les moyens qu'on oppose à l'inflammation étaient en usage, que c'est parce qu'on en avait observé les bons effets qu'ils sont entrés dans la pratique, et non parce qu'on se dirigeait d'après la diversité des tissus.

Si ces raisonnements ne vous paraissent pas logiques, j'ai décidément le jugement le plus faux que l'on puisse imaginer, car ils me paraissent d'une logique si rigoureuse que je les regarde comme *une dixième rectification*.

Vous me reprochez d'avoir donné à entendre « que dans le traitement vous ne tenez pas compte de la nature du mal ». Vous ne trouverez pas un mot de cela dans mes paroles, si vous voulez prendre la peine de les lire avec attention. C'est donc *une onzième rectification*. Je n'ai pas dit non plus *qu'en traitant des ophthalmies d'après les tissus, vous ne sous-entendez pas tout ce qui leur est relatif* dans la pathologie générale, et je ne sais vraiment ce qui a pu vous faire commettre tant de méprises. De là *une douzième rectification* sur ce que j'ai dit.

Il est vrai que vous m'avez trouvé fort obscur, fort confus, et il est juste de dire qu'en me jugeant sur les idées que vous avez conservées de mes paroles, vous ne m'avez pas jugé trop sévèrement, car elles me font pitié à moi-même. Voilà, mon très-honoré collègue, les réflexions que m'a suggérées une partie de votre discours imprimé. Si vous le permettez, je vous communiquerai les autres dans le numéro prochain. Je vous demande pardon pour ma longueur; mais quand on ne veut pas se borner à des assertions hasardées et sans preuves, qu'on cite textuellement et avec la plus scrupuleuse exactitude, de peur de travestir les opinions que l'on veut combattre, et qu'on suit pied à pied son adversaire pour tout peser et tout apprécier, suivant ses forces et ses faibles lumières, on est toujours un peu long, et cette longueur même devient un témoignage de l'importance qu'on attache aux idées de son critique et du grand cas que l'on fait de ses objections.

Deuxième lettre

Je reprends votre discours au point même où j'en ai suspendu l'examen dans ma première lettre; mais je ne compte plus les rectifications qu'il faudrait y apporter, parce que cela m'entraînerait trop loin.

Revenant encore à cette malheureuse erreur déjà réfutée, je ne veux pas, dites-vous, « que les inflammations diffèrent d'après leur siége; car l'érysipèle est toujours la même maladie, qu'il existe au pied, au bras, sur le tronc ou à la tête ». — J'ai déjà eu l'honneur de vous démontrer que je voulais le contraire de ce que vous n'avancez toujours qu'en travestissant ma parole et ma pensée. Mais avant de répondre à votre argumentation sur l'érysipèle, et pour rétablir, à cet égard, et mes idées et l'ordre que j'ai suivi dans leur exposition, je commencerai par ce que j'ai dit des intestins, car c'est par là que j'ai commencé. Suivant vous, j'ai déclaré que « les médecins ne s'aviseront pas d'étudier séparément l'inflammation dans les diverses portions du tube intestinal, d'imaginer une iléite, une jéjunite, une duodénite, une colite, une rectite, comme autant de maladies séparées ». Mais, ajoutez-vous, « les médecins ont *eu de ces imaginations-là*, et... il n'y a, selon toute apparence, actuellement *qu'un seul homme*... qui puisse croire que l'inflammation entraîne *exactement* les mêmes conséquences et le besoin d'une même médication, quelle que soit la région de l'intestin où elle s'établit ». — Vous conviendrez que si la scrupuleuse exactitude des citations est une garantie de sincérité, de gravité dans les discussions, du moins la mienne ne manque pas de cette garantie. Par respect pour vous et pour le lecteur, je fais tous mes efforts pour ne point altérer vos idées, je les cite tout du long. Voyons maintenant ce que j'ai dit et ce que j'avais imprimé au moment où vous m'avez répondu.

Voici mes paroles : « Si la différence du siége doit exclusivement et uniquement dominer dans la distinction des espèces, que penseriez-vous d'un médecin qui distinguerait les inflammations intestinales en celles du duodénum, du jéjunum, de l'iléon, du cæcum, du còlon, du rectum, *ou qui les subdiviserait même davantage encore?* » Comme les paroles fuient vite, j'avais en parlant développé plus longuement ma pensée. Pour la rendre plus frappante, j'avais dit en finissant : « Et qui les subdiviserait encore suivant qu'elles auraient leur siége au commencement, au milieu et à la fin de chacune des diverses fractions des intestins que je viens d'indiquer. » Alors, quelques personnes s'étant récriées, je repris : « Vous trouvez que je tombe dans l'exagération! je le fais à dessein, pour montrer plus vivement les conséquences du principe que je combats. » Cette réplique est conservée dans mon discours imprimé. Mais, pour abréger encore des détails inutiles lorsqu'on écrit, parce que la pensée de l'auteur restant sous les yeux on peut la retrouver au besoin, j'en ai retranché ce que j'avais ajouté sur l'érysipèle, pour citer un second exemple plus chirurgical. J'avais dit : « Si la différence du siége est si capitale, que penseriez-vous d'un chirurgien qui distinguerait l'érysipèle en autant d'espèces que l'on peut distinguer de régions à la peau : en érysipèle du crâne, de la face, du cou, de la poitrine, du ventre, des membres et de chacune des fractions des membres et du tronc? »

Tout cela veut-il dire que je me refuse à toute distinction d'après le siége dans les entérites et dans l'érysipèle? Non assurément; et si vous eussiez remarqué ma troisième conclusion, vous ne seriez pas tombé dans cette méprise, car j'ai dit dans cette conclusion : « 3° Il faut puiser successivement les distinctions des ophthalmies *dans tous les caractères qui fournissent des différences notables à la pathologie : dans les causes, dans les caractères anatomiques* (et le siége en fait partie), *dans les symptômes, dans la marche et les terminaisons des maladies.* »

Cela veut-il dire que j'admettrais autant de divisions dans l'entérite que j'en ai supposé, autant de distinctions qu'il y a de fractions admises par les anatomistes dans le canal intestinal, ou autant d'espèces d'érysipèles qu'il y a de régions distinctes à la surface de la peau? Le penser serait une grande erreur. Encore une fois, je n'admets de distinctions d'après le siége que lorsqu'elles s'accompagnent de différences notables dans d'autres caractères que celui du siége.

Vous insinuez que des médecins ont eu l'imagination de diviser l'entérite comme je l'avais supposé sans y croire. Votre réplique à cet égard est piquante, mais elle l'eût été bien davantage si vous aviez montré un médecin de quelque valeur distinguant seulement autant d'entérites qu'il y a de divisions anatomiques admises dans les intestins, c'est-à-dire : une duodénite, une jéjunite, une iléite, une cæcite, une colite droite, une transverse, une gauche et une rectite. Mais peut-être n'avez-vous pas voulu par trop humilier mon amour-propre! Je suis vraiment touché de cette bienveillance. Néanmoins, permettez-moi, je vous prie, d'en profiter pour nier que cela ait été fait, que ce soit raisonnable, et surtout que l'on puisse distinguer toutes ces entérites les unes des autres au lit du malade.

Je tiens d'autant plus à en profiter, que, si vous m'avez épargné un instant, vous avez bientôt mis un terme à l'indulgence que vous m'aviez manifestée d'abord, en ajoutant ces amères et moqueuses paroles : « Il n'y a, selon toute apparence, actuellement *qu'un seul homme*, parmi ceux qui s'occupent de l'art de guérir, qui puisse croire que l'inflammation entraîne exactement les mêmes conséquences et le besoin d'une même médication, quelle que soit la région de l'intestin où elle s'établit. » — Voilà pourtant comme vous m'avez traité! J'ai eu beau chercher à m'abuser : cet homme qui est le seul capable de croire à des faits auxquels personne ne croit, cet ignorant, ce fou, c'est moi qui suis ce seul homme! Je me suis bien dit, pour me rendre du courage : Mais qu'importe! il vaut mieux avoir raison tout seul que tort en compagnie! il y a plus de gloire à avoir raison seul contre tous. Malgré tout cela, je suis resté accablé. Le coup avait été si rude et si mortifiant, vous l'avez porté avec tant d'assurance, que je ne doutais pas que vous eussiez raison. Et comme il me pesait sur le cœur, j'ai, en rentrant chez moi, couru bien vite à mon *Compendium de médecine*, le *vade-mecum* des aveugles comme moi, et quel a été mon étonnement quand j'ai été forcé de reconnaître que vous vous trompiez quelquefois dans les citations que vous faites au nom de tout le monde comme dans celles que vous faites au mien propre, ou que par tactique vous aviez voulu m'isoler pour me faire peur de ma solitude, absolument comme un grand personnage politique! Permettez-moi donc de vous citer quelques-uns des passages du *Compendium* qui ont fixé mon attention. Puisque vous avez la modestie de préférer l'autorité des autres à l'autorité de votre raison, j'espère vous être agréable en suivant votre exemple. Vous verrez que les passages dont je parle s'appliquent parfaitement à notre discussion sur l'ophthalmologie et au point spécial qui nous occupe : « On l'a distinguée (l'entérite), suivant ses causes, en *primitive* ou *idiopathique*, et *consécutive* ou *symptomatique;* suivant ses caractères pathologiques, en *simple* et *compliquée;* suivant son siége anatomique (c'est-à-dire, comme vous auriez fait, suivant les les tissus), en 1° *entérite villeuse*, 2° *entérite folliculeuse*, 3° *entérite musculeuse*, 4° *entérite péritonéale*, 5° *entérite phlegmoneuse* (inflammation de toutes les tuniques); suivant son siége quant aux différentes portions du canal, en 1° *duodénite*, 2° *entérite* (iléite), 3° *colite*, 4° *entérocolite;* suivant les caractères de l'inflammation (c'est-à-dire suivant sa marche), en *subaiguë*, *aiguë*, *suraiguë*, *chronique* et *pseudo-membraneuse*, etc. » (P .398). Vous voyez que je ne suis pas le seul qui puise à la fois mes distinctions dans les causes, les caractères anatomiques, les symptômes et la marche. Cela ne veut pas dire que j'approuve toutes ces distinctions, et entre autres les entérites folliculeuse et villeuse, comme des affections que l'on puisse reconnaître et distinguer l'une de l'autre lorsqu'elles sont simples ou réunies. Vous voyez que je pense ici comme pour les ophthalmies internes et comme beaucoup d'auteurs, et entre autres les auteurs du *Compendium*, pour ne citer qu'eux (voy. p. 400). Je pense de même, vous le prévoyez, pour l'entérite musculeuse, et les auteurs du *Compendium*, sans en compter bien d'autres, la rejettent aussi. Je ne suis donc pas encore seul.

Vous avez dû remarquer aussi que personne n'a parlé de jéjunite, ni de colite droite, ni de colite transverse, ni de colite gauche. C'étaient donc des distinctions dont je pouvais me moquer sans craindre d'être le seul, puisque personne n'a encore eu *de ces imaginations-là*.

Quant à la duodénite, qui remonte à Broussais, et à l'iléite, comme je n'ai jamais pu distinguer avec assurance sur le vivant les cas où elles s'arrêtent sans empiéter l'une sur l'autre, je ne les crois pas plus fondées que les précédentes, et je ne suis pas encore le seul. Lisez plutôt le *Compendium* : « En admettant... que l'inflammation puisse se développer primitivement dans le duodénum, il faut reconnaître que la phlegmasie ne tarde pas à se propager à l'estomac... Nous avons vainement cherché... un fait de duodénite *simple*, et les praticiens que nous avons interrogés nous ont tous assuré qu'ils n'avaient pas été plus heureux, etc. » (*Loc. cit.*, p. 405, t. V).

Vous voyez encore que je ne suis pas le seul à raisonner ainsi. — Vous me direz peut-être que le siége apparent ne peut pas être le même dans la duodénite et l'iléite. — Oui, quand la douleur existe et que la différence du siége de la douleur est manifeste. Mais d'ailleurs une semblable différence de symptôme n'autorise pas une distinction, et surtout une distinction d'espèce. Autrement la mammite droite, qui fait souffrir au sein droit, serait une espèce différente de la mammite gauche.

Si vous croyez la cæcite beaucoup plus scientifique, c'est-à-dire beaucoup mieux fondée sur la connaissance de ce qui est, lisez, méditez comme moi le *Compendium seulement*, pas davantage, et vous verrez que la science, à l'égard de cette distinction, même l'une des plus fondées, *est encore incertaine*.

Mais c'en est trop sur ce sujet : je voulais seulement vous prouver que je n'étais pas aussi isolé, aussi solitaire dans ma manière de philosopher que vous l'avez cru. Je passe maintenant à votre objection sur l'érysipèle.

Vous me faites dire que « l'érysipèle est toujours la même maladie, qu'il existe au pied, au bras, sur le tronc ou sur la tête ». Quoique ce ne soit pas précisément le sens de mes paroles, ainsi qu'on peut se le rappeler, puisque je les ai rapportées plus haut, j'accepte ces paroles que vous inculpez.

Vous conviendrez bien, d'abord, que cette maladie est toujours l'érysipèle pour vous, comme pour tout le monde, puisque vous la désignez comme tout le monde par le même nom. Secondement, si vous en concluez que je confonds ces divers modes parce que je n'approuve pas que l'on fasse autant d'espèces que l'érysipèle peut avoir de siéges différents, vous allez au delà de ma pensée; car, pourvu que les distinctions soient fondées sur des *différences notables par leur nombre ou leur importance*, quels que soient les caractères d'où elles sont tirées, ce sont des distinctions que j'admets et que je défends. Et, pour vous le prouver, je vais vous montrer qu'à cet égard j'établis même des distinctions inconnues dans la science, parce qu'elles s'appuient sur des différences notables qui ont échappé, je crois, en partie, aux observateurs.

Si les détails, d'ailleurs fort abrégés, dans lesquels je vais entrer sont exacts, je serai heureux de penser ne vous avoir distrait de vos occupations que pour vous entretenir d'idées qui ne soient pas d'une trivialité trop commune.

J'ai été par trop frappé des différences de l'érysipèle du cuir chevelu, de la face, des paupières et des oreilles en particulier, pour ne pas y voir, comme tous les chirurgiens, des distinctions importantes et légitimes. Mais tandis que les chirurgiens ne distinguent, des précédents, les érysipèles des membres que parce qu'ils manquent de caractères positifs, tandis qu'ils ne les distinguent pas des érysipèles du tronc, j'en fais moi, s'il m'est permis de me citer, des modes d'érysipèles fort différents, et pour des raisons que je ne me rappelle point avoir vu signalées et que voici :

Vous savez que l'érysipèle des paupières se termine très-facilement par la suppuration du tissu cellulaire sous-jacent, et conséquemment qu'il se complique très-fréquemment de phlegmon. Je me suis demandé à quoi ce fait pouvait tenir. J'ai cru en trouver la raison dans la minceur de la peau des paupières, dans la difficulté pour l'inflammation érysipélateuse de se circonscrire dans une membrane aussi mince, et de ne pas s'étendre au tissu cellulaire sous-jacent. Eh bien ! ce caractère de l'érysipèle des paupières de se compliquer si facilement de phlegmon et de suppuration se retrouve dans l'érysipèle des membres et particulièrement de leurs deux tiers inférieurs. Rappelez-vous où nous voyons le plus souvent des érysipèles phlegmoneux, des phlegmasies cutanéo-cellulaires, et vous reconnaîtrez, je crois, que c'est aux membres et surtout dans les deux tiers inférieurs; qu'on en voit peut-être cinquante dans les membres contre un seul dans le tronc!

Mais si l'érysipèle des paupières et celui des membres se ressemblent par leur complication phlegmoneuse et leur suppuration, ils ne se ressemblent plus par leur cause. Ceux des membres se manifestent aux doigts des mains et des pieds, aux pieds et aux mains, à l'avant-bras et à la jambe, pour la moindre piqûre, pour une contusion médiocre, pour une chute sur le coude, pour un coup reçu à la jambe, pour la plus légère écorchure et la moindre ulcération à ce dernier membre. A quoi peut tenir cette déplorable fréquence? Serait-ce, comme aux paupières, à la minceur de la peau? Cette hypothèse est inadmissible ici, parce que la peau est généralement très-épaisse dans les membres.

Serait-ce à la texture? Cette idée doit vous sourire, et d'autant plus que les chirurgiens n'ont rien trouvé de mieux pour s'expliquer la gravité des panaris, qui commencent souvent par être des inflammations de la peau et du tissu cellulaire sous-cutané, et qui ne sont souvent rien autre chose. La texture de la peau et du tissu sous-cutané des doigts et de la face palmaire des pieds et des mains peut avoir quelque influence sur la gravité des phlegmasies cutanéo-cellulaires des pieds et des mains. Néanmoins cette influence me paraît beaucoup plus bornée qu'on ne le pense, car les inflammations et les suppurations dont je parle sont beaucoup plus graves aux mains qu'aux pieds. D'un autre côté, la gravité et la fréquence des érysipèles phlegmoneux de l'avant-bras et de la jambe, avec phlegmon diffus, étendu, avec vastes suppurations et immenses décollements, ne peut pas s'expliquer, comme aux mains et aux pieds, par l'adhérence serrée de la peau avec les parties sous-jacentes. Quelle peut donc être la cause qui, agissant sur toute l'étendue des membres, et notamment sur leur moitié inférieure, peut donner à leur érysipèle cette prédisposition à se compliquer de phlegmon, et à leurs phlegmons la tendance à se compliquer de l'inflammation de la peau, à s'étendre, à ulcérer la peau de dedans en dehors? Cette cause, c'est la *déclivité* de ces régions, qui les tient toujours engorgées, toujours prêtes à s'enflammer sous une influence qui serait impuissante à la tête, au tronc et même à la partie supérieure des membres, aux épaules, aux hanches, parce que ces régions participent déjà aux priviléges du tronc.

Vous vous refuserez peut-être à croire à ces assertions, je vais donc vous citer quelques preuves.

Recueillez ces malades qui se présentent à nos consultations avec de la rougeur, du gonflement, de la chaleur et de la douleurs aux membres inférieurs, par suite d'un coup à la jambe; faites-les tenir au lit. Souvent, au bout de vingt-quatre heures, il n'y aura plus ni rougeur, ni chaleur, ni gonflement; il restera encore un peu de sensibilité. Renvoyez le malade, qu'il marche, le soir même le mal aura reparu. Si le malade qui se présente a la jambe presque doublée de volume, tenez-la lui fort élevée au-dessus du plan de son lit; si c'est le bras, suspendez-le, et vous pourrez obtenir 8, 10, 12 centimètres de diminution sur la circonférence du membre en deux, trois ou quatre heures; la peau deviendra flasque, ridée comme celle d'un vieillard amaigri, pâle comme celle d'un mort; et si vous tenez le membre dans cet état, pendant trois à quatre jours, vous verrez ces inflammations commençantes expirer faute d'aliment pour les entretenir. — J'ai arrêté par ce seul moyen des panaris, et souvent il suffit pour prévenir la nécessité de l'incision dans cette cruelle maladie, et pour rendre le sommeil à un malade qui n'a pas eu un instant de repos depuis huit et quinze jours.

La déclivité ne cause pas seulement la fréquence de l'érysipèle phlegmoneux ou des phlegmasies cutanéo-cellulaires aux membres inférieurs; c'est elle encore qui entraîne les ulcérations qui détruisent la peau de dedans en dehors à la suite de ces affections. C'est par erreur qu'on a décrit cette destruction comme un phénomène de gangrène, et que Dupuytren a expliqué cette gangrène par la destruction des vaisseaux sous-cutanés. L'explication est ingénieuse; mais je ne la crois pas fondée, parce qu'on ne l'observe guère qu'aux membres et presque jamais au tronc. Lorsque, d'ailleurs, on étudie cette destruction avec soin, on reconnaît bientôt qu'elle résulte de l'ulcération intéro-extérieure qui continue ses progrès après les ouvertures que la suppuration s'est faites. Je ne veux pourtant pas nier qu'il ne puisse jamais y avoir de gangrène véritable de la peau dans les cas dont je parle; mais elle est si rare que je ne me rappelle pas l'avoir vue, et si elle survenait, on ne devrait y voir qu'un accident particulier et fortuit.

Je m'arrête ici malgré l'intérêt que m'inspire la théorie physiologico-pathologique de la *pesanteur* ou de la *déclivité*. Elle est, comme la théorie des phénomènes de voisinage, une des plus importantes et des plus pratiques de la pathologie, et ce que j'en viens d'exposer doit suffire, mon très-honoré collègue, pour vous convaincre qu'à l'égard de l'érysipèle, pas plus qu'à l'égard des ophthalmies, je ne rejette toutes les distinctions fondées sur le siége des maladies, et que j'admets toujours très-volontiers celles qui fournissent des différences notables et importantes à la pathologie.

Après tout cela vous voulez bien plaider ma propre cause et me fournir généreusement des armes dont je me ferai un véritable plaisir de profiter.

Continuant à exalter l'influence capitale et supérieure du siége et de la texture sur tous les autres caractères dans les maladies, vous vous écriez : « Y a-t-il dans l'économie un tissu sujet à un plus grand nombre d'affections diverses que la peau? » Non, sans doute, il n'y en a pas, et c'est précisément parce qu'avec l'identité du siége il y a diversité dans les maladies, que je conclus contre la suprématie de l'influence du siége. Vous affirmez même que chaque élément distinct de cette membrane *offre en foule des inflammations isolées* DE TOUTE ESPÈCE. Si cette assertion hyperbolique est vraie, elle prouve, de plus en plus, la supériorité de l'influence de la nature des maladies comparée à l'influence du siége; et d'ailleurs les classifications les plus en vogue des affections cutanées sont fondées sur la nature des altérations matérielles qui les caractérisent, et non sur les tissus élementaires affectés. Vous êtes à cet égard, mon très-honoré collègue, victime de quelque illusion.

Vous continuez, en changeant enfin de sujet : « Dans les ophthalmies, les mêmes causes produisent, a-t-on dit, la conjonctivite, la kératite, l'iritis, etc. » J'ai dit : « Les mêmes causes peuvent enflammer les différents tissus de l'œil. » Au lieu de prouver que l'assertion est fausse, vous me montrez que la même cause, le froid, par exemple, peut produire une pleurésie, une pneumonie, une entérite, en un mot diverses maladies. » En quoi la vérité de votre proposition détruit-elle la vérité de la mienne? J'ai ajouté : « Il sera difficile de trouver des causes particulières pour les phlegmasies de ces divers tissus et pour fonder, d'après les différences de siége seulement, autant et plus d'espèces qu'il n'y a de tissus divers dans l'œil. » Vous répliquez : « Les inflammations de l'œil sont plutôt produites par certaines causes dans tel tissu que dans tel autre. Ainsi les conjonctivites... se sont montrées souvent sous forme d'épidémies..., plusieurs... sont... contagieuses. Or cela ne se voit en aucune façon pour les inflammations de la cornée..., de l'iris. » — Mais quand il serait vrai que la cornée, que l'iris ne s'enflamment pas dans les ophthalmies épidémiques ou contagieuses, je n'ai pas dit que toutes les causes qui produisaient l'inflammation de l'un des tissus produisaient l'inflammation de tous les autres sans exception aucune. Mais ici même je n'admets pas l'exception, parce que la cornée, l'iris, ne sont épargnés ni dans les ophthalmies épidémiques ni dans les contagieuses, et que vous-même, mon très-honoré confrère, vous êtes bien persuadé que les produits des ophthalmies contagieuses introduits dans le globe de l'œil ne manqueraient pas d'y développer une ophthalmie terrible, capable de se reproduire par le même mécanisme chez une autre personne. Que devient alors votre étiologie spéciale? Peut-être ce que vous avez dit de ma proposition : *une grosse erreur*. Après cela, vous prétendez *qu'au lieu du siége* je veux qu'on ait égard à l'hérédité, aux conditions individuelles. Je vous en demande pardon, je n'ai rien dit de cela. Je veux qu'on ait égard à toute différence notable, qu'elle vienne du siége ou d'ailleurs, vous le savez bien! Mais, chose singulière, après m'avoir prêté une pensée ridicule, et quand je croyais que vous vous prépariez ainsi un triomphe facile, pas du tout, vous la réclamez comme votre pensée, et vous donnez à entendre que si vous n'en avez point parlé, c'est qu'elle tient à des questions de pathologie générale nécessairement *sous-entendues*.

J'ai dit que l'ophthalmie purulente n'est pas une simple conjonctivite, que c'est une ophthalmie complexe; vous prétendez que c'est encore une erreur de ma part. Heureusement vos assertions ne sont pas aussi graves et aussi sérieuses qu'elles sont sévères! Eh bien, cette erreur, j'y tiens encore, je vous l'avouerai, même après votre critique; mais je ne veux pas chercher à troubler votre confiance dans l'infaillible panacée du nitrate d'argent; cette confiance vous fera au moins du bien, si elle n'en fait pas autant que vous croyez à vos malades. Je regrette seulement qu'emporté par l'ardeur de vos profondes convictions, vous parliez du nitrate d'argent avec une assurance que je n'aurais pas pour le quinquina dans les fièvres intermittentes, le roi des puissances thérapeutiques, car je n'oserais pas le proclamer infaillible. « Toutes les personnes qui s'occupent de maladies des yeux, qui ont vu des ophthalmies purulentes, le savent, le disent comme moi », ajoutez-vous. Il suit de là, mon très-honoré collègue, que, parvenu avant vous dans les hôpitaux, placé comme vous à l'hôpital de la Charité, je n'ai pas dû voir d'ophthalmie purulente, je n'ai pu en voir comme vous et comme une foule d'autres. Je comprends toute la force de cet argument, et je crois que si vous en aviez trouvé un meilleur, vous l'eussiez saisi avec empressement. Mais quand on est dans l'embarras, on s'en tire comme on peut; et puis, à l'impossible nul n'est tenu.

Parce que j'admets un certain nombre de distinctions ophthalmologiques d'après de grandes différences de causes, vous me présentez comme acceptant toutes les divisions des Allemands établies sur les différences des causes, et vous me citez même positivement comme admettant des ophthalmies arthritiques. Il paraît que vous voudriez bien que je l'eusse dit. Je regrette donc beaucoup d'être obligé de déclarer que ce fait particulier est sans aucun fondement.

Mais comme j'admets bien réellement des ophthalmies rhumatismales et scrofuleuses, pour avoir observé quelques exemples de la première et un grand nombre d'exemples de la seconde, je vais, si vous le permettez, dire quelques petites choses en leur faveur.

Vous débutez par un principe dont j'ai le malheur de ne pas bien saisir la justesse : « Pour que le rhumatisme, ou la goutte, ou les scrofules, dites-vous, imprimassent aux inflammations de l'œil des caractères spéciaux sans avoir ébranlé le reste de l'économie, il faudrait que ces maladies fussent le produit d'un principe, d'un virus, d'une cause spéciale étrangère aux éléments mêmes de l'organisme. »

Il est probable, mon très-honoré confrère, que vous vous comprenez très-bien dans ce passage ; mais j'ai bien peur que vous, qui aimez tant à vous appuyer toujours, contre vos adversaires, de l'autorité de tout le monde et à penser comme tout le monde, soyez cette fois tout seul de votre avis. Vous avez beau vous mettre à l'abri sous les grands noms de Bichat, Pinel, Broussais et même Sanson, pour masquer votre isolement et vous donner du courage, malgré votre habileté, vous seriez bien embarrassé, je crois, de prouver par des citations *exactes et précises* qu'ils ont eu des opinions semblables sur les maladies générales que vous citez, et surtout que votre opinion ressemble aux leurs. Toute cette tactique, mon très-honoré collègue, permettez-moi de le dire, n'annonce pas une conviction ferme et bien assise.

Vous dites que vous êtes arrivé à des résultats d'une extrême simplicité ; c'est ce que je crains, et j'aimerais mieux, pour la science, moins de simplicité et plus de justesse.

S'il m'est permis de le dire, vous vous faites une singulière idée des maladies générales qui paraissent affecter toute la constitution, telles que la scrofule, la syphilis constitutionnelle, le rhumatisme, peut-être même la goutte et bien d'autres.

Ces maladies ont ce caractère remarquable qu'elles paraissent atteindre tous les tissus, tous les organes, quoiqu'elles se manifestent beaucoup plus fréquemment dans quelques-uns que dans les autres. Ce sont des protées, comme on l'a dit de la syphilis. Elles n'affectent pas exclusivement un seul tissu, comme on le croit encore trop généralement. Ainsi le rhumatisme, la goutte peuvent bien montrer de la prédilection pour le tissu fibreux, mais assurément ils étendent leur funeste empire sur une infinité d'autres tissus, et il n'en est peut-être aucun qui échappe entièrement à leur action. Ne les voit-on pas parfois affecter le cerveau, le cœur, les poumons, les intestins, les reins, la vessie, et s'attaquer aussi bien aux membranes intérieures qu'aux membranes extérieures de ces organes ? La scrofule et la syphilis ne se montrent pas plus réservées et leur empire n'est pas plus circonscrit, bien que la scrofule affecte plus souvent et plus profondément le système lymphatique que la plupart des autres, et que, par un singulier préjugé théorique, on le lui attribue pour siége exclusif. Aucune de ces affections générales, à l'exception de la syphilis, n'est due cependant à un virus. Le virus ne fait donc rien à l'affaire, bien que d'autres maladies générales plus aiguës, comme la variole, paraissent tenir à la présence d'un principe particulier, doué de la propriété contagieuse.

Descendant à des détails minutieux, vous prétendez que « pour la rougeur, la vascularisation, l'épaississement des tissus, il y a des différences du tout au tout, selon qu'il s'agit de la kératite ou de la conjonctivite ». Permettez-moi de trouver ces assertions exagérées, ainsi que leurs développements. Permettez-moi d'en atténuer la signification, bien que j'accorde la distinction fondée de ces deux phlegmasies, comme vous savez.

Je ne reviendrai pas sur les phénomènes du trouble de la vision sans altération de la transparence de l'œil, sur la photophobie, sur le larmoiement; j'en ai dit assez pour montrer comment tous ces faits s'éclaircissent, s'expliquent et s'enchaînent *par la théorie physiologico-pathologique du voisinage*, tandis que tous ces faits et une infinité d'autres restent obscurs, incompris et mêlés à une foule d'erreurs pour quiconque n'est pas éclairé des lumières de cette théorie si simple et si générale. Il faut bien que vous l'ayez jugée ainsi, puisque vous avez laissé cette partie de mon argumentation vierge de toute attaque.

Comme je ne me charge pas de soutenir les théories germaniques de Beer et de tant d'autres oculistes distingués, je les abandonne à votre critique. Je vous laisse même, sans réflexion aucune, démontrer comme quoi, « au moral ainsi qu'au physique, il n'y a point de vide dans l'univers ».

Permettez-moi cependant de m'étonner qu'après m'avoir blâmé de ce que je m'étais appuyé de considérations fondées sur la pathologie générale, vous vous glorifiez « de gouverner la pathologie de l'œil par la pathologie générale; d'être d'accord avec Sanson en particulier, qui, sous beaucoup de points de vue, entendait la pathologie comme vous.

Ne vous semble-t-il pas que si la méthode de s'appuyer sur la pathologie générale est bonne quand vous l'employez, elle ne saurait devenir nécessairement mauvaise lorsque c'est moi qui en fais usage, bien que je puisse l'appliquer moins heureusement que vous? Ne vous semble-t-il pas encore que Sanson vous ayant devancé, ce n'est pas lui qui comprend les maladies des yeux comme vous, mais vous qui pensez comme lui, avec cette différence pourtant que vous fondez vos distinctions à peu près exclusivement sur le siége, et que sous ce rapport vous allez plus loin que Sanson?

Vous prétendez que mes objections tiennent *certainement* à ce que je n'ai pas pris la peine de me mettre « *au courant* des doctrines ophthalmologiques qui ont actuellement *cours* dans la science ». Je vous remercie beaucoup de la bonne opinion que vous avez de mon jugement; mais il me semble pourtant que vous ne m'avez point encore pris en flagrant délit de citation inexacte ou fausse : je suis donc assez bien au courant des doctrines qui ont cours. D'ailleurs, à quoi jugez-vous que j'ignore ce que je ne dis pas? Est-ce parce que vous ne me voyez pas entremêler mes discussions d'une multitude de noms baroques qui étonnent par leur orthographe étrangère les oreilles françaises? Eh bien, je vais vous dire pourquoi j'en agis ainsi : c'est parce que je ne puis me persuader qu'il y ait d'autre autorité que les faits et la raison, et qu'il vaut mieux, suivant moi, indiquer les faits et donner des raisons que d'accumuler les noms dont la citation est souvent d'autant plus inexacte et plus dépourvue de critique qu'elle est plus considérable. En général vous ne voyez point de ces masses de citations dans les livres de physique, de chimie, où les faits comptent beaucoup plus que les noms.

« Il est tout simple, dites-vous en parlant de l'inflammation des différents tissus de l'œil, que les différents caractères de l'inflammation existent dans l'organe où elle s'est développée. Il s'agit tout simplement de savoir si ces caractères offrent des nuances particulières déterminées par le tissu. » Je ne dis pas que ce ne soit pas simple, mais si les caractères de l'inflammation existent, ils suffisent pour la faire connaître et la traiter, et je ne vois pas la nécessité d'encombrer la science de minuties, de dissertations sur des pointes d'aiguilles, et de noyer les caractères suffisants dans des détails ennuyeux qui obscurcissent la vérité loin de l'éclaircir, et éloignent de la science des intelligences qui la cultiveraient si elle était moins fastidieuse et moins repoussante.

« Si M. Gerdy veut prouver, ajoutez-vous, que la rougeur, l'injection et la tuméfaction de la conjonctive enflammée sont *exactement* semblables à la rougeur, l'injection et la tuméfaction de la cornée atteinte de phlegmasie, qu'il le dise. » — J'ai dit et je voulais dire que ces caractères s'observent dans l'une et dans l'autre. J'ai passé légèrement sur les nuances, parce que ce sont des minuties sur lesquelles on doit, à mon avis, se garder d'insister. Je sais bien qu'aujourd'hui on les met en relief, mais je crois que c'est une faute comparable à celle d'un géographe qui compterait toutes les sinuosités d'une rivière ou d'une chaîne de montagnes, et qui prendrait pour des découvertes importantes des observations dédaignées par ses prédécesseurs. Vous vous défendez, enfin, mon cher confrère, de distinguer les ophthalmies uniquement d'après le tissu. Je sais que M. Bérard a seul énoncé positivement cette pensée, tout en se flattant de ne se séparer de vous que sur la théorie de la photophobie. Je suis bien aise de vous voir obligé de déclarer que vous tenez compte des autres caractères des ophthalmies, car si vous en faites peu d'usage, comme le prouve le manuel d'ophthalmologie rédigé par M. Janselme en votre nom, du moins vous proclamez le principe que j'ai défendu : la nécessité de puiser les distinctions de l'ophthalmologie dans tous les caractères notables des ophthalmies. Je suis tellement touché de cette concession, qu'en vérité je sens mon courage s'amollir et la plume tomber de mes mains. Je vous laisse donc affirmer que *je ne veux pas d'ophthalmies par tissu;* je suis enchanté de vous voir rire de moi, parce que vous vous êtes trompé, parce qu'espérant m'entendre admettre une seule ophthalmie d'après le tissu affecté, j'en ai reconnu quatre au lieu de douze ou quinze que vous me paraissez admettre, et beaucoup d'autres d'après les causes, les altérations matérielles, les symptômes et la marche de la maladie. Je vous laisse volontiers tourner en dérision mes distinctions fondées sur les altérations matérielles, bien que ce soient surtout ces altérations et leurs symptômes que vous combattez par des moyens divers, et non pas les tissus, j'imagine. Je ne vous blâme point de ne pas monter *à la hauteur de mon échelle*, comme vous dites, puisque *vous préférez vous en tenir modestement aux tissus;* je suis, au contraire, pénétré d'admiration pour les nobles métaphores que j'ai eu l'honneur de vous inspirer.

Vous voyez avec plaisir ce que j'ai dit de l'emploi des sangsues autour de l'orbite : j'en suis très-flatté, mais c'est sur les paupières mêmes que j'ai vanté leur emploi. Vous regrettez cependant de me voir tomber dans la confusion à l'égard des topiques et des collyres; n'ayez pas de regret, car cette confusion n'existe que dans votre imagination. Vous croyez qu'en parlant de la ponction je n'ai pas dit ce que j'avais l'intention de dire : je vous demande pardon, mais je crains que vous n'ayez pas lu ce que vous aviez l'intention de lire et ce que vous auriez pu lire si, doué de moins de perspicacité, vous étiez obligé à regarder avec plus d'attention pour bien comprendre. Je sais bien que vous ne l'avez pas fait volontairement; mais, dans cette discussion, nous n'en avez pas moins incessamment combattu des opinions qui ne sont pas les miennes, vous n'en avez pas moins pris à gauche, comme j'ai eu l'honneur de vous l'exprimer, au moment où vous descendiez de la tribune de l'Académie, quand vous auriez dû prendre à droite pour me rencontrer.

J'ai donc de fortes raisons de croire que si vous voulez prendre la peine de me lire avec plus d'attention que vous ne l'avez fait lorsque vous m'avez répondu devant l'Académie, vous modifierez vos opinions et vous approcherez davantage des miennes.

Je n'en ai pas moins pour vous, mon très-honoré collègue, la plus haute considération, et je vous prie d'en agréer l'assurance.

GERDY.

18 août 1844.

III

NOUVELLE MÉTHODE D'OPÉRER LA FISTULE LACRYMALE (RHINOTOMIE LACRYMALE)

Note rédigée par M. GRAS, interne (1).

La nommée Lefèvre (Savine), âgée de vingt ans, domestique, est née à Saint-Siméon (Seine-Inférieure), de parents sains. Elle n'a eu dans son enfance aucun symptôme de scrofules; elle était pourtant sujette à de fréquentes céphalalgies. Dès l'âge de deux ans, elle éprouva de temps en temps un léger épiphora du côté droit. Avec l'âge le larmoiement augmenta. A dix-sept ans seulement, le sac lacrymal, toujours du côté droit, commença à se distendre de manière à attirer l'attention de la malade. A cette époque, en pressant sur la poche, un liquide purulent sortait par en bas; mais la tumeur ne tardait pas à se former de nouveau. Cependant il n'y avait pas eu formation de fistule. Ennuyée de cette incommodité, la malade entra à l'hôpital Saint-Louis le 28 décembre 1834, dans le service de M. Jobert. On lui pratiqua l'opération ordinaire, et une canule en argent fut placée à demeure. Un mois après, soit que la canule se fût échappée à l'insu de la malade, soit qu'elle ne fût qu'obstruée, la tumeur se forma de nouveau; la malade se présenta à M. Gerdy, qui lui pratiqua quelques injections qui rétablirent momentanément le cours des larmes; mais après trois ou quatre mois il y eut une nouvelle distension du sac, qui occasionna un abcès et la formation d'une fistule lacrymale, le 3 avril 1836. Ce ne fut que le 25 juin que la malade se décida à entrer à l'hôpital Saint-Louis, dans le service de M. Gerdy. Elle fut couchée au n° 19 du pavillon de la lingerie. La malade

(1) *Journ. des connaissances médico-chirurgicales*, 1836-37, part. I, p. 112.

portait alors au côté droit une fistule lacrymale; le passage des larmes par la narine droite était complétement intercepté. Elle fut opérée le 4 juillet. M. Gerdy, après avoir plongé la lame d'un bistouri étroit dans le grand angle de l'œil pour ouvrir le sac, rechercha la canule en argent qu'il ne trouva pas, quoique la malade assurât ne pas s'être aperçue de la chute de cette canule; l'opérateur, s'armant alors d'un bistouri court à lame étroite sur son tranchant, introduisit son instrument dans toute la longueur du canal nasal, et en le ramenant de bas en haut il divisa par deux incisions verticales et parallèles, l'une antérieure, l'autre postérieure, la paroi interne de ce canal, qui concourt à former la paroi externe des fosses nasales; il en résulta une pièce osseuse verticale quadrilatère, large de quelques lignes d'arrière en avant, mobile et pouvant s'écarter comme une soupape. Cette disposition devait permettre de dilater à volonté le canal nasal. Aussi, immédiatement après l'opération, une simple sonde cannelée, recourbée, servait à glisser un stylet à travers le canal et la narine correspondante, à l'aide duquel une grosse mèche de charpie fut ramenée au moyen d'un fil dans le canal nasal. Le lendemain de l'opération, léger érysipèle qui n'a pas de suite. Le quatrième jour, on change la mèche que l'on remplace par une autre plus grosse. Le volume de ces mèches est augmenté progressivement, et leur introduction se fait toujours avec une grande facilité, en retirant de bas en haut le fil, dont une extrémité sort par l'ouverture supérieure pratiquée au sac. Les mèches sont changées tous les deux jours. Le 22 juillet, époque où l'on cesse leur usage, la mèche avait la grosseur du petit doigt, et on l'introduisait sans difficulté. Après la suppression de la mèche, la petite plaie du sac et de la peau s'est rapidement fermée. On a facilité la cicatrisation en touchant légèrement les bords de la division avec la teinture caustique d'iode. Le 26 juillet, la petite plaie est entièrement fermée; la malade n'éprouve plus de larmoiement : elle se mouche facilement. Le 27 juillet, elle sort bien guérie.

M. Gerdy a imaginé cette nouvelle méthode opératoire parce que la méthode de Petit, modifiée par Desault et Pamard, préconisée par Boyer; parce que la méthode de Foubert, remise en vogue par Dupuytren, laissent beaucoup à désirer. Suivant lui, la méthode de Petit, modifiée par Desault et Pamard, et préconisée par Boyer, a beaucoup de défauts dont voici les plus graves : 1° Elle est souvent longue, laborieuse pour le chirurgien, pénible et fatigante pour le malade. Le fil de Desault ou le stylet de Pamard, ainsi que celui de Jurine, ne viennent qu'après des peines et des efforts infinis se présenter à l'ouverture de la narine, comme le prouve l'expérience et toute la série d'essais que Boyer propose pour obtenir ce résultat. 2° Par cette méthode, le chirurgien ne peut jamais faire passer que de très-petites mèches par le canal nasal, et on ne peut jamais le rendre plus large qu'il ne l'est naturellement. 3° Cette méthode a besoin de continuer l'usage du séton pendant un temps extrêmement long, trois, quatre, six, huit mois et même davantage. 4° Enfin, comme cette méthode ne peut jamais élargir la cavité, toujours fort étroite, du canal nasal au delà de son diamètre primitif, la maladie se reproduit fréquemment au bout d'un certain temps de la suppression du séton.

Suivant M. Gerdy, la méthode de Foubert, que Dupuytren a mise en vogue pour donner à sa chirurgie un caractère d'originalité dont il ne trouva pas toujours la source dans son propre génie, cette méthode ne vaut pas mieux que la précédente. Sans doute l'exécution en est ordinairement facile pour le chirurgien, peu douloureuse pour le malade, très-prompte dans son exécution. Mais quand la canule est placée, tout n'est pas fini. C'était vainement que ce professeur célèbre, l'un des plus habiles praticiens qu'on ait vus, disait à ses opérés, avec cet air dramatiquement composé qu'il avait, je crois, fini par se rendre naturel : *Levez-vous et allez, vous êtes guéri pour toujours.* Le temps a singulièrement démenti ces orgueilleuses promesses. 1° Souvent la canule de Dupuytren, abandonnée à demeure dans le canal nasal, y a produit les effets d'un corps étranger, une inflammation violente, des abcès et surtout d'intolérables douleurs et des accidents si graves qu'il a fallu la retirer. 2° D'autres fois la canule se déplace sans cesse en haut et finit par ouvrir la cicatrice quand elle ne l'a pas empêchée de se former. 3° Dans d'autres cas, la canule tombe promptement par le nez, et le malade qui s'en aperçoit revient réclamer la guérison qu'on lui avait emphatiquement promise pour toujours. 4° Dans d'autres cas, la canule perce peu à peu la voûte palatine, pour démontrer aux moins clairvoyants le mal qu'elle peut faire; 5° dans d'autres encore, la canule tombe sans que le malade s'en aperçoive, et la maladie se reproduit: il vient vous consulter, il vous assure qu'il porte une canule dans le canal nasal; vous pensez qu'elle est la cause de la tumeur lacrymale enflammée ou de l'ulcération du sac que vous avez sous les yeux, le malade lui-même attribue à sa canule les accidents qu'il éprouve; vous faites encore une incision à l'angle de l'œil, au besoin; vous explorez l'ouverture supérieure du canal, vous sentez un frottement de corps dur, vous croyez à la présence de la canule, et vous fatiguez en vain le malade pour la retirer, car elle n'y est pas.

La malade dont l'histoire précède s'est ainsi présentée à M. Gerdy. Elle lui affirmait que la canule qu'elle portait était la cause de son mal. Pour éviter des tentatives prolongées d'extraction, toujours très-douloureuses dans des cas semblables, M. Gerdy recommande d'introduire de suite dans le canal nasal un stylet d'un calibre supérieur à la cavité de la canule. S'il pénètre facilement, c'est que la canule n'y est plus, et alors il n'est pas nécessaire de faire aucune autre tentative d'extraction; il faut aussitôt procéder à une nouvelle opération, comme l'a fait M. Gerdy dans le cas que nous venons de rapporter et dans d'autres encore. 6° Enfin, pour n'en pas dire davantage, les manœuvres que nécessite l'extraction d'une canule qui existe réellement dans le canal nasal sont toujours une opération douloureuse.

L'opération imaginée par M. Gerdy pour remplacer les précédentes, quoique analogue sous certains rapports à celle de J. L. Petit, en diffère essentiellement, parce qu'au lieu de se borner à rendre au canal muqueux du canal nasal son calibre naturel, elle augmente à la fois le calibre du canal membraneux et du canal osseux. Aussi est-on étonné de la facilité avec laquelle on peut glisser un stylet à l'aide d'une sonde cannelée à travers le canal nasal, la narine correspondante, et y introduire immédiatement des mèches qu'on ne pourrait jamais faire pénétrer dans un canal nasal parfaitement sain. M. Gerdy continue néanmoins l'usage de mèches graduellement grossissantes pendant une dizaine de jours. Il veut que l'on cesse de les grossir ensuite, tout en en continuant l'usage pendant quinze ou vingt jours, pour permettre à la paroi interne du canal de se consolider dans l'état d'écartement où elle se trouve. Si, contre toute espérance, ce canal, d'un calibre extraordinaire, parvenait encore à se resserrer au point de gêner le cours des larmes et de reproduire une tumeur ou une fistule lacrymale, M. Gerdy proposerait une autre méthode qu'il n'a pratiquée encore que sur le cadavre.

Elle consiste à diviser, comme dans l'opération précédente, la paroi interne du canal nasal par deux incisions parallèles et verticales aussi écartées que possible, à les réunir l'une à l'autre par une incision supérieure dirigée horizontalement d'avant en arrière, et à extraire par l'ouverture antérieure de la narine correspondante, à l'aide d'une pince courbe, la paroi interne du canal nasal détachée et la portion du cornet inférieur qui y tient et qui est coupée. M. Gerdy n'a pratiqué cette opération que sur le cadavre, et comme elle détruit le canal nasal en le réduisant à un simple sillon, il lui paraît impossible que cette opération ne guérisse pas radicalement toute fistule lacrymale dont l'ulcération n'est pas entretenue par une diathèse particulière.

A la suite de cette opération, il emploierait encore les mèches pendant quelque temps pour diriger la cicatrisation, et il les introduirait toujours de bas en haut à l'aide d'un fil, comme dans la méthode précédente.

IV

DE LA FORMATION D'UN CANAL ARTIFICIEL DANS LES CAS D'OBLITÉRATION DU CANAL NASAL PERFORATION DU SINUS MAXILLAIRE (1)

Ce n'est pas d'aujourd'hui que l'on s'est occupé des moyens de remplacer le canal nasal oblitéré par un canal artificiel. Ainsi, Aétius et Paul d'Égine recommandaient de percer l'os unguis avec un foret enfoncé dans le sac lacrymal. Cette méthode a paru de tout temps la plus naturelle; seulement on en a varié les

(1) *Journ. des connaissances médico-chirurgicales*, 1846, part. I, p. 5.

procédés d'exécution, et plus souvent encore on s'est borné à modifier les instruments. Woolhouse enlevait toute la muqueuse du sac lacrymal, puis il perforait avec un poinçon l'os unguis et plaçait dans l'orifice une canule en or, en argent ou en plomb, de douze à dix-huit millimètres de longueur. Saint-Yves perforait l'os unguis avec un fer rouge. Monro se servait d'un trois-quarts; mais malheureusement le canal artificiel se refermait presque toujours; car s'il est fort difficile, dans certaines circonstances, de fermer une fistule qui s'est établie naturellement ou que l'on a pratiquée avec l'instrument, il est peut-être plus difficile encore de maintenir constamment ouverte une fistule artificielle, et c'est ce qui est presque toujours arrivé lorsqu'on a voulu établir un canal artificiel pour remplacer le canal nasal. Deux des plus grands chirurgiens de ces derniers temps avaient cependant pensé qu'ils en viendraient à bout en faisant subir à l'os unguis une large déperdition de substance. Hunter avait imaginé un emporte-pièce pour arriver à ce but, et plus récemment Dupuytren pratiquait la trépanation avec un trépan fabriqué *ad hoc*.

La perforation de l'os unguis est en définitive le procédé qui est encore actuellement le plus en vigueur; il n'est pas besoin pour l'employer de se servir des instruments si laborieusement imaginés par Hunter et Dupuytren. Un trois-quarts courbe peut suffire : on commence par ouvrir largement le sac, on le fait suppurer quelque temps avec de la bourre de charpie; puis, lorsque la réaction inflammatoire est dissipée, on perfore l'os et l'on place la canule de Dupuytren en permanence dans cette ouverture.

Ce procédé n'est pas le seul qui ait été employé. Wathen a imaginé de rétablir de force le canal naturel en enfonçant un foret profondément dans sa direction et maintenant ensuite une canule à demeure. On dit que Dupuytren a pratiqué une fois cette opération.

Les inconvénients de ce procédé se présentent en foule à l'esprit. Si le canal n'est oblitéré que par des parties molles, par l'adhésion des parois de sa muqueuse, il n'est pas besoin d'user de tant de violence : les procédés ordinaires de cathétérisme et de dilatation suffiront. Mais s'il est oblitéré par une colonne osseuse, comment espérer que le foret perforera cette colonne? Il est plus naturel de penser qu'il déviera d'un côté ou d'un autre dans les parties osseuses voisines qui offrent si peu de résistance.

La déviation de l'instrument perforateur doit donc être la conséquence presque nécessaire de l'emploi du procédé de Wathen, et c'est ce qui est, en effet, arrivé dans ces dernières années à M. Laugier : son instrument est tombé dans le sinus maxillaire.

M. Laugier, loin d'être fâché de cette erreur, a de suite songé à l'ériger en méthode; et de là est né le nouveau procédé dit de M. Laugier, consistant à pratiquer une ouverture de communication entre le sac lacrymal et le sinus maxillaire. Cette idée est beaucoup plus ancienne que M. Laugier; car il y a déjà bien longtemps que l'on avait pensé à perforer la paroi du sinus maxillaire correspondante au canal nasal; mais cette idée avait été abandonnée, et puisque le chirurgien de l'hôpital Beaujon la reprend, il est tout juste de lui en faire l'honneur. Voici, du reste, pour ceux qui voudraient y avoir recours, la description abrégée de cette opération, d'après M. Malgaigne.

« Le sac ouvert d'un coup de bistouri, sur la lame de cet instrument on fait glisser un petit trois-quarts dont la tige est coudée à 12 millimètres de la pointe, la pointe tournée en bas, la saillie de l'angle en haut en dedans. A peine est-il entré dans la partie supérieure du canal nasal, qu'élevant le manche et tournant la saillie de l'angle vers la racine du nez, on incline sa pointe vers la paroi externe du canal nasal et on la fait pénétrer, par un très-léger effort, dans le sinus maxillaire. On tourne d'arrière en avant et d'avant en arrière et sur elle-même la tige du trois-quarts pour arrondir l'ouverture, et on la retire. »

Si l'ouverture osseuse venait à se rétrécir, M. Laugier conseille d'enfoncer toute la paroi qui sépare le canal nasal du sinus. M. Malgaigne pense qu'il est beaucoup plus simple de maintenir l'ouverture à l'aide d'une canule à double rebord. Mais en définitive il rejette ce procédé comme ne procurant qu'une ouverture sans profondeur et qui ne saurait retenir la canule.

Nous avons vu récemment l'application de ce procédé dans

les salles de M. Gerdy. Une jeune fille de vingt-quatre ans vient de passer plusieurs mois dans le service de ce chirurgien pour une affection des voies lacrymales avec oblitération du canal nasal. L'origine du mal paraît syphilitique; car cette femme, malgré ses protestations, en porte les vestiges sur son voile palatin, qui est rouge et en partie détruit. Cette affection de l'arrière-bouche, de nature très-probablement syphilitique, a commencé il y a deux ans, et c'est à cette époque également que le canal nasal a commencé à s'engorger. Il s'est alors manifesté une tumeur lacrymale du côté gauche; celle-ci s'est abcédée au bout de quelques mois, et il en est résulté une fistule que la malade a complétement négligée pendant plus d'un an. Lors de son entrée à la Charité, la malade présentait de l'épiphora; la fistule s'était fermée; à la place du sac on sentait un noyau dur dont la pression ne produisait de regorgement de liquide en aucun point.

M. Richet, qui remplaçait alors M. Gerdy, songea d'abord à rétablir la voie naturelle des larmes; mais il trouva le sac effacé, et il ne put rien faire pénétrer. M. Gerdy ne fut pas plus heureux plus tard. Dans le courant du mois d'avril, ce chirurgien s'est occupé d'ouvrir une voie artificielle aux larmes pour débarrasser la malade de son épiphora, et il a donné la préférence au procédé de M. Laugier. Une canule à parois contournées en spirale et à pavillon assez large ayant été préparée par M. Charrière, M. Gerdy a perforé le sinus de haut en bas et de dedans en dehors à travers la conjonctive, dans un point correspondant à l'angle interne du sac; il a ensuite dilaté cette ouverture avec un trois-quarts. Mais alors se sont présentées des difficultés que nous signalons ici, non dans la vue de blâmer le chirurgien qui les avait d'ailleurs prévues, mais afin que ceux qui tenteraient l'opération en fassent leur profit. La canule, que M. Gerdy avait déjà trouvée trop grande, à pavillon trop évasé, dès la veille, et qu'il avait fait rapetisser, s'est encore trouvée d'une dimension trop considérable pour entrer dans l'ouverture artificielle. Force a été d'ébrécher à plusieurs reprises l'ouverture artificielle avec les trois-quarts les plus volumineux que l'on a pu se procurer. Nous ne croyons pas que ces manœuvres fussent excessivement douloureuses; mais leur prolongation avait quelque chose de pénible pour la malade d'abord, pour les assistants et pour le chirurgien, qui a eu en définitive le désagrément de ne pouvoir achever l'opération dans cette séance, et a été obligé de faire modifier la canule. Elle a pu ensuite être introduite, et elle a eu pour effet de faire disparaître l'épiphora; mais alors nouvelle et ardue besogne pour la faire tenir en place et l'empêcher de remonter; encore n'a-t-on pu y parvenir d'une manière permanente, et il a fallu finir par la retirer tout à fait et laisser à la nature le soin d'achever la guérison. Eh bien, la nature a été plus heureuse que l'art dans ses opérations; car la malade n'en a pas moins été débarrassée de son épiphora. Au bout d'un mois environ après l'opération, cette jeune fille, s'estimant bien guérie et ne s'embarrassant pas autant que le chirurgien de la voie que pouvaient prendre les larmes, a demandé à s'en aller. M. Gerdy, désireux de savoir si celle-ci s'écoulent par l'ouverture qu'il a pratiquée au sinus maxillaire ou par quelque autre voie, l'a engagée à se présenter plus tard à sa consultation, soit à l'hôpital, soit chez lui.

On voit, d'après ce qui précède, que la méthode opératoire proposée par M. Laugier n'est pas exempte de difficultés. Le cas de M. Gerdy laisse dans le doute sur ses avantages. Il reste, en outre, encore une question à résoudre : c'est celle de savoir si le sinus maxillaire peut être dans tous les cas une voie sûre pour l'écoulement des larmes. On sait que l'orifice de cette cavité, de cet antre d'Highmore dans les narines est fort petit, qu'il est sujet à s'oblitérer, et qu'alors il en résulte un engorgement du sinus qui peut donner lieu à divers états morbides dont le plus simple est celui que l'on désigne sous le nom d'hydropisie du sinus maxillaire. Or l'écoulement incessant et parfois fort abondant du fluide lacrymal dans le sinus maxillaire ne peut-il pas, dans certaines circonstances, causer une hydropisie qui pourrait à son tour nécessiter le secours à une opération sur le sinus maxillaire? L'avenir seul, on le conçoit, peut donner la solution de cette question.

Nous terminerons par une réflexion que nous trouvons dans la leçon de clôture du cours de clinique de M. le professeur Bouisson (de Montpellier). On sait aujourd'hui ce qu'il en est des prétendus succès de Dupuytren. Ses opérés eussent été mal venus à se plaindre à lui; mais ils allaient ailleurs se faire ouvrir de nouveau le sac lacrymal afin qu'on les débarrassât de la canule à l'aide de laquelle le grand chirurgien prétendait, sans permettre la réplique, les avoir guéris. Si la chirurgie triomphait de la fistule par un bon procédé opératoire, nous n'aurions pas la stérile difficulté d'apprendre à exécuter environ quarante procédés différents; mais l'expérience prouve, ajoute le chirurgien de Montpellier, que l'affection lacrymale, si infructueusement attaquée par les moyens mécaniques, se modifie plus heureusement sous l'influence d'un traitement médical. — La femme dont avons cité l'observation eût pu dès le début de sa maladie être guérie par un traitement antisyphilitique; mais on conçoit que plus tard l'oblitération du canal par des productions osseuses, probablement par une exostose, ait nécessité de nouveaux moyens, d'un emploi plus difficile et plus incertain.

V

RECHERCHES HISTORIQUES ET PRATIQUES SUR LE RENVERSEMENT DES CILS CONTRE LE GLOBE DE L'ŒIL

ET SUR LA POSSIBILITÉ D'ENLEVER UNE PAUPIÈRE TOUT ENTIÈRE ET AU MOINS UNE PARTIE DE L'AUTRE SANS QUE L'ŒIL RESTE DÉCOUVERT (1)

Le renversement des cils contre la surface de l'œil, par une simple déviation des cils, connue sous les noms antiques de *trichiasis*, *distichiasis*, *phalangosis*, ce renversement produit par l'inclinaison du bord des paupières en dedans, désigné sous le nom d'*entropion*, a fixé l'attention des médecins et des chirurgiens depuis les temps les plus reculés, par suite des tourments que ces affections causent aux malades, et de la perte de la vue qu'elles peuvent entraîner.

Mais comme ces maladies ne cèdent pas à des moyens pharmaceutiques, il a fallu en appeler à la chirurgie; comme la chirurgie reste également impuissante dans une foule de cas, on a été

(1) *Journ. de chirurgie*, t. II, 1844.

conduit à essayer toutes sortes d'opérations, depuis les plus raisonnables jusqu'aux plus ridicules. On les a modifiées de mille et mille manières, en ajoutant, retranchant, changeant quelque chose aux opérations primitives, et en combinant de toutes façons les manœuvres élémentaires. Ce serait faire beaucoup trop d'honneur à tous ces procédés et à tous ces procédoncules, et donner la preuve de bien peu de critique, que de chercher à les citer tous. Nous tâcherons d'être plus court et plus exact qu'on ne l'a été sur ce sujet.

D. Leclerc, qui nous a laissé un travail si savant sur l'histoire de la médecine, manque ici, comme en bien d'autres endroits, de cette critique si nécessaire en histoire. Les ouvrages attribués à Hippocrate II, et réunis sous son nom, ne peuvent plus être regardés que comme une exposition de la médecine antique des Grecs, altérée par une foule d'interpolations et d'additions bonnes ou mauvaises. Ainsi je regarderai comme une addition ridicule au livre *du régime dans les maladies aiguës*, le passage suivant, qui ne se rapporte en aucune manière au sujet du livre : « Mettez un fil dans le chas d'une aiguille, passez-le à travers la peau, vers le bord libre de la paupière supérieure ; passez-en un autre un peu au-dessous ; nouez ensemble les deux anses, que vous laisserez en place jusqu'à la chute de la ligature. Si cela suffit, c'est bien ; sinon, c'est-à-dire si les cils ne sont pas assez renversés en dehors, vous recommencerez l'opération (1). »

Bien que cette opération soit peu rationnelle, peu propre à remplir sa destination et n'ait guère mérité l'honneur d'une citation, surtout à cause de son obscurité, croirait-on que Leclerc en fait un roman plus inintelligible encore ? Hippocrate, suivant lui, « *donnait particulièrement des preuves de son adresse et de sa dextérité* dans la cure de la maladie qu'il appelle trichiasis... Il prenait une aiguille enfilée qu'il passait par la partie supérieur et la plus tendue de la paupière jusqu'en bas ; et il en passait une autre plus bas, au-dessous de l'endroit où la première avait été passée ; cousant ensuite et liant les deux filets ensemble jusqu'à ce que les poils tombassent (2). » Je dis que c'est un

(1) Hippocrate, t. III, p. 14. Paris, 1840, trad. de Littré.

(2) *Hist. de la méd.*, 1re part., l. III, ch. XVIII, p. 232. Amsterdam, in-4°, 1723.

roman; en effet, où Leclerc a-t-il vu qu'Hippocrate donnait particulièrement des signes de son adresse et de sa dextérité dans la cure du trichiasis? Dans le livre qu'il cite il n'y a rien de plus que ce que j'en ai rapporté. Quant à l'obscurité, elle doit être évidente pour tout le monde.

Dujardin (1) reproduit la traduction de Leclerc en l'éclaircissant un peu; mais ce qu'il dit n'est évidemment qu'une citation. Sprengel, qui paraît du moins avoir pris la peine de remonter à la source, fait parler le livre hippocratique un peu différemment (2); mais il reste encore de l'obscurité sur le procédé opératoire.

Par suite de ce manque de précision et de clarté, si commun chez les anciens, nous ne sommes pas plus heureux en passant à Celse. Il veut que l'on cautérise le bord libre de la paupière, en trois fois, et par tiers à chaque fois (3), si je le traduis bien en l'interprétant comme Dujardin, comme F. d'Aquapendente, et contrairement à Daleschamps (4), à Ninnin, à Sprengel, etc. (5).

Celse parle ensuite d'un procédé de redressement fait avec un cheveu de femme, qui ne mérite pas de nous arrêter, quoique les historiens ne manquent pas de le rapporter tout au long. Enfin, lorsque le trichiasis provient du relâchement de la paupière, Celse pense qu'il convient d'exciser la peau des paupières, en faisant d'abord un pli parallèle à la longueur de la paupière, afin d'apprécier la quantité qu'on doit en retrancher pour redresser les cils renversés; puis il fait une incision longitudinale sous le cartilage tarse dont on comprendra plus bas l'intention, car Celse ne l'explique pas : aussi a-t-elle échappé aux historiens et surtout aux citateurs superficiels.

Suivant Sprengel (6), il est vraisemblable qu'Héraclide guérissait le trichiasis en collant les cils sur la face externe des paupières; car Galien nous a conservé la recette de plusieurs emplâtres agglutinatifs qu'Héraclide avait imaginés pour cette

(1) *Hist. de la chir.*, in-4°, p. 226. Paris, 1774.
(2) *Hist. de la méd.*, t. VIII. Paris, 1820, p. 3, trad. de Jourdan.
(3) Celse, l. VII, ch. VII, § 8.
(4) Annot. au chap. VIII de Paul d'Egine, traduct. française de Paul.
(5) *Loco citato*.
(6) *Loco citato*, p. 4.

indication. Si Sprengel eût voulu faire preuve d'un peu de critique, il aurait dû dire, au contraire, que ce moyen était impuissant, du moins dans un trichiasis réel; ce moyen n'en a pas moins été recommandé cent fois depuis Celse jusqu'à nos jours, et les citateurs ne manquent pas de le mentionner. Peut-être Sprengel eût-il mieux fait encore de n'en point parler. Si l'histoire voulait mentionner des remèdes d'une mince valeur, où en serait-elle, où en seraient les lecteurs? Aussi je n'en parlerais pas moi-même si ce n'était pour faire la critique de cet abus des citations, et pour montrer qu'il faut du choix à cet égard.

Au rapport de Galien, Papias arrachait les cils et frottait le bord de la paupière avec le dropax, qui était un topique rubéfiant (1). Bien que l'arrachement des cils déviés fût une idée si naturelle qu'elle dût se présenter d'abord à l'esprit, ce moyen est insuffisant. Il a néanmoins été conseillé et employé depuis, à toutes les époques de l'art. On a prétendu, il est vrai, qu'en le répétant un grand nombre de fois les cils finissaient par s'affaiblir et ne plus reparaître. Galien n'a rien écrit par lui-même sur ce sujet qui mérite de nous arrêter.

Paul d'Égine donne le nom de *distichiasis* à une affection qui consiste dans un double rang de poils aux paupières; dans cette maladie, il coud quelquefois la paupière par une opération qu'il nomme ἀναῤῥαφή; il en use de même dans le *phalangosis*, quand le cartilage incline au dedans de l'œil; enfin il en use dans le relâchement de la paupière. Il commence par renverser la paupière, par diviser le cartilage tarse d'une extrémité à l'autre; ensuite il fait sur la peau une excision en forme de feuille de myrthe avec un bistouri particulier; alors il éponge la plaie et en coud les bords; enfin il fixe au front le bout du fil avec un emplâtre visqueux; suivant lui, cette opération est la plus commune. Mais si le poil pique seulement en quelque partie de la paupière, en ce seul endroit l'opération doit être faite. Il a connu des maîtres qui ne faisaient point de couture après l'excision. Un autre ne coupait point la peau, il la pinçait entre deux attelles jusqu'à ce qu'elle tombât sphacélée (2).

(1) *De compos. med. sec. loc.*, lib. IV, cap. VIII.
(2) Paul, trad. de Daleschamps, ch. VIII, p. 35. Paris, MCDX.

L'incision intérieure du cartilage est destinée à favoriser son renversement en dehors (1). C'était pour cela aussi que l'on collait au front le bout de fil. Voilà donc l'intention de l'incision interne du cartilage tarse découverte. Nous la verrons reparaître ramenée par le même motif dans les procédés de MM. Crampton et Guthrie. Paul cautérisait aussi la surface des paupières avec le feu, de préférence au caustique, qu'il employait à plusieurs reprises par nécessité chez les malades timides (2).

Les Arabes ne me paraissent rien offrir de nouveau, non plus que les arabistes. Guy de Chauliac ne reproduit lui-même qu'avec servilité les méthodes mentionnées jusqu'ici (3).

J. de Vigo ne sait opposer au trichiasis que des drogues ridicules, dans l'esprit d'un temps où la chirurgie était devenue très-humble et très-petite, quoiqu'elle commençât à se relever (4).

Paré, qui, à l'exemple de Galien, mentionne plus d'une centaine de maladies des yeux, combat le relâchement de la paupière et le trichiasis comme la plupart de ses prédécesseurs (5). Guillemeau, son élève, rappelle aussi les nombreuses espèces admises par les anciens, et le traitement de l'excision décrit par Celse, qu'il se borne à reproduire (6).

Bartisch, célèbre oculiste allemand, imitant le procédé mentionné dans Paul, fait un pli longitudinal à la peau de la paupière, puis le pince entre deux mors rapprochés l'un de l'autre par une vis de pression jusqu'à ce que le pli tombe sphacélé (7).

Fabrice d'Aquapendente traite le trichiasis de la manière indiquée par Celse. Il cautérise le bord de la paupière et les racines des cils, en trois fois, et par tiers à chaque fois, comme Celse. Quand la paupière relâchée s'abaisse et que les cils se

(1) Voy. Annot. de Daleschamps, p. 39.

(2) *Ib.*, ch. IX.

(3) Traité 2, doct. 2, chap. II, part. II, p. 503, in-12. Lyon, 1579.

(4) De Vigo en français, 1537, l. IV, tr. 1, p. 190.

(5) *Opérat. de chir.*, ch. V.

(6) *Mal. des yeux*, ch. XVIII, XIX.

(7) Voy. Heister, *Instit. de chir.*, part. 2, sect. 2, ch. XLV, p. 15, f. 16, édit. franç. in-4°.

renversent sur l'œil, « je mets, dit-il sur toute ladite paupière un glutinatif avec deux petites attaches déliées, et une autre semblable au front sur le sourcil; alors tirant les deux petites attaches d'en haut, je les noue avec celles d'en bas, et ainsi on fait ouvrir l'œil (1). » Si l'illustre professeur de Padoue n'eût jamais rien fait de mieux que cette suture sèche dont il n'est pas l'inventeur, il n'eût pas laissé un aussi grand nom que celui qu'il possède si légitimement dans l'histoire des sciences. Néanmoins Scultet (2), Dionis (3) adoptent son procédé.

Ch. Erndl fit la singulière proposition de couvrir l'œil avec un œil artificiel très-mince, poli et transparent, pour mettre l'œil naturel à l'abri de l'action irritante des cils (4). Verduin, célèbre chirurgien d'Amsterdam, modifia légèrement l'instrument et l'opération de Bartisch (5), qui le furent encore par Raw. Ce dernier en disputa l'invention à Ruysch, qui la rapportait à Verduin. Heister, qui nous apprend ces particularités, propose, quand l'arrachement et la cautérisation sont repoussés par le malade, d'exciser le bord de la paupière avec tous les poils, au moyen de ciseaux (6); mais ce qu'il dit de Cortumius, qui préférait à l'excision la destruction du bord des paupières par le caustique, prouve que le procédé si rationnel de l'excision n'était pas nouveau. Il en est souvent ainsi des procédés très-simples et très-rationnels, ils viennent successivement à l'esprit de beaucoup de personnes qui ne savent pas qu'elles ont été devancées. Les inventeurs de beaucoup d'historiens ou de citateurs peu sévères ne sont fréquemment que des inventeurs de cette espèce. Il est en général difficile de mettre la main sur les premiers inventeurs, surtout quand les inventions sont faciles et très-raisonnables. C'est ainsi que Beer, après une foule d'autres, a proposé de *friser* les cils déviés pour les éloigner de l'œil (7); que Ch. Bell a conseillé l'incision de la conjonc-

(1) *Œuvr. chir.*, édit. franç. de Lyon, 1666, p. 510.
(2) *L'Arsenal de chir.*, tab. 34, f. 8.
(3) Sixième démonst., f. 31.
(4) Sprengel, t. VIII, p. 52, trad. de Jourdan.
(5) Heister, *Instit. de chir.*, part. 2, sect. 2, ch. XLV, f. 21.
(6) *Ibid.*, ch. XLVI, § 3.
(7) Sprengel, *loco cit.*, p. 143.

tive lorsqu'il la regarde comme la cause de l'entropion (1), quoique ce soit un très-mauvais procédé ; que l'on préconise de nos jours la caustication répétée sur la peau de la paupière d'après M. Quadri (de Naples) ou de tel autre, bien que cette méthode soit décrite dans Paul d'Égine comme une méthode *des anciens* et qu'elle ait été souvent employée depuis, ainsi que la cautérisation, et d'une foule de manières, sur la paupière ou sur les cils. C'est ainsi que les excisions verticale, transversale ou cruciale (2) de la peau de la paupière, avec ou sans suture du pli de la peau ou des bords de la plaie, proposées depuis le commencement de ce siècle, remontent à la méthode décrite dans Celse, dans Paul et une foule d'autres auteurs ; que la destruction d'un pli de peau par pincement se trouve encore dans Paul, et a été pratiquée par Bartisch avec une pince, puis par Verduin avec une pince trouée pour coudre en même temps la base du pli, comme je l'ai dit plus haut.

C'est encore ainsi que la double incision perpendiculaire du bord libre de la paupière et du tarse de chaque côté des cils déviés, pour ramener le cartilage en avant et l'y maintenir par des agglutinatifs ou un moyen suspenseur, décrite par S. Cooper d'après Crampton (3) ; l'opération plus obscure et plus mauvaise qu'il décrit longuement d'après Guthrie, et dans laquelle la paupière et le cartilage sont incisés bien plus profondément vers leurs extrémités, ne sont encore que des modifications du procédé de Celse, reproduit en détail dans Paul.

L'excision d'une pièce triangulaire au bord libre des paupières pour enlever les cils déviés et réunir les bords de la plaie comme l'a proposé Schreger, me paraît plus originale (4).

L'excision du bord cilifère de la paupière que l'on rapporte à Jæger (5), à Saunders (6) ; le procédé de Vacca (7), qui consiste à détruire la racine des cils par la cautérisation ou par l'instrument tranchant, qui est aussi un procédé de la même méthode,

(1) *Ib.*, p. 159.
(2) Voy. *Méd. opér.* de M. Velpeau, t. III, p. 359.
(3) *Dict de chir.*, trad. française, t. II, p. 528.
(4) *Ibid.*, p. 528.
(5) Mackenzie, trad. par Laugier et Richelot, p. 163.
(6) S. Cooper, *loco cit.*, p. 528.
(7) *Archiv. de méd.*, t. IX, n° 392, et *Bullet.* de Férussac, 1826, t. I, p. 361.

n'appartiennent ni l'un ni l'autre à une pensée nouvelle. En effet, on lit dans Heister (1) que « Cortumius, dans une thèse sur le trichiasis, soutenue en 1724, sous la présidence de Goelicke, propose de consumer le bord de la paupière et le cil avec la pierre infernale, au lieu de la couper avec des ciseaux. » Vous voyez qu'Heister parle ici de l'excision, comme on le fait d'une méthode vulgaire. Quant à la cautérisation du bord cilifère, elle remonte très-loin; on l'a souvent conseillée pour détruire une partie ou la totalité des bulbes cilifères. Il est vrai que Vacca n'a opéré cette destruction que pour trois trichiasis partiels et non généraux qu'il a guéris. L'excision de tous les bulbes, conseillée encore par Saunders, sans exciser le cartilage, est originale (2), mais je doute qu'on doive la préférer à l'excision du bord palpébral dans toute son épaisseur à la fois. Elle doit être laborieuse pour le chirurgien, pénible pour le malade, et rendre la paupière plus difforme que l'excision palpébrale du bord entier.

Si tous les moyens dont je viens de parler se rattachent plus ou moins facilement aux méthodes anciennes, il n'en est pas de même des procédés qui consistent à fendre verticalement la paupière au milieu de sa largeur ou sur les côtés, comme l'a proposé M. Ware (3), ou à y pratiquer seulement une boutonnière verticale comme le fait M. Tyrrell (4), ou à couper les fibres charnues du muscle palpébral comme le pratique M. Cunier (5), ou à le diviser par la méthode sous-cutanée ainsi que l'ont fait MM. Pétrequin (de Lyon) et Blackman (d'Amérique (6), dans les cas où la paupière est raccourcie et fortement appliquée à l'œil par une inflammation chronique ou une affection spasmodique.

En résumé, pour mettre un peu d'ordre et de clarté dans cette multitude d'opérations contre le renversement des cils dans l'œil, nous les rattacherons aux méthodes suivantes :

(1) *Loco cit.*, part. 2, sect. 2, chap. XLVI, édit. in-4°, p. 533.
(2) Mackenzie, *loco cit.*, p. 168.
(3) Mackenzie, *loc. cit.*, p. 160.
(4) Rognetta, *Traité phil. et cliniq. d'ophthalmologie*, p. 681.
(5) *Ibid.*
(6) *Ibid.*, p. 682.

1° *Redressement ou renversement* des cils par des moyens mécaniques, des emplâtres, comme le faisait Héraclide, et par des ophthalmostats, puisque MM. Middlemore et Tyrrell en ont proposé (1);

2° *Arrachement* unique ou répété jusqu'à l'épuisement des bulbes, qui se perd dans la nuit des temps et de l'histoire;

3° *Arrachement et topiques irritants ou cathérétiques* pour détruire ou fermer les bulbes cilifères, comme le faisait Papias, au rapport de Galien;

4° *Cautérisation ou caustication* du bord de la paupière, unique ou répété, pour détruire les bulbes, méthode décrite par Celse, puis à toutes les époques de l'art;

5° *Cautérisation ou caustication* unique ou répétée de la peau de la paupière, ancienne méthode décrite par Paul;

6° *Ablation de la peau de la paupière* avec ou sans incision du cartilage tarse, par incision ou excision de la peau, avec ou sans suture des bords de la plaie, avec ou sans agglutinatifs; méthode fort ancienne décrite dans Celse et Paul d'Égine;

7° *Ablation de la peau de la paupière par pincement;* méthode décrite par Paul, avec procédés à peine différents, proposés par Bartisch, Verduin, etc.;

8° *Excision* partielle ou totale du bord de la paupière; méthode vulgaire du temps d'Heister, et depuis employée par des procédés divers, par Jæger, Saunders, Vacca, Schreger, etc.;

9° *Blépharomyotomie* extérieure ou sous-cutanée de MM. Ware, Tyrrell, Cunier, etc.

Malgré le grand nombre d'opérations proposées contre le trichiasis et l'entropion, nous nous trouvons trop souvent embarrassés pour guérir soit un trichiasis partiel ou général, soit un renversement interne du bord de l'une ou des deux paupières. Cet embarras, cette impuissance a fixé mon attention depuis plusieurs années.

Il y en a maintenant huit ou dix que je fus consulté par un malade qui avait essayé beaucoup de moyens pour se débarraser d'un trichiasis insupportable. On avait excisé plusieurs fois la peau de la paupière supérieure parallèlement à la longueur

(1) Rognetta, *ibid.*, p. 679.

de cet organe; je l'excisai moi-même, avec aussi peu de succès que ceux qui avaient donné des soins au malade avant moi. Je me demandai alors s'il ne conviendrait pas de réséquer tout le bord de la paupière supérieure, en portant l'excision jusqu'au delà des bulbes des cils. Je dus examiner jusqu'où ces bulbes s'étendaient, afin de ne pas m'exposer, d'une part, à ne les retrancher qu'en partie, et d'autre part à exciser une trop grande partie de la paupière supérieure et à laisser l'œil à nu. Je reconnus qu'il suffisait de retrancher une bandelette de 4 millimètres de largeur au plus, le long du bord libre de la paupière supérieure, et de trois le long de l'inférieur, si elle était elle-même affectée. En considérant l'état de la paupière de mon malade, l'ancienneté de sa maladie, ses souffrances continuelles, la vive envie qu'il avait de guérir, je me décidai à l'opérer, et je n'eus qu'à m'en louer. Depuis cette époque j'en ai agi de même dans quelques autres cas, avec non moins de succès. Mais le fait que je vais rapporter montrera mieux encore la valeur de ce procédé, que je n'emploie pourtant que lorsqu'un procédé plus simple encore, l'excision de la peau de la paupière, paraît devoir être insuffisant, ou que cette insuffisance est déjà prouvée par des tentatives antérieures inutiles.

Cancer des paupières; ablation de la paupière supérieure en totalité et d'une partie de l'inférieure. — Guérison qui prouve qu'il n'est pas toujours nécessaire de pratiquer alors la blépharoplastie. (Observation recueillie par M. Levavasseur, interne de la Charité.)

Daunay (Jean-Baptiste), âgé de quarante-deux ans, cultivateur, demeurant à Saint-Ouen (Seine), est entré, le 8 février 1844, à la Charité. Cet homme y était déjà venu quatre ans auparavant. Il portait alors depuis trois ans, à deux ou trois lignes environ en dehors de l'angle externe de l'œil gauche une petite tumeur, grosse comme une lentille, et dont la surface ulcérée reposait sur une base indurée. Elle causait au malade des démangeaisons très-vives et souvent une douleur lancinante. Il paraît aussi qu'en même temps il existait à l'une et à l'autre paupière un renversement des cils en dedans. Traité d'abord inutilement par une pâte caustique, la tumeur fut ensuite enlevée au moyen du bistouri. L'opération consista dans l'ablation de la tumeur, ainsi que dans la résection du bord des paupières supérieure et inférieure, dans une étendue qui comprenait les bulbes des cils. La plaie qui en résulta à l'angle externe fut réunie par une suture enchevillée. Les deux paupières rapprochées de cette façon dans une petite étendue de leur portion interne, s'agglutinèrent de manière à amener la diminution du diamètre transverse de leur ouverture. Dans le reste de leur étendue, elles se cicatrisèrent isolément. Aujourd'hui on voit à l'angle externe une légère cicatrice linéaire; les bords des paupières n'ont plus de cils et sont formés par un tissu cicatriciel. L'épaisseur de ses bords est moindre que pour l'œil droit. La paupière inférieure tendue n'offre pas de plis. Tels sont les suites de la première opération qui fut faite au mois de juillet 1840. — Au mois de décembre 1842, le malade revint à l'hôpital. Une petite tumeur dure et douloureuse existait alors déjà dans la paupière supérieure de l'œil gauche. Il sortit au bout de cinq jours. Depuis cette époque jusqu'à sa rentrée à la Charité, au mois de février dernier, il a employé diverses médications, tant internes qu'externes, qui n'ont nullement empêché la tumeur palpébrale de s'accroître. Le 8 février 1844, elle offre les caractères suivants :

La peau de la paupière ne présente nulle altération de couleur; elle est soulevée par une tumeur paraissant avoir le volume d'un haricot. On sent que cette tumeur est très-adhérente à la peau qui paraît un peu amincie. Ses deux extrémités sont distantes d'un demi-centimètre environ de chaque angle de l'œil, sa largeur ou sa hauteur est d'un centimètre à peu près. Le cartilage tarse semble compris dans son épaisseur. La muqueuse n'est pas altérée. La surface de la tumeur est dure, un peu inégale; le malade ressent de temps à autre des douleurs lancinantes très-aiguës. La paupière inférieure offre une maladie semblable dans la partie interne du cartilage tarse; mais elle est moins prononcée et moins considérable qu'à la supérieure.

Depuis le 8 février jusqu'au 8 avril, on emploie successivement, pour tenter, sans opération, la guérison de la maladie ou du moins la réduction de son volume, les moyens suivants : trois applications de quinze à vingt sangsues sur la paupière, à dix et quinze jours d'intervalle, des cataplasmes de fécule de pomme de terre, de l'iodure de potassium à l'extérieur et à l'intérieur, à la dose de 20 à 25 centigrammes. Ces moyens n'amènent pas d'amélioration. Les frictions d'iodure de potassium ont même paru donner lieu à une augmentation de volume. Alors M. Gerdy se décide à enlever la tumeur.

Le 8 avril, il divise l'angle externe des paupières, puis circonscrit la tumeur de la paupière supérieure par une incision demi-circulaire à concavité inférieure, commençant à 3 millimètres de l'angle interne, en dehors du point lacrymal supérieur, et finissant à l'angle externe même. L'opérateur emporte toute la portion comprise dans cette incision, à l'exception d'une petite portion de la muqueuse qu'il réserve vers l'angle externe, pour doubler le bord de la plaie supérieur à l'endroit qui doit correspondre à l'angle externe des paupières, et empêcher l'adhésion de ces deux organes de se prolonger en dedans.

Cette partie de l'opération terminée, la tumeur de la paupière inférieure est excisée à son tour ainsi que le bord de cette paupière.

Alors M. Gerdy, pour s'assurer de la nécessité de remplacer la paupière supérieure par une nouvelle paupière, commande au malade de fermer l'œil opéré; le malade le ferme complétement en fronçant les sourcils. Dans ce mouvement, le sourcil du côté opéré s'abaisse assez, ainsi que la portion de peau inférieure au sourcil, pour recouvrir en totalité le globe de l'œil. Ce fait permettant de douter de l'utilité de la blépharoplastie projetée d'abord, on en épargne la souffrance au malade. Une compresse imbibée d'eau froide est placée et maintenue sur l'œil par une bande peu serrée.

Pendant les premiers jours qui suivent l'opération, on a soin de continuer l'application de compresses froides. Au bout de quelques jours, la plaie fournit une légère suppuration; des bourgeons charnus s'élèvent sur les bords de la muqueuse et de la peau. Réprimés par le nitrate d'argent, ils forment peu à peu un tissu cicatriciel mince, uni, luisant et solide, qui constitue le bord de la paupière supérieure. Dès le 20 avril on a pu apprécier les résultats de l'opération. A la simple vue, il n'y a que peu de différence d'aspect entre les deux yeux; l'œil gauche se ferme entièrement par un clignement légèrement forcé qui abaisse le sourcil et la peau sous-jacente. Si le clignement est léger, les deux paupières ne sont pas tout à fait en contact; elles sont séparées en un point par un intervalle de 2 millimètres environ. Néanmoins la cornée transparente se trouve garantie par un mouvement coïncidant de l'œil en haut, en sorte que la sclérotique est seule apparente dans l'interstice des paupières. Ce mouvement de clignement se renouvelle sans peine et naturellement, chaque fois que se ferme l'œil du côté opposé. Pendant les derniers jours d'avril, la cicatrisation du bord palpébral, complète dans les trois quarts externes, se termine vers la partie interne où existent encore quelques petits bourgeons charnus qu'on ne voit d'ailleurs qu'en relevant en dehors la paupière. On distingue aussi sur la moitié interne de la cornée une ulcération qui avait échappé jusque-là, probablement à la faveur de l'obscurité où était plongé le malade sous ses rideaux. Aujourd'hui 8 avril, l'œil opéré présente les mesures suivantes :

Le diamètre de l'œil droit, d'un angle à l'autre, a 2 centimètres et demi; le diamètre de l'œil gauche, 2 centimètres.

La hauteur de la paupière droite est de 3 centimètres depuis l'arcade sourcilière et le bord inférieur du sourcil jusqu'au bord palpébral. La hauteur de la paupière gauche comprise entre ces limites est d'un centimètre seulement.

Le 8 avril, le malade pourrait sortir de l'hôpital; il n'y reste que pour attendre la guérison de la légère ulcération de la cornée aperçue, il y a quelques jours, à l'angle interne de l'œil. Nous avons aussi observé que la pupille de cet œil est beaucoup plus large que celle du côté opposé.

La tumeur enlevée, perdue malheureusement pendant l'opération, n'a pu être examinée; elle devait être formée d'un tissu squirreux peu enflammé et peu ramolli, car il était assez ferme et doué de peu de sensibilité physique, quoiqu'il fût le siége de picotements et d'élancements.

Remarques. — I. L'observation de Daunay inspire des réflexions d'une grande importance. Mais il en est deux surtout que je désire mettre en relief : ce sont les conséquences qui découlent de la première et celles qui découlent de la seconde résection des paupières.

Je m'arrêterai même, en finissant, sur un fait très-remarquable que j'ai aperçu depuis quelques jours : c'est que les points lacrymaux sont invisibles et que cependant il n'y a point de larmoiement.

Conséquences de la première résection des paupières. — Quoique je sois l'auteur de cette première opération, je n'en ai qu'un souvenir très-confus; je n'ai pu d'ailleurs en retrouver l'histoire dans mes observations; mais les renseignements que nous a fournis Daunay, l'état des paupières au moment de son entrée à l'hôpital au 8 février de cette année, les principes que je suis habituellement dans le traitement du trichiasis depuis environ dix ans, ne me laissent guère d'incertitude sur la première opération que j'ai pratiquée à mon malade.

Il déclare que cette opération l'a débarrassé d'une petite tumeur de l'angle externe de l'œil; que cette tumeur était dure, ulcérée, accompagnée de démangeaisons vives, de picotements d'aiguille; qu'elle existait depuis trois ans et avait résisté à tous les moyens employés pour la guérir. Il raconte encore que les paupières ont été en partie coupées. La cicatrice de l'angle externe, celle des bords des paupières, l'absence complète des cils du côté opéré seulement, ces faits, réunis aux précédents, ne me permettent pas de douter que Daunay a été affecté d'un cancer cutané, d'un *noli me tangere*, vers l'angle externe de l'œil gauche; que le bord libre des paupières a été affecté aussi d'une maladie quelconque qui renversait les cils en dedans, de manière à irriter la surface de l'œil; car j'ai l'habitude de traiter, ainsi que je l'ai dit, cette affection par l'excision du bord libre des paupières, lorsque je ne puis espérer de la guérir par des moyens plus simples. Je la pratique d'une extrémité à l'autre du bord palpébral, immédiatement au delà des bulbes pilifères, c'est-à-dire à environ 4 millimètres du bord libre de la paupière. Je me rappelle même positivement avoir enlevé il y a quelques années, chez un malade, en dehors de l'orbite, un lambeau de peau triangulaire à sommet dirigé vers la tempe, à base tournée vers l'œil, après quoi j'excisai le bord des paupières; mais je n'en sais plus les motifs, et je ne me rappelle plus si c'est bien sur Daunay que j'ai pratiqué cette opération.

L'expérience m'a prouvé que lorsque la résection a bien été pratiquée au delà des bulbes, la maladie est parfaitement guérie; que d'ailleurs les paupières suffisent encore, par leur étendue, pour recouvrir l'œil et le protéger; qu'il n'y a point de larmoiement, comme on aurait pu le craindre, et que la difformité la plus apparente qui en résulte consiste en ce que les bords des paupières sont dégarnis de cils. Or c'était le cas de Daunay au moment de son arrivée à l'hôpital. Comme j'attendis assez longtemps avant de me déterminer à lui pratiquer une seconde opération, mes élèves et moi avons eu le temps d'observer chez lui les effets de la première excision du bord des paupières; nous avons pu vérifier et faire vérifier par beaucoup de personnes les avantages du procédé que nous avions adopté. Lorsqu'on ne porte pas la résection des paupières au delà des bulbes, on n'a pas toujours un succès complet. Les cils se reproduisent alors plus faibles, plus fins et quelquefois plus déviés, mais on peut toujours pratiquer de nouveau l'opération pour la rendre parfaite, si la chose est indispensable. Lorsque le succès obtenu ne suffit pas aux désirs du malade, on termine la cure par l'arrachement des cils repoussés et une légère cautérisation.

Daunay n'étant point dans ce cas, et l'état de ses paupières ne lui laissant rien à désirer, je ne l'aurais probablement jamais revu, s'il n'eût été ramené à l'hôpital par la répullulation de son carcinome dans les deux paupières de l'œil gauche déjà opéré. Cette récidive, en m'obligeant à enlever toute la paupière supérieure et une partie de l'inférieure, en laissant encore à Daunay la faculté de fermer entièrement l'œil par un effort, montra mieux que je ne l'aurais pu faire par des exemples d'excision partielle des paupières, combien il est rationnel de combattre le trichiasis rebelle par la résection du bord cilifère de la paupière malade, ou des paupières, si elles sont toutes deux affectées.

Non content des résultats que j'ai obtenus de la résection du bord libre des paupières chez l'homme, j'ai retranché la paupière supérieure tout entière chez un chien. L'animal, après la guérison, couvrait parfaitement l'œil avec la paupière. Mais l'œil restait un peu rouge et un peu humide, parce que les poils de la peau de la région du sourcil pénétraient dans l'ouverture interpalpébrale et restaient collés à la surface de l'œil. Malgré cette disposition fâcheuse, l'animal était fort gai et paraissait en peu souffrir. Je me proposais d'enlever ensuite la paupière inférieure pour voir jusqu'à quel point le pauvre animal aurait pu recouvrir l'œil par l'action du muscle palpébral, mais sa douceur et sa gaieté m'ont touché, et j'ai voulu lui épargner de nouvelles souffrances, malgré l'envie que j'avais de savoir ce qui serait arrivé.

Maintenant que j'ai exposé des faits qui prouvent jusqu'à quel point l'œil court peu le risque de rester à découvert après l'excision du bord libre d'une et même des deux paupières, je puis apprécier beaucoup plus sûrement la valeur relative des méthodes et des procédés opératoires proposés contre le trichiasis et l'entropion.

1° Le redressement mécanique des cils par des emplâtres ou par des ophthalmostats est un moyen si simple que je lui ai fait trop d'honneur de le classer parmi des opérations; et si un cas de trichiasis a guéri pendant son emploi, je crois qu'il aurait pu guérir aussi sans son emploi et sans opération. Une pareille méthode ne mérite pas de nous occuper davantage.

2° Si l'arrachement des cils, pratiqué une seule fois, a été suivi de guérison, je doute qu'alors la déviation fût réelle. S'il faut arracher plusieurs fois les cils, c'est déjà une opération douloureuse par ses manœuvres, pénible par ses suites, surtout au moment où les cils, courts et roides, tourmentent l'œil plus vivement que jamais. Mais le plus grave de cette méthode, c'est qu'elle est fort longue et très-souvent infidèle. Cependant, comme elle épouvante peu le malade et le fait peu souffrir, on peut l'essayer, s'il l'exige, jusqu'à ce qu'il s'en lasse.

3° L'arrachement des cils avec topiques irritants et cathérétiques appliqués ensuite sur l'ouverture des bulbes est une opération douloureuse, aussi impuissante que la méthode précédente; on ne peut donc pas la lui préférer; elle est même sans valeur.

4° La caustication est plus puissante que l'arrachement, elle peut réellement guérir; mais elle est longue, délicate, et doit être fort douloureuse, qu'on la pratique avec l'acide nitrique, le sulfurique, la potasse, la soude ou tout autre caustique. L'action du remède peut s'étendre trop loin, elle peut être suivie de rétraction du bord de la paupière et d'autres inconvénients. C'est une mauvaise méthode et une méthode peu pratique lorsqu'on veut l'appliquer à tout le bord palpébral, mais beaucoup plus facile lorsqu'on l'emploie contre un trichiasis partiel et peu étendu.

5° La cautérisation a les mêmes défauts à un plus haut degré et moins de puissance encore, parce qu'elle est moins maniable, plus difficile à borner. Au total, elle est moins pratique encore que la précédente.

6° L'ablation d'une partie de la peau de la paupière peut très-bien procurer la guérison dans certains cas. C'est une opération d'une pratique facile, peu douloureuse quand on se borne à l'excision de la peau, et elle ne laisse qu'une cicatrice peu visible quand elle est bien exécutée; mais elle est souvent insuffisante. Si, comme Celse et les anciens, Crampton, Guthrie et d'autres chirurgiens modernes, on fend le cartilage tarse, on peut en faire une opération très-pénible, très-défigurante. C'est trop de douleur pour un moyen médiocre, infidèle et toujours incertain. On ne le rendrait pas meilleur en y ajoutant, comme Morand, l'excision transversale de la peau du front au-dessus du sourcil.

7° L'ablation de la peau par pincement est peu digne d'un chirurgien par la longueur du temps qu'elle exige. Cependant elle pourrait convenir à un malade pusillanime; mais alors il faudrait la pratiquer avec une pince plus légère à porter que celles qu'on trouve dessinée dans Heister et dans d'autres auteurs. Elle aurait avantage de ne pas répandre de sang et de ne produire que peu de suppuration.

8° L'excision du bord de la paupière, pratiquée au delà des bulbes cilifères, est une méthode qui, exécutée avec des ciseaux est d'une pratique très-simple, très-facile et très-prompte. Elle n'est pas plus douloureuse que l'excision d'un pli cutané de toute la largeur de la paupière, elle altère un peu la beauté de la paupière en la privant de cils, mais elle ne la rend point difforme, ne laisse pas l'œil à nu, ne cause ni lippitude, comme on l'a supposé, ni larmoiement; et comme elle enlève toutes les racines des cils, il est évident qu'ils ne peuvent plus se reproduire déviés et irriter l'œil; c'est donc la méthode la plus rationnelle qu'on puisse imaginer. Cependant M. Mackensie lui reproche de n'être pas *ingénieuse!*

Si elle ne raccourcissait pas un peu la paupière, ne la privait pas de ses cils et ne causait pas un peu de trouble dans la symétrie des yeux, je la préférerais à toutes les opérations précédentes.

Devrait-on lui préférer l'excision des bulbes pilifères en conservant, comme Saunders et Vacca, le cartilage tarse? J'en doute. Cette ablation est une opération délicate : il est très-difficile d'enlever tous les bulbes; par suite l'opération est longue, douloureuse, insupportable. L'opération achevée, le bord de la paupière, dont la peau est plus courte que le cartilage, doit offrir une cicatrice difforme et rapetisser la paupière, à peu près comme l'excision entière du bord palpébral. Si cependant l'expérience ne justifiait pas ces craintes, si ces prévisions étaient sans fondement, peut-être devrait-on préférer l'excision des bulbes cilifères à l'excision du bord entier des paupières.

Dans les cas de trichiasis partiel, l'excision triangulaire du bord me paraît, quoique bonne pour atteindre le but, inférieure à la cautérisation ou à l'excision des bulbes.

9° La blépharomyotomie extérieure et la blépharomyotomie sous-cutanée forment une méthode sur laquelle mon expérience et ma raison ne me permettent pas encore de me prononcer.

Il résulte de tous ces faits, et comme conclusion définitive, 1° que, dans un cas de trichiasis douteux et très-léger, on doit essayer l'arrachement simple ou même répété un certain nombre de fois ; 2° que, dans le cas d'insuccès ou dans le cas de trichiasis très-évident et général, on doit faire l'excision cutanée d'abord, et ensuite l'excision du bord palpébral d'après le procédé que nous avons adopté, qui est beaucoup plus simple que les autres; 3° que, dans le cas de trichiasis partiel, on doit pratiquer la cautérisation bulbaire plutôt que l'excision triangulaire.

II. Le fait de Daunay n'est pas seulement important par les umières pratiques qu'il fournit pour la cure radicale du trichiasis, il intéresse vivement encore la chirurgie sous un autre rapport. Il montre qu'il faut se garder de désespérer de la puissance de la nature dans les plus graves lésions des paupières, et qu'on ne doit pas se décider légèrement à tailler dans le front, la tempe ou la pommette, un ignoble lambeau de peau pour lui faire usurper la plus noble place de la physionomie. Les paupières sont des organes si minces et si délicats, si réguliers et si beaux, dans l'arrangement qu'elles forment avec l'œil; elles sont si souples, si mobiles et si rapides dans leurs mouvements; elles jouent un rôle si puissant dans l'expression, par la manière dont elles cachent ou découvrent les yeux, qu'il est difficile de les remplacer avec avantage par un morceau de la peau emprunté au voisinage. Il en résulte toujours une chose disgracieuse et sans nom, qu'on ne peut appeler une paupière, une chose qui altère profondément la physionomie, gêne la vue du patient, choque celle de ceux qui le regardent, et ressemble plus à un emplâtre informe qui enlaidit qu'à une paupière propre à embellir, à protéger l'œil et à l'aider dans ses fonctions.

Assurément, si nous ne considérions que la laideur, l'impuissance, les imperfections de ces prétendues paupières que nous montrons quand nous en sommes les auteurs, avec orgueil, par suite d'une faiblesse toute paternelle; si surtout nous considérions les douleurs que coûtent ces horribles paupières, nous effacerions à toujours la blépharoplastie comme la rhinoplastie de la médecine opératoire. Mais nous ne voulons pas, pour un membre indigne, rejeter et proscrire toute la famille des *plasties*. Si, par les pièces que l'autoplastie rajuste, tant bien que mal, à force d'aiguilles, d'épingles et de fils cirés ou non cirés, la blépharoplastie ressemble bien plus à une opération de tailleur qu'à une opération de chirurgie; si elle y ressemble encore souvent par le contraste de couleurs des parties rapportées qui rappellent involontairement le contraste d'une pièce neuve appliquée sur une étoffe usée dont elle couvre et dissimule les infirmités; si elle rabaisse un peu l'art, du moins elle est parfois réellement utile et doit être conservée.

Néanmoins le fait de Daunay, que nous venons de relater, prouve que la nature peut, par le secours du muscle palpébral, ramener assez puissamment la peau des environs de l'œil sur cet organe, pour le recouvrir entièrement et le protéger contre la lumière et l'atmosphère, malgré la perte entière de la paupière supérieure et d'une partie de l'inférieure. Il montre encore que, dans certains cas, il y aura plus d'avantage, après une ablation ou une destruction de la paupière supérieure et d'une partie ou de la totalité de l'inférieure, à abandonner d'abord le mal à la nature, que de chercher d'abord à le réparer par la blépharoplastie; qu'on ne devra recourir à cette dernière que lorsque la nature se montrera impuissante à protéger l'œil contre l'action de la lumière et de l'atmosphère, et qu'on ne pourra point y parvenir non plus par des lunettes ou un masque partiel approprié aux parties.

Je n'abandonnerai pas ce sujet sans citer à l'appui de ces conclusions quelques faits que j'emprunterai à Mackenzie et à M. Laugier, l'un de ses traducteurs, chirurgien de Beaujon.

« La paupière supérieure, dit le premier de ces chirurgiens, peut, beaucoup mieux qu'on ne pourrait s'y attendre, suppléer à la perte de la paupière inférieure, et celle-ci à la perte de la supérieure (1) »; puis, un peu plus bas, il rapporte à l'appui de sa proposition deux observations que j'abrége.

« Daviel fut appelé à Bordeaux auprès d'une religieuse âgée de quarante-cinq ans, pour une tumeur qu'elle portait depuis vingt ans sur la paupière supérieure droite. La tumeur extirpée une première foie, la plaie ne se cicatrisa pas, elle devint calleuse et fit de grands progrès. Daviel ayant alors passé sous la paupière supérieure une aiguille courbe armée d'un fil ciré, avec lequel il souleva la paupière et la tumeur, il excisa celle-ci avec une paire de ciseaux courbes aussi loin qu'il put sous la voûte orbitaire. Bien que la paupière ait été excisée très-haut, l'œil est resté sain et remplissant bien ses fonctions. Daviel revit sa malade au bout de six ans; sa santé s'était soutenue, la peau descendait très-bas au-devant de la cornée, en sorte que le globe de l'œil était presque entièrement caché, et elle ressemblait à une paupière dénuée de cils. »

« Une femme de quarante-deux ans réclama les secours de la médecine contre un carcinome de l'angle interne des paupières

(1) Mackenzie, trad. par Laugier et Richelot, p. 111.

qui occupait le tiers interne de cet organe, la caroncule, et avait altéré la conjonctive. De Graafe l'enleva, et après l'opération l'œil se trouvait à découvert dans presque toute la moitié interne de son hémisphère antérieur. Au bout de trois semaines, les paupières étaient réunies par une cicatrice, de telle manière qu'il n'existait pas la plus légère difformité et que l'œil était complétement recouvert. La commissure de nouvelle formation n'avait ni points lacrymaux, ni caroncules, etc. La perte des conduits larcymaux ne produisit point l'épiphora, comme on pouvait le craindre. Rudolphi, pas plus que de Graafe, ne découvrit la nouvelle voie des larmes (1). »

A ces faits M. Laugier ajoute dans ses notes : « Il est plus douteux que, dans le cas de cancer, il soit indispensable ou même avantageux de faire de toutes pièces une paupière nouvelle par les moyens connus de blépharoplastie. La difformité qui résulte, par exemple, de l'ablation de la paupière inférieure cancéreuse est réellement très-faible. L'un de nous (M. Laugier) a enlevé deux fois, dans le cours de cette année 1843, cette paupière pour un cancer. La seule contraction du tissu de la cicatrice a suffi pour remonter la joue au niveau du bord inférieur de l'orbite (2). »

M. Laugier a bien voulu me communiquer ces observations qu'il venait de publier dans sa traduction de Mackenzie, au moment où je présentais Daunay à l'Académie de médecine (séance du 21 mai 1844) et où j'annonçais les conséquences pratiques que j'en déduisais et que je devais lire à l'Académie (3). Mais l'abondance des travaux ayant empêché ma lecture, je me suis décidé à publier ce petit travail dans le journal de M. Malgaigne. Nous sommes donc arrivés séparément, M. Laugier et moi, à des conclusions analogues contre la blépharoplastie. Cette simultanéité d'opinions, non concertée, donne plus d'autorité à ces opinions qu'elles n'auraient droit d'en avoir si elles étaient concertées.

III. Une troisième et dernière remarque doit arrêter notre

(1) Mackensie, *loco cit.*, p. 111-112.
(2) *Ibid.*, notes, p. 8.
(3) Voy. journal *l'Expérience*, n° 360, 23 mai 1844.

attention. Bien que, dans l'opération pratiquée sur Daunay, j'aie cherché à épargner les points lacrymaux, soit qu'ils aient été atteints par l'excision des paupières, soit qu'ils aient été oblitérés consécutivement par les cautérisations qu'il a fallu pratiquer pour éviter l'adhésion des paupières l'une à l'autre vers l'angle interne, toujours est-il qu'aujourd'hui on n'en voit pas de trace. J'ai cherché à m'assurer au moins de l'existence de l'ouverture des conduits lacrymaux, en injectant le canal nasal de bas en haut avec une canule; l'eau s'est toujours échappée par les narines, et jamais par l'angle interne de l'œil. Je suis donc porté à penser que les conduits lacrymaux sont aujourd'hui oblitérés du côté gauche. Néanmoins, il n'y a pas de larmoiement à l'œil, comme chacun a pu s'en assurer à ma clinique. Comment se fait-il alors qu'il n'y ait pas épiphora? Je l'ignore. Mais le fait n'en est pas moins remarquable, et il l'est d'autant plus qu'il ajoute une obscurité de plus aux obscurités déjà trop nombreuses qui existent sur la sécrétion lacrymale, sur ses usages, sur son importance, sur les caractères qui lui sont propres, sur les maladies des voies lacrymales et sur leur traitement.

Si les sciences se composent des connaissances que l'on sait avoir, elles se composent aussi des connaissances dont on sait manquer sur un sujet quelconque : l'ignorance connue est de la science. Il convenait donc de remarquer, dans l'histoire pathologique de Daunay, l'absence d'épiphora malgré la destruction des points lacrymaux et l'oblitération très-probable des conduits lacrymaux, comme il conviendra une autre fois, en arrêtant notre attention sur la fistule lacrymale et sur son traitement, de montrer combien nous sommes encore ignorants sur cet autre sujet.

On a déjà vu, par l'observation de de Græfe citée plus haut, un fait d'oblitération des points lacrymaux. Ce sont donc deux faits qui prouvent que l'oblitération des points et des conduits peut n'être suivie d'aucun inconvénient.

En résumé, j'ai commencé par une histoire critique des opérations opposées au trichiasis et l'entropion; j'ai ensuite rapporté en détail l'observation de Daunay, qui me paraît très-propre à faire ressortir la valeur de l'excision du bord des paupières contre le trichiasis et l'entropion. Cette intéressante observation prouve que l'on peut guérir les renversements des cils les plus rebelles et les plus graves par l'excision du bord cilifère entier des paupières, sans que l'œil reste à nu, sans qu'il y ait de difformité choquante, sans qu'il en résulte d'inconvénient grave pour le malade; que l'on doit l'employer quand l'excision de la peau a été insuffisante et quand le trichiasis occupe la plus grande partie du bord de la paupière. Elle prouve encore que la paupière supérieure tout entière (1) et une partie de la largeur de l'inférieure peuvent être enlevées ou détruites sans que l'on soit obligé de réparer cette perte par de nouvelles paupières, au moyen de l'opération douloureuse de la blépharoplastie; que la nature, convenablement secondée, peut alors guérir le mal sans que l'œil reste exposé à l'air et à la lumière, sans qu'il y ait aucun larmoiement, bien que le prétendu canal palpébral, dont M. Magendie a d'ailleurs depuis longtemps fait justice, manque alors assurément; bien même que les points lacrymaux se trouvent oblitérés ou du moins ne soient plus visibles, et que par conséquent les bouches absorbantes des conduits lacrymaux soient très-gravement altérées, s'il en existe.

VI

OBSERVATIONS ET RÉFLEXIONS SUR L'EXOPHTHALMIE

Recueillies et publiées par E. Beaugrand, interne du service (2).

Avant Louis, on rangeait indifféremment sous le nom d'*exophthalmie* tous les cas dans lesquels l'œil venait faire saillie en avant, que cet accident fût le résultat d'une violence extérieure, d'une augmentation de volume de l'organe, ou de la présence

(1) En disant la paupière supérieure entière, je ne dis pas assez : l'ablation de la peau a rasé le sourcil si près que ses poils entrent dans l'œil, et que j'ai été obligé de recommander au malade d'encoller ensemble les poils avec la matière dont les militaires se servent quelquefois pour coller et réunir les poils de leur moustache. Avec cette précaution, les poils ne pénètrent plus entre les paupières.

(2) *Archives gén. de médecine*, 2e série, t. VIII, 1835.

d'une tumeur anormale développée au fond de l'orbite. L'auteur que je viens de citer restreignit le sens de ce mot et l'appliqua seulement à l'issue de l'œil par extrusion (1). La recherche des circonstances qui peuvent amener ce phénomène est un point de chirurgie pratique d'autant plus important que rien de fixe ne peut être donné à cet égard, des tumeurs de mille sortes pouvant se développer dans l'orbite et en expulser le globe oculaire. Il ne sera donc pas sans intérêt de rapporter un cas de ce genre que j'ai rencontré dans mon service à l'hôpital Saint-Louis, d'en déterminer, autant que possible, le diagnostic, et enfin de dire les indications curatives qui en découlent.

Observation. — Chastelin, âgé de quinze ans, né en Bourgogne, doué d'un embonpoint considérable et d'une vigoureuse constitution, entra dans mes salles le 26 juin 1833. Sa santé avait toujours été excellente; depuis un an seulement il était tourmenté d'une ophthalmie opiniâtre qui occupait l'œil droit, mais sans occasionner de vives douleurs. Vers le mois d'avril 1833, c'est-à-dire sept à huit mois après l'invasion de l'ophthalmie, il s'aperçut que l'œil malade devenait saillant en avant, et bientôt cette difformité avait acquis un degré assez considérable pour le forcer à venir réclamer des secours à Paris.

Lors de son arrivée, l'œil droit dépassait d'un bon travers de doigt le rebord orbitaire supérieur; il pouvait encore exécuter quelques mouvements; la paupière inférieure, renversée en dehors, présentait sa muqueuse boursouflée et ulcérée, ce qui donnait à cette difformité un aspect encore plus hideux. La conjonctive oculaire était peu injectée; les pupilles offraient le même diamètre, mais celle du côté malade avait beaucoup perdu de sa mobilité; enfin la vision, bien que notablement affaiblie, s'exerçait encore.

En portant le doigt entre l'arcade orbitaire supérieure et le globe de l'œil, on sentait à travers la paupière une tumeur sans bosselures, résistante, occupant le fond de la fosse orbitaire, et s'avançant presque jusqu'au niveau de l'arcade du même nom, et occupant toute l'étendue de l'orbite, d'un côté à l'autre. Du reste, pas de douleurs; quelquefois cependant un peu de cé-

(1) *Mém. de l'Acad. royale de chir.*, t. XIII, éd. in-12, p. 272.

phalalgie du côté droit, mais à peine marquée, et toutes les fonctions s'exerçaient avec une liberté qui témoignait de la bonne constitution du sujet.

Le 28 juin, pour essayer, malgré le peu d'espérances que j'en concevais, la résolution de la tumeur, je fis appliquer quinze sangsues autour de l'orbite, et en même temps un lavement fut administré.

Le lendemain 29, pas de changement appréciable ; alors j'ordonnai douze grains d'ipécacuanha et un grain d'émétique qui n'amenèrent ni selles ni vomissement. Répétée le jour suivant, mais avec double dose de tartre stibié, cette médication n'eut d'autre effet que d'amener quelques vomissements muqueux et peu abondants.

Le 1er juillet, la conjonctive était moins injectée ; du reste, même état.

Le 2 et les jours suivants, je soumis Chastelin à l'emploi des frictions mercurielles autour de l'orbite, et le 4 je fis appliquer en outre une douzaine de sangsues. Le 5, la paupière supérieure était manifestement moins tendue. Encouragé par cette amélioration et par le bon état de la santé générale, je continuai l'usage des frictions. Le 17, la saillie de l'œil était manifestement moins prononcée, et la paupière supérieure, qui, lors de l'entrée du malade, ne pouvait recouvrir l'œil, le voilait alors très-bien. Mais là se bornèrent les succès de notre médication, et à dater de cette époque, et malgré l'emploi des mêmes moyens, la maladie resta stationnaire pendant près de deux mois de traitement.

Convaincu de l'insuffisance des résolutifs, excité par le malade lui-même, qui s'offrait à subir tout ce qu'il serait possible de tenter pour la guérison, je me décidai à emporter la tumeur.

L'opération fut pratiquée le 21 août au matin.

Le malade était assis sur une chaise un peu élevée, la tête appuyée contre la poitrine d'un aide ; j'abaissai de la main gauche la paupière supérieure, tandis qu'avec la droite armée du bistouri convexe je pratiquai au-dessous du rebord supérieur de l'orbite une incision parallèle à ce bord et s'étendant de l'angle externe à l'angle interne de l'œil. Après avoir ainsi divisé seulement la peau, je coupai avec précaution, et couche par couche, l'orbiculaire des paupières, le ligament palpébral ou orbitaire, et le tissu cellulaire sous-jacent. Des flocons de tissu adipeux qui s'échappaient par l'ouverture gênant la marche de l'instrument, je les réséquai avec des ciseaux courbes sur le plat. Débarrassé de cet obstacle, je fis porter en dedans, avec une érigne, les muscles releveurs de la paupière supérieure, droit supérieur de l'œil, tandis que deux aides écartaient les bords de la plaie en les tirant doucement en sens inverse; je pus alors porter le doigt indicateur contre la tumeur, et, guidant sur lui des ciseaux courbes sur leur bord, je tournai en bas leur convexité pour éviter de blesser le nerf optique; je les glissai tout le long de ce nerf ou du lieu qu'il devait occuper, et détachai de la masse totale une portion du volume d'une noisette environ. (Une ligature avait préalablement été appliquée sur une branche de l'artère palpébrale supérieure.)

Dans un second temps, je finis par détacher un second fragment plus gros que le premier. Enfin, dans une troisième reprise, j'emportai le reste de la tumeur en l'isolant à l'aide du doigt indicateur porté au fond de l'orbite, et en le séparant, au moyen de ciseaux courbes dirigés sur les doigts, de la partie supérieure du nerf optique où la tumeur adhérait.

L'écoulement sanguin était assez considérable, mais cependant pas assez pour devenir inquiétant; tous les muscles de l'œil et le nerf optique, près duquel s'insérait la base de la tumeur, avaient été ménagés. Cette pénible et douloureuse opération, qui dura près d'une demi-heure, avait été supportée par le jeune malade avec un grand courage. Toutefois je voulais le laisser reposer quelques heures avant le pansement, et je procédai sur-le-champ à l'examen de la tumeur.

Cette tumeur, du volume d'une grosse noix, était placée dans l'orbite, entre les releveurs de la paupière supérieure et le muscle droit supérieur de l'œil, d'une part, et le nerf optique qu'elle entourait en dedans et en dehors.

Incisée, elle présente l'aspect granuleux et rougeâtre du foie, quoique sa couleur soit moins foncée et sa consistance moins ferme; c'est là une des dégénérations qui dégénèrent elles-mêmes en cancer en se ramollissant. La plus grosse des trois portions offre à sa partie postérieure, qui est lisse, un prolongement d'une ligne de longueur, se terminant par la surface de la tumeur, lequel se continue avec son enveloppe cellulo-fibreuse, et ressemblerait assez au tissu du nerf optique dégénéré. Mais on ne trouve dans ce tissu rien de ce qui distingue la structure des nerfs, ni leur aspect nacré. Enfin ce prolongement, au lieu de traverser la tumeur comme cela aurait lieu si c'était le nerf optique, s'arrête à sa surface. Il y a donc toute raison de croire que c'est plutôt un pédicule fibro-cellulaire qui venait s'attacher à la dure-mère auprès de la fente sphénoïdale.

Au bout d'une heure environ on s'occupa du pansement. Les lèvres de la plaie furent rapprochées avec des bandelettes agglutinatives croisées et recouvertes d'un linge fenêtré enduit de cérat et d'un plumasseau de charpie mollette. Pour prévenir l'inflammation, je fis mettre par-dessus le tout un cataplasme émollient, et le malade, soumis à une diète rigoureuse fut placé à l'abri du contact de la lumière.

En quelques jours l'engorgement des paupières, suite inévitable de l'opération, est complétement dissipé, et la plaie ne tarde pas à se cicatriser. Le 15 septembre, la guérison est entière et sans avoir été entravée par le moindre accident. La cicatrice linéaire résultant de notre incision se cache dans les plis de la paupière supérieure. Cet organe, jusqu'alors paralysé, reprend peu à peu ses mouvements volontaires; l'œil, parfaitement sain et de même niveau que celui du côté opposé, jouit de sa mobilité normale. Cependant le malade ne peut pas distinguer les objets à une lumière diffuse, mais il aperçoit parfaitement celle d'une chandelle et en précise exactement la position.

Quelques jours avant la sortie du malade, une mélitagre flavescente (*Impetigo)* envahit une petite étendue de la joue du côté opéré; mais promptement guérie sous l'influence des moyens appropriés, elle permet au malade de quitter l'hôpital le 22 septembre, un mois après l'opération.

Remarques. — La maladie paraît s'être développée spontanément, et loin que l'ophthalmie qui a précédé le moment où elle est devenue apparente en puisse être regardée comme la cause, je crois plus probable qu'elle en était l'effet et le symptôme, le symptôme du travail de développement qui se faisait dans l'orbite et dont la tumeur a été le résultat. Il n'est pas rare, en effet, que des lésions organiques s'accompagnent de congestion, d'inflammation locale développée au voisinage de la lésion, et se manifestent par des symptômes plus ou moins évidents.

Diagnostic. — Il y avait ici, comme dans une foule de maladies, un point bien important à décider, c'était de déterminer d'une manière précise l'espèce de tumeur à laquelle nous avions affaire, car de là dépendait toute notre thérapeutique. Pour arriver ainsi à porter un diagnostic certain, il nous fallait passer successivement en revue toutes les causes de l'exophthalmie, et, procédant par voie d'exclusion, rejeter toutes celles qui n'offraient aucune analogie avec le cas que nous avions sous les yeux. Et tout d'abord le toucher nous portait à penser qu'il ne s'agissait pas là d'une collection de liquide, soit purulente, soit de toute autre nature, comme Saint-Yves (1), Pellier de Quensy (2), et une foule d'autres, en ont rapporté des exemples, mais d'une tumeur solide. C'était donc parmi ces dernières qu'il nous fallait d'abord chercher. Or ces productions accidentelles, dont la présence dans l'orbite détermine l'exophthalmie, sont de deux ordres : 1° les unes sont nées hors de l'orbite et ont refoulé ou même perforé les parois de cette cavité; 2° les autres se sont développées sur les parois osseuses ou dans les tissus situés derrière le globe de l'œil.

1° En tête des tumeurs dont le point de départ est en dehors de l'orbite, je placerai le fongus de la dure-mère. Ainsi Louis (3) a rapporté l'histoire d'une jeune fille qui avait les deux yeux saillants d'un pouce, par suite de l'accroissement d'un fongus de la dure-mère qui avait détruit la voûte orbitaire de chaque côté. Paaw (4) en cite aussi un cas assez curieux. L'absence complète d'accidents du côté du cerveau, la sensation de fermeté et de résistance que donnait notre tumeur quand on la palpait, et enfin la présence de pulsations qui caractérisent si

(1) *Mal. des yeux*, part. 1, chap. XX, p. 106.

(2) *Obs. sur les mal. des yeux*, p. 400.

(3) *Mém. sur les fongus de la dure-mère.* (*Mém. de l'Ac. royale de chir.*, t. XIII, p. 69.)

(4) *Mém. sur l'extirpation de l'œil*, par Louis. (*Mém. de l'Ac. royale de chir.*, t. XII, p. 276.)

souvent les excroissances fongueuses de la dure-mère, et qui manquaient ici, suffisaient pour nous faire rejeter l'idée que la maladie de Chastelin fût due à une semblable cause.

Une source bien plus fréquente d'exophthalmie, c'est le développement de polypes dans les fosses nasales et les sinus maxillaires. Ici il serait bien difficile de se tromper; car si le polype s'est formé dans les fosses nasales, par exemple, il n'a pu déterminer le refoulement des os de l'orbite qu'après avoir acquis un volume considérable, après avoir déformé le nez, et enfin être devenu appréciable au toucher et à la vue. Nous avons d'ailleurs cité avec détails plusieurs cas de ce genre dans notre *Traité sur les polypes;* j'y renvoie aussi pour tout ce qui a rapport au fongus du sinus maxillaire.

2° Quant aux tumeurs nées dans la fosse orbitaire, quelques-unes sont formées aux dépens de parois osseuses elles-mêmes. C'est ainsi que l'on trouve dans les auteurs des exemples d'exostoses ou d'ostéo-sarcomes de la paroi orbitaire, qui avaient donné lieu à la maladie qui nous occupe. Au rapport de Louis (1), Sue a vu un cas de ce genre; mais un des plus curieux qu'on puisse lire est celui qui nous a été transmis par J.-L. Petit, dans son *Traité des maladies des os* (2). Je rapporte ce fait à cause de son importance en lui-même, et comme modèle de diagnostic. Il s'agit d'un homme de cinquante ans dont l'œil gauche faisait en avant et en dehors une saillie d'un demi-pouce; en même temps, vers l'angle interne de l'œil était une petite tumeur molle, se vidant par la pression dans le canal nasal, et au-dessous une autre tumeur plus dure offrant des pulsations isochrones à celles du pouls, lesquelles se transmettaient à l'angle externe de l'œil malade, à l'angle interne de l'œil du côté sain, et même à deux tumeurs polypeuses qui existaient simultanément dans les fosses nasales. Plusieurs chirurgiens croyaient à un anévrysme; Petit seul combattit leur opinion en disant que l'anévrysme était une tumeur molle, réductible par la pression, et accompagnée de bruissement; que celle-ci était dure, résistante, et ne faisait entendre aucun bruit; qu'il n'y avait pas en ce point d'artère capable de produire un anévrysme;

(1) Mémoire cité, p. 277.
(2) Tome II, p. 303 et suiv.

et que si, comme on le lui objectait, les petites artères pouvaient prendre un volume considérable, elles n'étaient pas pulsatiles, ou du moins l'étaient à peine. Petit croyait que la maladie était un sarcome produit dans les lames spongieuses de l'ethmoïde; il explique longuement comment une tumeur semblable a pu causer les divers phénomènes observés chez son malade, et quant aux battements il s'en rend compte par le choc du cerveau sur l'ethmoïde carnifié et qui devait obéir à cette impulsion. Petit ne dit pas que l'autopsie ait vérifié son diagnostic; seulement, pour le justifier, il rapporte plusieurs cas tirés de sa pratique ou empruntés à divers auteurs, et qui prouvent la possibilité de cette carnification des os. Parmi ces cas il s'en trouve deux d'exophthalmies déterminées ainsi par des tumeurs sarcomateuses de l'ethmoïde. Les caractères physiques fournis par notre tumeur différaient trop de la dureté et de l'immobilité de l'exostose, d'une part, et de la mollesse et de la rénitence des sarcomes, d'autre part, pour que nous fussions induits en erreur.

Si, comme on en a des exemples, des pelotons graisseux s'accumulent dans l'orbite et repoussent l'œil, ils viennent faire saillie derrière les paupières, et là on peut apprécier au toucher leur forme globuleuse et leur mollesse. On sait que très-souvent des fongus ou tumeurs érectiles se forment dans l'orbite : l'aspect tout particulier de ces tissus ne permet pas de méconnaître la maladie quand l'œil est tout à fait chassé de sa cavité, et que la tumeur peut être vue ou sentie par le toucher. MM. Travers et Dalrymple en ont cité chacun un exemple dans lequel la guérison fut obtenue à l'aide de la ligature de l'artère carotide (1). Au rapport de S. Cooper (2), M. Lawrence a rencontré une ophthalmie causée par une collection d'hydatides formée dans l'orbite. Le même auteur rapporte, d'après Langenbeck, un cas de stéatome qui, né derrière l'œil, avai expulsé cet organe de sa cavité. La vision, qui était perdue, fut recouvrée parfaitement après l'opération. Dans ces cas, les tumeurs étant indolentes, leur nature précise est très-difficile à déterminer, je pourrais dire à deviner.

(1) S. Cooper, art. *Exophthalmie*.
(2) *Id.*, *ibid.*

D'autres fois ce sont des tumeurs enkystées. Saint.-Yves (1) a vu une jeune fille de douze ans qui portait ainsi à la partie inférieure de l'orbite une tumeur dont la présence refoulait l'œil en avant et en haut sans abolir la vision. Saint-Yves se décida à l'opérer, et ayant pratiqué l'extirpation du mal avec beaucoup d'adresse et de bonheur, il reconnut que cette tumeur était formée de trois loges contenant une matière mélicérique ou plâtreuse, mais à un degré différent de consistance dans chacune. Ces kystes sont le plus souvent indolents, offrent de la rénitence, quelquefois même de la fluctuation. Mais ici l'absence de ce caractère, la fermeté de la tumeur, m'empêchèrent de croire que ce fût un kyste. Ce pouvait être une tumeur capable de dégénérer en cancer ; mais à son indolence il était aisé de voir que la tumeur n'était pas encore dégénérée, car il n'y avait ni douleur, ni ramollissement, ni suppuration, ni même de ces bosselures et de ces duretés qui caractérisent le squirrhe, et qui manquent pourtant dans certaines formes de cette même affection. Enfin l'absence des circonstances d'hérédité ou d'une autre maladie cancéreuse coexistante concourait à rendre le diagnostic obscur.

Toutefois, comme dans l'une et l'autre hypothèse il fallait opérer, et qu'un squirrhe me semblait seul capable de donner lieu aux symptômes que j'observais, je m'en remis à l'opération pour résoudre la difficulté. Si, comme je penchais à le croire, il s'agissait d'une production cancéreuse, je l'enlevais avec toutes les précautions possibles pour ne rien laisser de malade qui pût devenir le noyau d'une autre tumeur de ce genre ; si j'avais affaire à un kyste, je me proposais de l'exciser et de le faire suppurer ; en un mot, je devais modifier ma conduite d'après les lumières que j'attendais de l'opération.

Pronostic. — L'exophthalmie abandonnée à elle-même, quand elle est due au développement d'une tumeur orbitaire, entraîne nécessairement la perte de la vue, à moins que la tumeur ne s'arrête de bonne heure dans son accroissement. Elle produit même l'inflammation de l'œil, qui, suivant Boyer, peut amener les accidents les plus fâcheux. Enfin, elle expose le

(1) *Mal. des yeux*, chap. XXI, p. 110.

malade, à la cachexie cancéreuse, et à la récidive du mal si la tumeur est elle-même cancéreuse.

Si l'on parvient à détruire par un moyen quelconque, et l'on peut souvent y parvenir, la cause mécanique de l'exophthalmie, l'expérience prouve qu'alors l'œil rentre spontanément dans l'orbite, et qu'on peut l'y réduire assez facilement ; l'expérience prouve même que si la vision était anéantie par suite du déplacement de l'œil, il est possible que le malade la recouvre entièrement. Voici quelques faits qui, déjà depuis longtemps dans la science donneront, à cette proposition le dernier degré de l'évidence. Je rappellerai d'abord la fameuse observation de Covillard (1), qui, bien que combattue par Maître-Jan, l'éditeur de Verduc, Guérin, etc., est aujourd'hui admise comme authentique : il s'agit d'un homme qui reçut à l'œil un coup de balle de paume, si violent, que le globe fut chassé de sa place et pendait sur la joue ; un parent du blessé, armé d'une paire de ciseaux, voulait couper les parties qui retenaient l'œil ; heureusement Covillard arriva à temps pour y mettre obstacle, et ayant réduit et maintenu convenablement l'organe déplacé, la guérison fut obtenue sans aucune altération ni diminution de la vue. Lamswerde (2) raconte une cure tout à fait semblable. l'accident avait été causé par un coup de bâton. Spigelius (3) parle d'un enfant qui eut l'œil chassé de son orbite par un coup de pierre ; un chirurgien habile, qui traita l'enfant, obtint une guérison parfaite.

Quesnay, dans son excellent mémoire sur l'application du trépan dans les cas douteux (4), rapporte l'histoire d'un homme qui tomba de 15 ou 16 pieds de haut, si violemment sur la tête, que l'œil droit sortit de l'orbite et pendait sur la joue ; l'œil se replaça de lui-même peu de temps après le coup. Ces divers faits pouvaient déjà faire concevoir *à priori* l'espérance de ramener la vision dans les cas d'exophthalmie due au développement d'une tumeur orbitaire, en enlevant la cause du déplacement.

(1) Louis, Mém. cité, p. 266.
(2) *Id.*, *ibid.*, p. 268.
(3) *Id.*, *ibid.*, p. 269.
(4) *Mém. de l'Acad. royale de chir.*, t. I, p. 237, éd. in-12.

Un danger, avons-nous dit, est celui de la récidive : aussi quelques chirurgiens se refusent-ils à opérer dans les cas de ce genre. F. Plater (1), consulté par un jeune garçon qui portait dans le fond de l'orbite une énorme tumeur carcinomateuse dont l'accroissement avait expulsé l'œil, s'opposa à l'extirpation à cause de la nature du mal. Un charlatan ayant emporté la tumeur et l'œil ensemble, le malade guérit *et fut très-bien pendant deux ans*, mais le cancer répullula et devint plus gros qu'il n'était auparavant. Je ne sais si je me trompe, mais il me semble que de cette observation on peut tirer une conséquence tout opposée à celle qu'en déduit Plater. En effet, si, après une opération faite d'une manière aussi peu méthodique (le charlatan *arracha* toute la masse altérée), le malade a pu jouir de deux ans de santé, ne pouvait-on pas espérer une guérison absolue, ou du moins d'une plus longue durée, à l'aide de l'extirpation faite rationnellement? Parmi les autres cas de récidive que nous offrent les auteurs, je noterai celui que M. A. Petit (2), de Lyon, nous a transmis dans ses opuscules cliniques. Un enfant de huit ans avait l'œil droit chassé de son orbite par une tumeur cancéreuse née du fond de cette cavité, et qui, dans les premiers temps, *ne semblait pas intéresser le globe oculaire*. Cet organe *remplissait encore ses fonctions et jouissait de tous ses mouvements;* mais par les progrès de la maladie, il se dénatura, il se boursoufla, fit corps avec la tumeur, et ne présenta plus qu'un champignon inégal aussi gros que le poing. On l'extirpa avec succès, du moins en apparence, mais au bout de quelques mois la tumeur reparut et l'enfant ne tarda pas à succomber.

En pareil cas, n'est-il pas évident, d'après la marche même de la maladie, que si l'on est appelé à temps, on a toutes les chances possibles de sauver le malade, et même de lui conserver la vision? C'est ce que prouvent plusieurs observations, une entre autres fort curieuse rapportée par Warner (3); ce chirurgien enleva une tumeur squirrheuse située derrière la paupière supérieure, et s'étendant d'un angle à l'autre de l'orbite. L'œil, qui était repoussé en avant et en bas, avait perdu

(1) *Obs. de chir.*, liv. I, obs. 98.
(2) Obs. 91, p. 162.
(3) *Obs. de chir.*, p. 52, 1757.

une partie de ses fonctions; il ne les recouvra même jamais complétement, mais le malade guérit. Plus heureux que Warner, Hope (1), qui pratiqua une pareille opération, et pour un cas plus grave encore, eut l'avantage d'obtenir le rétablissement complet des mouvements et des fonctions de l'œil. Nous avons vu plus haut que Langenbeck avait eu le même succès.

Pour nous, sauf le cas de diathèse cancéreuse ou d'extension du mal hors de l'orbite, nous pensons qu'il convient d'opérer en ménageant l'œil s'il est sain, en l'emportant s'il est attaqué. — Dans le courant de 1834, nous avons eu dans notre service un malade nommé Destourbet, affecté d'une exophthalmie très-considérable et que nous ne voulûmes pas opérer. Chez ce sujet, le mal s'était manifesté depuis plusieurs mois par une tumeur située au-dessous de la glande parotide, derrière l'angle de la mâchoire du côté droit. Peu à peu cette tumeur s'étendit en dedans et en haut, vint faire saillie dans le pharynx, derrière le pilier postérieur du voile du palais, et, remontant très-probablement jusqu'au sommet de la fosse zygomatique, pénétra dans l'orbite et finit par chasser l'œil hors de cette cavité. Le globe oculaire rouge, et enflammé, formait une saillie de près d'un pouce, et le rebord sourcilier lui-même, refoulé en a vant, présentait une bosse considérable. Les douleurs lancinantes ressenties par le malade dans toutes les parties affectées, et notamment dans l'orbite, douleurs que calmaient à peine les narcotiques, ne laissaient aucun doute sur la dégénération cancéreuse de l'affection. La tumeur orbitaire n'était-elle que le prolongement de celle qui existait dans le pharynx et derrière l'angle de la mâchoire, ou en était-elle distincte? Peu importait, la contre-indication était toujours la même; car dans le second cas, la production formée derrière l'œil eût-elle été enlevée, il restait toujours la masse inférieure, que sa position et son volume mettaient au-dessus de mes efforts, et dont les progrès devaient nécessairement entraîner le malade au tombeau.

Traitement. — Devait-on proposer l'opération à Chastelin, ou bien essayer d'abord l'usage des fondants? Plusieurs chirurgiens assurent avoir obtenu la résolution des tumeurs orbi-

(1) Louis, Mém. cité, p. 354.

taires : ainsi, au rapport de Louis (1), Trincavelli a vu guérir par les remèdes internes un jeune Vénitien dont l'œil était devenu saillant à l'occasion d'un squirrhe développé sur la conjonctive. Bertrandi (2) a traité avec succès par les mercuriaux une exophthalmie que déterminait un fongus de nature syphilitique développé au fond de l'orbite; Saint-Yves et beaucoup d'autres rapportent des faits analogues. Je crus donc devoir tenter l'emploi des résolutifs, en même temps qu'à l'aide des sangsues je déterminais un dégorgement sanguin local. Au bout de quelques jours l'œil était devenu moins saillant; mais là se bornèrent les effets de notre médication, et malgré l'emploi réitéré des mêmes moyens, le mal resta stationnaire.

Il ne faut pas se faire illusion sur ces diminutions si promptes des tumeurs traitées par les sangsues et les résolutifs. Ordinairement le développement et la présence de ces tumeurs détermine dans les tissus voisins, et notamment dans le tissu cellulaire, une irritation sourde, et par suite un engorgement, qui causent la congestion sanguine des parties voisines, comme nous l'avons déjà dit, et même la tuméfaction générale de la partie. C'est cet engorgement qui plus tard participera à la dégénérescence de la tumeur principale; c'est cet engorgement, dis-je, que font disparaître les antiphlogistiques et les fondants lorsqu'on les a employés de prime abord. Quoi qu'il en soit, cette circonstance est très-favorable, car s'il faut en venir à l'opération, on agit sur des tissus ramenés à l'état normal, et dès lors mieux disposés à une guérison franche et durable.

Aussi je pense que, lorsqu'on a affaire à une tumeur cancéreuse peu avancée, on doit toujours employer au début le traitement dont nous parlons, non pas autant dans l'espoir de guérir le mal que de l'amener dans les circonstances les plus avantageuses pour l'opération.

Quant au procédé opératoire que nous avons suivi, il est on ne peut plus simple. C'est celui qu'ont employé tous les chirurgiens qui ont eu des opérations de ce genre à pratiquer; Saint-Yves, Warner, Hope, etc., n'ont pas agi autrement.

(1) Mémoire cité, p. 273.
(2) *Ibid.*, p. 349.

Dans ces derniers temps, M. Velpeau (1) en a proposé un nouveau et qui consiste à prolonger, par une incision qui la divise, la commissure externe vers la tempe, de manière à pouvoir renverser les paupières : on met ainsi très-facilement à découvert, dit-il, les deux tiers externes de la circonférence orbitaire. J'avoue que je préfère l'ancien procédé, et pour plusieurs raisons. D'abord le procédé de M. Velpeau n'est applicable qu'aux tumeurs siégeant à l'angle externe de l'œil. Si la tumeur occupe le milieu de la partie supérieure ou inférieure de l'orbite, si elle est en dedans, l'incision de la paupière au niveau du mal vaut certes beaucoup mieux : car pour la partie interne, la présence des voies lacrymales s'oppose à ce qu'on prolonge la commissure dans ce sens. En incisant la paupière on arrive immédiatement sur la tumeur, qui le plus souvent fait saillie en avant, et on n'a pas l'inconvénient de relever toute la masse de la paupière supérieure qui doit nécessairement gêner l'opérateur. Il est bien plus naturel d'agir dans le sens des fibres de l'orbiculaire, de manière à les écarter, que de les couper transversalement. C'est là du reste un léger inconvénient. Enfin, même en coupant en dehors, comme le veut M. Velpeau, on a un autre désavantage : c'est de couper les conduits excréteurs de la glande, lacrymale. Et si, après la guérison, il ne reste pas une fistule qui transmette les larmes au-devant du globe oculaire, l'humeur sécrétée pourra s'amasser derrière la paupière supérieure et former une tumeur analogue à la grenouillette.

Quant au pansement, il nous a suffi de rapprocher mollement, et de soutenir l'appareil avec un bandage peu serré, pour obtenir la réduction de l'œil et la guérison. Si l'œil ne rentrait pas facilement ou que les parties qui le retiennent au fond de l'orbite, longtemps distendues, eussent perdu leur ressort, pour l'y rappeler on pourrait, comme Hope (2) l'a fait avec succès, employer une compression continue, à l'aide d'un bandage approprié pressant sur une plaque de métal concave pour s'adapter à la forme de l'œil.

(1) *Méd. op.*, t. I, p. 633.
(2) Louis, Mém. cité, p. 361.

MALADIES DE L'APPAREIL DIGESTIF

I

REMARQUES ET OBSERVATIONS SUR LES HERNIES

Recueillies et publiées par E. Beaugrand, interne du service (1).

L'anatomie chirurgicale des hernies n'offre aujourd'hui presque plus rien à désirer, surtout depuis les dissections délicates et les derniers travaux de M. Thompson; cependant il est encore quelques points sur lesquels il est bon de fixer l'attention. Aussi, avant de rapporter quelques cas intéressants de hernie sous le rapport du diagnostic, je commencerai par des considérations anatomiques sur l'abdomen et sur le mécanisme de la production des hernies, et je terminerai par quelques remarques sur le taxis et sur l'opération de la hernie étranglée.

L'*abdomen* est la portion du tronc comprise entre la poitrine et le bassin : il forme une grande cavité renfermant la majeure partie des organes de la digestion ; ses parois, osseuses en quelques points, sont formées de muscles et d'aponévroses dans tout le reste de leur étendue; comme ce sont ces mêmes parois à travers lesquelles s'effectuent les hernies abdominales, nous allons examiner leur structure pour y chercher les parties qui se laisseront le plus facilement refouler, distendre et traverser par les viscères.

Nous ferons d'abord une observation, c'est que le tissu fibreux se laisse distendre par la pression des viscères intestinaux avec bien plus de facilité que les tissus musculaires; c'est donc, à

(1) *Archives gén. de médecine*, 2e série, t. X, 1836.

part les ouvertures naturelles, dans les points où il existe des aponévroses que les hernies devront se rencontrer.

A cette loi j'en rattache une autre que j'ai déduite dans mon anatomie des formes : c'est qu'au niveau des aponévroses *existent* constamment *des dépressions;* ainsi, examinant la surface du ventre, sous le rapport de ses formes, on pourra dire : *là où se rencontre une dépression, là peut se produire une hernie, parce que là existe du tissu aponévrotique.*

1° *Examiné à l'extérieur*, le ventre nous offre une surface à peu près cylindrique que, pour la facilité de l'étude, nous partagerons en quatre portions ou plans.

A. *Le plan antérieur* nous offre, sur la ligne médiane, un sillon longitudinal qui, partant du creux de l'estomac, s'étend jusqu'à un demi-pouce environ au-dessous de l'ombilic; large d'un travers de doigt, il se termine en mourant à la hauteur que nous venons de mentionner, quelquefois même il s'arrête à l'ombilic. Ce *sillon médian* est produit par l'écartement des muscles droits de l'abdomen dans leurs deux tiers supérieurs, il traduit à l'extérieur l'existence du raphé aponévrotique que l'on désigne sous le nom de *ligne blanche.* De chaque côté on voit le plan des muscles droits plus large, mais aussi moins épais supérieurement qu'inférieurement, interrompu par trois ou quatre sillons transversaux peu profonds qui se trouvent au niveau des intersections fibreuses. En dehors de ce plan, la paroi antérieure de l'abdomen est creusée d'un nouveau sillon que je nomme *sillon latéral* du ventre : il naît au-dessous de la saillie latérale que dans mon *Anatomie des formes* j'appelle *costo-abdominaire*, et descend presque verticalement jusqu'auprès de l'épine iliaque : il est borné en dedans par le bord externe du muscle droit antérieur, et en dehors par les fibres charnues du grand oblique, qui ne vont pas jusqu'au niveau du muscle que je viens de nommer. Cette dépression répond encore à une aponévrose, celle du grand oblique. Inférieurement, le sillon latéral s'élargit et forme un méplat triangulaire (*sus-inguinaire*) que limite en dedans le bord externe du muscle droit dans son quart inférieur, en dehors de l'insertion des fibres du muscle grand oblique sur les aponévroses, et en bas le ligament de Poupart. En dehors du sillon latéral se trouvent les *flancs*, qui circonscrivent latéralement le plan antérieur de l'abdomen; tandis qu'en haut il est borné par l'échancrure inférieure de la poitrine, anguleuse chez les personnes maigres, plus arrondie chez d'autres, et offrant dans le milieu la saillie de l'appendice xyphoïde. En bas la délimitation du ventre est aussi bien marquée : elle est formée par l'échancrure antérieure et supérieure du bassin.

B. *Plans latéraux ou flancs.* Leur surface est concave de haut en bas chez les personnes maigres, mais chez celles qui ont de l'embonpoint, ou dont le système musculaire est très-développé, ils forment une saillie qui fait relief sur la poitrine et sur l'os iliaque. Dans ce point, les parois de l'abdomen sont constituées par la superposition de trois plans charnus très-épais.

C. *Plan postérieur ou région lombaire.* Sa forme est celle d'un lozange ayant sa grande diagonale verticale : aussi présente-t-il deux côtés supérieurs et deux inférieurs. 1° Les premiers sont les deux *sillons lombaires supérieurs*, qui limitent cette région en haut et en dehors, et ils commencent au niveau des dernières vertèbres dorsales et descendent obliquement en dehors jusqu'à la hanche, en décrivant une légère courbure; ils correspondent à la naissance des fibres charnues du grand dorsal, qui se détachent en relief sur l'aponévrose lombaire.

2° Les côtés inférieurs qui terminent la région lombaire en bas et en dehors partent de la rainure des fesses et remontent en divergeant et en formant une courbe dont la convexité regarde en haut et en dedans. Ces sillons correspondent à la partie la plus reculée de la crête iliaque; ils sont produits par le relief que les muscles grand et moyen fessiers forment au-dessous de l'angle postérieur et de la crête de l'os des iles auxquels ils s'attachent. Au milieu de leur longueur, on voit une dépression que je nomme *fossette lombaire latérale*. Elle est formée par la courbure que présente la crête iliaque vers le tiers postérieur de sa longueur, et dont la concavité est tournée en dehors.

Quatre *angles* réunissent ces quatre côtés. L'inférieur, étroit et profond, correspond à la rainure des fesses; le supérieur, plus large, se continue avec le sillon du dos; les deux latéraux, tronqués, limitent la région des flancs. L'espace compris entre ces lignes présente des saillies et des dépressions que nous allons rapidement faire connaître : d'abord, la grande diagonale du lozange est marquée par un sillon parfaitement droit (*sillon médian des lombes*), correspondant à la colonne vertébrale, et dans lequel se dessinent quelquefois en relief les apophyses épineuses des vertèbres. En dehors de cette ligne, on voit la saillie formée par la masse musculaire sacro-spinale, limitée en dehors par le *sillon lombaire latéral*, dont j'ai indiqué les rapports dans mon *Anatomie des formes* (1), avec les importantes conséquences pratiques qui en découlent.

2° *Examinée à l'intérieur*, la surface antérieure des parois du ventre offre à peu près les mêmes dépressions que celles qui se voient au dehors; il n'y a guère de remarquable que les fossettes décrites par tous les auteurs, et situées derrière la région inguinale : une première en dehors de l'artère épigastrique, une seconde entre cette dernière et l'artère ombilicale, une troisième en dedans de l'artère ombilicale. La cicatrice ombilicale constitue un noyau dur, épais, dont le bourrelet saillant forme à l'intérieur un relief très-marqué.

Quant à la face postérieure, son aspect est très-différent de celui que présente la même région en dehors; mais comme la solidité des parois, en ce point, ne permet pas aux hernies de s'y effectuer, nous ne nous y arrêterons pas.

3° *En haut*, le ventre est limité par le diaphragme, cloison transversale percée en avant, au niveau du sternum, non pas seulement d'une ouverture triangulaire, telle que le décrivent les auteurs, mais de plusieurs intervalles variables, étroits, irréguliers, qui séparent les faisceaux musculaires antérieurs du diaphragme, et font communiquer le tissu cellulaire du médiastin avec celui des parois abdominales. A la partie moyenne du diaphragme existe une large aponévrose connue sous le nom de centre phrénique.

4° *Inférieurement* est le plancher formé par les parois osseuses du bassin perforées, en plusieurs points d'ouvertures naturelles par lesquelles il se forme quelquefois des hernies (*hernies ischiatiques*, etc.); mais ne devant nous occuper que des hernies qui ont lieu par la partie antérieure du ventre,

(1) Note, p. 149.

et spécialement dans la région inguinale, nous n'en parlerons pas.

Nous avons dit que la structure aponévrotique d'une partie était une circonstance qui favorisait la production des hernies, et que les dépressions révélaient, en général, l'existence des aponévroses; nous devons ajouter que, partout où elles existent, les parois du ventre sont plus minces qu'ailleurs. Revenant sur la description de la surface externe du ventre, que nous venons d'esquisser, nous pouvons reconnaître *à priori* les points par lesquels les déplacements s'effectuent d'ordinaire.

1° *Ligne blanche.*—Les anciens croyaient que les hernies ombilicales s'effectuaient par l'anneau de ce nom, mais J. L. Petit (1) reconnut l'erreur dans laquelle on était tombé, et fit voir que les intestins, dans le cas d'omphalocèle chez les adultes, s'échappaient, non par l'anneau, mais par une éraillure au-dessus, au-dessous ou à côté de l'ombilic, tandis que chez l'enfant la hernie avait réellement lieu par l'ouverture elle-même non encore cicatrisée et endurcie. Les autres points de la ligne blanche peuvent encore servir d'issue aux viscères abdominaux; les auteurs renferment un assez bon nombre de faits de ce genre. Il y a donc deux sortes de hernie du nombril : 1° l'ombilicale proprement dite ou congénitale; la hernie voisine de l'ombilic, *adombilicale.*

2° *Sillon latéral du ventre.* — Ce point des parois abdominales est très-mince, car le plan charnu du transverse et du petit oblique s'arrête aussi en dehors du sillon, et les hernies ventrales doivent s'y observer assez souvent; pour ma part, j'en ai vu deux, une de chaque côté, sur un même individu; et si les chirurgiens eussent décrit d'une manière plus précise la position des hernies ventrales dont ils rapportent des exemples, on pourrait probablement constater leur fréquence.

3° *Méplat sus-inguinaire.* — La région inguinale est, sans contredit, chez l'homme surtout, le siége le plus habituel des hernies; d'ordinaire, elles s'échappent par l'orifice extérieur du canal inguinal, et se sont effectuées soit en suivant le trajet de ce canal à partir de la fossette externe du péritoine, soit

(1) *Œuvres chirurg.*, tome II, p. 250.

directement par la fossette interne. Cette distinction, due à Hesselbach, est aujourd'hui bien constatée et bien connue. Mais il se produit au voisinage du trajet inguinal, comme au voisinage de l'ombilic, des hernies que je nomme dans mes cours *hernies adinguinales*. J'en ai déjà observé plusieurs variétés (1), et il y en a quelques exemples dans la science. Les plus anciens que je connaisse sont dus à J. L. Petit. Les voici en abrégé.

Observation 1re (2). — J. L. Petit rencontra sur un cadavre une hernie siégeant au pli de l'aine; *les parties avaient écarté les fibres du pilier externe de l'anneau, et s'étaient fait place à travers cet écartement après avoir passé sous le pilier interne; la tumeur était de la grosseur, de la figure et de la dureté d'une olive.*

Observation 2e (3). — Un homme portait une tumeur située un peu au-dessus de l'anneau du côté qui regarde la ligne blanche; le doigt reconnaissait parfaitement la forme de l'anneau et pouvait y être introduit; la tumeur fut réduite, et depuis J. L. Petit n'a pas revu le malade; mais il pense que c'est une hernie analogue à la précédente. Ce qui le confirme dans cette opinion, c'est l'existence de ces hernies qu'il a parfaitement constatées, et dans lesquelles les parties, après avoir poussé le péritoine au delà du muscle transverse et de l'oblique interne, n'ayant pu forcer l'anneau de l'oblique externe, se réfléchissent entre l'aponévrose et l'oblique interne, et y forment une tumeur large et plate (ce sont ces hernies que l'on a nommées *intra-inguinales*). Dans cette espèce particulière, si l'anneau ne se prête point à la sortie des parties, et s'il se trouve en même temps quelque endroit de l'aponévrose de l'oblique externe où les fibres soient écartées, cet écartement s'augmentera à chaque effort que fera le malade... de sorte que l'intestin, l'épiploon, ou tous les deux ensemble, sortiront par cet écartement, et la hernie ne passera pas par l'anneau.

Enfin, toujours dans cette même région sus-inguinaire, des hernies peuvent se former au-dessus du ligament de Fallope

(1) Voy. mon *Anat. des formes*, p. 183.
(2) *Œuvres chirurg.*, tome II, p. 246.
(3) *Ibid.*, p. 247.

en dehors de l'anneau, par des écartements dans les fibres aponévrotiques de l'oblique externe, et à cet égard nous indiquerons encore l'autorité de J. L. Petit, qui en parle d'une manière très-explicite (1). Du reste, ces hernies *adinguinales* n'ont rien d'étonnant, car les parois du ventre sont minces dans toute l'étendue du plan sus-inguinaire.

4° *Échancrure inférieure de la poitrine.* — Au milieu et immédiatement au-dessous de l'appendice xyphoïde est l'extrémité supérieure de la ligne blanche, qui peut donner issue à des hernies de l'estomac; et sur les côtés, les attaches assez minces du transverse de l'abdomen ne suffisent pas toujours pour résister aux viscères du ventre, et surtout à l'estomac : aussi les hernies épigastriques s'y montrent-elles assez fréquemment, comme on peut s'en convaincre en lisant le mémoire de Garengeot.

5° *Échancrure inférieure du ventre.* — Cette échancrure, tout aponévrotique au pli de l'aine, présente encore deux sortes de hernies : 1° les fémorales proprement dites, et 2° des hernies *adfémorales* qui se forment aux environs du canal ou trajet crural, en dehors et en dedans, là même où le tissu fibreux est fort et résistant. On en a surtout une preuve remarquable dans l'exemple de hernie à travers le ligament de Gimbernat, observé par M. Laugier.

Il résulte de ces faits et de ceux précédemment cités, que les hernies ne se produisent pas seulement à l'ombilic, à l'aine, par les ouvertures ombilicales, inguinales, fémorales, mais encore autour de ces ouvertures, parce qu'autour de ces orifices existe du tissu fibreux et des aponévroses, circonstance anatomique qui prédispose aux hernies. Guidé par ces principes féconds en conséquences, je ne doute pas que les hernies obturatrices ne puissent aussi se faire aux environs du trajet souspubien, comme je suis persuadé que les hernies périnéales, ischiatiques, peuvent se faire par tous les points des aponévroses qui ferment l'ouverture inférieure du bassin.

6° *Sillon lombaire latéral.* — Qu'il y ait ou qu'il n'y ait point adhérence du bord externe du grand oblique avec le grand

(1) *Œuvres chirurg.*, p. 249.

dorsal, la présence du sillon lombaire latéral nous montre *à priori* qu'au-dessous il n'y a que des aponévroses, et que dès lors des hernies peuvent s'effectuer dans ce point; l'anatomie confirme cette présomption. L'observation suivante, que nous empruntons encore à J. L. Petit (1), et dont la valeur n'a pas été sentie, malgré son importance et sa singularité, prouve qu'il s'y fait des hernies. Une femme portait entre les fausses-côtes et la partie postérieure de la crête iliaque du côté gauche une tumeur du volume de la tête d'un enfant, disparaissant assez facilement, soit quand la malade était couchée sur le côté opposé, soit à l'aide de légères pressions; un jour cependant elle ne put rentrer, et les accidents de l'étranglement survinrent. Personne ne soupçonnait que ce fût une hernie; les uns regardaient cette tumeur comme un dépôt laiteux, d'autres la regardaient comme venteuse. Quoique J. L. Petit n'eût jamais vu de hernie en ce point, la nature des accidents, et surtout les vomissements stercoraux, « ne lui permirent pas de douter que ce ne fût une vraie hernie qui s'était faite à travers les fibres aponévrotiques du transversal, entre le muscle triangulaire, à l'endroit où finissent les obliques. » Il est à regretter que l'auteur n'ait pas donné la suite de cette observation, qu'il renvoie à un autre endroit, et dont il ne parle plus. Cette espèce de hernie a été observée aussi par MM. Cloquet et Blandin.

Après avoir ainsi indiqué les circonstances anatomiques qui permettent aux intestins de s'échapper hors de la cavité dans laquelle ils sont contenus, nous allons examiner les causes *mécaniques* de ces déplacements.

Mécanisme de la production des hernies. — Il est reconnu depuis longtemps que les efforts sont la cause la plus ordinaire des hernies. Voyons comment ils agissent. Dans l'état normal, il y a, comme on l'a fait remarquer, équilibre entre la pression des parois abdominales sur les viscères contenus et la réaction de ceux-ci; mais dans les efforts, cet équilibre est détruit. Toutefois les physiologistes ne sont pas d'accord sur l'action du diaphragme dans les efforts, soit pour sauter, soulever un fardeau, aller à la selle, etc.

(1) *Loc. cit.*, p. 257.

Les anciens avaient déjà remarqué que dans les efforts on retenait son haleine (1); depuis, F. d'Aquapendente (2) est venu développer ce mécanisme, et cette théorie, qui semblait oubliée de nos jours, a été reproduite par M. Is. Bourdon, dans un mémoire fort intéressant qu'il publia en 1820. Suivant ces auteurs, et c'est ce que l'on peut reconnaître bien facilement, si l'on étudie le phénomène sur soi-même, au moment de se livrer à un effort violent, une inspiration a lieu, puis la glotte se ferme et emprisonne dans le thorax la masse d'air aspirée. Ce resserrement de la glotte lutte avec avantage contre la contraction énergique des muscles de l'abdomen qui tendent à chasser l'air des poumons. J'ai démontré dans ma *Physiologie* (3), que l'action de la glotte n'augmentait véritablement la puissance musculaire que dans les excrétions naturelles; alors, ai-je dit, « l'action de la glotte est un *véritable appui* sans lequel nous ne pourrions nous débarrasser de matières fécales sèches et endurcies, et d'urines retenues par un rétrécissement de l'urèthre considérable. »

Si tout le monde est d'accord sur cette *partie visible* du phénomène, il n'en est pas de même de l'action d'un autre organe caché à nos sens; je veux parler du rôle que joue le diaphragme dans les excrétions. Les uns, avec MM. Magendie, Fodéra, veulent qu'il soit actif; d'autres, avec M. Is. Bourdon, veulent qu'il soit passif, Un auteur célèbre, Fabrice d'Aquapendente (4), avait déjà remarqué que, dans l'excrétion des matières fécales, le *diaphragme était poussé* contre les poumons et dans la poitrine. Voici ses propres paroles : *In fecum enim excretione, contingit aerem universum deorsum ad pulmones et diaphragma propelli; id quod evenit, ubi thorax eníxe contrahitur, et abdominis musculi mirum in modum et ipsi constriguntur, et diaphragma is cedit et versus pulmones incurvatum desidit.* M. s. Bourdon a reproduit cette opinion; toutefois il s'est

(1) Aristote, *de Gener. anim.*, ch. LXIV; et Galien, *de Vocal. instrument. dissect.*, ch. IX, *quot modis spiritus cohibitio fiat.*

(2) Part. II, ch. IX, *de Voce, de secunda laryngis actione quæ est spiritus cohibitio.*

(3) Tome I, p. 799.

(4) *Loc. citat.*

peut-être trop avancé en disant qu'il était alors inactif. Son assertion était fondée sur ce fait très-vrai, que lorsqu'on fait des efforts de défécation sans fermer la glotte, l'air s'échappe librement et d'une manière continue à chaque contraction des muscles de l'abdomen; il en résulte qu'alors le diaphragme doit être passif et se trouver refoulé dans la poitrine par la pression des viscères abdominaux. M. Magendie répondit à cela par une expérience, et coupant les nerfs diaphragmatiques sur un animal vivant, détachant les muscles abdominaux, et ne conservant que la ligne blanche et le péritoine, il démontra que le vomissement n'avait plus lieu. Voulant concilier ces faits en apparence contradictoires, je les soumis à l'analyse logique, et je fus d'abord frappé d'un fait, c'est que de toute nécessité le diaphragme doit céder à la pression des viscères quand, pendant la défécation, nous ouvrons la glotte : en effet, dans tout effort, les muscles qui peuvent y concourir agissent, et ceux qui pourraient s'y opposer restent inactifs, et cela indépendamment de notre volonté : ainsi, dans les cas dont il s'agit, *quand la glotte est ouverte*, tout effort des muscles du ventre devient effort d'expiration, et le diaphragme *doit cesser d'agir, parce qu'il s'y opposerait.* En second lieu, je reconnus que la glotte étant fermée, le diaphragme pouvait très-bien concourir à l'expulsion des matières fécales avec les muscles abdominaux, et qu'alors il devait agir en resserrant la partie supérieure du ventre, la circonférence de la poitrine, et par conséquent les poumons; qu'il devait alors, les forçant à s'allonger par en bas, se permettre ainsi à lui-même de s'abaisser sans faire de vide dans la poitrine et sans être obligé de vaincre la pesanteur de l'atmosphère. Dès lors, de ce qu'il *pouvait y concourir*, je dus conclure qu'*il le faisait nécessairement;* car, encore une fois, la nature paraît enchaîner irrésistiblement dans un effort commun toutes les puissances capables d'y coopérer. Ainsi, pour moi, le diaphragme reste passif dans les grands efforts quand la glotte est béante, et il est au contraire actif quand elle est fermée.

De cette discussion, peut-être un peu longue, il résulte que, lorsque les phénomènes que nous venons de décrire ont lieu, les viscères abdominaux se trouvent soumis à une violente pression, et comme ils opposent une réaction également énergique, ils tendent à s'échapper par les points qui leur offrent le moins de résistance; les intestins, à cause de leur grande mobilité, de leur *fluidité*, si je puis dire, peuvent être comparés à un liquide; dès lors les lois de l'hydrodynamique leur deviennent applicables : ainsi, quand une pression sera exercée sur un seul point de la masse intestinale, cette pression sera instantanément répartie dans toute la masse, et les viscères tendront à s'échapper par *tous les points des parois* qui les renferment avec une force égale à celle qui les comprime. Cette assertion, que l'on ne saurait révoquer en doute, renverse l'explication hypothétique que Béclard avait donnée de la fréquence plus grande des hernies à droite qu'à gauche, en disant que les efforts les plus énergiques ayant lieu à droite, le tronc s'inclinait à gauche et que le diaphragme, penché dans ce dernier sens, poussait les viscères à droite.

Maintenant que j'ai indiqué les dispositions anatomiques mal connues qui favorisent la production des hernies et en multiplient les espèces au point d'augmenter beaucoup le nombre de celles qui sont généralement admises; maintenant que j'ai exposé le mécanisme de leur formation, je passe au récit de quelques hernies importantes à connaître sous le rapport du diagnostic.

OBSERVATION 1re — *Hernie inguinale étranglée; délire; opération au bout de trente-six heures; mort.*—Blanchetière (J. B.), rentier, âgé de cinquante ans, entré le 25 mai à Saint-Louis, d'une assez forte constitution, est depuis une dizaine d'années sujet à une hernie inguinale du côté gauche, qui rentre assez facilement dans les efforts pour la réduire. — Il avait coutume d'élever les jambes en les appuyant contre un mur, et de tirer directement à lui la tumeur en sens inverse de son déplacement. Il portait habituellement un bandage, mais qui ne maintenait que difficilement la hernie.

Le 24 mai, vers les huit heures du soir, descendant son escalier, il sentit tout à coup, sans qu'aucun effort eût précédé cet accident, quelque chose tomber brusquement dans les bourses du côté gauche; presque aussitôt une douleur vive s'empara de cette partie. Deux médecins furent appelés; ils ordonnèrent des compresses d'eau vinaigrée sur la tumeur, puis ils tentèrent la réduction sans autre résultat que de faire considérablement souffrir le malade. Conduit à l'hôpital Saint-Louis vers les sept heures et demie du matin, il se présente à nous portant une tumeur ovoïde allongée, étendue depuis l'anneau inguinal du côté gauche jusqu'à l'extrémité inférieure du scrotum. Sa partie supérieure est moins dure que l'inférieure, qui offre une résistance extrême à la pression. Le pouls n'est pas fréquent; il n'y a pas de nausée ni d'envie de vomir, et pas de hoquet. Les selles sont supprimées depuis la veille; le malade a pris un lavement qui n'a rien fait; il n'y a pas de vents rendus pas l'anus; par instants il survient quelques éructations, mais légères et peu marquées; du reste, pas de douleur dans l'abdomen; sensibilité très-vive de la tumeur herniaire. Les tentatives de réduction sont douloureuses et restent sans succès (trente sangsues sur la tumeur, un bain simple). La journée se passe ainsi sans douleurs bien vives, mais le soir elles augmentent; le pouls prend de la fréquence; et cependant les phénomènes caractéristiques de l'étranglement ne se manifestent pas. De nouvelles tentatives de réduction sont infructueuses (vingt sangsues sont encore appliquées : un bain et un lavement purgatif doivent être donnés). A dix heures du soir, immédiatement après l'application des sangsues, la scène change : le pouls devient très-fréquent; les réponses, auparavant fort justes et qui prouvaient que le malade jouissait de toute l'intégrité de son intelligence, sont maintenant pénibles, embarrassées; il déraisonne; les membres sont agités de mouvements désordonnés; il rejette et replace tour à tour ses couvertures. Le lavement administré n'ayant produit aucun effet, un second est ordonné; mais l'agitation du malade, devenue extrême vers onze heures, ne permet pas de le donner. La nuit se passe au milieu de ces accidents.

Lundi 26 mai, le délire est complet. Tranquille par moments, le malade sort bientôt de cet état pour retomber dans une agitation extrême. En le questionnant, en l'interrogeant, on ne peut obtenir aucune réponse précise; il divague, et même en lui répondant dans le sens de ses idées, il est impossible de rien obtenir de suivi. La tumeur est toujours dans le même état. Quelques dernières tentatives de réduction causent beaucoup de douleurs, si l'on en juge par les cris et les contractions qu'elles produisent. Il n'y a pas de hoquet, de nausée ni de vomissement. Cependant, et à cause même des accidents indiqués, je me décide à opérer sans délai.

Procédé opératoire. — Un pli transversal présentant un pouce environ de son bord libre à son bord adhérent, est fait à la peau vers la partie supérieure de la tumeur, et ce pli incisé jusqu'à sa base, la section de la peau est prolongée en bas jusqu'à 18 lignes environ de l'extrémité inférieure du scrotum de ce côté. Les lèvres de la plaie écartées laissent voir le *fascia superficialis* qui est incisé, non pas avec le bistouri, à cause des mouvements tumultueux auxquels se livre le malade, mais avec des ciseaux glissés au-dessous; l'aponévrose avait été préalablement saisie avec des pinces à disséquer. La tunique musculeuse du cordon et plusieurs couches de tissu cellulaire condensé sont ainsi coupées successivement, et à chaque fois la section est prolongée dans la même étendue que celle de la peau, à l'aide des ciseaux glissés par une de leurs lames sous chaque couche fibro-cellulaire à inciser, sans qu'il soit nécessaire de se servir de sonde cannelée. On arrive enfin sur le sac, qui dans un point est saisi et soulevé avec des pinces; la portion soulevée et coupée, et l'ouverture agrandie, haut et bas, comme il vient d'être dit : on découvre alors l'épiploon légèrement injecté, et au premier mouvement fait pour l'écarter et le développer, un flot de liquide séro-sanguinolent s'échappe et coule au dehors. L'épiploon étalé et rejeté en dedans, on voit saillir une anse intestinale violacée, noirâtre, mais évidemment non gangrenée. Le péritoine y est bien adhérent, les parois en sont distendues par des gaz et des matières demi-liquides, l'odeur est seulement celle des intestins; tout, en un mot, prouve que la portion herniée du tube digestif jouit encore de ses propriétés vitales. Je cherche à introduire alors le doigt entre l'intestin et la paroi supérieure du collet du sac pour m'assurer du siége et, s'il est possible, de l'étendue de l'étranglement. L'orifice extérieur de l'anneau inguinal qui donnait passage à la hernie ayant été trouvé extrêmement resserré, je glisse sur l'extrémité du doigt la languette angulaire du bistouri dont nous donneronsplus bas la description, et en baissant le manche de l'instrument par un mouvement de bascule, sa languette unie perpendiculairement à l'extrémité de la lame remonte derrière l'anneau, je l'y maintiens en tirant légèrement à moi l'instrument, et j'incise l'anneau de bas en haut. Dans cette opération, l'espèce de crochet du bistouri restant toujours appuyé contre la partie la plus reculée de l'étranglement, s'oppose à ce qu'une portion d'intestin soit pincée entre le tranchant de la lame et le collet du sac. D'un autre côté, l'extrémité angulaire de ce bistouri ayant repoussé les parties molles, sa languette s'étant placée derrière l'étranglement, aussitôt qu'elle y est parvenue, la légère traction exercée sur l'instrument ne lui ayant pas permis de s'en écarter, l'artère épigastrique n'a pu être atteinte. Au moment de ce premier débridement, qui intéresse quelques lignes du pilier supérieur de l'anneau, le malade poussa de grands cris et se débattit avec violence. Mais tout obstacle n'étant pas encore vaincu, un second étranglement formé par le *fascia transversalis*, est saisi et incisé de la même manière. L'ouverture ainsi dilatée, et rien ne s'opposant plus à la réduction, l'intégrité des viscères herniés ayant été constatée, on les fit rentrer avec toutes les précautions convenables; cela fait, malgré les cris que n'avait cessé de pousser le malade et les efforts auxquels il se livrait, on fait rentrer l'épiploon; mais la partie la plus inférieure de ce dernier étant fortement adhérente à la paroi postérieure du sac, il devient impossible de la réduire, et on se contente de l'appliquer contre l'orifice herniaire, de manière à boucher celui-ci. — Restait le bandage à appliquer; les circonstances particulières dans lesquelles se trouvait le malade décidèrent à employer une compression assez forte pour s'opposer à la reproduction de la hernie. Une compresse trouée enduite de cérat fut appliquée sur la plaie, recouverte d'une masse de charpie, de compresses pliées en plusieurs doubles; le tout fut maintenu par un spica de l'aine serré. Pendant toute cette opération, le malade ne perdit pas une cuillerée de sang.

La journée s'écoula sans qu'aucun changement se montrât dans l'état du malade, les mêmes accidents cérébraux persistèrent. Cependant, le soir, il commence à tomber dans le collapsus, et en même temps le pouls prend une activité plus grande. Le malade cesse de répondre aux questions qu'on lui adresse, ou ne balbutie que quelques mots inintelligibles. Les paupières sont fermées, et quand on les ouvre, le malade oublie de les refermer. La pupille est largement dilatée, et l'approche d'une chandelle allumée ne la fait pas resserrer. Du reste, rien du côté de la sensibilité et de la myotilité (quarante sangsues sont appliquées sous les angles de la mâchoire; un lavement purgatif est administré). L'état du malade ne change pas. Dans la nuit, il est pris de quelques mouvements convulsifs, de vomissements bilieux, du reste peu abondants, et il meurt vers les sept heures du matin.

Autopsie. — Au moment où le cadavre est placé sur la table, il s'échappe de la bouche une grande quantité de matière liquide jaunâtre, qui, du reste, n'est pas empreinte de l'odeur de matières fécales.

Cerveau. — La pie-mère est fortement injectée, mais sans infiltration, sans épanchement dans la grande cavité de l'arachnoïde. La masse encéphalique est lourde, et sa consistance paraît plutôt augmentée que diminuée. Toute la substance blanche des hémisphères est sablée, et à chaque tranche qui est enlevée on voit sourdre une multitude de gouttelettes de sang. Les ventricules ne contiennent pas de sérosité. Les couches optiques, les corps striés, le mésocéphale, sont parfaitement sains et ne participent pas à l'injection sanguine de la substance blanche des hémisphères.

Poitrine. — Les poumons n'offrent rien de remarquable; seulement le droit est adhérent dans toute son étendue; du reste, ils sont sains et crépitants. Rien du côté du cœur.

Abdomen. — L'estomac et les intestins sont distendus par une assez grande quantité de gaz. Le grand épiploon, assez fortement tendu, descend, en faisant converger ses deux bords vers l'ouverture inguinale gauche, et présentant la forme d'un éventail dont le point de réunion est à l'endroit indiqué, et la partie large a son insertion au côlon transverse qu'il tiraille en bas. Ce vaste repli du péritoine ayant été coupé suivant sa largeur d'un bord à l'autre, et le triangle inférieur qu'il forme ici, rabattu sur l'aine et la crête iliaque du côté gauche, on aperçoit les parties situées immédiatement derrière l'anneau qu'oblitère l'épiploon. Là se trouve l'anse intestinale herniée, et qui appartient à la partie moyenne de l'iléon; elle est reconnaissable à sa couleur rouge violacée qui règne dans l'étendue de 4 pouces environ, espace au delà duquel l'intestin présente sa couleur normale. L'anse dont nous parlons repose sur une autre circonvolution qui lui fait suite, et à laquelle elle commence à adhérer par une pseudo-membrane encore molle et pulpeuse. De semblables brides l'unissent aux circonvolutions voisines; enfin elle a aussi contracté des adhérences récentes avec la partie postérieure du bouchon épiploïque qui remplit l'ouverture herniaire. Le tube digestif contient dés matières liquides, et nulle part, même dans le gros intestin, elles n'ont la consistance ordinaire des matières fécales. L'intestin ouvert ne présente aucune altération pathologique. L'estomac est rempli de ce liquide jaunâtre qui s'échappait par la bouche du cadavre, et dont nous avons parlé. Quant à l'orifice qui donnait passage aux parties herniées, il est totalement obturé par la partie inférieure de l'épiploon, qui même, en sortant en dehors, va adhérer solidement à la face interne du sac en partie resté hors de l'anneau. Des adhérences semblables à celles que nous avons décrites unissent le pourtour de l'anneau à la portion du repli épiploïque qui le remplit.

Parmi les *symptômes* de la hernie étranglée, on a beaucoup parlé des vomissements, qui, d'abord muqueux, devenaient bilieux, puis enfin stercoraux: c'est ce qui arrive, en effet, fort souvent quand la maladie est très-avancée. Toutefois il n'est pas rare de voir les vomissements se suspendre, sans que pour cela la hernie soit réductible; cette réflexion ressort de l'observation que nous venons d'exposer, et dernièrement encore j'ai eu l'occasion de voir un cas analogue.

Observation 2e.—Une femme de soixante-dix ans était atteinte depuis fort longtemps d'une hernie crurale habituellement réductible; un jour cependant la hernie s'étrangla dans un effort: des tentatives de taxis restèrent sans résultat; bientôt survinrent les symptômes habituels, y compris les vomissements bilieux. Au bout de trois jours, elle se décida à venir réclamer des secours à l'hôpital Saint-Louis. Les déjections par la bouche étaient suspendues depuis la veille, et elles ne se reproduisirent pas de toute la journée. Irréductible à l'arrivée de la malade, la hernie ne put céder à nos efforts que dans la soirée, après une application de sangsues. J'avais déjà observé plusieurs fois la cessation du vomissement sur des sujets chez lesquels la réduction put enfin être obtenue. Cette remarque est importante pour le diagnostic, afin qu'on n'accorde pas trop de valeur à la suspension des vomissements, et qu'on ne rejette pas l'idée d'une hernie étranglée à cause de la cessation de ce phénomène. Quant à la suppression des selles, il y a là une raison mécanique qui donne à ce symptôme une véritable importance, car le gros intestin une fois vidé, l'obstacle au cours des matières s'oppose à ce que leur sortie puisse avoir lieu de nouveau, à moins que l'étranglement ne porte que sur une partie de la circonférence de l'intestin, ou que la hernie soit épiploïque.

La première observation n'est pas seulement remarquable par la disparition du vomissement; elle l'est bien plus encore par l'affection cérébrale qui est venue compliquer la hernie et tuer le malade. En effet, cette complication a ajouté aux embarras du diagnostic; elle a aggravé le pronostic et modifié les indications du traitement. Je dis que le diagnostic a été rendu plus difficile, et cela se conçoit : il nous était presque impossible de déterminer si les accidents étaient seulement une complication accidentelle, ou bien s'ils étaient dus à la violence de l'étranglement, dont à leur tour ils masquaient les symptômes, de même que l'on voit souvent, à la suite de blessures ou de fractures graves, les malades être pris de délire, et les accidents locaux, la douleur entre autres, disparaître si complétement, que ces malheureux agitent et frappent avec force les parties lésées sans paraître en souffrir. Quoi qu'il en fût, le pronostic était beaucoup plus grave; car, complication ou symptôme, le trouble des fonctions intellectuelles est toujours une circonstance des plus fâcheuses. Enfin les indications n'étaient plus les mêmes; en effet, si, d'un côté, l'opération ne paraissait pas instamment réclamée par les accidents propres à l'étranglement, qui étaient assez peu marqués, dans l'hypothèse que nous posions tout à l'heure, il était urgent de débrider pour détruire la cause des accidents cérébraux si elle était dans la hernie. Si, au contraire, le délire était essentiel, il convenait de le combattre par les antiphlogistiques et les purgatifs, et de commencer le traitement de cette manière : aussi est-ce précisément ce que nous avons fait.

Le *diagnostic différentiel* des tumeurs de l'aine qui peuvent simuler une hernie a depuis fort longtemps occupé les chirurgiens ; on a cité un bon nombre de cas dans lesquels des erreurs graves avaient été commises : nous ne rappellerons pas ceux qui sont déjà dans la science, nous allons seulement rapporter deux observations dans lesquelles on aurait pu être induit en erreur.

Hernie testiculaire. — On a souvent parlé de la sortie tardive du testicule et de son étranglement dans l'anneau, comme pouvant donner lieu à des symptômes semblables à ceux de la hernie inguinale, et même simuler l'étranglement. Voici un cas de ce genre.

OBSERVATION 3e. — Ducrey, (Pierre), âgé de vingt-cinq ans, cordonnier, d'une bonne constitution, a toujours joui d'une excellente santé ; il vint au monde avec un seul testicule dans le scrotum, du côté gauche. Lorsqu'il était en nourrice, il se forma, à la suite de cris violents, une petite tumeur dans l'aine droite ; cette tumeur se réduisait avec facilité : depuis lors elle reparaissait au moindre effort, et rentrait sous l'influence de la moindre pression. A l'âge de vingt ans, Ducrey s'assujettit à l'usage d'un brayer, et la tumeur cessa de se montrer ; mais, au mois de juillet 1834, le malade se croyant guéri, suspendit l'usage des moyens contentifs, et de nouveau les mêmes phénomènes se manifestèrent dans les mêmes circonstances.

Le mercredi 12 août, vers les dix heures du matin, Ducrey étant à Ménilmontant à jouer au billard, sa hernie sortit à plusieurs reprises, quoiqu'il ne se livrât à aucun effort considérable, et une dernière fois il lui fut impossible de la réduire ; toutes les tentatives ne firent que rendre la tumeur plus grosse et plus douloureuse. En même temps il fut pris de coliques assez vives. Alarmé, il se rendit sur-le-champ à l'hôpital Saint-Louis. Le trajet qu'il fit à pied fut excessivement pénible. Il était obligé de s'arrêter à tout instant.

A son arrivée il présente une tumeur allongée, ovoïde, siégeant dans la région inguinale, et paraissant se prolonger dans le canal. La dureté en est assez considérable, surtout à sa partie moyenne. On peut la circonscrire exactement, et on reconnaît alors un corps ovoïde offrant à peu près le volume ordinaire du testicule. Du reste, comme nous l'avons déjà dit, il n'y a qu'un testicule dans le scrotum, et du côté gauche. Ce qui rend le diagnostic plus positif, c'est la nature des douleurs éprouvées par le malade quand on vient à comprimer la hernie; il ressent une douleur sourde, qui retentit au cœur, et détermine dans la poitrine un sentiment de constriction et une tendance à la syncope : aussi pousse-t-il des cris aigus au moindre effort de réduction; du reste, coliques très-vives, nausées et envies de vomir se reproduisant par intervalles assez rapprochés, mais sans efforts de vomissements. Le malade ayant été le matin à la selle avant l'accident, on ne peut savoir si le cours des matières fécales est interrompu. Je vis le malade pour la première fois à cinq heures du soir; il avait pris un bain, mais la hernie était encore irréductible. Je fis appliquer cinquante sangsues, et j'ordonnai un second bain. A huit heures, je revis le malade. La tumeur était moins douloureuse, et le taxis tenté de nouveau réussit parfaitement. La tumeur rentra sans faire entendre de gargouillement.

Dans ces hernies, le meilleur signe n'est peut-être pas l'absence du testicule du côté affecté, mais bien plutôt la nature des douleurs qu'éprouve le malade quand on presse la tumeur; car on comprend fort bien que le testicule restant dans le ventre, il peut se produire une hernie inguinale ordinaire. Dans ces cas, il faut, en comprimant l'autre testicule, offrir au malade le moyen de comparer les sensations qu'il en éprouve, et d'en reconnaître l'identité. J'ai plusieurs fois employé avec avantage ce moyen comparatif.

Abcès inguinal. — Voici maintenant une observation assez curieuse qui prouve bien avec quel soin on doit interroger les malades sur la manière dont s'est développée l'affection dont ils sont atteints.

OBSERVATION 4e. — Un homme, à la suite d'un effort violent, voit apparaître dans l'aine une tumeur assez volumineuse; en même temps une douleur très-vive se manifeste. Bientôt surviennent des nausées, des vomissements bilieux; enfin, pour compléter le tableau, les selles se suppriment. Au bout de huit jours, il se présente à l'hôpital Saint-Louis. La tuméfaction était assez considérable, rénitente, très-douloureuse, s'étendant depuis le scrotum jusque dans le canal inguinal, où on la sentait parfaitement. Les selles ne s'étaient pas rétablies, seulement les vomissements avaient cessé depuis plusieurs jours. Cette dernière circonstance était l'unique indice qui pût me faire douter de l'existence d'une hernie inguinale étranglée. Il y avait de la fièvre. Des tentatives de réduction ayant échoué, nous avions à hésiter entre une inflammation violente du cordon spermatique avec ou sans abcès, et une hernie. Dans les deux cas, il fallait opérer; si c'était un abcès, il fallait l'ouvrir. Dans l'incertitude, je pris donc le parti de mettre à découvert la tumeur, en coupant couche par couche la peau, le tissu cellulaire sous-cutané, et les aponévroses nombreuses qui s'étendent dans cette région. Arrivé sur l'enveloppe du cordon, j'y reconnus la présence d'un liquide. J'ouvris la tumeur, et j'acquis la preuve que ce n'était autre chose qu'un abcès phlegmoneux formé dans le tissu cellulaire qui unit les vaisseaux et les nerfs du cordon. La guérison ne se fit pas longtemps attendre.

Dans tous ces cas incertains, lorsqu'il existe dans l'aine une tumeur douloureuse, irréductible, s'étendant jusque dans le canal inguinal, et offrant les caractères de l'étranglement, l'indication ne saurait, je pense, être douteuse; il faut opérer avec les précautions qu'exige la recherche du sac herniaire; car, que ce soit le testicule arrêté dans l'anneau ou une inflammation phlegmoneuse du cordon, etc., il faudra toujours opérer; et si, malgré l'absence de quelques-uns des signes habituels, on avait affaire à une véritable hernie, ce qui, comme nous l'avons vu, peut fort bien arriver, on pourrait soulager immédiatement le malade. On le sait d'ailleurs, ce n'est pas d'abord l'incision des parties molles qui rend si redoutable l'opération de la hernie étranglée, car il en résulte une plaie sans aucune gravité; ce n'est même pas l'ouverture du péritoine, mais bien l'inflammation qui s'est emparée de cette membrane pendant que les parties étaient encore étranglées, et qui persiste et peut faire de nouveaux progrès malgré le débridement. Aussi la prudence veut-elle qu'après des tentatives méthodiques et suffisamment prolongées de réduction, on en vienne le plus tôt possible à l'opération. Par ces mêmes raisons, nous ne saurions approuver les méthodes de massage proposées dans ces derniers temps; elles doivent augmenter l'inflammation du péritoine, et dès lors rendre plus difficiles les chances de salut, s'il faut enfin recourir au débridement. Elles exposent en outre à déchirer ou rompre l'intestin, si déjà quelques points de gangrène s'étaient manifestés dans la portion étranglée.

Traitement. — Lorsque rien ne fait présumer ou reconnaître que la gangrène se soit emparée de la hernie, et qu'elle est réductible, il faut la réduire, en d'autres termes, pratiquer le *taxis*.

Voyons et apprécions les principales règles données par les auteurs pour pratiquer cette opération.

1° *Faire rentrer les premières les parties sorties les dernières.* Ce précepte est parfaitement inutile. Quel que soit le procédé que l'on emploie, il faut bien qu'il en soit ainsi; car les parties sorties les dernières doivent nécessairement se trouver le plus près de l'ouverture qui leur a donné passage, et toute pression sur la tumeur doit tendre à les faire retourner les premières dans le ventre.

2° *Pousser dans la direction que les parties ont suivie pour s'échapper.* Nous avons vu que la fluxilité des intestins les rapprochait assez des corps liquides pour que les lois de ces derniers leur fussent applicables : ainsi, de même que la compression des viscères du ventre suffit pour les faire sortir par les orifices naturels, quelle que soit la direction de ces ouvertures, de même une pression circonférentielle complète, exercée sur la tumeur, peut amener l'effet inverse, c'est-à-dire leur faire parcourir le même chemin en sens opposé. Mais si l'on ne peut exercer qu'une compression circonférentielle incomplète, comme il est possible de communiquer une direction particulière au mouvement des intestins, leur masse réagit avec autant d'énergie contre les points du sac non comprimés que contre l'ouverture herniaire, et il est possible que l'effort soit impuissant pour réduire la hernie. Pour réussir, il faut que l'intestin pressé ne puisse réagir avec succès que contre l'ouverture herniaire. Pour remplir cette indication, voici comment nous pratiquons le taxis : le malade étant disposé comme l'indiquent les auteurs, le bassin un peu élevé, les jambes écartées, les muscles de l'abdomen dans le relâchement : 1° si la hernie est peu volumineuse, nous embrassons la tumeur avec les mains et la comprimons à la fois par toute sa circonférence. Ainsi comprimée de la périphérie au centre, excepté à l'ouverture herniaire, les parties herniées tendront à s'échapper là où une issue se présente, et l'ouverture herniaire s'offrant seule, elles enfilerons cette voie et la hernie sera réduite ; 2° si la hernie est volumineuse, on ne pourra pas l'embrasser et la comprimer exactement dans toute sa circonférence ; alors, si l'on presse la tumeur en masse, les parties déplacées viendront se présenter toutes à la fois au-devant de l'anneau, et se feront naturellement obstacle, comme une foule se pressant pour sortir par une seule issue ; elles dilateront les parties qui les enveloppent, là où la main ne peut les comprimer, et l'effort de la réaction des parties comprimées s'éparpillera, en quelque sorte, au lieu de se concentrer sur l'ouverture herniaire.

Le moyen que j'emploie pour remédier à cet inconvénient consiste à saisir, portion par portion, la hernie, à la fractionner successivement ; pour cela je saisis entre l'extrémité des doigts de chaque main, la portion de la tumeur la plus voisine de l'anneau, à un pouce environ de cet orifice, et serrant les doigts, j'isole ainsi cette petite masse du reste de la tumeur ; je la comprime dans toute sa circonférence, et par des mouvements latéraux de va-et-vient, j'essaye de faire rentrer ce que j'ai saisi. Il faut ordinairement peu d'efforts pour y réussir ; cela fait, la hernie est diminuée d'autant ; alors, laissant les doigts d'une main appliqués sur l'anneau de manière à empêcher les intestins réduits de ressortir, je fractionne une seconde fois la masse totale avec l'autre main, et abandonnant l'ouverture, j'exerce de nouveau la même manœuvre et avec plus de facilité encore ; je réduis cette seconde partie, et je continue de la même manière jusqu'à ce que la hernie soit ramenée à un volume peu considérable, alors j'agis comme dans le premier cas. A l'aide de ce *taxis fractionnel* il m'est arrivé plusieurs fois de réduire des hernies contre lesquelles avaient échoué des manœuvres de taxis exécutées suivant les préceptes des livres, et même par des chirurgiens expérimentés. Une observation toute récente offre une nouvelle application des principes que je viens d'émettre.

Observation 5e. — Le nommé Gontier, âgé de cinquante ans, palefrenier, entra à l'hôpital Saint-Louis, affecté depuis cinq ou six ans d'une hernie inguinale du côté gauche; depuis la même époque environ, il est dans un état voisin de la démence, par suite de coups violents qu'il a reçus à la tête dans une rixe. La hernie rentrait habituellement avec facilité. Le malade la contenait à l'aide d'un bandage, mais vers les derniers jours de mars, il nous a été impossible de savoir au juste l'époque, la hernie s'étrangla. A dater de ce moment, et au rapport de sa femme, il ressentit des douleurs très-vives dans la tumeur, puis des vomissements survinrent; le malade rendait presque immédiatement les boissons qu'on lui donnait, les selles étaient supprimées. C'est dans cet état qu'il se présente à nous, le 1er avril 1836, cinq ou six jours après l'accident. La tumeur était grosse comme les deux poings et étendue jusqu'au fond du scrotum; son pédicule à l'anneau avait au moins un pouce de diamètre. Elle était d'ailleurs tendue comme une hydrocèle, mais non enflammée. Le pouls avait peu de fréquence. Je fis d'abord quelques tentatives que je cessai promptement à cause des souffrances qu'elles causaient au malade et de la résistance invincible que la tumeur opposait à mes efforts. N'ayant pas encore de renseignements précis sur ce malade, et frappé de l'état de son intelligence que je ne savais à quelle cause rapporter, je fis d'abord appliquer quarante sangsues sur la hernie, donner un bain et un lavement purgatif. Quelques heures après je revis le malade, la tumeur était considérablement ramollie, elle formait une masse molle et fluctuante dans laquelle on distinguait un prolongement assez dur que je supposai formé par l'épiploon. A la moindre pression la tumeur venait s'aplatir contre l'anneau et au pourtour de cette ouverture. Manœuvrant alors comme nous l'avons dit tout à l'heure, je réduisis la hernie par le taxis fractionnel, avec la plus grande facilité, et je fis appliquer sur l'ouverture herniaire un spica convenablement serré. Je prendrai occasion de ce fait pour insister sur l'importance des évacuations sanguines locales, des bains et des lavements purgatifs dans les cas de hernie étranglée depuis plusieurs jours. Alors, en effet, les parties voisines sont le siége d'une irritation très-vive, et par suite, d'un engorgement qui s'oppose à son tour à la réduction. Le fait que nous venons de mentionner et celui que renferme la deuxième observation sont des preuves bien manifestes de l'importance de ces moyens, et je crois que leur supériorité sur les manœuvres de massage, que nous blâmions plus haut, ne saurait être contestée. Mais cette cinquième observation est surtout remarquable par l'extrême mollesse qui succéda dans la hernie à la tension qu'elle présentait d'abord. Cette mollesse était si grande que la tumeur était fluctuante comme une hydrocèle à moitié vide, et que je fus forcé, pour la réduire,de la refouler d'abord vers l'anneau et de l'y maintenir avec la main gauche, tandis que je la fractionnais et que j'opérais avec la main droite. En la refoulant, je lui donnais une tension sans laquelle les portions fractionnées par la main droite n'auraient pas exercé sur l'anneau une pression suffisante pour le dilater. C'est du moins ce qui m'était arrivé dans deux premières tentatives que j'avais faites pour la réduire. La hernie d'ailleurs rentra sans bruit, si ce n'est à la fin, où je crus entendre un gargouillement léger.

Mais à quoi tenait l'excessive mollesse qui succéda à l'emploi des sangsues? Aurait-elle été la suite de la résorption d'un liquide abondamment épanché et retenu auparavant dans le sac herniaire? Je serais tenté de le croire.

Mais on n'est pas toujours assez heureux pour réduire ainsi la hernie; dans certaines circonstances même il serait imprudent de le tenter, si, par exemple, comme nous le disions en parlant du taxis, la gangrène s'était déjà emparée de la tumeur : dans ces cas il faut opérer. J'ai décrit plus haut assez minutieusement le procédé que j'ai suivi dans un cas de hernie étranglée, pour n'avoir pas à y revenir. Tous les traités de chirurgie renferment d'ailleurs à cet égard d'excellents préceptes. J'insisterai seulement sur quelques modifications qui me sont propres. Je partagerai ici l'opération de la hernie inguinale étranglée en deux temps : 1° recherche et incision du sac; 2° débridement.

1° Pour le *premier temps*, je pratique l'incision de la peau comme tout le monde, à l'aide d'un pli que je coupe avec le bistouri; mais ensuite je me sers souvent de ciseaux droits et mousses. L'avantage que j'y trouve consiste en ce que n'ayant pas de sonde, j'opère plus vite; en ce qu'avant de les inciser, je distingue mieux les parties soulevées sur l'une des lames des ciseaux; en ce que je suis bien plus maître de couper ce que je veux et ce que j'ai saisi, tandis qu'avec le bistouri, un mouvement brusque du malade, un peu trop de précipitation de la part du chirurgien, la maladress e d'un aide qui heurte le bras de l'opérateur, etc., etc., peuvent faire agir l'instrument tranchant plus profondément ou plus loin qu'il n'est nécessaire, ou même blesser l'intestin. Les ciseaux coupent d'ailleurs aussi bien et aussi nettement que le bistouri, et comme on n'agit que sur des couches celluleuses ou fibreuses très-minces, on n'a pas à craindre la contusion que l'on a reprochée à l'action des ciseaux, et dont on a beaucoup exagéré l'importance. Quant à la manière de s'en servir, ce que j'en ai dit plus haut doit suffire.

2° Le *second temps* ou *débridement* est la partie importante de l'opération, et elle en est la plus dangereuse : aussi une multitude d'instruments ont-ils été proposés pour la rendre plus facile et plus sûre. C'est ainsi que J. L. Petit, pour être certain de ne couper que les parties fibreuses tendues, se servait d'un bistouri aiguisé à la lime; que Sharp, A. Cooper et autres ont proposé différentes formes de bistouri courbes ou droits et boutonnés, coupant dans toute leur étendue ou dans une portion seulement de l'étendue de leur lame, etc. Mais si, à l'aide de ces instruments, celui de Cooper surtout, on parvient généralement à éviter la section de l'artère épigastrique, on n'en est pas toujours à l'abri; et quand l'étranglement est très-considérable, il est difficile et parfois impossible d'introduire ces bistouris boutonnés au-dessous de l'étranglement, au moyen d'une sonde. Il serait imprudent alors de le faire sans conducteur, et comme on n'a pas de moyen de s'assurer de la profondeur de l'étranglement, le bouton du bistouri peut n'en pas atteindre les dernières limites ou les dépasser avec excès, et blesser les intestins ou l'artère épigastrique au delà de l'étranglement.

Je crois avoir obvié à tous ces inconvénients au moyen d'une modification que j'ai fait subir au bistouri droit boutonné, et dont l'idée m'est venue dans la circonstance suivante.

OBSERVATION 6e. — Dans le courant de l'année 1833, je fus appelé auprès d'un malade atteint de hernie étranglée : il fallait opérer sur-le-champ. Le malade s'y étant décidé, je pratiquai la première partie de l'opération avec une grande facilité ; mais une fois dans le sac, l'anneau en étreignait si fortement le collet, qu'il me fut impossible de faire passer la sonde avec le bistouri. Je n'osai glisser à plat un bistouri boutonné, de crainte qu'une portion d'intestin ne s'engageât entre la lame et l'anneau. Je pris alors le parti de recourber à angle droit l'extrémité d'une sonde cannelée en argent, dans l'étendue de deux ou trois lignes. Je l'introduisis par la pointe. Quand j'eus franchi les limites de l'étranglement, j'abaissai le reste de l'instrument perpendiculairement au corps du malade, et la portion recourbée se trouva ainsi arc-boutée contre la partie postérieure de l'anneau que je tenais saisi par une sorte de crochet. Alors, tandis que j'attirais légèrement à moi la sonde accrochée, derrière l'étranglement, je fis glisser dans sa cannelure un bistouri droit aigu, sans crainte de rien léser, car sa pointe vint se loger au sommet de l'angle de la sonde que j'avais formé, et le débridement fut ainsi effectué. C'est à la suite de cette opération que j'ai fait construire un bistouri droit, large de deux lignes environ dans toute son étendue ; il est terminé par une petite languette cylindrique un peu aplatie, longue d'une ligne environ, et soudée à angle droit à l'extrémité de la lame. L'angle formé par la réunion de l'appendice avec la lame est soigneusement arrondi.

L'usage en est on ne peut plus simple ; j'introduis, guidée sur le doigt, l'extrémité de la languette du bistouri, entre l'étranglement et les parties étranglées ; cette languette passe aussi facilement que le bout d'une sonde entre les parties étranglées et celles qui les étranglent. Abaissant ensuite le manche, je fais exécuter à l'instrument un mouvement de bascule à l'aide duquel l'appendice glisse et remonte appuyé derrière l'anneau. Pendant cette manœuvre, la languette a refoulé les intestins, et elle aurait refoulé même l'artère épigastrique si elle eût pu la rencontrer. Mais si l'on exécute le mouvement de bascule aussitôt qu'il est possible, c'est-à-dire aussitôt que la languette est entièrement introduite sous l'étranglement; si d'ailleurs on attire à soi l'instrument aussitôt qu'on a commencé le mouvement de bascule, c'est-à-dire aussitôt que l'étranglement est accroché, il est impossible de léser l'artère. D'ailleurs, pour être plus sûr qu'il ne se trouve pas d'artère saisie entre le crochet et l'anneau, on peut, en tirant légèrement à soi l'instrument, appuyer le doigt sur l'anneau pour reconnaître les battements d'un vaisseau artériel, s'il s'y en trouve, etc. L'étranglement ainsi saisi, je relève le bistouri et je coupe par pression l'ouverture aponévrotique et la portion correspondante du sac. L'angle arrondi qui termine la lame empêche qu'en abaissant ou relevant l'instrument on ne déchire l'intestin ou l'épiploon dans le cas où ils seraient ramollis.

Je crois que l'on ne saurait contester à cet instrument les avantages suivants : 1° son introduction est très-facile, parce qu'il n'est pas besoin de conducteur, tels que sonde cannelée, feuille de myrthe, etc.; 2° la languette qui termine la lame refoule les intestins et les vaisseaux, et les préserve avec beaucoup de succès.

Ses usages d'ailleurs ne sont pas exclusivement bornés au débridement des hernies; il m'a déjà servi très-utilement dans la trachéotomie, pour la section des anneaux cartilagineux du tube aérien; dans l'opération de la taille, pour l'incision de la prostate. En élevant le manche, la languette presse le rectum et l'éloigne du tranchant de l'instrument. Je l'ai employé encore avec avantage dans d'autres cas, par exemple pour la résection des amygdales.

II

DE LA CURE RADICALE DE LA HERNIE INGUINALE

Parmi les maladies dont l'humanité peut être affligée, les hernies du ventre sont des plus communes; par la gêne et les embarras qu'elles apportent au cours des matières de la digestion,

(1) *Archives gén. de médecine*, 5e série, t. V et VI, 1855.

par les coliques dont elles sont la source, elles deviennent parfois si pénibles, que des malades au désespoir veulent à tout risque en être débarrassés; enfin, par les dangers de l'étranglement, elles tiennent la mort incessamment suspendue sur la tête de ceux qui en sont affectés. On conçoit dès lors que des malades de toutes les classes, de tous les rangs, réclament une opération, même dangereuse, pour échapper à ces souffrances et aux inquiétudes qui les tourmentent et empoisonnent leur existence. « Je ne puis plus supporter la vie, si vous ne me débarrassez de cette affection », m'écrivait de Valenciennes, en 1844, un garde d'artillerie qui me demandait la guérison.

A tous ces titres, les hernies réclament la plus grande attention et un moyen de traitement efficace : aussi, depuis des siècles, la chirurgie cherche cette cure radicale, même par les opérations les plus périlleuses; mais la chirurgie *prudente et douce* tourne ses regards de tous côtés pour trouver l'opération la moins dangereuse et la moins cruelle.

La hernie inguinale étant plus commune, plus fréquente que toutes les autres ensemble, c'est de celle-là que nous allons surtout nous occuper.

Voyons d'abord les conditions que la chirurgie a cherché à remplir pour arriver à guérir radicalement les hernies.

RAISONS QUI ONT CONDUIT A L'INVENTION DES DIVERSES MÉTHODES DE CURE RADICALE DES HERNIES

Disons, pour l'intelligence du sujet, que les hernies sont des tumeurs sous-cutanées formées par les viscères sortis du ventre par une ouverture que la peau recouvre.

1° Comme les hernies rentrent ordinairement dans le ventre par le simple *coucher sur le dos*, et ressortent au contraire lorsqu'on se lève, on a dû, dès longtemps, penser à prolonger le décubitus pour guérir les hernies. Sous ce rapport, on n'a rien imaginé de plus innocent et de moins douloureux que la *méthode du coucher prolongé* pendant des mois entiers et même plus d'une année. Mais ce traitement est si cher pour le pauvre, qui ne peut vivre qu'en travaillant, si ennuyeux pour le riche, si peu efficace et tellement semblable à l'emprisonnement prolongé et à la chaîne, parce qu'il faut rester incessamment sur le dos, que les riches n'en veulent pas plus que les pauvres.

2° Comme la main contient bien une hernie par la compression qu'elle exerce à travers la peau sur une ouverture herniaire, les chirurgiens ont cherché à imiter l'action de la main par des *bandages;* mais ils n'ont pu leur donner les délicates sensations tactiles et musculaires qui éclairent, dirigent l'action de la main, et en font un instrument merveilleux de sensibilité, d'intelligence et d'adresse : aussi il n'est pas donné à l'homme de l'égaler, et cet instrument ne peut être que l'œuvre d'une intelligence suprême; aussi toutes les machines inventées par les mécaniciens les plus ingénieux sont-elles impuissantes même à contenir certaines hernies dites *incoercibles.*

3° L'*action du froid* et des *matières astringentes* sur la peau, et particulièrement sur le scrotum, qu'ils resserrent en faisant rentrer les hernies, ont donné l'idée de recourir à ces moyens, mais l'expérience a été moins favorable encore à leur emploi qu'à celui des bandages.

Ces moyens étant généralement impuissants et n'inspirant pas de confiance, peut-on, doit-on recourir à des opérations chirurgicales capables de causer quelque douleur et d'exposer à quelque danger? Si on ne le devait pas, la chirurgie devrait briser ses armes. A mon sens, on peut toujours recourir à une opération chirurgicale, *pourvu qu'elle soit plus sûre, plus efficace que tout autre remède, et qu'elle ne soit pas la source de plus de souffrance et de plus de danger que la maladie à laquelle on l'oppose.* Tout en établissant ce principe logique comme incontestable, je n'en ai pas moins cherché, pour la cure radicale des hernies, la méthode et le procédé le plus doux et le plus sûr; j'ose même dire que ma pratique de chirurgien des hôpitaux depuis trente ans, et les plus importants des procédés et des méthodes opératoires que j'ai inventés, ne m'ont jamais fait classer parmi les chirurgiens téméraires.

Mais continuons à rechercher les principes qui ont présidé à l'invention des opérations de cure radicale des hernies. Pour bien apprécier ces principes, il faut se rappeler que les viscères, en sortant du ventre, se sont coiffés ou enveloppés du péritoine, qui tapisse la cavité du ventre; que, dans la hernie inguinale, ces viscères se trouvent alors dans un canal dont l'aine est creusée sous la peau, et dans leur enveloppe péritonéale, qu'on appelle le *sac herniaire*.

4° Dès lors on a pu, on a dû croire que l'on pourrait guérir la hernie en la réduisant et en rétrécissant ensuite le sac herniaire par une suture qu'on a nommée *royale*, ou en l'oblitérant soit par la ligature, soit par une inflammation adhésive; mais l'expérience a montré que, lorsque le sac est très-rétréci ou oblitéré, les intestins repoussent plus loin cette barrière impuissante, entraînent une nouvelle portion du péritoine et reproduisent la hernie.

5° L'ouverture herniaire qui donne passage aux intestins sous la peau a suggéré l'idée de resserrer, d'oblitérer cette ouverture, qu'on nomme l'*anneau inguinal*, par la cautérisation, la caustication, par le sac pelotonné sur lui-même après une opération sanglante de hernie étranglée, par une languette de peau. Cette dernière opération, étant fort dangereuse, ne paraît être rationnelle qu'à la suite d'une opération de hernie étranglée. Mais tous ces moyens étant d'ailleurs aussi douloureux que redoutables, il a fallu chercher encore quelque chose de plus avantageux.

6° Alors m'est venue l'idée d'oblitérer et d'enflammer à la fois le canal herniaire et ses deux ouvertures, en poussant et invaginant simplement la peau sans incision, mais par renversement dans le canal inguinal, qui est derrière, pour l'y faire adhérer et le fermer par un long bouchon organique. Voici donc la pensée de l'invagination : introduire quelque chose, la peau, parce que c'est plus simple, renversée, retournée sur elle-même, comme un doigt de gant dans le canal herniaire, ou même un corps étranger, comme un séton, pour y développer une inflammation adhésive. Cette pensée est-elle féconde et pratique? Je le crois; mais, ce qui est bien plus important et doit avoir beaucoup plus d'autorité que ce que je puis croire, c'est que le monde chirurgical l'a partout accueillie avec l'espoir d'un succès assuré. En effet, en France, MM. Roux, Velpeau, Laugier, Robert, Valette; en Suisse, Hecquer; en Italie, Signorini; en Angleterre, Bransby Cooper; en Allemagne, Lehman, Bruns,

Scha, Zeis, Schall, Wutzer, Sotteau, Wetmann, Christopher, partout on se mit aussitôt à l'appliquer avec une ardeur inconnue dans toute opération nouvelle. Mais les croyances des hommes ont peu d'autorité quand elles ne sont pas soutenues par la raison appuyée sur l'expérience. Cependant je dois dire que, depuis la découverte de l'invagination, l'ardente confiance qu'elle a inspirée ne s'est pas refroidie. Pendant le cours de cette année, nous avons vu un professeur de l'école secondaire de Marseille apporter un nouveau procédé à la Société de chirurgie de Paris pour perfectionner l'invagination, M. Rothmund adresser le compte rendu d'une foule d'opérations de ce genre faites en Allemagne, M. Valette couronné par l'Académie chirurgicale de Madrid pour un autre procédé, etc. Mais, encore une fois, l'autorité des hommes est insuffisante, la rivalité, l'envie, l'ignorance des faits, la camaraderie, font porter chaque jour des jugements si opposés sur les mêmes faits, qu'il faut absolument en appeler à l'expérience éclairée par la raison pour arriver à la vérité.

En conséquence, voyons d'abord les résultats définitifs de l'invagination.

RÉSULTATS GÉNÉRAUX ET DÉFINITIFS DE L'INVAGINATION

1° Le plus général, c'est que presque tous les opérés guérissent *immédiatement* dans l'espace de vingt jours à un mois. J'entends par là que la hernie ne ressort plus du ventre quand le malade se lève, marche, fait des efforts modérés, et même quelquefois des efforts considérables. Mais, malgré cette guérison *immédiate* ou *récente*, la maladie peut reparaître et se reproduire par les efforts musculaires du ventre, si le malade ne porte un bandage pendant quelques mois ou même davantage.

2° Cependant alors elle reparaît améliorée et ressort plus difficilement, plus petite qu'auparavant, et coercible par un bandage, tandis qu'avant l'opération elle pouvait être incoercible, d'un volume énorme, de la grosseur de la tête du malade, tombant au-dessous de la partie moyenne de la cuisse (Valette, *Cure radicale*, obs. 8e) ; alors la cure n'a été que palliative, mais ce n'en est pas moins déjà une grande amélioration qui soustrait le malade à bien des peines, bien des inquiétudes, et lui rend la capacité de travailler qu'il avait perdue. Cette cure palliative présente en outre, par suite de l'oblitération ou du resserrement du canal herniaire, des conditions qui permettent de recommencer l'opération de l'invagination avec succès, comme cela m'est arrivé et comme on en trouve un exemple dans l'observation de la thèse de M. Thierry, qui l'a empruntée à ma clinique de l'hôpital Saint-Louis. Cette cure palliative, ces améliorations, la coercibilité de la hernie, la possibilité de répéter l'invagination avec succès, ont été vérifiées beaucoup de fois en Italie, en Allemagne, en France, etc. Ces résultats ont paru très-avantageux et si précieux à M. Valette en particulier, qu'il a dit textuellement (*Cure radicale des hernies*, p. 111, 1854) : « Ce sont surtout les hernies très-volumineuses que je cherche à guérir par mon procédé ; ce sont ces tumeurs énormes qui ne peuvent plus être contenues par quelque bandage que ce soit, qui sont, pour ceux qui en sont atteints, non plus seulement une infirmité, mais une véritable maladie que j'attaque de préférence... J'ai réalisé *un immense progrès...; mon procédé ne s'applique pas aux petites hernies*... J'ai imaginé mon opération (l'invagination, modifiée par M. Valette) pour guérir ces hernies très-volumineuses que rien ne peut contenir. » M. Valette ajoute par là (p. 113) de nouveaux faits aux faits de cure palliative et de répétition de l'opération avec succès anciennement publiés 1° par l'inventeur de l'invagination (voir thèse de concours pour le professorat à la faculté de Paris, par A. Thierry, sur la cure radicale de la hernie, p. 75, 85, 81 ; 1841) ; 2° par les chirurgiens italiens (*ibid.*, p. 88, 92) ; 3° par M. Bransby Cooper en Angleterre, 4° par les chirurgiens allemands (voy. Rothmund, *Ueber Radical-Oper. beweglicher Leistenbrüche*, p. 132) ; 5° par les chirurgiens français, MM. Laugier ; Robert, entre autres.

3° Mais l'invagination fait mieux encore que diminuer les hernies; *elle produit* la guérison *radicale* de la hernie inguinale, on n'en peut plus douter. Jusqu'à ce jour, on se plaignait que les exemples de guérison n'étaient pas d'assez vieille date pour qu'on pût être sûr qu'elles étaient radicales. Mais moi, qui ai le triste avantage d'être le plus ancien praticien de l'invagination, j'en possède de très-vieux : deux datent de treize ans, un de dix-sept, et deux de dix-huit ans, dont un suivi par M. Nélaton, qui l'a vu opérer à ma clinique. Cependant je ne puis donner une statistique exacte de tous mes résultats pratiques : les malades qui n'ont plus besoin du chirurgien reviennent rarement le voir, et ils sont souvent impossibles à retrouver dans une grande cité. Je sais seulement que sur une centaine de cas environ, j'ai perdu quatre malades, que presque tout le reste a guéri ; mais qu'il y a eu peut-être un quart de récidives, et souvent par la faute des malades, qui ne portent pas toujours leur bandage.

Si l'on fait la part de l'inexpérience inévitable chez l'homme qui emploie le premier l'opération qu'il a imaginée, mais non encore appliquée ; si l'on compare ces résultats à ceux des opérations dangereuses, comme les amputations de jambe et de cuisse, qui entraînent une mortalité de trois sur quatre dans nos hôpitaux à Paris ; si l'on considère que les opérations les plus innocentes en général, comme une simple saignée, peuvent être suivies de mort ; si l'on considère enfin que les réfrigérants, qui ont concouru à la mort du premier malade, une affection du cœur, à la mort du second, qu'on rejette maintenant les réfrigérants et qu'on évite avec soin d'opérer les hernieux qui présentent des complications morbides dangereuses, on regardera probablement ces résultats comme bien peu graves.

Ils le paraîtront moins encore si l'on en rapproche les résultats obtenus en Allemagne par l'invagination, d'après la statistique donnée par M. Rothmund, et indiquée dans le rapport de M. Broca à la Société de chirurgie de Paris ; en voici le résumé très-court.

Sur cent quarante opérations pratiquées à la clinique de Munich, suivant le procédé de Wutzer, par plusieurs chirurgiens, pas un cas de mort. Quatre individus atteints de hernies incoercibles ont pu les contenir par un bandage, quoique exerçant de pénibles professions ; ces cas étaient les plus défavorables au succès de l'opération.

Le nombre des récidives connues à l'auteur s'élève à treize ; le plus souvent une opération nouvelle quelconque a été suivie de guérison. Il n'y a que six cas d'insuccès complet et sans résultat; les autres malades ont obtenu l'occlusion du conduit herniaire à un degré tel, suivant M. Rothmund, qu'il ne peut douter du succès, d'autant mieux que beaucoup de ces individus vivent dans la localité, et qu'il n'aurait pu ignorer les récidives qu'ils auraient eues. Bien des fois il en a vu dont la guérison datait d'un an. Sur trente-quatre hommes opérés suivant le procédé de Mosner, il y a eu un résultat nul, un de récidive, deux d'amélioration, un de mort; tous les autres ont guéri si solidement que la récidive est hors de toute vraisemblance. Sur sept femmes, il y a eu deux résultats nuls, cinq heureux, constatés sur quatre, au bout de plusieurs années.

Nous ne disons rien des résultats contestés de M. Sigmund, de Vienne, ni de dix-sept cas de M. Valette, parce qu'il ne paraît les citer que comme des cures palliatives et qu'on ne peut les regarder comme des cures radicales à cause de leur peu d'ancienneté; le temps, au reste, éclaircira ces mystères.

On m'a reproché de n'avoir pas fait connaître plus tôt mes résultats et défendu une opération utile à l'humanité. J'ai pensé, puisqu'il fallait du temps pour apprécier la solidité de la cure, qu'à une époque industrielle comme la nôtre, il serait de bon goût, au plus intéressé au succès, d'attendre que d'autres vinssent l'aider à prouver la vérité.

PREMIÈRE SÉRIE. — OBSERVATIONS DE CURES RADICALES ANCIENNES, PRISES PAR LES INTERNES.

OBSERVATION 1re. — *Hernie inguinale opérée avec succès par l'invagination et guérie depuis dix-huit ans.* — M. C..., du Gers, s'est présenté à moi en 1835. Il a eu un père affecté de hernie inguinale droite vers l'âge de quarante ans; il en portait lui-même une semblable du même côté. Elle était du volume d'un œuf, très-réductible. Il la portait depuis son enfance, mais elle ne touchait point au testicule et n'était pas congénitale; l'anneau était assez étroit pour qu'on y introduisît le petit doigt avec quelque peine. M. C... avait alors vingt-sept ans, il se portait bien d'ailleurs, et désirait vivement être débarrassé de son infirmité ; je consentis, sur sa prière, à l'opérer par l'invagination à suture enchevillée.

L'opération ne présenta rien de particulier ; elle fut faite au moyen de deux points de suture avec un fil double en anse, fixé, comme je faisais, sur deux cylindres de gomme élastique.

Les suites furent heureuses, le malade se leva dans sa chambre au dix-septième jour, avec un spica pour soutenir la région inguinale, et peu à peu il prit de l'exercice, sortit, et porta, pendant plus d'un an et par précaution, un bandage inguinal à ressort qu'il finit par abandonner après quinze mois environ.

Aujourd'hui 10 mai 1851, M. C... marche depuis longtemps (depuis quinze ans) sans bandage et sans hernie du côté opéré, où l'on retrouve à peine la trace de l'opération. L'anneau est très-étroit et ne peut admettre l'extrémité du petit doigt ; rien ne sort et ne fait saillie à l'aine dans les efforts. Au rapport du malade, il se livre sans précaution à tous les exercices de l'agriculture, monte à cheval, va à la chasse sans inconvénients ; il s'est même, depuis l'opération, fracturé le col du fémur par chute de cheval, ce qui n'a rien fait à l'ancienne hernie. M. C... revient à moi pour une nouvelle hernie inguinale qui s'est montrée à gauche, deux ans après la guérison de la première, et qu'il contient par un bandage herniaire à pelote unique du côté de la hernie actuelle.

Remarques. — On peut voir par cette observation que M. C... est très-disposé aux hernies, puisqu'il en a déjà eu deux, qu'il y est prédisposé de père en fils, et en porte encore une, que je n'ai pas cru devoir opérer à cause de la largeur de l'anneau et de l'ancienneté de l'affection. Il est donc remarquable que la guérison de la hernie se montre aussi solide qu'elle l'est, et que le malade puisse se livrer impunément à des exercices aussi rudes que celui de la chasse et du cheval sans que la hernie reparaisse.

Observation 2e. — *Hernie inguinale; cure radicale par le séton chez une jeune fille.* — Sophie V..., âgée de dix-huit ans, cuisinière, non mariée, a toujours joui d'une bonne santé. En septembre 1834, époque où elle avait beaucoup d'embonpoint, elle voulut soulever un baquet très-pesant, elle sentit au même instant un craquement à l'aine gauche, et, en y portant la main, elle s'aperçut qu'une tumeur venait de s'y manifester. Elle éprouva en même temps de vives coliques qui durèrent quelques heures et se calmèrent ensuite. Depuis cette époque, chaque fois qu'elle marche, la hernie ne tarde pas à sortir; du reste, la tumeur rentre facilement.

Sophie est entrée à l'hôpital Saint-Louis le 30 juin 1836, avec la ferme résolution de se faire guérir d'une infirmité qui la rendait incapable de se livrer à un travail un peu soutenu. Le 14 juillet 1836, elle fut opérée une première fois par M. Gerdy, par son procédé ordinaire, aux dépens de la peau de la grande lèvre; mais le canal était trop étroit pour permettre l'introduction du petit doigt; la peau fut invaginée au moyen d'une sonde métallique qui servit de conducteur à l'aiguille destinée à faire le point de suture. L'invagination toutefois fut imparfaite : trois jours après on coupa le fil; il n'y eut ni fièvre, ni le moindre accident; mais bientôt la peau abandonna le canal inguinal, et quinze jours après la hernie se reproduisit.

Le 6 août 1836, M. Gerdy tenta une seconde opération. La hernie ayant été réduite, la peau, le tissu cellulaire et les divers fascia furent incisés successivement, dans une étendue de un pouce et demi environ, parallèlement au grand diamètre de l'anneau inguinal. Lorsque le canal inguinal eut été mis à découvert, on y introduisit une mèche en charpie de la grosseur du petit doigt environ, avec une aiguille et un fil double; quelques compresses et un spica de l'aine un peu serré servirent à maintenir l'appareil en place. Le soir de l'opération, un peu de fièvre et quelques coliques. (Diète; deux pots de gomme; repos absolu.) La malade fut tenue pendant quatre jours à la diète; à cette époque, la fièvre et les coliques avaient entièrement disparu; l'appareil fut enlevé, et chaque jour on introduisit dans le canal une nouvelle mèche enduite de cérat.

L'ouverture se ferma rapidement. Le 1er septembre, on cessa de pouvoir introduire des mèches, et le 11 du même mois, la plaie étant entièrement cicatrisée, la malade quitta l'hôpital. Avant de partir, elle reçut un bandage, que M. Gerdy lui conseilla de porter quelques mois.

Elle fut revue à plusieurs reprises pendant une dizaine d'années. Au bout de treize ans environ, M. Gerdy apprit de la belle-sœur de la malade qu'elle s'était mariée, qu'elle avait eu successivement deux enfants et se portait parfaitement bien; la belle-sœur demeurait avec les deux époux.

Observation 3e. — *Guérison radicale de hernie de treize ans, en* 1854. — M. D..., pharmacien, avait une hernie inguinale à droite depuis six ans. Il se présenta à moi en 1841, à la Charité. La hernie avait le volume d'un œuf de poule et rentrait facilement; le malade la soutenait habituellement au moyen d'un bandage. Elle descendait vers le milieu du scrotum; le testicule était atrophié et gros comme une petite noix. Le malade fut opéré par l'invagination à un seul point de suture, en février 1841; il y eut des abcès qui retardèrent la guérison. Après un séjour de cinq semaines à l'hôpital, le malade alla chez lui, et garda la chambre pendant un mois avec le bandage sur l'aine; pour consolider la guérison, le malade prit vingt douches d'eau froide, qui lui furent administrées par M. Verdier. Il n'a pas toujours porté le bandage; il le quittait de temps en temps. Un jour, dans un galop prolongé au bal, sans bandage, il souffrit de l'aine, réappliqua le bandage, et tout disparut.

Aujourd'hui 19 avril 1843, l'anneau est libre, plus petit que celui de l'autre côté, et il n'y a pas de hernie. Dans les efforts de toux, rien ne s'échappe et ne montre de tendance à sortir; en sorte que la guérison est soutenue. Depuis quelques jours, il a pris sept ou huit douches froides par précaution.

Observation 4e. — *Hernie inguinale droite; guérison de treize ans par l'invagination enchevillée.* — Henri C..., menuisier, travaillant barrière du Maine, à l'atelier du chemin de fer de la rive gauche (1), est entré à l'hôpital de la Charité en 1841. Ce malade est âgé de vingt-deux ans et demi; il porte une hernie inguinale du côté droit. Cette hernie date de sept ans; il a porté un bandage pendant cinq ans. Le volume de la hernie est à peu près égal à celui d'un œuf de poule; elle est complétement réductible.

Opéré le 17 mai 1841, il sort de l'hôpital trente et un jours après; quinze jours après sa sortie, il a recommencé à travailler. Il a porté un bandage pendant trois mois environ; la hernie n'a plus reparu depuis.

(1) C'est aujourd'hui, 29 avril 1843, qu'il travaille à l'atelier indiqué.

Le 29 avril 1843, la guérison est tout à fait complète ; on pénètre un peu plus facilement dans l'anneau du côté droit que dans l'anneau du côté gauche. Cependant, si on introduit le doigt dans chacun des deux anneaux, et si en même temps on fait tousser le malade, le choc que l'on ressent du *côté droit*, c'est-à-dire du côté opéré, est plus *faible* que celui qui a lieu du côté gauche. C... n'éprouve plus ni douleurs à l'aine, ni coliques, ni gêne, symptômes qui le tourmentaient avant son opération.

Remarques. — Ce cas est fort intéressant, parce que, par sa profession de menuisier, C... fait des efforts continuels dans l'attitude debout et les jambes écartées, c'est-à-dire dans les circonstances les plus favorables à la production des hernies. Il a d'ailleurs un frère affecté de la même maladie, ce qui porte à croire qu'il est héréditairement prédisposé aux hernies ; néanmoins il reste solidement guéri depuis treize ans. Il a été visité cette année (1854) par M. Cloquet et les jeunes chirurgiens de la Société de chirurgie, qui ont vérifié sa guérison.

OBSERVATION 5e. — *Guérison de hernie inguinale par l'invagination enchevillée.* — Elle a été recueillie à ma clinique, à l'hôpital Saint-Louis, par M. Nélaton ; elle a été publiée par M. Thierry, dans sa thèse de concours pour le professorat, en 1841. Enfin le malade qui en fait le sujet a toujours été suivi depuis 1837, année où je l'ai opéré, jusqu'à ce jour, en novembre 1854, par mon collègue Nélaton, qui m'a de nouveau assuré que cet ancien opéré restait parfaitement guéri ; sa guérison date par conséquent de dix-sept ans. Cet homme est un nommé Soleil, qui travaille dans les bois, abat des arbres, fait des sabots et se livre à des travaux pénibles qui exigent beaucoup d'efforts et d'activité.

Si, comme je le crois, nous avons prouvé la nécessité, le peu de danger, l'utilité de l'invagination en particulier, nous devons chercher maintenant le procédé qu'il faut préférer.

Procédés d'invagination. — 1° *Soins préliminaires.* — Ils sont inutiles dans une multitude d'opérations, mais ils ne le sont pas dans celle-ci ; la raison et la prudence ont dû me porter à prévenir tout effort de défécation pendant les premiers jours de l'opération, pour épargner au malade des douleurs et même la reproduction immédiate de la hernie. Les fibres des muscles du ventre, traversées par des fils qui les étranglent, ne peuvent se contracter sans souffrir vivement, comme le prouve l'observation 14e du docteur Lenger, qu'on lira plus bas. Pour éviter ces accidents et retarder le plus possible les premières selles après l'opération, administrez la veille un purgatif, et débarrassez le rectum par un lavement, deux heures avant l'opération; par la même raison, mettez le malade, dès la veille, à une diète qui sera continuée les quatre ou cinq premiers jours, et alors qu'il sentira une faim assez vive et le besoin de défécation, il conviendra de satisfaire l'une et l'autre.

2° *Situation du malade, du chirurgien et des aides.* — Le malade doit être couché en travers sur un lit. Un premier aide, placé par derrière lui, tient la tête pliée sur la poitrine; un deuxième et un troisième tiennent les genoux écartés et pliés; le chirurgien se place entre les cuisses, éloignées, pour qu'il ait la liberté de ses mouvements.

Manœuvre; invagination proprement dite. — Lorsque je fus arrêté sur la nécessité d'employer la méthode de l'invagination pour la cure radicale de la hernie, je dus me fixer aussi sur le procédé à choisir. Il s'en présentait trois à mon esprit : l'invagination par un *invaginateur rigide*, par des *fils*, par un *séton.*

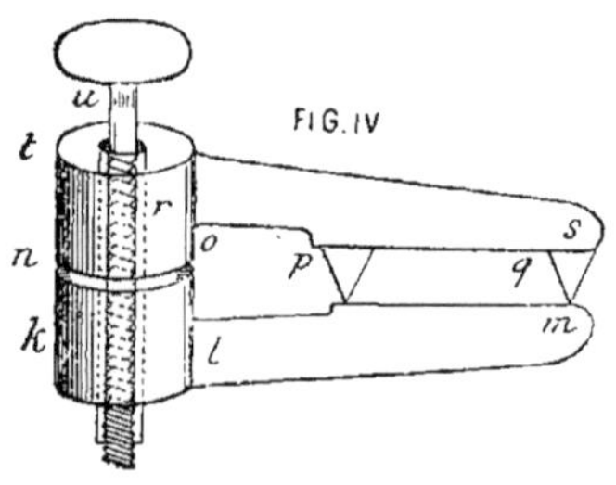

Invagination par un invaginateur rigide. — J'avais conçu l'idée de me servir d'une pince de 10 à 12 centimètres de long (fig. IV, *t*, *s*, *u*, *m*), à mors parallèles, de la grosseur du petit doigt au plus, rapprochés par une vis de pression qui les traverserait par leur extrémité externe (*u*, *r*, *k*). L'un des mors (*k*, *l*, *m*), inférieur à l'autre, cylindroïde, était destiné à pousser en arrière la peau de l'aine dans le canal inguinal, et à l'y maintenir invaginée par sa présence; l'autre, de même forme à peu près, mais supérieur au premier (*r*, *s*), devait porter, sur les deux tiers antérieurs de sa longueur, deux dents coniques (*p*, *q*) à sa surface inférieure, pour mordre la paroi antérieure du canal inguinal contre le mors inférieur. Ces dents devaient avoir de 5 à 10 millimètres de longueur afin de mordre la paroi antérieure du canal inguinal dans deux points étroits, sans la comprimer dans sa longueur et la frapper de gangrène par la compression. Mais comme l'introduction du petit doigt seul dans le canal inguinal est souvent douloureuse, comme l'invaginateur que je projetais devait être en bois de buis, dur comme ma pince à varicocèle, je craignis qu'il ne fatiguât le malade par sa dureté et sa rigidité, et je préférai soutenir la peau invaginée avec une ou plusieurs anses de fil dont les extrémités, passées par le canal inguinal, seraient nouées sur la région de même nom. D'ailleurs je pensai que des fils donneraient plus sûrement l'inflammation et la suppuration nécessaire pour oblitérer le canal d'une manière forte et durable.

Invagination par la suture enchevillée. — Pour la pratiquer, e poussai, avec le bout du doigt indicateur, la peau de la partie supérieure des bourses (fig. VI, 8) dans le canal inguinal aussi haut que je pus le faire ; je m'assurai qu'on ne sentait aucune artère dans la paroi antérieure du canal, que je dus chercher à éviter. Je glissai une aiguille courbe ordinaire sur la face palmaire du doigt, en la couchant sur le côté pour ne pas me blesser, et, lorsqu'elle fut parvenue au bout du doigt, *je retournai en avant la pointe de l'instrument;* puis, à l'aide de l'indicateur, qui était par derrière, je la poussai à travers la paroi antérieure du canal inguinal, et j'amenai sur la région de l'aine la première extrémité d'un fil (fig. VI, 5). Cette manœuvre faite, je recommençai de la même manière pour l'autre extrémité, que je liai ensuite avec la première, en formant un point de suture *annulaire* ou *entrecoupée;* deux ou trois autres fils furent appliqués de la même manière autour de l'anneau inguinal. Soit que, à ma première opération, ces points de suture aient été trop serrés, soit qu'étant circulaires ils aient causé la gangrène des parties qu'ils étranglaient, le fait est que la suppuration entraîna des parties gangrenées. Ce petit accident n'eut rien de grave et n'empêcha point la guérison, mais il me fit rejeter à toujours la suture entrecoupée, et préférer l'*enchevillée*, qui, ne formant qu'une anse de fil et non un anneau, n'étrangle, ne coupe ni ne gangrène les parties molles qu'elle embrasse, comme le fait la suture entrecoupée. Cette suture appliquée, je cautérisai la surface de la peau rentrée ou invaginée avec un pinceau imbibé d'ammoniaque, pour amener, s'il était possible, la vésication et l'adhésion; je n'en obtins que le premier résultat. D'ailleurs, pour prévenir une inflammation trop intense et tout accident de péritonite, par excès de précaution, je couvris la région de l'aine d'une vessie d'eau à la glace. A l'exception d'une suppuration un peu considérable et des accidents de gangrène signalés, tout alla bien et le malade guérit.

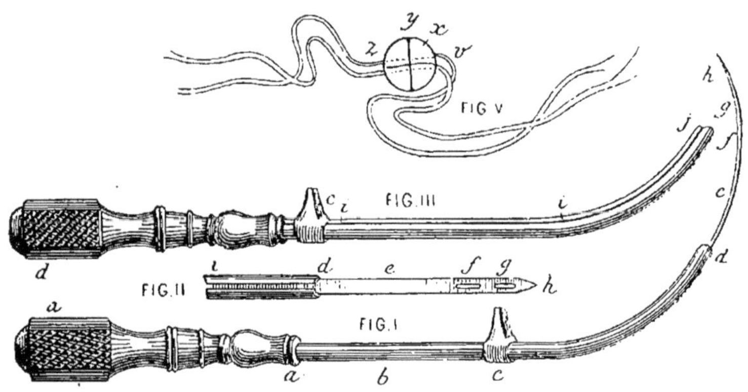

Dans les opérations suivantes, je remplaçai, comme je l'ai dit, la suture entrecoupée par l'enchevillée, mais je fis monter mes aiguilles sur un manche (fig. 1, *a*, *a*) pour les rendre plus commodes. Néanmoins, comme elles m'accrochaient le doigt invaginé quand je les portais au fond du canal inguinal, je me décidai à les enfermer dans une gaîne (fig. 1, *b*, *d*), à faire en un mot une *aiguille engaînée*. J'y avais aussi été conduit par une autre nécessité, par un fait de hernie curieux; j'avais rencontré un hernieux dont le canal inguinal était si étroit que je n'avais pu y introduire le petit doigt. On en trouvera plusieurs exemples dans les observations qui accompagnent ce travail. Je m'étais trouvé dans le même cas pour Sophie V..., que j'ai été obligé d'opérer enfin par le séton (observation 2). Pour invaginer la peau dans ces cas, j'avais imaginé d'abord de faire fabriquer une sonde cannelée, courbée comme les sondes uréthrales, et du volume d'une grosse plume. A l'aide de cette sonde, je pouvais pousser et invaginer la peau dans le canal inguinal, glisser jusqu'au fond une aiguille à manche ; puis, en poussant le bout de la sonde l'aiguille en avant, traverser la paroi antérieure du canal herniaire sans aucun péril.

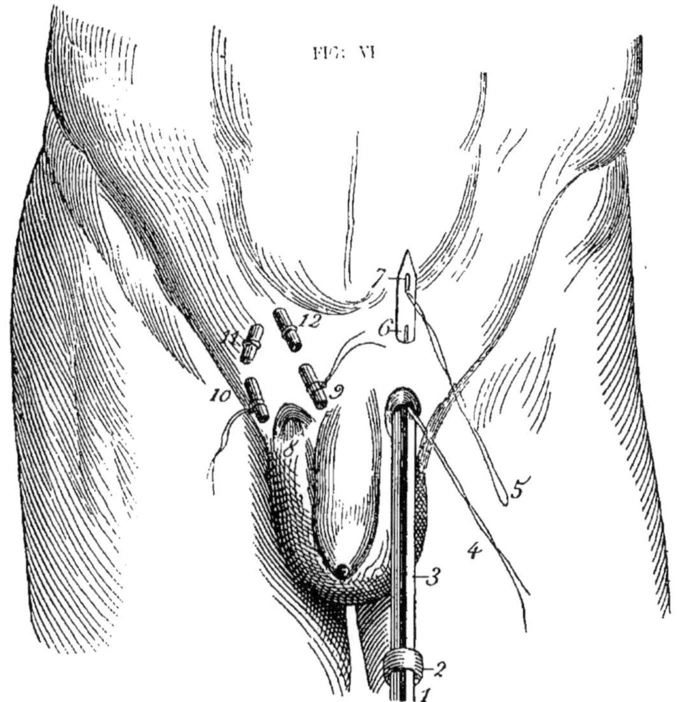

L'aiguille engaînée a de 18 à 20 centimètres; elle est courbe comme une sonde de femme, composée d'une gaîne montée sur un manche, ouverte (fig. II, *i*, *d* ; fig. III, *i*, *i*, *j*) par une rainure tout le long de sa concavité. L'aiguille est une lame élastique de 2 à 3 millimètres de largeur (*e*, *f*, *g*, *h*), sur 2 d'épaisseur, 10 à 11 de longueur. Un bouton (fig. I, III, *c*), saillant par la rainure, peut faire glisser l'aiguille dans sa gaîne, et par suite sortir (fig. I, II, *e*, *f*, *g*, *h*) ou rentrer suivant le besoin (*i*, *i*, *j*, fig. III) ; l'aiguille porte à l'extrémité piquante et tranchante deux trous (fig. II, *f*, *g*), l'un supérieur, l'autre inférieur ; une rainure creusée à la convexité de l'aiguille va de l'un des trous à l'autre et est destinée à recevoir une anse de fil double ciré, plié sur lui-même dans le milieu de sa longueur. Les extrémités de ce fil doivent pendre et flotter du côté de la concavité de la gaîne (fig. VI, 4, 5).

Pour pratiquer l'opération avec cet instrument, on enfonce comme dans la précédente, avec le doigt, la peau dans le canal inguinal. A la rigueur, on pourrait le faire sans le doigt, comme avec la sonde cannelée courbe dont j'ai parlé tout à l'heure. En pratiquant cette invagination, la peau glisse ordinairement au-devant du canal péritonéal qui tapisse le canal inguinal; on remonte même entre le péritoine et la paroi antérieure du ventre. Loin de chercher à invaginer la peau dans le canal péritonéal et dans le péritoine du ventre même, il est plus prudent de rester en dehors, puisque par la simple invagination de la peau dans le canal inguinal on obtient des guérisons aussi solides que celles dont nous avons donné l'histoire. Ce n'est pas que l'invagination dans le canal péritonéal et même dans le péritoine soit démontrée dangereuse; il m'est arrivé de la pratiquer involontairement sans inconvénient (obs. 10e). Néanmoins il est plus prudent de l'éviter. M. Valette, de Lyon, cependant s'en inquiète peu (p. 70), mais les raisons qu'il donne ne me rassurent pas.

Quoi qu'il en soit, si l'on ne pouvait se servir au moins du petit doigt pour pratiquer l'invagination, il faudrait toujours, avant de pousser l'aiguille à travers la paroi antérieure du canal, explorer par la palpation sur l'extrémité de la gaîne, qui la soulèverait, si l'on n'y sentirait pas les battements artériels, pour s'en éloigner un peu et piquer à côté.

Cette dernière manœuvre se fait en poussant par son bouton moteur l'aiguille à travers la paroi antérieure du canal ou du ventre, si l'on a pénétré jusqu'à l'entrée du canal dans le ventre; mais il ne faut pas aller plus loin. Bien que l'aiguille soit plate et anguleuse, que ses bords soient tranchants, elle traverse toujours les tissus avec un peu de difficulté, et il est convenable de les appuyer avec les doigts sur l'extrémité de l'aiguille, au moment où elle transperce. Il faudrait bien mal comprendre l'opération pour croire qu'en agissant ainsi on peut léser l'épigastrique ou le péritoine.

Aussitôt que la pointe est sortie des tissus, on retire l'extrémité supérieure du fil (fig. VI, 5) du trou supérieur (fig. VI, 7), on le confie à un aide, on rentre l'instrument dans sa gaîne et on ramène le tout au dehors, sauf le bout supérieur du fil. On retire alors le bout inférieur du fil, puis on le repasse par les trous de l'aiguille, comme il était auparavant, de manière que l'anse corresponde à la rainure de la convexité de l'aiguille, et que les deux extrémités du fil aillent de la convexité à la concavité de l'aiguille et flottent de ce côté. Pour obtenir ce résultat, on passe l'extrémité du fil qui est pendante par le cul-de-sac invaginé de la concavité de l'aiguille à la convexité par le trou supérieur, puis par l'inférieur en sens inverse, puis on invagine de nouveau la peau dans le canal inguinal, et l'on pratique un second point de suture comme le premier, à 1 centimètre à côté de celui-ci. Alors le fil, tiré en haut par les deux bouts, forme une anse qui tient la peau invaginée et à ses extrémités sur la région inguinale. Les deux extrémités du fil sont alors dédoublées, une cheville de 2 centimètres, faite avec un bout de sonde ou de bougie de gomme élastique, est placée dans l'anse de l'un et dans les deux fils désunis et écartés de l'autre. Ceux-ci sont liés sur la cheville correspondante jusqu'à ce que la constriction des chevilles et des parties molles embrassées par l'anse du fil cause un peu de douleur par la tension du fil. Peut-être même vaut-il mieux tendre les fils, les tenir lâches, et finir par les lier en une boucle qu'on puisse serrer et desserrer à volonté. Il convient ensuite de réunir les fils en un faisceau, d'en faire une petite corde en les tordant, et d'engager cette corde sous les bouts de sonde, pour que le malade, s'il y porte la main pendant le sommeil, ne dérange pas ces fils, comme cela est arrivé (obs. 8e). Il résulte de là que chaque fil est fixé par une anse sur un bout de sonde (fig. VI, 11, 12) et par une boucle sur l'autre (10, 9). Lorsqu'on a passé les fils en suivant exactement les procédés recommandés plus haut, cette petite manœuvre s'est accomplie sans obstacle. Si, au contraire, on faisait avec le fil double une anse à convexité tournée du côté concave de l'aiguille, en rentrant celle-ci dans sa gaîne, elle entraînerait les deux extrémités du fil dans le porte-aiguille, puis, lorsqu'on pousserait ensuite l'aiguille au dehors, celle-ci pourrait couper les extrémités des fils qu'elle chasserait en avant, comme un soc de charrue la terre qu'il divise en avançant. Alors on serait obligé, comme cela m'est arrivé, de recommencer l'opération.

3° *Invagination par le séton.* — L'inventeur a été conduit à pratiquer l'*invagination par le séton* chez la femme, parce que chez elle la conformation des organes ne permet pas qu'on pratique avec avantage l'opération par les fils ; les grandes lèvres sont trop courtes pour qu'on puisse en invaginer profondément la peau comme celle du scrotum. C'est ce qui m'est arrivé sur Sophie V..., âgée de dix-huit à vingt ans, en 1836, et la hernie se reproduisit au bout de quelques jours ; alors j'essayai l'*invagination par le séton inguinal*, et cette seconde fois je réussis parfaitement : la guérison fut si solide, qu'elle s'est toujours soutenue, même malgré deux grossesses et deux couches, et date de dix-huit ans aujourd'hui. Cette observation est la dix-huitième de celles de mes observations mentionnées en 1841 dans la thèse de M. Thierry, et la deuxième de celles de ce travail ; elle paraît antérieure à celle de M. Mosner. Cette opération consiste à pratiquer une incision de la peau sur l'anneau inguinal, de 1 à 2 centimètres, parallèlement au grand diamètre de l'anneau, à y glisser le porte-aiguille armé d'un simple fil, pour passer celui-ci à travers la paroi antérieure du canal inguinal, à laisser l'extrémité inférieure dans l'anneau, puis à se servir de ce fil pour porter chaque jour une nouvelle mèche de charpie dans le canal, après avoir retiré celle de la veille.

L'invagination par le séton n'exige pas d'autres soins que celui du séton nasal dans la fistule lacrymale. Lorsque la suppuration est établie, on le change tous les jours, en en diminuant graduellement le volume à mesure que la plaie se resserre, que son canal se rétrécit, et jusqu'à ce que la mèche soit réduite à quelques fils ; alors on la supprime, et la plaie est fermée en quelques jours.

Primitivement, l'invagination étant pratiquée par les fils, je cautérisais avec un pinceau de charpie imprégnée d'ammoniaque la surface épidermale de la peau invaginée ; je voulais l'enflammer, la faire suppurer, adhérer à elle-même et à la surface interne du canal inguinal par des adhérences solides et étendues, enfin créer là un long bouchon organique

que rien ne pourrait ébranler et chasser du canal inguinal.

Cette pensée sembla d'abord si logique et si juste, qu'elle éveilla les plus grandes espérances et séduisit tout le monde chirurgical en Europe, comme l'auteur lui-même. Mais l'expérience n'a pas entièrement confirmé ces brillantes espérances de la théorie; de plus, elle nous a appris que la cautérisation, qui est douloureuse, n'est pas indispensable et qu'on peut la supprimer : c'est ce que je fais toujours maintenant.

L'opération achevée, on couche le malade la tête élevée et pliée sur la poitrine, les cuisses élevées et pliées sur le ventre au moyen d'un coussin placé sous les jarrets, afin de relâcher les muscles du ventre traversés par les fils et de les irriter le moins possible par la tension de ses fils; enfin un coussin est placé sous le scrotum pour en soutenir le poids et éviter son engorgement.

Réfrigérants. — L'inventeur, calculant par prévision toutes les mauvaises chances, tous les accidents qui pouvaient compromettre le succès de l'invagination, avait imaginé de recourir à l'usage de réfrigérants locaux appliqués sur la région de l'aine, à l'emploi de vessies remplies d'eau froide, afin d'éviter la propagation de l'inflammation au péritoine, causée par la présence des fils qui irritent incessamment les chairs qu'ils étreignent. Mais, d'une part, l'expérience a prouvé que la péritonite n'est guère à redouter, parce que le péritoine n'est pas atteint par l'opération, et, d'autre part, elle a montré que ces vessies laissent transsuder l'eau et finissent par mouiller de proche en proche, par la capillarité, les draps et le lit du malade, par enrhumer celui-ci et lui causer une toux pénible, douloureuse et dangereuse. J'ai vu deux accidents de ce genre, aussi curieux qu'importants à connaître. Un opéré soumis aux réfrigérants, toussant et souffrant vivement à chaque effort de toux, porte instinctivement pendant le sommeil et involontairement, assure-t-il, sa main sur la région de l'aine, fait tomber les chevilles des points de suture; la hernie s'échappe et s'étrangle. L'interne, ne pouvant réduire la hernie, me fait avertir. Je me rends auprès du malade; je réduis la hernie avec peine, et je m'aperçois que le canal inguinal s'est rétréci en deux jours au point de ne pouvoir admettre le petit doigt, tandis qu'auparavant il admettait l'index et le médius à la fois.

Dans d'autres cas, l'opéré enrhumé par les réfrigérants et toussant beaucoup, la plèvre s'enflamma après les bronches, et en même temps qu'il se produisit une suppuration diffuse autour des points de suture, qui s'étendit jusque vers les côtes, il se produisit du pus dans la plèvre, et l'opéré succomba.

On conçoit qu'après deux cas aussi malheureux, l'inventeur dut supprimer les réfrigérants ou du moins les réduire. Or il les réduisit à une compresse de 10 à 12 centimètres carrés, imprégnée d'eau fraîche et légèrement exprimée, pour ne pas mouiller le malade; encore ne l'emploie-t-il qu'afin de soulager la douleur locale, trop légère pour exiger l'application des sangsues.

PHÉNOMÈNES IMMÉDIATS ET CONSÉCUTIFS A L'INVAGINATION PAR LA SUTURE ENCHEVILLÉE.

1° Le premier phénomène qui se présente, c'est une douleur légère qui provient de la piqûre de la peau mince du scrotum et médiocrement sensible à la douleur.

2° Le second est la douleur, beaucoup plus vive et bien distincte pour l'opéré, qui vient de la peau de la région de l'aine, que l'aiguille traverse difficilement, parce qu'elle est beaucoup plus épaisse et résiste bien plus à l'aiguille que celle du scrotum. On a la preuve de ce que j'avance dans l'histoire fort intéressante et très-instructive d'un médecin anglais, le docteur Lenger, qui est venu d'Angleterre me demander à être opéré, et qui a rédigé lui-même l'histoire de l'opération qu'il a subie. On la trouvera à la quatorzième observation.

3° Les anses de fil, serrées au point de causer à peine de la douleur, finissent par en causer de très-agaçantes, parce que, au moindre effort pour tousser, rire, éternuer, etc., les muscles se contractent et souffrent de la tension des fils qui les traversent. C'est en prévision de ces douleurs que j'ai purgé mes malades dès le principe, pour leur épargner les efforts et les douleurs de la défécation. M. Lenger les a décrites comme les plus fatigantes par l'immobilité et le calme absolu qu'elles imposent au malade.

4° Le canal inguinal s'enflamme par la présence de la peau

invaginée, des fils et même d'un seul, comme le démontrent les cas (obs. 10e, 11e et 12e) où je n'ai employé qu'un fil en anse, sans ou avec un grain de chapelet (fig. v). Si l'inflammation est modérée, la peau rougit autour des fils, et la douleur que cause une pression légère du doigt ne dépasse pas un pouce de rayon; quand elle le dépasse, l'inflammation est trop forte et doit être réprimée. Le canal se resserre par suite de l'inflammation même qui s'empare de ses parois et de la peau invaginée; des fluides organisables s'y épanchent, les pénètrent et les unissent ensemble. La tumeur qui en résulte s'accroît à un certain degré jusqu'au volume d'une noix, d'un œuf de pigeon, en trois ou quatre jours, puis suppure; le pus s'échappe par le cul-de-sac invaginé, ulcéré au fond, et par les points de suture, qu'on fait bien de tenir ouverts en y introduisant un stylet de temps en temps pour favoriser l'écoulement du pus. Après quelques jours de suppuration, on distingue un noyau inguinal induré, ou mieux une sorte de cordon induré qui remonte dans le canal inguinal et qui résiste à des tractions modérées. Si l'on exerce ces tractions sur la peau invaginée du scrotum, la peau y résiste de même, dès le deuxième ou le troisième jour, par ses adhérences; si le malade tousse, ordinairement, dès la même époque et surtout au dixième ou vingtième jour, rien ne s'échappe. Cette contention de la hernie s'observe même lorsque le malade est debout et fait des efforts assez considérables; mais ce sont des imprudences que l'on doit lui défendre, car il pourrait en résulter une reproduction de la hernie avec étranglement (obs. 8e). J'ai vu un malade se lever impunément sans bandage au huitième jour; cela doit être sévèrement défendu. J'ai vu deux fois aussi de petites hémorrhagies qui se sont facilement arrêtées et qui provenaient d'artérioles dont on ne sentait pas les battements (obs. 27e); mais l'accident le plus sérieux, c'est une inflammation locale exagérée qui produit une suppuration circonscrite ou diffuse et peut amener la mort, si, jugeant mal la gravité du cas, on agit avec trop de mollesse et de timidité. On trouvera des exemples de la hardiesse et de la fermeté avec laquelle il faut agir dans les observations consacrées à faire connaître les accidents qu'on peut parfois observer.

Comment se fait la guérison? — Il semble d'abord facile de l'expliquer, surtout lorsqu'on se laisse guider par la physiologie pathologique, à la lumière de laquelle est due l'invagination. Le canal et le bouchon cutané s'enflamment, de la lymphe coagulable les unit; de cette inflammation, qui est adhésive, résulte une cicatrice solide, l'oblitération du canal et la guérison. Voilà ce que l'inventeur avait supposé et ce qui se réalise en partie; mais ce n'est pas tout.

Le canal enflammé, bouché par la peau invaginée et les fluides organisables qui les font adhérer, se resserre d'abord, et peut même se resserrer entièrement par l'adhésion des parois et guérir la hernie. Des épanchements de matière organisable et des adhérences épiploïques, intestinales, aux orifices et à l'intérieur du canal inguinal, des adhérences du sac péritonéal refoulé vers l'orifice interne du canal inguinal, dans le canal ou vers l'orifice externe, peuvent expliquer la guérison quand ces dispositions existent, et ont été constatées par l'autopsie, plus ou moins longtemps après une guérison soutenue et radicale; mais il y a des cas où le canal et l'anneau inguinal restent libres et larges au point que le doigt indicateur y pénètre très-bien en invaginant la peau du scrotum, et aussi facilement que du côté opposé, où il n'y a plus de hernie. Il est probable qu'alors l'orifice interne est oblitéré par des tissus que le doigt ne distingue point, parce que ces tissus sont souples et non indurés. Enfin, nous l'avons déjà dit, la peau invaginée et les matières organisables, qui concourent à former, dès les premiers jours de l'invagination, un bouchon, puis un cordon adhérent dans le canal inguinal, se résorbent graduellement, tandis que la peau du scrotum se rétracte et ressort du canal pour reprendre peu à peu sa place primitive.

Voici les faits qui prouvent ces assertions : 1° si l'on cautérise avec le nitrate d'argent mouillé le bord du cul-de-sac invaginé dans tout son contour, il en résulte, au bout de quelques heures, un anneau brun qui, à partir de sa formation, s'accroît peu à peu d'étendue, surtout du côté du scrotum, parce que c'est surtout cette partie de peau qui fournit l'invagination; 2° le cordon intra-inguinal, que l'on sent au toucher, diminue graduellement et disparaît du premier au second mois par résorption.

On reconnaît la guérison de la hernie lorsqu'elle ne ressort plus du canal dans les efforts qui suffiraient pour la faire reparaître; mais, comme cette guérison peut être assez peu solide, il faut engager le malade à éviter de grands efforts pour s'assurer de la guérison; la hernie pourrait alors se montrer comme chez les personnes qui n'ont pas de hernie et où elle se développe par la toux, par les efforts d'une défécation pénible.

L'invagination ne marche pas toujours si heureusement; quelquefois l'inflammation du canal est trop vive dès le troisième ou le quatrième jour, la douleur locale des points de suture s'étend à plus d'un pouce de rayon et se prolonge dans la direction des branches antérieures des nerfs lombaires, des intercostaux et des fibres musculaires du grand oblique de l'abdomen. On a besoin ici d'expérience personnelle, car c'est l'annonce d'un abcès ou d'une suppuration diffuse; il faut alors se hâter de desserrer les fils, et si, au bout de quelques heures, cette précaution paraît insuffisante, il faut les enlever et recourir à une application de vingt-cinq à trente sangsues (observations 23e, 24e, etc.), aux cataplasmes narcotiques et émollients, et même aux lavements, s'il y a des matières dans le rectum, pour le débarrasser sans aucun effort de la part du malade. Si les piqûres de la suture ne suffisaient pas pour livrer passage à la suppuration, il faudrait même y pourvoir par une incision convenable. L'orage dissipé, la guérison se fait comme dans les cas ordinaires, mais avec un peu plus de lenteur et peut-être plus de solidité.

La cure terminée, le malade doit porter un bandage jusqu'à ce que la hernie ne fasse plus de saillie à l'anneau ni dans le canal inguinal pendant les efforts. Pour le savoir et le bien connaître, il faut introduire l'indicateur ou le petit doigt dans le canal inguinal en y invaginant la peau du scrotum. Ce mode d'exploration, né de la découverte de l'invagination même, est bien supérieur à la seule application des doigts sur l'anneau, et ne doit pas être négligé. On doit faire la même expérience sur l'autre côté, s'il n'y a pas de hernie, afin de mieux juger de l'état des anneaux et de la tendance des viscères à s'échapper. On conçoit que si, du côté opéré, les viscères tendent moins à sortir que du côté où il n'y a pas de hernie, on aura d'autant plus de raisons pour croire à la solidité de la cure; mais lorsque la guérison se soutient depuis plus de dix ans, je crois que la cure peut généralement passer pour radicale.

COMPARAISON ET APPRÉCIATION DES PRINCIPAUX PROCÉDÉS D'INVAGINATION PAR LA SUTURE ENCHEVILLÉE, PAR L'INVAGINATEUR RIGIDE ET PAR LE SÉTON

Nous venons de nous occuper de l'invagination par nos trois procédés; examinons les autres.

L'*invagination par un invaginateur rigide* a été proposée par M. Leroy, qui ne l'a point appliquée, par M. Wutzer, et ensuite par M. Valette, qui l'ont exécutée. Elle consiste à invaginer la peau dans le canal inguinal, puis à introduire un cylindre rigide dans le cul-de-sac invaginé, à la place du doigt indicateur ou du petit doigt bien graissé qui se retire, enfin à maintenir l'invaginateur à la place, au moyen d'un procédé quelconque.

M. Wutzer l'y maintient au moyen d'une longue aiguille qui traverse le cylindre invaginateur dans sa longueur et sort obliquement en avant, en traversant la paroi antérieure du canal inguinal. Il forme un crochet à concavité inférieure, qui agit absolument comme un seul fil dans l'invagination par suture enchevillée et par suture à grain de chapelet. L'auteur y joint même l'action d'une vis de pression; mais cela ne change pas sensiblement le mécanisme de l'instrument.

M. Valette se sert aussi d'un invaginateur cylindrique et creux avec lequel il invagine la peau dans le canal inguinal et l'y maintient au moyen d'une aiguille courbe analogue à celle de Wutzer, qui traverse l'invaginateur et la paroi antérieure du canal inguinal. Il se sert en outre, pour maintenir l'invaginateur en place, d'une ceinture qui embrasse la base de la poitrine et le haut du ventre. M. Valette ajoute à ces premiers moyens opératoires l'emploi de la cautérisation de la piqûre faite à la paroi antérieure du canal inguinal, par suite d'idées systématiques, qui ne sont pas tout à fait sans fondement, contre la propagation ou la diffusion des inflammations phlegmoneuses produites par la cautérisation actuelle ou potentielle. Cependant je n'oserais pas affirmer avec lui que ses succès sans revers soient dus à la cautérisation. Le procédé de Wutzer, à l'occasion duquel M. Rothmund annonce cent quarante succès sans aucune mort, et qui ne cautérise pas, est bien supérieur au chiffre de M. Valette; le mien même, qui a frayé le chemin à tous les autres et a dû éprouver d'abord des insuccès que l'expérience diminue, est peut-être supérieur à celui de M. Valette, puisque je n'ai eu que quatre malheurs sur une centaine d'opérés, et que le total des opérés de M. Valette ne s'élève qu'à dix-sept. Sans me préoccuper de ces chiffres, je crois que les trois procédés, celui de M. Wutzer, celui de M. Valette et le mien, par un seul fil, qui a précédé les leurs, se valent; je crois même que, par un seul fil avec addition d'un grain de chapelet (fig. 5), mon procédé vaut mieux, parce qu'alors il n'y a qu'une piqûre, pas d'étranglement des parties molles, pas même d'étranglement demi-circulaire, comme dans la suture enchevillée à double cheville; pas d'invaginateur rigide plus ou moins irritant et capable de contondre les parties molles.

Sans croire absolument aux vertus que M. Valette attribue à la cautérisation, si l'expérience démontrait ses avantages, je l'ajouterais certainement à mon procédé; et ce serait très-facile au moyen d'une sonde à meurtrières circonférentielles, chargée de caustique, et que j'introduirais sur la pointe de mon aiguille, qui servirait de conducteur, au moment où je la retirerais dans dans sa gaîne.

Le *procédé d'invagination par le séton* est une excellente opération; c'est ce que m'a démontré l'emploi que j'en ai fait en 1836 chez Sophie V... (obs. 2e), dont la guérison s'est toujours soutenue depuis, malgré deux grossesses et la nécessité de travailler comme domestique pour vivre. Mais cela s'explique : l'opération que l'on fait alors n'est que celle d'un séton passé à travers les deux ou trois couches musculaires minces des muscles du ventre à quelques centimètres au-dessus de l'anneau inguinal, et comme ce séton se pratique par une ouverture de la peau de 1 à 2 centimètres, parallèles à l'anneau, la suppuration trouve par là une issue facile et ne tend pas à s'infiltrer entre les muscles et à y former des suppurations diffuses ou de gros abcès. D'un autre côté, on peut aussi conserver l'ouverture supérieure dilatée faite à la peau par l'aiguille, en y attirant avec le fil passé par cette aiguille l'extrémité supérieure du séton mèche : par là on assurerait mieux encore l'écoulement du pus et l'on préviendrait son infiltration mécanique dans les tissus. Ce procédé, qui m'a si bien réussi, a eu d'aussi beaux succès chez M. Mosner, quoiqu'il ait eu un cas de mort sur trente-quatre. Ce fait doit donc être regardé comme un accident et non comme la proportion des morts que le procédé peut déterminer. Il faudrait des centaines de faits et même davantage pour connaître cette proportion; il en est de même de tous les remèdes. C'est ce qui fait que nous sommes si ignorants sur la valeur thérapeutique proportionnelle ou chiffrée des drogues, de nos méthodes thérapeutiques, et que nous ne la connaissons pas même pour une seule drogue ni une seule méthode curative. Voilà ce qu'il faut dire aux charlatans qui enseignent le contraire.

On me dira peut-être : Mais puisque vous avez une si haute opinion de l'invagination par le séton, pourquoi ne l'avez-vous pas employée davantage? C'est que d'abord je n'en avais pas une aussi haute idée; c'est secondement que j'avais d'abord une extrême confiance dans l'invagination à plusieurs fils, et pas de défiance contre ce procédé; c'est, en troisième lieu, que, dans mon procédé du séton, il faut recourir au bistouri et faire une petite incision à la peau, ce qui effraye et inquiète les malades bien plus que de simples piqûres; mais, d'une part, les cas où je n'ai employé qu'un seul fil avec ou sans grains de chapelet; d'autre part, les succès de M. Mosner; enfin mes réflexions, m'ont peu à peu convaincu des avantages du séton. Eh bien, me dira-t-on, pourquoi ne recommandez-vous pas le procédé de M. Mosner, qui se borne, après avoir invaginé la peau, à traverser le canal d'un simple fil qu'il laisse à demeure jusqu'à ce que ce fil ait produit une inflammation suffisante? Je ne le recommande pas parce que ce procédé, aidé d'une compression continuelle comme le fait l'auteur, est extrêmement long et ne me paraît pas suffisamment efficace; mais l'invagination par un fil et un grain de chapelet, et l'invagination par le séton, tel que je la fais, *me paraissent, en ce moment, les deux meilleurs procédés de cure radicale pour la hernie.*

Passons maintenant aux observations qui servent de pièces justificatives et de fondement à la doctrine que je viens d'exposer.

OBSERVATIONS CLINIQUES A L'APPUI DES DOCTRINES QUI PRÉCÈDENT

Outre les modifications théoriques et pratiques mentionnées dans l'histoire générale de l'invagination, le lecteur trouvera dans les observations particulières des détails que je n'ai pas cru devoir indiquer dans l'exposition générale. Je rappellerai d'abord que les cinq observations de cure radicale anciennes déjà publiées dans le premier article forment une première série.

Je diviserai les autres en plusieurs autres séries destinées à justifier les assertions et les principes de l'histoire générale. Je commencerai par les premières opérations de hernie que j'ai pratiquées. On y suivra plus facilement les progrès du traitement, sa simplification et son perfectionnement, par l'expérience clinique. Les premières observations seront donc relatives surtout au traitement, à ses modifications; le troisième groupe montrera des cas simples tels qu'ils sont le plus souvent; dans le quatrième nous placerons les cas compliqués d'accidents: dans le cinquième, trois observations de mort.

DEUXIÈME SÉRIE. — OBSERVATIONS RELATIVES AUX MODIFICATIONS DE TRAITEMENT ÉTUDIÉES D'ABORD

OBSERVATION 6e. — *Hernie inguinale; invagination par suture entrecoupée à cinq points, suture extérieure; guérison.* — Henri Pache, jardinier, entre à l'hôpital Saint-Louis le 9 mars 1835. C'est un homme d'une forte constitution, d'un tempérament bilieux, âgé de quarante-cinq ans. Militaire depuis dix-sept ans jusqu'à trente-cinq, il a conservé, malgré les fatigues et les intempéries de plusieurs campagnes, une bonne santé. Il y a trois ans qu'il lui est survenu peu à peu, et sans cause connue, une hernie inguinale du côté droit; aucune affection semblable n'a existé ni chez son père, ni chez son grand-père. Cette hernie s'est accrue graduellement jusqu'au volume du poing, qu'elle présentait à l'arrivée du malade. Il n'a jamais porté de bandage; il a toujours pu réduire la tumeur avec assez de facilité; mais, depuis environ six mois, elle ne restait pas réduite et ressortait aussitôt que la main cessait de presser sur l'ouverture. Cette tumeur a toujours été molle, et son retour dans le ventre, depuis qu'elle était devenue un peu volumineuse, donnait lieu à des gargouillements; mais il s'y était joint d'autres phénomènes qui portent à penser que la vessie, aussi bien que l'intestin, se trouvait habituellement dans la hernie. Depuis un an, le malade a remarqué que s'il pressait sur la tumeur, après avoir uriné, il pouvait donner lieu à une seconde envie d'uriner et à une seconde émission d'urine. Pendant les six derniers mois à peu près, il a toujours uriné avec facilité; mais, pendant les six mois précédents, il éprouvait de la difficulté à rendre les urines, lorsque la tumeur était sortie. En la réduisant, il faisait disparaître cette difficulté. Alors l'urine sortait goutte à goutte et ne pouvait être rendue qu'avec de grands efforts. Pendant quelque temps elle a été teinte de sang et ensuite purulente.

État actuel. — Indépendamment d'une maladie de peau dont je ne veux pas m'occuper ici, cet homme portait une petite hernie le long de la ligne blanche, immédiatement au-dessus de l'ombilic; elle est survenue à l'âge de dix-sept ans, à la suite d'un coup reçu dans cette région; elle n'a jamais dépassé le volume d'une noix. Le malade n'en a éprouvé aucune gêne et n'y a jamais fait attention. Une autre hernie, du volume du poing, existe à l'aine droite, se réduisant facilement, et paraissant avoir parcouru le canal inguinal de haut en bas; mais le canal, presque effacé, à peu près direct d'avant en arrière, admet aisément l'extrémité du doigt dans son intérieur. Le cordon est en arrière et en dedans de la hernie. Du reste, la santé générale est bonne; mais la hernie gênant beaucoup le malade, il désire l'opération, qui est alors décidée pour le jeudi 12 mars 1835. L'appareil préparé se composait de cinq fils doubles, cirés, enfilés d'une aiguille courbe à chacune de leurs extrémités, de petits cylindres de sparadrap, de cérat, d'ammoniaque, de ciseaux, de compresses carrées, de charpie, de compresses enduites de cérat, et enfin d'une bande de six aunes environ.

Le malade fut situé convenablement, la tête élevée par des coussins et fléchie sur la poitrine, comme pour l'opération d'une hernie étranglée. Placé entre ses cuisses, écartées et soulevées, j'introduis mon doigt indicateur de la main gauche, aussi profondément que possible, dans le canal inguinal, au-devant du cordon, entraînant ainsi la peau vers la cavité abdominale, à la profondeur d'environ un pouce et demi; alors je glissai sur la pulpe de ce doigt une aiguille courbe armée d'un fil; j'en portai la pointe directement en haut, dans le fond du prolongement sacciforme de la peau retournée; puis, par un mouvement de bascule imprimé à l'aiguille, je lui fis traverser ainsi, d'arrière en avant, la peau refoulée à l'intérieur du canal inguinal. L'autre extrémité du fil, armée d'une seconde aiguille, fut passée de même un peu plus en dehors, et ressortit à trois lignes environ en dehors de la première. Ensuite les deux extrémités furent nouées ensemble et serrées sur un petit rouleau de sparadrap qui protégeait la peau. Un second fil fut passé de la même manière à la partie supérieure et externe du canal inguinal; un troisième du même côté, puis un quatrième et même un cinquième au côté interne, pour obtenir des adhérences solides entre la peau invaginée et les parois du canal herniaire. Tous furent liés comme le premier et coupés; mais les deux derniers, un de chaque côté, furent conservés pour pouvoir rapprocher plus tard, à volonté, les bords de l'ouverture du cul-de-sac invaginé. Toujours poursuivi par l'idée d'affermir l'adhésion interne de la peau invaginée, j'enflammai sa surface épidermale devenue interne avec un petit tampon de charpie imbibé d'ammoniaque, mais l'ammoniaque était faible. Cette première application irritante et vésicante n'ayant pas suffi, au bout d'une heure je la renouvelai, et une heure plus tard on enleva une partie de l'épiderme, qui se détacha avec assez de facilité sur les parois de l'excavation; alors je fermai l'orifice extérieur en rapprochant et nouant ensemble les extrémités des fils interne et externe conservés; puis une légère compression fut faite par-dessus, au moyen d'un tampon de charpie et d'un spica. Le lendemain matin 14, rien ne fut changé. Le troisième jour, 15 mars, la suppuration était établie dans tous les points touchés par l'ammoniaque; il y avait un peu de gonflement dans les tissus embrassés par les fils; tout le pourtour de la peau invaginée était rouge et enflammé, et il sortait un peu de pus par les points de suture. Le malade souffrait. Je détruisis les nœuds qui réunissaient les fils latéraux; un lavement fut donné et amena une petite selle. Les douleurs se calmèrent dans la journée, et il resta seulement, de temps à autre, quelques élancements.

Le 16 mars, quatrième jour, les points de suture continuaient de donner un peu de pus, et la peau commençait à se couper sous les fils; j'enlevai le fil interne et supérieur, qui était le plus serré. Le malade souffrait moins que la veille. Le cul-de-sac de la peau invaginée paraissait se réunir, mais l'orifice restait assez largement ouvert et suppurait abondamment. J'avais pensé qu'il pourrait être fort avantageux, pour assurer la solidité du bouchon formé par la peau et l'empêcher de ressortir du canal, de fermer l'orifice de ce cul-de-sac par un lambeau de peau pris au-dessous, et réuni immédiatement par suture avec la lèvre supérieure avivée de l'orifice extérieur. Regrettant de ne l'avoir pas fait au moment de l'opération, et désireux d'assurer le succès, malgré l'irritation qui existait, je tentai alors cette réunion. Pour cela, deux incisions furent pratiquées, l'une dans le pli de l'aine, au-dessous du cordon testiculaire et parallèlement à sa direction; l'autre, tout le long du bord supérieur et interne de l'ouverture du cul-de-sac. Ces deux incisions, parallèles aux bords de l'anneau inguinal, laissaient entre elles une bande de peau large d'environ 1 pouce, qui se continuait directement avec la peau refoulée dans le canal; ensuite la lèvre supérieure de l'incision interne et supérieure fut réunie par deux points de suture de l'incision du pli de l'aine avec la lèvre inférieure; elles formèrent ainsi un pont par-dessus la languette de peau qui allait s'enfoncer dans l'anneau. J'eus soin que cette suture ne portât pas sur la peau enflammée, et j'espérai fixer fortement et définitivement, par cette suture tout extérieure, le bouchon dans le canal; je rapprochai les lèvres de cette suture au moyen de bandelettes de sparadrap, pour empêcher que la peau ne fût coupée trop vite par les fils; puis on pansa à plat, on réappliqua le bandage, et on maintint toujours le malade dans la même position, les cuisses élevées et fléchies légèrement sur le bassin. L'appétit revenait. Bouillon, potages.

Le 17 mars, cinquième jour, j'enlevai tous les fils, excepté les deux d'en bas. Tous les points de suture suppuraient ; mais les deux points inférieurs externe et interne avaient frappé de gangrène les parties qu'ils embrassaient dans leur anneau. On voyait dans les deux petites plaies qui en résultaient de petites portions d'aponévrose, de tissu cellulaire gangrenés.

Le 19 mars, septième jour, je m'aperçus que les deux points de suture d'en bas, appliqués pour fermer l'orifice du cul-de-sac invaginé, coupaient la peau, s'ulcéraient sans avoir amené l'adhésion des deux lèvres mises en contact ; je les retirai, et laissai les deux plaies se fermer d'elles-mêmes.

Le 21 mars, il n'y avait plus de gangrène ; les parties suppurantes s'affaissaient et se resserraient. Le malade déclara qu'il ne sentait rien se déranger comme auparavant lorsqu'il toussait.

Le 23 mars, je supprimai le cérat pour panser la plaie avec de la charpie sèche, qui pût favoriser le développement de bourgeons charnus et hâter la cicatrisation. Je fis tousser le malade en le tenant couché ; la hernie ne reparut pas. Les points suppurants allèrent diminuant de plus en plus.

Le 27 mars, je fis mettre le malade sur ses genoux, en lui commandant de tousser et de faire des efforts modérés : aucun point ne céda ou ne parut disposé à céder à la pression des viscères. J'avais craint que les petites pertes de substance produites dans l'aponévrose par l'action trop forte des fils inférieurs pussent favoriser la formation de nouvelles hernies ; mais, dans cette expérience, il ne nous sembla pas que les intestins eussent la moindre tendance à s'échapper par là.

Le lendemain 28, la même expérience fut renouvelée et avec le même résultat.

Bientôt les plaies furent complétement fermées et ne laissèrent que des cicatrices peu apparentes. La hernie ne se remontrait pas ; seulement, lorsque le malade toussait ou faisait d'autres efforts, on voyait la paroi abdominale bomber assez fortement tout le long du ligament de Fallope, comme si l'aponévrose du grand oblique avait été affaiblie dans sa portion inférieure par la hernie ou par l'opération ; mais les viscères n s'échappaient en aucun point. On donna au malade une bandage, en lui recommandant de le porter constamment. L'influence de cette pression constante et du repos parurent d'abord fortifier la partie, qui se laissait moins distendre; mais bientôt cet homme prit les fonctions d'infirmier, et comme le bandage le gênait en marchant, il mit beaucoup de négligence dans son application. Au bout de quelque temps, on s'aperçut, en explorant de nouveau la région opérée, pendant qu'il faisait des efforts, que les viscères s'étaient ouvert une voie au dehors; on sentait, en effet, au-dessous de la cicatrice correspondant à l'orifice de l'invagination, les viscères glisser sous la peau, mais sans y former tumeur, et rentrer sous la moindre pression : l'ouverture qui leur donnait passage était peu large. Du reste, quoique le malade continuât de prendre aussi peu de soin pour maintenir le bandage, la hernie n'augmenta point et ne forma sous la peau qu'une tumeur de la grosseur d'une noisette. Il partit à la fin du mois de juin, et je ne l'ai plus revu. Ainsi, quoiqu'il ne fût point guéri, sa hernie se trouva néanmoins améliorée.

Remarques. — Le lecteur a dû observer 1° que la suture entrecoupée, soit par le nombre de ses points, soit parce qu'elle étrangle circulairement les tissus, a causé un peu de gangrène; 2° que la suture extérieure qu'on a réinventée depuis a été employée dès ma première opération d'invagination; 3° que le malade porta son bandage avec peu d'exactitude; 4° que la hernie récidiva, mais plus petite qu'auparavant.

Observation 7e. — *Hernie inguinale opérée par l'invagination enchevillée, suture extérieure; guérison.* — Cochois, âgé de soixante-deux ans, cordonnier, sonneur et chanteur d'église, d'une excellente santé, est entré à l'hôpital le 26 mars 1835; il portait, depuis neuf ans, deux hernies inguinales, une gauche qui atteignait le volume d'un œuf, une droite qui ne dépassait pas la grosseur d'une noix. Développées par des efforts, elles n'ont jamais déterminé le moindre accident, parce qu'aussitôt qu'elles sont devenues un peu volumineuses, le malade a toujours porté un double bandage qui les maintenait constamment réduites. La gauche avait été traitée par le brayer aussitôt après son apparition, et elle s'était guérie; mais, le bandage ayant été quitté trop vite, elle se reproduisit bientôt et persista toujours depuis. L'intestin parut être le viscère qui s'échappait dans cette hernie.

Cochois était venu pour être guéri de cette maladie, et ne présentait aucune complication. Diète le jour de son entrée, et le lendemain de bonne heure, lavement, pour le préparer à l'opération qui fut faite dans la matinée. L'anneau du côté droit n'étant pas assez large pour admettre l'extrémité du petit doigt, je renvoyai à un autre jour la suture de cet anneau, dans l'intention de faire fabriquer une sonde cannelée plus petite que le doigt, propre à le remplacer, et dont j'ai parlé plus haut. Mais l'anneau du côté gauche était assez largement dilaté, et l'opération fut immédiatement pratiquée. Le cordon testiculaire était en bas et en dedans de l'ouverture.

Après avoir refoulé la peau dans le canal herniaire, comme je l'avais fait chez le premier malade, je passai, de la même manière aussi que chez l'autre, trois points de suture seulement, qui maintenaient de leurs trois anses le fond du cul-de-sac invaginé. L'un de ces points était en haut, un autre en dedans, le troisième en dehors; je ne jugeai pas nécessaire d'en placer davantage. Mais, au lieu de fixer les deux extrémités de chaque fil sur un seul cylindre de sparadrap, comme le fil était double, je fixai séparément chaque extrémité sur un cylindre particulier, formant ainsi trois points de suture enchevillée qui n'étranglaient pas les tissus embrassés. Cette suture finie, la peau invaginée se trouva fermement maintenue dans le canal herniaire, et tellement rapprochée par les bords de l'anneau, que les parois du cul-de-sac étaient parfaitement en contact et ne laissaient aucun intervalle jusqu'à l'orifice de l'invagination. Cette fois on s'était procuré de l'ammoniaque concentrée, et il suffit, pour enflammer tout l'intérieur de ce bouchon artificiel, de faire pénétrer jusqu'à son fond un pinceau de charpie imbibé deux fois de ce liquide, qu'on y laissa séjourner un instant, et avec lequel on frictionna les parois de la cavité pour favoriser l'action de l'ammoniaque. La partie opérée fut seulement recouverte d'un linge enduit de cérat.

A cause de la profession de cet homme, qui l'oblige à faire de fréquents efforts de voix, et pour rendre la guérison plus solide, je me décidai à fermer l'orifice du cul-de-sac, en prenant au-dessus et au-dessous de cet orifice deux lambeaux de peau, et les réunissant, au-devant de la partie invaginée, *par une su-*

ture extérieure. Cette opération secondaire, qui avait été pratiquée trop tard chez le premier malade, alors que la peau était enflammée, et qui par suite n'avait pas réussi et n'avait nullement contribué à la guérison de la hernie, offrait ici des chances très-favorables, à raison de l'état de la peau, qui était saine et sans inflammation hors du cul-de-sac invaginé. Sept ou huit heures après l'opération, je pus voir et faire voir aux internes de mon service qui m'accompagnaient, que tout l'intérieur de ce prolongement cutané était tapissé par une matière grisâtre qui réunissait déjà assez solidement ses parois, et se tendait en filaments ou en fibres résistantes lorsqu'on écartait les bords de l'orifice. Alors je pratiquai d'une part, sur les bords de l'anneau et parallèlement à ces bords, deux petites incisions et deux petits lambeaux de 3 centimètres de long et 1 de large, que j'unis, par deux points de suture enchevillée, au-devant de l'orifice du cul-de-sac invaginé : je recouvris celui-ci d'un pont, comme dans le premier cas. — Diète ; situation du malade comme il a été dit plus haut ; application de compresses imbibées d'eau blanche sur les points de suture, et puis, par-dessus, une vessie d'eau froide que l'on change à mesure qu'elle s'échauffe.

Le lendemain et le surlendemain, il n'y eut rien de modifié, et le malade alla très-bien. Au bout de quatre jours, la partie opérée paraissait encore sans inflammation ; la peau était pâle et indolente ; les bords de l'orifice étaient adhérents. On coupa une des extrémités des fils qui les réunissaient, et on enleva aussi un des trois points de suture qui maintenaient le fond du prolongement invaginé ; les vessies d'eau froide furent supprimées. Le malade avait pris la veille des bouillons, et avait éprouvé des coliques et des borborygmes douloureux ; ces accidents augmentèrent dans la journée et produisirent un malaise très-pénible qui céda un peu après deux selles procurées par des lavements donnés au malade ce jour même et le lendemain matin. — Le 1er avril (cinq jours révolus), on trouva cet homme dans l'état suivant : fièvre assez forte, malaise général, rougeur inflammatoire, tuméfaction et douleur dans tout le pourtour de l'anneau inguinal, où il paraissait se former un phlegmon. Tous les fils furent enlevés. — Diète absolue ; réapplication des vessies d'eau froide.

Le lendemain, les accidents étaient en partie dissipés, et le 3 avril on trouva le malade tout à fait calme et sans fièvre. L'inflammation de la paroi abdominale était bien circonscrite et moins vive ; il sortait un peu de pus par les points de suture et aux extrémités du pont formé par la suture extérieure, au-devant de l'orifice du cul-de-sac. — Le 4 avril, les vessies d'eau froide furent de nouveau supprimées, et l'on rendit peu à peu les aliments. — Le 18, il restait fort peu d'inflammation dans a partie, et la suppuration y était peu abondante ; il y avait encore une assez grande dureté dans tout l'intervalle des points de suture, mais presque sans gonflement, et la sensibilité était presque nulle.

Les traces de l'inflammation locale continuèrent de s'effacer. Vers le dix-huitième jour, tous les points de suture étaient cicatrisés ; seulement il y avait encore un léger suintement aux extrémités du pont formé par la suture extérieure, dont la face interne n'avait pas adhéré aux parties sous-jacentes. Plus tard, on y a placé une mèche en manière de séton, pour compléter cette adhérence, si c'était possible ; mais ce résultat n'a pu être obtenu : il reste un petit trajet sous-cutané dans lequel passe un stylet. Du reste, cette lame supplémentaire soutient également le bouchon qui ferme l'anneau. Cet homme a repris depuis longtemps ses fonctions de chantre ; mais il porte encore un bandage pour soutenir la partie opérée, pendant les efforts qu'il fait tous les jours. Cependant on lui a maintes fois commandé des efforts pendant que l'on explorait avec les doigts cette partie non soutenue par le bandage ; au-devant de l'anneau oblitéré, le redoublement de la peau a produit un épaississement assez ferme et dur qui fait proéminer ce point un peu plus que les environs, et qui le fait saillir davantage aussi pendant la toux ; mais l'anneau reste fermé, et la guérison paraît assurée.

Observation 8e (rédigée par mon frère). — *Invagination à cinq points de suture, réfrigérants, efforts de toux, expulsion et étranglement de la hernie dans le canal resserré par l'inflammation.* — Chartier, âgé de soixante et un ans, d'une assez bonne santé, d'une constitution médiocrement forte et déjà vieillie, est entré à l'hôpital Saint-Louis pour une fracture à la cuisse.

En dernier lieu palefrenier des citadines, auparavant boulanger, batteur de plâtre, etc., cet homme a contracté un asthme et un catarrhe chronique peu intense, qu'il attribue à la poussière au milieu de laquelle l'ont fait vivre ces divers états; il portait depuis longues années une hernie inguinale externe du côté droit, et lorsque sa fracture fut consolidée, lorsqu'il commençait à marcher, il demanda à être débarrassé de sa hernie, qui le gênait beaucoup dans ses pénibles occupations. Elle descendait dans le scrotum, formait une tumeur du volume du poing, rentrait aussi bien qu'elle sortait par un anneau assez large, où le doigt pénétrait facilement, et quoiqu'il portât un bandage, très-souvent les viscères s'échappaient, soit que le bandage fût mal fait ou mal appliqué, soit que les efforts continuels d'une profession laborieuse rendissent la hernie très-difficile à contenir. On consentit à l'opération qu'il sollicitait, et elle fût pratiquée le 4 avril, après que le malade eût été évacué par une bouteille d'eau de Sedlitz et un lavement de miel de mercuriale.

Cinq points de suture furent placés en haut et de chaque côté de l'invagination; puis on cautérisa l'intérieur du cul-de-sac, et sans réunir ses bords par une suture extérieure, on appliqua immédiatement les réfrigérants. Mais une douleur assez vive survenue dans la journée, le long du pli de l'aine et vers l'épine iliaque, fit suspendre les vessies d'eau froide, et l'on conserva seulement des compresses trempées souvent dans de l'eau blanche. La douleur persista; la toux légère qui existait devint plus forte et plus fréquente : on fut obligé de relâcher les points de suture, parce qu'ils étreignaient trop fortement la partie qu'ils embrassaient. Il se manifesta une légère rougeur érysipélateuse sur le trajet de la douleur, le long du pli de l'aine et de la crête iliaque, et, le quatrième jour, on réappliqua les vessies d'eau froide pour combattre ce petit érysipèle; on enleva aussi trois des points de suture. Mais, dans la nuit suivante, le malade en dormant arracha les chevilles sur lesquelles étaient noués les deux fils restants et déjà relâchés : l'invagination n'étant plus maintenue, le cul-de-sac fut repoussé au dehors par des efforts de toux. Le matin à la visite (8 avril, quatre jours révolus), on trouva l'invagination complétement détruite, et l'inflammation survenue dans la partie ne permettait pas de recommencer l'opération. Cependant M. Gerdy, pensant qu'il n'était pas impossible d'utiliser cette inflammation, repoussa la peau enflammée par la cautérisation jusqu'à l'orifice du canal, rapprocha transversalement les bords de cet enfoncement cutané, et les réunit par une suture enchevillée qui maintenait ainsi ce repli de la peau appliquée à l'ouverture de l'anneau. Au bout de trois jours, la bande érysipélateuse, qui allait de l'aine vers le flanc, était totalement dissipée, la fièvre apaisée ; il restait seulement une inflammation assez vive dans l'espace circonscrit par les sutures, et de la suppuration par les trajets des fils et l'orifice du cul-de-sac.

Le 14 avril, six jours après que la seconde suture avait été pratiquée, on enleva les fils parce qu'ils commençaient à couper la peau. Les bords de l'orifice du cul-de-sac ne s'étaient pas réunis, mais son fond resta appliqué à l'ouverture de l'anneau et parut y adhérer assez fortement.

La suppuration se tarit peu à peu, le prolongement cutané s'oblitéra, l'anneau inguinal resta fermé, et la hernie paraissait guérie lorsque le 10 mai, pendant la nuit, dans de violents efforts de toux, les viscères s'ouvrirent de nouveau un passage à travers l'anneau, qui n'était soutenu par aucun bandage, et dont l'oblitération sans doute n'était pas encore assez solide ; il se reforma ainsi une hernie volumineuse, que le malade ne put pas réduire, comme il le faisait avant l'opération ; l'interne ne fut pas plus heureux. M. Gerdy lui-même eut beaucoup de peine à en obtenir la réduction, et alors il reconnut que le canal, fortement rétréci par l'inflammation, ne pouvait admettre même l'extrémité du petit doigt dans son intérieur. Cette circonstance lui donna l'espoir que la simple application du bandage amènerait une guérison complète, et un spica fut placé pour soutenir la région inguinale. Bientôt, en effet, l'anneau fut complétement et solidement oblitéré, et maintes fois depuis le malade, couché, assis ou debout, a fait, sans bandage, des efforts de toux considérables et prolongés, sans que la hernie ait montré la moindre tendance à reparaître.

Observation 9e (rédigée par mon frère). — *Invagination, quatre points de suture, suture extérieure; récidive après six semaines.* — Trinquet (Nicolas), journalier, âgé de soixante ans, d'une constitution assez bonne, entré le 10 avril 1835, salle Saint-Louis, n° 46. Né à Bar-sur-Aube, il porte, depuis douze ans, une hernie inguinale droite, survenue dans des efforts. Contenue d'abord par un bandage, cette hernie s'est ensuite développée de plus en plus, et parce que le malade oubliait ou négligeait parfois de mettre son bandage, et parce que le brayer se dérangeait ou se brisait quelquefois. Alors la hernie descendait dans le scrotum, qui acquérait le volume des deux poings, et il en résultait des douleurs et des coliques très-violentes. Il n'y a pas eu d'autres accidents; l'anneau était fort large et peu résistant.

Venu à la consultation pour un ulcère à la jambe, qui existait depuis plusieurs années, cet homme apprit qu'on pouvait guérir sa hernie, et demanda avec empressement l'opération; il était décidé, dit-il, à tout souffrir pour se débarrasser des pénibles incommodités dont elle était la cause.

L'opération fut faite le 14, après que le malade eut été évacué par un purgatif. On plaça quatre points de suture avec une aiguille courbe à manche, ensuite on cautérisa et l'on appliqua des réfrigérants deux heures après. Le soir, on fit encore *une suture extérieure* par-dessus l'ouverture du cul-de-sac. — Diète.

Le 15. Un peu de toux. Le soir, il y avait de la fièvre; pouls fréquent, chaleur, malaise. — Saignée préventive de 2 palettes.

Le 16. Le malade était assez bien, il y avait peu de fièvre; néanmoins l'inflammation locale se développait encore avec assez d'intensité. On supprima deux des points de suture qui maintenaient le fond du cul-de-sac. Le soir, on remplaça les réfrigérants par des cataplasmes.

Le 17. État assez bon; il y avait toujours un peu de toux, mais elle était rare et faible.

Le 18. Le phlegmon s'étendait à un pouce de l'anneau par en haut. Le scrotum était fortement tuméfié du côté droit, un peu rouge et comme infiltré profondément, mais non douloureux. M. Gerdy soupçonnant un épanchement de liquide dans le tissu cellulaire ou dans le sac qui pouvait être resté dans les bourses, on supprima les deux derniers des fils primitifs. — Pansement de charpie à plat; lavement.

Le 19, même état. Le soir, on trouva la peau chaude et un

peu sèche; le pouls était peu fréquent; il y avait du malaise, et le malade paraissait moins bien que les jours précédents (saignée de deux palettes). La suture extérieure n'avait pas produit l'adhérence cherchée, probablement à cause des cataplasmes qui y avaient été appliqués; on la laissa encore pour maintenir le cul-de-sac.

Le 20. Même état que la veille au soir; on enlève la suture extérieure. Le soir, le sac invaginé parut entièrement sorti. Rien ne pouvait expliquer le gonflement des bourses qui l'avait précédé, et qui provenait peut-être de la même cause. Du reste, la hernie ne ressortait point, et lors même que le malade toussait, il ne sentait aucun effort se faire vers la partie opérée.

Le 21. Même état; le gonflement des bourses diminue.

Les jours suivants, la hernie ne ressortit point; cependant le malade, maintenu au lit, toussait, parlait, riait, faisait toute sorte d'efforts sans aucune précaution, malgré les conseils de M. Gerdy.

Le 4 mai, la petite plaie de la suture extérieure était cicatrisée; le côté droit du scrotum était encore gonflé et volumineux, mais sans dureté, sans fluctuation, et il était facile de reconnaître que la hernie ne s'y trouvait point. M. Gerdy, en appuyant avec ses doigts sur la partie opérée, commanda à cet homme de faire quelques légers efforts; il en fit de beaucoup plus considérables même qu'on ne lui en demandait, et sans que les choses revinssent à leur premier état. Cependant il sembla au chirurgien que les viscères s'engageaient dans l'anneau et arrivaient jusque sous les téguments, mais sans s'y développer, sans glisser vers le scrotum. M. Gerdy pensa, d'après ces circonstances, que probablement le sac herniaire était retenu par des adhérences intimes dans le scrotum, où il était depuis longtemps descendu; que le canal herniaire n'était pas oblitéré, et que, si la guérison n'était pas encore complète et solide en ce moment, peut-être elle le deviendrait un peu plus tard, par suite du retrait graduel des tissus tuméfiés et de leur retour à l'état normal. Le malade resta encore quelque temps à l'hôpital, et partit avec sa hernie.

Remarques. — Les quatre observations dont on vient de lire l'histoire sont un peu détaillées, parce que ce sont les premières;

elles sont remarquables par les modifications tentées pour assurer la solidité de la cure radicale de la hernie, elles le sont aussi par les accidents locaux qui sont survenus et par l'activité du traitement qui en a triomphé, et qui a néanmoins amené chez tous, excepté le dernier, une guérison assez prompte.

Nous allons maintenant en rapporter qui montreront qu'en général les suites de l'opération sont plus simples et plus satisfaisantes qu'elles ne l'ont été dans les 6e, 7e, 8e et 9e observations citées.

Observation 10e (rédigée par M. Beaugrand). — *Hernie congénitale droite, opération par invagination à un fil; guérison.* — Guidet (Denis-Alexandre), quatorze ans et demi, ciseleur en cuivre, grand et fort pour son âge, ayant toujours joui d'une excellente santé, n'a fait qu'une seule maladie grave (la variole) à l'âge de sept ans. A l'époque de sa naissance, on s'aperçut que le testicule droit n'était pas descendu; il restait engagé dans l'anneau, mais sans causer de douleur. Il y a deux ou trois ans, le testicule droit commença à descendre, et au bout d'un mois il était arrivé dans le scrotum. On n'avait remarqué aucun déplacement intestinal dans le trajet qu'avait parcouru le testicule. On n'a su que postérieurement les détails sur la descente tardive du testicule; le malade l'ignorait, ou du moins n'avait pas voulu en parler; c'est le père qui plus tard, interrogé sur l'état de son fils pendant son enfance, nous fournit ses documents. Le 12 juin 1836, dans la journée, le malade, faisant un violent effort pour chausser des bottes étroites, sentit quelque chose *se décrocher* dans l'aine droite; en même temps, une vive douleur se manifesta dans cette région, de fortes coliques ne tardèrent pas à se développer dans tout le côté droit du ventre jusqu'au niveau de l'ombilic; bientôt anxiété précordiale, tendance aux lypothymies, vomissements d'abord des matières alimentaires qu'il venait de prendre, puis de mucosités filantes. Cet état dura jusqu'à neuf heures du soir, heure à laquelle on l'apporta à l'hôpital Saint-Louis.

La tumeur était grosse comme un petit œuf, et pendant les douleurs, le testicule, fortement rétracté, remontait au-dessus de celui du côté gauche jusqu'au niveau de la hernie. On fit d'abord quelques tentatives inutiles et fort douloureuses de réduction. Alors on administra un lavement purgatif, et, pendant que le malade allait à la garde-robe, la hernie rentra d'elle-même

Les intestins réintégrés, on examina le canal herniaire, qui était excessivement étroit, le petit doigt pouvait à peine y entrer. Le malade devant subir l'opération de la cure radicale, M. Gerdy fit faire un conducteur courbe de la grosseur d'une plume d'oie, creusé dans la concavité d'une cannelure dans laquelle devait glisser l'aiguille.

Le malade fut opéré le 6 juillet. L'instrument préparé ne servit pas, le petit doigt fut introduit dans le canal herniaire, et l'aiguille fut conduite sur le doigt. A peine l'instrument eut-il percé la peau extérieure, qu'en le retirant on vit sortir goutte à goutte la valeur d'une cuillerée à café d'une sérosité limpide; la seconde piqûre en amena autant. M. Gerdy, convaincu qu'il avait affaire à une hernie congénitale et que le péritoine était lésé, ne mit qu'un point de suture. Le malade fut reporté dans son lit, et surveillé toute la journée avec le plus grand soin. Rien d'alarmant ne se manifesta; mais, inquiet sur la présence du fil qui traversait le péritoine, M. Gerdy le retira le lendemain soir, c'est-à-dire trente heures après l'opération. L'adhérence du cul-de-sac invaginé était déjà établie.

Aucun accident ne vint entraver la guérison; au bout d'un mois, le malade se levait. Nous l'avons vu plusieurs fois depuis sa sortie; l'anneau inguinal est parfaitement oblitéré.

Remarque. — Ne voulant pas appliquer l'invagination à la cure d'une hernie congénitale avant de mieux connaître les dangers de l'invagination, et craignant, aux renseignements peu précis que me donnait cet enfant, et surtout qu'à son âge il n'eût une hernie congénitale, j'avais fait de vains efforts pour savoir la vérité à cet égard; il répétait continuellement que sa hernie datait du jour de l'étranglement qui l'avait mené à l'hôpital. Mais, à l'écoulement de la sérosité péritonéale, je ne me fis plus illusion, j'agis en conséquence avec toute la prudence imaginable, et j'eus la satisfaction de n'éprouver aucun accident et de voir la guérison s'accomplir. Il est probable que la surveillance attentive dont nous avons entouré l'opéré et la levée hâtive du fil ont contribué pour beaucoup au succès. Il est d'ailleurs très-remarquable qu'un séjour aussi peu prolongé du fil ait pu suffire à cette œuvre; mais, pendant tout ce temps, j'étais sur des charbons ardents, et quoique que j'interrogeasse à tout instant l'étendue de la douleur, l'état local et l'état du pouls, le temps me paraissait si long, qu'aussitôt que je soupçonnai les adhérences de l'invagination établies, je me hâtai d'enlever l'unique fil que j'avais mis en usage.

OBSERVATION 11e. — *Hernie inguinale droite, opération par un seul fil, levée du fil au troisième jour.* — Boucher (Étienne-Théodore), maçon, vingt-six ans, petite taille, mais constitution assez forte et santé habituellement bonne: entré le 1er juillet 1836.

Il y a quatre ans, en soulevant une pierre, il sentit un craquement dans l'aine, et y portant la main, il reconnut l'existence d'une tumeur du volume d'une noix environ. Malgré l'emploi d'un bandage, la hernie fit des progrès assez rapides, et à l'époque de l'entrée du malade, elle avait acquis le volume d'un gros œuf de poule; elle sortait avec facilité au moindre effort, mais offrait souvent beaucoup de difficulté pour être réintégrée dans le ventre. Un écoulement blennorrhagique dont il était atteint retarda l'opération jusqu'au 22 du même mois; le canal est alors peu dilaté et admet seulement l'extrémité du doigt indicateur, la peau s'y enfonce aisément.

Le jeudi 22 juillet au matin, l'opération est pratiquée en présence de M. le professeur Marjolin et de quelques autres chirurgiens distingués. Un seul point de suture est appliqué; la piqûre de l'aiguille et la présence du doigt dans le canal occasionnent une douleur insolite au malade, qui jette les hauts cris pendant l'opération. Le cul-de-sac est lavé avec de l'ammoniaque.

Tout se passa parfaitement jusqu'au samedi à quatre heures du soir; alors il survint des coliques très-vives, avec sensation de gaz roulant dans les intestins et des tiraillements au niveau de la hernie. Du reste, pas de fièvre, aucun symptôme de phlegmasie intestinale ou péritonéale. Les fils ne sont pas trop serrés, et le point opéré ne présente ni rougeur ni douleur à la pression. Comme le malade n'avait pas été à la selle depuis le jour de l'opération, un lavement simple est administré et gardé par le malade. La nuit, les douleurs se calment, et le lendemain matin elles sont presque complétement apaisées.

Le troisième jour, dimanche 25 au matin, on coupe le fil. A dater de ce moment, aucun accident ne vient entraver la convalescence, qui marche avec une grande rapidité. Le malade sort enfin entièrement guéri, sans avoir présenté de phlegmon bien intense dans la partie opérée.

OBSERVATION 12 (recueillie par M. Cribier, interne). — *Invagination par un grain de chapelet et un seul fil; guérison.* — Le 16 mai 1851 est entré à l'hôpital le nommé Nicier (Jean), âgé de vingt-cinq ans, ferblantier, demeurant rue Frépillon, 12.

Cet homme, d'une bonne santé habituelle, porte depuis longtemps une hernie inguinale droite qui descend jusqu'à la partie moyenne du scrotum; cette hernie n'a qu'un petit volume, elle a la forme d'un cylindre de 3 centimètres de diamètre, l'anneau inguinal interne est dilaté, et l'on y introduit facilement le doigt indicateur. Cet homme n'a jamais voulu porter de bandage herniaire, et il vient demander qu'on le guérisse radicalement de sa hernie. M. Gerdy lui montre les avantages de l'opération et aussi les accidents qui peuvent en être la suite; malgré cela, le malade persiste et demande à être opéré.

Le 20 mai. Bouteille d'eau de Sedlitz; diète.

Le 21. Opération. Les pièces employées dans cette opération sont : 1° des fils cirés, une petite sphère en buis ayant un diamètre de 8 millim., et percée, suivant l'un de ses diamètres, d'un canal double pouvant laisser passer les deux bouts d'une anse de fil supérieure (fig. 5, *r*), dirigée de bas en haut, et les deux bouts d'une autre anse dirigée de haut en bas et inférieure (*z*); 2° l'aiguille engaînée de M. Gerdy (fig. 3). Il procède à l'opération de la manière suivante : le doigt indicateur de la main gauche, coiffé de la peau du scrotum, la pousse dans l'anneau et l'invagine aussi profondément que possible dans le canal inguinal. Ce premier temps accompli, le chirurgien prend, de sa main droite, l'aiguille, qui est entièrement rentrée dans sa gaîne, et porte à son extrémité l'anse de fil supérieure à laquelle est suspendu le grain de chapelet et son anse de fil inférieure. Le chirurgien prend donc cette aiguille et la glisse le long de la pulpe de son doigt indicateur gauche; quand l'aiguille est arrivée jusqu'au fond du cul-de-sac dans le canal inguinal, il pousse l'aiguille hors de sa gaîne, et lui fait traverser la paroi antérieure du canal herniaire par un seul trou (fig. 6) ; alors il dégage le fil et retire l'aiguille, il tire les deux bouts de l'anse du fil supérieur, pour que la boule en buis dans laquelle est passée l'anse du fil soutienne la peau invaginée; les deux extrémités du fil sont liées ensuite, sur la paroi abdominale, sur un morceau de sonde élastique.

Dans cette opération, il y a donc un repli de peau engagé dans le canal inguinal, un fil supérieur qui passe dans le canal invaginé et retient la peau, puis une anse de fil inférieure qui pend dans le cul-de-sac invaginé pour retirer à volonté le grain de chapelet.

Le 22. Le pouls est à soixante-seize; il ne s'est produit aucun trouble dans la santé générale, il n'y a pas même de douleur marquée au niveau du fil. — Diète, tisane.

Le 23. Même état; une pression assez forte produit un peu de douleur, mais seulement autour du fil, dans une étendue de 2 centimètres. — Diète, tisane; compresses d'eau froide.

Le 24. Le pouls est à quatre-vingts; il n'y a encore aucune trace de suppuration. — Diète, bouillon, un potage.

Le 25. Même état. M. Gerdy desserre le fil lié sur la bougie, pour voir s'il n'y a pas de suppuration; il n'y en a pas. On lie de nouveau le fil sur la bougie, mais beaucoup moins serré, et l'on marque avec le nitrate d'argent les bords de l'ouverture extérieure du cul-de-sac cutané invaginé. — Bouillons, potages; compresses froides.

Le 25. Il n'y a pas apparence de fièvre; le malade est calme, dort bien, a de l'appétit. Au niveau du fil, la pression produit un peu de douleur; on le délie et on l'abandonne à lui-même.

Le 27 mai, sixième jour. Pour la première fois depuis l'opération, le malade a été à la garde-robe, il n'a pas éprouvé de douleur. On retire tout à fait le fil supérieur en tirant l'inférieur passé par la petite sphère laissée dans le canal invaginé.

Le 29. La peau invaginée est ressortie, en deux jours, d'un demi-centimètre; le trajet des fils suppure toujours, mais sans douleur, sans accidents. — Une portion d'aliments.

Le 4 juin. Le trajet des fils ne suppure presque plus. La peau continue à ressortir du canal inguinal.

Le 5. Le cul-de-sac invaginé est fermé complétement.

Le 21. Le malade est resté couché jusqu'à ce jour, M. Gerdy ne permettant à ses opérés de se lever qu'au bout d'un mois; alors il fait lever le malade, lui ordonne de tousser et faire des efforts : la hernie ne ressort pas.

Le 22. Application d'un bandage herniaire avec lequel on permet au malade de marcher.

Le 2 juillet. Le malade sort. La hernie ne se reproduit plus, ni dans l'effort, ni pendant la toux. On lui recommande de porter le bandage encore pendant six mois au moins avant de le quitter, et de le reprendre ensuite si la hernie menaçait de se produire.

Remarque. — On s'étonnera sans doute, après ces succès au moyen d'un seul fil et au moyen d'un séjour aussi court de ce fil, de ne pas me le voir employer plus souvent; mais si l'on réfléchit qu'on ne peut réduire les fils à un seul, et le temps du séjour des fils de moitié ou davantage, sans craindre de n'avoir qu'une inflammation insuffisante pour la guérison, peut-être concevra-t-on que je ne réduise que rarement mes moyens d'action à un degré aussi faible. C'est pour cela que, dans la 11e observation, j'ai été obligé de conserver le fil jusqu'au sixième jour de l'opération.

TROISIÈME SÉRIE. — OBSERVATIONS DE CAS SIMPLES ET HEUREUX, COMME LE SONT LA PLUPART DES OPÉRATIONS D'INVAGINATION.

OBSERVATION 13e, *d'un élève en médecine, rapportée par lui-même. Guérison au bout d'un mois* (1836). — M. A. G..., étudiant en médecine, affecté depuis quatre ans d'une hernie inguinale réductible du côté gauche, entra à l'hôpital Saint-Louis, salle Saint-Louis, n° 64, le 25 août 1836; c'est lui-même qui a rédigé son observation.

Agé de vingt-cinq ans, d'une santé habituellement bonne, d'un tempérament nerveux, G... se souvient d'avoir reçu d'un cheval, qu'il s'apprêtait à monter, un violent coup de pied dans l'aine gauche; c'était au commencement de septembre 1832. Une application immédiate de sangsues combattit avantageusement le gonflement qui survint; mais, au bout de quelques jours, la douleur ayant disparu, il put comme avant se livrer à ses occupations, *éprouvant cependant quelque sentiment de gêne dans l'aine gauche*, lorsqu'il faisait des efforts. Deux mois après, il vint à Paris pour commencer ses études médicales. Vers la fin du mois de novembre, il fut pris d'une bronchite aiguë avec toux violente. Alors se manifesta pour la première fois la hernie; réduite avec la plus grande facilité, elle fut toujours maintenue soigneusement à l'aide d'un bandage; jamais elle ne dépassa le volume d'une grosse noix. Près de quatre ans s'étaient écoulés depuis son origine sans qu'elle eût dérangé la santé ni troublé les fonctions digestives, lorsque, satisfait des résultats avantageux obtenus par le procédé de M. Gerdy, et encouragé surtout par l'exemple de plusieurs malades qu'il vit sortir de l'hôpital avec les caractères les plus rationnels de la guérison, après avoir été témoin de leur opération, le malade se décida à tenter le même sort. Entré le 25 août, *il fut opéré le 27*. Le lendemain à la visite, son état général est bon; pas de fièvre, pas de coliques; la douleur résultant de la constriction que fait éprouver aux téguments de la région inguinale la suture enchevillée est facilement supportée; un peu de gonflement et une couleur légèrement rosée de la peau indiquent déjà le début de l'inflammation locale.

Le 29. Ce sont les mêmes symptômes; depuis hier matin, cette douleur, qui s'irradiait jusque vers les reins et dans les lombes, a cédé à l'application de cataplasmes laudanisés, la rougeur commence à disparaître.

Le 30, il a bien dormi; il continue d'aller bien; aujourd'hui, quatrième jour de son opération, on ôte les fils, le pus s'échappe à l'extérieur par les quatre ouvertures qui ont été pratiquées; le malade se sent soulagé, il prend avec plaisir deux légers bouillons.

Le 31. La suppuration est abondante; plus de douleur, plus de rougeur; la constriction des téguments de l'aine étant levée par l'extraction des fils, les contractions musculaires, qu'il redoutait, soit qu'il voulût cracher ou tousser, uriner ou se mettre sur le bassin, ne sont plus douloureuses. Couché sur le dos depuis quatre jours, il peut maintenant se tourner légèrement sur le côté.

Le 1er septembre et jours suivants, la suppuration continue, le pus s'échappe aussi par la partie inférieure de l'invagination.

Le 6. Content de son état, et désirant retourner à son domicile, le malade se fait transporter chez lui sur un brancard, après avoir eu la précaution de se faire entourer l'aine d'un spica fortement serré.

Le 10. Plus de suppuration ; la cicatrisation et les adhérences semblent déjà assez fortes pour qu'il soit permis à une main prudente toutefois d'opérer de légères tractions sur le scrotum invaginé. Cependant l'entonnoir ou la partie inférieure du doigt de gant, que l'on a simulé en refoulant la peau des bourses dans le canal inguinal, reste la dernière à se réunir, mais les tissus se rétractent d'une manière étonnante, et le point de la cicatrice est si peu visible, qu'un œil bien exercé s'en apercevrait à peine.

Le 18. Il va très-bien ; il reprend dans des aliments toniques les forces que lui avait fait perdre le régime auquel il s'était assujetti.

Le 20. Muni de son bandage, il peut descendre du lit et faire plusieurs fois le tour de sa chambre. Le lendemain et jours suivants, il recommence la même épreuve, sans qu'il en ressente la moindre gêne.

Le 25, vingt-neuvième jour de son opération, il put sortir en voiture, marcher à pied, et, depuis cette époque, il se fait un plaisir de déclarer qu'il n'a jamais reconnu sur lui le plus faible signe de reproduction de la hernie.

Observation 14e. — *Histoire d'une hernie inguinale opérée par M. le professeur Gerdy, suivant sa méthode, sur la personne du docteur F.-N. Lenger, et rédigée par lui-même.* — En 1833, en été, il me survint spontanément un épiplocèle inguinal externe du côté gauche. M'étant entouré de conseils plus éclairés dans l'art que les miens, je fus conduit à porter un brayer, me promettant, sur la foi des auteurs, une cure radicale par l'emploi de ce bandage seulement, continué pendant trois à quatre mois. Au bout de ce temps, me croyant guéri, je négligeai pendant un certain temps le bandage, et la hernie parut effectivement ne plus vouloir reparaître, lorsque tout à coup, à la suite d'un rire violent, je la trouvai sortie plus grosse que jamais, car elle dépassait de plusieurs lignes l'ouverture inguinale externe. J'ai repris depuis mon bandage, car elle n'eût plus laissé passer un jour sans paraître, si je ne l'eusse maintenue par le brayer. Il faut le dire cependant, il n'a pas toujours suffi, car malgré ce moyen j'ai souvent trouvé ma hernie descendue jusque dans les bourses. Enfin j'ai essayé plusieurs brayers de forme différente et faits par de grands maîtres, mais j'ai été forcé de conclure que quelque bien que ces instruments soient faits, ils ne laissent pas moins que d'être très-gênants et peu fidèles.

Ayant donc porté près de trois ans cette infirmité qui me dérangeait fort peu, il est vrai, et ne me causait aucun embarras, excepté celui de porter continuellement et à jamais un brayer, car il n'y avait dès maintenant plus une ombre d'espoir de pouvoir en être débarrassé par ce moyen seul, je vins à Paris dans l'intention d'y perfectionner mes études de médecine et de me débarrasser de cette infirmité, s'il se pouvait, par l'opération proposée naguère par M. le professeur Gerdy, dont j'avais déjà lu avec beaucoup d'empressement et d'intérêt quelques détails dans les journaux de médecine. Je m'empressai donc de voir cette opération et d'en poursuivre le traitement consécutif pour m'assurer par moi-même du résultat de l'opération. Comme, de cinq opérés, je n'en ai vu aucun qui ait éprouvé le moindre accident, le moindre danger, je me suis résolu de consulter M. Gerdy sur le cas que je présentais. Il m'examina avec beaucoup d'attention et de bienveillance, et, comme il trouva l'opération très-possible, nous désignâmes le lendemain, 21 juillet, à cet effet. Il m'ordonna de prendre quelques verrées d'eau de Sedlitz, afin de me procurer quelques évacuations pour éviter tout dérangement durant les premiers jours de l'opération. J'ai gardé le lit le lendemain pendant la matinée, et, vers les deux heures, M. le professeur Gerdy, accompagné de M. Donnellan, professeur à Dublin, et de quelques autres médecins, exécuta l'opération de l'invagination enchevillée.

Remarques du malade. — Comme malade, on pourra me demander : L'opération fait-elle grand mal, et comment la douleur est-elle partagée? Je dirai que le passage des aiguilles à travers la peau a été pour moi le temps le plus douloureux de l'opération, et surtout lorsqu'elles durent franchir la peau extérieure, quoique M. Gerdy ait eu la précaution de tendre la peau avec ses doigts et faciliter ainsi leur sortie. La douleur n'est cependant que momentanée et très-supportable. Le second temps, celui du serrement des fils, est le moins douloureux, parce qu'il cesse de les serrer davantage lorsqu'une douleur un peu forte se manifeste ; malgré cela cependant, il devient le plus douloureux, car les effets des deux autres temps cessent immédiatement, tandis que les siens se continuent jusqu'à ce qu'on desserre ou ôte les fils. Le troisième temps (la cautérisation), que les malades redoutent le plus, donne une sensation de chaleur qui devient forte, même brûlante pendant un moment, et qui en général produit une douleur sourde et passagère, car au bout d'une à deux minutes elle décroît pour disparaître entièrement en quatre ou cinq minutes.

L'opération terminée, je fus remis dans mon lit dans une position demi-fléchie, les bourses soutenues par un suspensoir. La douleur qui me restait était uniquement entretenue par les deux sutures, qui m'occasionnaient un sentiment de gêne, de tension et de plénitude que je ressentais dans le canal inguinal, et qui s'est prolongé fort avant dans la nuit et s'accroissait au moindre mouvement, tout tiraillement excitant une douleur assez forte.

La faculté m'ayant été laissée d'employer quelques compresses d'eau froide sur la partie opérée, afin de calmer la douleur si elle devenait trop forte, j'en ai usé avec avantage. Le soir même j'ai pris quelques cuillerées de bouillon, et j'ai dormi quelques heures de la nuit avec assez de calme. Le lendemain matin 22 juillet, la douleur était moindre que la veille ; mais dans la journée j'ai senti quelque chaleur et quelque battement dans la partie opérée, ce qui m'engagea à continuer l'eau froide ; la douleur au toucher devint très-aiguë, mais cela se bornait à la partie malade, car le ventre n'était pas douloureux du tout, ni au palper ni aux efforts d'inspiration. A sa visite, M. le professeur relâcha un peu l'une des ligatures et me permit de prendre une tasse de bouillon.

Le soir à la brune, j'ai ressenti quelques élancements dans l'endroit opéré, quelques maux de tête et quelques bouffées de chaleur qui me montaient au visage : c'était l'indice d'une fébricule traumatique qui s'établissait; le pouls aussi s'était relevé un peu, mais il restait sans accélération notable; la soif avait augmenté, et le lieu de l'opération ne tarda pas à acquérir plus de chaleur et de tension. Après le premier somme, je me sentis mieux du côté de la tête, et le matin, troisième jour de l'opération, quoique ayant eu une nuit un peu agitée, je me trouvai sensiblement mieux. Dès ce moment je vis que la suppuration s'était déjà établie, le pus sortait le long des fils et par l'embouchure de l'invagination excoriée par le caustique. L'eau froide fut remplacée par une simple compresse. M. Gerdy trouva mon état parfait à sa visite; pas de douleur aux environs de l'endroit opéré; pas de dérangement général de l'économie, et hormis quelques élancements dans la partie, je n'éprouvai plus aucune douleur, si ce n'est un peu le long du trajet du nerf ilio-scrotal, dont peut-être un filet aura été compris dans une des ligatures. M. le professeur relâcha encore l'autre suture et me permit la continuation de l'usage du bouillon.

Le quatrième jour, j'ai trouvé la suppuration plus copieuse et la douleur si bien amendée que je pouvais me coucher sur le côté droit, dans la position demi-fléchie, s'entend. J'ai pris double portion de bouillon, et j'ai très-bien dormi la nuit. Le lendemain, cinquième jour de l'opération, M. le professeur ôta les ligatures. Comme dès ce moment il n'y avait plus d'accident à craindre, M. le professeur me déclara convalescent, me permit de manger un peu, et m'ordonna un lavement.

Voici quel était l'état de la partie opérée à cette époque. Le pourtour de l'embouchure encore béante de l'invagination était enflammé, excorié et en suppuration; le trajet de la peau invaginée, tuméfié, dur et peu sensible au toucher, était large de 4 à 5 lignes au milieu, plus large en haut et en bas; les ouvertures des points d'aiguille laissaient suinter quelques gouttelettes de pus à la pression exercée au pourtour, dont l'engorgement, formé en grande partie par la peau invaginée et adhérente, s'étendait à un demi-pouce au-dessus des points avant occupés par les fils. On pouvait très-bien s'assurer par le toucher que cette dureté, facile à circonscrire, était formée par la peau rentrée et fixée dans le canal, et que des adhérences déjà contractées étaient assez fortes pour les empêcher de céder à aucune manipulation. Les tractions faites par M. le professeur, au moment d'ôter les ligatures, et assez fortes pour produire quelque éraillement, s'il eût été possible, viennent confirmer cette assertion.

Les sixième, septième et huitième jours, pas de changement notable; même régime; pansement simple; la suppuration continue à marcher, mais en diminuant.

Neuvième jour, la quantité de pus est moindre encore que les jours précédents, et deux points d'aiguilles ont déjà fermés. La tuméfaction inflammatoire du pourtour décroît, et l'embouchure de l'invagination commence à se rétrécir; régime d'un homme bien portant.

Les dixième et onzième jours, même état à peu près; un autre trou d'aiguille est également bouché et le quatrième suppure à peine; le trajet de l'invagination devient plus dur, mais diminue en largeur.

Le douzième jour n'a rien présenté de remarquable. Le treizième, les quatre ouvertures des aiguilles étaient fermées : il ne restait que quelques ulcérations du scrotum, produites par l'action du caustique, et l'embouchure du refoulement de la peau à cicatriser, et elles sont en bonne voie.

Les quatorzième, quinzième et seizième jours, rien à noter; le dix-septième, tout était cicatrisé; et le dix-huitième, m'ayant préalablement appliqué un spica de l'aine pour maintenir les choses en place et prévenir tout accident, je me suis levé quelques heures, avec la précaution de me tenir, le plus qu'il m'a été possible, dans une position horizontale. J'ai continué ainsi de me lever plusieurs heures de la journée, en augmentant progressivement, et avec toutes les précautions exigées contre la déchirure des cicatrices et la sortie des viscères.

Disposition de la partie opérée au vingtième jour.

Le testicule se trouve refoulé un peu en arrière et en bas, à cause du bouchon formé à l'anneau; le cordon spermatique est refoulé en arrière, et plus en dehors que celui du côté droit; le trajet du bouchon a un pouce et quelques lignes de longueur, et s'étend du niveau de la racine de la verge jusqu'à 3 lignes au delà de l'anneau inguinal interne. Il forme un cordon dur, de 9 lignes à peu près de diamètre en haut et en dehors, où il a été maintenu par les anses de fil, moins large à sa partie moyenne et inférieure, où il ne forme plus qu'un cordon dur insensible.

Quelques efforts de toux exercés avec beaucoup de ménagement et de précaution m'ont fait sentir que les viscères se portaient de préférence vers ce côté-là, et que, malgré le bouchon qui doit rétrécir la grandeur anormale de cette ouverture, il tend encore quelque chose à s'échapper, qu'un malade, moins averti de ce qui se passe, prendrait pour de l'air qui tend à se faire jour.

La suite nous apprendra s'il n'y a plus rien à craindre pour la réapparition de la hernie (1).

Observation 15e. — *Hernie inguinale datant de la première enfance; opération par invagination. Guérison.* — M. C..., étudiant en droit, porte depuis son enfance une hernie inguinale droite; dès l'âge de trois ans, elle existait déjà, à ce que lui ont dit ses parents. Cette hernie lui causait peu d'incommodité, jamais de coliques; quelquefois cependant il y avait des douleurs vers l'anneau, lorsque la hernie venait à s'échapper. Ces douleurs se manifestaient aussi après un exercice un peu violent, la chasse, l'équitation, etc.; jamais M. C... n'avait fait usage de brayer. La hernie rentrait avec une extrême facilité, et l'on se contentait de maintenir le scrotum soutenu avec un suspensoir; la hernie était cylindrique et offrait environ 2 pouces de long sur 1 de diamètre. Le malade a remarqué qu'elle sortait plus fréquemment et qu'elle devenait plus volumineuse l'été que l'hiver; l'orifice de l'anneau était excessivement étroit, à peine l'extrémité du petit doigt pouvait-elle y

(1) Le malade ne m'a plus donné de ses nouvelles et ne m'a rien appris.

être introduite. Avant l'opération, le malade s'exerça à dilater l'anneau avec son doigt, afin de rendre l'invagination plus facile.

Opéré le 12 *juillet* 1836. — L'opération fut peu douloureuse; deux points de suture furent appliqués, et la cautérisation, faite avec l'ammoniaque, détermina d'assez cuisantes douleurs.

La constriction déterminée par les fils était gênante, mais non douloureuse. Le jeudi soir (13), le fil externe fut enlevé, et le vendredi matin on en fit autant du second.

Depuis lors il ne s'est manifesté aucun accident, seulement il survint une constipation assez opiniâtre qui ne put être vaincue que par des lavements purgatifs.

Observation 16e (par Vulfranc Gerdy). — *Hernie opérée par l'invagination; guérison.* — Le nommé Guimberteaux (Étienne), âgé de quarante ans, sans état, garçon, né à Blanzin (Charente), demeurant à Paris, rue de Rohan, 18, est entré à Saint-Louis le 15 juillet 1835.

Cet homme, d'une assez forte constitution, d'une famille bien portante, et sans infirmités, ressentit, en faisant un effort pour mettre une botte, un craquement dans l'aine droite, et bientôt après il y vit apparaître une hernie. Il prit un bandage qui contenait les intestins, mais qui le gênait toujours beaucoup lorsqu'il était obligé de marcher un peu longtemps, et, par cette raison, il le quittait fort souvent. Ennuyé des incommodités que cette maladie lui causait, et qui lui devinrent tout à fait insupportables, parce qu'il était d'ailleurs un peu hypochondriaque, il s'adressa à mon frère, en lui déclarant qu'il ne pouvait plus vivre avec sa hernie, et qu'il voulait à tout prix en être débarrassé; il venait demander l'opération, quoiqu'on lui en eût parlé comme d'une chose grave et fréquemment mortelle.

Il offrait une hernie inguinale externe du côté droit, facile à réduire, et du volume d'un œuf de poule environ; l'ouverture en était étroite, admettait difficilement l'extrémité de l'index et ne permettait pas de l'enfoncer bien profondément. L'état du malade était d'ailleurs assez satisfaisant, quoiqu'il eût parfois des coliques assez vives qu'il avait contractées en Espagne; c'était surtout dans les temps chauds qu'elles se faisaient encore ressentir. Du reste, la santé était bonne. Mon frère consentit donc à opérer Guimberteaux, et, après avoir calmé son esprit, qui était dans une sorte d'exaltation, et rectifié ses idées sur la gravité de l'opération, il la pratiqua le 16 juillet.

Un phlegmon d'étendue et d'intensité modérée s'établit, comme d'habitude, autour de l'invagination, et il y eut une fièvre peu forte. Le 21 juillet, on enleva deux des points de suture, et le troisième fut ôté le 22 au matin, six jours après l'opération. Il n'y avait point de douleurs violentes, et l'inflammation continuait de se maintenir dans des limites avantageuses; la suppuration était assez bien établie et se faisait toujours par les orifices des points de suture et par l'ouverture du cul-de-sac, qui n'avait point été fermée par une suture extérieure. Cette ouverture était au niveau de la racine de la verge, par suite de l'étroitesse de l'anneau et de son abaissement.

Au 28 juillet, douze jours révolus après l'opération, la résolution du phlegmon était presque entièrement opérée. Il y avait toujours de la suppuration à l'orifice du cul-de-sac, qui présentait l'aspect d'un petit ulcère enfoncé et allongé en travers, et il sortait encore un peu de pus par l'orifice de quelques-uns des trajets des fils; mais il n'y avait presque plus de douleur, et il restait seulement un léger engorgement. Lorsque le malade faisait un effort un peu énergique et brusque, il le sentait encore se transmettre en cet endroit, mais sans que rien ressortît ou parût tendre à ressortir par le canal herniaire. Du reste, il lui était recommandé de s'abstenir autant que possible de tout effort pareil.

Quelques jours plus tard, la suppuration était tarie, la cicatrice terminée, l'engorgement continuait de se dissoudre, et bientôt le malade put se promener en portant, par précaution, un bandage pour soutenir la partie. Vers la fin d'août, il fut présenté à l'Académie des sciences dans l'état le plus satisfaisant; il ne restait plus de traces apparentes de l'opération, si ce n'est une petite cicatrice de deux lignes de diamètre, à peine visible, dans le point correspondant à l'orifice du cul-de-sac, et, derrière cette cicatrice, un noyau comme ligamenteux, qui s'unissait à la circonférence de l'anneau, parfaitement fermé. On pouvait faire tousser cet homme fortement sans que rien se dérangeât et sans que les intestins montrassent la moindre tendance à ressortir par le canal oblitéré. Depuis lors cet opéré a continué assez longtemps encore de porter un bandage, avec lequel il a pu sans inconvénient se livrer à toutes sortes d'efforts; il a même été employé à des travaux très-pénibles chez un marchand de vins en gros, et la hernie n'a point reparu. Enfin il est actuellement employé à Saint-Louis; depuis plusieurs mois, il ne porte plus de bandage, et la guérison ne s'est pas démentie.

OBSERVATION 17e. — *Hernie inguinale opérée, suites heureuses et simples; invagination, phlogose modérée; guérison immédiate; astringents et bandage.* — Eustache (Louis), vingt-cinq ans, profession de crinier, rue du Faubourg-du-Temple, 95, a deux hernies inguinales survenues peu à peu et sans que le malade s'en aperçût, si ce n'est quinze jours avant son entrée à l'hôpital Saint-Louis, le 17 janvier 1837; il est vigoureux, bien portant. Les deux anneaux inguinaux sont larges, surtout celui du côté droit; on y introduit facilement le doigt. La hernie rentre et sort avec la plus grande facilité.

L'opération fut pratiquée (du côté droit seulement, par prudence) le 4 février, par l'invagination avec suture enchevillée; à la suite de l'opération, il n'y eut aucun incident, ni fièvre ni douleur du ventre. — Le 7, on enleva les fils; il se fit un peu de suppuration par les ouvertures qu'avaient laissées ces fils. — Le 14, cette suppuration était tarie. — Le 12 mars, M. Gerdy essaya l'usage d'un emplâtre astringent sur le lieu qu'avait occupé la hernie; le malade commence à se lever, l'aine étant comprimée par un spica.

Le retard de l'envoi du bandage inguinal demandé empêche le malade de sortir; il quitte enfin l'hôpital bien guéri de sa hernie inguinale droite. La cure de la hernie gauche fut renvoyée à une autre époque.

Vers la fin de mai 1837, ce malade se présente à M. Gerdy, et la cure s'est bien maintenue. Il promit de se représenter de temps en temps, mais il a oublié sa promesse.

OBSERVATION 18e. — *Hernie inguinale opérée le 14 juin 1837, guérison et sortie le 5 juillet.* — Le 8 juin 1837, est entré le nommé Bourguignon (Bernard), perruquier, âgé de vingt-sept ans. Cet homme, doué d'une constitution forte et robuste, porte une hernie inguinale oblique du côté droit depuis environ quatorze mois; il en attribue la cause à un effort qu'il fit en soulevant une femme et en la portant à bras tendus. Comme il était pris de vin, il n'éprouva qu'une légère douleur à laquelle il fit peu d'attention d'abord; cependant le soir, avant de se coucher, il s'aperçut d'une petite grosseur dans l'aine. La hernie fut douloureuse jusqu'à ce que le malade prît un bandage qu'il garda six mois. Pendant quelque temps, la hernie fut ainsi maintenue; mais après, elle s'échappa par le bord inférieur de la pelote. Alors un suspensoir remplaça le bandage, qui fut abandonné; pas de circonstances héréditaires.

La hernie est du volume d'un œuf de poule; elle gêne la marche, elle est intestinale et facilement réductible. L'ouverture qui lui livre passage est large et peut facilement être explorée par le doigt, qui pénètre jusqu'à l'orifice supérieur de l'anneau; tout le trajet du canal est uniformément dilaté, et sa direction est oblique.

L'opération est pratiquée le 14 juin par l'invagination avec suture enchevillée et cautérisation ammoniacale.

Après la suture faite, ce temps de l'opération a paru être le plus douloureux pour le malade, qui a manifesté sa douleur par un cri. Porté à son lit, il fut couché sur le dos, les cuisses à demi fléchies sur le bassin et maintenues dans cette position par des coussins, la tête relevée au moyen d'oreillers; par ce moyen, les muscles abdominaux sont dans le relâchement. Un petit coussin et des compresses soutiennent le scrotum. — Eau de gomme, diète; compresses froides sur les points de suture.

Le 15. Le malade a dormi la nuit; la pression autour de la ligature n'est sensible que dans l'étendue d'un pouce à partir de celle-ci. Il s'écoule de la sérosité purulente par le point cautérisé. Même prescription.

Le 16. La douleur, au palper, s'étend quelques lignes plus loin; le point cautérisé rend de la suppuration en plus grande abondance. — Compresses d'eau froide sur la suture.

Le 17. Les ligatures sont relâchées, une gouttelette de pus s'échappe de la base des fils. La douleur n'a pas augmenté en étendue ni en intensité; la langue est blanchâtre. Le malade demande à manger. — Bouillon coupé; boissons pectorales.

Le 18, les fils sont retirés; le point cautérisé suppure toujours. — *Ut supra.*

Le 19. On écarte avec une pince les points où siégeaient les ligatures, afin de faire écouler la sérosité purulente; la sensibilité diminue à la pression. — Bouillon; un œuf.

Le 20. La douleur est nulle par la pression; la peau cautérisée fournit encore du pus. — Le quart.

Le 23. Le malade va très-bien; les points correspondants à la suture sont cicatrisés. La peau du scrotum, refoulée, est fortement adhérente et ne cède pas à la traction.

Le 28. La suppuration produite par l'ammoniaque sur la peau invaginée est suivie de la formation d'un cordon dur, fibreux, qui occupe le canal inguinal. Repos au lit continué.

Le 1er juillet. Les choses sont en bon état; le bouchon ou cordon a un peu diminué de volume; le canal est rétréci. On commande un bandage ordinaire de douze livres de pression, que le malade devra porter pendant six mois au moins.

Le 8. On ne permet pas encore au malade de se lever. La peau du scrotum, au niveau de l'invagination, est un peu déprimée et comme adhérente aux parties profondes; le bouchon a diminué de volume.

Le 15, le malade se lève et se dispose à sortir de l'hôpital.

Observation 19e. — *Hernie opérée sans cautérisation, le 5 juillet 1837, guérison et sortie au bout d'un mois.*—Le 20 juin 1837, est entré le nommé Bémers (François), âgé de vingt-cinq ans, ébéniste, demeurant rue de Charenton, 86. Ce jeune homme est fort et jouit habituellement d'une bonne santé; seulement, il y a quatre mois, il a eu la cuisse cassée, à la suite d'une chute. La consolidation est aujourd'hui parfaite, et le malade marche avec des béquilles. Une hernie inguinale oblique du côté droit existe chez lui depuis douze ans; elle est survenue peu à peu et sans cause connue. Après avoir occupé assez longtemps l'anneau, elle est descendue dans les bourses; jamais elle n'a cessé d'être réductible. — Nulle circonstance d'hérédité appréciable. La hernie, à l'entrée, est réductible; l'anneau est dilaté, le doigt indicateur y pénètre profondément en refoulant la peau du scrotum.

L'opération est pratiquée par le procédé du professeur, le

5 juillet. Un lavement purgatif a été administré au malade le matin de l'opération. La peau refoulée comme à l'ordinaire, l'instrument a facilement fait pénétrer le premier fil; mais le second a été coupé par le tranchant de la pointe au moment de sa sortie du conducteur, circonstance qui a nécessité une seconde piqûre, qui s'est faite d'ailleurs sans aucun accident. Les fils ont été rapprochés et noués en rosette sur la cheville externe; pas de cautérisation ammoniacale. Le malade est rapporté à son lit et placé de manière que les muscles abdominaux soient relâchés et le scrotum relevé par un coussin disposé *ad hoc*. — Eau de gomme; diète; compresses froides.

Le 6. Le malade va très-bien, il a dormi la nuit; pas de fièvre; la douleur est tout à fait circonscrite autour des points de suture. — Compresses d'eau froide sur les points de suture.

Le 7. La douleur est peu sensible à la pression, elle s'étend à peine à un pouce en circonférence; une sensibilité plus grande suit le trajet des nerfs en haut et en dehors, dans l'espace de cinq ou six pouces. La ligature est un peu relâchée par le chirurgien. — Un bouillon léger.

Le 8, même état. S'il survenait de la douleur, on enlèverait la ligature dans la journée. — Un potage.

Le 9. Un peu de suppuration se manifeste autour des points de suture, un peu de rougeur circonscrite se remarque sur ces points. On relâche les fils de manière qu'ils n'irritent les points en contact que par leur seule présence. — Quelques bouillons, du potage.

Le 10. Le malade n'a pas dormi la nuit; la douleur est vive vers la région de l'aine; les points de suture laissent écouler du pus. Les parties réfléchies forment un tampon saillant et très-volumineux dans la direction du canal; la peau réfléchie paraît adhérente, *quoique, pour la première fois, M. Gerdy n'ait pas employé d'ammoniaque;* les fils sont retirés.

Le 11. Le malade a bien dormi; un peu de pus sort par les traces de ligature; le bouchon volumineux formé par l'inflammation des parties invaginées est sensible à la pression. Le malade demande à manger; il n'y a pas de contre-indication, on lui donne le quart.

Le 12. Le malade continue d'aller très-bien; il ne sort qu'une goutte de pus par le trou des fils. — Même prescription.

Le 15. Toute suppuration et toute douleur ont complétement cessé; le malade mange les trois quarts. Le bouchon est volumineux et peut être comparé, pour la forme, à une hernie intra-inguinale qui soulèverait le pilier antérieur et le canal inguinal.

Le 22. Le bouchon a diminué de volume, l'adhérence est complète; le malade est dans les conditions les plus favorables.

Le 30. Le volume de la tumeur est sensiblement réduit; l'ouverture externe du canal est sensiblement rétrécie : tout fait espérer une réussite des plus complètes. On permet au malade de se lever pour la première fois; on lui recommande l'usage d'un bandage pendant six mois. Il sort, quelques jours après, de l'hôpital.

Observation 20e. — *Hernie inguinale gauche traitée par la méthode de M. Gerdy, pour la cure radicale; observation ordinaire.* — Gillet (Théodore), âgé de dix-huit ans, fondeur, d'une bonne constitution, vient à la Charité le 13 février 1841, avec le désir d'être opéré d'une hernie inguinale gauche qu'il porte depuis six ans, et qui a été produite, dit-il, par un coup de genou donné par un de ses camarades en jouant.

Le 23 du même mois, M. Gerdy pratique l'opération selon son procédé ordinaire, qui consiste à invaginer la peau du scrotum dans le canal inguinal, et à l'y retenir par un point de suture qui traverse la paroi abdominale.

Aucun accident ne survint; l'inflammation fut très-modérée; *les fils furent enlevés après le troisième jour;* la suppuration fut presque nulle, et aucun trouble général ne se montra. Aujourd'hui, six mois après, le malade est dans l'état le plus satisfaisant; il se porte comme avant son opération. Les adhérences du canal inguinal seront-elles assez solides pour empêcher la hernie de reparaître?

Observation 21e. — *Invagination enchevillée; guérison en un mois.* — En mars 1841, est entré Simon (Jean-Baptiste), âgé de trente-neuf ans, garde d'artillerie à Valenciennes.

Depuis 1828, il est affecté d'un hernie inguinale du côté gauche; cette hernie rentre et sort d'habitude avec la plus grande facilité. Son volume est égal à celui d'un petit œuf; elle descend jusque dans le scrotum quand le malade marche longtemps ou fait des efforts répétés.

Le malade écrivit de Valenciennes à M. Gerdy pour lui demander instamment d'être opéré par lui, ne pouvant pas, disait-il, supporter la vie plus longtemps, si on ne le débarrassait pas de cette incommodité. M. Gerdy lui répondit qu'il avait besoin de le voir pour prendre une décision ; le malade partit immédiatement pour Paris, et sollicita plus vivement que jamais la faveur d'une opération.

Le canal inguinal était peu dilaté, la hernie facilement contenue, et d'ailleurs le sujet était d'une constitution des plus robustes. L'opération fut pratiquée par M. Gerdy, le 29 mars 1841, par une invagination enchevillée. Dans la journée même de l'opération, le malade fut pris d'une légère bronchite, par suite d'un refroidissement ; le lendemain, comme il toussait beaucoup, on appliqua sur l'aine un spica destiné à maintenir cette région dans l'immobilité, et à contenir la hernie, dans le cas où elle serait poussée au dehors.

Les 30 et 31, même pansement ; le 31, les fils étant détachés, on les avait ôtés. Pendant quelques jours, il y eut un peu de rougeur des téguments et un peu de sensibilité sur la région inguinale ; c'est à peine si les trous destinés au passage des fils laissèrent suinter quelques gouttelettes de pus. On sentait tout le long du canal un noyau d'engorgement indiquant le lieu et la direction du travail inflammatoire.

Le cinquième et le sixième jour, la toux n'existant plus, on ôta le spica, qui fut remplacé par des cataplasmes.

Les jours suivants, la rougeur de la peau et l'engorgement léger de l'aine diminuèrent de plus en plus.

Enfin le malade, parfaitement guéri, put quitter l'hôpital le 28 avril 1841, un mois après l'opération.

OBSERVATION 22e (citée malgré sa rédaction négligée). — *Deux hernies inguinales opérées successivement. Guérison ; récidive au bout de* vingt-deux *mois.* — Maus (Théodore), quarante-six ans, carrier, garçon, né à Busbach (duché du Bas-Rhin) ; toujours bien portant jusqu'au moment où il lui survint deux hernies. Il a été cinq ans militaire, sans s'apercevoir de rien d'anomal du côté des aines ; il marchait volontiers, était fort, et a successivement fait, sans trop de fatigue, les travaux d'agriculteur, de soldat, de fondeur, et enfin de carrier. Il a, dans ces dernières années, fatigué beaucoup ; il faisait des efforts fréquents, mais ne toussait presque jamais. Aussi ces deux hernies sont survenues subitement. Il s'est aperçu d'abord de celle du côté gauche, qui avait pris de suite le volume de l'extrémité du pouce, en faisant un effort violent pour soulever une pierre. Il resta six jours avec sa hernie et sa douleur de reins, ne gardant pas le repos, mais travaillant très-peu. Le troisième jour qui suivit l'accident, il s'aperçut de la hernie droite, qui était grosse comme une noisette, et resta stationnaire jusqu'au moment de son entrée à l'hôpital, tandis que celle de gauche augmenta un peu. Il entra donc à l'hôpital. M. Gerdy, indécis sur l'opération, le garda six jours en lui tenant le ventre libre, puis se décida à une opération. Il n'y avait du reste pas de coliques vives, mais une sensation de barre au niveau de l'ombilic, et aucun symptôme du côté des organes génitaux. Les deux opérations furent faites à dix-huit jours d'intervalle. M. Gerdy pratiqua l'invagination de la peau du canal inguinal; cette opération ne fut suivie d'aucun accident, et, au bout de quelques jours, on n'eut plus qu'à examiner ses résultats curatifs. Après dix-huit jours, l'opération fut faite à gauche, et l'invagination poussée beaucoup plus loin ; au bout d'une quinzaine, le malade, allant très-bien, se leva. Il avait dans l'aine un bouchon dur, un noyau, qui est allé en se fondant depuis; quelques jours après (deux mois après son entrée), le malade sortit, débarrassé de ses hernies et portant un bandage inguinal double. Il est ainsi resté un an, portant le bandage, sans rien éprouver de particulier ; puis il travailla vingt-deux mois sans bandage, et sans que la hernie se reproduisît. Alors, en faisant un effort considérable, la hernie reparut à gauche, presque aussi grosse qu'avant. Celle de droite se remontra aussi, mais plus petite ; il fit rentrer ses hernies et reprit son bandage : aucun trouble dans les garde-robes. Pendant ces trois dernières années, en gardant son bandage, il continua de travailler sans être tourmenté par ses hernies ; la douleur des reins lui revenait de loin en loin et durait peu. Il y a trois semaines, il fit un nouvel effort, ressentit une violente douleur de reins des deux côtés, et les deux hernies, sans le faire bien souffrir, grossirent sensiblement malgré son bandage usé, qu'il serrait moins à cause de cela. La douleur de reins se calma après quelques jours par les antiphlogistiques; les deux hernies sont plus grosses qu'un œuf de poule, celle de gauche surtout, quand le malade la fait sortir librement; celle de droite ne sort plus, et celle de gauche elle-même rentre très-facilement sous la main.

Assez d'exemples d'observations simples par leur suite; passons à des cas compliqués d'accidents.

QUATRIÈME SÉRIE. — OBSERVATIONS DE CAS COMPLIQUÉS D'ACCIDENTS

Observation 23e (rédigée par M. Beaugrand, interne). — *Hernie inguinale double; opération par invagination des deux côtés successivement, accidents inflammatoires. Guérison par les antiphlogistiques immédiatement.* — Millot, tourneur en bois, âgé de vingt-trois ans, d'une assez bonne constitution, n'a jamais eu personne dans sa famille attaqué de hernie. Il y a environ six ans, sans cause appréciable, il s'aperçut de l'apparition d'une tumeur dans l'aine droite; peu de temps après, il s'en manifesta une seconde dans l'aine gauche; en moins d'un an elles avaient acquis le volume d'un œuf. Le malade, continuant de se livrer à ses travaux habituels sans maintenir les hernies réduites par un bandage, ressentait par moments des coliques assez vives, était souvent constipé, mais digérait très-bien toute espèce d'aliment; quand il était couché, les intestins rentraient d'eux-mêmes. Les tumeurs ayant fini par acquérir le volume du poing, il vint de Lyon à Paris, dans le but de subir une opération pour échapper à cette fâcheuse infirmité. Il entra le 2 juin 1836 à Saint-Louis. Les hernies offrent environ le volume du poing, rentrent et sortent avec la plus grande facilité. Les anneaux sont assez dilatés pour recevoir le doigt indicateur, mais sans permettre de mouvements de latéralité.

Une première opération fut pratiquée à gauche le 16 juin. L'invagination et les piqûres nécessaires pour former deux points de suture et la cautérisation ne font presque pas souffrir le malade. Au bout de trois jours révolus, les fils sont enlevés;

la suppuration se fait très-bien, sans abondance marquée. L'engorgement phlegmoneux du tissu cellulaire environnant le cul-de-sac établit bientôt une adhérence très-solide qui obturait et fermait exactement le passage aux intestins. En peu de temps, l'orifice de l'invagination est réduit à un pertuis de quelques lignes. Au bout d'une quinzaine de jours, il survient des douleurs dans le ventre, le pli de l'aine devient rouge et douloureux. Cinquante sangsues arrêtèrent tous les accidents. L'état de constipation habituel du malade ne pouvait être vaincu que par des lavements purgatifs.

Une seconde opération a lieu à droite le mercredi 12 juillet; elle fut pratiquée de la même manière que la première fois, mais fut accompagnée d'une douleur plus vive. Le premier jour se passa très-bien; mais, dans la journée du lendemain, il survint de la douleur et du gonflement, avec sentiment de chaleur dans la partie opérée; les fils furent relâchés à deux reprises, bientôt il survint une réaction générale, la fièvre s'alluma; les yeux et la face étaient injectés, il y avait de la céphalalgie. On pratiqua une saignée dans la soirée. Le lendemain vendredi, deuxième jour, l'état fébrile persistant, on enlève les fils dans la journée; la malade eut plusieurs épistaxis qui n'amendèrent que médiocrement la fièvre; enfin, le samedi, troisième jour de l'opération, une seconde saignée fit disparaître tous les accidents, qui ne se renouvelèrent plus, et le malade guérit.

Observation 24e (par M. Beaugrand). — *Hernie inguinale double; opération par invagination, accidents inflammatoires exagérés arrêtés par* cinquante *sangsues immédiatement.* — Girard (Jacques), terrassier, âgé de vingt-quatre ans, bonne constitution, jouissant habituellement d'une excellente santé, entra à l'hôpital Saint-Louis le 2 avril 1836, pour y être traité d'une double amaurose qui gêne notablement la vision, surtout à droite. Le malade est, en outre, affecté de deux hernies inguinales : 1° l'une à droite, date de huit à neuf ans; elle s'est manifestée tout à coup; il croit, sans pouvoir l'affirmer, que cet accident se montra après avoir soulevé une grosse roue de charrette qu'il voulait graisser; elle grossit peu à peu, et finit par acquérir le volume du poing; 2° l'autre, à gauche, n'est apparue que depuis cinq ou six ans, et s'est développée le lendemain d'une marche forcée ; le malade avait fait quinze lieues ; son accroissement progressif l'amena en peu de temps à un volume plus considérable que celle du côté opposé.

Ces deux hernies étaient très-réductibles, cependant le malade ne portait pas de bandage, et dès qu'il était couché la hernie rentrait d'elle-même. Il n'en résultait pas de troubles dans la digestion ni de coliques ; mais, dans les changements brusques de température, la hernie devenait plus difficile à réduire, et occasionnait même de la douleur en rentrant. L'anneau inguinal droit est très-dilaté, on pourrait y introduire deux doigts ; le gauche est encore plus large.

Opéré à droite le mercredi 6 juillet. La peau invaginée est maintenue à l'aide de deux fils, et le cul-de-sac est cautérisé avec de l'ammoniaque concentrée. Le premier jour se passe très-bien. Le jeudi soir, deuxième jour, il y a un peu de douleur ; on retire le fil externe, l'autre est un peu relâché : il en résulte du soulagement. Le vendredi soir, le retour de la douleur oblige d'enlever le second fil. Le samedi dans la journée, il y a encore de la douleur, avec réaction fébrile générale, fréquence du pouls, céphalalgie, face rouge, yeux injectés (saignée de trois palettes). Le dimanche matin, on constate une inflammation assez notable du tissu cellulaire environnant l'invagination ; une douleur vive existe du même côté, auprès de l'ombilic, et s'étend jusque dans la fosse iliaque, mais sans engorgement. Le soir, cinquante sangsues sont appliquées, et la douleur ne tarde pas à disparaître, mais pour se porter à gauche. Le surlendemain, cinquante nouvelles sangsues sont appliquées sur le point récemment envahi, avec un soulagement marqué ; le noyau phlegmoneux inguinal est désormais borné, et chaque jour les ouvertures que traversaient les fils, qu'on a le soin de tenir libres en y introduisant le bout d'un stylet, laissent écouler une notable quantité de pus crémeux et bien lié. Au bout de neuf à dix jours, la suppuration est complétement tarie, et il ne reste qu'un noyau dur, du volume du pouce, dans le point où la peau a été invaginée. Le malade est sorti au bout d'un mois, parfaitement guéri du côté opéré, promettant de revenir faire opérer le côté gauche. On ne l'a pas revu depuis.

Remarque. — Faut-il faire remarquer l'influence du relâchement, de l'extraction des fils, et des antiphlogistiques, sur la cessation brusque des accidents? Lorsque les faits suivent d'aussi près ceux qui les précèdent, il ne peut guère y avoir de doute sur leurs causes.

Observation 25e. — *Hernie inguinale droite; invagination, abcès. Guérison vérifiée dix-huit mois après, canal inguinal étroit au point que le petit doigt ne peut y pénétrer.* — Le nommé Delâtre, âgé de vingt ans, brossier, s'était aperçu, depuis cinq ans, qu'il portait une hernie inguinale du côté droit. Il fut opéré le 29 juillet 1839, par M. Gerdy, qui lui appliqua son procédé de cure radicale. Il survint des abcès dans le voisinage qui nécessitèrent quelques incisions; cependant, au bout de deux mois, le malade était guéri; il resta encore un mois à l'hôpital (Charité) pour sa convalescence. Aujourd'hui 30 janvier 1841, la hernie n'a nullement reparu, c'est à peine si l'on distingue une petite cicatrice à l'aine droite; il n'y a aucune douleur, aucune gène; le canal inguinal est assez étroit pour que le petit doigt ne puisse y pénétrer. La cure est radicale et parfaite.

Remarque. — L'imperceptibilité de la cicatrice consécutive à l'opération est un fait que remarquent toutes les personnes qui examinent un opéré quelques mois après; on est toujours surpris d'en trouver si difficilement la trace, même en rasant la région opérée.

Observation 26e (rédigée par M. Poumet, interne). — *Hernie inguinale droite; opération, abcès. Guérison en vingt jours.* — Niauld a vingt-trois ans; il entre le 18 avril 1840 à la Charité. Il a une hernie inguinale du côté droit. M. Gerdy l'opère le 5 mai par l'invagination enchevillée.

Le 5 et le 6, rien à noter.

Le 7 au matin, le malade accusait de la douleur dans un point situé en haut et en dehors des sutures enchevillées.

Le 8 au matin, la douleur est plus vive, plus étendue, remonte jusque dans le flanc droit. On desserre les fils. Le soir à cinq heures, M. Gerdy revoit le malade; il enlève les fils et prescrit une potion calmante. Les deux ouvertures abdominales fournissent une suppuration séro-purulente abondante; toute la fosse iliaque interne du côté droit est sensible, douloureuse au toucher, chaude, très-étendue; la pression qu'on y exerce fait sortir le pus par les piqûres abdominales; mouvement fébrile très-prononcé, soif vive, frissons passagers.

Le 9, même état local, état général plus marqué, insomnie, soif plus vive. — Le matin, quarante sangsues sur la fosse iliaque; cataplasme. Le soir, trente sangsues au flanc droit; potion calmante.

Le 10. Quarante sangsues, jul. calmant, cataplasme émollient. La suppuration continue à être abondante; pour faire sortir tout le pus, il faut presser fortement, déprimer profondément la paroi abdominale jusque dans la fosse iliaque interne; car si l'on appuie légèrement, il sort peu ou point de liquide; la douleur ne se dissipe pas dans le flanc droit; au niveau de l'hypochondre il existe un empâtement œdémateux considérable.

Le 12. La suppuration est toujours abondante, mais de meilleur caractère; le pus est jaune, inodore, crémeux; quelques bulles de gaz viennent bouillonner à l'ouverture de la plaie et crever à la surface; un stylet pointu est introduit dans la piqûre abdominale externe, presque perpendiculaire à la paroi du ventre, à une profondeur de 12 à 15 lignes; à la percussion, la fosse iliaque externe ne donne que de la matité. Cette nuit, la céphalalgie a été très-intense, la soif vive, le mouvement fébrile très-prononcé; il y a une épistaxis. — Tilleul, potion calmante; sirop diacode, 15 gr.; cataplasme; bouillon.

Du 13 au 16, tous ces accidents perdent de leur intensité, la suppuration devient moins abondante; la douleur plus supportable, moins étendue; l'empâtement de l'hypochondre droit se dissipe.

Du 17 au 22, disparition complète de tous les accidents. Le malade est remis au trois quarts. La suppuration continue et disparaît du huitième au vingtième jour.

Le 22, on fait un bon pour un bandage. La hernie datait de six ans, s'était formée peu à peu, descendait dans le côté droit du scrotum, présentait le volume du poing; le malade avait voulu la maintenir au moyen d'un bandage, mais la hernie glissait sous le brayer. Le soir, quand il voulait la réduire, il se couchait sur le dos, et tout rentrait facilement et promptement. L'anneau n'est plus dilaté, et permet à la phalangette de mon petit doigt seulement de s'introduire dans son ouverture.

Le 26. Lorsque l'on fait tousser le malade, on voit encore une petite tumeur se former au niveau de l'anneau inguinal droit, mais là elle est moins prononcée qu'à gauche, où il n'y a pas de hernie ; l'impulsion pousse le doigt, et il la reçoit moins fort à droite qu'à gauche ; en pinçant les parties molles, le petit doigt introduit dans l'anneau pénètre, comme avant l'opération, dans toute la longueur de la phalangette ; l'anneau n'est ni plus ni moins dilaté qu'auparavant ; par prudence, et pendant les premiers six mois, le malade portera un bandage herniaire pour soutenir la paroi abdominale.

OBSERVATION 27e (par M. Beaugrand). — *Hernie inguinale droite ; opération par invagination sans cautérisation, deux hémorrhagies capillaires. Guérison.* — M. G... (Léon-Théodore), âgé de vingt-quatre ans, étudiant en droit, d'une constitution assez vigoureuse, né de parents sains, se livrait quelquefois à l'exercice de l'équitation. Il y a un an, faisant un effort, il sentit une douleur dans l'aine droite, et s'aperçut bientôt de la présence d'une tumeur dans cette région. La nature de cette tumeur fut d'abord méconnue par un chirurgien, qui fit mettre dessus des cataplasmes émollients. Le mal continuant toujours, on fit venir un second chirurgien, qui, ayant constaté la nature de la maladie, réduisit facilement l'intestin déplacé, et conseilla l'usage d'un brayer, auquel le malade s'assujettit avec beaucoup de persévérance ; cependant, malgré l'emploi assidu de ce moyen, la hernie s'échappait de temps en temps, et venait faire saillie au dehors. Tourmenté par cette incommodité et par l'inquiétude qu'elle ne prît de la gravité, M. G... se décida à entrer dans une maison de santé et à subir l'opération imaginée par M. Gerdy pour la cure radicale.

L'ouverture herniaire était assez étroite, toutefois on introduisait le doigt indicateur avec assez de facilité. M. Gerdy opéra par l'invagination ; la portion de peau invaginée fut retenue par un seul fil, et l'on omit à dessein de pratiquer la cautérisation ammoniacale dans le cul-de-sac invaginé.

La journée et la nuit se passèrent très-bien ; mais, le lendemain matin, il y avait de la rougeur et du gonflement dans le point opéré. Des cataplasmes émollients appliqués immédiatement n'empêchèrent pas un noyau phlegmoneux de s'établir autour du cul-de-sac invaginé. Le cinquième jour, les fils étant enlevés, les trous par lesquels ils passaient laissèrent écouler une assez grande quantité de pus bien lié. Les jours suivants, la suppuration continua d'être assez abondante; elle se faisait en même temps et par les ouvertures qui donnaient passage aux fils et par l'orifice extérieur de la portion de peau invaginée : ce qui indique bien évidemment une inflammation assez vive de l'intérieur du cul-de-sac et une ulcération avec résorption de sa partie la plus reculée. Le dixième jour à dater de l'opération, une hémorrhagie d'une demi-palette de sang environ eut lieu par l'ouverture du cul-de-sac; mais cet accident n'eut pas de suites graves et ne se renouvela ensuite que le quatorzième jour, mais moins abondamment.

Cependant le noyau inflammatoire assez volumineux dont nous avons parlé ne tarda pas à se dissiper, et au bout de vingt-deux jours on ne sentait plus qu'une masse indurée de la grosseur d'une aveline, remplissant le canal inguinal. Dès cette époque la suppuration se tarit complétement. Au bout de six semaines, le malade, qui pousse la prudence jusqu'à la pusillanimité, consentit à se lever, avec la précaution d'usage de porter un brayer. Au bout de quelques jours, il avait repris ses forces, épuisées par un séjour au lit et une abstinence volontaires trop longtemps prolongés. Le malade toussant et faisant de légers efforts, on ne sent plus rien qui fasse saillie dans l'anneau, complétement oblitéré par la masse de tissu cellulaire induré.

Observation 28e (par mon frère). — *Invagination à trois fils; dysurie, accidents inflammatoires guéris par les sangsues. Guérison immédiate.* — X..., âgé de trente ans, garçon, né à Boz, est entré à l'hôpital Saint-Louis, salle Saint-Louis, n° 48, le 2 septembre 1835.

Ce jeune homme, d'une bonne santé, a été atteint d'une hernie inguinale du côté droit, à l'âge de dix-huit ans, en faisant un effort. Il croit que son père a eu aussi une hernie; mais il n'en connaît pas chez ses frères et dans le reste de sa famille. Ce n'est qu'au bout de deux ans qu'il a commencé de porter un bandage; sa hernie avait alors le volume du poing et descendait jusqu'au fond du scrotum. Depuis cette époque aussi il a remarqué que le cordon spermatique de ce côté était plus volumineux que l'autre. Il n'y a jamais ressenti de douleurs, mais la hernie lui causait beaucoup de coliques; elle ne rentrait que quand il la repoussait avec la main, et sa réduction, du reste, n'a jamais été difficile. Depuis le moment que le malade s'est décidé à porter un brayer, il n'a plus éprouvé les douleurs que sa hernie lui causait auparavant; cependant elle s'échappait encore quelquefois, dans des efforts, malgré le bandage. Enfin une seconde hernie, semblable à la première, s'étant déclarée du côté gauche, il vint, huit jours après, demander un remède à sa position. La hernie droite, volumineuse comme je l'ai dit, s'échappait au-devant du cordon par le canal inguinal, qui était large et admettait facilement l'extrémité du doigt indicateur; la gauche était beaucoup moindre, et le canal, très-étroit, ne pouvait admettre même l'extrémité du petit doigt. On proposa à cet homme d'opérer la première de ces hernies; il y consentit, et l'opération fut pratiquée le 5 septembre, en présence de MM. Sanson, Larrey fils, etc.

L'opération fut faite très-rapidement, parce que l'anneau était assez large pour rendre les manœuvres faciles, et le malade souffrit peu. Mon frère appliqua trois points de suture, et cautérisa ensuite assez légèrement; puis il fit appliquer des compresses d'eau froide. Le lendemain, le malade éprouvait un peu de douleur à l'hypogastre et n'urinait pas; on débarrassa la vessie par le cathétérisme, et la douleur disparut complétement. Le troisième jour, les urines vinrent d'elles-mêmes; mais elles se supprimèrent de nouveau le lendemain, et il fallut encore recourir à la sonde, qui fut employée pendant deux jours : le malade n'en eut plus besoin ensuite. Cependant on avait soin de tenir le ventre libre par des lavements. Les fils furent levés au bout de cinq jours; il y avait peu de gonflement et une inflammation très-modérée. Cependant, comme le malade souffrait un peu, on supprima les compresses d'eau froide et on les remplaça par de petits cataplasmes, avec la précaution de ne pas les faire descendre jusque sur l'ouverture du cul-de-sac et de couvrir seulement la principale partie du phlegmon. L'opéré alla très-bien les jours suivants; mais, le neuvième jour au soir, nous le trouvâmes souffrant. Soit que, comme c'était jour d'entrée publique, on lui eût apporté des aliments et qu'il eût commis quelque imprudence, soit par une autre cause, il éprouva tout à coup un malaise considérable : il se plaignait de douleur au côté droit de la poitrine; il avait la respiration gênée, le pouls fréquent et déprimé, et son facies était un peu altéré. La poitrine n'était point mate; mais, du côté droit, le bruit respiratoire n'était pas bien net. Mon frère prescrivit immédiatement une saignée de quatre palettes et un large vésicatoire sur le point douloureux. Le lendemain matin, la douleur était dissipée, le malade se trouvait mieux, et deux jours après il était très-bien. On supprima le vésicatoire au bout de douze jours. La suppuration des points de suture et du cul-de-sac invaginé fut très-faible, et elle était complétement tarie au quinzième jour. Alors l'invagination était fermée par l'adhérence de ses parois, et il restait seulement aux environs un léger engorgement. Au bout d'un mois, la guérison paraissant bien assurée, on permit au malade de se lever et de marcher avec un double bandage. L'ouverture du côté gauche était un peu resserrée, mais non oblitérée. Cet homme a continué de marcher et de se livrer à toute sorte de mouvements, il a fait les fonctions assez pénibles d'infirmier, et la guérison ne s'est point démentie. Au 30 octobre, le canal du côté droit opéré était bien fermé, et l'on n'y sentait point d'impulsion lorsqu'on commandait à l'individu de tousser et de faire des efforts; il portait toujours son double bandage, et la hernie du côté gauche ne reparaissait pas.

Observation 29e (rédigée par mon frère). — *Invagination ; imprudences du malade qui n'empêchent pas la guérison : conséquences en faveur de la cure palliative et de la répétition de l'invagination.* — X..., âgé d'environ trente-cinq ans, est entré à l'hôpital Saint-Louis le 3 septembre 1835, salle Saint-Louis, n° 65.

Cet homme, d'une constitution athlétique, d'une très-bonne santé, et d'une famille saine et sans hernies, était affecté depuis cinq ans d'une hernie inguinale gauche qui lui est survenue dans un effort; depuis six mois, il lui en était venu une semblable du côté droit. Lorsqu'il entra à l'hôpital, la première était plus grosse qu'un œuf, la seconde un peu moins forte, et elles ne rentraient que quand le malade les repoussait avec la main.

Les deux ouvertures étaient fort larges; la gauche, malgré son ancienneté, l'était un peu moins que l'autre, et néanmoins elle pouvait admettre le pouce dans son intérieur. Aussi mon frère n'avait pas l'intention d'opérer ce malade; cependant, engagé par plusieurs médecins qui désiraient voir ce que pouvait produire l'opération dans un cas pareil, et ce qu'on devait en attendre, il se décida à la pratiquer du côté gauche seulement : elle fut faite le 13 septembre. Trois points de suture furent appliqués ; alors la suppuration était établie, et le cul-de-sac adhérait à la circonférence de l'anneau, qui paraissait bien fermé.

Le malade se leva de lui-même le huitième jour, sans qu'on le lui eût permis, et depuis, il se leva encore plusieurs fois, malgré la défense qu'on lui en avait faite, et sans qu'un bandage fût appliqué pour soutenir la partie opérée. La hernie cependant ne ressortit pas, quoique cet homme eût commis d'aussi graves imprudences. On ne put lui faire porter un brayer qu'au bout d'un mois, à cause de la sensibilité qui subsiste quelque temps après l'opération. A partir de ce moment, il fut employé au service des malades, et il ne mit pas toujours son bandage comme il aurait dû le faire. Néanmoins il n'y eut pas de récidive, et, jusqu'au départ du malade, il ne se passa rien qui annonçât ou qui pût faire prévoir cet accident. Alors l'engorgement était tout à fait dissipé, et l'on put voir parfaitement les résultats de l'opération. Le bouchon de peau que l'on avait introduit dans l'anneau n'occupait plus cette position, soit qu'il fût ressorti, soit qu'il eût été peu à peu détruit par un travail de résorption, et il restait seulement en cet endroit une adhérence assez lâche entre les téguments et l'aponévrose abdominale. Derrière cette partie de peau, qui présentait quelques petites cicatrices à peine visibles, on sentait l'ouverture de l'anneau, qui n'était pas complétement fermée, mais qui était fortement rétrécie, au point que l'extrémité même du petit doigt ne pouvait y pénétrer. En faisant tousser le sujet pendant que l'on tenait le doigt sur cette ouverture, on ne sentait aucune impulsion même éloignée des viscères, aucun relâchement dans les bords de l'anneau, qui était très-ferme et très-résistant; de l'autre côté, par le repos et l'action du bandage, l'ouverture herniaire avait aussi un peu diminué, mais beaucoup moins, et on y introduisait encore facilement l'extrémité de l'indicateur.

Ainsi, quoique cet homme fût dans des circonstances tellement défavorables que mon frère ne voulait pas d'abord l'opérer; quoique par son indocilité il eût compromis le succès autant qu'il était en son pouvoir; cependant, cinquante jours après l'opération, la hernie n'avait pas reparu et ne paraissait pas devoir reparaître. Le sac herniaire était-il resté au dehors et s'était-il oblitéré de manière à s'opposer au retour des intestins, ou bien avait-il été réduit après la hernie et était-il pelotonné et adhérent en dedans de l'anneau, de manière à fermer le passage? Il est probable qu'il existait quelque disposition pareille pour empêcher les intestins de se faire sentir, même au doigt, dans les efforts; et en tous cas, l'étroitesse et la solidité de l'anneau étaient devenues telles que l'usage du brayer devait nécessairement prévenir la récidive de la maladie, résultat déjà très-avantageux et qui suffirait pour légitimer l'opération. D'ailleurs, comme mon frère en a émis l'idée d'après ce fait, il est possible, dans des cas semblables, d'obtenir l'occlusion complète de l'anneau, en répétant plusieurs fois successivement l'opération.

CINQUIÈME SÉRIE. — OBSERVATIONS DE CAS MORTELS

Observation 30e (rédigée par l'interne du service). — *Invagination par double suture, réfrigérants qui ont en partie masqué l'inflammation; phlegmon, pleurésie. Mort.* — Garaux, bien constitué; canal inguinal peu large, permettant cependant l'introduction de l'indicateur. Application de trois anses de fils; opération longue, difficile, faite avec des aiguilles courbes ordinaires, parce qu'on s'est servi d'abord d'aiguilles neuves dont la trempe n'était pas assez dure, et qui se tordaient. L'opération, qui est une des premières pratiquées par M. Gerdy avec des aiguilles emmanchées, date du 11 avril 1835. Le malade se plaignit beaucoup lorsqu'on noua les fils; la peau fut repoussée très-haut, 15 à 18 lignes environ. Un pinceau de charpie, imbibé d'ammoniaque concentrée, fut porté à plusieurs reprises dans toute l'étendue du cul-de-sac; des compresses trempées dans l'eau blanche et une vessie remplie du même liquide furent appliquées sur la région inguinale droite.

Le 12 avril. Le malade a peu dormi pendant la nuit, il a souffert de l'aine; il se plaint également de la tête. L'épiderme de tout le cul-de-sac est soulevé par de la sérosité, il y a vésication; on ne remarque aucune trace d'adhérence; l'épiderme enlevé, on a une surface de couleur rose vif. Deux incisions, longues de 1 pouce et demi, sur le bord de chaque lèvre du cul-de-sac, à trois points de suture extérieure, mettent les parties saignantes en contact; compresses et vessie froides. Une petite artériole, ouverte dans une de ces incisions, fournit une palette et demie de sang environ; on en fait la torsion.

Le 13. Le malade se plaint de la tête; la figure est rouge, animée; la peau chaude, le pouls fréquent; il y a de la fièvre; toux peu fréquente, sèche, éveillant des douleurs dans le lieu de l'opération. Toute la région inguinale est peu gonflée, un peu douloureuse au toucher; la peau circonscrite par les points de suture est peu tendue; elle n'est pas rouge, pas violacée; on n'y observe aucune phlyctène, aucune trace d'érysipèle; le reste de l'abdomen n'est pas douloureux, on n'y remarque rien de particulier. Les fils sont maintenus en place; la peau ne s'ulcère pas, il n'y a pas de suppuration. On continue l'application des compresses d'eau blanche froide et de vessies remplies du même liquide et souvent renouvelées.

Le 14. Même coloration de la face; le regard paraît un peu étonné; lorsqu'on interroge le malade, il paraît incertain de savoir ce qu'il doit répondre; la parole est un peu embarrassée. Je ne puis guère juger de cet état, j'ignore comment il est habituellement; il dort peu, quoiqu'il paraisse assoupi; il tousse toujours un peu. Au-dessus des points de suture, et en remontant un peu vers le flanc, le malade ressent des douleurs vives qui augmentent par une pression même assez légère; il y a en même temps un peu de gonflement; cette partie est plus saillante que ses environs, cependant la peau ne présente pas de changement de couleur, elle est pâle; on serait porté à croire qu'il y a un travail inflammatoire profond, placé soit dans les muscles, soit peut-être dans le tissu cellulaire sous-péritonéal, dans le fascia transversalis. La peau comprise entre les fils est pâle, non tendue, non douloureuse; c'est sur cette partie principalement que portent les compresses et la vessie; on fait appliquer les compresses à la fois et sur le point douloureux et sur le lieu de l'opération.

Le soir, le gonflement paraît moindre; le malade ne trouve pas que la douleur soit diminuée, il me semble cependant supporter la pression avec moins de peine. Aucun travail inflammatoire apparent à l'extérieur, si ce n'est le gonflement, qui paraît moins marqué; mais l'état de la face offre une sorte de stupeur; il en est de même de la céphalalgie et de la chaleur à la peau.

M. Gerdy fait pratiquer une petite saignée au bras; on continue l'application des réfrigérants sur l'endroit douloureux et sur le lieu de l'opération.

Le 15. Le malade a dormi un peu; il se trouve la tête plus libre; la céphalalgie est moins forte; la physionomie exprime toujours l'hébétude, l'étonnement; les mots sont mal articulés; je n'entends pas bien ce qu'il me dit; la douleur est déplacée, elle a monté, c'est un peu au-dessous du bord libre des côtes qu'elle se fait sentir. Toux assez fréquente, douloureuse; la respiration est un peu accélérée, et lorsqu'on dit au malade de respirer largement, il ne le fait qu'avec peine; l'inspiration est arrêtée par la douleur; rien d'apparent à l'extérieur. Il y a quelque chose de particulier dans le regard, on serait porté à croire que le malade est ivre; cet état me semble se rapprocher un peu de l'état typhoïde. M. Gerdy enlève les fils destinés à maintenir en place la peau invaginée; les fils qui réunissent les lèvres de l'ouverture du cul-de-sac restent appliqués. Le soir, état à peu près le même; seulement la respiration paraît plus embarrassée et l'affaissement est plus grand; deux selles dans la journée.

Le 16. État très-grave; teinte jaune de la peau de la face, un peu de délire; je n'entends plus ce que me dit le malade, la parole est fort embarrassée, gênée; le pouls petit et fréquent. Longue incision de la peau, de 5 à 6 pouces, verticale, étendue depuis le bord des côtes jusqu'auprès de la crête iliaque; cette incision ne fournit pas de pus; du reste, elle n'a été faite que pour dégorger; trente-cinq sangsues appliquées sur le flanc droit. Mort dans le milieu de la journée.

Autopsie vingt-quatre heures après la mort. On a ouvert le ventre par en haut, puis on a rabattu la paroi antérieure en bas, en ménageant la région inguinale droite. Le grand épiploon adhère au niveau de l'orifice interne du canal inguinal; ce grand épiploon présente une teinte rouge assez marquée, mais pas de fausse membrane ni de trace de pus; il en est de même de tout le reste du péritoine. La région inguinale, disséquée couche par couche, en allant d'avant en arrière, offre une couche purulente au-dessous de l'aponévrose du grand oblique, qui recouvre toute la face profonde de ce muscle. Le muscle droit du même côté est recouvert également par une couche purulente très-épaisse, comme pseudo-membraneuse; cette couche ne s'étend pas au-dessus de l'ombilic ni au côté gauche de la ligne blanche. Entre le petit oblique et le transverse de l'abdomen, on rencontre une même couche purulente; entre le transverse et le péritoine, dans l'épaisseur du tissu cellulaire sous-péritonéal ou du fascia transversalis, on observe la même altération; mais ici elle est plus étendue que partout ailleurs. Après avoir décollé le péritoine, il est facile de voir que cette couche purulente remonte derrière le transverse jusqu'à ses insertions aux côtes, jusqu'à ses digitations, et dans le côté droit de la poitrine, au-dessous de la plèvre costale et de la plèvre diaphragmatique; il y a un peu d'épanchement purulent dans l'intérieur de cette cavité; toute la surface extérieure de la moitié inférieure du poumon, et principalement sa base, sont recouvertes d'une couche pseudo-membraneuse molle, jaunâtre, assez épaisse.

Le cordon spermatique était intact; les divers points de suture n'avaient pas traversé la paroi postérieure du canal inguinal; je n'ai pas vu la peau qu'on avait invaginée dans l'intérieur du canal inguinal. Après avoir fendu le canal, on a vu qu'il était lisse, tapissé par un prolongement du péritoine qui descendait dans l'intérieur des bourses jusqu'au-dessus du testicule; ce prolongement était le sac herniaire qui adhérait aux parties environnantes et qu'on n'avait pas pu repousser dans l'intérieur de l'abdomen; la cavité de ce sac est spacieuse, de sorte que la hernie se serait remontrée très-probablement dans le cas où cet homme n'aurait pas succombé. Du reste, ce n'est là qu'une probabilité; enfin on n'a rien trouvé ailleurs dans les autres organes.

Remarques. 1° *Sur l'étroitesse de l'anneau.* — Cette étroitesse était due à ce que l'anneau était un peu plus bas que de coutume; ce fait n'est pas rare, je l'ai observé plusieurs fois. 2° *Sur les réfrigérants.* Ils ont masqué l'inflammation; c'est là un danger de leur emploi que je ne connaissais pas alors, et quand on se sert d'eau blanche, celle-ci rend la peau blanche par les composés saturnins qu'elle y dépose. Mais l'action la plus grave des réfrigérants, c'est qu'ils enrhument et font tousser les malades; par là ils aggravent l'inflammation, qu'ils irritent au niveau des fils par les efforts répétés de la toux. Ce danger, aujourd'hui connu, n'est plus à craindre; nous avons le soin de l'écarter. Nous voulons même supprimer l'irritation causée par les fils en n'en employant plus qu'un seul qui n'étreigne point les tissus; nous l'avons déjà fait en 1851 sur Nicier (obs. 12e), et même en 1836 sur Sophie V... (obs. 2e), avec un plein succès. 3° Si alors nous avions eu l'expérience que nous avons acquise depuis, nous aurions enlevé les fils dès que la douleur du flanc s'est fait sentir, le quatorzième jour de l'opération. Quand la douleur s'étend au delà de 2 pouces des piqûres, il ne faut pas hésiter. Voilà la règle, et l'expérience seule pouvait la faire connaître. 4° Ma dernière remarque, c'est que ce malade a succombé à la propagation de l'inflammation au péritoine et surtout à la plèvre.

Observation 31e (recueillie par M. Beaugrand). — *Hernie inguinale droite opérée par invagination; diathèse purulente simultanée. Mort.* — Cet homme, en apparence d'une bonne constitution, est très-irritable et très-sensible; il saute et crie au moindre contact un peu douloureux. Sa conversation est une sorte de délire loquace perpétuel, confondant toutes les choses dont on lui parle, sautant d'une idée à une autre avec une incroyable rapidité; il est impossible de savoir de quelle époque précise datent une hernie inguinale droite et un anévrysme du cœur dont il est atteint, et dont il mêle incessamment l'histoire avec celle de la hernie. Cependant la hernie, d'après ce qu'il est possible de comprendre, remonte à cinq ou six ans.

Opéré le vendredi 26 *août* 1836. L'opération ne présente rien de particulier, sinon que le malade paraît souffrir beaucoup pendant la ponction avec les aiguilles, ce qu'il témoigne par des cris et une sorte de rire nerveux et convulsif. On place deux fils à la manière habituelle; la journée se passe assez bien. Le malade n'accuse pas de douleur dans la partie opérée; rien d'ailleurs. — Diète, boisson rafraîchissante.

Samedi 27. Dans la journée, douleur dans le pli de l'aine; on relâche un peu les fils. Le malade se trouve soulagé; il continue toujours de parler, de s'agiter, de crier à tout instant, parlant avec volubilité. Les nuits, du reste, sont assez bonnes; il se plaint parfois de douleur dans la région précordiale.

Dimanche 28, rien de remarquable.

Lundi 29. Dans la soirée, il se développe du gonflement et de la rougeur dans le pli de l'aine; la nuit est un peu agitée, le malade souffre beaucoup.

Mardi 30. A la visite, tuméfaction et rougeur érysipélateuse de la région inguinale, dans l'étendue de 2 pouces environ; les parties tuméfiées forment autour des fils un bourrelet saillant. On les ôte sur-le-champ; mais la présence des points de suture dans les parties gonflées par l'inflammation a occasionné un étranglement, et, par suite, le sphacèle de la peau étranglée entre les deux chefs du fil externe. Ces fils ôtés, on aperçoit, dans le point qu'ils occupaient, une ulcération gangréneuse grande comme une lentille; l'orifice de l'invagination ne s'est pas réuni, il s'en échappe un peu de suppuration. Toutefois le cul-de-sac invaginé paraît adhérent aux tissus voisins, et ne cède pas aux légères tractions que l'on exerce sur la peau du scrotum. Le malade n'ayant pas été à la selle depuis le jour de l'opération, lavement purgatif.

Les jours suivants, rien de notable dans l'état du malade; cependant l'ulcération fait de nouveaux progrès. Le patient se plaint parfois de douleurs dans la région du cœur, et les battements en sont tumultueux et assez forts; pouls toujours irrégulier et assez fréquent. Dans la soirée du 2 septembre, un peu de frisson; la nuit est mauvaise; agitation très-considérable. Le samedi 3, à la visite, le malade est très-agité; le pouls est toujours irrégulier, mais beaucoup plus fréquent; douleur précordiale, respiration gênée; le malade parle avec plus de loquacité et de déraison que de coutume. L'ulcération s'agrandit encore; elle est plus grande qu'une pièce de 20 francs. Cet état continue pendant toute la journée. Le soir, vers les cinq heures, le malade, ayant pris quelques cuillerées de potage au riz, les rejette presque immédiatement; nuit très-mauvaise, très-agitée. Le dimanche 4, à la visite, oppression très-considérable, râles muqueux qui masquent les battements du cœur, dont la force et l'étendue sont plus obscures que de coutume. (Vésicat. camph.). Journée très-agitée. Lundi matin, à la visite, le malade est presque insensible; on peut piquer, pincer la peau, sans qu'il remue. Cependant les mouvements sont conservés, mais en quelque sorte automatiques. Il n'est plus possible de tirer une seule parole du malade et de le sortir du coma profond dans lequel il est tombé; pupilles dilatées, respiration pénible. Le ventre est très-souple et indolent (quarante sangsues à l'épigastre; elles ne sont pas appliquées; et un bain prolongé). Même état toute la journée et toute la nuit. Le mardi 6, à la visite, même état; pouls plus faible encore. Mort immédiatement après la visite.

Autopsie vingt-quatre heures après la mort.

1° *Tête*. — On aperçoit à la surface des circonvolutions, en plusieurs points, de petites taches jaunâtres, d'une ligne de diamètre, qui semblent indiquer des foyers purulents. En effet, en coupant la substance cérébrale par tranches, on rencontre une multitude d'abcès disséminés dans la substance grise des circonvolutions cérébrales; ils offrent le volume d'un grain de chènevis. La goutte de pus qu'ils renferment est jaunâtre; il n'y a point, à l'entour du foyer, de traces de phlegmasies. Dans certains points, il n'y a que des taches de la couleur du pus; il semblerait que ce liquide est à l'état de combinaison avec le parenchyme cérébral. Au milieu de la substance blanche des lobes, on en trouve aussi quelques-unes disséminées. Là s'observe par places un pointillé rouge fort remarquable; les vaisseaux, dans quelques points, sont gorgés de sang; il semble même que dans plusieurs endroits il y a de véritables ecchymoses, et que le sang est sorti de ses vaisseaux. Rien de remarquable, du reste, dans le reste de l'encéphale; consistance normale, etc. *Membranes* parfaitement saines.

2° *Poitrine.* — Les deux poumons offrent des adhérences anciennes avec la plèvre costale; ils sont crépitants et parfaitement sains dans les parties antérieure et supérieure; mais, en arrière et à la base, on observe un engouement considérable. Cependant, dans ces points, la substance pulmonaire est encore perméable à l'air et n'a rien perdu de sa consistance. Pas de foyers purulents.

Cœur triplé de volume. Les oreillettes sont énormément distendues, sans avoir perdu de leur épaisseur; il en est de même des ventricules; les cavités sont beaucoup plus grandes, mais l'épaisseur est à peu près normale. La membrane interne des quatre cavités, mais surtout de celles à sang rouge, est soulevée par une multitude de petits abcès gros comme un grain de chènevis, à base rouge, ressemblant à des pustules d'ecthyma. On en rencontre sur les colonnes charnues amincies, sur les parois, mais pas dans la substance même du cœur.

3° *Abdomen.* — Le *foie* ne présente rien de notable; pas de pus disséminé ou réuni en foyer. La *rate* présente un seul petit abcès, semblable à ceux du cerveau, dans le parenchyme. Les *reins* en offrent aussi quelques-uns, tant dans la substance corticale et la périphérie que dans la substance tubuleuse. Les *intestins* sont parfaitement sains. Les *grosses veines* du ventre et du bassin n'offrent pas de traces de phlébite ni de pus.

État de la partie operée. — La peau offre une ulcération grande comme une pièce de 30 sous au niveau du canal inguinal, et rien de plus à noter.

Remarque. — Qui a pu amener cette fatale issue? Est-ce l'irritabilité naturelle, la maladie du cœur? est-ce la purulence simultanée? Les symptômes inflammatoires locaux ont pris peu de développement, et l'ulcération gangréneuse qui s'y est mêlée dès le quatrième jour tend à prouver qu'ils n'appartenaient pas à une inflammation simple, franche, comme on le dit, mais à une inflammation diathésale de nature grave. Quant aux troubles circulatoires causés par la maladie du cœur, ils ne paraissent pas avoir exercé une influence puissante. Reste la diathèse purulente; mais il n'est pas évident que cette prédisposition funeste existât au moment de l'opération ; elle semble avoir commencé à se révéler dès le quatrième jour. Ne pourrait-elle pas être elle-même le résultat de l'état nerveux qui rendait le malade si loquace, si irritable, si susceptible? Cela pourrait bien être. En tout cas, cette complication et celle de la maladie du cœur ne me permettraient pas aujourd'hui de tenter l'opération, et je ne serais pas étonné qu'elles eussent contribué, surtout l'affection nerveuse, à engendrer la diathèse, qui a certainement eu elle-même une grande influence sur la mort du malade.

OBSERVATION 32e (rédigée par M. Poumet, interne). — *Hernie inguinale gauche; invagination par la suture enchevillée; diathèse purulente simultanée. Mort.* — Dufard, garçon boucher, entre à la Charité le 6 juin 1840, pour être opéré d'une hernie.

Pendant sa maladie, M. Gerdy fit une absence de cinq jours, du 10 au 14 inclusivement; cependant, dans la matinée du mercredi 10, de très-bonne heure, avant la visite dans les salles, il vint voir le malade et l'examina. M. Gerdy était accompagné par M. Huguier, qui prit le service le même jour; il ne trouva rien à faire en ce moment.

La hernie date de onze à douze ans, est survenue peu à peu, à la suite des efforts violents que cet homme est obligé de faire dans sa profession de boucher. La hernie, lorsqu'elle a acquis son plus grand volume, présente celui du poing, descend jusqu'au bas du scrotum, qu'elle emplit et distend. Dans cet état, le malade perd considérablement de ses forces, il éprouve même quelques douleurs : aussi, depuis huit ou neuf ans, porte-t-il toujours un bandage. Malgré cette précaution, quelquefois, dans certaines positions du corps, après certains mouvements, le plus souvent après les efforts de toux, la tumeur herniaire glisse sous la pelote du bandage ; mais, par le taxis, les viscères rentrent promptement sans douleur. L'anneau inguinal externe est dilaté au point de permettre l'introduction facile de la phalangette du doigt index.

Le samedi 9 juin au matin, on procéda à l'opération, qui lui fut faite suivant les règles ordinaires.

Le malade, qui est d'un caractère méticuleux, d'une excitabilité facile, supporta très-mal cette petite opération, dont il s'exagéra les douleurs, et se plaignait beaucoup; cependant, une fois replacé dans son lit, il ne présenta plus rien d'inquiétant sous le double rapport de l'état local et général. — Gomme sp. gom., deux pots; diète; la veille, trois quarts. Point de purgatifs.

Le 10. Quelques douleurs, mais supportables, en haut et en dehors des deux piqûres abdominales, des sutures enchevillées, dans le flanc et l'hypochondre gauche; dans ces points de l'abdomen, et aussi dans le reste de son étendue, quelque tuméfaction et sonorité. Changement de position douloureux; il en est de même des mouvements de la cuisse, même de celle du côté droit. Besoins fréquents et très-courts d'aller à la garde-robe; état général satisfaisant. Toute la portion de la peau de la région inguinale et pubienne qui a été rasée est le siége d'une sécrétion abondante de sueur; ce liquide s'amasse en gouttes grosses et nombreuses aux points les plus déclives. — Gom. sp. gom., deux pots; lavem. simple; diète.

Le 11. Cette nuit, très-peu de sommeil, court et interrompu; douleur augmentée à la fosse iliaque, en haut et en dehors des sutures enchevillées, dans le flanc et jusque dans l'hypochondre gauche (1). Un peu de rougeur autour des piqûres abdominales; la tension et le météorisme du ventre ont aussi fait quelques progrès. Point de selle depuis soixante-douze heures, quoique deux lavements aient été administrés, un hier, l'autre le matin de l'opération; trajet du scrotum, de l'anneau, du canal, tout à fait indolore; un peu d'accélération dans le pouls, quatre-vingts pulsations. Aujourd'hui jeudi, quarante-huit heures après l'opération, je desserre les fils des sutures; il ne sort point de suppuration par les piqûres inguinales. — Till. or., sp. gom., deux pots; looch blanc, *bis;* catapl. émoll., *ter*, *quater;* saignée de trois palettes; quarante sangsues sur le côté gauche; lav. simple *illico;* quatre p. s.; soixante grammes de manne.

Visite du soir. — Beaucoup moins de tension et de météo-

(1) Dans ce cas, enlevez les fils; je les enlève même plus tôt quand j'ai des craintes (obs. 23e, 34e, obs. 10e, etc.).

risme ; une selle a été rendue. Moins de douleur à la fosse iliaque, dans le flanc ; le pouls reste à quatre-vingts puls.

Le 12, empâtement dans la fosse iliaque et le flanc ; pouls à quatre-vingt-six.

Ce matin vendredi, soixante-douze heures après l'opération, on enlève les fils ; les deux piqûres fournissent un peu de suppuration, le pus en est franchement phlegmoneux. — Lim. citrique, deux pots ; saignée de quatre palettes, lav. laxat.

Le soir, rougeur érysipélateuse au flanc ; le relief que formaient le long du canal les parties invaginées est moins prononcé ; quelque peu de suppuration. Tension et météorisme considérables ; la douleur à la pression est revenue plus vive ; le pouls, fort et fréquent, est à quatre-vingt-douze. — Lavem. émoll. ; trente sangsues sur le flanc ; catapl. émoll.

Le 13. Les sangsues appliquées hier soir ont calmé, mais non arrêté l'érysipèle ; ce matin, il est confirmé. Toutes les parties envahies par lui sont œdématiées, sans fluctuation.

Les piqûres abdominales fournissent très-peu de suppuration ; douleur vive à la pression, dans tout le côté gauche du ventre.

Depuis hier soir, quelques tussicules causés par l'accumulation de mucosités bronchiques. — Till. or., sp. gom., deux pots ; looch blanc ; catapl. de laitue ; diète.

Soir. — L'érysipèle a gagné l'hypochondre ; pus des piqûres de moins en moins phlegmoneux et plus séreux. Quelques bulles d'air viennent bouillonner et crever à la surface ; mouvement fébrile très-prononcé ; quatre-vingt-seize puls.

Le 14. Il n'y pas encore de fluctuation, mais œdème et empâtement considérables. M. Huguier pratique trois incisions, longues de 2 pouces à 2 pouces et demi, deux dans le flanc, une dans la fosse iliaque gauche.

Le 15 au matin, retour de M. Gerdy.

Cette nuit, rêvasseries et quelque peu de délire ; presque point de suppuration par les piqûres et aucune dans les trois incisions.

Soir. — L'érysipèle gagne le creux de l'aisselle, où il se termine entre le grand pectoral et le grand dorsal.

Sur les trois heures, le malade a expectoré un amas de mucosités bronchiques arrêté depuis trois jours dans les voies aériennes; cet obstacle provoquait incessamment des envies de tousser que retenait le malade, dans la crainte de faire ressortir sa hernie.

Le 16. L'érysipèle a gagné en arrière la moitié du dos à peu près; la suppuration des piqûres diminue. Il n'y en a pas encore aux trois incisions.

Le 18 au matin, fluctuation manifeste dans un point situé aux limites supérieures de l'hypochondre gauche; on donne issue au pus par une incision longue d'un pouce et demi environ; le scrotum est le siége d'une recrudescence inflammatoire.

Le 19 au matin, on prolonge en haut et en dehors la quatrième incision faite hier à l'hypochondre; on ne trouve pas le pus qu'on cherchait et qui coule par les piqûres.

Soir. — Comme hier et ce matin, la sérosité continue à couler sanguinolente, sanglante, même par les piqûres abdominales, ce qui confirme dans la certitude de l'existence d'un trajet communiquant entre elles et l'incision. Le stylet, introduit par les piqûres, pénètre peu profondément et se dirige obliquement en haut et en dehors.

Le facies hippocratique et la maigreur font toujours des progrès plus marqués.

Le 20. Une sixième et dernière incision est pratiquée en partant de la piqûre inguinale externe; elle est dirigée en haut et en dehors, et présente 15 ou 18 lignes de longueur. Ces incisions ont pour but de faciliter la sortie du pus, dont on favorise l'écoulement par une compression expulsive.

Le scrotum est dur, volumineux, peu douloureux; deux petites artères, qui avaient été divisées, furent liées ou tordues.

Le 21 au matin, le malade est au plus mal, cependant l'érysipèle a complétement disparu. — Limonade vineuse, deux pots.

Le soir, dévoiement; huit selles depuis la visite du matin; dents et lèvres fuligineuses; toujours mouvements fébriles; pouls à quatre-vingt-dix-huit.

Le 22 au matin, cinq selles diarrhéiques en plus; ventre partout douloureux à la pression; plus de suppuration, même à la pression. — Décoction blanche, deux pots; lavements amylacés *bis*, pansement simple, compression expulsive.

Le soir, encore cinq selles liquides mélangées comme hier de mucosités blanchâtres; un peu de pus sanguinolent, du détritus gangréneux sort par les piqûres et l'incision voisine.

Le 23 à neuf heures du matin, pendant la visite, mort.

Autopsie les 24-25 juin, vingt-quatre et quarante-huit heures après la mort.

Parois du côté gauche du ventre. — La peau de la paroi abdominale offre une coloration un peu verdâtre; le fond des incisions est noir et réduit en un détritus purulent, gangréneux, à moitié desséché.

Le muscle grand oblique est séparé du petit oblique par un immense foyer purulent gangréneux; on les a isolés dans toute leur étendue; la gaîne du muscle droit est en partie détruite, et l'on voit à nu les fibres charnues de ce dernier muscle, baignées aussi par le pus.

Ce foyer contient du pus séreux, phlegmoneux, des eschares de tissu cellulaire, de fibres aponévrotiques et de fibres musculaires.

Le tissu cellulaire et le dartos sont, tout autour du testicule, convertis en lambeaux sphacélés; les uns tout à fait détachés, les autres adhérents encore. Ce testicule, pour ainsi dire libre, suspendu et comme flottant au milieu de ce foyer, a conservé son volume normal.

Au milieu de tous ces désordres, il m'a été impossible de reconnaître, de suivre le trajet des fils.

La tunique vaginale est épaissie, et sa cavité présente quelques adhérences courtes, peu résistantes; elle renferme à peine quelques gouttes de sérosité. Le cordon testiculaire a son volume et sa forme ordinaires; il n'a été ni aplati ni éparpillé par la hernie; il se trouve placé en dedans et un peu en arrière du sac herniaire; il n'a point été atteint, pas même approché par les fils. L'ouverture externe du canal inguinal est béante, et fournit une suppuration abondante. La phalangette de l'index pénètre très-facilement et y glisse à l'aise, elle est plutôt agrandie que rétrécie depuis l'opération.

Le canal inguinal est libre dans toute sa longueur; dans toute sa longueur aussi il a son calibre ordinaire. Toutes ces cavités anneau, canal, sont remplies par une quantité considérable de pus, de lambeaux gangréneux semblables à ce qui a été trouvé dans le scrotum. Quant aux parties invaginées qui devaient déterminer l'oblitération, il n'en reste rien; tout a été détruit, entraîné par la fonte purulente.

La tunique péritonéale n'avait rien eu à souffrir des piqûres d'aiguilles; toutes deux avaient passé en avant de cette membrane.

Le sac herniaire était entièrement vide, tous les viscères étaient rentrés dans l'intérieur du ventre.

Le sac herniaire avait 3 pouces et demi de profondeur depuis son collet jusqu'à la partie la plus déclive qui descend au-dessous du testicule.

Il ne renfermait pas de sérosité et ne présentait à l'intérieur aucune trace de phlegmasie récente ou ancienne; son collet permettait difficilement l'introduction de la phalangette du doigt auriculaire à l'extérieur; il présentait, à la face externe de la portion du péritoine qui l'avait formé, une coloration ardoisée peu foncée. Les deux fils ne l'avaient aucunement intéressé; tous deux avaient passé en avant et en dehors.

Cavités splanchniques. — A l'intérieur de la cavité péritonéale, l'S iliaque du côlon a contracté quelques adhérences faibles, courtes, dans l'étendue de deux pouces et demi à trois pouces.

Le foie renfermait sous sa membrane d'enveloppe, à sa face concave et convexe, à la périphérie et dans l'intérieur de son parenchyme, au moins trente-cinq ou quarante abcès métastatiques bien nettement limités, du volume d'un pois rond jusqu'à celui d'une olive, de consistance semblable à celle des tubercules osseux ramollis; d'un contenu jaune verdâtre; les uns (les plus petits et les plus nombreux) bornés par du tissu parenchymateux parfaitement sain; les autres (les plus gros, quatre ou cinq au plus) entourés par une couche épaisse de trois à quatre lignes d'un tissu rouge ou ardoisé, mais ramolli dans les deux cas. Point de pus dans les veines.

Les deux derniers pieds du gros intestin sont le siége d'une phlegmasie récente assez vive et terminée par suppuration.

La rate est volumineuse, ramollie; elle offre à la coupe une coloration noire très-foncée.

Quoique je les aie examinés attentivement, je n'ai rien trouvé à noter dans les autres viscères, reins, poumons, cœur, cerveau, etc., etc.

Remarques. — A ce cas de même nature, mais plus grave encore que le précédent, s'applique une partie des remarques faites à l'occasion de l'observation 31e; j'ajouterai seulement qu'il est remarquable qu'on n'ait nulle part, dans les deux cas, trouvé de trace de phlébite suppurante, quoiqu'on l'ait bien cherchée. Cela n'étonnera pas ceux qui connaissent la diathèse purulente telle que je l'ai discutée dans ma *Chirurgie pratique* (t. II, *de l'inflammation suppurante*). Quant à la cause de la mort dans ce dernier cas, il est difficile de ne la pas reconnaître dans la diathèse purulente. Que si les faits, les observations cités, paraissent moins rassurants par le nombre des accidents mentionnés, cela peut tenir à ce que nous avons cru devoir éliminer un grand nombre d'observations simples de guérisons faciles, monotones, par leur uniformité, leur innocuité, et en quelque sorte ennuyeuses par la répétition de faits analogues et semblables.

J'ajouterai une dernière pièce à l'appui de l'opération de l'invagination; je la prends dans la *Gazette des hôpitaux*, où elle est publiée au nom de la Société de chirurgie.

SOCIÉTÉ DE CHIRURGIE

(Séance du 26 octobre 1854)

« M. Gerdy montre à la Société un homme sur lequel il a pratiqué, en 1841, son opération pour la cure radicale de la hernie (obs. 4e).

» Cet homme, qui exerce la profession de menuisier, avait porté avant son opération un bandage pendant six ans environ. Au moment où M. Gerdy entreprit de le guérir, sa hernie, qui était inguinale droite, avait le volume d'un œuf de poule. La cure radicale fut tentée le 17 mai 1841, et trente et un jours après, le malade sortait guéri de l'hôpital. Il porta pendant trois mois encore un bandage comme appareil de précaution, mais maintenant il ne s'en sert plus.

» On distingue à peine dans l'aine droite la cicatrice produite par le passage des fils, et l'on ne reconnaît pas la trace du froncement de la peau invaginée. Les efforts n'ont rien reproduit de la hernie, et c'est à peine si, dans la toux, le choc des intestins est plus sensible à droite qu'à gauche.

» La plupart des membres de la Société constatent l'exactitude du fait annoncé par M. Gerdy.

» M. Cloquet fait remarquer qu'en refoulant avec le doigt la peau du scrotum, on pénètre un peu dans le commencement du canal inguinal, et qu'alors on sent mieux, pendant la toux, une légère propulsion des viscères; il ne trouve sur la région inguinale aucune indication de la peau refoulée, et demande à cet égard quelques renseignements à M. Gerdy.

» *M. Gerdy.* — Ce qui vient de frapper l'attention de M. Cloquet est un fait général. L'on se trompe souvent sur le mécanisme de la guérison des hernies après le refoulement de la peau. Ce n'est point en effet par une oblitération mécanique que la peau refoulée retient les viscères; il se passe là un phénomène d'inflammation rétractive.

» M. Gerdy raconte alors qu'un malade opéré par lui fit tomber, deux jours après le refoulement, les chevilles qui servaient à fixer la suture enchevillée. Les téguments se déplissèrent, et la hernie s'étrangla en sortant. La peau, amenée en dehors, parut très-amincie, et les trous qui donnaient passage aux fils étaient déjà agrandis par absorption ulcérative. La hernie fut réduite. Déjà le canal inguinal était rétréci, et l'on ne pouvait plus y introduire le petit doigt; deux jours avant, deux doigts pouvaient y pénétrer. Ce malade guérit sans qu'on refoulât de nouveau les téguments.

» Évidemment la guérison ne peut pas être rapportée à l'oblitération du canal par la peau refoulée, mais bien à une rétraction inflammatoire des tissus cellulaire et fibreux du canal et des anneaux (obs. 8°).

» Dans certains cas, la peau refoulée disparaît sans se déplisser à l'extérieur; dans d'autres, la peau, se rétractant peu à peu, finit par ressortir du canal, et montre au dehors les trous ulcéreux produits par le passage des fils. Malgré ce déroulement de la peau, il reste un cordon induré, qui est le tissu cellulaire enflammé.

» M. Cloquet trouve très-intéressantes les remarques faites par M. Gerdy sur la disparition progressive de la peau, et il compare ce qui se passe dans ce cas à ce qu'on observe quand on laisse l'épiploon dans le canal, à la suite de l'opération pour la hernie étranglée. Ici M. Cloquet rapporte un fait de hernie étranglée qui nécessita l'excision de l'épiploon. Le pédicule épiploïque, resté dans la plaie, ne se résorba point, et on le sentait encore plusieurs années après l'opération. Cela tient sans doute à une différence dans le mode de nutrition de l'épiploon et des téguments.

» M. Gerdy rappelle que dans l'espoir d'obtenir plus sûrement la rétention de la peau refoulée, il a plusieurs fois réuni la base du cul-de-sac. Cette modification du procédé primitif, proposée plus tard par M. Coste (de Marseille), n'a point empêché l'amincissement progressif de la peau. »

RAPPORT DE M. BROCA.

« M. Broca lit le rapport suivant sur la candidature de M. le docteur Rothmund, de Munich :

» M. le docteur Rothmund, directeur de la clinique chirurgicale et ophthalmologique de la faculté de Munich, a sollicité le titre de membre correspondant de la Société de chirurgie, et nous a fait parvenir, à l'appui de sa candidature, son *Traité de la cure radicale des hernies inguinales réductibles* (1).

» La position qu'occupe M. Rothmund, la notoriété de son talent, l'honorabilité de son caractère, et la valeur reconnue de l'œuvre qu'il nous a envoyée, nous permettraient à la rigueur de vous proposer sa nomination dans un rapport de quelques lignes; mais l'importance de la question chirurgicale qu'il a traitée dans son livre et l'intérêt d'actualité qui s'y rattache nous ont donné le désir de faire connaître à la Société les ré-

(1) *Ueber Radical-Operation beweglicher Leistenbrüche*, mit 8 Kupfertafeln. München, 1853, in-8°, p. 172.

sultats pratiques consignés dans cet ouvrage, écrit du reste en langue étrangère, et accessible par conséquent à un très-petit nombre de lecteurs français.

» Pour arriver à établir la supériorité de la méthode à laquelle il a emprunté le procédé qu'il a mis en usage, l'auteur commence par tracer l'histoire, aussi complète qu'on puisse la désirer, des innombrables opérations qui ont été pratiquées depuis l'antiquité jusqu'à nos jours dans le but d'obtenir la guérison radicale des hernies; il parle successivement des divers procédés de cautérisation, de la ligature, de la castration, de la fixation du testicule dans le canal inguinal, de la suture, de l'incision, de la scarification de l'anneau à l'air libre ou par la méthode sous-cutanée, des injections irritantes, de la méthode de Belmas et de ses dérivés, enfin de l'occlusion du canal inguinal par un lambeau autoplastique, telle qu'elle a été exécutée par Dzondi, Jameson et Dieffenbach.

» Nous ne le suivrons pas dans les détails historiques où l'a conduit l'étude de ces nombreuses méthodes. Nous dirons seulement que la méthode des injections irritantes, créée par M. Velpeau et récemment exécutée par M. Jobert, a été l'objet de tentatives assez nombreuses en Allemagne; que Schreger a employé les injections de vin rouge, et plus tard les simples injections d'air, suivant un procédé qui offre la plus grande analogie avec le procédé employé plus tard par M. Baudens pour la cure de l'hydrocèle ; que Walther, craignant de produire une irritation trop forte, a donné la préférence aux injections de sang humain, parce que ce liquide est moins hétérogène (*sic*) que les autres substances injectées; tandis que Pancoast, craignant de ne pas produire une irritation suffisante, a employé la teinture de cantharides, après avoir expérimenté les injections iodées suivant le procédé de M. Velpeau. Il y a huit ans déjà que les recherches de Pancoast ont été publiées, et voilà pourquoi sans doute elles étaient déjà oubliées lorsque la méthode des injections irritantes a paru nouvelle en France il y a quelques mois.

» Après avoir tracé l'histoire des autres méthodes, l'auteur arrive enfin à la méthode de l'invagination, qui a été le point de départ de la plupart des perfectionnements modernes.

» Une nouvelle ère, dit-il, a été ouverte par M. Gerdy, qui pour la première fois a émis et appliqué l'idée féconde de l'invagination (p. 26)... Cette nouvelle méthode, ajoute-t-il plus loin, eut un grand retentissement; elle remit en honneur la cure radicale des hernies. Aussitôt plusieurs chirurgiens s'empressèrent de l'exécuter et de la perfectionner (p. 28).

» On va voir, en effet, que la plupart des procédés de cure radicale que l'Allemagne a vus naître depuis quinze ans ne sont que des dérivés de la méthode de M. Gerdy.

» Après avoir décrit avec le plus grand soin le procédé employé par notre savant collègue, M. Rothmund se sert, pour en apprécier la valeur, des résultats obtenus à Fribourg par M. Hecker, qui a appliqué le procédé de M. Gerdy dans toute sa pureté. M. Hecker est arrivé aux trois conclusions suivantes :

» 1° L'opération n'expose les malades à aucun danger, à aucun accident grave. Le gonflement inflammatoire du testicule et l'œdème du scrotum ont été observés quelquefois : mais on les a combattus avantageusement par la compression méthodique exercée avec des bandelettes de sparadrap, suivant le procédé de M. Fricke.

» 2° Le tiers des opérés ont été guéris radicalement. Les hernies récentes sur des sujets encore jeunes sont celles qui ont donné, sous ce rapport, les meilleurs résultats.

» 3° Les changements que subit ultérieurement le bouchon de peau invaginée sont les suivants. Sous l'influence des cautérisations par l'ammoniaque, cette peau se tuméfie et forme bientôt un bouchon épais et compacte qui semble confondu avec les parties environnantes; on trouve aussi au voisinage du canal inguinal un certain épaississement du tissu cellulaire qui est de bon augure. Plus tard le bouchon cutané se résorbe graduellement, et les parois du canal inguinal se resserrent en même temps.

» Je transcris presque textuellement ces résultats constatés par un observateur impartial. Plus loin l'auteur parle d'un malade opéré par M. Mayer suivant le même procédé; la cure a été radicale et définitive. Ces succès peuvent être rapprochés de ceux qui ont été obtenus en France, et dont M. Thierry a donné l'histoire abrégée dans sa thèse de concours (1). Nous espérons que notre excellent maître M. Gerdy voudra bien profiter de cette occasion pour nous donner sur le sort ultérieur de ses opérés quelques détails qui ne pouvaient se trouver dans la thèse de M. Thierry, écrite trop peu de temps après l'époque où les opérations avaient été pratiquées.

» Après ces remarques sur le procédé initial de la méthode de l'invagination, M. Rothmund passe à la description des principales modifications que divers chirurgiens lui ont fait subir. Ces modifications sont au nombre de seize. Je crois utile de les faire connaître ici, me réservant de glisser rapidement sur celles qui ont déjà trouvé place dans les traités classiques. Ces nombreux modes opératoires peuvent être ramenés à trois procédés généraux :

» 1° Le procédé de M. Gerdy, où l'invagination est maintenue par des points de suture;

» 2° Le procédé de M. Wutzer, où on maintient l'invagination à l'aide d'un instrument particulier destiné à rester en place dans le canal inguinal jusqu'à ce que la peau refoulée ait contracté avec les parois de ce canal des adhérences suffisantes;

» 3° Le procédé de M. Mösner, ou procédé du séton. Ici l'invagination n'est que passagère, on ne la maintient ni par des points de suture ni par des instruments spéciaux; elle a pour but seulement de permettre de passer un séton dans toute la longueur du trajet de la hernie.

» *A*. Le procédé de M. Gerdy a donné naissance à sept modifications qui constituent autant de procédés.

» 1° M. Lehmann n'a modifié que la forme des aiguilles de M. Gerdy. Il laisse les points de suture en place pendant quatre jours, et exerce, à partir du vingt et unième jour, pendant trois à quatre semaines, une compression méthodique à l'aide d'un brayer. Les résultats qu'il a obtenus par ce procédé ont été des plus satisfaisants; ses malades, délivrés de leur bandage, ont pu sans récidive reprendre les travaux les plus pénibles. Lorsque les hernies sont volumineuses, il con-

(1) Alex. Thierry, *Des diverses méthodes opératoires pour la cure radicale des hernies*, thèse de concours, Paris, 1841, in-4°, p. 76.

seille de multiplier les points de suture. A ce propos, il cite un malade qui avait l'anneau très-large; à deux reprises différentes, on fit l'opération sans succès, en plaçant chaque fois deux points de suture seulement. Une troisième opération fut pratiquée; on plaça six points de suture. La presque totalité du scrotum resta invaginée dans le canal inguinal, et la guérison depuis lors ne s'est point démentie.

» 2° M. Bruns se sert de l'aiguille de Lehmann, et maintient l'invagination par une suture analogue à celle des matelassiers. Sa théorie diffère un peu de celle de M. Gerdy. Il ne se propose pas de fixer définitivement le bouchon cutané dans le canal inguinal; il l'y maintient seulement jusqu'à ce que l'inflammation du tissu cellulaire contenu dans ce canal soit suffisante; après quoi il enlève la suture sans employer la cautérisation avec l'ammoniaque. La peau invaginée descend et se déploie peu à peu; le scrotum reprend sa forme. Néanmoins le canal inguinal reste solidement oblitéré par des produits plastiques.

» 3°, 4° et 5° M. Zeis, M. Schah et M. Schall ont imaginé chacun une sorte de sonde à dard destinée à faciliter le placement des points de suture; du reste, leurs procédés ne présensent rien de particulier.

» 6° Mentionnerai-je ici le procédé illusoire de M. Günther, qui, dans l'intention louable d'oblitérer le canal inguinal, invagine la peau du scrotum, et vient la fixer par la suture enchevillée au-devant du fascia crebriformis, sans même la mettre en contact avec l'anneau inguinal externe? J'ai cru d'abord que cet étrange procédé avait dû le jour à quelque faute de rédaction, mais le texte est tellement clair qu'on ne peut s'y méprendre. Ce procédé ne mérite d'être cité qu'à cause de son excentricité. Il est inutile d'ajouter qu'il n'a aucune action sur la hernie, ainsi que l'expérience l'a démontré et qu'on aurait dû le prévoir.

» 7° Ce procédé n'est qu'un diminutif d'un autre procédé bien plus étrange encore, connu sous le nom de *introretroversio cornuta chilissochisorrhaphie*. M. Signoroni, inventeur à la fois de ce procédé et des deux noms qui précèdent, a eu la singulière idée de faire pénétrer le scrotum invaginé jusque dans le canal *crural*, et de l'y fixer par une modification de la suture entortillée. Pour cela, il repousse d'abord le scrotum dans le ventre à travers le canal inguinal, puis il le fait descendre, par une sorte de cathétérisme, à travers l'anneau crural. Lorsqu'on y réfléchit, on finit par trouver que ce qu'il y a de plus raisonnable dans ce procédé, c'est encore le nom extravagant de *chilissochisorrhaphie*, sous lequel son auteur a cru devoir le désigner.

» Les sept procédés que je viens d'indiquer ne diffèrent de celui de M. Gerdy par aucun caractère essentiel; tous ont pour but de maintenir l'invagination par de simples points de suture.

» *B. Procédé de Wutzer et ses dérivés.* — J'ai à vous parler maintenant des modes opératoires qui atteignent le même but à l'aide d'un corps étranger solide substitué au doigt indicateur et laissé en place jusqu'à ce que la peau refoulée dans le canal inguinal y ait contracté de solides adhérences.

» Cette idée semble appartenir à M. Leroy, qui a présenté dès 1835, à l'Académie de médecine, un mémoire et des instruments spéciaux destinés à maintenir l'invagination. Mais ce projet était assez généralement oublié lorsque M. Wutzer fit connaître son procédé, qui est devenu le point de départ d'un grand nombre de modifications nouvelles. Tout en reconnaissant que M. Leroy a quelque droit à la priorité de ces heureuses perfections, il nous paraît juste de dire que la chirurgie en est surtout redevable à M. Wutzer (voy. p. 14, les premières idées de l'auteur).

» Huit procédés ont dû le jour à cette nouvelle idée; la plupart de ces procédés ne diffèrent les uns des autres que par la forme de l'instrument invaginateur.

» 1° L'*invaginatorion* ou *kelekleison* de Wutzer est le plus ancien de ces instruments, et c'est aussi l'un des meilleurs; il est trop connu pour que je m'arrête à le décrire.

» 2° M. Sotteau y a joint une troisième branche qui constitue une communication très-grande, et dont les avantages sont loin d'être démontrés.

» 3° M. Valette a ajouté à l'instrument de Wutzer une sorte d'armature extérieure, permettant de maintenir l'invaginateur en place sans le secours de la plaque compressive de M. Wutzer. Il y a ajouté, en outre, le précepte de contenir les parties molles sur le trajet de l'aiguille qui transperce la paroi antérieure du canal inguinal.

» 4° M. Leroy (d'Étiolles) maintient l'invagination d'une manière fort simple, à l'aide d'une forte pince dont les branches concaves ne se touchent que par leur sommet. L'une des branches est introduite dans le canal de la peau invaginée, l'autre agit d'avant en arrière sur les téguments qui recouvrent la partie intérieure du canal inguinal, et il suffit alors de faire mouvoir une vis située au delà de l'articulation de la pince, pour exercer une compression très-forte sur l'extrémité supérieure du bouchon cutané qui remplit le canal inguinal. Cette compression peut être poussée jusqu'au point de produire une eschare, et il est clair que la cicatrice consécutive à la chute de cette eschare est de nature à maintenir solidement et définitivement la peau du scrotum dans la nouvelle position qu'on lui a donnée.

» 5° L'instrument que M. Max Langenbeck désigne sous le nom de *klammer* diffère à peine de la pince de M. Leroy (d'Étiolles); seulement les branches de cette nouvelle pince sont droites, de telle sorte qu'elles compriment uniformément dans toute leur longueur le col du sac cutané et la paroi antérieure du canal inguinal. On obtient ainsi une longue eschare dont la chute laisse ce canal ouvert en avant comme une sorte de gouttière. Une cicatrice à peu près indélébile double ensuite cette perte de substance et ferme entièrement le trajet de la hernie. Parmi les nombreux procédés qui ont été imaginés jusqu'à ce jour, il n'en est peut-être aucun qui arrive aussi certainement que celui de M. Max Langenbeck à oblitérer dans toute son étendue le canal herniaire et à écarter les chances de la récidive ultérieure.

» 6° Le procédé de M. Watmann est beaucoup plus simple que les précédents. L'invagination est maintenue par un bouchon de liége, un fil double, fixé sur un bouchon, traverse la paroi antérieure du canal, et vient se nouer, dans le pli de l'aine, sur un autre bouchon de liége.

» 7° M. Christopher maintient l'invagination sans le secours de la suture. Il commence par refouler, à l'aide du doigt, la peau du scrotum, puis il pousse dans le fond du cul-de-sac invaginé une aiguille à dard recourbé, dont il se sert pour pratiquer trois ou quatre ponctions sur la paroi antérieure du canal inguinal. Il retire alors l'aiguille, et remplace le doigt par un sac imperméable en forme de doigt de gant, qu'il tamponne ensuite exactement avec de la charpie. Enfin, pour empêcher le tampon de redescendre, il le maintient à l'aide d'une plaque de bois qui va se fixer sur une ceinture particulière. Ce procédé est extrêmement inoffensif; mais on peut lui reprocher d'être inefficace, quoique M. Watmann compte sur la lymphe plastique sécrétée sur le trajet des ponctions pour retenir le bouchon cutané et oblitérer le conduit herniaire.

» 8° Analysant et critiquant ces divers procédés, M. Rothmund trouve que celui de M. Wutzer est supérieur à la plupart de ceux qui l'ont suivi. Adoptant pleinement toutes les idées sur lesquelles repose ce procédé, il se contente d'introduire une légère modification dans la construction de l'invaginatorium ou kelekleison. On sait en effet que l'instrument de M. Wutzer supporte une seule aiguille destinée à rester à demeure dans l'épaisseur des chairs aussi longtemps que la tige invaginatrice séjourne dans le canal inguinal. Les adhérences se forment principalement autour de cette aiguille; cela suffit pour assurer la guérison des petites hernies; mais lorsque la tumeur est plus volumineuse et que le canal est largement dilaté, les adhérences sont trop restreintes et permettent la récidive. Pour obvier à cet inconvénient, M. Rothmund a fait construire des invaginateurs à deux et à trois aiguilles. Du reste, le mécanisme de ces nouveaux instruments et leur mode d'application sont les mêmes que dans le procédé de M. Wutzer.

» Tels sont les huit procédés qui reposent sur l'idée dont la chirurgie est redevable à M. Wutzer. J'ai cru devoir les rassembler en un seul faisceau, bien que M. Rothmund ait préféré les disséminer parmi les autres, suivant les hasards de l'ordre chronologique.

» *C*. J'arrive maintenant au *procédé de Mösner*, qui pourrait presque recevoir le nom de méthode de M. Gerdy. Pour être juste cependant, il faut dire que ce nouveau procédé n'aurait probablement pas vu le jour sans les recherches de M. Gerdy. C'est en réfléchissant aux résultats de la méthode de l'invagination, c'est en s'efforçant d'en rendre l'application plus facile et plus inoffensive, que M. Mösner a été conduit à imaginer le procédé suivant :

» Le premier temps de l'opération consiste, comme dans tous les autres procédés, à invaginer la peau du scrotum dans le canal inguinal à l'aide du doigt indicateur de la main gauche ; puis, à l'aide d'une aiguille à dard portée le long de ce doigt jusqu'au fond du cul-de-sac de la peau refoulée, l'opérateur transperse la paroi antérieure du canal inguinal. L'aiguille, chargée d'un fil simple, vient ressortir au-dessus du pli de l'aine ; on la retire aussitôt en laissant le fil en place. Jusqu'ici le manuel opératoire est la reproduction fidèle de celui qu'emploie M. Gerdy ; mais au lieu de se servir du fil pour faire une suture, au lieu de fixer par un moyen quelconque la peau du scrotum dans le canal inguinal, l'opérateur retire simplement son doigt. La peau, abandonnée à elle-même, descend aussitôt et reprend sa situation naturelle ; mais le fil est laissé en place comme un séton. Des deux extrémités de ce fil, l'une sort de la peau au niveau de la partie moyenne ou de la partie inférieure du scrotum, l'autre au-dessus de l'arcade fémorale, au niveau à peu près de l'anneau inguinal interne. Entre ces deux points extrêmes, le fil parcourt dans l'épaisseur des chairs un long trajet et traverse en particulier le canal inguinal dans toute son étendue.

» On laisse séjourner ce séton pendant dix-huit ou vingt jours, en ayant soin, pendant tout ce temps, de comprimer exactement sur toute la longueur du canal inguinal à l'aide d'un spica ou d'un bandage. Le fil une fois retiré, on continue encore la compression pendant quelques semaines.

» Voici quelles sont les conséquences de ce procédé :

» La présence du fil suffit pour provoquer dans l'intérieur du canal inguinal la sécrétion d'une certaine quantité de lymphe plastique qui remplit entièrement ce canal. La compression méthodique que l'on exerce pendant plusieurs semaines maintient la hernie réduite jusqu'à ce que cette lymphe plastique ait acquis une solide organisation et contracté des adhérences durables avec les parois du canal. Enfin l'inflammation provoquée par la présence d'un corps étranger aussi délié et aussi flexible ne dépasse pas les limites voulues ; il se produit à peine une légère sécrétion purulente qui s'échappe à l'extérieur en suivant le trajet du fil. Les chances de la péritonite, celles des phlegmons et abcès des parois abdominales, sont presque réduites à leur minimum. Suivant M. Mösner, cette opération n'est ni douloureuse, ni dangereuse, ni difficile, et elle a en outre l'avantage d'atteindre sûrement son but.

» Votre rapporteur, messieurs, n'est pas éloigné de partager cette manière de voir, avec une restriction cependant : j'admets très-volontiers l'efficacité du procédé de M. Mösner dans le cas de hernies petites et récentes ; mais je craindrais qu'il ne fût sans action sur les hernies plus grosses et plus anciennes.

» S'il fallait me prononcer *a priori* sur la valeur des divers procédés que je viens de passer en revue, je dirais d'abord que les procédés dérivés de la méthode de l'invagination me paraissent supérieurs à tous les autres ; ils ont sur les méthodes anciennes l'avantage d'une innocuité beaucoup plus grande, et sur la plupart des autres méthodes modernes l'avantage de promettre un plus grand nombre de guérisons définitives. Le temps n'est plus en effet où on attribuait la formation des hernies à la laxité trop grande du péritoine ; personne n'ignore que le péritoine n'oppose à la sortie des intestins et de l'épiploon qu'une barrière illusoire. On sait en particulier que la véritable cause des hernies inguinales gît dans la largeur trop grande des ouvertures ; dès lors il ne suffit pas, pour guérir radicalement les hernies, d'oblitérer le sac péritonéal. Cette oblitération, quelque complète qu'on la suppose, empêche la hernie de rentrer dans son ancien sac, mais ne l'empêche pas de se reproduire en refoulant au-devant d'elle une nouvelle portion de la séreuse adjacente. Je ne veux pas nier cependant que les procédés qui concentrent leur action sur le sac n'aient pu procurer un certain nombre de guérisons durables ; mais je suis convaincu que la plupart de ces guérisons se sont effectuées par un mécanisme différent de celui que l'opérateur avait en vue. L'inflammation purement adhésive qu'on voulait provoquer a dépassé les limites du sac herniaire ; elle a gagné le tissu cellulaire environnant et a donné lieu à une sécrétion de lymphe plastique qui a rempli le canal inguinal. Il me serait difficile sans doute d'établir cette interprétation sur des preuves rigoureuses ; les faits anatomo-pathologiques manquent jusqu'ici, et il ne serait pas prudent de se prononcer d'une manière absolue ; mais il me semble que la physiologie des hernies dépose victorieusement en faveur de cette manière de voir.

» Les procédés auxquels la méthode de M. Gerdy a donné naissance ont, au contraire, pour but d'oblitérer le trajet de la hernie à l'aide d'un bouchon organique qui occupe toute la longueur du canal inguinal. Ici on s'inquiète assez peu du sac herniaire ; ce n'est point à lui que s'adresse l'opération. On s'efforce de repousser le sac dans le ventre et de le soustraire à l'action des instruments, de manière à écarter autant que possible les chances de la péritonite.

» Sous ce rapport, il y a encore quelque incertitude ; les résultats obtenus par les divers observateurs ne sont pas parfaitement d'accord. Les faits cités dans l'ouvrage de M. Rothmund tendent à faire admettre que les aiguilles respectent en général le péritoine, tandis que les recherches de M. Valette le portent à croire que le péritoine est constamment intéressé (1). Cette question, du reste, est moins importante qu'on ne pourrait le croire au premier abord. L'expérience clinique, en effet, a démontré que la péritonite était sinon impossible, du moins excessivement rare, à la suite des opérations dérivées de la méthode de M. Gerdy. Quelques malades, il est vrai, ont présenté des accidents assez graves, plusieurs même ont succombé ; mais ce n'est pas la péritonite qui a été la cause de ces revers, qu'on doit mettre principalement sur le compte des inflammations diffuses de la paroi abdominale.

» Ceci me conduit naturellement à examiner la deuxième partie, c'est-à-dire la partie clinique du livre de M. Rothmund. L'auteur ne se borne pas à faire connaître les résultats de sa propre pratique, il donne le tableau de toutes les opérations radicales de hernies inguinales exécutées à la clinique chirurgicale de Munich depuis 1844.

» Ce tableau renferme cent quatre-vingts faits, dont sept seulement sont relatifs à des opérations pratiquées sur des femmes.

» Sur ces sept dernières opérations, il y eut deux résultats nuls

(1) Valette, *De la cure radicale des hernies inguinales*. Paris, 1854, in-8o, 124 pages avec 3 planches.

et cinq résultats heureux, dont la persistance a été constatée, pour quatre d'entre elles, au bout de plusieurs années.

» Les cent soixante-quatorze autres opérations ont été pratiquées sur des hommes. 140 fois on a employé le procédé de Wutzer; les trente-quatre autres malades ont été guéris suivant le procédé de Mösner. Il n'a pas été possible de suivre tous les malades pendant un temps suffisant après l'opération, mais on a pu du moins en revoir un grand nombre, et on a obtenu des renseignements positifs sur plusieurs autres.

» Voici quel a été le résultat des cent quarante opérations pratiquées suivant le procédé de Wutzer :

» Il n'y a pas eu un seul cas de mort. *Six* malades sont restés dans le même état qu'avant l'opération. *Quatre* autres, atteints de hernies volumineuses et qu'aucun bandage ne pouvait maintenir, ont obtenu une très-grande amélioration, puisqu'ils ont pu, après l'opération, contenir leurs hernies avec un simple brayer et reprendre sans inconvénient de pénibles professions. Ces quatre cas ne peuvent être rangés au nombre des succès complets, mais on ne saurait non plus les compter parmi les insuccès, et si on réfléchit que ces quatre cas étaient très-favorables à cause du volume et de l'ancienneté de ces hernies incoercibles, on arrive à penser qu'ils déposent réellement en faveur de la méthode opératoire employée.

» Treize malades, momentanément guéris, ont eu une récidive ultérieure; mais plusieurs d'entre eux, ayant été opérés de nouveau, ont fini par être guéris radicalement. M. Rothmund, du reste, se garde bien de dire que le nombre des récidives ait été limité au chiffre de treize, parce qu'il avoue que beaucoup de malades ont été perdus de vue peu de temps après leur sortie de l'hôpital.

» Nous avons parlé jusqu'ici de vingt-trois opérés. « Les autres malades, continue M. Rothmund, ont obtenu l'occlusion du conduit herniaire à un tel point, que je ne puis douter que l'opération n'ait atteint son but. D'ailleurs, beaucoup de ces individus vivant dans la localité, je n'aurais pu ignorer les récidives, si elles s'étaient produites. Bien des fois aussi j'ai eu l'occasion de revoir les opérés *au bout de plus d'une année*, et la guérison s'était maintenue chez eux. »

» Sur les trente-quatre malades opérés suivant le procédé de Mösner, il y a eu un résultat nul, un cas de récidive, deux cas d'amélioration simple, un *cas de mort*, et tous les autres ont été guéris avec des cicatrices tellement solides que la récidive est hors de toute vraisemblance.

» Je voudrais pouvoir, messieurs, faire passer sous vos yeux les observations détaillées consignées en dehors des tableaux précédents dans le livre de M. Rothmund. J'aimerais surtout à placer sous vos yeux le résultat de l'autopsie de trois individus morts accidentellement plusieurs années après l'opération qui leur avait été pratiquée; la dissection a montré, dans ces trois cas, non-seulement que la guérison avait persisté, mais encore que l'oblitération complète de l'anneau inguinal rendait la récidive impossible.

» Mais je crains déjà d'avoir fatigué votre attention. Ce qui précède suffit pour vous permettre d'apprécier l'importance de l'œuvre que M. Rothmund nous a fait parvenir à l'appui de sa candidature. Je n'ai pas besoin de vous rappeler les autres titres du candidat ni la juste renommée dont il jouit en Allemagne. La Société de chirurgie ne peut que gagner en l'associant à ses travaux.

» En conséquence, messieurs, votre commission a l'honneur de vous proposer d'accorder à M. Rothmund le titre de membre correspondant. »

» Après la lecture de ce rapport, une courte discussion s'engage entre quelques membres de la Société.

» M. Cloquet exprime de nouveau l'opinion que les guérisons sont maintenues par le resserrement de l'anneau; ce resserrement est obtenu par la transformation en tissu fibreux de la lymphe plastique épanchée à ce niveau.

» M. Giraldès demande si M. Rothmund précise l'époque à laquelle ses malades ont été revus, et il s'étonne que M. le rapporteur n'ait point parlé des faits de M. Sigmund.

» M. Broca répond à M. Cloquet que dans trois autopsies d'individus morts longtemps après leur guérison complète, on n'a point trouvé trace de téguments; c'était au niveau de l'anneau inguinal interne qu'avait lieu le resserrement. Quant à l'anneau externe, il semblait élargi, quoique bouché par de la lymphe plastique.

» Si M. Broca ne s'est point servi des faits de M. Sigmund, c'est qu'il s'est élevé récemment dans un journal anglais, *The Lancet*, une discussion qui semble ôter à ces faits leur valeur. Un correspondant de ce journal cherche, sans les trouver, les faits de M. Sigmund. M. Broca ajoute que M. Rothmund n'a point, à la vérité, indiqué l'époque à laquelle ont été revus ses opérés; c'est assurément une lacune regrettable.

» M. Chassaignac demande à M. Broca quelques renseignements sur l'âge approximatif des opérés.

» M. Broca répond que, d'après les observations de M. Rothmund, la guérison est le plus souvent obtenue de vingt-cinq à quarante ans; il y a peu de faits relatifs à des enfants. »

(Extrait de la *Gazette des hôpitaux*, 14 novembre 1855.)

III

RAPPORT SUR UNE PLAIE DU FOIE (1)

Messieurs, vous nous avez chargés, MM. Lacournère, Andral fils et moi, de vous rendre compte d'un mémoire du docteur Amédée Roux sur une large plaie du foie suivie d'une hémorrhagie considérable, et enfin de guérison; nous venons vous communiquer notre rapport.

Le travail de M. Roux consiste 1° dans une observation de plaie fort large faite à l'hypochondre droit, entre l'hypochondre et le flanc correspondant, par un fou en fureur, au moyen d'un grand couteau à découper; 2° dans les moyens que le docteur Roux opposa à l'hémorrhagie terrible qui en fut la suite, et par lesquels il parvint à guérir le blessé; 3° enfin dans les réflexions qu'il a ajoutées à son observation. Voici le résumé de ce mémoire, ou plutôt c'en est l'extrait textuel :

« Le nommé Gustave, domestique de M. Demidoff, s'apprêtait à déposer dans la partie inférieure d'une armoire des objets qu'il tenait dans ses mains, lorsque Méoni, autre domes-

(1) *Bulletin de l'Académie de médecine*, t. X, p. 812, 1844-45.

tique de la maison, dans un accès de manie furieuse, saisit un couteau à découper et lui en porte un coup dans la région du foie, en ramenant le couteau d'avant en arrière et de bas en haut. Gustave se sent soulevé de terre et se retourne aussitôt; mais, voyant Méoni armé du couteau, il se précipite par la porte restée entr'ouverte et descend les escaliers en courant. Vers le milieu de sa course, il s'aperçoit que le sang coule de son côté droit; il veut l'arrêter en y portant la main; celle-ci pénètre dans le ventre. La frayeur le saisit alors, et il se laisse choir sur les degrés; mais, entendant Méoni qui le poursuit, il se relève aussitôt, et conserve assez de force pour descendre trente-cinq marches, ouvrir la porte de la cuisine et demander protection contre la fureur persistante de Méoni, que l'on fut assez heureux pour maintenir dehors, en opposant une résistance vigoureuse aux efforts réitérés qu'il faisait pour ébranler la porte de la cuisine.

» Dès que Méoni se fut retiré, on transporta Gustave dans une chambre, et il fut couché sur un divan. C'est là que je le trouvai, un quart d'heure après l'événement. Un infirmier d'un hôpital voisin cherchait inutilement à arrêter le sang. Le plancher, les meubles et les vêtements de Gustave en étaient inondés, et il s'échappait par ondées de toute la plaie. Celle-ci partant de la partie postérieure supérieure latérale du dos, longeait le rebord de la dernière fausse côte, et venait finir sur la face latérale du ventre. Elle était oblique d'arrière en avant et de haut en bas, en demi-cercle. Mon premier mouvement fut de saisir à pleines mains les lèvres de la plaie, afin de m'opposer à la sortie du sang. On cherchait, pendant ce temps, dans ma trousse les aiguilles à suture que l'on ne trouvait pas, car elles s'étaient perdues dans la précipitation que j'avais mise à me rendre auprès du blessé. Heureusement que le docteur Arendt, que l'on avait appelé en même temps que moi, venait d'arriver et qu'il s'en trouvait muni. Après avoir plongé le doigt dans la plaie, il m'engagea à en faire autant pour corroborer son diagnostic. Mon doigt se promena dans toute sa longueur; je sentis parfaitement la division du foie dans une étendue de quatre travers de doigt; bien plus, malgré le sang, on apercevait clairement cette division à la vue. L'espérance de sauver le malade ne pouvait être nécessairement que bien faible en présence de désordres aussi profonds. Je pratiquai immédiatement quatre points de suture et superposai plusieurs couches de bandelettes agglutinatives les unes sur les autres, pour empêcher tout écoulement de sang. Pendant la durée de l'application de l'appareil, le malade était d'une effrayante pâleur; son visage exprimait la stupeur; son pouls était imperceptible; il demandait continuellement à boire de l'eau.

» L'appareil placé, le repos le plus absolu fut recommandé au malade; les alentours de la plaie et le plastron de bandelettes agglutinatives furent couverts de glace, et nous ne permîmes pour boisson que de la limonade à la glace. A dater de ce moment, je ne quittai plus le malade durant quatre jours et quatre nuits. Le docteur Arendt avait aussi l'obligeance de venir trois fois par jour pour m'aider à remplir cette difficile tâche, et pour me donner de précieux avis.

» L'accident avait eu lieu vers une heure de l'après-midi; vers les huit heures du soir, le pouls commençait à devenir plus sensible, quoique toujours assez faible. Le ventre s'était considérablement ballonné, probablement par le seul épanchement, car il n'y avait encore ni borborygmes ni douleurs bien fortes à la pression de l'abdomen. Vers minuit, une hémorrhagie abondante suinta entre les bandelettes, et je fus obligé de réappliquer l'appareil. Attribuant cet accident à l'eau qui s'écoulait de la glace, je fis éloigner celle-ci du contour des bandelettes; malgré cette précaution, je fus encore forcé pendant la nuit, et à trois différentes reprises, de renouveler le pansement. Le lendemain matin, la glace fut renfermée dans des vessies. Ce jour-là le pouls commença à devenir beaucoup plus prononcé, l'abdomen plus tendu et plus douloureux; quelques borborygmes se font entendre; une légère teinte ictérique se répand sur tout le tronc. A six heures du soir, les différents symptômes s'exaspèrent: Le pouls a pris du développement; la fièvre apparaît; les borborygmes sont multipliés et très-fatigants, le ventre est extrêmement tendu et douloureux; c'est surtout dans toute la partie droite, depuis l'appendice xiphoïde jusqu'au pubis. Une douleur violente est survenue vers la partie interne et antérieure de l'épaule; il y a hoquet, gêne de la déglutition et de la respiration. La langue est sèche, la soif intense. Trente sangsues sont appliquées sur la moitié droite de l'abdomen et aux points les plus douloureux, afin de combattre la péritonite qui s'avance. On eut ensuite recours à des frictions avec l'huile de jusquiame et à l'application de flanelles trempées dans une décoction émolliente. Le résultat de cette prescription est des plus heureux : le malade urine pour la première fois depuis qu'il est couché, c'est-à-dire depuis trente heures : les douleurs abdominales diminuent, et le malade goûte un peu de sommeil, malgré les borborygmes, qui continuent ainsi que la douleur de l'épaule. Je me trouvai cependant dans l'obligation de réappliquer à deux reprises l'appareil, opération difficile; car, pour opposer une résistance suffisante à l'effort du trop-plein de la cavité abdominale, il fallait faire prendre le point d'attache des bandelettes le plus loin possible de la plaie, au delà de la colonne vertébrale, et le malade ne pouvait se retourner en aucune manière. Aussi ce n'était qu'à tâtons et en faisant des creux dans le matelas que je parvenais à passer sous lui l'extrémité des doigts qui portaient les bandelettes; heureux encore quand cette partie ne s'imbibait pas aussitôt de sang, ce qui empêchait l'adhérence de l'emplâtre. Enfin, à force de persévérance, je triomphai de nouveau de l'hémorrhagie : elle s'arrêta le matin du troisième jour, quarante heures après l'événement.

» Alors l'état du malade est plus satisfaisant; le peu de repos dont il a joui dans l'intervalle de ces longs et pénibles pansements l'a calmé; son pouls est moins fort, sa langue est moins sèche, les borborygmes sont moins suivis, l'abdomen est toujours très-tendu, mais moins sensible, moins douloureux. Cette troisième journée se passe sans événement; l'hémorrhagie n'a pas reparu; les bandelettes, quoique imbibées de sang, n'ont pas bougé et elles sont sèches. Cependant, vers les six heures du soir, revient tout le cortége formidable de la veille : pouls fort, accéléré, langue sèche, borborygmes, douleurs à l'épaule exaspérées, gêne de la déglutition et de la respiration, ventre fortement ballonné et douloureux. Après un mûr examen de tous ces phénomènes, nous convînmes de relâcher un peu l'appareil, afin de permettre la sortie d'une certaine quantité du sang répandu dans la cavité abdominale. Je reculai légèrement à cet effet les bandelettes des coins de la plaie. Un suintement sanguinolent s'établit aussitôt; il dura toute la nuit et ne devint pas assez considérable pour obliger de chercher à le tarir; bien plus, sous son influence les symptômes inquiétants de la veille s'amendèrent. La respiration était devenue plus libre, le pouls régulier; le hoquet avait disparu ainsi que les borborygmes; les douleurs de l'épaule et du ventre étaient beaucoup moins intenses; cette dernière partie avait acquis quelque peu de souplesse. En un mot, le malade semblait transformé. Il se plaignait d'un besoin très-vif d'aller à la selle, qu'il ne pouvait satisfaire volontairement, ce qui l'inquiétait extrêmement.

» Tel était son état le matin du quatrième jour, soixante-quinze heures après l'événement. Cet état de bien-être nous engagea à laisser subsister le suintement sanguin de la plaie et à prescrire une cuillerée à soupe d'huile de ricin, dans le double but de satisfaire le désir du malade et de chasser les matières contenues dans les intestins, où elles séjournaient depuis cinq jours. Nous lui recommandâmes de faire sous lui, sans s'inquiéter de sa malpropreté momentanée; car il savait lui-même que chaque mouvement qu'il faisait latéralement décollait l'appareil. Trois heures après avoir pris l'huile, il eut plusieurs selles liquides, jaunâtres et extrêmement fétides. Cette nuit du quatrième au cinquième jour fut on ne peut plus tranquille; le malade dormit plusieurs heures de suite. Le lendemain, comme il éprouvait un mieux sensible, il demanda du bouillon de poisson, qui lui fut accordé, ainsi que de l'eau de Seltz qu'il désirait. A partir de ce moment, cinquième jour de l'événement, tous les symptômes continuent à s'amender; le malade se trouve toujours extrêmement soulagé lorsqu'à l'aide de lavements administrés au moyen d'un clysopompe il peut aller à la selle. De petits potages à la semoule sont permis. Le suintement de la plaie se perpétue, mais d'une manière modérée. Les sutures, qui sont vacillantes, sont ôtées le onzième jour, et les extrémités de la plaie commencent à se cicatriser. Vers le quinzième jour, le malade veut essayer ses forces; il se lève et fait le tour de son lit. Ce brusque exercice, en écartant les bords de la plaie, provoque un fort écoulement, et l'on peut apercevoir, dans le fond de l'ouverture, le rebord du foie qui vient s'engager entre les lèvres. Cet événement ne donne lieu à aucun changement dans la marche de la cicatrisation, qui vers la fin se trouve retardée par un point fistuleux qui cède à l'application du nitrate d'argent. Aucun point de suppuration ne se montre pendant tout le travail organisateur, et le malade peut reprendre son service le trentième jour après l'événement. Tel est le récit fidèle de la marche de la maladie, de ses différentes phases et de son heureuse terminaison.

Remarques de l'auteur. — » Si, en parcourant les auteurs, j'eusse trouvé un cas chirurgical à peu près analogue à celui dont je viens de tracer l'histoire, je me serais abstenu de toute réflexion; mais il n'en est point ainsi : les livres de médecine moderne ou ancienne ne renferment aucune donnée sur les ressources et les moyens que le médecin doit mettre en œuvre dans le cas de lésion du foie par instrument tranchant, accompagnée d'une abondante hémorrhagie. Richerand, qui n'admet même pas la possibilité de la guérison, dit dans sa *Nosographie chirurgicale :* « Cette blessure, si elle pénètre dans la substance » de l'organe hépatique, entraîne la mort par l'épanchement » de la bile. » Dupuytren, dans la médecine opératoire de Sabatier, conseille bien de faire des sutures dans les cas de plaies étendues des parois abdominales, mais il n'indique aucune méthode de traitement pour le cas particulier qui fait l'objet de ce mémoire. Boyer seul dit, dans son *Traité des maladies chirurgicales*, en parlant des plaies pénétrantes, dans la cavité abdominale, faites par instruments tranchants, tome VII, page 362 : « Lorsqu'un vaisseau considérable, artériel ou vei- » neux, est ouvert, le pronostic est très-fâcheux, et la mort peut » être la suite très-prompte de l'hémorrhagie. Si le vaisseau n'a » qu'un petit diamètre, on peut espérer que le sang cessera de » couler; on peut même suspendre l'hémorrhagie en pratiquant » une saignée assez copieuse pour affaiblir tout à fait le malade. » et même pour déterminer une syncope »

» Assurément ces conseils peuvent être souvent profitables et ce moyen de traitement couronné de succès lorsque, comme le dit Boyer, le vaisseau n'a qu'un petit diamètre; mais quand, comme chez Gustave, nous aurons une plaie de 9 pouces de longueur, d'où le sang sort à flots, sera-t-il permis d'espérer qu'il cessera de couler de lui-même, et pourra-t-on raisonnablement attendre d'une saignée jusqu'à la syncope la fin de l'hémorrhagie? En admettant même qu'il y eût suspension, celle-ci ne serait que momentanée; car, l'extrémité des vaisseaux restant béante, l'hémorrhagie reparaîtrait aussitôt que la circulation se rétablirait, et la formation du caillot obturateur pour les gros vaisseaux dans un aussi court espace de temps n'est qu'une théorie admise sans aucune preuve.

» Que faire donc dans ces situations épineuses? Il faut, comme nous l'avons fait pour Gustave, appliquer de la glace sur le ventre, placer immédiatement deux, trois ou quatre points de suture, selon la grandeur de la plaie, pour maintenir ses bords le plus rapprochés possible, et augmenter leur puissance au moyen de bandelettes agglutinatives longues au moins d'une demi-aune. Cette longueur est nécessaire pour qu'elles puissent supporter plus tard les efforts de l'épanchement interne. Je préfère à cet effet l'emplâtre adhésif, qui colle beaucoup mieux que le diachylon gommé dont on a l'habitude de se servir. Après une première couche de bandelettes, appliquez-en une deuxième, et même une troisième, s'il est nécessaire, pour fermer toutes les issues par lesquelles le sang pourrait s'échapper. Plus nous redoutions naguère sa sortie de ses canaux naturels, plus nous demanderons maintenant qu'il active son épanchement. Celui-ci seul peut, en effet, par sa présence, étant comprimé par les parois abdominales et le diaphragme, réagir sur l'extrémité des vaisseaux divisés, rapprocher leurs bouches béantes, et conserver pour la circulation le reste du liquide indispensable à la vie. Tel est le but que nous nous étions proposé, c'est celui que nous avons atteint. La nature n'agit pas autrement dans les cas de plaies pénétrantes dans la cavité abdominale faites par des instruments pointus et accompagnées de la lésion des organes et des gros vaisseaux. Parmi le grand nombre d'exemples cités par les auteurs, je choisirai celui qui se trouve rapporté dans la *Médecine opératoire* de Sabatier. Le fait est tiré de Cabrol : « Un gendarme » italien, dit cet auteur, reçut un coup d'épée fort aiguë dans la

» région du foie, avec grande hémorrhagie, laquelle, ne pou-
» vant sortir par la plaie, se répandit dans le ventre en grande
» quantité, et il se fit une corruption telle, qu'on ne pouvait
» en supporter la puanteur. C'est pourquoi nous fûmes tous
» d'avis de lui faire une ouverture assez grande pour vider ce
» sang, étant contraints, parce qu'il était coagulé, de le tirer
» avec une cuiller à grande queue, à grands plats tout pleins,
» et ce deux fois le jour, quelquefois trois fois, jusqu'à parfaite
» guérison. »

» Ainsi, voilà encore une forte hémorrhagie interne survenue à la suite de la lésion du foie, qui se répand en grande quantité dans le ventre, et qui cesse, comme chez Gustave, une fois que la réaction du liquide se fait sur l'ouverture des vaisseaux ouverts. Quoiqu'il y ait disparité sous le rapport des désordres dans le foie, supposons que l'hémorrhagie qui a été interne chez le gendarme italien, eût pu trouver une issue de 9 pouces d'ouverture; le chirurgien aurait-il agi sagement en se bornant à saigner le malade jusqu'à la syncope, puis en attendant avec patience que l'hémorrhagie se tarît d'elle-même pour porter ensuite, comme on le conseille, une bandelette de linge dans le fond de la plaie, afin de favoriser l'écoulement du sang, du pus, etc.? Peut-on citer quelques cas de réussite par l'emploi de semblables moyens dans le cas de la lésion du foie accompagnée d'une forte hémorrhagie se faisant jour au dehors par une large ouverture? Le chirurgien n'agira-t-il pas plus rationnellement en cherchant à fermer la plaie extérieure le plus tôt possible, par des points de suture et des bandelettes agglutinatives? C'est cette méthode que nous avons suivie pour Gustave; nous avons transformé son cas si compliqué en celui beaucoup plus simple du gendarme italien rapporté par Cabrol. Comme chez ce dernier aussi, une fois les vaisseaux oblitérés, nous avons, pour combattre l'inflammation péritonéale et les autres symptômes concomitants, soustrait peu à peu le sang épanché, qui n'était plus qu'un corps étranger, non à l'aide d'une cuiller à grande queue, mais en écartant les bandelettes et facilitant l'écoulement graduel du liquide épanché, ce qui est assurément préférable; car nous avons empêché ainsi le contact de l'air, toujours nuisible sur des surfaces enflammées.

» Cette guérison que nous avons eu le bonheur d'obtenir, nous semble établir la méthode de traitement qu'on doit suivre dans toute lésion du foie faite par un instrument tranchant et qu'accompagne une grande hémorrhagie. »

Remarques du rapporteur. — Pour apprécier les réflexions de l'auteur, il faut jeter au moins un coup d'œil superficiel sur l'état de la science. Or voici ce qu'un examen rapide permet d'apprendre à cet égard.

Il n'y a rien sur les hémorrhagies considérables des plaies du foie dans les livres réunis sous le nom d'Hippocrate, et peu de chose dans Celse. Cependant l'encyclopédiste romain traite, en général, les hémorrhagies des blessures par une espèce de tamponnement, par les styptiques, rarement par les caustiques, si ce n'est par les plus doux, quelquefois par la ligature des deux bouts du vaisseau blessé, même par la cautérisation et aussi par les ventouses sur la partie opposée au côté blessé. Pour lui, les blessures des viscères ne demandent point de traitement particulier. On réunit la plaie par la suture ou autrement. On ne fait rien aux viscères. Si cependant une partie du foie, de la rate ou du poumon, est pendante, on l'excise. Galien n'ajoute aucun moyen nouveau à ceux indiqués par Celse. Paul d'Egine ne nous dit rien du traitement des hémorrhagies dans les plaies. Son traducteur reproduit l'article de Celse tout entier.

Guy de Chauliac signale comme indication générale des plaies leur réunion par la situation, le bandage et la couture au besoin, puis la protection de la plaie par un appareil.

Tagault reproduit en détail les préceptes de Galien, qui ne sont eux-mêmes que la reproduction de ceux de Celse fort amplifiés; mais l'article qu'il consacre au tamponnement montre qu'il comprenait très-bien comment le sang caillé peut oblitérer les vaisseaux ouverts et en arrêter l'hémorrhagie. Ambroise Paré est, à l'égard des hémorrhagies qui compliquent les plaies, moins instructif que Tagault. Paul d'Egine avait avancé sans preuve que souvent « un lambeau de foie, une partie de la coiffe et de la toile du ventre, la matrice entière, ont été tranchés et extirpés sans la mort du patient. » Paré donne le fait comme possible d'après ce même Paul d'Egine. Mais s'il n'a pu en citer d'exemple, Fabrice de Hilden en rapporte un cas, d'après des praticiens de son temps, où il y a eu, comme dans l'observation de M. Roux, hémorrhagie, syncope. Mais le traitement est fort mal déterminé dans l'observation de Fabrice. On en trouve une autre d'après J. Carpus, dans le tome III de la *Bibliothèque* de Bonet, page 108. Il fut encore suivi de guérison, malgré la polypharmacie dont on usa certainement avec excès.

Fabrice d'Aquapendente, si grand par ses travaux d'anatomie et de physiologie, reste, sur la question qui nous occupe, au dessous de Tagault et de Paré. Suivant Bernard Suevus (Bonet, *Bib.*, t. III, p. 190), Bertinus (liv. XIII, ch. VII) dit qu'il a connu un certain gentilhomme, lequel ayant été blessé en la région du foie, et ayant perdu un lopin d'y celui qui lui fut coupé et ôté, néanmoins guérit. C. Gemma, au livre Ier de son *Cosmocrit*, raconte qu'un jeune Espagnol perdit une grande portion du foie, à cause d'une blessure qui lui fut faite, ce qui le menaçait d'une mort certaine, selon le pronostic d'Hippocrate; néanmoins et contre toute espérance il échappa. Quercetan, en son traité des arquebusades, rapporte qu'un homme ayant été blessé en la région du foie, fut guéri par les remèdes ordinaires (Bonet, t. III, p. 190). On trouve dans Lamotte deux observations de plaie du foie, les 237e et 238e. La première est fort douteuse; mais comme elles n'ont pas été accompagnées d'hémorrhagie, elles n'ont aucune analogie avec celle de M. Roux.

Lafaye rapporte dans Dionis des observations de plaies du bas-ventre qui prouvent la nécessité de donner issue aux liquides épanchés dans le bas-ventre, à la suite des plaies de l'abdomen, quand ce liquide provoque des accidents inflammatoires locaux et généraux; la conduite de M. Roux a donc été parfaitement d'accord avec les principes admis. Heister tamponne la plaie, ou bien y fait des injections détersives et y place une tente pour favoriser l'écoulement des matières épanchées.

Les *Aphorismes de chirurgie*, par Boerhaave, commentés par Van Swieten, ne nous apprennent rien de nouveau.

Dans tous les cas de plaies pénétrantes du ventre avec ou sans lésion des viscères, loin de songer à une réunion de la plaie, Ledran répète : « Il faut, au contraire, agrandir l'ouverture de la peau et des graisses, afin de donner une issue libre, tant à la suppuration qu'à ce qui peut sortir des parties blessées. » Garengeot fait observer que, dans les plaies de la convexité du foie, le sang peut sortir par la plaie et la rendre moins dangereuse que les plaies de la surface concave du viscère. On en doit conclure qu'il se garderait bien de réunir les plaies du ventre qui pénètrent jusqu'au foie et lèsent sa substance.

Suivant B. Bell, « on ne peut, dans les plaies du foie, que s'opposer, autant qu'il est possible, aux hémorrhagies excessives, et évacuer le sang et la bile épanchés dans l'abdomen, lorsque leur quantité rend ce moyen nécessaire. » Il s'oppose à l'hémorrhagie par les saignées, les laxatifs doux, et il donne issue au sang par une incision.

Le docteur Amédée Roux s'est chargé lui-même de démontrer que dans Sabatier, Boyer, Richerand, on ne trouvait aucun précepte pour le cas d'hémorrhagie du foie qui a fait l'objet de ce mémoire, c'est-à-dire pour des hémorrhagies qui pourraient devenir mortelles en un instant, si l'on n'en arrêtait immédiatement le cours.

La clinique de Larrey renferme quelques cas de blessure du foie qui ne nécessitèrent pas d'occlusion immédiate; mais on voit que le célèbre chirurgien fut plusieurs fois obligé de donner issue au sang répandu dans la poitrine et dans le ventre, à l'occasion d'une blessure du foie, et souvent en même temps d'une lésion du poumon; on en trouve des exemples pages 427 et 428 du tome II.

Il résulte de cette revue rapide et de l'examen de beaucoup d'autres auteurs que je n'ai point cités, que l'art manquait de précepte et peut-être d'exemple pour le traitement des violentes hémorrhagies dans les plaies du foie.

Nous croyons donc que M. le docteur Amédée Roux a rendu un véritable service à l'humanité et à la science en établissant et prouvant par son exemple que, dans les violentes hémorrhagies traumatiques du foie, il faut 1° commencer par oblitérer la plaie pour favoriser la coagulation du sang et la suspension de l'hémorrhagie; 2° donner plus tard issue au sang épanché pour prévenir ou arrêter une péritonite mortelle.

En conséquence, nous proposons à l'Académie de remercier M. Roux de sa communication. Et comme d'ailleurs il nous est connu pour un anatomiste habile qui a longtemps rempli les fonctions de prosecteur d'anatomie à Paris, nous proposerons encore à l'Académie de le porter sur la liste des candidats aux places de correspondants étrangers, et de renvoyer son travail au comité de publication.

IV

GUÉRISON DES FISTULES PROFONDES DE L'ANUS PAR LA MÉTHODE DU PINCEMENT (1)

Bien que les fistules, et particulièrement les fistules de l'anus à orifice supérieur ou intestinal très-élevé et profond, soient depuis longtemps connues; bien qu'on guérisse par une excellente méthode, l'*incision*, les autres modes de ces fistules, avant 1852 nous ne savions pas traiter les fistules dont l'orifice interne était ouvert dans le fondement, à plus d'un doigt de hauteur. Qu'il me soit permis, pour me faire comprendre, de rappeler qu'une vraie fistule à l'anus est un conduit anormal qui, partant de la cavité de l'intestin, s'en écarte latéralement pour aller s'ouvrir plus ou moins loin à l'extérieur, à la circonférence de l'intestin ou du fondement, absolument comme les bouches collatérales d'une rivière ou d'un fleuve dans la mer. Les matières intestinales passent alors dans le tissu cellulaire circonvoisin, creusent un abcès et un trajet supplémentaire qui, une fois ouvert, tantôt se ferme, tantôt se rouvre, suivant la quantité de matière qui s'y engage pour passer, et suivant qu'elle y ramène une inflammation suppurante plus ou moins vive.

L'indication à remplir dans une pareille circonstance consiste à détruire l'intervalle qui sépare la fistule de la cavité de l'intestin, parce qu'alors la nature resserre l'immense cavité qui résulte de cette destruction en une cavité suffisante pour remplir les fonctions du rectum. Ajoutons qu'on ne peut pas guérir ainsi tous les modes de fistules, particulièrement celles qu'on

(1) *Bulletin gén. de thérapeutique*, t. XLVIII, 1855.

nomme *fistules profondes*. Les auteurs ayant négligé de s'occuper de ces cas difficiles, l'art de les guérir est, en quelque sorte, à créer. C'est ce que je me propose de faire par ce petit mémoire.

Autrefois on passait un fil de plomb par l'orifice extérieur de la fistule dans son canal, puis dans l'orifice intestinal et supérieur, puis on ramenait cette extrémité au dehors, on la tordait avec l'autre extrémité qui était restée à l'orifice extérieur de la fistule, on la tordait jusqu'à ce que la constriction causât une douleur qui obligeait d'arrêter, pour recommencer un autre jour. Mais, à chaque constriction nouvelle, il en résultait tantôt des douleurs très-supportables, tantôt des douleurs atroces, et l'on ne parvenait à détruire les tissus interfistulaires qu'en trente, quarante, cinquante jours, et quelquefois davantage, suivant les cas. On pouvait aussi passer le fil au moyen d'un trocart; mais on pouvait, en perçant l'intestin avec le trocart, léser une artère hémorrhoïdale, et déterminer une hémorrhagie mortelle, quoique Desault et Bichat ne s'en soient pas aperçus (*Œuv. chir.* de Desault, t. II, p. 392-95). Ces défauts de la ligature l'ont fait généralement abandonner. Le défaut de courage physique ou la timidité de certains malades et de quelques chirurgiens ont pu seuls la conserver. Enfin, comme les fistules profondes sont très-élevées, on pourrait bien, en cherchant à traverser l'orifice supérieur de la fistule, percer la paroi de l'intestin, une artère de cette paroi, percer le péritoine. Cette opération peut donc permettre le passage des matières stercorales dans cette membrane, et causer la mort.

La *méthode de l'incision* est sans doute bien plus prompte; elle divise l'intestin de haut en bas, ainsi que les parties interfistulaires, depuis le point le plus élevé de la fistule jusqu'à l'anus. A la rigueur, on pourrait ne pas remonter si haut, et guérir le malade; mais on est d'autant moins sûr de le guérir que l'on porte la division moins haut dans le trajet de la fistule ou dans les clapiers dont elle peut être compliquée; et d'ailleurs, plus on s'élève, moins on a de facilité pour arrêter les hémorrhagies; et lorsqu'on porte l'incision plus haut que le bout du doigt, il est impossible d'être sûr de pouvoir se rendre maître du sang, si l'on a blessé, ce qui est parfois impossible à éviter, une artère hémorrhoïdale, ou de préserver le malade d'une péritonite, si l'on vient à léser le péritoine. Pour toutes ces raisons, l'incision est donc puissante contre les fistules plus élevées que la hauteur du doigt indicateur, et l'on doit même se garder de les poursuivre aussi haut par l'incision, parce qu'on pourrait bien être incapable d'arrêter le sang, à moins qu'on ne pinçât les bords ou l'angle de la plaie intestinale au moyen d'une pince à mors plats.

Je sais bien que M. Velpeau regarde le danger de blesser le péritoine comme peu à redouter, parce que si l'ouverture intestinale est au-dessus de la flexion inférieure du péritoine, le stylet ou la sonde qui suivront le trajet de la fistule pourront entrer dans l'intestin par-dessous le péritoine, et en le soulevant au lieu de le percer. Mais si ce trajet est large et dilaté, ou si le fond du décollement remonte au-dessus de l'orifice interne de la fistule, à l'intestin côlon, ainsi qu'on l'a vu, le stylet ou la sonde, ne restant plus engagés dans un trajet étroit, pourront bien percer le péritoine et l'intestin, faute d'en trouver l'orifice, pour entrer dans celui-ci, et alors les matières fécales pourront encore pénétrer dans le péritoine et causer la mort.

L'opération par incision au-dessus de la hauteur du doigt est donc impraticable aux yeux de la prudence. Au reste, l'expérience le prouve. M. Roux, présent à la Société de chirurgie le jour où j'eus, pour la première fois, l'occasion de parler de la *méthode du pincement* dans l'opération des fistules profondes à l'anus, déclara, avec cette bonne foi chirurgicale dont il a si souvent donné l'exemple, qu'en employant l'incision dans un cas de fistule profonde, il eut, en effet, le malheur d'ouvrir le péritoine; qu'il s'en aperçut à un flot de sérosité transparent qui s'écoula aussitôt; mais qu'à force de soins il sauva son malade de la péritonite, qui ne manqua pas de survenir à la suite de cette blessure. Après la ligature et l'incision rejetées, quelle méthode donc employer? Il n'est pas possible de mettre en discussion la cautérisation justement oubliée, ni l'ancienne dilatation de la fistule, ni la dilatation de l'intestin, nouvellement imaginée; je ne vois que la destruction *par pincement* des parties interfistulaires et intestinales. Mais cette assertion a besoin de développements et de preuves. Je vais les donner.

Je ne vois que la destruction par *pincement*, parce que l'expérience m'a appris que ce genre d'opération, le *pincement*, est on ne peut plus innocent. J'ai employé souvent ce moyen sur le scrotum dans le varicocèle; *jamais* je n'ai vu survenir aucun accident, et la cicatrice consécutive ne cause même qu'une légère difformité au scrotum; je l'ai employé vingt fois de suite en plusieurs mois, dans le ventre, sur les intestins, dans un anus contre nature, en détruisant d'abord deux, puis trois, puis quatre centimètres de longueur à la fois des intestins contigus, par la méthode de Physick et de Dupuytren; il n'en est jamais résulté le moindre accident, ni douleur, ni coliques, ni péritonite, ni fièvre; et ces tentatives inutiles m'ont révélé tout à la fois l'inefficacité et l'innocuité de la méthode. Or, parfaitement rassuré sur l'innocuité de l'opération par ces opérations répétées de pincement, je pensai, en présence du cas que je rapporterai bientôt, que l'opération de pincement serait au moins aussi innocente, appliquée sur la paroi d'un intestin non enveloppé de péritoine, que dans l'intestin enveloppé de péritoine; et je n'hésitai pas à y recourir pour me mettre à l'abri de toute hémorrhagie et de la lésion du péritoine.

Je viens de prouver, par ce raisonnement, qu'en opérant les fistules profondes par l'incision portée plus haut, et même seulement aussi haut que le bout du doigt, on expose le malade à des dangers mortels; qu'on n'écarte pas entièrement ces dangers par la ligature; qu'on n'y peut parvenir que par la méthode du pincement. Mais il ne faut pas qu'il reste la moindre indécision sur ces points de pratique de la plus haute importance. C'est ce que nous allons établir par l'expérience universelle des chirurgiens et par la nôtre.

Bien que la chirurgie grecque soit très-riche et aussi riche que la chirurgie moderne en méthodes et en procédés chirurgicaux contre les fistules à l'anus, les Grecs, ou du moins l'auteur hippocratique du livre *de Fistulis*, parle des fistules profondes *qu'on ne peut inciser* (Hippocrate, de Littré, t. VI, p. 446, etc.). Celse (lib. VI, chap. IV) ne mentionne déjà plus ces fistules profondes; en sorte que l'art rétrograde déjà. Galien n'en dit pas davantage ; et Léonidas, qui s'aide du *speculum ani* dans les fistules où l'orifice interne est difficile à reconnaître, ne paraît pas s'en être occupé. Paul, chirurgien plus hardi et plus éclairé, déclare la fistule incurable si elle va du fondement dans la jointure de la cuisse, malaisément curable si elle est borgne et interne. Il incise cependant *au profond du siége* et excise les callosités, êtres fantastiques que l'on a vus partout, jusqu'à la fin du XVIIIe siècle, et que nous ne voyons presque nulle part. Les mots *au profond* ne veulent pas dire d'ailleurs qu'il opérât au delà de la longueur du doigt. Guy de Chauliac, Paré, F. d'Aquapendente, etc., font de la ligature, de la cautérisation, de l'incision, qu'ils mêlent plus ou moins; car les méthodes antiques sont toujours en honneur, surtout la caustication, et même la cautérisation depuis Albucasis, mais ces auteurs ne se préoccupent pas des fistules profondes.

Cependant Marchetti, en imaginant le gorgeret, recule les limites de l'incision, qu'il rend plus facile, mais sans en écarter les dangers lorsqu'elle remonte plus haut que le doigt. Alors on n'osait même pas pénétrer aussi profondément, mais la facilité de le faire avec le gorgeret a obligé d'examiner la question de savoir jusqu'où l'on devait pénétrer dans le rectum. On s'est généralement accordé à reconnaître que l'on ne devait pas dépasser la profondeur du doigt, parce que, ne pouvant au delà découvrir la source d'une hémorrhagie, ni par la vue, ni par le doigt, nous ne pouvons y porter remède. Il y a d'autres raisons encore, mais celle-là suffit. Félix, en pratiquant l'incision sur Louis XIV, contribua à faire tomber en désuétude les autres méthodes, mais il n'en fit pas inventer d'autres pour les fistules profondes.

Quoique Saviard (*Recueil d'obs.*) et surtout J.-L. Petit (*Œuv. posth.*) aient écrit en praticiens habiles sur la fistule à l'anus, ils ne nous ont rien enseigné d'important contre les fistules profondes. Le premier n'en parle même pas. Quant au second, outre le principe ou la méthode des opérations *en deux temps*, qu'il a proposée (t. II, p. 105), il en a imaginé une autre qui s'applique à notre sujet, quoiqu'il ne l'ait pas proposée précisément pour les fistules profondes. C'est une simple incision extérieure au rectum, comme pour un abcès où l'on ouvre par l'intestin (p. 163), qui n'a rien de neuf et qui est pourtant faite pour échapper au danger de l'hémorrhagie. « J'ai vu, dit-il, plusieurs malades qui, pour ne s'être pas mis en de bonnes mains, sont morts ou de l'hémorrhagie même, ou des accidents fâcheux qu'elle entraîne ; mais, pour éviter cette hémorrhagie, ne pourrait-on pas faire l'opération sans couper le sphincter, quoique l'ouverture interne soit au-dessus ? » Il raconte alors comment il a cherché à y parvenir, mais il n'a pas fourni de preuves évidentes de l'efficacité de sa méthode, et n'a convaincu personne. Comme les hémorrhagies du rectum sont fort dangereuses, il a voulu, dit-il, en traiter en détail. Son mode de tamponnement a une valeur réelle ; néanmoins, il serait impuissant contre des hémorrhagies dont la source se trouverait plus haut que le doigt, et le malade n'échapperait pas à la mort. C'est ce que prouve l'opération d'un jeune chirurgien téméraire, qui a néanmoins sauvé, par hasard, sous la direction de J.-L. Petit, l'opéré qu'il avait conduit au bord de la tombe (p. 154).

Un des grands chirurgiens qui nous ont précédé à l'hôpital de la Charité, dans le dernier siècle, Ledran, proclame de nouveau clairement et hautement l'*impossibilité d'opérer les fistules profondes* par les méthodes connues. « Tant qu'une fistule ne va pas plus haut que le chirurgien ne peut porter le doigt, elle peut guérir par l'opération... Mais je ne conseillerai jamais de porter l'instrument tranchant où le doigt ne peut aller, attendu l'hémorrhagie, qui serait trop difficile à arrêter » (*Traité des opér.*, p. 139). Garengeot n'est pas moins explicite : « Si on s'aperçoit que la fistule à l'anus aille bien au delà du doigt qui est dans le fondement, il faut en abandonner la cure..., parce que si, en coupant au delà du doigt, on venait à ouvrir quelque artère considérable, on ne serait plus maître d'arrêter le sang, et le malade mourrait bientôt » (*Traité des opér.*, t. II, p. 350).

Morand déclare également avec franchise que l'opération de la fistule à l'anus, *faite à l'ordinaire par incision*, peut, si elle est portée très-haut dans le rectum, occasionner *de fortes hémorrhagies, même dangereuses*. Il a sauvé, par la cautérisation d'une artère ouverte, un malade dans le plus grand danger de perdre la vie, par une hémorrhagie affreuse, consécutive à une opération de fistule à l'anus (*Opusc. de chir.*, p. 157). Il a été bien heureux que le vaisseau ne fût pas à la portée du doigt et que le doigt ait pu le reconnaître.

Suivant L. Heister, à moins qu'on ne puisse arriver à l'orifice interne de la fistule en portant le doigt dans l'anus, on ne doit pas entreprendre l'opération, si on ne veut exposer le malade à périr d'hémorrhagie (*Fist. à l'anus*, chap. CLXVIII, *Inst. de chir.*, trad. fr., p. 517). Pott l'a trouvée aussi tellement dangereuse, qu'il l'a dite inexécutable, et veut qu'on l'abandonne à la nature, qui la guérira en partie. Un peu plus bas, il ajoute que la nature la guérira dans la plupart des cas *qui sont susceptibles de guérison*. Mais dans ceux où la fistule n'en est pas susceptible, comment guérira-t-elle?... Eh bien, c'est précisément pour ces cas que la *méthode de pincement est réservée* (*Œuv.*, trad. franç., t. II, 362). Son compatriote B. Bell défend de porter jamais le bistouri au delà de l'endroit que le doigt peut aisément atteindre (*Cours de chir.*, trad. par Bosquillon, t. II, 166).

Sabatier, qui vivait encore au commencement de ce siècle, et dont la *Médecine opératoire* avait une si grande autorité, déclare que les fistules stercorales sont presque toutes susceptibles de guérison, excepté, entre autres, celles dont l'ouverture intérieure est au delà de la portée du doigt (*Méd. opér.*, édit. Dupuytren et Sanson, t. II, p. 366). Boyer, qui se montra le plus savant et le plus prudent chirurgien de son époque, professa la même doctrine (t. X, p. 112).

Ainsi la grande majorité des chirurgiens de l'Europe, et je pourrais dire du monde, ne veut pas qu'on touche aux fistules profondes et les abandonne à la nature. Voilà la doctrine générale, universelle. Mais n'est-il pas possible de la remplacer par une doctrine plus consolante? Nous le croyons, et c'est ce que nous allons tâcher de prouver par l'expérience personnelle que nous avons acquise sur la méthode du pincement. Cette expérience n'est pas fort étendue, il est vrai; néanmoins nous la croyons suffisante après toutes les raisons que nous avons données. On peut aussi consulter à cet égard le docteur Carreau, qui en a fait le sujet de sa thèse inaugurale, le 20 août 1854.

OBSERVATIONS CLINIQUES QUI PROUVENT L'EFFICACITÉ ET L'INNOCUITÉ DE LA MÉTHODE DU PINCEMENT

OBSERVATION 1re. — Gourdet, âgé de quarante-trois ans, terrassier, d'une bonne santé habituelle, entra, vers le commencement de juillet 1852, dans un des hôpitaux de Paris, pour y être traité d'une fistule à l'anus, qui datait de quatre ans environ. Cette fistule avait pour origine un vaste abcès hémorrhoïdal, qui s'ouvrit spontanément et suppura beaucoup. Il y avait des callosités nombreuses. L'un des chirurgiens les plus distingués des hôpitaux, dans le service duquel fut placé le malade, examina la fistule et s'aperçut que le trajet remontait à une hauteur telle qu'il était difficile d'en atteindre le fond. Il ne put donc constater si la fistule était complète. Redoutant de porter l'instrument tranchant à une hauteur aussi considérable sur l'intestin, il résolut d'inciser d'abord la partie inférieure. L'opération fut faite sans accident par le procédé ordinaire; les callosités furent excisées. Les choses restèrent dans cet état, sans qu'on fît au malade aucune nouvelle opération, lorsque la salle fut évacuée pour cause de réparations (renseignements obtenus de l'interne du service où fut faite cette opération).

Le malade étant entré le 2 août à la Charité, M. Gerdy constata l'état suivant : cicatrices d'incisions nombreuses prolongées sur la fesse droite; suintement purulent abondant. Le doigt parcourt facilement toute la cavité du rectum. En appuyant sur la paroi postérieure de l'intestin, on sent qu'elle n'est pas soutenue et qu'elle flotte librement. D'un autre côté, le doigt porté dans le trajet fistuleux, on trouve une cavité dont on ne peut tout d'abord mesurer la profondeur et qui remonte devant le sacrum; ce trajet n'est pas parallèle à l'intestin. Il se dirige de bas en haut de gauche à droite, en tournant en spire autour du rectum, tandis que celui-ci remonte vers la symphyse sacro-iliaque gauche et s'écarte en haut du trajet de la fistule. A 3 centimètres environ au-dessus de l'orifice inférieur de la fistule, on sent de chaque côté une bride fibreuse extrêmement résistante. Une sonde de femme de 15 centimètres de long entra tout entière sans atteindre le fond, probablement qu'à cause du trajet en spire on ne distingue pas la résistance du fond. Rien n'indique une affection du sacrum.

4 août. *Opération.* — M. Gerdy, ne voulant pas porter le bistouri sur une partie aussi élevée de l'intestin, dans la crainte d'hémorrhagie grave ou de lésion du péritoine, chercha un moyen de diviser lentement cette partie de l'intestin. Pour cela, il imagina par improvisation de se servir de l'entérotome employé pour détruire l'éperon dans les anus artificiels. Il introduit une des branches dans la fistule et l'autre dans le rectum, mais le défaut de parallélisme des deux cavités empêche les deux branches de s'appliquer l'une sur l'autre lorsqu'elles sont introduites et serrées. M. Gerdy substitue alors à cet instrument celui de Breschet pour le varicocèle. Celui-ci étant beaucoup plus court, pince la partie inférieure de la paroi flottante. On le serre fortement, on le laisse en place après l'avoir entouré de linge. Cette application est peu douloureuse.

5 août. Aucun accident depuis hier. La défécation s'accomplit sans déranger l'instrument. Deux portions, parce que le malade est très-maigre, sans fièvre et a de l'appétit. Le 6, l'appareil tient encore solidement; pas le moindre mouvement fébrile. Le 9, cinquième jour de l'application de l'instrument, en enlevant le pansement, l'appareil tombe de lui-même. Du reste, aucun symptôme nouveau, pas d'accident, mais les branches de la pince ont été faussées, déviées par le défaut de parallélisme des trajets du rectum et de la fistule. Le 10, la paroi du rectum flottante est échancrée dans une hauteur de 2 à 3 centimètres seulement, parce que les mors de l'instrument déviés n'ont pu la pincer par leur extrémité. Le trajet fistuleux, dont on peut aujourd'hui atteindre le fond par la ligne la plus courte, a 15 centimètres du fond à l'orifice de l'anus.

M. Gerdy applique cette fois l'entérotome, qui monte plus haut que l'instrument de Breschet pour le varicocèle. Cette application, un peu difficile à cause du défaut de parallélisme des deux canaux, est un peu douloureuse; cependant, l'instrument, serré, a saisi la paroi flottante du rectum, et reste en place. L'état général du malade n'est pas mauvais; il a cependant peu d'appétit. Le 11, quelques coliques passagères; le lendemain matin, assez bien; pas de nausées, pas de sensibilité de l'abdomen; pouls normal. Deux bouillons, deux potages.

Le 15, cinquième jour de l'application de la pince, elle tombe spontanément, sans accident. Entre les mors se trouve une bandelette de la paroi de l'intestin sphacélée, de 5 centimètres de long sur quelques millimètres de large. Mors de la pince encore un peu déviés; état général toujours bon.

Le 16, paroi du rectum divisée dans une bien plus grande étendue que la première fois; 9 centimètres du fond de la division à l'anus; il reste donc encore 6 centimètres à diviser. L'entérotome est réappliqué. Le 21, cinquième jour, il tombe spontanément. Cette fois-ci, les deux mors de la pince se sont appliqués parallèlement l'un à l'autre, et ont amené la mort d'une bandelette de 8 centimètres de longueur. Les rétrécissements fibreux ont disparu; le doigt, favorisé par les incisions extérieures et la division intérieure, parvient au fond de la fistule. Mèche volumineuse; contention d'abord imparfaite des fèces un peu liquides; puis, en quelques jours, rétrécissement progressif du canal de l'opération, et contention des matières.

Le 18 novembre. A droite, cul-de-sac fibreux résistant, que M. Gerdy incise avec un bistouri boutonné.

Le 24, cicatrisation complète; embonpoint remarquablement augmenté depuis l'opération première; guérison et sortie le 28 novembre 1852.

Observation 2e. — La nommée Martin (Marguerite) entre le 9 novembre 1852 salle Sainte-Rose, à la Charité. Menstruation régulière depuis l'âge de quinze ans; mariage, deux enfants; pas de constipation ordinairement. Il y a un an, abcès et fistule à l'anus; opération. En août 1852, fistule à gauche; nouvelle opération. Séjour de cinq semaines dans le service de M. Gerdy. Le 9 novembre, elle entre pour une nouvelle fistule qui se manifestait déjà par un petit abcès lors de la première entrée de la malade. Le 23, M. Gerdy a opéré la fistule par l'incision d'un trajet sinueux à peu de hauteur dans le rectum, et par l'excision des bords. Au fond de cette incision, le stylet suit un trajet sinueux de 5 à 6 centimètres, remontant en arrière du rectum, et permettant l'introduction d'une sonde de femme, dirigée en haut à une grande profondeur. M. Gerdy n'ayant pas de pince entérotome sous la main, remet à l'appliquer ultérieurement. Le 14 décembre, il l'applique en effet à la partie supérieure de la fistule; l'application a quelques centimètres d'étendue. Le pincement est douloureux et persiste tout le jour, mais sans trouble ni fièvre; le lendemain, disparition de la douleur. L'entérotome tombe le 20 décembre; l'eschare est large et étendue; la pince a détruit la cloison, moins quelques millimètres. De ce jour au 18 février, guérison (rédigée par un des internes de mon service à l'hôpital de la Charité).

Conclusions. — Le raisonnement et l'expérience des auteurs invoqués plus haut ont prouvé l'incurabilité des fistules profondes en général, par toutes les méthodes connues juqu'à ce jour, et le péril extrême qu'il y avait à y recourir; le raisonnement et l'expérience invoqués en faveur de la méthode *du pincement*, démontrent qu'elle peut guérir *facilement*, *sûrement*, et *sans causer de vives douleurs ni de fièvre*, les fistules profondes regardées comme incurables et par suite abandonnées sagement à la nature par les plus grands chirurgiens.

MALADIES DE L'APPAREIL GÉNITAL

CONSIDÉRATIONS PRATIQUES SUR L'HYDROCÈLE ET LE SARCOCÈLE

Recueillies et publiées par le docteur E. BEAUGRAND (1).

Les maladies des parties génitales de l'homme ont été pour la plupart connues et étudiées dès la plus haute antiquité. Celse nous a laissé un chapitre fort intéressant dans lequel sont énumérées et décrites, avec la clarté et la précision ordinaire à cet écrivain, les principales tumeurs qui peuvent se former dans les bourses. Ces tumeurs sont désignées par des noms composés formés d'un mot qui exprime la nature de la maladie, et terminés par le mot κήλη, qui signifie tumeur. De là les mots *hydrocèle*, *sarcocèle*, *varicocèle*, *entérocèle*, etc., suivant que la tuméfaction est déterminée par la présence d'un liquide semblable à de l'eau, par une production de matière analogue à de la chair, par des veines dilatées, par l'intestin, etc., etc. Les mêmes noms se sont transmis jusqu'à nous et sont encore employés par tous les chirurgiens dans la même acception. Dans cet article, nous avons pour but de présenter quelques considérations pratiques sur le traitement de l'hydrocèle et du sarcocèle, considérations qui depuis 1834 ont fait plusieurs fois le sujet des leçons de clinique à l'hôpital Saint-Louis.

§ I. — DE L'HYDROCÈLE

L'hydrocèle est sans contredit la maladie qui affecte le plus souvent le scrotum : aussi a-t-elle exercé de tout temps la sagacité des chirurgiens, qui, comme nous le verrons plus tard, ont

(1) *Archives générales de médecine*, 3e série, t. I, 1838.

proposé une foule de moyens divers pour obtenir une cure radicale. De ces procédés il en est un qui depuis le siècle dernier semble avoir réuni tous les suffrages : c'est l'injection dans la tunique vaginale d'une liqueur excitante. Mais quelle liqueur convient-il d'employer : tel est le sujet sur lequel nous avons, nous aussi, tenté plusieurs expériences dans le détail desquelles nous allons entrer après avoir posé quelques généralités sur la maladie elle-même.

L'hydrocèle est constituée par une accumulation de sérosité dans la tunique vaginale du testicule ou dans les enveloppes du cordon spermatique.

1° *Dans la tunique vaginale*, deux circonstances peuvent se présenter; ou bien la séreuse testiculaire communique avec le péritoine, et alors le liquide qu'elle renferme peut refluer dans le ventre; c'est l'*hydrocèle congénitale;* ou bien la communication n'existe pas, et le liquide est contenu dans une poche exactement fermée de toutes parts, c'est l'*hydrocèle acquise* des auteurs.

2° *Dans le cordon spermatique*, l'accumulation du liquide peut aussi avoir lieu de deux manières différentes. On sait que vers le cinquième ou sixième mois de la vie intra-utérine, le testicule, logé jusqu'alors dans le ventre, descend entraîné par le *gubernaculum testis* et pousse devant lui le péritoine : celui-ci, tiraillé dans ce trajet, s'allonge, est résorbé par parties, et forme ainsi de petits appendices séreux qui restent attachés le long du cordon spermatique. Si par une cause quelconque un amas de sérosité vient à se produire dans ces appendices, il en résulte dans certains cas un chapelet ou plutôt une grappe plus ou moins volumineuse de kystes. Dans d'autres cas, le liquide se produit dans le tissu cellulaire du cordon ; alors il écarte, il distend les mailles de ce tissu et se forme ainsi des loges de dimension variable dont les parois peuvent, avec le temps, acquérir une consistance très-considérable. De toutes ces différentes variétés, l'hydrocèle acquise est de beaucoup la plus commune, aussi ne sera-t-il guère question ici que de cette variété.

Les *causes* de l'hydrocèle sont loin d'être connues; et si nous examinons à cet égard les observations que nous avons sous les yeux, nous verrons que dans plus de la moitié des cas elles n'ont pu être appréciées. Presque toujours, lorsque le malade a donné quelques renseignements sur l'origine de sa maladie, on a pu la rapporter à une lésion traumatique : ainsi, chez l'un, le testicule a été froissé par un coup de genou dans une lutte; chez un autre, c'est un chien qui, s'élançant pour le caresser, lui heurta violemment les bourses; un troisième, voulant enjamber une fenêtre, glisse et tombe rudement à cheval sur la barre; un quatrième reçoit un coup de pied, etc., etc. Dans d'autres cas, la maladie s'est manifestée à la suite de grandes fatigues, d'équitation prolongée, comme M. Larrey l'a fréquemment observé à l'armée. On a dit que l'orchite syphilitique pouvait prédisposer à l'hydrocèle. J'ai rarement rencontré cette circonstance antécédente, bien que les malades ne fissent pas difficulté d'avouer qu'ils avaient eu des chancres ou des écoulements blennorrhagiques. Est-on plus instruit sur la cause prochaine de l'hydrocèle? et les auteurs ont-ils bien éclairci la question quand ils ont dit que cette hydropisie résultait d'un défaut d'équilibre entre l'exhalation et l'absorption?... Non assurément. Il faut reconnaître que d'habitude, dans les séreuses, l'absorption est beaucoup plus active que l'exhalation; et la preuve, c'est que de l'eau injectée dans une de ces membranes est très-rapidement résorbée; d'un autre côté, quand la sérosité s'accumule dans le péritoine ou la tunique vaginale, il est très-probable, pour ne pas dire certain, que le fait est dû à ce que l'absorption est entravée dans son exercice.

L'accumulation de sérosité dans la membrane d'enveloppe du testicule peut-elle reconnaître pour cause un obstacle au cours de la circulation veineuse, comme cela s'observe si souvent pour les hydropisies des autres séreuses? La chose est possible, mais le fait a-t-il lieu souvent? l'expérience répond d'une manière négative. Observons en effet ce qui se passe dans les maladies du cœur : nous verrons que le scrotum s'œdématie et que le liquide siége non dans la tunique vaginale, mais dans le tissu cellulaire; en un mot, qu'il y a œdème des bourses et non hydrocèle. Ainsi, dans un cas observé sur un malade affecté simultanément d'hydrocèle double et d'anévrysme du cœur, j'ai pu constater que cette seconde maladie, dont les premiers symptômes ne dataient que d'un an, et qui à deux reprises avait entraîné un œdème fort considérable des membres inférieurs, n'avait exercé aucune influence sur l'hydrocèle, dont l'origine remontait à douze ans, et qui avait suivi une marche progressive et régulière.

Les auteurs qui ont noté la fréquence plus grande des hernies à droite qu'à gauche n'ont pas cherché à savoir s'il en était de même de l'hydrocèle, et jusqu'à ce jour, chose assez remarquable, dans les histoires publiées, il est fort rare que le siége à droite ou à gauche soit indiqué. Voici ce qui résulte d'un relevé de trente-six observations dans lesquelles cette circonstance est mentionnée :

A gauche.	18 fois.
A droite.	13
Double.	5
Nombre total. . . .	36 fois.

Ainsi, d'après cette statistique, trop faible pour avoir autorité de loi, l'hydrocèle serait un peu plus fréquente à gauche qu'à droite.

Un point fort intéressant dans l'histoire de cette maladie, c'est l'état anatomique de l'organe altéré, en d'autres termes, l'*anatomie pathologique*. Nous avons ici trois choses à examiner : 1° le liquide contenu ; 2° les enveloppes; 3° l'état du testicule.

Les *enveloppes* de l'hydrocèle sont, de dedans en dehors, la tunique vaginale, l'expansion du fascia transversalis, le crémaster, le fascia superficialis, et la peau. Si la maladie est ancienne, le tissu cellulaire interposé entre ces différentes tuniques, et qui se continue avec les lames celluleuses qui revêtent ou séparent les muscles du ventre, se change lui-même en membranes fibreuses plus ou moins épaisses. Tout le monde sait qu'on a trouvé les parois de la tunique vaginale transformées en tissu cartilagineux, soit dans toute leur étendue, soit seulement dans quelques points; qu'on y rencontre des plaques de matière crétacée et même de substance osseuse. Ces diverses dégénérations ont d'ailleurs été observées dans tous les kystes séreux; la plèvre elle-même a été vue changée en une cuirasse calcaire. Il n'est donc pas étonnant de rencontrer de pareilles altérations dans l'hydrocèle; et si nous passons aux produits sans analogues dans l'état sain, le tubercule, la matière colloïde, etc., etc., pourront se former et être déposés dans l'épaisseur des enveloppes.

L'intérieur de la tunique vaginale peut être divisé en plusieurs loges, parcouru par des brides, des cordons fibreux, etc.

Enfin, comme l'a observé Dupuytren, une hernie peut exister avec une hydrocèle congénitale ou acquise, et même, dans certains cas, se faire jour dans la seconde.

Le *liquide*, dont la quantité varie de quelques cuillerées à plusieurs livres, est le plus souvent limpide et de couleur citrine, quelquefois même presque complétement incolore. Dans d'autres cas, assez rares aussi, il est trouble, lactescent, ou d'un jaune foncé; ailleurs il est épais, boueux, semblable à du chocolat; quelle est la cause de ces différences? Tout porte à croire que c'est à un épanchement de sang plus ou moins abondant qu'il faut la rapporter. Ce liquide a-t-il été exhalé en petite quantité, la matière de l'épanchement sera seulement teinte en jaune, comme on le voit dans certains kystes hémorrhagiques anciens du cerveau. Plus abondant, il donne cette couleur brune foncée et cette consistance crémeuse dont on a parlé. Doit-on aussi attribuer à des hématocèles anciennes les transformations cartilagineuses ou osseuses, comme le faisait Laënnec pour les altérations analogues qu'il rencontrait dans les plèvres? Je ne le pense pas. Il est d'ailleurs démontré aujourd'hui, en anatomie pathologique, que la présence du sang à l'état d'épanchement n'est pas nécessaire pour que de semblables productions puissent avoir lieu.

Une circonstance assez rare, que j'ai cependant eu l'occasion d'observer plusieurs fois sur des cadavres lorsque j'étais aide d'anatomie à la faculté de médecine, c'est l'existence dans le liquide de petites paillettes brillantes, micacées, d'un beau jaune d'or, et qui, d'après une analyse de M. Barruel, ne seraient autre chose que de la cholestérine. D'autres personnes ont depuis rencontré le même phénomène, nous en parlerons à l'occasion des kystes du scrotum.

Quant au testicule, il est presque toujours situé en arrière; mais comme il peut se rencontrer aussi en avant, ainsi que nous le verrons bientôt, il faut examiner avec soin sa position avant de pratiquer la ponction. Enfin le testicule ou l'épididyme sont souvent altérés. C'est ce qui constitue les hydro-sarcocèles, dont nous parlerons plus tard. On a aussi constaté l'atrophie de ces organes dans des hydrocèles anciennes.

Nous n'insisterons pas ici sur les symptômes et le diagnostic différentiel de cette maladie; ils sont généralement bien décrits par les chirurgiens. Nous ferons seulement remarquer que la forme de la tumeur est très-variable, qu'elle est tantôt, et le plus souvent, pyriforme, quelquefois cylindrique, ailleurs en gourde, ici globuleuse et régulièrement arrondie, là inégale et bosselée, toutes circonstances qui paraissent tenir à la manière dont les enveloppes se sont laissé distendre, soit également dans toutes les parties, soit inégalement, ou bien à la présence de brides ou cloisons. L'épaisseur des parois et l'état du liquide devront nécessairement modifier la transparence de l'hydrocèle et rendre le diagnostic plus difficile. Le praticien doit être prévenu de ces chances d'erreur, afin de réunir le plus de données possibles dans les cas douteux.

Il est bien évident que le pronostic de l'hydrocèle ne saurait être fâcheux par lui-même; il ne l'est que par les complications, comme les hernies et le sarcocèle. Arrivons de suite au traitement.

Nous dirons, dans l'historique, quels ont été les principaux moyens indiqués par les auteurs pour guérir l'hydrocèle : presque tous sont tombés en désuétude, surtout l'incision, pratique excusable chez les chirurgiens ignorants et barbares des siècles passés, mais universellement rejetée aujourd'hui que nous possédons un moyen moins douloureux et certainement aussi efficace. Cependant, je sais qu'il y a peu de temps un chirurgien, qui a probablement adopté cette méthode parce qu'il aime singulièrement à couper, a perdu un malade qu'il avait opéré par incision.

Toute opération doit être considérée en elle-même et relativement à ses suites, ou aux accidents qui peuvent la compliquer.

1° L'opération se compose ici de deux temps bien distincts, la ponction et l'injection.

La ponction exige quelques recherches préalables; et d'abord l'hydrocèle est-elle congénitale? On sait que la condition anatomique de cette variété consiste dans une communication entre la tunique vaginale et la cavité du ventre; dès lors le liquide épanché doit, si l'on comprime la tumeur, refluer dans l'abdomen; tel est le signe pathognomonique. Or on ne peut songer à pratiquer une injection irritante dans une semblable tumeur, sans exposer l'opéré à une phlegmasie du péritoine, phlegmasie dont on connaît les dangers. Ainsi, quand il s'agit d'une hydrocèle congénitale, on ne doit pas pratiquer l'opération. La présence d'une hernie peut être encore une contre-indication. Dans les cas d'hydro-sarcocèle, on ne devrait pas tenter la cure radicale, car la nature irritante de l'injection pourrait influer d'une manière fâcheuse sur la marche du sarcocèle. Tout au plus doit-on alors essayer la cure palliative, c'est-à-dire la ponction pure et simple pour évacuer le liquide.

Un dernier point fort important, c'est la recherche du testicule : le toucher, soigneusement pratiqué, révèle, en général, le siége qu'il occupe; mais on le reconnaît surtout à la nature des douleurs que le malade éprouve lorsqu'on vient à le comprimer entre les doigts, alors même qu'on ne le distingue pas. Il faut avoir bien soin de ne pas le piquer en opérant; et comme il se trouve presque toujours en arrière plus ou moins haut, on plonge le trois-quarts en avant et de bas en haut, en le tenant de manière à ce qu'il ne puisse pénétrer que dans l'étendue d'un pouce environ, et en dirigeant un peu sa pointe en avant. La ponction faite, on enfonce profondément la canule dans la tunique vaginale. Les auteurs disent de bien maintenir la canule pendant l'évacuation du liquide, afin qu'elle n'abandonne pas la cavité de la tunique vaginale, et que par suite l'injection ne se trouve pas projetée dans le tissu cellulaire. Cette recommandation n'est pas aussi fondée qu'on l'imagine : lorsque le trois-quarts est plongé dans le scrotum, la peau revient sur elle-même et embrasse étroitement l'instrument qui la traverse. La constriction qu'elle exerce alors est si marquée qu'il faut un effort pour la vaincre, et l'on ne peut en général faire sortir la canule qu'en la tirant avec une certaine violence.

Nous avons dit que les *injections* réussissaient presque toujours : d'ordinaire on les pratique avec du vin chaud avec addition ou sans addition de diverses substances plus ou moins actives. On a aussi essayé d'autres liqueurs pour rechercher si quelqu'une ne donnerait pas encore de meilleurs résultats que le vin. Voici quelques essais que j'ai tentés dans cette direction.

1° *Injections d'eau pure.* — Le 10 juillet 1834, j'opérai d'une hydrocèle siégeant à droite et développée sans cause connue, un homme de trente-trois ans, et d'une assez mauvaise constitution. La tumeur était ovoïde, du volume des deux poings environ, et offrait cette particularité que le testicule siégeait en avant et au milieu de la hauteur du scrotum. La ponction faite avec les précautions qu'exigeait cette anomalie, il sortit près d'une pinte de sérosité très-limpide. Je fis faire trois injections d'eau chaude à 35° centig. environ, qui séjournèrent quelques minutes et déterminèrent à peine de légères douleurs le long du cordon. Le scrotum fut ensuite revêtu de compresses imbibées d'eau chaude animée d'un quart environ d'eau-de-vie camphrée. Les trois premiers jours se passèrent sans accident, mais le quatrième le scrotum rougit et se tuméfia dans la partie droite, des cataplasmes émollients ne calmèrent pas l'irritation, une fluctuation bien manifeste me faisait craindre d'être obligé de pratiquer une seconde ponction. Enfin, le huitième jour, une application de vingt-cinq sangsues fit cesser les accidents. A dater de ce moment le scrotum rentra dans ses dimensions normales, et le malade sortit à la fin du mois, parfaitement guéri.

Cette observation est fort curieuse en ce qu'elle nous montre une simple injection d'eau chaude déterminant une vive inflammation des bourses, et suivie d'une prompte guérison, puisqu'elle exigea à peine vingt jours de durée.

2° *Injection d'eau alcoolisée.* — Elle a été pratiquée chez quatre malades. Je faisais mettre environ un dixième d'alcool camphré dans de l'eau, et trois injections étaient pratiquées comme on a coutume de le faire pour le vin chaud. Chez un premier malade, qui portait depuis un an une hydrocèle développée dans le scrotum du côté gauche, les injections furent peu douloureuses et la guérison marcha sans entraves; au bout de trois semaines, il put sortir de l'hôpital.

Dans le second cas, la guérison fut également rapide, et l'opération présenta une particularité dont nous parlerons bientôt en traitant des accidents qui peuvent compliquer la cure par l'injection.

La troisième observation mérite d'être rapportée avec quelques détails.

Chez ce malade, âgé de quarante-deux ans, la tumeur s'était formée sans cause appréciable, et datait de deux ans; son volume égalait celui de la tête d'un fœtus à terme. Le 30 avril (1834), il fut opéré par ponction et injection avec le vin chaud; mais, au bout de quelques jours, la tuméfaction reparut et acquit bientôt le volume qu'elle offrait avant l'opération; il n'y avait pas de douleur, pas d'inflammation. Le 15 mai, une seconde ponction fut pratiquée et donna issue à une quantité assez considérable de sérosité à peine lactescente. Trois injections furent pratiquées avec l'eau alcoolisée, et le malade en ressentit *plus de douleur* qu'il n'en avait éprouvé à la première opération. Bientôt une violente inflammation s'empara du scrotum : des cataplasmes de fécule furent appliqués sans succès : la piqûre résultant de la ponction s'ouvrit d'elle-même et donna issue à de la matière purulente, claire et ténue, et à des gaz. Le 29 mai dans la nuit, un abcès s'ouvrit spontanément, un second fut ouvert le 6 juin, un troisième et un quatrième le furent encore dans le courant du mois. Enfin trois applications de sangsues, faites à diverses reprises, finirent par triompher de l'inflammation; et, à dater du 2 juillet, les accidents disparurent, le scrotum revint à sa dimension ordinaire, et le 27 juillet le malade put sortir, près de trois mois après la première tentative, et d'un mois et demi après la seconde.

Chez le quatrième malade, on n'observa rien de semblable; mais l'hydrocèle reparut, et l'on fut obligé, pour en obtenir la cure radicale, d'avoir recours aux injections avec le vin chaud.

Que conclure de résultats aussi divers? Doit-on attribuer à l'eau alcoolisée ou à une disposition toute particulière les accidents observés chez le troisième malade? Remarquons ici que l'eau chaude seule fait naître une inflammation assez forte; que le vin, dans certains cas, produit des phénomènes analogues. Enfin nous verrons plus loin un vésicatoire amener la gangrène de la peau des bourses.

3° *Injections avec de l'eau alumineuse.* — Dans ces derniers temps, j'ai tenté quelques expériences avec de l'eau saturée d'alun; seulement, au lieu de l'employer à une température un peu élevée, elle a été injectée froide. Deux malades ont été soumis à l'emploi de ce moyen. Voici en quelques mots les résultats que j'ai obtenus.

1° Un peu du liquide des injections s'étant épanché autour du point ponctionné, il se forma un petit abcès auquel on doit attribuer le retard observé dans la guérison : celle-ci n'eut lieu qu'au bout d'un mois et demi environ;

2° Chez le second, l'opération fut pratiquée le 24 novembre 1837. Au bout de quelques jours, il s'est manifesté un peu de gonflement, qui a cédé peu à peu avec une extrême lenteur; aujourd'hui 19 décembre, le scrotum offre son volume normal. Le malade peut être regardé comme guéri. Notons que l'injection a été accompagnée de douleurs fort légères dans le trajet du cordon spermatique.

Passons à une autre expérience.

4° *Injection d'eau salée.* — Le 24 novembre, j'injectai dans une hydrocèle enkystée du cordon une dissolution froide, saturée de sel marin; la douleur fut assez vive vers la partie supérieure du cordon. Les parties malades furent pansées avec des compresses trempées dans la même dissolution. Le lendemain, il survint de fortes coliques, le malade vomit. Une application de sangsues et quelques lavements émollients calmèrent les accidents; mais la douleur persistant dans le côté gauche de l'abdomen, on appliqua sur ce point un vésicatoire. Dès lors, une amélioration rapide eut lieu, et le malade sortit guéri le 4 décembre, douze jours après l'opération.

Dans cette observation, le succès a été obtenu avec une grande rapidité, surtout si l'on compare le résultat avec celui des autres expériences, mais il s'agissait d'une tumeur du cordon testiculaire dont le volume égalait à peine celui d'un œuf. Il faudrait tenter des essais semblables sur de volumineuses hydrocèles, et si l'on juge par analogie avec ce qui s'est passé dans les faits que nous avons relatés jusqu'à présent, il est probable que le sel marin n'aurait pas plus d'efficacité que l'alun ou que l'eau alcoolisée.

Dans ces derniers temps, on a beaucoup vanté les injections de solution iodée (un ou deux gros de teinture d'iode par once d'eau); mais je sais que ce moyen n'a pas plus d'efficacité que l'injection vineuse, et il est moins facile à trouver; ainsi, sans le rejeter entièrement, il ne faut pas lui accorder plus de confiance qu'il n'en mérite, et le regarder comme un stimulant supérieur à tous ceux dont on peut faire usage dans le même but. On pourrait en proposer une foule d'autres qui auraient la même valeur et seraient certainement moins rares et moins coûteux.

Nous l'avons déjà dit, l'injection avec le vin rouge à une température assez élevée, *telle que le doigt puisse à peine la supporter*, nous semble l'un des meilleurs procédés et un excellent moyen pour obtenir la cure radicale. Ce n'est pas qu'il n'échoue quelquefois. Nous en avons cité un exemple en parlant de l'eau alcoolisée; ce cas est même le seul que j'aie rencontré sur plus de quatre-vingts hydrocèles que j'ai opérées par le vin chaud. Mais peut-on toujours employer le vin chaud? Non sans doute : ainsi dans les cas d'hydrocèles aiguës, récentes, une simple ponction suffira souvent, comme nous l'avons vu dans une circonstance où, prêts à faire l'injection, nous nous sommes rappelé que nous avions affaire à une hydrocèle datant à peine de six semaines, et causée par une violente contusion. L'injection irritante n'eut pas lieu, et le malade guérit parfaitement.

Enfin, j'ai actuellement sous les yeux un cas d'hydrocèle presque guéri par une contusion dans une chute. Le malade que je devais opérer vint tout récemment me consulter pour la contusion dont je viens de parler. Je lui ai conseillé un peu de diète, le repos, des bains et des cataplasmes, en lui faisant espérer que par le fait de sa contusion il guérirait très-probablement s'il voulait suivre exactement mon avis.

L'espérance de la guérison m'a donné l'assurance de sa docilité, mais non la certitude de sa guérison.

J'arrive aux accidents qui peuvent venir compliquer l'opération dont il s'agit. Nous en noterons trois principaux : l'infiltration du liquide injecté dans le tissu cellulaire des bourses, les abcès et la gangrène. L'infiltration peut avoir lieu dans plusieurs circonstances, d'abord, comme l'ont dit les auteurs, lorsque l'extrémité de la canule vient à abandonner la cavité de la tunique vaginale. Ce phénomène ne se produit pas avec autant de facilité qu'on le prétend, nous en avons dit plus haut la raison ; mais il peut survenir par un mouvement brusque du malade ou par la maladresse du chirurgien, quand celui-ci n'a pas assez enfoncé l'instrument. L'infiltration aura lieu si, la tunique vaginale étant très-mince, le liquide, poussé avec trop de violence ou en trop grande quantité, la distend au point de l'érailler ou de la rompre dans une portion de son étendue. Aussi ne saurait-on recommander trop de précautions et de prudence à celui qui pratique l'injection. Il faut introduire le liquide graduellement, sans secousses, et s'arrêter lorsque la tumeur approche du volume qu'elle présentait avant l'opération. La tunique vaginale pourra encore être déchirée par l'extrémité de la canule violemment promenée dans son intérieur, ou bien, au moment de la ponction, par la pointe acérée du trois-quarts.

Il est une dernière circonstance dont les auteurs n'ont pas parlé, et qui peut amener l'infiltration de la matière injectée. Si, vers la fin de l'injection, le liquide est poussé avec trop de force et en trop grande quantité par un aide inexpérimenté, le trop-plein se fait jour hors de la tunique vaginale en passant autour de la canule, absolument comme on voit des malades uriner en dehors de la sonde ; mais ce liquide est retenu par la peau contractée autour de la canule, comme nous l'avons dit, et souvent même contenue, en outre, par les doigts du chirurgien qui tient l'instrument. Dès lors, ne pouvant sortir, il pénètre les mailles du tissu cellulaire autour du point ponctionné, et il se forme une petite tumeur que l'on voit augmenter très-rapidement si l'on continue de pousser l'injection. Cet accident s'est déjà offert deux fois à mon observation : chez le second malade auquel on pratiqua l'injection avec l'eau alcoolisée, et chez le premier qui fut soumis aux expériences avec l'eau alumineuse. Dans les deux cas l'accident fut suivi de la formation d'un petit abcès. Nous insisterons donc encore sur le précepte de faire l'injection avec lenteur et circonspection.

Les abcès du scrotum ne sont pas très-rares, ils sont dus tantôt à une de ces infiltrations dont nous avons parlé, tantôt à ce que le liquide était trop chaud ou trop irritant, tantôt enfin, et c'est peut-être le plus souvent, à une disposition particulière du malade. Bien que la production de ces abcès doive être regardée comme un accident, une complication, il ne faut cependant pas s'en alarmer. Il est facile de leur donner issue, et la violence de l'inflammation dont elles sont la conséquence détermine des adhérences solides et durables dans la tunique vaginale, et donne parfois à la guérison une garantie que n'offre pas toujours une cure exempte de tout accident. La tunique vaginale peut elle-même sécréter du pus, dont la présence exigerait une incision si la résorption ne se faisait pas dans l'espace de quelques jours.

La gangrène ne survient guère que dans le cas où une infiltration de liquide irritant a eu lieu dans le scrotum. Voici cependant un cas assez intéressant dans lequel un vésicatoire appliqué sur le scrotum l'a déterminée : la ponction fut pratiquée sur une hydrocèle assez volumineuse, que portait depuis sept à huit mois un vieillard de soixante-huit ans. Au moment de pratiquer l'injection, on s'aperçut que l'orifice de la canule n'était pas en rapport avec le volume du canon de la seringue; il fallut donc renoncer à ce moyen. Un chirurgien qui me remplaçait voulut tenter la cure radicale à l'aide du vésicatoire, procédé qui a quelquefois réussi entre les mains de Dupuytren. Un emplâtre vésicant fut donc appliqué. Dès le lendemain une violente inflammation s'empara du scrotum, et bientôt même il se forma à la partie inférieure et antérieure des bourses une eschare gangréneuse de l'étendue d'un écu de trois francs, intéressant la peau et le tissu cellulaire sous-jacent. L'eschare se détacha à la manière ordinaire, l'ulcère se cicatrisa très-rapidement, et au bout d'un mois la guérison était parfaitement établie. L'âge avancé du sujet ne peut-il pas avoir contribué à la production de cette gangrène? Je le pense, car d'habitude le vésicatoire ne détermine pas de pareils accidents. Il ne faut pas accuser trop facilement les procédés mis en usage, et leur attribuer exclusivement les complications qui s'observent, mais tenir compte aussi de l'idiosyncrasie du sujet. Je continue les recherches dont je viens de rendre compte. Mais j'ai cru devoir publier les résultats que j'ai obtenus jusqu'à présent pour modérer l'enthousiasme vraiment inexplicable pour moi qu'on affecte pour les injections iodées. Sans cette circonstance, je n'aurais pas osé faire paraître ce petit travail à cause de son imperfection.

§ II. — KYSTES ET TUMEURS CANCÉREUSES DES BOURSES ET DU TESTICULE (1)

Kyste volumineux développé en dedans de l'épididyme et entre le testicule droit et sa tunique vaginale.

Il se forme quelquefois dans les bourses des tumeurs enkystées renfermant un fluide qui, de même que celui de l'hydrocèle, est sujet à une foule de modifications dans sa consistance, sa quantité, etc. Voici un exemple de ces productions anormales, qui s'est présenté à moi dans les premiers temps de ma pratique.

Observation. — M. N..., âgé de vingt-quatre ans, blond-châtain, d'une constitution médiocrement forte, et doué d'une irritabilité physique et morale peu vive, avait toujours joui d'une bonne santé lorsque, vers le mois de décembre 1820, il me consulta sur la présence d'une petite tumeur qu'il portait sur le testicule droit. Il y avait peu de temps qu'il s'en était aperçu. La tumeur, qui offrait environ le volume d'une noisette et qui paraissait enkystée, était tout à fait indolente; je lui conseillai d'attendre et de me prévenir si elle continuait à grossir.

M. N... ne me parla plus de sa maladie qu'en 1823. Il se plaignit de tiraillements et de douleurs dans les bourses, de pesanteur, de gêne pendant la marche. Je fus étonné de trouver la tumeur énormément grossie; son volume égalait celui d'un œuf de dinde. Les parois en étaient fermes, épaisses, et n'offraient pas la moindre transparence. Le testicule, immobile et confondu avec elle, faisait une saillie légère sur sa surface, et

(1) *Arch. gén. de méd.*, 3e série, t. II, p. 385, 1838.

semblait former une masse commune avec sa substance; le cordon se trouvait épanoui derrière la tumeur. Si je ne l'eusse pas vue dans ses commencements, je n'aurais pas distingué si j'avais affaire à une tumeur enkystée ou au testicule malade. Mais, éclairé par mon premier examen, je ne doutai pas que je n'eusse sous les yeux un kyste volumineux.

Trois choses se présentaient à faire : 1° Pratiquer une ponction dans la tumeur et y faire une injection irritante. Mais les parois en étaient si fermes et me paraissaient si épaisses, qu'il y avait à craindre qu'elles ne pussent revenir sur elles-mêmes suffisamment pour adhérer par leurs surfaces contiguës. 2° Inciser la tumeur en long, la vider, peut-être en réséquer une partie, la laisser se cicatriser peu à peu en la tenant toujours enflammée au moyen de charpie introduite dans sa cavité. Mais la résistance de ses parois me faisait craindre qu'elles ne fussent formées de tissu fibreux ou fibro-cartilagineux, par exemple, et alors la cicatrisation en eût été fort longue. 3° Extirper toute la tumeur. Ce fut l'opération que je proposai au malade et qu'il accepta.

Du 16 au 18 du mois d'août 1823, le malade fut mis à la diète, et le 18, aidé de mon ami le docteur Theulier, je l'opérai de la manière suivante :

M. N... se coucha horizontalement sur un lit assez ferme pour que le bassin ne pût s'y enfoncer, et assez étroit pour ne pas trop nous écarter du malade. Le scrotum et les parties voisines ayant été rasées, je soulevai, aux dépens de la peau des bourses, un pli transversal à la direction du cordon, et aussi considérable que me le permettait la distension des téguments par la tumeur. Ce pli ayant été incisé jusqu'à sa base au niveau du cordon spermatique, il en résulta une plaie de trois pouces environ que j'agrandis encore, en haut et en bas, d'un quatrième pouce. A peine avais-je donné deux ou trois coups de bistouri pour isoler la tumeur de ses adhérences avec la peau, que celle-ci se rétracta brusquement, et que le kyste fut projeté au dehors, entraîné par son propre poids, en tiraillant le cordon auquel il restait suspendu. Je le saisis et le soutins aussitôt. Je pus alors juger par mes yeux de l'état des choses : la tumeur était confondue avec le testicule, enveloppés tous deux par la tunique vaginale. Le cordon était épanoui à la partie postérieure et remontait assez directement de bas en haut; ses veines étaient variqueuses et comme engorgées. En vain nous cherchâmes, M. Theulier et moi, le point de séparation entre la tumeur et le testicule; nous ne pûmes y parvenir. La tumeur faisait-elle partie du testicule, ou était-elle un développement morbide extraordinaire? Quel parti prendre? Emporter le testicule nous paraissait bien cruel, et d'ailleurs j'inclinais toujours à croire qu'il s'agissait d'un kyste. Notre embarras était extrême. Cependant le malade souffrait des douleurs de reins fort vives et dont je parlerai plus bas. Je prends alors sur-le-champ ma résolution; j'entame et dissèque avec précaution la tunique vaginale; à la circonférence du léger relief que forme le testicule sur la tumeur, je crois distinguer un intervalle, comme s'il n'y avait qu'un accollement entre ces deux parties, et j'acquiers enfin la certitude que le testicule aplati, déformé, n'est qu'adhérent à la tumeur, et j'en achève péniblement la dissection.

Cette union avait lieu sur le bord supérieur et postérieur de l'organe spermatique, en dedans de l'épididyme, lui-même adhérent au kyste; elle régnait dans l'étendue de 2 pouces de longueur environ sur un et demi de largeur. Le grand diamètre correspondait à la longueur, et le petit à la largeur du dos du testicule élargi par l'aplatissement qu'il avait éprouvé.

Pendant l'opération, il n'y eut que deux petites artérioles de coupées, et elles furent liées immédiatement. Le malade se plaignit de douleurs intolérables à la région des reins, et dans un moment il pâlit tellement et fut si près de se trouver mal de douleur, qu'il nous pria de suspendre un moment nos manœuvres et de lui donner à boire un peu d'eau fraîche pour ranimer ses forces défaillantes. Sont-ce des douleurs semblables qu'éprouvèrent le célèbre Zimmermann lorsque Meckel l'opéra d'une hernie scrotale, et ce malade auquel Schmucker emporta un testicule, et que cite le même Meckel (*De morbo hernioso congenito, singulari et complicato, feliciter curato*), ou ces douleurs furent-elles bornées aux parties que l'instrument divisait? C'est à cette dernière pensée que s'est arrêté Meckel, car il les regarde comme ayant leur siége dans le tissu cellulaire et non dans les nerfs.

Je suis bien convaincu que les douleurs qui tourmentèrent M. X... étaient dues aux nerfs lombaires puisqu'elles retentissaient à leur origine. Mais j'avoue que je fus également étonné de leur intensité et de leur origine : de leur intensité, parce qu'elle surpassa de beaucoup ce qu'éprouvent ordinairement les malades auxquels on pratique des opérations analogues; de leur origine, parce qu'à chaque fibrille que je divisais, le patient ressentait ou paraissait ressentir la même douleur, bien que les filaments divisés ne fussent pas tous des nerfs et ne se composassent la plupart que de tissu cellulaire.

Nous espérions réunir la plaie par première intention; mais la peau du scrotum, auparavant si distendue, s'était tellement rétractée que nous ne pûmes y parvenir. Le testicule et le cordon avec ses veines dilatées et variqueuses ne purent être remis à leur place, les lèvres de la plaie furent cependant maintenues rapprochées autant que possible avec des bandelettes de diachylon et des compresses latérales. Ces ligatures furent enveloppées en particulier, et des plumasseaux secs placés sur la plaie. Des compresses et un large suspensoir les maintinrent solidement, et le malade fut mis à la diète.

Trois jours après l'opération, la plaie fut découverte. Le testicule et les veines du cordon, gonflés et sensibles, saillaient à la surface et dépassaient celle de la peau; ces veines étaient noires et formaient une plaque irrégulière en arrière, en dehors et en bas, qui teignait en noir les compresses promenées à la surface. Ce phénomène ne provenait-il pas de la coagulation du sang dans ces vaisseaux et de sa transsudation partielle à travers le tissu intact ou légèrement érodé de leurs parois?

Le malade fut ensuite pansé régulièrement tous les jours. Dans les premiers pansements, le gonflement du testicule et du cordon ne diminuait pas, et ces organes ne rentraient pas sensiblement dans le scrotum. La suppuration, d'ailleurs peu abondante, paraissait s'établir avec peine. Je soupçonnai que la diète en était la cause : je conseillai donc au malade de prendre plus de nourriture et de manger bientôt à son appétit, mais sans excès. La suppuration s'établit, et le testicule et le cordon commencèrent à se rapprocher de leur volume normal. Ces progrès vers la guérison se faisaient rapidement un jour, puis, pendant les deux ou trois jours suivants, la plaie restait sans changement appréciable. Il y avait ainsi une sorte d'intermittence dans la marche de la cicatrisation.

Bientôt les veines testiculaires n'offrirent plus rien d'anormal. La plaie dilatée d'abord se rétrécit visiblement, et dix-neuf jours après l'opération, le 5 septembre, le testicule affleurait à peu près la surface de la plaie.

Enfin le 10 octobre, cinquante-trois jours après l'opération, la guérison fut complète. La cicatrice offrait la largeur d'une pièce de 5 sous, elle était légèrement enfoncée et environnée de plis rayonnés; elle fournit en haut et en bas un petit prolongement linéaire de quelques lignes, correspondant aux angles primitifs de la plaie.

Le malade était resté vingt-six jours couché; je l'avais exigé afin de rendre la circulation plus facile dans les veines testiculaires. Au 13 septembre, il avait commencé à se lever et à rester plusieurs heures assis dans un fauteuil; et à dater du 1er octobre, il avait pu sortir et reprendre ses affaires, douze jours avant la complète cicatrisation de la plaie. Cependant il portait un suspensoir fort juste, et marchait avec précaution sans se fatiguer. Les mouvements ne parurent ralentir en rien la cicatrisation, et la seule circonstance qui ait prolongé si longtemps l'existence d'une plaie qui devait se fermer plus vite semble être la disposition arrondie qu'elle avait affectée spontanément par la marche même de la cicatrisation.

Le kyste que nous avons emporté pesait environ 4 onces : ses parois étaient formées d'une tunique fibreuse jaunâtre, offrant les caractères physiques du tissu jaune, fort épaisse et composée de fibres entrelacées dans diverses directions, et d'ailleurs assez distinctes. Il renfermait un liquide noirâtre, couleur de café foncé, sirupeux comme de la mélasse, très-dense et très-épais. J'ai remis ce kyste à M. Barruel pour qu'il voulût bien l'analyser; il y a trouvé de la cholestérine comme on en a trouvé dans les calculs biliaires, comme j'en ai trouvé dans une hydrocèle, ainsi qu'il a été dit en parlant de cette dernière maladie.

Je ne connais que deux observations analogues à celle que je viens de rapporter, encore ces kystes n'ont point été opérés, et les a-t-on trouvés sur le cadavre (voyez *Archives générales de médecine*, 1re série, t. XIV, p. 78).

A ces maladies rares j'en ajouterai une autre qui s'en rapproche par son siége, ses connexions, par l'opération qu'elle a exigée, bien qu'elle en diffère par sa nature. En voici l'histoire abrégée.

Olinger, garçon de magasin, âgé de trente-trois ans, homme fort et vigoureux, jouissant habituellement d'une bonne santé, et ne portant aucune trace de scrofules, reçut, en novembre 1837, un coup dans le testicule droit, le seul apparent chez lui. Il en résulta de la tuméfaction qui fut traitée par des cataplasmes, des sangsues, et fut néanmoins suivie de suppuration, de fistule en bas du scrotum et d'une tumeur grosse comme une noix, adhérente au testicule et à la peau.

Le malade ayant repris ses occupations et voyant que sa fistule ne guérissait pas, se présenta à la consultation d'un grand hôpital; mais comme on lui proposa l'ablation du testicule, il s'y refusa et vint à Saint-Louis, où il fut admis le 10 mars 1838.

Le testicule était alors rapproché de l'anneau; le scrotum offrait une fistule dans son point le plus déclive. Il en découlait continuellement du pus, ce qui était malpropre et incommode pour le malade. On sentait entre le testicule et l'ouverture de la fistule un engorgement dur, indolent, de la grosseur d'une grosse noix, adhérent à la fois à la peau et à l'extrémité inférieure et postérieure du testicule dans l'étendue de 4 lignes environ en tous sens. Comme j'ai trouvé déjà deux fois l'épididyme au-devant du testicule, encore tout récemment dans un cas que j'ai fait voir à plusieurs personnes, et entre autres à M. Nélaton; comme d'ailleurs je ne pouvais pas sentir le testicule, je craignis que cette tumeur ne fût formée par l'épididyme. Un stylet introduit dans la fistule ne me donna aucune lumière. On ne sentait d'ailleurs aucune tumeur dans le ventre. Dans l'état d'incertitude sur la maladie à laquelle j'avais affaire, je tins le malade au lit, je lui ordonnai des cataplasmes sur la tumeur pour essayer de la résoudre par la suppuration. N'obtenant aucun changement au bout de quinze jours, j'ordonnai l'application d'un emplâtre de *Vigo cum mercurio*, qui fut renouvelé. Enfin, le 14 avril, je me décidai à enlever la tumeur en respectant le testicule, si, comme je l'espérais, je le trouvais sain. Deux incisions semi-elliptiques autour de la fistule comprirent la peau traversée par la fistule et adhérente à la tumeur morbide, qui fut accrochée par un aide, tandis que j'ouvris la tunique vaginale et enlevai la tumeur, en rasant la surface du testicule, avec un bistouri. Je liai trois artères immédiatement, j'examinai le testicule, qui resta sain avec son épididyme intact. La tumeur était en partie couverte par la tunique vaginale et s'étendait depuis la partie inférieure du testicule où elle était fortement implantée sur la tunique albuginée de l'organe, jusqu'à la queue de l'épididyme qu'elle soulevait sans y adhérer. Le malade fut recouché avec un pansement provisoire, de peur que quelques artères ne redonnassent du sang. Cette précaution ne fut pas inutile; deux heures après, l'interne fit encore trois ligatures et pansa définitivement le malade.

La tumeur enlevée offrait, outre le conduit fistuleux, un tissu lardacé, très-dur en dehors, plus rouge en dedans là où se faisait la suppuration. Je ne doute pas que ce malade, qui va très-bien aujourd'hui, ne guérisse parfaitement de cette petite opération, car, bien que la dégénération fût lardacée, je ne pense pas qu'elle se reproduise. C'était une dégénération bénigne due à un coup et à inflammation chronique, c'est-à-dire à une cause toute locale qui n'avait rien de grave, et il est bien difficile de voir de semblables affections se reproduire. Ce favorable pronostic est d'ailleurs fondé sur des principes que je vais exposer ci-dessous avec quelques détails.

Cette observation montre combien on doit être réservé dans les opérations. Si l'on eût enlevé tout le testicule, on eût enlevé un organe sain, on eût privé inutilement le malade de tous les attributs extérieurs de la virilité, et cette perte eût pu empoisonner toute sa vie.

§ III. — DU SARCOCÈLE ET DU CANCER EN GÉNÉRAL

Adoptant volontiers le sens suivi par M. Roux, nous désignerons ici sous le nom de sarcocèle toutes les tumeurs du testicule susceptibles d'amener dans cet organe une dégénérescence telle que sa conservation soit impossible. De ces dégénérescences, les deux qui s'observent presque constamment sont la *tuberculeuse* et celle dite *cancéreuse*, qu'elles soient séparées ou réunies. Avant d'aller plus loin, il est nécessaire que j'entre dans quelques développements sur les opinions que je professe à l'égard du cancer, parce que ces opinions diffèrent de celles de la plupart des auteurs modernes.

DU CANCER

Pour moi, le cancer consiste dans l'inflammation, la suppuration, le ramollissement et l'ulcération des dégénérations ou formations lardacée, squirrheuse, encéphaloïde, sarcomateuse, fongueuse, mélanée, colloïde, etc., qu'elles soient simples ou composées de quelques-unes ou même de toutes ces dégénérations à la fois. Il est caractérisé, en outre, par des douleurs lancinantes, par l'engorgement des ganglions lymphatiques voisins, par sa tendance à s'accroître par contiguïté, et à se manifester dans d'autres points de l'économie, même après l'ablation de l'organe primitivement affecté. A entendre Laënnec et ses nombreux imitateurs, le cancer serait seulement du tissu squirrheux ou du tissu cérébriforme. Mais ce n'est point à telle ou telle texture qu'on a donné autrefois le nom de cancer; c'est à une maladie remarquable par ses douleurs lancinantes, sa marche ulcérante, sa propagation dans les parties voisines, sa récidive et enfin sa gravité constante. Si ces symptômes appartenaient à une altération organique particulière, comme l'encéphaloïde, et à cette lésion exclusivement, je concevrais sans l'approuver qu'on appelât cette altération du nom de cancer; mais il n'en est pas ainsi : les graves phénomènes du cancer se manifestent dans une foule de dégénérations, et même dans des tissus qui s'ulcèrent, sans qu'on y trouve les dégénérations indiquées plus haut, dans certains chancres ou ulcères cancéreux du visage, dans le cancer des ramoneurs.

D'ailleurs, tant que les dégénérations désignées, que je nommerai quelquefois, pour abréger, dégénérations *précancéreuses*, seront stationnaires, il n'y aura pas encore cancer. Ces dégénérations sont *primitives* relativement au cancer, qui en est une dégénération *secondaire* ou *consécutive*. Le squirrhe des anciens chirurgiens était une maladie antérieure au cancer, qui restait squirrhe tant qu'il ne passait pas à l'état d'inflammation, de suppuration et d'ulcération; mais à cet état de dégénération secondaire, c'était un cancer. Cette manière de voir relie les idées des anciens à celles des modernes, sans bouleverser la science ni lui faire rien perdre de l'éclat qu'elle a reçu de l'anatomie pathologique.

Nous allons indiquer seulement les principales formations morbides qui peuvent, en s'enflammant, dégénérer en cancer; après quoi nous entrerons dans quelques développements sur le cancer en général, pour nous occuper ensuite du sarcocèle cancéreux en particulier.

Les dégénérations primitives qui peuvent, en s'enflammant, dégénérer en cancer sont l'induration grise, blanche, jaunâtre ou rougeâtre, avec ou sans granulations vésiculaires (hydatides de certains auteurs anglais); les tissus lardacés, squirrheux, blanchâtres, ou gris et cornés; les matières encéphaloïde, colloïde, caséiforme, mélanée, etc.; les dégénérations composées de plusieurs des précédentes, et d'autres encore.

A cette liste déjà assez nombreuse nous joindrons le *tubercule*, non pas que nous voulions établir son identité avec les formations anatomiques à dégénération cancéreuse, dont il est tout différent, mais parce qu'il se rencontre souvent mêlé aux altérations précédentes, soit à l'état d'infiltration, soit enveloppé d'un kyste, et à l'état de crudité ou de ramollissement.

Toutes ces dégénérations doivent être désignées tout simplement sous les noms de dégénérations lardacée, squirrheuse, cérébriforme, suivant leur nature, quand elles ne sont pas encore enflammées, et sous celui de cancers lardacés, indurés, squirrheux, encéphaloïdes, fongueux, mélanés, etc., quand elles sont enflammées, ramollies, suppurantes, ulcérées. Il faut enfin désigner sous le nom d'ulcères cancéreux les ulcères qui se développent dans nos tissus avec les symptômes du cancer, lors même qu'ils ne sont pas précédés par une des dégénérations primitives indiquées.

Vous voyez par tout ce que je viens de dire s'il est possible de ramener tous les cancers au squirrhe et à la matière encéphaloïde, quoique, à vrai dire, ces deux substances soient celles que l'on rencontre le plus souvent dans les cancers.

Mais parlons un peu des *symptômes* et de la *marche* de ces dégénérations. Si l'on considère un moment ces affections comme une maladie, elle a deux périodes comme tant de maladies organiques : les dégénérations précancéreuses en sont la période *bénigne*, tandis que le cancer en est la période *maligne;* mais il doit être regardé comme une affection différente, absolument comme l'abcès est distingué de l'inflammation qui le précède. Deux maladies ne doivent point être confondues en une seule.

La période de bénignité peut durer très-longtemps, et assez longtemps pour que les dégénérations, ne gênant d'ailleurs que mécaniquement, n'abrégent pas sensiblement la durée de la vie.

Boerhaave (*Aphor.*, 488) avait dit, en parlant des tumeurs squirrheuses : *Sunt per se innocui, evadunt ex motu incitato maligni.* Cette remarque a encore été faite par d'autres auteurs, et plusieurs ont rapporté des observations de tumeurs squirrheuses ou encéphaloïdes que des individus ont portées de longues années sans en être incommodés. Suivant Tulpius, un cancer peut demeurer longtemps caché sans causer aucune incommodité; mais s'il est irrité, il ronge, etc. (*Bibl.* de Bonet, t. IV, p. 14). Il a vu une femme porter pendant cinquante ans un carcinome dur et inégal sans incommodité. Van Swieten, à propos de l'aphorisme cité plus haut, s'exprime ainsi : *Sic in mammis per viginti annos et ultra sine noxa scirhos hæsisse novi?* Dans un cas de tumeur énorme mentionné par Gooch, la maladie avait mis cinquante ans pour arriver à son apogée. Il y a donc entre le cancer et les dégénérations primitives, *précarcinomateuses*, indiquées plus haut, la différence que tout le monde établit entre les tubercules et la phthisie. J'ajouterai encore qu'à mes yeux le cancer est une maladie qui, pouvant être *locale*, est le plus souvent une affection générale; qu'il se manifeste fréquemment par une succession de dégénérations locales jusqu'à ce que le malade succombe.

Je dis que le cancer peut être local, parce qu'il est arrivé plus d'une fois qu'une dégénération squirrheuse ou autre, enflammée et ulcérée, enlevée par l'instrument tranchant, ou séparée par une inflammation éliminatoire, ne s'est pas remontrée. C'est ce qui s'observe surtout après l'ablation du *noli me tangere*, du *cancer des ramoneurs*. A mesure que les dégénérations précancéreuses ou primitives et les cancers eux-mêmes font des progrès, ils refoulent les parties voisines et s'accroissent par la formation continuelle de tissus nouveaux; ou bien, envahissant indistinctement les parties voisines, ils s'y propagent de proche en proche; ou bien ils se manifestent dans plusieurs points à la fois.

Observation. — Tout récemment, j'ai enlevé dans un sein un noyau squirrheux qu'on sentait à peine à travers la peau, et qui ne me paraissait guère plus volumineux qu'une grosse noisette. Quand l'opération fut commencée, je trouvai çà et là d'autres petits noyaux presque imperceptibles qui m'obligèrent à enlever une partie du sein égale au volume du poing. En examinant les parties enlevées, je vis partir de la surface du noyau principal des lames fibro-cellulaires résistantes et assez épaisses, qui s'étendaient dans tous les sens et aboutissaient, quelques-unes au mamelon, qu'elles tenaient enfoncé ou retiré en dedans, et les autres aux petits noyaux dont j'ai parlé. Ces petits noyaux et le principal n'étaient eux-mêmes que de petits tubercules de tissu squirrheux napiforme d'où partaient encore des lames fibro-cellulaires qui se rendaient aux autres noyaux. Il en résultait une sorte de réseau. Bien que j'aie enlevé avec soin tout ce qui m'a paru malade, j'avoue que ces rayons fibro-cellulaires dispersés de tous côtés m'ont fait craindre qu'il n m'en ait échappé d'ensevelis dans le tissu de la mamelle, et qu'ils ne favorisent le retour du mal dans le reste du sein. Le temps m'apprendra si mes craintes étaient fondées.

A mesure que les dégénérations s'accroissent, les parties contiguës et les ganglions où aboutissent les vaisseaux lymphatiques de la partie malade s'engorgent. Ce n'est d'abord qu'une simple inflammation qui peut même être suivie d'une suppuration sans gravité, comme dans les inflammations non cancéreuses; on voit les ganglions lymphatiques s'enflammer, suppurer, et enfin se résoudre et guérir. Néanmoins, quoique l'engorgement de ces ganglions puisse être sans gravité dans les affections carcinomateuses, souvent les ganglions s'altèrent et dégénèrent comme l'organe primitivement malade.

Ainsi, le cancer peut s'étendre et s'aggraver de deux manières, par contiguïté et par la continuité des vaisseaux lymphatiques, quoique ceux-ci restent sains, du moins en apparence. Mais peut-il s'étendre d'une autre manière encore? Sans doute. On voit souvent des dégénérations se manifester dans des organes éloignés et sans relations vasculaires lymphatiques avec l'organe malade, et ces formations primitives dégénérer consécutivement en cancer. Mais ces dégénérations, par quel mécanisme se manifestent-elles? Est-ce la maladie qui se reproduit par un virus, par une sorte de germe semé par l'intermédiaire de la circulation dans toute l'économie? J'en doute. Si ce virus, si ces germes existaient, la maladie devrait être contagieuse; or elle ne l'est pas.

Quand une première dégénération est survenue spontanément, qu'il s'en développe d'autres de la même manière dans des organes éloignés, il est évident que ces lésions locales tiennent à une affection générale dont elles sont des témoignages; que lorsqu'à la suite d'un coup le sein devient squirrheux et dégénère en cancer, et que ce cancer enlevé la maladie reparaît dans d'autres organes éloignés, comme le foie, l'utérus, etc., la maladie tient encore à une affection générale préexistant, par un effet du hasard, au coup qui a déterminé l'affection primitive du sein. Mais il n'en est pas moins vrai que cette préexistence fortuite, par suite même des variétés, des faits de hasard, ne doit pas se rencontrer souvent et doit même être fort rare.

Il est vrai aussi qu'il n'est pas commun de voir la maladie se reproduire dans des parties éloignées. Le plus souvent, par exemple, les récidives d'un cancer du scrotum se montrent le long du cordon ou dans les ganglions où aboutissent les vaisseaux lymphatiques de l'organe cancéreux qu'on a enlevé. Les récidives du cancer du sein se rencontrent aussi dans les ganglions axillaires et dans le reste du sein.

Ainsi, bien que la récidive puisse peut-être tenir à la généralisation de la maladie sous l'influence de l'affection locale, je n'ose l'affirmer. Quoique cette opinion existe dans la science, elle n'a jamais été discutée sérieusement. On l'a adoptée parce qu'elle est probable, et elle n'est réellement pas prouvée. Au reste, il suffit que le cancer puisse reparaître dans la cicatrice après l'amputation ou dans les ganglions lymphatiques, pour qu'on doive l'enlever le plus tôt possible, lors même qu'il ne pourrait pas infecter l'économie et se reproduire au loin par une sorte de virus. Telle est la conséquence qui découle du mode le plus commun de la reproduction du mal.

Influences plus ou moins actives sur le cancer. — S'il est vrai que les dégénérations primitives indiquées précèdent le cancer sans être cette affection même; s'il est vrai que le cancer provienne de leur inflammation, de leur ramollissement, de leur suppuration, de leur ulcération, tout ce qui favorisera cette dégénération consécutive favorisera le cancer et pourra bien agir comme cause déterminante. Voilà pourquoi les topiques, les emplâtres excitants et stimulants, les frictions irritantes, se sont toujours montrés plus nuisibles qu'utiles dans le traitement du squirrhe de la mamelle. C'est qu'en l'irritant ils l'enflammaient et hâtaient ainsi sa dégénération en cancer. Sans doute on pourra citer des cas d'inflammation, de suppuration des dégénérations primitives mentionnées, qui n'auront point été suivis des phénomènes graves du cancer. Mais ces cas prouveront seulement que ces dégénérations primitives correspondantes n'entraînent pas nécessairement les symptômes et la fin si graves du cancer, et qu'enfin ces dégénérations par elles-mêmes ne sont pas des cancers. Or c'est précisément la doctrine que je soutiens comme la seule vraie, la seule qui soit conséquente avec les faits et qui puisse s'accorder avec les opinions des anciens.

Diagnostic du cancer. — Une dégénération quelconque qui, après avoir été indolente, fait des progrès et devient le siége de démangeaisons, de picotements, de douleurs lancinantes qui la traversent comme un trait à des intervalles irréguliers et parfois coup sur coup, est très-probablement un cancer. Mais si le mal fait des progrès malgré le traitement le plus rationnel, s'il cause l'engorgement des ganglions lymphatiques voisins, si la tumeur s'enflamme, suppure, s'ulcère, si ses bords se renversent, etc., c'est un cancer. Si le mal enlevé ne répullule pas, c'était un cancer local ; s'il répullule dans la cicatrice ou au voisinage, dans les ganglions lymphatiques, le cancer peut être local ; mais s'il répullule dans des organes éloignés sans rapport matériel avec la première affection, c'est un cancer dépendant d'une diathèse morbide générale, c'est la cachexie cancéreuse.

Le *pronostic* est toujours grave, mais on ne peut reconnaître qu'après l'opération si le mal est local ou général.

Traitement. — Le mal se reproduisant le plus ordinairement dans la cicatrice, aux environs ou dans les ganglions lymphatiques auxquels se rendent les vaisseaux lymphatiques de la partie primitivement malade, quoiqu'on ait la précaution d'enlever tout ce qui était affecté ou le paraissait, il est indiqué d'opérer le plus tôt possible et d'enlever le plus possible dans les parties saines. Quand je dis le plus possible, je veux dire autant qu'on le peut lorsqu'on n'aggrave pas sensiblement le danger de l'opération et qu'on augmente seulement la douleur et la perte de la substance.

DU SARCOCÈLE

Je ne veux présenter ici que quelques remarques et quelques observations sur le sarcocèle. On a beaucoup parlé de la difficulté de distinguer, dans certaines circonstances, l'hydrocèle du sarcocèle ; on en a donné amplement les signes différentiels, tout en convenant que ces différences étaient quelquefois presque nulles, et que les deux maladies pouvaient être prises l'une pour l'autre ; c'est ce dont j'ai pu me convaincre tout récemment.

Observation. — Le 18 janvier 1838, entra dans mes salles le nommé Piette, âgé de vingt-sept ans, cultivateur ; cet homme portait depuis dix mois une tumeur au scrotum, dont il ne pouvait indiquer bien clairement l'origine et les progrès. Le scrotum offrait une tumeur *lisse*, *unie*, du volume du poing environ, ovoïde, ayant sa grosse extrémité tournée en bas. On y sentait manifestement de la fluctuation. On sait que certaines tumeurs solides, mais formées d'un tissu élastique, donnent une fluctuation rénitente ou *élastique*, qu'il est assez facile de confondre avec la fluctuation *ondulante* d'une masse de liquide, surtout quand ce dernier est en grande quantité, qu'il distend fortement la poche qui le renferme, et que celle-ci a des parois épaisses. D'un autre côté, la nature du liquide et l'état anatomique des enveloppes de l'hydrocèle peuvent faire disparaître la transparence, et nous n'en observions pas. Comment alors lever les doutes? Par le moyen déjà conseillé, au moyen d'une ponction exploratrice. C'est aussi ce que nous fîmes, et nous pûmes acquérir la certitude qu'il s'agissait d'un sarcocèle que nous enlevâmes.

Où faut-il pratiquer l'incision? A la partie antérieure ou à la partie postérieure du scrotum? La plupart des chirurgiens la font dans le premier sens, et je me range entièrement de leur parti. Cependant, il y a quatre ans, je voulus m'assurer par l'expérience si l'incision postérieure n'avait pas quelques-uns des avantages qu'on lui attribuait, entre autres de se cicatriser plus promptement, à cause de l'écoulement continuel du pus, auquel la position de la plaie ne permettait pas de séjourner. Voici quelques détails sur cette tentative et les résultats qui en ont été la suite.

Observation. — Le nommé Nicolaï (Jean-Baptiste), tailleur d'habits, âgé de soixante-quatre ans, entra dans mon service le 11 août 1834. Il avait toujours joui d'une assez bonne santé, et ne se rappelait pas que dans sa famille quelques personnes eussent été atteintes d'affections de nature cancéreuse. A l'âge de vingt-quatre ans, il avait contracté un écoulement syphilitique qui fut assez promptement guéri. Six ou sept mois avant son entrée à l'hôpital Saint-Louis, sans cause appréciable, il commença à ressentir des douleurs assez vives dans le testicule droit, douleurs qui augmentaient encore quand le malade croisait les jambes, position exigée par sa profession. Peu à peu, le volume du testicule augmenta assez considérablement, malgré l'usage des cataplasmes émollients. Une hydrocèle, qui s'ajouta à la maladie, fut ponctionnée dans un autre hôpital et guérit parfaitement. Mais l'affection du testicule n'en continua pas moins sa marche toujours croissante. Il se formait de temps en temps à la partie postérieure du scrotum des boutons furonculeux, excessivement douloureux, qui laissaient à leur suite de petites ulcérations assez promptement cicatrisées.

Lorsque le malade fut soumis à mes investigations, le testicule offrait le volume d'un gros œuf de dinde; il était dur, bosselé, irrégulièrement arrondi, peu douloureux à la pression, mais causant au malade des douleurs assez vives, et qui offraient le caractère lancinant; on ne pouvait arriver que difficilement à distinguer l'épididyme, qui se présentait à la partie postérieure du testicule sous forme d'une bosselure plus saillante que les autres. Le cordon, examiné avec la plus grande attention, était sain et exempt d'engorgement. La peau du scrotum, mobile dans toute son étendue et parfaitement saine en avant, offrait en arrière de la rougeur, un peu d'amincissement, et des cicatrices résultant des furoncles dont nous avons parlé. Ce fut l'état de la partie postérieure du scrotum qui m'inspira l'idée de pratiquer l'incision de ce côté, dans le but de retrancher la portion de peau altérée. Pour cela, les bourses étant fortement relevées, comme dans l'opération de la taille sous-pubienne, deux incisions semi-elliptiques furent pratiquées à la partie postérieure du scrotum, du côté droit, de manière à comprendre tout ce qui était malade; le grand axe de l'ellipse formée par la plaie s'étendant depuis l'union de la peau des bourses avec le périnée jusqu'à la partie inférieure du scrotum. Le testicule fut séparé de ses adhérences, et le reste de l'opération pratiqué comme nous le dirons plus bas. Il ne survint aucun accident pendant la suite du traitement; mais nous pûmes constater un inconvénient capital que présente ce mode d'opération : c'est la difficulté des manœuvres opératoires et du pansement.

Pour faire le pansement dans ce procédé, on est obligé de soulever les bourses en s'exposant, malgré les plus grandes précautions, à rompre des adhérences déjà commencées. Il est impossible d'examiner la surface de la plaie et d'en surveiller la cicatrisation, comme on peut le faire dans les cas ordinaires; en un mot, nous avons reconnu par l'expérience que les pansements consécutifs à l'opération par ce procédé sont beaucoup plus difficiles. Chez notre opéré, la guérison se fit longtemps attendre, et il resta une fistule pour laquelle le malade, six mois après sa sortie, est revenu dans mon service. Je pense donc que, sauf des indications particulières, comme une altération grave de la peau à la partie postérieure du scrotum, l'incision doit toujours être pratiquée en avant. Ce premier point décidé, reste à savoir comment il faut faire cette incision. Les uns veulent que la peau soit soulevée de manière à former un pli, et que le pli soit coupé perpendiculairement du sommet à sa base, absolument comme dans l'opération de la hernie étranglée; d'autres, notamment les chirurgiens anglais, veulent que l'on incise directement sur le testicule. Remarquons d'abord qu'il n'est pas toujours possible de faire un pli à la peau, lorsque par exemple celle-ci est amincie ou ulcérée et adhérente à la tumeur. Il est clair qu'à l'impossible nul n'est tenu; mais quand la mobilité de la peau permet de la soulever, je pense que la conduite des premiers est préférable, quoique l'un et l'autre procédé soit à peu près également bon, et qu'il me paraisse ridicule d'attacher une grande importance à des choses qui ont une valeur à peu près égale. Quel que soit d'ailleurs le volume de la tumeur, il n'est pas nécessaire d'enlever une partie de la peau si elle n'est pas malade, car la peau du scrotum est toujours excessivement contractile. Relativement à la dissection du testicule, quelques chirurgiens veulent que l'on coupe d'abord le cordon et que l'on détache ensuite le testicule; d'autres, que l'on isole le testicule avant de procéder à la section du cordon. Boyer, qui a adopté cette seconde manière d'agir, me semble l'avoir justifiée par des arguments victorieux. Je ferai remarquer au reste que, lorsqu'on n'a point attendu trop longtemps, le testicule se détache très-facilement, et qu'il est à peine besoin de l'instrument tranchant pour le séparer de ses enveloppes.

J'arrive à un point fort important de pratique sur lequel les auteurs sont encore divisés d'opinion. Les uns pensent que le cordon, une fois coupé, ou même avant sa section, doit être lié en totalité; les autres, que chaque artériole doit l'être séparément. La ligature en masse du cordon était pratiquée par les anciens chirurgiens, et ils avouaient que c'était le temps le plus douloureux de l'opération; aussi plusieurs d'entre eux, J.-L. Petit par exemple, préféraient-ils une compression modérée. Des accidents assez graves peuvent être la suite de la ligature en masse. Ainsi, le grand chirurgien dont nous venons de parler rapporte que souvent, quand on a lié en masse, il survient une inflammation très-vive de la partie supérieure du cordon spermatique, inflammation qui se termine par des abcès dont il donne une excellente description. Mais l'accident le plus à redouter dans les cas de ce genre, c'est le tétanos, la science possède aujourd'hui un assez bon nombre d'exemples de cette terrible complication survenue chez des sujets auxquels on avait pratiqué la ligature en masse; ainsi Morand, dans ses opuscules, en rapporte un exemple; les *Archives générales de médecine* (t. XII, p. 635) en renferment deux; sir A. Cooper et beaucoup d'autres en citent des exemples. Mais lors même qu'on n'en aurait pas d'exemple, comme il n'y a aucun inconvénient à lier les vaisseaux du cordon séparément, il n'y a pas de raison pour préférer un procédé qui peut en avoir. Il faut donc nécessairement avoir recours à la ligature partielle, qui est presque toujours praticable et exempte de dangers.

Une chose fort importante, c'est d'examiner l'état du canal déférent. Si on le trouve engorgé, tuméfié, douloureux, si l'on soupçonne qu'il ait subi un commencement de dégénérescence, il faut l'isoler des parties saines qui l'entourent et le couper au-dessus des limites du mal. Il est bien entendu que son état a dû être apprécié autant que possible avant l'opération à travers les téguments. L'observation suivante nous donne un exemple de cette pratique.

Observation. — Un jeune homme de vingt-quatre ans, charron de son état, né de parents bien sains, ayant lui-même joui d'une excellente santé, et doué d'un tempérament sanguin et d'une vigoureuse constitution, fut admis dans mon service, le 31 mai 1834, pour être traité d'un sarcocèle. La maladie avait débuté, sans cause connue, huit ou neuf mois auparavant, et semblait, d'après les renseignements assez précis fournis par le malade, avoir eu l'épididyme pour point de départ. Malgré des applications de sangsues plusieurs fois renouvelées, et l'emploi de diverses pommades et fomentations résolutives, l'engorgement avait fait de continuels progrès, un abcès s'était même formé à la partie supérieure et intérieure du scrotum, laissant à sa suite une ouverture fistuleuse. Lorsque le malade fut admis à Saint-Louis, il était dans l'état suivant : le testicule droit offrait environ le volume d'un gros œuf de dinde, sa forme était à peu près celle de l'organe dans l'état normal, mais exagérée dans son aplatissement; les bords en étaient presque tranchants, et la masse totale dure, inégale, bosselée, large et comme étalée; le cordon spermatique était légèrement engorgé dans son quart inférieur, mais sans douleur; le malade éprouvait seulement en ce point un peu de gêne. Chose assez remarquable : depuis que le testicule s'était altéré, le malade, qui autrefois était assez vivement porté pour les femmes, n'avait presque plus éprouvé de désirs vénériens; sa santé était d'ailleurs excellente.

Les moyens déjà employés et ceux que nous mîmes en usage n'ayant produit aucun amendement dans la marche des phénomènes, le malade, d'après nos conseils, se décida à l'opération, qui fut pratiquée le 11 juillet. L'incision et la dissection de la tumeur n'offrirent rien de particulier; mais lorsque l'on en vint à la section du cordon testiculaire, quelques lignes au-dessus de son insertion, on put constater que le canal déférent était dur, engorgé, altéré et plus volumineux que dans l'état normal. Alors nous le séparâmes soigneusement des parties voisines au moyen de ciseaux courbes, et ayant atteint les limites de l'altération, nous le coupâmes à un pouce environ plus haut que le reste des organes qui forment le cordon testiculaire. Cette opération eut les plus heureux résultats : la plaie suppura bien; et au bout d'un mois environ le malade sortit parfaitement guéri. Je ne l'ai jamais revu depuis, malgré l'avertissement que je lui avais donné de me venir trouver s'il survenait quelque chose de nouveau.

Il est des cas dans lesquels on pourrait se borner à la section du cordon spermatique et à la ligature de ses vaisseaux, dans le but de laisser s'atrophier le testicule malade. Cette méthode ne pourrait pas être employée dans le cas de dégénération cancéreuse; mais elle le serait avec avantage peut-être au moment où se manifestent les premiers symptômes de cette dégénération. Est-elle applicable dans le cas de sarcocèle tuberculeux? Voici un cas dans lequel j'ai eu l'occasion de la mettre en usage avec un demi-succès. Nous donnerons avec quelques détails cette observation, qui renferme plusieurs circonstances intéressantes.

Observation. — N***, âgé de vingt ans, d'une taille moyenne et d'une constitution peu forte, entre à l'hôpital Saint-Louis le 6 juin 1834. Il est né de parents sains, ses frères jouissent tous d'une très-bonne santé, lui-même s'est toujours assez bien porté; seulement, à l'âge de huit ans, dans le cours d'une fièvre éruptive qu'il dit avoir été la rougeole, il se forma un abcès aigu dans les parois de la poitrine. Il y a deux ans, il contracta une affection syphilitique caractérisée par des verrues et des crêtes de coq sur le gland, qui disparurent sous l'influence de la section et de la cautérisation. Vers le mois de mai 1833, étant à l'hôpital militaire de Metz pour une contusion de la hanche aggravée par les fatigues d'une longue marche (de Paris à Metz), il sentit à la partie inférieure du testicule gauche une petite tumeur de la grosseur d'un pois, qui occasionnait des tiraillements douloureux dans l'aine; on appliqua des cataplasmes, mais le mal ne fit qu'augmenter, et au bout de trois mois, quelques jours avant sa sortie, on incisa la partie tuméfiée, et il en sortit une matière blanchâtre, liquide, grenue, assez épaisse. Depuis lors, l'ouverture ne s'est pas refermée. Vers cette époque, le malade, ayant obtenu son congé de réforme, revint à Paris dans les premiers jours de novembre. Il se fit admettre sur-le-champ à l'Hôtel-Dieu.

A cette époque, il commençait déjà à souffrir du testicule droit, qui avait augmenté de volume; des sangsues, puis des emplâtres fondants et un régime antiscrofuleux furent employés sans succès, et au bout de six mois le testicule était beaucoup plus gros et plus dur qu'au moment de l'entrée. Depuis que les deux testicules étaient affectés, il y avait bien eu encore des érections, mais le malade, qui avoue s'être livré à la masturbation, assure n'avoir jamais obtenu d'émission de sperme. Sorti de l'Hôtel-Dieu le 20 mai, il entra à l'hôpital Saint-Louis le 6 juin. A cette époque, le testicule gauche était réduit au volume d'une noisette environ; mollasse et comme flétri depuis longtemps, il avait cessé d'être douloureux, l'ouverture fistuleuse située à la partie postérieure subsistait toujours et donnait chaque jour quelques gouttes de pus. A droite, le testicule avait triplé de volume, il était très-dur et offrait des bosselures assez saillantes, parmi lesquelles on pouvait encore distinguer l'épididyme, mais endurci et tuméfié. Le cordon spermatique était légèrement engorgé, mais il était facile de constater que cet engorgement n'avait rien de grave et ressemblait aux engorgements œdémateux qui se forment fréquemment dans le tissu cellulaire qui avoisine un organe malade. Les ganglions inguinaux n'étaient point altérés, et la portion du faisceau comprise dans le canal inguinal était tout à fait intacte. L'état auquel s'était spontanément réduit le testicule gauche m'inspira l'idée d'amener artificiellement le même résultat dans l'organe opposé, et pour cela de me contenter de la section et de la ligature des vaisseaux spermatiques.

Cette opération fut faite de la manière suivante, le mercredi 18 juin 1834. Je pratiquai sur le trajet du cordon testiculaire une incision longitudinale qui s'étendait depuis l'anneau du grand oblique jusqu'au testicule, occupant ainsi une étendue de 2 pouces et demi environ. Le cordon, mis à nu, fut disséqué et isolé des tissus environnants. Puis, ayant passé le doigt indicateur de la main gauche au-dessous des vaisseaux, je glissai à plat, le long de ce doigt, un bistouri droit boutonné; alors, dirigeant le tranchant de l'instrument en haut, je coupai d'un seul coup tout le cordon à un pouce du testicule environ, le bout supérieur étant resté maintenu par un aide; je liai successivement les différentes artères qui donnaient du sang, et je réunis les ligatures en un seul faisceau. J'aurais voulu obtenir une réunion par première intention des deux angles de la plaie; j'appliquai donc au-dessus et au-dessous du point où étaient réunis les fils une bandelette d'emplâtre agglutinatif. Un plumasseau enduit de cérat fut placé sur la plaie, et le tout maintenu par quelques compresses et un bandage approprié.

Le jeudi 19, le malade se trouvait assez bien, sauf un peu de douleur dans le testicule et au niveau de la plaie, douleur que l'opéré et nous-mêmes attribuâmes aux suites de l'opération. Le vendredi soir, les douleurs augmentèrent; elles devinrent très-fortes dans la nuit, et le samedi matin, quand nous levâmes l'appareil, nous fûmes très-désagréablement surpris de voir le scrotum rouge, tuméfié, considérablement distendu et étranglé dans les points sur lesquels passaient les bandelettes. Celles-ci enlevées, nous reconnûmes que la bandelette inférieure avait déterminé la formation d'une eschare de la grandeur d'une pièce de quinze sous, au niveau de la lèvre interne de la plaie et un peu au-dessus du testicule. La verge était un peu rouge et gonflée. Trente sangsues furent placées dans l'aine, et le scrotum recouvert de cataplasmes de fécule. Il y eut quelque soulagement dans la douleur, mais l'inflammation persista. Le dimanche, pendant toute la journée, l'état resta le même. Dans la nuit, le malade se plaignit de ne pouvoir uriner, la verge était considérablement œdématiée, et le prépuce, gorgé de sérosité et fortement distendu, recouvrait le gland d'une manière complète ; en un mot, il y avait phymosis. Cependant le malade parvint à uriner, mais avec douleur.

Le lundi 23, à la levée de l'appareil, la verge fut trouvée dans l'état que nous venons d'indiquer, l'eschare était détachée, et dans le lieu qu'elle occupait se trouvait un paquet de tissu cellulaire sphacélé, blanc, rempli de pus, qui faisait saillie à travers la solution de continuité. Nous le réséquâmes avec des ciseaux, et nous fîmes quelques mouchetures sur le prépuce pour hâter son dégorgement. Les jours suivants, l'œdème disparut, les urines coulèrent avec liberté, et les parties tuméfiées ne tardèrent pas à se dégorger par la suppuration. Les extrémités de la plaie marchaient vers la cicatrisation, et le centre était rempli par l'extrémité inférieure du bout supérieur du cordon, qui formait comme un champignon couvert de bourgeons charnus. Dans les premiers jours de juillet, la santé générale, restée intacte jusqu'alors, s'altéra ; il survint des malaises, des frissons, un peu de fièvre, du dévoiement, nous craignions déjà quelques accidents de résorption ; mais le 3 juillet nous vîmes qu'il s'agissait de l'éruption d'un nouvel érysipèle qui occupait l'aine droite et la partie supérieure de la cuisse. On continua l'usage des cataplasmes, et l'on donna pour boisson au malade la décoction de Sydenham, avec sirop diacode. Le 4 juillet, l'érysipèle avait fait de nouveaux progrès ; il occupait tout le tiers supérieur de la cuisse. Du reste, la fièvre et le dévoiement s'étaient calmés. Je fis appliquer une bande de vésicatoire d'un pouce de large sur les limites de l'inflammation. Le lendemain, l'érysipèle avait franchi l'insuffisante barrière que nous lui avions opposée, il descendait à la moitié de la cuisse, et le 6 il s'étendait jusqu'au tiers inférieur du membre. Là se bornèrent ses progrès; il parcourut ses périodes ordinaires, et le 12 tout avait disparu. Déjà cependant les ligatures s'étaient détachées, et le dévoiement, qui était revenu, avait encore cédé à la décoction blanche.

Pendant assez longtemps encore il fallut veiller avec le plus grand soin sur l'alimentation du malade, auquel le moindre écart de régime donnait la diarrhée. Depuis l'érysipèle, il était resté à la partie moyenne de la cuisse droite un léger empâtement; à la fin de juillet, ce point rougit, s'enflamma, et il s'y forma un abcès que j'ouvris le 2 août. Ce fut là le dernier accident qui vint entraver une cure si laborieuse. La santé du malade se rétablit très-bien, la cicatrice se ferma et s'établit solidement; le testicule malade se dégorgea et diminua notablement de volume, et il était réduit presque à son volume normal quand le malade quitta l'hôpital dans le courant de septembre.

Cette observation est remarquable sous plusieurs points de vue, sous celui de l'opération et sous celui des accidents qui en ont été la suite. Nous avons dit plus haut les circonstances dans lesquelles il convenait de pratiquer la section du cordon, et dans le courant de l'observation les indications qui nous y avaient déterminé chez ce malade; j'ajouterai que cette opération, moins longue, moins douloureuse que la castration proprement dite, mériterait par cela même de lui être préférée dans les cancers limités au testicule, si l'expérience prouvait que l'opération est suffisante pour atrophier le testicule dégénéré et empêcher l'extension du mal. Quant aux accidents, c'est-à-dire aux deux érysipèles qui se sont successivement manifestés, peut-on méconnaître ici une disposition tout individuelle qui s'est révélée et produite au dehors à l'occasion d'une plaie récente et des moyens de pansement qu'elle avait nécessités? La santé générale du malade n'était-elle pas affectée? Il avait du malaise et du dévoiement à la moindre occasion, il restait de l'empâtement à la cuisse, enfin l'abcès considérable qui s'y forma fut ouvert : tous ces faits ne prouvent-ils pas la disposition morbide générale antérieure à l'opération?

Avant de terminer ces observations sur le sarcocèle, je rapporterai un cas de dégénérescence *granulée* du testicule, bien différente de l'affection décrite sous ce nom par A. Cooper, et dont je n'ai même trouvé d'analogue dans aucun tissu.

Observation. — Un jeune officier de marine, en montant à cheval, s'était froissé le testicule contre le pommeau de sa selle; il en résulta une inflammation assez forte que les antiphlogistiques ne purent guérir entièrement. Au bout de quatre ou cinq mois, le testicule malade avait quadruplé de volume, l'épididyme était engorgé, et toute la glande séminale fortement indurée, mais sans que le cordon testiculaire, la région inguinale ou le ventre présentassent le moindre engorgement, la moindre tuméfaction. De temps en temps, des douleurs lancinantes assez vives traversaient la tumeur. Après avoir inutilement essayé de nouveau les antiphlogistiques (bains, cataplasmes, sangsues, etc.), fait garder le lit au malade pendant trois semaines, le faisant toujours coucher sur le dos; après avoir aussi vainement employé les résolutifs, je me déterminai à enlever la tumeur. Comme je l'ai dit, le testicule offrait quatre fois son volume normal. L'ayant divisé, nous vîmes que l'aspect de son tissu était très-sensiblement altéré; il était plus dur, homogène au point qu'on n'y voyait plus de canaux séminifères; la surface de sa coupe était grisâtre et granuleuse comme la peau couverte de vésicules, et ces granulations étaient plus dures que leurs intervalles.

La guérison se fit très-rapidement, et deux ans et demi après, le malade, qui me donna de ses nouvelles, jouissait d'une parfaite santé.

ACCOUCHEMENTS

I

NOTE SUR L'ACCOUCHEMENT PAR LE VERTEX (1)

Au moment où le travail de l'accouchement commence, la tête qui, comme tout le reste de l'enfant, flotte dans les eaux de l'amnios, la tête présente ordinairement son sommet tourné en bas, au détroit supérieur du bassin. On conçoit qu'elle puisse et doive nécessairement se présenter par tous les points de sa circonférence occipito-frontale, à tous les points du détroit abdominal; mais depuis que les accoucheurs français ont voulu déterminer numériquement ces positions, ils se sont bornés à en mentionner un très-petit nombre et les plus communes, pour simplifier l'exposition de la théorie des accouchements et des règles de l'art. Quelques-uns même, oubliant le but pour lequel ces positions étaient admises à l'exclusion de toute autre, ne craignirent pas de nier des positions qui peuvent être et qui sont assez fréquentes, comme celles dans lesquelles le diamètre occipito-frontal se place en travers du bassin.

Ainsi, ce moyen de généralisation, employé pour exposer la vérité, fut tourné contre la vérité même; et des accoucheurs indiscrets, donnant pour limites à la nature les limites de leurs connaissances, osèrent lui refuser le pouvoir de faire ce qu'ils ne lui avaient point vu faire encore, ou ce que leurs maîtres ne leur avaient point appris. Cette faute, en effet, provient en partie de ce que la méthode d'exposition adoptée par les auteurs français insinue de bonne heure dans l'esprit des élèves que le

(1) *Archives gén. de médecine*, 1re série, t. XXVIII, 1832.

fœtus humain vient au monde en passant par les seules positions qu'admettent ces accoucheurs.

Réformer et rendre plus vraie cette *théorie des positions*, sans perdre les avantages que l'on en retire; rectifier aussi ce qui me paraît inexact ou exagéré dans ce que l'on a dit des mouvements du fœtus pendant l'accouchement, tel est le but de cette note que je ferai précéder de quelques réflexions critiques indispensables.

Remarques critiques. — D'après la théorie des positions de l'enfant, établie successivement par Ant. Petit (1), Solayrès, Baudelocque, on a mieux déterminé les mouvements de l'enfant dans l'accouchement, et on s'est assuré 1° que la tête se fléchit sur la poitrine en franchissant le détroit abdominal du bassin et en s'enfonçant dans sa cavité; 2° qu'en même temps elle s'infléchit souvent de côté, et 3° éprouve, si l'occiput est dirigé latéralement, un mouvement de pivot ou de pivotement par lequel l'occiput se porte en avant derrière les pubis, ou en arrière devant le sacrum; 4° qu'elle se *renverse* ensuite en avant. On a même cru y remarquer, lorsqu'elle est sortie de la vulve, un cinquième mouvement que l'on a désigné sous le nom de *restitution*. C'est du 2e, du 3e et du 5e seulement que je veux dire un mot ici.

1° Baudelocque n'a point décrit les inflexions latérales de la tête, mais M. Gardien en a parlé d'une manière précise. « Au début du travail, dit-il, c'est ordinairement un des pariétaux qui se présente. Si la tête, au lieu de se présenter dans cette direction oblique, plongeait perpendiculairement, elle ne pourrait pas s'accommoder à l'inclinaison du détroit supérieur qui a lieu de derrière en devant. Cette direction oblique de la tête indique que l'une des protubérances pariétales parvient avant l'autre dans l'excavation (2). »

Madame Lachapelle déclare aussi que c'est plutôt l'extrémité occipito-pariétale de la tête que l'occiput même qui se porte au centre de l'excavation du bassin; qu'elle a souvent trouvé la tête inclinée, et la bosse pariétale d'un côté au centre du détroit

(1) *Cours d'acc. d'Ant. Petit*, par Baignères et Perréal. Paris, an VII.
(2) *Dict. des sc. méd.*, 1819, *Parturition*.

supérieur (1). M. Capuron (2) et madame Boivin (3), en enseignant que la bosse pariétale gauche s'engage la première dans le détroit, professent les mêmes principes. Mais M. Stoltz (4), partisan avoué des opinions de Nægele, en présentant ces inflexions latérales de la tête comme constantes, et en y insistant autant qu'il l'a fait, me semble avoir exagéré ce phénomène et lui avoir donné trop d'importance. M. Velpeau (5), en l'oubliant, a fait une véritable omission.

2° La rotation horizontale de la tête, son pivotement autour d'un axe vertical, est un phénomène si constant, qu'il a été décrit par les accoucheurs du moment qu'ils ont pensé à décrire les mouvements de la tête de l'enfant dans la parturition. C'est ainsi que Smellie, décrivant le mécanisme de l'accouchement le plus ordinaire, en parle en ces termes (6) : « Le front, qui est placé contre la partie supérieure de l'os ischion (du côté droit), se trouve chassé dans la concavité de l'os sacrum, dans sa partie inférieure, pendant que le vertex et le derrière de la tête sont poussés au-dessous des os pubis, d'où il fait un *quart de tour* en dilatant toujours insensiblement l'orifice externe. »

Solayres en donna aussi une description trop circonstanciée pour en avoir pris l'idée ailleurs que dans la nature. Baudelocque (7), en enseignant « qu'après ce mouvement de rotation, la fontanelle, qui était dirigée vers la cavité cotyloïde gauche, se trouve *vers le milieu* de l'arcade du pubis; que chaque branche de la suture lambdoïde *croise de son côté* la branche commune de l'ischion et du pubis, a exagéré l'étendue et la régularité ordinaires de ce phénomène. La plupart des auteurs français sont tombés dans la même faute; madame Lachapelle seule s'en écarte un peu (8). Cette faute est peut-

(1) *Pratique des accouchements*, t. I, p. 108.

(2) *Traité compl. des accouchements*, t. I, p. 224, 1824.

(3) *Mémor. des accouc.*, 1824, p. 186.

(4) *Considér. sur quelques points de l'art des acc.* Strasb., 1826.

(5) *Traité élém.*, p. 468, 1829.

(6) *Traité de la théor. et de la prat. des accouch.*, traduction par Préville, tome I, p. 217, 1771.

(7) Tome I, p. 222, 1781.

(8) *Loc. cit.*, t. I, p. 116.

être impardonnable après les avertissements que l'exagération de Nægele nous a donnés à cet égard. Cet auteur (1) et M. Stoltz, son partisan déclaré (2), en niant, pour ainsi dire, entièrement le pivotement de la tête; en assurant qu'habituellement son diamètre occipito-facial ou mentonnier se présente obliquement au détroit inférieur; que la tête se dégage même dans cette position; ces auteurs enfin, en exposant avec talent cette théorie, d'après des observations nombreuses et attentivement recueillies, réforment trop profondément la théorie actuelle de l'accouchement pour qu'on puisse se dispenser d'en parler et de l'approuver ou de la combattre. A même de vérifier à l'hôpital Saint-Louis la théorie allemande, je m'en suis occupé, et quoique je n'aie pas encore multiplié mes observations autant que je puisse le désirer, néanmoins je ne crains pas d'affirmer que la tête exécute *ordinairement, et presque toujours*, un mouvement de pivot dans la cavité du petit bassin; que ce mouvement *est loin d'être toujours* assez considérable et assez parfait pour amener la fontanelle occipito-pariétale au milieu de l'arcade des pubis, tandis que la tête est encore dans le bassin; mais qu'*ordinairement* ce mouvement *s'achève et s'accomplit ainsi* au moment où la tête franchit le détroit inférieur, et surtout au moment où elle franchit l'ouverture de la vulve; que les auteurs français ont été trop loin en décrivant ce mouvement comme s'accomplissant toujours entièrement dans le bassin, comme plaçant ordinairement la tête dans une position directe et non oblique au détroit inférieur, mais que MM. Nægele et Stoltz sont tombés dans une autre exagération en prétendant que l'accouchement se fait ordinairement sans mouvement de rotation. J'en trouve même la preuve dans la thèse de M. Stoltz, le seul de leurs ouvrages que j'aie actuellement sous les yeux. Suivant cet auteur, la fontanelle postérieure ne quitte sa position en avant et à gauche que pour se porter *de gauche à droite et de haut en bas vers la partie supérieure gauche de l'arcade pubienne* (3), et la vulve fait quelquefois *tourner la tête*,

(1) *Journal compl.*, tome IX.
(2) *Loc. cit.*
(3) *Loc. cit.*, p. 23.

de manière qu'elle est un moment *presque droite*. Il avoue même le mouvement de rotation tel qu'on l'a décrit, mais ces cas sont, suivant lui, des exceptions. Il enseigne d'ailleurs, d'après M. Nægele, plutôt que d'après ses observations, que dans les positions fronto-cotyloïdes gauches, l'occiput revient d'abord à la position occipito-cotyloïde droite, et enfin nécessairement, d'après leurs principes communs, à la position occipito-pubienne droite, au moment où la tête va franchir le détroit inférieur. Si dans ce cas la tête peut exécuter un mouvement de rotation aussi étendu, comment, dans les positions occipito-cotyloïdes, ne pourrait-elle pas en exécuter de beaucoup plus petits; et si les accoucheurs ont reconnu, avant M. Nægele, ces transformations de position et la rotation qui les produit, comment donc, lorsqu'ils ont reconnu le même phénomène de rotation dans d'autres cas, peut-on nier qu'il existe? Comment affirmer qu'aucun d'eux n'a réellement senti ce qu'il a touché de ses mains et vu de ses yeux, car il n'est pas rare aussi de voir tourner avec évidence l'enfant dont la tête est déjà hors de la vulve? Au reste, une seule remarque suffirait pour prouver le pivotement de la tête dans le bassin même; c'est que l'éminence iléo-pectinée gauche à laquelle correspond ordinairement l'occiput est en haut et en dehors de l'ischion et à un pouce au moins en dehors du point par où l'occiput s'échappe toujours de dessous le pubis gauche, suivant MM. Nægele et Stoltz. Or, s'il n'y avait pas de mouvement de pivot, c'est sous l'ischion que l'occiput devrait se présenter et sortir.

3° Quant au mouvement de restitution, il a été décrit avec détails par Baudelocque, par beaucoup d'auteurs, et dans ces derniers temps par notre confrère M. Velpeau.

Baudelocque affirme que, dans le pivotement de la tête, le cou *se tord*, et que le corps reste immobile sans participer à la rotation. Sur quoi se fonde-t-il donc? Il ne le dit pas. A-t-il pu toucher alors les épaules pour s'assurer de leur immobilité? Non assurément, car la tête, qui remplit le petit bassin, ne permet pas au doigt de s'en assurer. C'est donc une opinion que tout le monde a adoptée par imitation. N'y-a-t-il donc rien qui pourrait nous éclairer à cet égard? Je ne le pense pas; au contraire, je trouve dans la transformation des positions fronto-cotyloïdes en occipito-cotyloïdes des faits qui prouvent que le tronc participe au pivotement de la tête. Ces transformations, bien décrites par Baudelocque, la plupart des auteurs français, et données comme très-communes par M. Nægele, prouvant avec évidence la possibilité de la rotation simultanée du tronc avec la tête, je ne conçois pas comment tous les auteurs, et M. Velpeau encore tout récemment, ont pu affirmer que le tronc *ne participe point au pivotement ordinaire de la tête;* que les épaules traversent obliquement le détroit abdominal; que lorsque la tête, ayant franchi la vulve, se tourne vers l'une des aines, la gauche, par exemple, c'est parce que le cou se *détord*, et que la tête reprend la position oblique qu'elle avait au détroit supérieur ou même dans l'excavation du bassin, avant qu'elle n'exécutât son mouvement de pivotement. Ce n'est pas là, je crois, ce qui a lieu le plus ordinairement. Dans la plupart des cas, très-probablement le tronc *participe à la rotation de la tête* qu'il suit du moins en partie, les épaules s'engagent à peu près en travers, et lorsque la tête, sortie directement et non obliquement par la vulve, tourne à gauche ou à droite, ce n'est pas sensiblement par un mouvement de *détorsion* du cou que l'on a nommé *restitution*. Ce prétendu mouvement n'est pas ordinairement sensible et évident. On verra plus bas que l'opinion des auteurs sur ce mouvement est cause qu'ils ne comprennent pas comment quelquefois l'occiput, dirigé d'abord en avant et à gauche, tourne vers la cuisse droite hors de la vulve, au lieu de revenir vers la gauche.

Positions et mouvements de l'enfant dans les accouchements par le vertex. — Lorsque le sommet de la tête se présente au détroit abdominal du bassin, son diamètre occipito-frontal se dirige de côté ou d'avant en arrière.

Dans le premier cas, qui fournit les positions que l'on peut nommer *latérales*, l'occiput se porte soit directement en dehors, soit obliquement en dehors et en avant ou en arrière. Dans le second cas, qui donne les positions *antéro-postérieures*, l'occiput se dirige en avant ou en arrière.

Les premières des positions latérales sont des positions *latérales transverses* ou simplement *transverses*, qui ont lieu quand l'occiput se dirige à droite ou à gauche. On peut les nommer encore *occipito-iliaques;* les secondes sont, au contraire, des positions *latérales obliques* ou *latérales antérieures* et *postérieures*, qui ont reçu les noms d'*occipito* et de *fronto-cotyloïdienne droite* ou *gauche*, ou encore d'*occipito-antérieures et postérieures droites* ou *gauches*, suivant les côtés vers lesquels se dirigent l'occiput ou le front. Quand aux positions antéro-postérieures, on les désigne sous les noms d'*occipito* ou de *fronto-pubienne*, suivant que l'occiput ou le front correspond au pubis.

De toutes ces positions, celle où l'occiput regarde en avant et à gauche est la plus commune. Il n'est pas possible de déterminer aussi sûrement la fréquence des autres, surtout depuis que Nægele est venu combattre les opinions qui dominaient dans la science à cet égard, et nier l'exactitude des observations sur lesquelles elles sont fondées. Quoique chargé du service des accouchements établi à l'hôpital Saint-Louis, je ne puis rien dire sur ce point, car je n'ai pas vérifié ces observations. Au reste, la fréquence relative des diverses positions de la tête est une question toute différente de celle du mécanisme des mouvements de l'enfant.

Ces mouvements varient au détroit abdominal, dans la cavité du bassin, au détroit périnéal, à la vulve et hors de la vulve elle-même.

Mouvements de l'enfant dans les positions latérales. — *Passage de la tête par le détroit abdominal.* — En franchissant le détroit supérieur, elle se fléchit seulement sur la poitrine, parfois un peu sur l'un de ses côtés, et, à ces mouvements près, traverse le détroit en conservant sa position.

Passage de la tête par le petit bassin. — En franchissant le petit bassin, la tête se fléchit davantage sur la poitrine, parfois aussi latéralement, et s'enfonce dans la cavité, qu'elle traverse par un mouvement de *progression*. Elle éprouve toujours un mouvement de rotation horizontal. Par ce mouvement, l'occiput se porte généralement, et plus ou moins exactement, *sur* ou au moins *proche la ligne médiane, derrière la symphyse du pubis*, ou *devant le sacrum*, suivant qu'il est plus près de la symphyse ou du sacrum, et toujours par le même mécanisme. Ainsi, l'occiput est-il dirigé en avant et à gauche, en avant et à droite ? c'est derrière la symphyse qu'il se porte ; regarde-t-il en arrière ? c'est devant le sacrum qu'il vient se placer. S'il regarde, au contraire, directement en dehors, comme il est également éloigné de l'articulation du pubis et du milieu du sacrum, il peut se porter en avant et en arrière ; mais c'est le plus souvent en devant. Par ce mouvement de rotation, qui s'accomplit plus ou moins parfaitement, la tête prend une position antéro-postérieure plus ou moins exacte. Et MM. Nægele et Stoltz ne sont pas autorisés à nier ce mouvement remarquable parce qu'il ne s'accomplit pas entièrement dans le petit bassin, ou même parce que quelquefois il ne s'accomplit pas du tout. Méconnaître ce mouvement parce qu'il varie, c'est ne voir que ce qu'il y a de particulier et rien de ce qui est général ; c'est, en un mot, ne pas généraliser.

Cependant, comme la paroi antérieure du bassin a beaucoup moins d'étendue en hauteur que la postérieure, le côté de la tête qui y correspond l'ayant bientôt parcourue, l'occiput ou le front se place vers le pubis et y reste, pour ainsi dire, immobile, comme au centre d'un *mouvement de conversion*, tandis que le côté opposé de la tête parcourt successivement toute la concavité de sacrum. Par ce mouvement, la tête se renverse *toujours vers l'os pubis et vers le côté* de l'enfant qui y correspond.

Passage de la tête par le détroit périnéal et la vulve. — Souvent la tête se présente assez exactement entre les pubis, dans une position *antéro-postérieure*, et franchit l'ouverture, en continuant le mouvement de renversement vers le pubis à la faveur duquel surtout elle a, en partie, traversé le petit bassin. Souvent aussi la tête se présente au détroit dans une position légèrement oblique, et le franchit tantôt en la conservant, tantôt en achevant son mouvement de pivot et se dirigeant exactement d'avant en arrière.

Mouvements de la tête hors de la vulve, et du corps dans le bassin. — Tandis que la tête passe l'ouverture de la vulve, les épaules doivent franchir en travers, ou à peu près en travers, le détroit supérieur du bassin, et on n'a ni observations positives, ni raisons solides pour supposer le contraire ; car, d'une part, lorsque la tête remplit le petit bassin, on ne peut toucher les épaules, en apprécier les mouvements ; et, d'autre part, la demi-rotation de la tête, lorsque l'occiput tourné en arrière et de côté vient se placer sous l'arcade pubienne, rotation qui est suivie d'un mouvement analogue dans le tronc, prouve que *le tronc peut suivre les mouvements de la tête*. Il est donc naturel de penser que, la tête étant dirigée d'avant en arrière, le tronc se dirige transversalement ou à peu près. Parvenu dans le bassin, le tronc tourne plus ou moins sur l'axe de sa longueur; l'une des épaules, *ordinairement celle qui est en avant dans les positions latérales de la tête au détroit supérieur*, se dirige derrière les pubis, l'autre dans la courbure du sacrum; et l'occiput se porte vers l'une des cuisses de la mère, et assez ordinairement du côté vers lequel il était tourné lorsque la tête s'est présentée au détroit supérieur. Il arrive aussi qu'il se porte vers la cuisse opposée, et ce phénomène, loin d'être inexplicable, comme le dit M. Velpeau, est très-facile à expliquer dans notre théorie. En effet, le tronc participant au pivotement de la tête, et les épaules franchissant le détroit supérieur à peu près en travers, lors même que la tête l'a franchi dans une position latérale, on conçoit très-bien que ce soit tantôt l'une, tantôt l'autre épaule qui se porte en avant. Mais comme c'est néanmoins presque toujours l'épaule tournée en avant, dans les positions latérales de la tête, qui passe derrière le pubis, il est permis de croire que cela tient à ce que le mouvement de pivot est modéré, et à ce que les frottements suffisent pour l'arrêter. Ainsi ce phénomène, loin de nous embarrasser, confirme nos idées sur la réalité du pivotement de l'enfant, et prouve aussi que le mouvement de rotation de la tête hors de la vulve est exclusivement produit par la rotation du tronc; qu'il ne provient pas sensiblement et ordinairement de ce que, le cou s'étant tordu par la rotation de la tête dans le petit bassin, cette torsion s'efface lorsque la tête sortie de la vulve devient libre; et que ce prétendu mouvement de *restitution*, exposé avec détails par Baudelocque et encore dans ces derniers temps par M. Velpeau, n'existe pas comme ils l'ont décrit. Aussi est-il très-aisé, lorsque la tête a franchi la vulve, l'occiput en avant, de déterminer l'occiput à tourner vers la cuisse droite, il suffit de pousser, avec le doigt introduit dans le bassin, l'épaule droite vers le sacrum.

A la faveur de la progression du tronc et de sa rotation sur l'axe de sa longueur, les épaules se présentent d'une manière variable, plus ou moins exactement, l'une à l'arcade et l'autre des pubis à la commissure postérieure de la vulve. Celle-ci se dégage d'abord, l'autre ensuite, et l'enfant, en s'échappant du sein maternel, continuant à se mouvoir suivant la courbure du sacrum, se renverserait vers le ventre de sa mère, si ce n'était son propre poids qui s'y oppose.

Mouvements de l'enfant dans les positions antéro-postérieures. — Dans ces positions, niées par les uns, admises par les autres, lorsque enfin la tête a pu franchir le détroit supérieur et qu'elle se présente dans le petit bassin, elle s'y enfonce d'abord par de simples mouvements de progression et de flexion, comme dans les positions précédentes, et parcourt le petit bassin sans mouvement de rotation horizontal, mais elle exécute le mouvement de renversement sur le pubis.

Ainsi, en résumé, dans les positions *latérales* de la tête au détroit supérieur, la tête franchit ce détroit en se pliant : 1° de côté, et 2° sur la poitrine plus qu'elle ne l'est; 3° elle s'enfonce dans le bassin par un mouvement de progression, et en se pliant encore davantage sur la poitrine; 4° elle tourne sur un axe vertical et prend une position antéro-postérieure; 5° elle s'arrête, pour ainsi dire, vers l'arcade des pubis par l'occiput ou le front, tandis que le côté opposé de la tête, parcourant la courbure du sacrum, du coccyx et du vagin, la tête se renverse en totalité vers les pubis de la mère et exécute un mouvement de *conversion* sur ce point. Et tandis que le vertex se présente au détroit inférieur et à la vulve, les épaules passent le détroit supérieur à peu près en travers, le tronc chasse la tête hors de la vulve par son mouvement de progression, tourne sur son axe longitudinal, et les épaules viennent se présenter aux deux commissures de la vulve, à l'antérieure celle qui était en avant, à la postérieure celle qui était en arrière quand la tête a franchi le détroit supérieur. Cependant la tête, participant à la rotation du tronc dans le petit bassin, exécute un mouvement semblable hors de la vulve, et enfin l'enfant vient au monde par la continuation du mouvement de progression imprimé à son corps.

Dans les positions antéro-postérieures, la tête franchit le

détroit d'avant en arrière et en se pliant comme dans les cas précédents, s'enfonce dans le petit bassin par le même mécanisme, mais ne fait point de mouvement de rotation, et l'accouchement se termine de la même manière jusqu'à la rotation de la tête hors de la vulve, qui, ne tenant assurément point à la torsion du cou, se fait toujours sous l'influence de la rotation du tronc, en sorte que le tronc, quand la tête est dans le bassin, et la tête, quand elle en est sortie, tournent alternativement sous l'influence l'un de l'autre.

Ainsi, en s'élevant à la plus haute généralisation des mouvements de l'enfant dans l'accouchement ordinaire : 1° tandis que la tête s'enfonce dans le bassin, elle se plie sur la poitrine, souvent aussi de côté, et même tout le corps sur lui-même, par devant, et puis l'enfant se renverse vers le pubis de la mère et se déploie en sortant de la vulve ; 2° tandis que ces mouvements se passent, la tête, qui a franchi le détroit supérieur dans une position latérale, exécute un mouvement de rotation sur son axe vertical pour accommoder son grand diamètre antéro-postérieur avec le grand diamètre du petit bassin ; et dans tous les cas, lorsqu'elle a franchi la vulve, les épaules exécutent un mouvement semblable pour passer librement par la filière de la même cavité.

Ainsi, enfin, dans les positions antéro-postérieures de la tête, l'accouchement se fait par un mécanisme très-simple, sans mouvement de rotation de la tête ; et dans les positions latérales, par un mécanisme plus compliqué, puisqu'on y observe les mêmes mouvements que dans les positions précédentes, et de plus le mouvement de rotation de la tête.

II

RAPPORT FAIT A L'ACADÉMIE DE MÉDECINE SUR UNE OBSERVATION D'ACCOUCHEMENT OPÉRÉ PAR LA GASTROTOMIE.

PAR M. MATHIEU, MÉDECIN DE L'HOPITAL DE LA CHARITÉ-SUR-LOIRE, DANS UN CAS DE GROSSESSE EXTRA-UTÉRINE (1)

Messieurs,

Vous nous avez chargé, M. Capuron et moi, de vous rendre compte d'une observation de grossesse extra-utérine et de l'opération de gastrotomie qu'elle a provoquée; en voici la relation abrégée.

Une femme de trente-huit ans, nommée Coudère, ressentit en juillet 1835 les premiers symptômes d'une quatrième et nouvelle grossesse. Au 8 novembre, époque du neuvième mois révolu, elle fut prise de douleurs d'enfantement. Des médecins successivement appelés par la singularité de son cas ayant reconnu une grossesse extra-utérine, reculèrent devant les résultats de l'opération nécessaire pour débarrasser la malade, et résolurent de l'abandonner à la nature. Cette résolution était fondée sur l'exemple heureux d'une femme du même pays, qui, abandonnée dans un cas semblable, guérit par le bienfait d'un abcès au ventre. On s'en tint donc aux palliatifs. Au bout de trois semaines, la malade ressentit dans l'abdomen un tremblement convulsif qui se termina par des secousses violentes et enfin par l'immobilité de la mort dans la masse de l'enfant.

Mais bientôt ses souffrances, un instant apaisées, reparurent plus cruelles; de nouveaux consultants engagèrent à attendre; un d'eux répondit énergiquement « que tenter l'opération dans ce cas, c'était tuer un vivant pour avoir un mort ».

Alors la malheureuse Coudère, tombant dans le désespoir, voulut attenter à ses jours. C'est dans ces circonstances qu'elle

(1) *L'Expérience*, t. VIII, 1841.

s'adressa à M. Matthieu, de la Charité, disant que les douleurs de l'opération ne pouvaient surpasser celles qu'elle éprouvait depuis la fin du neuvième mois de sa grossesse. Elle menaça même de se détruire si M. Matthieu ne se rendait à ses prières et ne la débarrassait de son mal.

Heureusement qu'elle rencontra cette fois un chirurgien dont la hardiesse était proportionnée à l'étendue de ses souffrances. Rien ne le découragea : ni le volume du ventre distendu par une énorme quantité de liquide, ni la présence de plusieurs tumeurs anormales qu'on ne distinguait qu'imparfaitement et dont une poussait en avant l'appendice xiphoïde, ni l'affaiblissement général, ni la maigreur extrême de la malade.

Le 25 août, M. Matthieu se mit à l'œuvre. Il commença par pratiquer une opération de paracentèse qui lui permit d'apprécier et de distinguer, dit-il, la position et la forme de l'enfant. Néanmoins ce n'est que deux jours après qu'il ouvrit l'abdomen, et il l'ouvrit de l'ombilic au pubis d'abord, pour extraire l'enfant, et ensuite de l'ombilic jusqu'à la partie la plus élevée de l'abdomen et au diaphragme, pour enlever la tumeur qui existait auprès de l'appendice xiphoïde. Elle était du volume d'un œuf d'autruche, elle contenait des cheveux, une matière analogue à celle du cerveau, et un os d'un pouce de long et d'une ligne d'épaisseur. M. Matthieu affirme qu'elle était renfermée dans l'amnios de l'enfant, que c'était un germe monstrueux, et conséquemment que sa malade *avait une double grossesse extra-utérine*. Vous voyez que ce fait de pratique, déjà peu commun, devient bien plus extraordinaire encore aux yeux de M. Matthieu. Mais quel est l'auteur qui dans des cas semblables n'est pas disposé à se faire des illusions?

Au rapport de ce chirurgien, l'amnios était tellement adhérent aux parties sous-jacentes qu'il ne put être enlevé, et l'on n'obtint que quelques fragments du placenta. Quant à l'enfant, il était très-frais, bien conservé, pesait 5 livres 13 onces, et avait 18 pouces de longueur.

L'opération terminée en 17 minutes, la gastroraphie est pratiquée, la malade mise au lait, deux jours après purgée, le lendemain purgée encore, le quatrième jour fomentée avec l'eau chlorurée. Le cinquième, on lui donne de la tisane vineuse, une décoction de quinquina, on lui injecte de l'eau chlorurée dans le ventre, on aspire le pus au moyen d'une seringue et d'une sonde introduite dans l'abdomen; on continue pendant trois ou quatre jours les injections irritantes, puis viennent les fomentations émollientes, les purgatifs.

Enfin, trente-sept jours après l'opération, la malade put sortir de l'hôpital, parfaitement rétablie, à cela près qu'il lui restait une fistule abdominale.

Il n'est point venu à notre connaissance que depuis ce temps-là il y ait eu rechute chez elle, dit M. Matthieu; mais de quelle rechute veut-il parler? Est-ce que les enfants poussent dans le péritoine comme des plantes parasites dans les jardins?

Mais laissons la plaisanterie : le fait de M. Matthieu, sans être unique dans les annales de l'art, est trop intéressant pour que nous ne l'examinions pas d'une manière sérieuse. Nous nous proposons de rechercher jusqu'à quel point il est extraordinaire, soit dans ce qui s'est passé chez la mère, soit dans ce qui est arrivé à l'enfant, soit dans les altérations des annexes de celui-ci, soit dans l'opération, soit dans ses suites. Mais pour ne pas nous égarer dans nos recherches et dans les jugements que nous aurons à porter sur l'observation de M. Matthieu, nous réunirons un certain nombre de faits analogues à celui qu'il a bien voulu nous communiquer, et nous les classerons d'après leurs ressemblances pour en mieux apprécier les analogies et les différences.

Sans être commun, le fait de grossesse extra-utérine observé par le chirurgien de la Charité est loin d'être rare. Il en existe même un assez grand nombre d'exemples dans les annales de l'art. Je n'en donnerai pas le chiffre précis; je n'aime pas plus le charlatanisme dans la science que le charlatanisme dans la pratique. Et une indication de chiffres excite toujours ma défiance, depuis que le savoir-faire qui s'insinue partout a pris trop souvent cette forme pour se donner l'apparence d'une instruction immense, positive et toute supérieure par son extrême précision.

Nous ferons cinq catégories des observations que nous allons rappeler... rappeler seulement pour ne pas donner à ce rapport une longueur trop considérable. Dans la première, nous placerons les cas où l'on a vu la grossesse extra-utérine se prolonger de nombreuses années sans tuer la femme enceinte; dans la deuxième, ceux où la grossesse dépassa beaucoup le terme de neuf mois, et où la femme finit par en mourir; dans la troisième, les cas où la grossesse finit par provoquer un abcès éliminatoire qui donna issue à des portions de fœtus ou à un fœtus entier, sans ou avec le secours de l'art; dans la quatrième, les grossesse où la gastrotomie fut pratiquée avec succès, soit pour la mère ou l'enfant, soit pour tous les deux. Devrais-je ensuite rapporter des exemples d'opérations malheureuses? Je ne le pense pas. Parmi les faits que nous citerons, il y en aura peut-être quelques-uns dont la rédaction sera chargée d'accessoires ridicules; on sera étonné, sans doute, de nous les voir conserver quand nous pourrions en trouver de mieux rédigés. Nous l'avons fait à dessein, messieurs; nous avons voulu profiter de l'occasion pour montrer qu'un fait peut être inexactement rapporté, incomplet, ridicule même, et néanmoins vrai dans sa partie la plus essentielle, et par conséquent, encore important pour la science. Prenons y garde, n'allons pas faire table rase de tous les anciens travaux de nos devanciers, nous nous exposerions à perdre d'immenses richesses. Une pièce, pour être fausse, n'est pas sans valeur, et ce serait s'appauvrir que de la rejeter parce qu'elle n'est pas pure. Loin d'en agir ainsi, on doit séparer la partie précieuse de la partie grossière qui l'altère. C'est l'œuvre du jugement et le devoir de la critique. Tout cela n'empêche pas qu'il faille toujours choisir dans les faits et préférer aux autres les plus authentiques et les plus complets.

Nous rappellerons, avant d'aller plus loin, que, sous un point de vue, il y a deux ordres de grossesses extra-utérines abdominales : 1° celles où le fœtus est primitivement hors de l'utérus, dans l'abdomen, et 2° celles où le fœtus étant primitivement hors de l'utérus, par exemple dans l'ovaire, la trompe, dans l'épaisseur de l'utérus, mais non dans sa cavité, arrive plus tard et accidentellement dans la cavité du ventre ou du péritoine; en deux mots, qu'il y a deux ordres de grossesses abdominales : les primitives et les consécutives, et que celles-ci sont plus graves encore que les premières.

I. *Grossesses extra-utérines prolongées sans causer la mort.* — 1° Le *Journal des savants*, juillet 1678, rapporte une lettre relative à une femme Pujet, de Toulouse, qui éprouva, au neuvième mois de sa grossesse, les symptômes de l'accouchement. Les eaux s'écoulèrent et l'enfant ne sortit point. Durant deux ans elle sentit des mouvements et pria vainement son chirurgien de lui ouvrir le ventre pour la débarrasser de son incommode fardeau; les six dernières années de sa vie, elle ne sentit plus de mouvements. A l'autopsie, l'enfant mort était dans le ventre, hors de l'utérus, sans odeur, même trois jours après l'autopsie. La femme avait environ soixante-quatre ans à sa mort et portait cet enfant depuis vingt-six ans (voy. aussi Planque, t. I, p. 114, édit. in-4°).

Il est fort douteux qu'elle eût survécu à l'opération si le chirurgien, cédant à ses prières réitérées, lui eût pratiqué la gastrotomie. Si le succès suffisait pour justifier la conduite du chirurgien, elle serait, dans ce cas, aussi bien justifiée que celle de M. Matthieu.

2° On lit, dans le tome LXV de l'ancien *Journal de médecine*, l'observation d'une double grossesse ventrale qui se prolongea de l'âge de quarante-deux ans à soixante-quatorze, et fut vérifiée, par l'autopsie.

3° Il en est probablement de même de celle de la femme de Pont-à-Mousson dont parle Diemerbroeck dans son *Anatomie*, t. I, ch. XXV, édit. in-4° de 1727, p. 312.

4° M. Gaide a lu dans cette Académie, en 1828, la relation d'un fait du même genre qui ne laisse aucun doute. Une femme de soixante-treize ans mourut d'un encéphalite chronique. A l'autopsie, on trouva à l'extrémité inférieure du mésentère un fœtus ossifié (*Arch. génér. de méd.*, t. XVII, p. 297).

5° Marguerite Glara mourut en 1728, enceinte depuis quinze années; elle portait un fœtus de la grosseur d'un fœtus de huit mois, dans une poche membraneuse située derrière l'utérus, dans le bassin. Il n'exhalait pas de mauvaise odeur. Les chairs, quoique desséchées, étaient vermeilles et dures comme de la viande salée. Les poumons surnageaient dans l'eau.

Le pied gauche était dans l'ovaire droit, où l'on voyait une ouverture de 2 pouces environ de longueur et de 1 de largeur.

Les bords de l'ouverture se continuaient avec la membrane qui enveloppait le fœtus, ce qui me porte à penser, pour le dire en passant, qu'il y eut là primitivement une grossesse ovarienne, quoique quelques auteurs, M. Velpeau entre autres, nient l'existence de ces grossesses. Enfin on trouva dans cet ovaire un os long de 6 lignes et large de 2 et demi (Planq., t. IV, p. 283).

6° Marie de Bresse eut, en 1716, des signes d'une grossesse naturelle, qui furent suivis, au terme de la gestation, d'efforts inutiles pour accoucher. Les mouvements de l'enfant cessèrent après le dixième mois. Plus tard, cette femme reprit les pénibles occupations auxquelles elles se livrait habituellement. Enfin, après une vie laborieuse, cette femme, qui était d'un bon tempérament, mourut d'une fluxion de poitrine, en 1747, à l'Hôtel-Dieu de Joigny, avec une grossesse de trente ans environ.

On trouva au bas de l'abdomen et dans le bassin une masse de 8 livres, partie osseuse, partie cartilagineuse, contenant un enfant mâle plus grand qu'à terme, avec quatre incisives prêtes à percer. Il n'y avait pas d'odeur; les muscles étaient rouges comme dans une chair salée, la peau comme tannée, le placenta ossifié (Planq., t. IV, p. 297).

7° M. Mitivié a publié dans le tome XVIII des *Archives générales de médecine*, page 213, l'observation d'une aliénée qui mourut à soixante-dix-sept ans, à la Salpêtrière, sans aucun phénomène morbide du côté du ventre, et chez laquelle on trouva encore une grossesse abdominale prolongée fort ancienne, car le fœtus était réduit à un squelette à peu près entier, enveloppé dans une membrane celluleuse mince, transparente, et il n'adhérait plus au mésentère et à une anse intestinale que par quelques lames celluleuses. M. Esquirol en a conservé la pièce dans son musée d'anatomie pathologique.

8° La science doit un autre fait analogue à notre collègue M. Mojon (*Arch. génér. de méd.*, 2e série, t. III, p. 142). Le fœtus occupait l'intérieur d'une masse cartilagineuse. La femme avait soixante-dix-huit ans à sa mort.

9° On en trouve un autre dans le même journal, 1825, tome VII, page 465. Le kyste où était le fœtus était en partie ossifié.

10° Voici un cas où il l'était tout entier. Vénus Collins devint, en 1795, enceinte d'un septième enfant qu'elle porta jusqu'à sa mort, en 1825, à l'âge de soixante-quinze ans. Elle éprouvait parfois la sensation incommode d'un poids dans le côté droit, quelquefois avec une légère douleur. Elle mourut de dysenterie. A l'autopsie : tumeur osseuse au bas de la région épigastrique, adhérente derrière les intestins grêles; utérus petit, trompes oblitérées, ovaires invisibles; enveloppe complétement ossifiée de la tumeur, renfermant un fœtus qui paraît à terme, du poids de 1699 grammes, de 31 centimètres de longueur, dont la peau est ossifiée en grande partie, et dont toutes les parties sont bien conservées (obs. du doct. Leeheis Kell, dans *The Amer. Journ.*, mai 1828, ou *Journ. des prog.*, t. IV, p. 242).

Si les femmes qui portent un fœtus hors de la cavité de l'utérus étaient toujours aussi heureuses, on ne pourrait mieux faire que de les abandonner à la nature, qui, après avoir fait le mal, saurait si bien le réparer. Mais il n'en est pas toujours ainsi : non-seulement elles éprouvent souvent des douleurs d'enfantement avant et au moment de l'époque ordinaire de l'accouchement, mais, fréquemment, ces douleurs se renouvellent avec tant de violence ou se répètent si souvent, de si graves accidents surviennent par la présence prolongée de l'enfant dans le sein de sa mère, que celle-ci finit par succomber. Cette fatale terminaison se conçoit si bien qu'il suffira d'en citer quelques observations.

II. *Grossesses extra-utérines terminées plus ou moins promptement par la mort occasionnée elle-même par la présence prolongée de l'enfant dans le sein de la mère.* — Ces faits sont si faciles à comprendre que nous n'en citerons que quelques exemples.

11° On lit dans le *Mercure* de juillet 1722, page 79, ou dans la *Bibliothèque* de Planque, tome I, page 158, la relation de l'autopsie de la femme Planta. Elle avait été réglée de temps en temps pendant une grossesse qui était extra-utérine. Elle avait senti remuer depuis le quatrième jusqu'au septième mois. A la suite de douleurs violentes, elle n'avait plus rien senti. Alors le ventre diminua; il resta une dureté sous l'hypogastre qui persévéra jusqu'à la mort. Au bout d'un an, nouvelle grossesse, marche ordinaire, terminaison fort heureuse et à l'époque normale. Néanmoins, quatre mois après, la malade meurt, tellement exténuée qu'on la croit phthisique.

A l'autopsie, fœtus non enveloppé de membranes, putréfié et flottant sur le col utérin dans du pus.

12° On trouve dans le même ouvrage de Planque, tome IV, page 283, l'histoire d'une femme qui avait eu déjà quatre enfants. Arrivée au neuvième mois de sa cinquième grossesse, elle se rend à l'Hôtel-Dieu. On ne peut trouver l'orifice du col, mais on sent à travers le vagin une poche membraneuse, tendue, épaisse, remplie d'eau, et dans laquelle on distingue le pied flottant d'un enfant. La femme, ne pouvant accoucher, mourut. A l'autopsie, dès qu'on a ouvert les téguments, la tête d'un fœtus se présente, il est renfermé dans une enveloppe; une partie du placenta tient fortement au mésentère et au côlon du côté gauche.

On trouve des exemples analogues, quoique fort différents sous d'autres rapports, dans le remarquable mémoire de M. Dezeimeris sur la grossesse extra-utérine, aux pages 14, 15 et 16, publié dans journal de MM. Trousseau, Goureau et Lebaudy.

III. *Grossesses extra-utérines prolongées; inflammation, suppuration éliminatoire, secours chirurgicaux et extraction d'os de fœtus ou d'enfant entier d'un seul coup.*

13° Au mois de mars 1702, Cassini avertit l'Académie des sciences qu'une femme Poulevrin, sans avoir eu aucun signe apparent de grossesse, avait rendu par le siége plusieurs os qui semblaient appartenir à un fœtus humain. Littre s'y rendit; il trouva cette malheureuse très-amaigrie et très-affaiblie.

Elle était enceinte, sans le savoir, quand, en 1701, au mois de décembre, il lui survint des accidents graves : fièvre, vomissement de sang, selles liquides sanguinolentes et mêlées de pus, de portions d'os, de chairs pourries, de cheveux, etc. La matrice était dans son état normal, le fondement était bordé d'hémorroïdes noires ulcérées, et tellement resserré qu'on ne pouvait y introduire deux doigts sans de grands efforts et de vives souffrances.

Le rectum était ulcéré en plusieurs endroits et percé d'un trou situé à 2 pouces au-dessus du fondement. Une tête de fœtus venait s'appliquer à cet orifice. Littre fit, avec beaucoup de peine et de précautions ingénieuses, l'extraction successive de tous les os du fœtus, et au mois de septembre 1702 la femme était entièrement rétablie (*Acad. roy. des sciences*, 1702, p. 234, ou Planq., t. I, p. 144).

14° On lit dans le *Journal de médecine* du docteur Rust, tome I, page 447, une observation par le docteur Cohen, où il s'agit d'une femme qui, en 1823, rendit par l'anus les os et les chairs pourries d'un enfant développé hors de l'utérus. Cette femme guérit très-bien (*Journal des prog.*, t. I, 1827, p. 260).

15° Le docteur Petrunti a extrait par l'anus d'une femme, qui guérit très-bien aussi, les os d'un fœtus; il lui avait causé bien des souffrances et l'avait mise à deux doigts de la mort. (*Archiv. de méd.*, t. VII, p. 135, 1835).

16° Béclard et Bonnie ont retiré par la même voie les os d'un fœtus, et la mère s'est rétablie (*Bullet. de la fac.*, t. III, p. 335).

17° On possède une observation bien plus curieuse du docteur Wilmans. Une femme de vingt ans devint enceinte, l'enfant cessa de se mouvoir de huit à neuf mois. Plus tard, douleurs expulsives sans accouchement, enfant reconnaissable dans le ventre, hors de l'utérus; de temps en temps accidents causés par sa présence, et refus de l'opération de la gastrotomie; quatorze ans après, expulsion d'os de fœtus par l'anus et l'urèthre, et enfin guérison. Cette femme avait eu d'ailleurs quatre grossesses heureuses entre sa grossesse extra-utérine et l'expulsion des os dont nous venons de parler (*Archiv. gén. de méd.*, t. XXI, p. 241, 1829).

18° La femme d'un mesureur de blé rendit aussi par l'ouverture d'un abcès de la fosse iliaque droite les os d'un fœtus, et elle en guérit dans l'espace de trois mois (*Journal de Blegny*, 1679, p. 84).

19° On lit la narration d'un cas analogue dans le mémoire de M. Dezeimeris, page 27.

20° En voici un autre : en 1820, Elisabeth Allerwell, âgée de vingt-huit ans, devint enceinte pour la seconde fois. Au septième mois, le fœtus parut mourir. A l'époque de l'accouchement, elle en éprouva les douleurs, mais sans accoucher. En 1822, deux abcès s'ouvrirent à l'ombilic, et de 1823 à 1824, elle rendit et on parvint peu à peu à extraire tous les os d'un fœtus.

Mais chose singulière, par cette ouverture sortit une partie des règles, et elles s'écoulaient encore en partie par là en 1826. La fistule communiquait donc avec la cavité utérine (*Lond. Med. and Phys. Journal*, 1827, ou *Journal des prog.*, t. VI, 1827, p. 271).

21° Le Journal d'Angleterre de 1741, n° 461, article 17, parle d'une femme qui devint grosse pour la troisième fois; mais les symptômes de la grossesse disparurent pendant six ans, à l'exception de la suppression des règles. Alors la septième année : enflure au ventre, puis tumeur abdominale que la malade prit pour un clou, situé à un pouce et demi au-dessus du nombril. Un boucher qui vint pendant qu'elle souffrait, trouvant la tumeur ouverte et le coude d'un enfant qui passait, fit une incision au-dessus et au-dessous du nombril, et en tira par morceaux les os et plusieurs morceaux de chair pourrie d'un fœtus. La femme guérit, sauf une exomphale.

Voilà une observation bien grossière et que je ne rapporte pas comme un modèle ; mais il s'agit ici de faits : or qui pourrait nier à celui-ci le caractère de la vérité parce que l'observation est incomplète et que l'opérateur est un grossier manœuvre ?

22° Ledran, observation 92, parle d'une nommée Trou qui, après avoir eu plusieurs couches fâcheuses, devint grosse pour la treizième fois. Se croyant sur le point d'accoucher, le 22 avril, elle sentit les eaux s'écouler et eut une violente perte. Alors survinrent des douleurs d'accouchement qui durèrent quatre ou cinq jours; le 29, Ledran trouva les parties externes disposées à l'accouchement ; mais le col était remonté ; le 13 mai, le placenta était ressorti; le 16, Ledran découvrit une tumeur située sur la ligne blanche, à un travers de doigt au-dessous de l'ombilic ; elle était noire et gangrenée ; il en coulait beaucoup de sérosités. Après avoir enlevé les parties gangrenées, il tira le fœtus, le bras quitta le corps, et on ne put avoir le reste qu'en plusieurs morceaux putréfiés, noyés dans du pus.

Pendant cinq ou six jours, il sortit du pus par la plaie et par le vagin ; parfois il arrivait que les injections détersives passaient librement du vagin par la plaie et réciproquement, mais pas toujours. Ledran ne put trouver la porte par où l'enfant était sorti de son cachot ; la mère guérit.

24° On trouve dans Planque, tome I, page 102, édition in-4°, une observation du docteur Rivaillier qui est fort intéressante et que l'on peut rapporter aux grossesses extra-utérines, quoique ce puisse être un exemple de rupture de l'utérus non suivie de mort.

Une femme, enceinte pour la quatrième fois, arrive à la fin du neuvième mois de sa grossesse; elle fait de vains efforts pour accoucher. N'accouchant pas, elle reste dans un état maladif et présentant des symptômes graves de putridité et les symptômes qui accompagnent la mort d'un enfant dans le sein de sa mère.

Elle perdit, quelques mois après son neuvième mois, du pus par le vagin, et, au bout de huit mois, quelques petits os de fœtus qu'elle rendit par la même voie; plus tard encore elle en rendit par l'ombilic, et on fit par là et par une incision de l'aine des extractions fort laborieuses de la plupart des os d'un fœtus et de pelotons de cheveux. Les injections que l'on faisait par l'ouverture de l'ombilic s'écoulaient par le vagin. La femme finit par se rétablir.

J'ai dit que ce fait pourrait bien être un exemple de rupture de l'utérus, parce que, outre la communication de la tumeur avec la cavité du vagin, il y a dans Planque, tome I, page 113, un fait de rupture de l'utérus qui me paraît éclairer le précédent, avec lequel il a quelque analogie.

25° Rousset rapporte l'histoire d'une femme enceinte qui n'avait pu accoucher à l'époque ordinaire. Huit ou neuf mois après : apparition d'une tumeur à l'ombilic, qui fut ouverte au moyen du cautère. Il en sortit une incroyable quantité de pus et un fœtus mort dont la tête commençait à se putréfier. Cette femme se remaria, vécut vingt-sept ans bien portante et eut des grossesses régulières.

26° On trouve dans une foule d'ouvrages des faits analogues aux précédents, mais notamment dans la *Bibliothèque* de Planque, tome I, page 158 et suivantes, et dans un savant mémoire du docteur Guillemot, si distingué par ses travaux sur l'art des accouchements (voy. *Archiv. génér. de méd.*, t. XXVIII, 1832, p. 225).

IV. *Grossesses extra-utérines; extraction d'un fœtus mort ou vivant, avec succès, au moins pour la mère ou pour l'enfant et sans ou presque sans travail préparatoire d'élimination.*

27° La femme d'un cordonnier était obligée, depuis cinq semaines, de se faire soutenir à genoux ou debout, ne pouvant demeurer couchée. Il y avait, en outre, impossibilité d'aller à la selle ou de prendre des lavements.

Le sieur Lucas, chirurgien à Saint-Lô, introduit le doigt dans l'orifice externe de la matrice et sent une tumeur de la grosseur d'un œuf de poule. Explorant ensuite par l'anus, il trouve du côté droit une autre tumeur grosse comme la tête d'un enfant nouveau-né.

Les accidents augmentant de jour en jour, le sieur Lucas fait l'opération. Il ouvre l'intestin à l'endroit de la tumeur du côté droit, à trois travers de doigt au dessus de l'anus; il en sort beaucoup de sérosité et très-peu de sang. En définitive, il amène une fille de cinq mois environ, non corrompue. La mère guérit en un mois (Planque, t. I, p. 126).

28° Le docteur Caignon a publié la relation d'une opération analogue dans les *Archives générales de Médecine*, 1829, tome XXI, page 286. Une femme déjà accouchée une première fois par avortement eut une grossesse extra-utérine. La tête du fœtus faisant saillir la paroi postérieure du vagin, cette paroi fut incisée, l'enfant extrait vivant, mais malheureusement la mère succomba.

29° Une dame de vingt et un ans avait dans l'aine une tumeur que l'on prit pour une épiplocèle, mais on y sentait une pulsation artérielle. Après environ dix semaines, la tumeur étant devenue très-grosse, Govei, sollicité par la dame, ouvrit la tumeur; il en tira un fœtus mâle d'environ un demi-pied de long, il était vivant et fut baptisé. On lia le cordon et on trouva le placenta attaché aux parties qui sont situées immédiatement à la partie postérieure et autour de l'ombilic. Il fut aisément détaché, Govei ne dit pas si la mère survécut (S. Cooper, t. I, p. 366).

30° On trouve dans la *Gazette médicale*, tome II, page 132, 1831, l'observation d'une femme de trente-deux ans qui fut opérée par la gastrotomie par le docteur Gais. Près de deux mois après la mort du fœtus, le chirurgien fit dans l'hypochondre gauche une incision qu'il prolongea de la région de la rate vers l'ombilic sur une longueur de six pouces. L'élimination du placenta, qui se fit attendre, retarda la guérison; celle-ci fut complète au printemps suivant.

31° On trouve aussi dans les *Archives générales de médecine*, 1831, tome XXV, page 417, un autre exemple de gastrotomie pratiquée avec succès. Madame S..., âgée de trente-cinq ans, était grosse pour la deuxième fois, en 1827. On distinguait le fœtus dans l'abdomen, et hors de l'utérus. La malade éprouvait des accidents causés par la présence de l'enfant qui venait de mourir. Alors le docteur Zaïs, qui avait déjà vainement proposé la gastrotomie à des consultants, pratiqua cette opération, retira l'enfant, et la femme guérit.

32° Le même journal renferme un autre cas heureux de gastrotomie pratiquée par M. Bulh, dans des circonstances plus favorables, parce qu'il y avait un commencement de travail d'élimination.

La femme avait eu une grossesse extra-utérine, elle s'était rétablie sans accoucher, était redevenue grosse et était heureusement accouchée; une tumeur sous-ombilicale se forma, suppura, une incision fut pratiquée depuis deux pouces et demi au-dessus de l'ombilic jusqu'à neuf lignes au-dessus du pubis, le cadavre de l'enfant fut extrait, et la guérison ne se fit pas attendre plus de cinquante-cinq jours (*Archiv. de méd.*, 1825, t. IX, p. 423).

33° Le fait d'A. Cyprianus rapporté dans Planque, tome I, page 451, doit être cité ici. Une femme de trente-deux ans arrive au terme de la grossesse, mais alors pas de véritable travail et point d'accouchement quoiqu'elle souffrît beaucoup. Alors, certitude de la mort de l'enfant. Plus tard, douleur aiguë vers le nombril et ulcère fongueux à cette région; Cyprianus reconnaît la cause du mal, fait au bas-ventre, du côté droit, une incision d'un pied et en retire un fœtus femelle. La mère guérit et eut par la suite deux couches heureuses.

34° On a aussi peu d'exemples de cas heureux de gastrotomie qu'on a d'exemples nombreux de cette opération faite avec insuccès. Cependant, outre ceux que je viens de citer, et dont le nombre s'élève à sept, on parle d'un cas de Heim (Hufeland, *Journal der praktisch. Heilk.* 1818, 2e cahier), où le fœtus ayant rompu ses enveloppes, se trouvait dans le péritoine, d'où il fut retiré vivant, mais la mère succomba; secondement d'un cas de

Weinhardt (*Beschreib. einer Oper. durch Kaiserschn.* Bautzen, 1802), où la mère fut sauvée; troisièmement d'un cas du docteur Ruth qui ressemble tellement à celui de M. Bulh, que je viens de citer d'après le tome IX des *Archives de médecine*, que ce doit être le même. Mais je n'ai plus les deux pièces sous les yeux pour les comparer et l'assurer.

Voilà donc environ neuf cas d'extraction de fœtus pratiquée avec succès, les deux premières furent faites l'une par l'anus, l'autre par le vagin; les troisième, quatrième et cinquième furent pratiquées par le ventre; les sixième et septième le furent aussi par le ventre, mais favorisées par un commencement d'inflammation éliminatoire; les huitième et neuvième le furent encore par le ventre sans travail éliminatoire. Si à ces faits on ajoute celui de M. Matthieu, qui fait le sujet de ce rapport, nous aurons en tout dix cas d'extraction d'enfant pratiquée pour une grossesse extra-utérine, dont une par la vagino-section, une par la recto-section, deux par la gastrotomie favorisée par un commencement de suppuration éliminatoire, et six par la gastrotomie pure et simple.

Réflexions. — Par tout ce que nous venons de relater, on a dû reconnaître que les phénomènes observés chez la femme Coudère ont beaucoup d'analogie avec ceux qui ont été observés chez la plupart des malheureuses femmes qui se sont trouvées dans son affreuse situation. Les douleurs d'enfantement infructueuses, dont elle fut prise à la fin du neuvième mois de sa grossesse, surviennent à peu près chez toutes les femmes affligées d'une grossesse extra-utérine. Elles ont été signalées particulièrement dans les observations de ce rapport indiquées sous les n°s 1, 6, 12, 23, 24, 33. La femme qui fait le sujet de l'observation n° 1 demanda même vainement, ainsi que bien d'autres, qu'on la débarrassât de son fardeau, et quoiqu'on ne se rendît point à ses désirs, elle n'en vécut pas moins fort longtemps, puisqu'elle ne mourut qu'à soixante-quatre ans, après avoir porté son enfant mort pendant plus de vingt-cinq ans.

Si le tremblement convulsif que la femme Coudère ressentit, au moment de la mort de son enfant, a eu quelque chose de particulier, les violents mouvements qu'il a exécutés et l'immobilité dont il fut frappé après sa mort n'offraient rien que de très-ordinaire. Cette immobilité a été très-souvent indiquée par les observateurs. Nous l'avons nous-même mentionnée dans plusieurs des observations précédentes, et notamment dans celles des nos 1, 6, 11, etc.

La malade de M. Matthieu fut d'abord abandonnée à la nature, comme une foule d'autres femmes qui ne s'en sont pas plus mal trouvées, un peu plus tôt ou un peu plus tard. La femme Coudère ne fut pas si heureuse, car elle souffrit beaucoup et aurait peut-être fini, comme tant d'autres, par succomber à ses souffrances si l'art n'était venu à son secours.

Qu'y a-t-il donc à faire dans des cas semblables ? L'art doit-il rester impassible en face de si grands maux, impuissant devant d'aussi terribles souffrances ? La réponse à cette question nous paraît manquer dans les ouvrages de l'art. Nous avons même actuellement sous les yeux l'article GROSSESSE EXTRA-UTÉRINE d'un dictionnaire de médecine encore inachevé, où l'on cherche vainement une réponse précise. Nous regrettons que l'auteur n'ait pas pris la peine de la donner, car il était bien plus capable de le faire que nous-même.

« On a soutenu, dit-il, qu'en tous cas (la gastrotomie) *ne devait pas être mise en usage avant le septième mois* de la grossesse, à moins qu'il ne fût certain que le fœtus est mort et le kyste ouvert, soit dans le péritoine, soit à l'extérieur ; qu'autrement on sacrifierait sans avantage pour la mère un enfant qu'on aurait peut-être pu conduire jusqu'à terme et obtenir vivant » (*Dict. en* 30 *vol.*, t. XIV, p. 419). Ces propositions posées, il les combat ainsi : « Ce raisonnement, qui a bien quelque valeur, ne doit pourtant pas arrêter, car l'opération offre évidemment des chances de succès d'autant plus nombreuses que la grossesse est moins avancée. Ici la vie du fœtus est trop peu probable pour que l'on puisse en tenir compte et la mettre en balance avec celle de la mère. » Mais si ce raisonnement, qui a quelque valeur, ne doit pas arrêter et empêcher de pratiquer la gastrotomie parce que l'opération offre d'autant plus de chances de succès, comme le prétend l'auteur, que la grossesse est moins avancée, parce que la vie future du fœtus est trop peu probable, il en résulte, du moins on s'y attend, qu'on doit opérer avant sept mois... Eh bien !

pas du tout. L'auteur continue immédiatement en disant : « Du reste, après sept mois, l'enfant étant viable, la raison et l'humanité veulent qu'on pratique la gastrotomie sans hésiter » ; à quoi il ajoute encore sous forme de conclusion : « Avec l'opération la mort n'est que trop probable, mais sans l'opération elle est à peu près certaine. »

Ainsi l'auteur combat et contredit ceux qui rejettent la gastrotomie avant le septième mois. Il donne plusieurs raisons à l'appui de son opinion, et quand il faut conclure, il ne le fait pas ou le fait contre lui-même, et contrairement aux raisons qu'il a données pour combattre ses adversaires. C'est sans doute par excès de modestie qu'après avoir soutenu successivement le pour et le contre, il finit par nous laisser entièrement libres de faire ce que nous voudrons. Nous l'avouerons, nous n'aimons pas ces principes chatoyants qui ne sont jamais ce qu'ils paraissent, qui ne paraissent jamais ce qu'ils sont et vous échappent au moment où vous croyez les saisir.

En conséquence, nous avons cru devoir, pour mieux apprécier l'opération de M. Matthieu, de la Charité-sur-Loire, chercher des principes plus clairs et plus précis. Nous ne ferons d'ailleurs que les indiquer pour ne pas abuser des instants de l'Académie.

(*a*) Tant que la grossesse extra-utérine est incertaine, il n'y a rien de mieux à faire que de combattre par des moyens appropriés les souffrances et les symptômes que la mère peut éprouver. Il n'y a point d'opération d'extraction à entreprendre : on soumettrait la mère à des souffrances immédiates ; on l'exposerait à un danger mortel et prochain pour lui épargner un danger incertain et éloigné.

(*b*) Quand la grossesse extra-utérine est certaine, que la mère ne souffre point ou souffre peu, que sa vie n'a point été mise en danger et n'y est point actuellement par la présence du fœtus, il n'y a pas encore lieu d'extraire l'enfant : le remède serait pire que le mal et ne serait pas un remède.

(*c*) Quand la grossesse extra-utérine est certaine, que la femme souffre et souffre même beaucoup, que sa vie est en danger, on peut penser à extraire l'enfant par une incision au rectum ou au vagin, s'il se présente par là ; on peut même l'extraire par le ventre, après avoir calmé les accidents inflammatoires causés par sa présence ; mais on peut aussi abandonner la femme à la nature, malgré ses sollicitations et ses prières pour être débarrassée par l'opération, comme on l'a fait heureusement dans l'observation du n° 1, et dans d'autres cas encore. L'art doit donc rester impitoyable, dira-t-on? Non, assurément; mais il est permis de douter qu'en voulant agir il sauve plus de femmes que n'en sauve la nature abandonnée à elle-même. Les observations précédentes de la première catégorie et beaucoup d'autres dont les annales de l'art sont remplies, ne prouvent-elles pas qu'un fœtus extra-utérin peut rester dans le sein de sa mère sans en abréger la vie et même sans lui causer de grandes souffrances; que s'il provoque une inflammation éliminatoire, la nature peut l'expulser avec moins de dangers pour la mère, surtout lorsqu'elle est aidée par les secours de l'art, que l'art ne lui en ferait courir, en cherchant à la débarrasser par sa seule puissance et sans le secours d'une suppuration préparatoire?

(*d*) Quand la grossesse extra-utérine est certaine, que la malheureuse qui en est affectée souffre beaucoup, souffre depuis plusieurs années, quand ses souffrances ont déjà fait craindre pour sa vie, *et la menacent incessamment*, qu'elle réclame avec instance l'opération, il faut opérer; mais il faut encore tâcher auparavant de calmer momentanément les accidents inflammatoires causés par la présence du fœtus.

(*e*) Quand l'enfant fait saillie dans le vagin ou dans le rectum, il faut préférer la *vagino* ou la *recto-section* à la gastrotomie.

(*f*) Quand la présence d'un fœtus cause une inflammation éliminatoire et une suppuration qui s'écoule au dehors, il faut opérer, suivant les circonstances, et chercher à tirer le fœtus tout entier, à la fois, ou par partie, selon que l'un ou l'autre procédé est plus facile ou moins dangereux.

(*g*) Quand une femme affectée de grossesse extra-utérine est prise de douleurs et d'efforts involontaires pour accoucher, qu'elle est menacée d'une rupture de l'enveloppe du fœtus, d'un épanchement de sérosité et de sang dans le péritoine, et par suite d'une péritonite presque toujours mortelle, doit-on rester spectateur impassible d'un danger si prochain? Je le pense. Que faire en effet pour échapper à ces dangers? La gastrotomie? Mais n'est-elle pas plus dangereuse encore que la rupture de la poche fœtale? N'a-t-on pas beaucoup d'exemples de ruptures semblables qui n'ont point été suivies de mort, mais au contraire de la formation d'un nouveau kyste qui plus tard put être ouvert avec moins de danger que le péritoine? Et si la femme doit succomber, ne vaut-il pas mieux qu'elle périsse par le fait de la nature que par le fait de l'art? Toute subtile que puisse paraître cette distinction, qui, en définitive, aboutit des deux côtés au tombeau, j'aime mieux, quand je ne puis sauver un malheureux, le laisser mourir que de le tuer.

(*h*) Je ne me suis jamais occupé d'examiner s'il fallait choisir, pour opérer, le temps où le fœtus est vivant et a le plus de chances de vie, parce que je me préoccupe de la vie de la mère par-dessus tout; que celle de son enfant n'est point en balance avec la sienne dans mon esprit, et que c'est surtout d'après l'intérêt de celle-ci que je me détermine.

D'après les principes que nous venons d'établir, on ne saurait blâmer les médecins qui refusèrent à la malheureuse Coudère l'opération qu'elle réclamait avec tant d'instance; leur conduite était prudente. On ne saurait blâmer non plus M. Matthieu, qui l'a si heureusement délivrée; sa conduite fut hardie, sans doute, mais elle ne fut pas téméraire; elle était même parfaitement justifiée par le désespoir où la malade était tombée et par la crainte trop fondée qu'elle n'attentât à ses jours pour mettre un terme à ses souffrances.

Une circonstance semblable autorise toutes les opérations, pour peu qu'elles présentent quelques chances de succès. Mais, bien que les prières d'un malade pour être opéré autorisent une opération, la gastrotomie devrait être tout à fait rejetée, si la malade, ayant encore sa raison, ne la réclamait pas elle-même. On ne doit jamais proposer une opération et y encourager un malade quand l'opération augmente les dangers que son mal lui fait déjà courir, car alors le remède est pire que le mal.

Voilà le principe, on ne saurait trop le répéter, le crier partout aujourd'hui, tant la concurrence médicale et la corruption des temps le font oublier ! Ce n'est pas qu'on le nie, on le reconnaît généralement, mais les spéculateurs de la chirurgie n'en tiennent aucun compte dans la pratique.

M. Matthieu, en commençant par faire la paracentèse pour mieux apprécier la situation de l'enfant, prit une sage précaution. Les lumières ne nuisent jamais au moment où l'on va pratiquer une opération, et il ne faut pas se priver volontairement de celles qui peuvent éclairer la route que l'on doit suivre. Mais je ne sais pas pourquoi le chirurgien attendit ensuite deux jours avant d'opérer la malade.

Il ouvrit d'abord l'abdomen depuis l'ombilic jusqu'au pubis pour extraire l'enfant, et ensuite de l'ombilic jusqu'en haut du ventre, sous le diaphragme, pour enlever la tumeur qui existait auprès de l'appendice xiphoïde. Il semble que la malheureuse patiente en avait bien assez de la première opération, sans qu'on doublât l'incision et l'opération. La seconde nous paraît téméraire au dernier degré; rien n'engageait à y recourir, et tout devait, à mon avis, retenir la main du chirurgien. Heureusement la fortune ou un bon ange veilla sur la malade à partir de ce moment et la sauva, et de l'opération et du traitement consécutif auquel elle fut soumise. Après lui avoir fendu le ventre dans toute sa longueur, après avoir péniblement arraché le plcaenta par morceaux, ce qui pouvait amener une hémorrhagie périlleuse, comme on en a vu des exemples, ou une inflammation terrible; après avoir enlevé péniblement encore la tumeur sous-diaphragmatique, opération qui exposait au même danger et à d'autres périls encore; après avoir pratiqué des injections pour débarrasser l'abdomen des matières étrangères, l'opérateur ne devait-il pas tenir la malade à une diète absolue pendant les premiers jours? Pourquoi aussi tant d'empressement à la purger? Pourquoi la tisane vineuse, la décoction de quinquina? Pourquoi surtout des injections d'eau chlorurée dans l'abdomen? Par quelle contradiction ajoutait-on en même temps à l'emploi de ces stimulants, de ces excitants locaux et généraux, internes et externes, si propres à produire immédiatement une inflammation grave, la péritonite et la mort, des fomentations émollientes si impuissantes à en arrêter les effets? Pourquoi, d'ailleurs, attiser le feu d'une main, tandis qu'on cherche à l'étouffer de l'autre? Admirons la puissance de la nature (1)!

Après l'extraction du fœtus, qui fut promptement et habilement exécutée, puisque toute l'opération ne dura que dix-sept minutes, le reste a été imprudent. Nous aurions voulu pouvoir jeter un voile sur ces fautes, mais l'intérêt de la science et de l'humanité ne nous l'ont pas permis. On doit nous en croire, les éloges rapportent toujours à celui qui les donne au moins un peu de reconnaissance momentanée; le blâme, même lorsqu'il est modéré, nous fait toujours des ennemis. La critique était ici d'autant plus indispensable que le succès du chirurgien de la Charité est des plus brillants, et qu'il serait fâcheux qu'on crût pouvoir l'imiter en tous points.

L'extraction d'un fœtus parfaitement sain, les adhérences du placenta n'offrent rien qui puisse nous étonner. On trouve une multitude de faits analogues, et il y en a plusieurs dans les faits cités plus haut.

Mais ce qui aurait lieu de fixer notre attention, ce serait que l'œuf n'eût été composé que de la membrane amnios, et qu'il n'y eût pas eu d'autre membrane; les anatomistes qui ont disséqué avec soin les membranes de l'œuf dans la grossesse extra-utérine y ont trouvé non-seulement l'amnios et le chorion, mais encore assez souvent un kyste extérieur. Ce kyste existe toujours, suivant M. Dezeimeris, dans les grossesses abdominales consécutives à la rupture de la première enveloppe (ovaire, trompe) où l'œuf s'est trouvé renfermé, et dans les grossesses sous-péritonéo-pelviennes (p. 18). M. Matthieu s'est donc trompé en ne voyant que l'amnios entre l'enfant et les intestins, il y avait au moins la membrane chorion en dehors de l'amnios, et bien que des adhérences aient pu les confondre ou que d'autres altérations aient pu la détruire dans certains points, il n'est pas douteux que dans certains endroits elles ne soient restées distinctes et reconnaissables, ne fût-ce qu'au bord du placenta.

Quant à la tumeur sous-diaphragmatique enlevée par M. Matthieu après l'extraction du fœtus et qu'il regarde comme

(1) Il paraîtrait, d'après une note qui m'a été remise après la lecture de ce rapport, par M. Jadioux, que l'enfant aurait été enfermé dans un kyste. Le fait est très-probable et il expliquerait l'innocuité des injections chlorurées.

les débris d'un second fœtus, nous sommes loin d'avoir sur sa nature une opinion aussi arrêtée. Nous ne pouvons même y voir qu'une production anormale provenant d'une sorte d'égarement de la force formatrice, pareille à tant de productions anormales qui s'observent dans tous les points de l'économie.

En admettant que la tumeur se soit développée en dedans de l'amnios, comme le dit M. Mathieu, et non point en dehors (ce que nous ne pouvons assurer, ce dont nous devons même douter d'après le peu d'exactitude qu'il a mis dans sa relation sur l'amnios), en admettant ce fait, il serait encore très-douteux que la tumeur fût un produit de conception et une monstruosité. En effet, on trouve des tumeurs analogues dans différents organes, dans des ovaires de petites filles qui ne sont pas en âge de concevoir, et même chez des sujets du sexe masculin. D'ailleurs nous doutons que la conception engendre des produits aussi informes. Que serait une semblable monstruosité? Un produit par arrêt de développement, par défaut ou par aberration de développement? Est-il donc démontré que la nature puisse commencer un fœtus par faire des poils ou des cheveux, de la matière cérébrale et un os informe? Est-ce que la nature ne s'assujettit plus à aucune loi, même dans ses plus grands écarts? L'a-t-on jamais vue développer la matière cérébrale dans la poitrine ou dans le ventre et les poumons; le cœur, le foie, la rate ou les intestins dans la tête? L'a-t-on jamais vue se borner, dans les arrêts de développement, à faire un ou deux organes, comme le cerveau, la moelle spinale, le cœur, le foie, la main ou le pied? A-t-on jamais vu, réellement vu, au moyen des yeux du corps, dans ces masses informes qu'on a décrites comme des produits de conception, comme des monstruosités par inclusion, un de ces organes compliqués qu'on ne trouve que dans le fœtus, et par conséquent par un produit de conception non douteux? A-t-on jamais vu un cerveau, un cervelet, un œil, une oreille, un larynx, un cœur, un doigt, avec toutes leurs parties constituantes bien distinctes, assez distinctes, en un mot, pour qu'on ne puisse pas les méconnaître? Toutes les fois qu'on n'y a rien vu de semblable, ou qu'on n'y a trouvé que des poils, des dents, des os en forme de dents et des os qui ressemblent à tout ce qu'un esprit peu sévère peut y voir ou croit y distinguer, ce ne sont, pour nous, ni des produits évidents de conception, ni en particulier des monstres par inclusion.

Telle était, suivant nous, la tumeur qui fut présentée l'année dernière à l'Académie comme un fœtus monstrueux développé dans le scrotum d'un jeune homme (1).

En résumé, l'observation de M. Matthieu n'est pas sans exemple, son observation était autorisée par la raison; et bien que nous ne croyions pas pouvoir approuver en tous points sa pratique et ses opinions; bien que nous eussions désiré dans l'observation de sa malade une foule de détails qui s'y font vivement désirer, ce fait ne laisse pas que d'être très-intéressant et instructif, et nous proposons à l'Académie de voter des remercîments à l'auteur et de déposer sa communication dans les archives de l'Académie.

CAPURON, GERDY, rapporteur.

(1) Voyez à ce sujet l'observation en question dans les *Archives générales de médecine*, 1840, tome VII, page 299. — Voy. aussi 2e *Mémoire* d'Olivier (d'Angers) (*ibid.*, 1827, t. XV), et un troisième du même auteur (*Mém. de l'Acad.*, t. III, 480, etc.).

REMARQUES ET OBSERVATIONS

SUR

DIVERS POINTS DE CHIRURGIE

I

LEÇONS CLINIQUES DE M. GERDY, A L'HOPITAL SAINT-LOUIS

Rédigées par N. GERDY jeune (1).

Placé seul au centre d'une vaste étendue de faubourgs qui se prolongent entre l'hôpital Saint-Antoine et celui de Beaujon, au milieu de quartiers nombreux, riches en manufactures de toute sorte et sans cesse remués par des constructions nouvelles, à la portée des carrières de Montmartre, des buttes Chaumont, etc., et dans le voisinage des barrières les plus fréquentées, l'hôpital Saint-Louis présente une chirurgie peut-être plus active, plus remplie d'accidents graves de tout genre, qu'aucun autre des hôpitaux de Paris. Aussi, dans le peu d'espace qui nous est donné, ne pourrons-nous que mentionner sommairement une partie des faits intéressants que l'on y a pu observer durant le mois dernier.

1. *Violente contusion du périnée, suivie de sphacèle d'une partie de cette région et de la paroi inférieure de l'urèthre : guérison complète.* — Salle Saint-Louis, n° 48. Tellier, employé de l'octroi, âgé de trente-cinq ans, est sorti le 20 août. Il était entré le 5 juin, pour une contusion excessivement violente du périnée qu'il s'était faite en tombant de 12 ou 15 pieds de hauteur, à cheval sur une roue de voiture. La contusion était tellement forte, que l'ecchymose remonta jusqu'au-dessus de l'ombilic. Tout le

(1) *Bulletin clinique*, t. I, 1835.

ventre se tendit, devint douloureux et fit craindre pour les jours du malade. Les urines ne pouvaient s'écouler; le cathétérisme était impossible à cause du gonflement de la partie postérieure de l'urèthre; le lendemain matin, la vessie distendue menaçant de se rompre, mon frère pratiqua la ponction de cet organe au-dessus du pubis, opération que son expérience lui fait considérer comme peu grave par elle-même, mais qui était d'ailleurs nécessaire dans ce cas. La canule du trois-quarts fut laissée en place pendant deux jours, puis retirée, après qu'on eut conduit par son canal, jusque dans la vessie, une bougie portant un long fil à son extrémité externe; le fil étant passé dans une canule de gomme élastique, on introduisit cette nouvelle canule jusque dans la vessie, en la faisant glisser par-dessus la bougie, pendant qu'on ramenait au dehors ce conducteur. Cependant le périnée, frappé de gangrène, se débarrassa peu à peu de ses eschares, et l'on vit l'urèthre à nu et béant dans la plaie, car sa paroi inférieure avait aussi été sphacélée dans la longueur d'environ deux pouces. Le cathétérisme étant encore impossible par la méthode ordinaire, M. Gerdy essaya d'introduire par la plaie du canal une sonde élastique sans mandrin, et parvint ainsi dans la vessie. Alors une autre sonde fut introduite de même, par la partie antérieure de l'urèthre, jusqu'à la plaie du périnée; à son extrémité fut attaché un fil, qui était lié d'ailleurs sur le pavillon de la première sonde, et en retirant avec précaution celle qui occupait la partie antérieure du canal, on entraîna dans cette portion de l'urèthre et on amena jusqu'au dehors du gland le pavillon de la sonde dont l'autre extrémité était dans la vessie. Cette sonde étant ainsi placée dans toute la longueur du canal et offrant une libre voie d'écoulement aux urines, la canule de l'hypogastre fut alors retirée, et la plaie de la ponction se cicatrisa promptement. La sonde de l'urèthre put ensuite être renouvelée par le simple cathétérisme, et la plaie de ce canal et celle du périnée diminuèrent peu à peu. Mais il finit par rester un étroit pertuis qui ne se fermait pas et qui donnait toujours passage à quelques gouttes d'urine. Après avoir inutilement employé pendant quelque temps des cautérisations légères avec le nitrate d'argent, M. Gerdy se décida à retirer la sonde, espérant, d'après les observations de Ducamp et de M. Lallemand, que la cicatrice de l'urèthre s'achèverait alors facilement. Bientôt la petite ouverture fut complétement fermée, et le malade est sorti guéri après deux mois et demi de traitement.

Je ne parle pas des différents moyens, bains, etc., qui furent employés pour combattre les accidents inflammatoires de la contusion.

II. *Violente contusion du bassin et de la vessie : guérison par un traitement antiphlogistique énergique.* — Martin, âgé de trente-cinq ans, charretier, aussi affecté d'une contusion produite par la roue d'une voiture pesante qui lui avait passé sur le bassin après l'avoir poussé et refoulé devant elle, est entré à l'hôpital le 20 juillet. Tout le côté gauche du bassin avait été violemment froissé par la roue, qui avait ensuite porté sur le pubis et la racine de la verge. Le côté droit avait moins souffert. Les moindres mouvements des membres inférieurs étaient impossibles, et le toucher très-douloureux sur toutes les parties contuses. L'hypogastre était le siége d'une vive sensibilité; l'émission des urines ne pouvait plus se faire. Du reste, il n'y avait point de signes de fractures. Quatre-vingts sangsues furent appliquées immédiatement; une saignée fut pratiquée le soir. D'autres sangsues furent mises les jours suivants, et il y en eut en tout cent soixante-dix employées. De vastes cataplasmes enveloppaient toutes les parties malades. Des bains furent donnés pendant trois semaines. A l'aide de ces moyens, les accidents, très-alarmants d'abord, prirent un caractère moins grave et se localisèrent à l'extérieur. Au bout de quinze jours, le malade commença à uriner, et n'eut plus besoin du cathétérisme, que l'on pratiquait auparavant plusieurs fois par jour. Mais une abondante suppuration s'était établie dans le tissu cellulaire sous-cutané des régions supérieures de la cuisse gauche; la peau fut décollée dans une vaste étendue, depuis le pubis et la partie interne de la cuisse jusque derrière la fesse, et détruite même dans un assez grand espace, en dehors et en avant. Des incisions furent faites en arrière pour donner un libre écoulement au pus qui s'amassait sous la peau décollée. Puis on pratiqua une légère compression expulsive, et maintenant le recollement de la peau s'est opéré à peu près partout; les incisions sont fort rétrécies; la perte de substance s'est déjà en partie effacée, et le malade, dont l'état général est d'ailleurs, très-bon sera bientôt complétement guéri.

III. *Cancer osseux, pierreux, etc., du condyle interne du fémur, extirpé en ménageant l'articulation : guérison.* — Maillard, âgé de cinquante ans, d'une assez forte constitution, est entré à l'hôpital le 7 juin dernier. Il offrait, au côté interne du genou gauche, une tumeur du volume à peu près des deux poings, à surface bosselée, sillonnée par des veines assez grosses; tumeur de consistance osseuse, sur laquelle la peau, mince, adhérait assez intimement, tumeur fixée par un pédicule plus étroit que le reste de sa masse, sur le condyle interne du fémur, et recouvrant le côté interne de l'articulation, dont elle gênait beaucoup les mouvements, sans les empêcher complétement. Cette tumeur, qui avait toujours eu la même dureté, au rapport du malade, qui s'était développée lentement, offrait, lorsqu'on la poussait d'arrière en avant, une légère mobilité accompagnée de crépitation, comme si la masse osseuse était brisée dans son pédicule.

La santé du malade s'altérait sous l'influence de cette maladie. Il fallait l'en débarrasser par une opération. Mais quelle opération? Avait-on affaire à une exostose, ou bien à une affection du tissu fibeux? La tumeur tenait-elle à la capsule articulaire, envoyait-elle des prolongements dans l'articulation, ou bien était-elle indépendante de cette articulation? Questions fort importantes pour établir l'indication thérapeutique, si elles n'avaient pas été insolubles. Mais rien ne pouvait conduire à leur solution. Dans cette incertitude, quelques praticiens, qui virent la tumeur, jugèrent l'extirpation trop dangereuse, et se prononcèrent pour l'amputation. Cependant M. Gerdy, qui sait par expérience combien souvent les amputations de cuisses sont fatales, surtout dans les hôpitaux, et même à l'hôpital Saint-Louis, où les résultats des opérations sont en général plus favorables que dans les hôpitaux du centre, et qui ne s'y décide jamais que dans les cas d'absolue nécessité, préféra tenter l'extirpation de la tumeur. D'ailleurs la ressource de l'amputation restait toujours si la première opération offrait trop d'obstacles ou de dangers pour être terminée.

Au moyen d'une incision circulaire, le pédicule de la tumeur fut mis à nu, et puis attaqué par la gouge, aussi près que possible de la surface du fémur.

Après quelques coups de maillet donnés en promenant la gouge autour du pédicule, la tumeur se détacha, en laissant sur le fémur une proéminence conoïde ou une sorte de pivot, sur lequel elle s'adaptait par une excavation correspondante à la saillie de celui-ci. Ce pivot, qui formait le pédicule de la tumeur, ne se confondait pas avec la masse principale; ils étaient seulement réunis par une adhérence assez intime, mais qui permettait encore quelques légers mouvements de bascule, d'où provenait la faible mobilité reconnue avant l'opération. Il n'y avait pas d'ailleurs analogie entre la substance du pédicule et celle de la tumeur qu'il portait : la première, confondue avec le fémur dont elle tirait son origine, présentait le caractère des exostoses éburnées; la seconde était variée et se composait d'une sorte de coque de matière osseuse assez friable, dans laquelle on trouvait des portions calcaires, comme pierreuses, d'autres portions formées par du tissu cartilagineux, du tissu squirrheux encore ferme ou déjà ramolli, enfin du pus.

Restait à enlever le pédicule, ce qui fut fait par une petite scie, la gouge et le marteau. Mais cette partie de l'opération exigea de grandes précautions, parce que la base de cette proéminence éburnée occupant la plus grande partie de la surface interne du condyle, se prolongeait en outre un peu sur la face postérieure de l'os, et surmontait par en bas le bord de la face articulaire. Il fallut dans cet endroit détacher avec soin la capsule qui lui adhérait, et la disséquer jusqu'au cartilage. Enfin, l'excroissance étant enlevée tout entière, on promena le cautère actuel sur tous ses points d'insertion, afin de détruire autant que possible les racines du mal. La plaie fut pansée à plat. Ses suites furent très-simples, et le malade sortit le 13 août parfaitement guéri, environ deux mois après l'opération.

IV. *Cancer du nez extirpé; pas de réunion immédiate : guérison.* — Bauvais, âgé de soixante-quinze ans, cultivateur, affecté d'un cancer au côté gauche du nez, est entré le 3 août et a été opéré le 6. Tout le côté gauche du nez a été emporté, avec le bord interne de la joue, et la narine s'est trouvée ainsi ouverte en avant dans toute sa hauteur. Mon frère n'a point voulu tenter la réunion et refaire le nez. En voici le motif. Dans quatre cas semblables qu'il a opérés depuis 1830, il a pratiqué une demi-rhinoplastie très-simple, au moyen de deux incisions transversales ou légèrement obliques, l'une au-dessous de la paupière inférieure, l'autre au niveau de l'aile du nez, qui permettait de disséquer la peau de la joue et de l'amener jusque sur le dos du nez, où les deux bords opposés de la perte de substance étaient réunis par une suture. Dans le premier de ces cas, la réunion par première intention se fit très-bien et sans difformité, excepté en haut, vers le grand angle de l'œil, où un point de suture avait manqué. Il n'y eut point d'accidents fâcheux, et la malade guérit de l'opération, mais le cancer se reproduisit. Dans les trois autres cas, la réunion par première intention se fit aussi, et l'on se réjouit d'abord d'avoir évité la difformité. Mais chez tous les trois il survint, vers le douzième ou le quinzième jour, des accidents métastatiques, et les malades moururent avec des abcès dans les poumons. D'ailleurs mon frère a vu, et j'ai vu aussi à la Pitié, en 1828, je crois, un malade à qui M. Lisfranc avait refait le nez aux dépens de la peau du front, mourir pareillement des suites de cette opération. Enfin, nous avons vu l'année dernière, à Saint-Louis, un homme à qui M. Dieffenbach a pratiqué une opération moins importante encore, puisqu'il n'y avait à refaire qu'une aile du nez détruite, mourir avec une phlébite et des abcès intérieurs. D'après tous ces faits, M. Gerdy rejette absolument la rhinoplastie, et comme opération principale, et même comme opération secondaire après l'ablation d'une partie du nez. Il regarde comme fort imprudent de vouloir remédier, par une opération aussi dangereuse, à une difformité que l'on peut toujours dissimuler assez bien avec un nez ou un obturateur bien fait de métal ou de carton peint. Aussi, maintenant, n'emploie-t-il que le pansement à plat dans les cas d'ablation de cancer au nez. Chez le malade qui est au n° 83 de la salle Saint-Louis, la plaie, ainsi traitée, est presque guérie, et il n'est survenu aucun accident. Quand les bords de la perte de substance seront complétement cicatrisés, on y adaptera un obturateur.

Je passe à un autre ordre de faits, à des plaies articulaires traitées par la méthode de l'irrigation.

V. *Extirpation d'une tumeur osseuse, ou plutôt d'un os surnuméraire développé sur la face interne de l'astragale; déchirure d'une capsule articulaire : guérison.* — Guinot, entré le 3 juin, jeune homme d'une forte santé, d'une constitution robuste, présentait, au côté interne et postérieur du pied droit, en dedans et au-dessous de la malléole interne, une tumeur osseuse, presque du volume d'un œuf, s'avançant en pointe en bas et en dedans, et jouissant d'une mobilité douteuse dans sa base. Cette tumeur, dont le développement avait été fort lent, n'offrait point d'altération et était indolente par elle-même; mais, comme elle appuyait par son sommet contre les chaussures, elle avait fini par rendre la marche fort pénible par les douleurs qu'elle occasionnait alors. A raison de la situation de la tumeur sur le côté interne de plusieurs articulations, avec lesquelles il était à craindre qu'elle n'eût des connexions, mon frère n'était pas porté à en faire l'extirpation, et il essaya d'abord, avec bien peu d'espoir, l'action des antiphlogistiques et des résolutifs. Mais, au lieu de diminuer, la tumeur augmenta. Plusieurs chirurgiens, dont il réclama l'avis, comme il fait d'habitude dans les cas graves et incertains, se prononcèrent pour l'extirpation; enfin, le malade lui-même demandait à être débarrassé. M. Gerdy, quoiqu'à regret et avec inquiétude, se décida à la pratiquer le 18 juin. Il trouva un os surnuméraire, du volume et de la forme d'un petit œuf de poule, indépendant des os voisins, mais fort adhérent au tissu fibreux qui les enveloppe et dans lequel il paraissait développé. Malgré toutes les précautions, deux accidents accompagnèrent cette opération. La gaîne du tendon du jambier postérieur fut légèrement ouverte par le bistouri qui rasait sa surface, au moment où le malade fit un mouvement brusque et très-fort, occasionné sans doute par la blessure d'un filet nerveux. M. Gerdy quitta alors le bistouri, crainte d'un nouvel accident, et se borna à détacher peu à peu la tumeur, en déchirant doucement le tissu cellulo-fibreux qui l'unissait aux parties voisines; mais il ne put empêcher que la capsule de l'articulation astragalo-calcanéenne ne fût déchirée dans un point où elle adhérait intimement à l'os anormal. Péniblement affecté du résultat de cette opération qu'il ne voulait pas faire, il chercha du moins à prévenir les suites fâcheuses qu'il redoutait, et pour cela il soumit la plaie à une irrigation continue avec l'eau froide. Aucun accident ne survint, la plaie se resserra peu à peu, et le vingt-sixième jour l'irrigation fut supprimée, lorsqu'il ne restait plus à l'extérieur qu'une très-petite surface non cicatrisée. Le malade continua d'aller très-bien. Mais quelques jours après vint le jour où mon frère fait sa clinique, qui est suivie par un très-grand nombre d'élèves. Il leur montra ce malade, et s'aperçut en ce moment qu'il sortait encore un peu de synovie par une très-petite ouverture qu'il n'avait pas vue les jours précédents. Du reste, il n'y avait pas la moindre douleur, et la guérison lui paraissait assurée. Mais, dans la foule qui entourait encore le lit quand il l'eut quitté, il se trouva quelques élèves assez imprudents pour parler devant le malade de toute la gravité des plaies articulaires, en l'exagérant encore; pour dire que la guérison n'était pas terminée; qu'il n'était pas à l'abri des accidents; qu'il pourrait bien perdre la jambe, etc. D'autres prirent le pied et le remuèrent jusqu'à provoquer d'assez vives douleurs. Effrayé, stupéfié de ce qu'il venait d'entendre, le malade laissait faire; son imagination était frappée des dangers dont on avait parlé; une fièvre violente s'alluma immédiatement, le pied se gonfla, devint rouge et douloureux; et le lendemain matin, on trouva le malade dans un état très-grave, ne parlant que de mort et la voyant très-proche, souffrant d'ailleurs beaucoup, parce que non-seulement il y avait une forte inflammation du pied, mais une forte inflammation des lymphatiques du membre, jusqu'à l'aine, où les ganglions étaient engorgés et douloureux. L'irrigation, immédiatement rétablie, fut continuée avec activité, et faite avec de l'eau à la glace; des sangsues furent mises plusieurs fois et en grand nombre, etc. Pendant trois semaines le malade fut dans un état très-grave, se croyant toujours perdu, délirant parfois, tourmenté par des frissons à plusieurs reprises, et ne permettant guère plus d'espoir qu'il n'en avait lui-même. Enfin les accidents se sont calmés. Il s'est formé seulement, en deux points du dos du pied, deux petites collections purulentes que l'on a évacuées par deux incisions. Mais pendant longtemps encore l'inflammation a montré une grande tendance à se renouveler aussitôt que l'irrigation devenait moins abondante ou que l'eau était moins froide. Enfin, le 28 août, la plaie de l'articulation paraissant bien guérie, et l'inflammation ne se montrant plus qu'à la peau, peut-être par l'action même de l'eau froide, on a supprimé l'irrigation. On a appliqué autour du pied, encore engorgé, un bandage légèrement compressif, et on l'a placé dans une situation élevée, au sommet d'un plan incliné qui portait le membre. Le lendemain et les jours suivants, le malade se trouvait bien, ne souffrait pas, et son pied diminuait de volume. Il paraît enfin guéri.

VI. *Très-large déchirure de l'articulation tibio-tarsienne, traitée par l'irrigation : guérison.* — Raymond, âgé de trente ans, est entré le 24 juillet. Victime d'un éboulement, il avait eu le pied gauche violemment renversé en dedans et en arrière, et présentait l'articulation du cou-de-pied largement ouverte en dehors, par déchirure, et les surfaces articulaires mises à nu. On se contenta de remettre les parties dans leur situation et de les y maintenir, en les soumettant à l'irrigation. Il fallut bientôt la faire avec de l'eau à la glace et la rendre très-abondante, pour prévenir une violente inflammation. Aucun accident grave n'est survenu. Au 29 août, il reste seulement une petite surface extérieure non cicatrisée et presque linéaire. L'articulation semble fermée et n'est point douloureuse. Le malade a depuis plusieurs jours des frissons, mais qui paraissent peu alarmants, parce qu'il en a eu déjà auparavant, sans qu'il en soit rien résulté de fâcheux. On supprime l'irrigation. Aujourd'hui 4 septembre, il paraît guéri.

L'irrigation, qui paraît, au premier abord, un moyen fort avantageux, produit certainement de bons effets dans le principe des inflammations, et retarde au moins le développement des accidents; mais il est impossible de savoir encore ce que l'on en doit obtenir en dernier résultat. Mon frère continue d'en étudier l'action. Il l'essaye aussi dans le traitement des tumeurs blanches et des maladies des os, dans le traitement des ulcères, etc. Nous ferons connaître plus tard les effets que ce moyen aura donnés.

Je ne terminerai pas ce compte rendu, sans parler encore de plusieurs autres faits non moins intéressants, et particulièrement de quatre blessés de la machine infernale, qui ont été reçus dans les salles de mon frère.

VII. *Accidents produits par l'explosion de poudre fulminante.* — Dans ce service ont été reçues plusieurs victimes d'une explosion de poudre fulminante dans une fabrique de capsules. C'est un malheur assez fréquent dans les établissements de ce genre, malgré toutes les précautions que l'on peut prendre, et nous en avons vu déjà plusieurs fois à Saint-Louis de déplorables résultats. Dans ce dernier cas, les brûlures étaient plus graves par leur étendue que par leur profondeur, car elles n'intéressaient généralement que la peau; mais elles occupaient de vastes surfaces sur le tronc et sur les membres. On a employé, comme application extérieure, le cérat opiacé que M. Gerdy emploie ordinairement, et qui a l'avantage de calmer les douleurs si vives de ces plaies, en laissant la cicatrisation se faire assez vite. Lorsque l'inflammation extérieure est très-forte, on se trouve bien aussi parfois des cataplasmes de fécule, à cause de la grande étendue des surfaces affectées chez ces malheureux; M. Gerdy a encore eu recours à des bains généraux pour calmer l'irritation locale et la violente réaction qu'elle déterminait; et les malades en ont éprouvé beaucoup de soulagement, à l'exception d'un seul, qui n'a pu les supporter. La saignée a aussi été mise en usage. Ils sont tous guéris.

VIII. *Plaies d'armes à feu.*—Travers, âgé de dix-huit ans, compositeur d'imprimerie, s'est tiré, par suite de chagrins d'amour, un coup de pistolet dans la poitrine le 22 août. Apporté promptement à l'hôpital, il présentait, entre la quatrième et la cinquième côte gauches, vers l'extrémité externe de leurs cartilages, une plaie arrondie, noire et mâchée, comme il arrive par un coup de pistolet à bout portant. Beaucoup de sang s'était écoulé, et il s'en écoulait beaucoup encore par cette plaie, qui mettait en communication large et directe avec l'extérieur la cavité de la poitrine. Oppression considérable, pâleur, faiblesse, emphysème étendu déjà par en haut jusqu'au cou, et également loin dans les autres sens, pas de toux, pas de crachement de sang. L'état très-grave du malade, et l'inutilité d'une pareille recherche pour le traitement, ne permirent pas de s'assurer si le poumon était blessé. Quoique la mort parût inévitable et devoir être très-prochaine, on ne négligea pas l'emploi de la saignée; et le lendemain matin, M. Gerdy fit appliquer un large vésicatoire sur le côté gauche du thorax, où s'était développé un point pleurétique. Le blessé mourut le 24 au matin, sans avoir craché de sang. La plaie avait été tenue fermée au moyen d'un tampon de charpie, enveloppé d'une compresse et soutenu par un bandage de corps. Depuis ce moment l'emphysème ne s'est pas étendu. La gêne de la respiration augmentait quand on découvrait l'ouverture. A l'autopsie, nous vîmes le poumon perforé dans toute son épaisseur : son bord antérieur était déchiré jusqu'à un pouce de profondeur environ. Sur son bord postérieur existait une ouverture ronde et régulière par où la balle était sortie; mais nous ne la trouvâmes point dans la poitrine, quoique la paroi fût imperforée et parfaitement intacte. Il nous fut impossible de savoir ce qu'était devenu le projectile. Il y avait dans la plèvre gauche quelques fausses membranes et un épanchement séro-sanguinolent assez considérable, qui pourtant n'affaissait pas complétement le poumon. Le péricarde était fortement contus et ecchymosé au niveau de la déchirure du bord antérieur du poumon qui correspondait à peu près à la base du ventricule gauche. Tout l'intérieur de ce sac séreux était tapissé par une exsudation très-mince et rugueuse au toucher. Il contenait un peu de sérosité rougeâtre. La partie supérieure externe du ventricule gauche paraissait aussi contuse, et était brunâtre et assez friable dans toute son épaisseur. La membrane interne était d'un rouge foncé.

Ainsi, dans ce cas, malgré une blessure aussi grave du poumon, il n'y a eu ni toux ni crachements de sang. Du reste, d'après la nature et la quantité de l'épanchement trouvé dans la poitrine, il est évident que l'hémorrhagie pulmonaire s'était arrêtée. Nous avons vu d'ailleurs que la dyspnée augmentait lorsqu'on laissait l'air pénétrer par la plaie, et que l'occlusion de son ouverture avait arrêté l'emphysème.

Quatre victimes de la machine infernale ont été placées, le 28 juillet, dans les salles de M. Gerdy. Chez trois de ces blessés l'amputation d'un membre a été pratiquée. Le quatrième offrait une plaie beaucoup moins grave, dont nous allons parler d'abord.

Vidal, âgé de seize ans, a reçu une balle qui a labouré le côté droit de la face, depuis le muscle masséter jusque vers le milieu de la lèvre supérieure. Cette plaie, commençant sur la surface du masséter, présentait plus d'un pouce d'étendue de haut en bas, et une longueur au moins double de sa largeur; elle était inégale, irrégulière, avait détruit postérieurement une grande partie de l'épaisseur de la joue, et en avant toute cette épaisseur et toute l'épaisseur de la lèvre supérieure jusque sous la narine droite. Après avoir enlevé avec des ciseaux quelques lambeaux déchirés et contus qui restaient à la surface de la plaie, et l'avoir rendue uniforme, mon frère se décida à réunir ses bords par une suture, dans l'espoir qu'il pourrait obtenir une adhérence immédiate et une cicatrice moins apparente. Une telle plaie étant dans des circonstances peu favorables à la réunion par première intention; il employa la suture enchevillée, qui coupe moins vite les tissus que ne le font les autres sutures, et qui permet de maintenir plus longtemps les moyens unitifs. A l'aide de cette suture, les lèvres de la solution de continuité furent parfaitement affrontées et maintenues en contact. La réunion se fit seulement avec lenteur; mais les fils n'étranglant pas les tissus, on put sans inconvénient conserver une partie des points de suture jusqu'au dixième jour. Ils n'avaient point coupé la peau, et la réunion était faite partout. Il restait seulement à la surface une plaie linéaire et superficielle, qui se cicatrisa peu à peu en laissant une cicatrice linéaire aussi, et parfaitement régulière. Ce blessé sortit à la fin du mois d'août, plusieurs jours après sa complète guérison, et presque sans difformité, car la cicatrice était très-peu apparente, et la commissure correspondante de la bouche n'était tirée en haut que d'une manière à peine sensible.

On s'étonnera peut-être que M. Gerdy ait employé dans ce cas la suture enchevillée, qui est d'un usage peu commun en chirurgie. Voici ses motifs : la suture entrecoupée, étreignant dans un cercle complet les tissus qu'elle embrasse, les étrangle lorsqu'ils viennent à se gonfler par l'inflammation, les ulcère ou les frappe de mort, et les coupe très-promptement. Il résulte de là qu'on ne peut pas la laisser longtemps appliquée, et qu'alors même qu'on la retire au bout de trois ou quatre jours, surtout si l'on a été obligé d'exercer une constriction un peu forte, elle a souvent coupé les lèvres de la plaie qu'elle était chargée de réunir ou du moins produit une ulcération assez étendue tout le long du trajet des fils, et substitué ainsi de nouvelles plaies à celle qui se cicatrise. N'en est-il pas de même de la suture entortillée? Elle agit précisément de la même manière que la précédente, et donne des résultats analogues. En effet, elle étreint aussi les tissus dans des anneaux complets, qui sont constitués en arrière par les tiges métalliques traversant les lèvres de la plaie, en avant par les fils qui réunissent les extrémités des aiguilles. Toute la différence qu'il y a, c'est que la partie antérieure des anneaux qu'elle forme, étant étalée sur une plus large surface, risque moins de couper la peau qu'elle presse sur une plus grande étendue. Mais la pression n'en est pas moins forte, et si l'ulcération ne se fait pas à l'extérieur, elle se fait plus vite au dedans, devant les aiguilles qui coupent les parties embrassées. Aussi cette suture, comme la précédente, ne peut être maintenue qu'un petit nombre de jours; elle doit être surveillée avec soin, et parfois encore, malgré ces précautions, elle laisse des trajets ulcérés qui retardent la guérison et troublent la régularité de la cicatrice.

La suture enchevillée n'a point ces inconvénients; comme elle ne forme que des demi-anneaux et ne presse les tissus que d'un côté, comme elle les laisse libres de se développer dans l'autre sens, lorsque l'inflammation vient les tuméfier, elle ne les étrangle pas et les coupe beaucoup moins vite par ulcération. Aussi voyons-nous que chez le malade dont nous avons tout à l'heure rapporté l'histoire, plusieurs points de suture n'ont été enlevés qu'au dixième jour, et que néanmoins les fils n'avaient point coupé la peau. Cette suture donc sera déjà exclusivement indiquée dans les cas où, comme à la suite de blessure par armes à feu ou par contusion, on aura affaire à une plaie peu favorablement disposée pour la réunion immédiate, et qui devra exiger plus de temps que les plaies simples, pour que l'adhérence de ses lèvres soit solide. Mais ce n'est pas seulement dans ces cas qu'elle convient. M. Gerdy en a généralisé l'usage; il l'emploie presque uniquement, car il la préfère de beaucoup à toutes les autres sutures, à cause des inconvénients que celles-ci présentent, et que nous avons indiqués plus haut.

On objectera que la suture enchevillée ne permet pas des réunions aussi exactes et aussi régulières que celles produites par la suture entortillée. Erreur! Quand on placera les fils exactement à la même distance des bords de la plaie et très-près de ces bords, ce que l'on peut faire sans inconvénient par ce procédé, puisque les fils coupent très-peu et très-lentement les tissus; quand on aura le soin de serrer les fils également et modérément, et de les rassembler, autant que possible, sur la même cheville, de manière que l'action soit plus uniforme, alors on maintiendra les lèvres de la plaie parfaitement affrontées, et l'on obtiendra des cicatrices bien régulières. Dans ce cas, en effet, par suite du peu d'éloignement des extrémités de chaque fil et du peu de volume des parties embrassées, par suite aussi de la constriction modérée qu'on emploie, les lèvres de la plaie ont peu de tendance à se renverser en dehors; et la pression même qui est exercée par les chevilles placées sur les bords des plaies en maintient les lèvres sur un plan uniforme et sur un même niveau. C'est ainsi que, chez notre jeune malade, où il s'agissait d'une plaie de la face, d'une plaie large et en partie contuse, on a pu obtenir une réunion très-exacte, une adhérence complète au bout de dix jours que les derniers fils ont été ôtés, une cicatrice très-régulière et si peu apparente, que la suture entortillée la mieux faite et la plus heureuse n'aurait pu donner un plus beau résultat, si elle avait été applicable dans un cas de ce genre.

Enfin, aux avantages déjà indiqués en faveur de la suture enchevillée il faut en joindre encore un fort important, savoir, que l'on ne cache point, comme par la suture entortillée, la surface de la plaie, qu'on peut toujours suivre la marche et surveiller les progrès de la guérison. C'est d'après ces considérations que M. Gerdy s'est décidé à employer ce procédé de préférence et le plus souvent, quoi qu'il ne rejette pas complétement les autres, qui peuvent convenir encore dans certains cas. Déjà plusieurs faits ont justifié ses prévisions, et nous ne doutons pas que les hommes de bonne foi qui expérimenteront dans la même voie n'arrivent aux mêmes résultats.

— Rose Alizon, fille, âgée de vingt-sept ans, d'une constitution forte et chargée d'embonpoint, d'un tempérament lymphatique, d'une bonne santé jusque-là, à part quelques engorgements scrofuleux dans l'enfance, reçut une balle qui traversa de dehors en dedans l'extrémité inférieure de la cuisse gauche, en fracassant le fémur jusque dans l'articulation du genou. La jointure était ouverte et contenait des esquilles et du sang qui s'écoulait en assez grande abondance. La même balle avait frappé le côté interne de l'autre cuisse, à la même hauteur à peu près, vers la partie supérieure du condyle interne, et était ressortie en arrière, à travers le bord externe du creux du jarret, sans fracturer l'os.

— La femme Ledernet, âgée aussi de vingt-sept ans, offrant une constitution médiocrement forte, une bonne santé, fut également frappée, le 28 juillet, par une balle qui fractura le fémur à sa partie inférieure, immédiatement au-dessus des condyles, en traversant la cuisse d'avant en arrière et en ouvrant l'extrémité supérieure de la capsule synoviale du genou.

— Enfin, Leclerc, enfant de treize ans et demi, d'une constitution assez faible, fut atteint, vers le milieu de la jambe gauche, par une balle qui fractura les os en esquilles et produisit un désordre considérable.

En raison de la nature de ces plaies et de la gravité des désordres qui les accompagnaient, l'amputation d'un membre fut jugée nécessaire dans les trois cas, et immédiatement proposée aux blessés. Le jeune Leclerc l'accepta avec résolution, et M. Gerdy la pratiqua chez lui dans l'article du genou, par crainte qu'il n'y eût de longues fissures à la partie supérieure du tibia. L'examen du membre amputé montra, en effet, que le tibia était fendu par en haut jusqu'au niveau de ses condyles. Les deux femmes, après avoir refusé d'abord l'amputation avec opiniâtreté, s'y décidèrent enfin quelques heures plus tard, quand l'effet de la commotion fut passé et que les douleurs commencèrent à se développer dans les parties blessées. Il en est de même chez la plupart des individus non militaires, qui sont atteints de semblables blessures, et qui passent brusquement de l'état de santé parfaite à celui qui exige une pareille résolution. Ne sentant pas d'abord de douleur et ne concevant pas toute la gravité de leur mal, ils ne veulent pas consentir à la perte d'un membre, car la volonté se soulève avec effroi contre une nécessité aussi terrible, dont elle n'a pas eu le temps de se convaincre par la réflexion. Le même soir du 28, ces deux blessées subirent donc l'amputation de la cuisse gauche, vers le milieu de sa hauteur.

Chez les trois amputés, la plaie résultant de l'opération fut remplie de charpie, pansée à plat, et aussitôt soumise à un courant continu d'eau à la température ambiante. Un courant semblable fut établi sur le genou droit de la fille Alizon, qui présentait une plaie large, contuse, voisine de l'articulation et des gros vaisseaux du membre, mais sans fracture ni hémorrhagie, et qui n'avait pas exigé l'amputation comme la plaie de son genou gauche.

Convaincu, par expérience acquise en juillet 1830, que les amputations même immédiates, après les fractures graves produites par armes à feu, sauvent très-peu de blessés, surtout quand on a affaire à des individus dont le moral n'est pas, comme celui des militaires, préparé de longue main à de pareils accidents, que même dans tous les cas les amputations des membres sont de très-graves et de très-dangereuses opérations, M. Gerdy tentait, par cette médication préventive de l'inflammation, d'arrêter les accidents consécutifs. Voyons maintenant sur chacun des trois malades quels furent les résultats. Rose Alizon se trouva très-bien et ne souffrit point pendant les trois premiers jours. Elle était seulement faible, parce qu'elle avait perdu beaucoup de sang avant l'amputation. Le quatrième jour, elle ressentait un peu de douleur dans le moignon. On essaya de lever l'appareil, et on en changea seulement les pièces superficielles, parce que la charpie adhérait dans la plaie qui ne suppurait pas encore. On augmenta l'irrigation, qui ne se faisait que goutte à goutte, et on établit un filet d'eau continuel. Le moignon, qui s'échauffait un peu, redevint froid et indolent. Le sixième jour on leva l'appareil. La suppuration était à peu près établie, mais très-peu abondante. Le pouls était fréquent et assez développé; mais l'état général était très-bon, et la malade ne souffrait pas. Elle avait de l'appétit et commençait à manger. Le septième jour il y avait un peu de douleur dans le moignon et un léger engorgement à l'aine correspondante. Le pouls battait cent vingt fois par minute, et conserva toujours à peu près cette fréquence. La malade, habituellement constipée, n'était point allée à la selle depuis au moins dix jours, quoiqu'on lui eut déjà donné des lavements (diète, cataplasme sur l'aine gauche, lavement avec l'huile de ricin).

Ce n'est qu'au onzième jour que la malade alla enfin à la selle, après un second lavement purgatif. Du reste, elle était très-bien et recommençait à prendre quelques aliments.

Le douzième jour, il y avait, au lieu de la constipation, du dévoiement; la langue devenait un peu rouge et moins humide, le ventre et la cuisse un peu sensibles; le tissu cellulaire du moignon était empâté, et la suppuration, toujours peu abondante, était plus claire et moins bonne. Ces phénomènes se passaient dans un moment où beaucoup de personnes, malades ou non, dans l'hôpital ou hors de l'hôpital, étaient attaquées par deux maladies épidémiques, peu graves d'elles-mêmes, et chez des gens en bonne santé d'ailleurs, mais très-fatigantes et parfois dangereuses chez les individus déjà affaiblis par une autre maladie : c'était une épidémie de cholérine et d'érysipèles, souvent isolés et quelquefois réunis. Le dévoïement persista chez notre malade, et devint bientôt séreux et blanchâtre comme les déjections cholériques, dont il avait aussi à peu près la fétidité. Cependant les symptômes généraux s'améliorèrent; la face reprit un meilleur aspect; la cuisse amputée, quoique parfois encore sensible; n'était plus empâtée; la plaie s'affaissait peu à peu et diminuait d'étendue; l'appétit se développait de nouveau; le dévoiement était devenu de meilleure nature et beaucoup moins abondant. Arrivé au dix-huitième jour de l'amputation, nous avions d'assez belles espérances, lorsque, l'irrigation ayant été un peu diminuée, il survint immédiatement sur la cuisse un érysipèle peu intense, qui rembrunit encore une fois le tableau. Le vingtième jour, l'érysipèle était presque complétement dissipé, et une nouvelle amélioration se manifestait. Mais le lendemain il y eut des frissons, et l'état général devint moins favorable. Le vingt-troisième jour, la suppuration du moignon était très-faible, quoique les frissons n'eussent pas reparu la veille, et il se déclara tout à coup une oppression considérable et une gêne douloureuse au côté droit de la poitrine, dont la sonorité était diminuée. Le pouls était à cent trente-huit, petit et faible, et la respiration rare et pénible. On appliqua un large vésicatoire sur le côté droit du thorax et un autre sur la cuisse gauche. Le lendemain matin, il n'y avait plus de suppuration sur la plaie du moignon, et celle du genou droit donnait aussi moins de pus. On pansa la première avec du styrax. Les symptômes graves persistaient. Le lendemain, vingt-cinquième jour, la suppuration était rétablie sur les plaies, et la malade disait ne plus souffrir de la poitrine; mais le côté droit du thorax était mat, et il y avait beaucoup de prostration et de délire. La mort arriva le vingt-sixième jour (23 août) à cinq heures du soir, après une agonie bruyante et très-pénible, qui durait depuis vingt-quatre heures.

Il ne nous a pas été permis de faire l'autopsie. Nous avons seulement constaté encore sur le cadavre la matité du côté droit de la poitrine dans presque toute son étendue. La plaie du moignon et celle du genou étaient dans un très-bon état et fortement rétrécies. Nous avons réséqué l'extrémité du fémur amputé, et nous l'avons trouvée parfaitement saine.

Le jeune Leclerc présenta en toute chose, depuis son amputation, une bien singulière et bien fatale analogie avec la fille Alizon. Comme elle, depuis que la suppuration fut établie dans la plaie, il eut toujours le pouls très-fréquent et jamais au-dessous de cent quinze pulsations; comme elle il eut, dès les premiers jours, des douleurs dans le moignon, mais elles furent plus vives chez lui, cédèrent moins complétement à l'irrigation, et s'accompagnèrent d'un affaissement plus considérable; comme elle, et à peu près en même temps, lorsqu'on avait lieu de concevoir de bonnes espérances, il fut frappé par une cholérine très-intense et aussi sans vomissements, et plus tard il eut également un peu d'érysipèle sur le membre amputé; comme elle, mais plus tôt, il fut pris de douleur dans le côté droit du thorax, et de dyspnée qui cédèrent en partie à des vésicatoires; de plus qu'elle, il offrit dans les gaînes des tendons et des muscles des fusées purulentes que l'on ne put tarir. Enfin, après avoir été un peu mieux pendant quelques jours et avoir de nouveau inspiré de l'espoir, le 23 août, dans la journée, il fut repris tout à coup par une vive douleur dans le côté droit du thorax, une dyspnée très-intense et rapidement croissante; et il mourut aussi le 23 août à cinq heures du soir, le même jour, à la même heure, au même moment que Roze Alizon, comme si leurs destinées eussent été fatalement enchaînées, comme si le même génie eût présidé à leur sort, et après les avoir conduits à travers les mêmes accidents, avec de pareilles alternatives de bien et de mal, il eût dû terminer du même coup leurs vies, si différentes avant la malheureuse explosion.

Son cadavre présentait, comme l'autre, une matité complète du côté droit de la poitrine. Il y avait, en outre, de vastes collections purulentes dans le moignon autour de la rotule et dans les gaînes environnantes, et la circonférence de l'extrémité inférieure du fémur offrait quelques traces d'inflammation et d'érosion. L'os était sain dans l'intérieur. Nous n'avons pu en voir davantage.

La femme Ledernet n'eut aucune douleur, aucun accident à la suite de l'opération. Le premier appareil ne fut levé que le sixième jour, et la suppuration n'était pas encore bien établie. Elle fut, comme chez la fille Alizon, toujours très-peu abondante. Mais la femme Ledernet n'a point eu d'inflammation dans le moignon, presque point dans la plaie; et c'est à peine si nous avons remarqué chez elle un peu de fièvre pendant deux ou trois jours, alors que s'établissait la suppuration. Ensuite l'appétit se développa de plus en plus, et toutes les fonctions s'exerçaient régulièrement. Jusqu'au vingt-sixième jour, la malade fut très-bien, sans fièvre, sans trouble d'aucune sorte; alors la plaie était diminuée de plus de moitié, et la cicatrice marchait assez rapidement. Mais la malade entendit la longue et bruyante agonie de Rose Alizon, placée dans une chambre voisine de la sienne, et on ne put lui cacher sa mort. Soit par suite de l'émotion qu'elle en éprouva, soit par une autre cause, le lendemain elle avait de la fièvre, et son visage était moins tranquille. La fièvre persista avec le type continu, et l'appétit disparut bientôt complétement. La malade témoignait de l'ennui et de l'impatience. Le 29 août, cinq jours après l'invasion de cette fièvre, il survint des frissons qui se répétèrent à plusieurs reprises les jours suivants. La suppuration, déjà très-faible, diminua. Le 31, M. Gerdy reconnut et incisa un petit décollement au milieu du moignon. Il supprima l'irrigation, qu'il soupçonnait la cause des frissons. Du reste, la plaie continuait de diminuer, et la suppuration était presque nulle. Il survint le dévoiement, de la somnolence; la malade s'affaissait rapidement; elle éprouva de la sensibilité à l'épigastre, et de l'oppression. Ces symptômes furent combattus par des vésicatoires aux cuisses et derrière les oreilles, dix sangsues à l'épigastre, des antispasmodiques, etc., et disparurent bientôt. Mais il y avait aussi un peu de toux sèche et rare, qui persista sans gravité apparente. Les frissons s'étaient dissipés deux jours après la suspension de l'irrigation; mais les symptômes généraux allèrent croissant, la face s'altéra; il revint de la somnolence, puis, à la fin, du délire, et cette femme mourut le 9 septembre à trois heures du matin. La poitrine examinée encore la veille de la mort, en avant et sur les côtés, n'offrait aucun symptôme morbide. La plaie était presque complétement cicatrisée et suppurait à peine. Il ne nous a pas été permis de toucher au cadavre.

A quoi doit-on attribuer la mort de ces trois opérés? Est-ce à l'irrigation? Je ne le pense pas; car aucun des accidents graves qui ont préparé ce résultat ne paraît être survenu sous l'influence de ce moyen employé pour le prévenir. Du moins rien n'annonce qu'il en soit la cause. Les deux premiers malades sont morts avec les mêmes phénomènes, *dits de résorption*, qui entraînent la plupart des amputés. Et ces phénomènes paraissent avoir été préparés par les effets de la fâcheuse épidémie qui affligeait en même temps un grand nombre de nos malades et compliquait presque toutes les plaies. Quant à la troisième opérée, la nature et l'époque si tardive des accidents qui l'ont menée au tombeau, la coïncidence de leur apparition avec les émotions qu'elle a dû éprouver par l'agonie et la mort de sa malheureuse compagne, nous portent à penser qu'elle a succombé à une fièvre grave, peut-être compliquée de résorption, quoiqu'il n'y ait eu aucun symptôme positif de lésion locale, mais qui, en tout cas, a dû être plutôt la cause que l'effet des phénomènes métastatiques, s'il y a eu métastase. Tout au plus pourrait-on soupçonner que l'action du froid permanent eût favorisé l'influence de la cause pernicieuse agissant sur l'économie. Mais, d'autre part, il résulte de ces faits que l'irrigation retarde le développement des accidents inflammatoires et les rend moins intenses, qu'elle retarde aussi la suppuration et la rend moins abondante; et jusqu'à présent il est permis d'espérer qu'elle pourra être d'un utile secours dans certains cas, surtout quand on connaîtra mieux ses effets et sa puissance. Peut-être, si des complications imprévues et inévitables n'étaient venues affliger ces malades déjà placés dans une aussi grave situation, peut-être eût-elle pour beaucoup contribué à un succès dont nous avons eu assez longtemps l'espoir.

J'aurais encore à parler d'un jeune homme qui a subi l'amputation du bras, dans l'article, par suite d'une gangrène rapide de ce membre après une très-violente contusion, et qui est actuellement à peu près guéri; de plusieurs extirpations de tumeurs cancéreuses importantes, opérations qui réussissent presque constamment à l'hôpital Saint-Louis, même dans les cas les plus graves, etc. Enfin, depuis ceux dont j'ai rendu compte dans le bulletin clinique (*Note sur la cure radicale des hernies*, reproduite dans le mémoire inséré plus haut, voy. p. 314-415), plusieurs hernieux ont été opérés et guéris par la méthode de mon frère.

II

MÉMOIRE SUR QUELQUES FAITS PRATIQUES DE CHIRURGIE (1)

I. *Rapport juridique et réflexions cliniques sur une plaie présumée de l'artère crurale et sur sa ligature qui a été suivie de guérison.* — Je soussigné, docteur en chirurgie, professeur à la faculté de médecine, chirurgien à l'hôpital Saint-Louis, atteste que la blessure faite au nommé Fournier (Jean), dans la nuit du 23 au 24 avril 1837, peut très-bien l'avoir été par le *couteau serpette* qui m'a été présenté par le juge d'instruction, et que cette blessure était assez grave pour causer une incapacité de travail de plus de deux mois, comme le prouve la

(1) *Arch. de méd.*, 2e série, t. XV, p. 326, 1837.

relation que j'en vais tracer, et les conclusions motivées que j'en déduirai.

Du 23 au 24 avril 1837, je fus appelé, au milieu de la nuit, pour donner des soins à un blessé nommé Fournier (Jean). Ses amis, en l'apportant à l'hôpital, avaient déclaré qu'il avait perdu beaucoup de sang, et ce malheureux avait eu plusieurs syncopes depuis son arrivée. A mon entrée dans la salle, l'interne de garde avait le doigt sur l'artère crurale qu'il ne cessait de comprimer, malgré la fatigue qu'il en éprouvait. Il craignait de voir succomber d'hémorrhagie le blessé, qui était d'ailleurs pâle, affaibli et refroidi par la perte de sang qu'il venait d'essuyer.

Voyant le seul aide instruit que j'avais en ce moment à ma disposition fatigué de comprimer l'artère crurale, je me hâtai d'examiner la blessure de Fournier pour agir au plus tôt et au plus vite.

Il portait à la cuisse droite une plaie de quatre pouces cinq lignes de largeur dans le milieu de sa longueur. Elle commençait à deux pouces sept lignes au-dessous du pli de l'aine, et s'enfonçait dans le muscle couturier. Les bords de la peau étaient nettement coupés, et l'angle supérieur de la division n'était pas plus ecchymosé que l'inférieur. Mais le fond de la plaie était en partie couvert de caillots vers l'angle supérieur, et il était ecchymosé. Les bords de la plaie du couturier étaient noirâtres. Voulant en sonder le trajet pour en connaître la direction, le malade poussa des cris et s'agita tellement que l'interne qui comprimait la crurale faillit l'abandonner. Quoique je m'aperçusse alors que le blessé n'était pas aussi faible qu'il le paraissait, je ne jugeai pas à propos de continuer mes tentatives pour reconnaître le trajet de la plaie, et par suite le vaisseau blessé et le siége de la blessure.

D'un autre côté, l'interne comprimant l'artère crurale à l'aine, il m'était difficile de la découvrir en cet endroit. D'ailleurs, l'indocilité du malade et ses cris auraient ajouté encore à la difficulté. En conséquence, après avoir cherché à lui faire sentir le danger de sa position et à lui faire comprendre que sa vie ne tenait plus qu'à un fil qu'il pourrait rompre au moindre mouvement; après m'être assuré, autant que possible, de son immobilité au moyen de mes infirmiers, je me décidai à découvrir l'artère crurale dans la plaie même, pour ne point provoquer les mouvements du blessé par l'incision de la peau, toujours plus douloureuse que celle des parties sous-cutanées.

Comme d'ailleurs le fond de la plaie présentait une ecchymose et du sang caillé à sa partie supérieure; comme Fournier en avait perdu beaucoup, je supposai que le coup avait été dirigé horizontalement, ou même obliquement en haut pour pénétrer dans le ventre; que l'artère crurale avait été atteinte vers l'angle supérieur de la plaie, et que, probablement, j'arriverais par là à l'artère et à la blessure qui était la source de l'hémorrhagie.

En conséquence, je détournai en dehors le muscle couturier, et je commençai à découvrir le vaisseau; mais, à mesure que j'en approchais, l'ecchymose qui me guidait remontant plus haut que l'angle supérieur de la division faite à la peau, je fus obligé de l'agrandir, par en haut, de cinq lignes, environ; après quoi, l'artère étant peu à peu mise à nu, je la liai solidement au moyen d'un seul fil. L'opération achevée, je m'assurai que la plaie ne donnait plus de sang; mais ne craignant plus que les cris et les efforts du patient ne reproduisissent une hémorrhagie dont je venais de tarir au moins momentanément la source, je sondai sa plaie en traversant la division de treize lignes faite au milieu de la largeur du muscle couturier et parallèlement à sa longueur. Cette plaie me conduisit contre le fémur à l'endroit où l'artère crurale s'en rapproche pour le contourner et passer derrière cet os. Je m'en assurai en y introduisant le doigt indicateur avec tous les ménagements possibles, et il pénétra quasi par toute sa longueur.

Je pansai alors la plaie convenablement et mis le malade à la diète, au repos et au silence. Deux jours après, la fréquence du pouls, qui battait quatre-vingt-quatre fois par minute, l'injection de la face, l'agitation du blessé, l'insomnie dont il était tourmenté, m'obligèrent d'ordonner une saignée. Je recommandai qu'elle fût forte (20 onces), pour affaiblir l'impulsion du sang dans l'artère liée, et les symptômes d'excitation disparurent. Du douzième au treizième jour de l'opération, le fil de la ligature tomba; néanmoins la suppuration de la plaie, qui était très-profonde, a retardé sa cicatrisation. Aussi elle ne s'est achevée qu'au bout de deux mois et huit jours, et quand le malade sortit, au mois de juillet, il conservait de la faiblesse et beaucoup d'amaigrissement, surtout dans le membre blessé, très-probablement par suite des hémorrhagies et de la suppuration qu'il avait essuyées.

Conclusions motivées. — Il résulte des faits que je viens de rapporter fidèlement : 1° que la plaie de Fournier n'a pu être produite que par un instrument dirigé de haut en bas et en arrière, puisque son trajet plongeait en arrière et en bas dans l'épaisseur de la cuisse, en se prolongeant au-dessous de son orifice; que par un instrument assez aigu, puisque l'angle supérieur par où il a pénétré ne présentait pas la moindre ecchymose à la peau; que par un instrument d'un tranchant assez vif, puisque la peau et le couturier étaient nettement coupés; or le couteau qui m'a été montré par le juge d'instruction présente tous ces caractères et peut très-bien avoir servi à faire la blessure de Fournier. 2° Il résulte encore de la disposition de la blessure, de sa largeur et de sa profondeur, qu'elle peut avoir été faite par un couteau à lame assez étroite et dont le ressort était médiocrement fort, puisqu'en même temps que la main homicide l'enfonçait de haut en bas dans la cuisse, elle pouvait, en pressant avec le tranchant et la base de la lame sur l'angle inférieur de la plaie, donner à son orifice une longueur bien supérieure à la largeur de l'instrument vulnérant, sans qu'il se fermât. Or le couteau qui m'a été présenté ayant une lame de six lignes de largeur et de deux pouces et demi de longueur, c'est-à-dire de 15 millimètres de largeur sur 8 centimètres environ, peut avoir servi à produire la blessure que nous avons soignée sur le nommé Jean Fournier.

3° Enfin, pour répondre à la dernière question de M. le juge d'instruction, non-seulement cette blessure a causé à Fournier une incapacité de travail de plus de vingt jours, mais elle lui a fait courir de grands dangers et l'a retenu à l'hôpital pendant la durée de deux mois huit jours, malgré des soins que je regarde comme aussi rationnels qu'ils ont été assidus.

Fournier, dont je viens de rapporter l'histoire, était âgé de trente-deux ans; il était d'une stature assez élevée et d'une vigueur peu commune. Il avait la peau brune des habitants des contrées méridionales de la France où il est né, et les cheveux et les yeux noirs. Il avait toujours joui d'une bonne santé quand, le 24 avril dernier, il reçut dans une querelle la blessure que j'ai décrite, et fut ensuite apporté à l'hôpital baigné dans son sang.

L'artère fémorale a été découverte par un procédé que j'emploie habituellement pour lier une artère. Après une incision de trois pouces faite à la peau pour découvrir la fémorale, j'ai écarté le muscle couturier sans avoir besoin d'inciser d'abord la peau ; et puis, saisissant, au-devant de l'artère à découvrir, le tissu cellulaire, dans le même point, au moyen de deux pinces à disséquer munies de petits crochets, ce qui est plus commode, je l'ai déchiré en portant les deux pinces en sens opposé, en les écartant l'une de l'autre, et répétant cette manœuvre autant de fois qu'il était nécessaire pour découvrir le vaisseau. Cette traction exercée parallèlement à l'artère et quelquefois en travers par les deux pinces est facile, et découvre le vaisseau sans le tirailler, parce que les deux pinces se prêtent un mutuel secours en tendant le tissu cellulaire entre l'une et l'autre. L'emploi simultané de ces instruments l'emporte de beaucoup sur l'usage de la sonde avec laquelle je vois tant de chirurgiens imprévoyants gratter le long d'un vaisseau, courant les risques de déchirer une artère malade, de rompre une veine à parois amincies, ou de contondre un nerf. Je tremble toujours quand je vois certains chirurgiens qui opèrent sur le vivant, comme d'autres le feraient sur le cadavre, en agir ainsi, à l'aine et au détroit supérieur du bassin, pour lier la fémorale ou l'inguinale externe, au cou ou sur la première côte, pour lier la carotide primitive ou l'axillaire, lieux où tant de parties délicates peuvent être meurtries, lésées et déchirées par un procédé aussi grossier.

Lorsque l'on entrevoit le vaisseau que l'on veut découvrir, qu'on le reconnaît à l'œil et au doigt, comme il n'est pas nécessaire et qu'il y aurait des inconvénients à le dépouiller de tout son tissu cellulaire dans l'étendue de plus de deux ou trois lignes, il ne faut pas dépasser ces limites. Il m'est arrivé de le faire dans une étendue moitié moins considérable. Il faut aussi continuer l'opération sur les côtés et même un peu en arrière de l'artère pour la dénuder de manière à pouvoir la contourner facilement avec une aiguille mousse ou un stylet d'argent et l'embrasser d'un fil.

Ce procédé permet de découvrir un vaisseau sans l'ébranler ni léser les parties voisines, de bien voir les parties sur lesquelles on opère, et de les distinguer toujours assez nettement pour les éviter. Aussi m'est-il arrivé, en liant la carotide primitive, de montrer aux élèves deux nerfs cardiaques accolés à ses parois, et d'éviter de les comprendre dans la ligature jetée autour de ce vaisseau. Tel est le procédé que j'emploie depuis plusieurs années avec des succès constants, et que j'ai employé dans le cas rapporté plus haut; je ne saurais en recommander un meilleur.

J'ai placé la ligature, chez Fournier, à cinq ou six lignes de la naissance de la profonde, contrairement aux principes de Jones généralement adoptés. Ce n'est pas pour les fronder que je m'en suis écarté; c'est d'abord parce qu'ayant mis l'artère fémorale à nu pour la lier au-dessus de l'endroit où je la croyais blessée, je n'étais plus obligé, en la liant à cet endroit, de faire subir au blessé une seconde fois les douleurs de l'opération; c'est ensuite parce qu'il était très-irritable, très-souffrant, très-indocile et dans une agitation continuelle; c'est parce que le seul aide intelligent que j'avais à ma disposition était fatigué de comprimer la crurale sur le pubis et me priait de me hâter; et c'est enfin parce que j'avais dès ce moment des raisons pour ne pas craindre beaucoup d'appliquer une ligature à peu de distance d'une grosse collatérale voisine. Je les exposerai, ces raisons, après avoir fait une remarque sur le précédent motif.

Quoiqu'il ait été pour quelque chose dans ma détermination, il a exercé peu d'influence sur mon esprit. Il est toujours très-aisé de faire soulager l'aide qui presse sur une artère par les mains d'un deuxième aide moins intelligent qui pressent sur celles du premier. C'est toujours ce qu'il faut faire dans une pareille situation, sans s'inquiéter ni s'effrayer. Car si l'on s'épouvante, tout est perdu; on n'est plus propre qu'à tuer son malade.

Voyons maintenant les raisons de sécurité qui me restaient en liant la crurale à cinq ou six lignes au-dessous de la profonde. 1° Je suis persuadé que les artères liées résistent bien plus à l'effort du sang, à l'époque de la chute des ligatures, par la cicatrisation des tuniques et leur contraction, que par les adhérences du caillot avec les parois de l'artère; 2° on peut diminuer cet effort par la diète, le repos le plus absolu et la saignée; 3° enfin, l'expérience prouve qu'il y a moins de danger qu'on ne le pense à lier à cinq ou six lignes d'une collatérale voisine.

Au moment où tombe la ligature, une artère résiste plus à l'effort du sang, disais-je, par la cicatrisation des tuniques artérielles et leur contraction que par les adhérences du caillot avec les parois du vaisseau.

En voici les preuves : bien qu'en ouvrant une artère liée depuis dix ou quinze jours, on trouve ordinairement une cicatrice assez molle, qui souvent résiste peu sur le cadavre aux tentatives que l'on fait pour la rompre, il ne faut pas croire qu'elle fût aussi molle pendant la vie. C'est le caractère des cicatrices récentes de se détruire, de se dissoudre en quelque sorte après la mort. Dans une plaie de quinze jours réunie par la suture et par première intention, la cicatrice se détruit aussi facilement le lendemain de la mort. J'ai souvent vu avec étonnement que la peau, bien que paraissant solidement unie depuis plusieurs, quatre, six, huit jours, par exemple, se désunissait d'elle-même au moindre effort, vingt-quatre ou trente-six heures après la disparition de la vie.

D'un autre côté, bien que souvent on trouve dans une artère volumineuse comme la crurale, le caillot libre par sa circonférence et adhérent seulement par sa base, il ne faut pas encore s'imaginer qu'il en était ainsi durant la vie. Alors l'artère était contractée sur le caillot qu'elle embrassait étroitement par suite de sa contraction vitale lente... Et la preuve?... la voici : tous les vaisseaux liés et que l'effort du sang ne distend plus, reviennent peu à peu sur eux-mêmes au point d'effacer entièrement leur cavité, et de dégénérer en ligament, comme vous voyez la veine et les artères ombilicales, le canal veineux et le canal artériel après la naissance. Si les vaisseaux forment un cul-de-sac où le sang se trouve retenu sans pouvoir sortir, sa fibrine se précipite et finit par former un caillot qui se moule dans la cavité du tube qui le recèle. Autrement, pourquoi aurait-il la forme cylindrique? Enfin, plus tard encore, si l'on a l'occasion d'examiner le vaisseau lié, on trouve le caillot adhérent à la surface interne des parois de l'artère. Donc l'artère embrasse étroitement le caillot durant la vie; mais pourquoi alors, quand on ouvre l'artère dix ou quinze jours après sa ligature, y trouve-t-on le caillot libre dans sa circonférence? Pour donner la solution de cette difficulté, je suis obligé de rappeler que les artères possèdent deux propriétés fort différentes que les physiologistes confondent : par l'une, l'artère distendue par un liquide revient brusquement sur elle-même, se contracte soudain autant qu'elle peut, et chasse une partie du fluide qui la distend. C'est une contractilité par ressort, c'est l'élasticité des physiciens; on l'observe sur le cadavre comme sur l'animal vivant. Par l'autre, les artères se contractent lentement et d'une manière continue jusqu'à effacer leur cavité; mais ce phénomène ne s'observe que pendant la vie, parce qu'il est tout vital; aussitôt que la vie cesse dans l'artère, ses parois, qui sont élastiques, s'écartent, reviennent à leur état de repos. C'est ce qui arrive peu de temps après la mort. Tant qu'il reste un principe de vie dans les artères, elles chassent, par leur contraction, le sang qu'elles renferment; elles se vident en entier ou presque entièrement, et aussitôt que la vie est éteinte dans leur tissu, l'élasticité les dilate comme nous le voyons sur le cadavre.

Ainsi, pour répondre à la question que nous nous sommes adressée, le caillot reste libre après la mort, dans l'artère avec laquelle il n'adhère pas, ou n'adhère pas encore assez solidement au moment de la mort, parce que dans les derniers moments de l'existence l'artère s'est contractée lentement sur lui, jusqu'au moment où la vie étant entièrement éteinte dans le tissu de l'artère, son élasticité, qui, comme propriété physique, ne meurt pas, a ramené l'artère à sa dilatation naturelle. Ainsi, comme le caillot qui remplit une artère liée ne peut être moulé que sur sa cavité, les parois du vaisseau l'embrassaient donc exactement pendant la vie, et le caillot résiste donc plus à l'effort du sang au moment de la chute des ligatures, par la contraction de l'artère et par la cicatrisation de ses tuniques ulcérées, coupées et cicatrisées sous la ligature, que par les adhérences du caillot, très-faibles alors. Par conséquent, il n'est donc pas aussi dangereux qu'on le croit de lier une artère à cinq ou six lignes d'une collatérale voisine, et de n'avoir à opposer aux efforts du sang qu'un caillot de peu de longueur, puisqu'il est toujours soutenu par la cicatrice et par la contraction des tuniques artérielles.

2° D'ailleurs on peut encore, ainsi que je l'ai dit, affaiblir les efforts du sang par la diète, un repos absolu du corps et de l'esprit, et par la saignée. Le travail de la digestion, les efforts musculaires et les émotions de l'âme agitent le cœur, augmentent les efforts du sang, et ont été trop souvent suivis d'hémorrhagie pour qu'on puisse à cet égard s'en rapporter au bon sens des malades, et on doit être fort sévère dans l'accomplissement rigoureux de ces préceptes. C'est aussi ce que nous avons fait pour Fournier.

Enfin, l'expérience, notre maître souverain en pareille matière, prouve qu'il y a réellement moins de danger que ne le croient les chirurgiens anglais et français depuis Jones, à lier une artère à cinq ou six lignes au-dessous d'une collatérale. Ainsi on l'a déjà fait plusieurs fois avec succès, c'est-à-dire sans hémorrhagie, par le bout supérieur, à l'époque où la ligature vient à tomber. Or c'est précisément la prévision de cet accident qui a fait insister sur l'extrême danger des ligatures trop rapprochées des collatérales supérieures à la ligature. Ainsi on a lié la carotide externe tout près de l'interne nécessairement, puisqu'elle n'a qu'une longueur de quelques lignes; la sous-clavière en dehors des scalènes immédiatement, et par conséquent très-près de l'origine des artères cervicales, thyroïdienne inférieure, mammaire interne, etc. On a lié ainsi un nombre de fois considérable, depuis Scarpa, l'artère fémorale au pli de l'aine, à quatre, cinq ou six lignes de l'origine de la circonflexe de l'ilium et de l'épigastrique; déjà plusieurs fois l'artère iliaque externe à cinq ou six de l'interne; celle-ci, deux fois, très-près de l'externe. Le tronc si gros et si court de l'iliaque primitive a même été lié avec succès. Des demi-succès de MM. Mott et Græfe dans la ligature du tronc innominé ou brachio-céphalique, surtout celui de ce dernier, dont le malade a vécu cinquante-huit jours et est mort à la suite d'efforts imprudents et du séjour probablement nuisible d'un presse-artère dans la plaie jusqu'au moment de la mort, permettent de regarder la ligature du tronc brachio-céphalique lui-même comme possible.

Vous trouverez les preuves de ces diverses assertions dans la lecture des observations recueillies dans plusieurs ouvrages et notamment dans Hodgson et S. Cooper.

II

RAPPORT MÉDICO-LÉGAL ET RÉFLEXIONS CLINIQUES SUR UN CAS TRÈS-CURIEUX DE PLAIE DE POITRINE

A la requête de M. le procureur du roi et de M. le commissaire de police du quartier de la porte Saint-Martin, je soussigné, etc., déclare avoir examiné, en présence du commissaire de police et de mes élèves, le nommé Damême (Ange-Albert), âgé de trente-sept ans, charretier vidangeur, couché à l'hôpital Saint-Louis, salle Saint-Louis, n° 73, lequel est atteint d'une blessure au dos, etc., etc.

1° *État actuel.* — Le malade porte une plaie verticale de sept lignes de long, située au niveau de l'angle inférieur du scapulum (omoplate), sur le bord externe de la masse des muscles sacro-vertébraux, à quatre travers de doigt de la ligne médiane du dos. Cette plaie, semblable à celles qui sont faites par un instrument tranchant, a ses bords agglutinés. Il y a un peu de gonflement en bas, à droite et à gauche. Il pourrait bien provenir des morsures de soixante sangsues qui y ont été appliquées il y a quelques heures. D'ailleurs il n'appartient pas à un emphysème, car il n'y a pas la moindre crépitation dans la tumeur. Les bords de la plaie séparés par une légère traction, il reste une ouverture ovalaire de deux lignes environ de largeur dans son milieu, et rien ne s'en échappe au dehors. Ne devant pas nous permettre de sonder cette plaie, de peur de détacher un caillot salutaire et de provoquer une hémorrhagie nous ne pouvons en apprécier la profondeur.

La poitrine ne résonne que médiocrement aux environs de la plaie, mais autant cependant que du côté opposé. Il faut pourtant en excepter un point assez circonscrit, au-dessous de l'angle inférieur du scapulum et en dehors de la blessure; là il y a un peu de matité. La plaie n'offre pas de douleur à la circonférence, lorsqu'on y exerce de légères pressions; mesurée dans son contour, la poitrine présente la même étendue à droite et à gauche, au niveau et un peu au-dessous de la plaie.

La respiration est libre, lente, facile, quand elle n'est pas forcée; mais lorsque le malade fait de grandes aspirations, il éprouve de la douleur dans le côté gauche de la poitrine, et particulièrement à gauche et en arrière, à peu près au niveau des attaches du diaphragme. Le bruit respiratoire s'entend partout, excepté du côté gauche, au-dessous de la plaie. Des secousses imprimées au thorax, mais avec toutes les précautions convenables, n'occasionnent ni douleur, ni fluctuation appréciables. Le malade ne tousse point, ne crache pas et n'a même envie de tousser ni de cracher. Lorsqu'il parle sans effort, il n'éprouve ni douleur ni même de fatigue, tandis qu'il en ressent dans le cas contraire; mais dans l'une et l'autre circonstances on ne peut reconnaître d'égophonie ou de voix tremblante comme celle de la chèvre.

Les battements du cœur sont assez sonores et s'entendent même du côté droit de la poitrine en y appliquant l'oreille; ils n'offrent d'ailleurs rien de particulier dans leurs autres caractères. Le pouls est médiocrement fort, mou, régulier, et donne soixante-dix battements par minute, lesquels correspondent exactement à ceux du cœur.

La peau est moite, sans être couverte de sueur en aucun point.

Le malade n'a pas uriné depuis l'instant de sa blessure. La soif est vive, le ventre est libre, mou, indolent même à la pression.

Le malade n'éprouve aucune gêne dans les mouvements, si ce n'est dans le côté gauche de la poitrine, lorsqu'il se place sur son séant. Il ne souffre d'ailleurs dans aucune partie du corps et des membres, et il présente à la jambe droite une petite ulcération ancienne qui est sans importance.

2° *Circonstances antérieures.* — Le malade s'est toujours bien porté; cependant, en 1830, il fut atteint, pendant l'hiver, d'une fluxion de poitrine du côté gauche. La maladie n'a duré que vingt jours. Trois fortes saignées paraissent avoir suffi pour y mettre fin. Depuis cette époque, le malade ne s'en est pas ressenti et n'a éprouvé aucune autre affection.

Le 20 mai 1833, à la suite de quelques plaisanteries probablement blessantes pour un camarade auquel il les adressait, celui-ci lui donna dans le dos un coup de couteau. Cet instrument est un couteau de poche fermant très-facilement. Sa lame peut avoir deux pouces et demi de longueur sur six lignes de largeur; la pointe n'est pas très-aiguë. La plaie qu'il a produite a une ouverture dont la largeur correspond exactement à celle de la lame. Le couteau est ensanglanté uniformément jusqu'au manche et sur les deux faces de la lame, en sorte qu'il est très-probable qu'il a été enfoncé jusqu'au manche lui-même, et n'a point été rougi par un jet de sang seulement.

Au moment du coup, le blessé a ressenti une douleur médiocrement vive, et quoiqu'il fût assis et n'eût pas reçu de la part de son adversaire un choc assez violent pour en être renversé, il tomba néanmoins contre le comptoir du marchand de vin, et de là par terre, comme cela arrive assez souvent dans les blessures de la poitrine ou du ventre, même peu graves.

D'après ce que nous avons appris, la plaie a peu saigné. Le malade a été aussitôt relevé et apporté à Saint-Louis. Nous l'avons trouvé, dès ce moment, dans un état à peu près semblable à celui que nous avons exposé plus haut sous le titre d'état actuel. Cependant la plaie saignait légèrement, mais l'écoulement du sang n'augmentait, comme on le voit dans certaines plaies pénétrantes, ni quand le malade s'étant tenu quelque temps dans une position verticale, se couchait horizontalement, ni quand on lui faisait exécuter avec modération un effort d'expiration, la bouche et le nez fermés. Il n'y avait point de douleur au côté gauche, même dans les plus grandes aspirations. Le pouls était fort et plein, ce qui pouvait tenir à ce que le blessé avait mangé auparavant. Je crus devoir ordonner une saignée de 14 onces, pour prévenir tout épanchement et toute inflammation du côté de la poitrine; mais je la fis retarder d'une heure, afin de donner à l'estomac le temps de se débarrasser de la plus grande partie de ses aliments.

Le malade revu trois ou quatre heures plus tard, je crus devoir combattre la douleur qui venait de s'accroître dans le côté gauche de la poitrine, par une application de soixante sangsues. C'est quelques heures après l'emploi de ce moyen que nous avons rédigé ce rapport et ses conclusions.

Conclusions. — L'état actuel de Damême ne permet ni d'affirmer ni de nier que la plaie dont il est atteint pénètre dans la poitrine. S'il y avait expulsion et aspiration d'air par la plaie, si l'on n'entendait pas le bruit respiratoire, s'il y avait emphysème, s'il y avait matité évidente dans le côté gauche du thorax, si ce côté était plus étendu que l'autre dans sa circonférence, s'il y avait égophonie, s'il y avait fluctuation évidente à l'oreille par la succussion, s'il y avait tintement métallique, si le malade eût éprouvé à la suite de sa blessure les symptômes d'une hémorrhagie intérieure, si tous ces symptômes étaient réunis, il serait certain qu'il existe un épanchement, et par cela même très-probable qu'il serait dû à ce que la plaie serait pénétrante; mais tous ces caractères manquent

Il y a bien un peu de matité, le bruit respiratoire est même insensible à l'oreille; mais ces deux caractères peuvent tenir à l'ancienne affection de poitrine dont le malade a été atteint il y a trois ans, et il faudrait l'avoir étudié avant sa blessure pour savoir à quoi s'en tenir sur la valeur de ces symptômes. S'il y avait toux et crachement de sang écumeux, quoique la toux pût tenir à une affection antérieure des poumons, le caractère écumeux du sang prouverait que les poumons sont blessés, et par conséquent que la plaie est pénétrante et grave; mais heureusement ces phénomènes manquent. Quant à la douleur qui s'est développée dans le côté gauche de la poitrine, elle peut tenir sans doute à ce que la plèvre, ayant été déjà atteinte, s'est déjà enflammée; et l'absence d'épanchement simultané peut être due à ce que d'anciennes adhérences des poumons ne permettent pas un épanchement; mais cette douleur peut être due aussi à ce que le couteau ayant glissé en dehors des côtes, a déchiré violemment les parties molles sans pénétrer dans la plèvre et surtout dans le poumon.

Cependant la grande étendue de la douleur, l'absence de toute trace d'ecchymose et d'épanchement sous la peau, nous portent à penser que la plèvre ou les anciennes adhérences que nous supposions en unir les lames, pourraient bien avoir été en partie déchirées par le couteau.

En définitive, il est possible que l'instrument ait pénétré dans la poitrine, et probable qu'il n'a pas atteint le poumon, ou du moins l'a blessé très-légèrement, et que la maladie, quoique simple en ce moment, puisqu'on n'y trouve aucun des symptômes qui annoncent la lésion des poumons, peut devenir grave si la blessure parvient à réveiller une vive inflammation dans le côté gauche du thorax. Nous avons néanmoins l'espérance qu'un traitement actif et la bonne santé habituelle du blessé préviendront d'aussi funestes suites; mais nous n'oserions l'assurer.

REMARQUES CLINIQUES

Tel est le rapport qui fut remis au procureur du roi dans la soirée du 20 mai 1843. Il renferme l'histoire du malade, depuis le moment où il fut frappé jusque quatre heures après sa blessure. Nous allons maintenant en raconter les suites et déduire les réflexions que fait naître cette importante observation.

État consécutif. — Vers dix heures du soir, six heures après la blessure et quatre heures après l'application des soixante sangsues dont il a été question, la douleur dans le côté gauche persistant, je fis appliquer de nouveau quarante sangsues dans le même point.

21 *mai.* A la visite, l'état général n'a subi aucune modification. La peau est chaude et humide, la douleur a diminué sensiblement, mais se fait encore sentir dans les grandes inspirations, il n'y a pas de toux. Les signes stéthoscopiques restent les mêmes. Les bords de la plaie sont agglutinés et entourés d'un empâtement peu considérable, mais sans rougeur. Pen-

dant la nuit le malade éprouve du calme et dort quelques heures; des crachats muqueux, sans mélange de sang, sont expectorés sans efforts de toux.

22. La douleur persiste avec le même caractère et remonte vers l'épaule du même côté, le pouls est à quatre-vingts pulsations et la respiration n'est pas plus accélérée qu'à l'état normal; dans la journée, le malade ayant, malgré mes ordres, reçu quelques visites et parlé beaucoup, le soir nous le trouvâmes avec de l'anxiété, une respiration plus fréquente et rendue plus difficile, par l'accroissement de la douleur qui occupait alors tout le côté gauche. Le pouls était plus fréquent et plus dur; du reste, pas de toux, pas d'expectoration. Alarmé de ces symptômes, je fis appliquer cinquante sangsues et donner un lavement émollient. La nuit, le malade fut agité, eut des sueurs à plusieurs reprises, et ne dormit pas.

Le 23, à la visite, nous trouvâmes la douleur un peu diminuée; la face était pâle, la peau chaude et humide; le pouls, médiocrement développé, battait quatre-vingt-dix pulsations par minute, le nombre des respirations était monté à trente-six; une soif vive était survenue, la langue était blanchâtre, piquetée, un peu sèche à son centre : tout, en un mot, indiquait un changement fâcheux dans l'état du blessé. Le soir, la douleur augmenta encore, la fièvre devint plus intense, l'oppression plus forte. Trente sangsues, dont l'effet fut suivi d'une syncope, furent appliquées. Le malade était plongé dans un état de malaise, le pouls était devenu petit, misérable; l'écoulement de sang fut arrêté, et on appliqua un vésicatoire sur le côté gauche, en dehors et en dessous du mamelon. La nuit se passa dans une agitation extrême et le malade ne put goûter un instant de repos.

24 au matin. Malaise général et faiblesse extrême; le pouls est à cent quatre pulsations et le nombre des respirations est porté à cinquante. Une douleur entoure tout le côté gauche de la poitrine, comme une demi-ceinture, et s'étend jusque dans l'épaule. Vers les quatre heures du soir, l'anxiété est portée à son comble, le malade se retourne et s'agite dans son lit sans pouvoir respirer; il meurt tout à coup, au milieu de cet accès de dyspnée.

Nécropsie faite le 25 mai, vingt-quatre heures après la mort. — *État extérieur.* — Cadavre d'un sujet à proportions athlétiques. Peau généralement pâle, livide à la face, offrant à la partie inférieure et postérieure du côté gauche de la poitrine de nombreuses piqûres de sangsues et la plaie d'un vésicatoire, au-dessous et en dehors du mamelon gauche... Un peu au-dessous de l'angle inférieur de l'omoplate du même côté se trouve la plaie, dont les bords sont en contact et autour de laquelle existe un emphysème sous-cutané considérable, qui s'étend à tout le côté correspondant de la poitrine et au cou. Le côté droit du thorax n'en offre que des traces.

Thorax. — La peau et les muscles qui environnent la plaie étant disséqués et rabattus, on voit que cette plaie pénètre directement à travers le neuvième espace intercostal, en dehors de l'attache des muscles sacro-lombaires, en intéressant le bord supérieur du grand dorsal... On coupe ensuite avec un sécateur les dernières côtes, le long de la colonne vertébrale. La pression exercée sur la poitrine fait sortir par la plaie un liquide sanguinolent mêlé de bulles gazeuses. La plèvre costale étant décollée, présente une ouverture correspondant à la plaie extérieure dont elle offre l'étendue. On ouvre alors largement la poitrine, et l'on trouve dans le côté gauche trois livres environ d'un liquide fortement sanguinolent, toute l'étendue de la plèvre recouverte d'une fausse membrane molle de même couleur, le poumon refoulé en haut et en dedans, réduit au tiers de son volume, offrant en arrière à un pouce et demi de sa base, une plaie verticale, à bords un peu écartés, de cinq lignes de longueur et dans laquelle une sonde pénètre sans effort jusqu'à sept lignes de profondeur.

Si l'on insuffle le poumon, l'air sort par cette plaie; l'incision du tissu environnant le montre un peu infiltré de sang, mais souple et doué de sa consistance normale. Le reste du tissu pulmonaire est sain. Dans la plèvre du côté droit existe un épanchement de 6 onces environ de sérosité légèrement sanguinolente, au milieu de laquelle nage une couenne jaunâtre, molle; le poumon n'offre rien à noter; le péricarde contient trois à quatre onces de sérosité rosée; le cœur assez volumineux renferme peu de sang, ses ventricules sensiblement dilatés et avec amincissement de leurs parois. La veine cave incisée laisse écouler une grande quantité de sang noir.

Abdomen. — Quelques onces de liquide d'un rouge pâle étaient épanchées dans le péritoine. L'estomac et les intestins distendus par des gaz offrirent une membrane muqueuse pâle et consistante dans toute son étendue. Les autres organes de l'abdomen étaient sains.

Crâne. — Les méninges offraient un peu d'injection, le cerveau était pâle et ferme. La moelle épinière n'a point été examinée.

Le malheureux événement dont Damême a été la victime est un cas remarquable sous plus d'un rapport.

Nous nous arrêterons un instant sur l'instrument de la blessure; nous nous occuperons ensuite de la discordance qui paraît avoir existé entre les lésions matérielles et les symptômes de la marche de la maladie, de l'incertitude de notre diagnostic et de notre pronostic, enfin du traitement que nous avons vainement mis en usage avec plus d'espérance que de succès dans les premiers moments, et bientôt même sans aucun espoir.

Le couteau était un mauvais instrument à lame courte, de deux pouces de long, très-mobile, et se fermant très-facilement. Aussi je suis encore étonné que le meurtrier en ait porté un coup si fort et si ferme à son adversaire. Le coup avait été donné, en effet, avec tant de force et de fermeté, que la lame avait pénétré jusqu'au manche. Ce qui le prouvait, c'est que le manche était taché de sang à l'extrémité par laquelle il s'unit avec sa lame, précisément comme si on l'eût enfoncé à une ou deux lignes de profondeur dans du sang liquide, chose assez rare, car d'habitude l'arme en sortant de la plaie est essuyée par les vêtements du blessé.

Le fait le plus remarquable de l'observation de Damême est assurément la discordance des lésions matérielles et des symptômes.

Ce n'est pas qu'il soit impossible de trouver dans les auteurs des exemples de plaie pénétrante de poitrine et du poumon, où il y eut aussi discordance entre les lésions et les symptômes; mais alors on connaissait mal les phénomènes de ces lésions, plusieurs de ceux que nous connaissons aujourd'hui étaient complétement ignorés. Ainsi la succession ou la fluctuation étaient oubliées; le tintement métallique, l'égophonie, l'absence du bruit respiratoire dans les épanchements liquides et gazeux des plaies pénétrantes étaient à découvrir; la matité elle-même est un signe découvert depuis le siècle dernier seulement.

Il n'est donc pas étonnant que dans un temps où la hernie du poumon, le crachement d'un sang rouge et écumeux, et l'emphysème étaient les seuls symptômes connus d'une plaie pénétrante du poumon, tous ces symptômes vinssent à manquer.

Mais aujourd'hui que tant de caractères peuvent faire reconnaître les plaies pénétrantes, c'est un fait bien remarquable que tous manquent à la fois, et je ne crois pas que depuis les progrès que le génie de Laënnec a imprimés au diagnostic des maladies de poitrine, on ait publié un fait aussi intéressant.

Le lecteur a dû aussi être frappé de la rapidité avec laquelle la maladie a marché malgré l'activité du traitement mis en usage, et de l'obscurité du diagnostic. Il a dû observer combien j'ai dû me féliciter de la prudence et de la réserve que j'ai apportées lorsque dans mes conclusions j'ai déclaré que l'état actuel de Damême ne permettait d'affirmer ni de nier la pénétration de la plaie dans la poitrine et le poumon. Si, comme semblait l'autoriser l'état du blessé, on eût dit que la blessure n'était pas pénétrante, quel éclatant démenti l'examen cadavérique n'eût-il pas donné à cette assertion? Et pourtant ce diagnostic n'eût-il pas été en quelque sorte légitimé par l'absence complète de tout signe de pénétration, au moment où j'ai rédigé mon rapport et donné mes conclusions?

Je donnerai des exemples de ces signes dans un second article, et j'en discuterai l'importance en m'appuyant d'observations nombreuses.

Un fait encore très-remarquable dans le cas qui nous occupe, c'est le peu de gravité de la blessure dans les premiers moments, c'est l'espérance qu'inspirait l'absence de tout symptôme de pénétration et de tout phénomène grave. Ce fait nous montre combien nous devons être réservés quand nous sommes appelés par une famille ou un magistrat à prononcer sur la terminaison définitive d'une maladie, et combien nous devons nous tenir en garde contre les accidents, les imprudences et mille autres circonstances qui peuvent venir renverser un pronostic en apparence solidement établi, se jouer de tous nos calculs et de nos espérances comme de nos craintes.

Cette prudence est toujours nécessaire dans la pratique particulière comme dans un rapport médico-légal; mais jamais autant que lorsque nos paroles sont destinées à être recueillies par un magistrat, conservées pour éclairer la justice, et par suite exposées à la critique des avocats. Aussi je ne saurais trop recommander aux médecins d'apporter la plus grande attention et la plus grande sévérité dans les conclusions de leurs rapports. J'y suis d'autant plus fondé qu'ils pèchent trop souvent par défaut de prudence et de réflexion, et donnent prise à des accusations graves, qui compromettent leur honneur, leur considération et leur fortune, c'est-à-dire tous leurs plus chers intérêts.

Le traitement a été aussi énergique qu'il était nécessaire. Pendant quatre jours, on a pratiqué une saignée de 14 onces, et cent quatre-vingts sangsues ont été appliquées. On ne saurait non plus nous accuser d'avoir épuisé le malade par des émissions sanguines aussi abondantes et aussi rapprochées; nous montrerons dans un prochain article que les anciens sont allés bien plus loin que nous sous ce rapport, sur des sujets certainement moins vigoureux, et qu'ils n'ont eu qu'à s'applaudir de leur hardiesse. Le succès que nous avons obtenu d'abord était assurément le résultat du traitement. D'un autre côté, il n'est pas douteux pour moi que les excès de parole auxquels le malade s'est livré dans la journée du 22 mai n'aient de beaucoup aggravé les accidents qui l'ont conduit au tombeau. Aussi ne puis-je trop insister sur le précepte de condamner au silence le plus absolu les personnes atteintes de plaies de poitrine. On sait, depuis les beaux travaux de Laënnec, que la parole détermine dans le poumon des vibrations assez fortes. Dès lors elles peuvent faire naître, ou tout au moins augmenter une phlegmasie dans l'organe blessé, et surtout elles ont dû causer chez Damême le décollement des deux surfaces opposées de la plaie du poumon et l'épanchement qu'a montré l'autopsie. Il est probable qu'on l'eût reconnu à quelques symptômes, si l'on eût pu se permettre de tourmenter le malade peu avant sa mort, pour satisfaire une vaine curiosité, curiosité sans but, puisqu'il n'y aurait pas eu lieu à changer le traitement auquel le malade était soumis.

III

DISCOURS PRONONCÉS DANS LA DISCUSSION DE L'ACADÉMIE ROYALE DE MÉDECINE, EN 1842, SUR LA TÉNOTOMIE (1)

PREMIER DISCOURS. — Je remercie M. Bouvier d'avoir provoqué cette discussion sur la ténotomie appliquée aux rétractions des doigts, et M. Guérin d'en avoir élargi la base en l'étendant à toutes les difformités articulaires. Les discussions étroites ne sont pas dignes d'une académie. La gloire d'une académie s'établit, en partie, par de grandes discussions, par des discussions qui s'appliquent à des questions difficiles que leur étendue même rend importantes.

I. M. Bouvier a cherché à démontrer par deux expériences que la section simultanée, et au même niveau, de plusieurs muscles superposés pouvait être suivie d'une adhérence commune qui empêcherait la propagation de leur action; et par deux autres, que la section des tendons fléchisseurs aux doigts pouvait être suivie de la perte de leurs mouvements de flexion et d'extension.

Je croyais que M. Guérin, qui a répondu à M. Bouvier, lui ferait remarquer d'abord que les muscles qui peuvent concourir à un même mouvement y concourent généralement; que c'est une loi en physiologie qui n'est nulle part plus évidente que dans la flexion des doigts; que, dès lors, les fléchisseurs sublime et profond se contractent ensemble, et d'une manière si rigoureuse, qu'en général nous ne pouvons fléchir la phalangette ou phalange onguéale, isolément de la phalangine ou deuxième

(1) *L'Expérience*, t. X, 1842.

phalange; que l'adhérence des deux fléchisseurs l'un à l'autre ne doit pas empêcher leur action. Guidé par cette notion de physiologie, j'ai lié ensemble, de toutes mes forces, avec une ficelle, les deux fléchisseurs communs au-dessus du poignet, et dans deux endroits différents, à 2 centimètres de distance; je les ai ensuite soumis tour à tour à des tractions isolées, et, comme l'avait fait prévoir le raisonnement, l'effort s'est transmis aux deux muscles à la fois, et toutes les phalanges des doigts se sont fléchies. J'ai refait la même expérience sur une seconde pièce d'anatomie; mais sur celle-ci j'ai compris dans la ligature les deux fléchisseurs communs, le long fléchisseur du pouce, et même les deux palmaires, et la traction isolée des fléchisseurs communs a produit encore la flexion des phalanges des doigts. La traction des autres muscles propage même encore un peu de mouvement aux doigts. Enfin j'ai lié à la paume de la main l'un des tendons du fléchisseur sublime avec le tendon correspondant du profond, et la traction alternativement exercée sur l'un et sur l'autre a causé la flexion des phalanges du doigt correspondant. La ligature de ces deux tendons et du lombrical voisin n'a pas non plus empêché la flexion des phalanges du doigt correspondant.

Vous voyez donc, messieurs, que l'adhérence des deux fléchisseurs l'un avec l'autre, leur adhérence même avec quelques-uns des autres muscles voisins, ne supprime qu'en partie leur action. Mais le résultat n'est plus le même si on lie avec ces muscles des lames aponévrotiques voisines ou des gaînes fixées, près de la ligature, sur les os, ou si encore on les lie avec les os. Vous voyez donc que des adhérences avec ces lames aponévrotiques, avec ces gaînes et avec les os, pourront empêcher l'action des fléchisseurs. J'ai l'honneur de présenter à l'Académie les pièces qui ont servi à ces expériences, et chacun peut en apprécier les résultats (l'auteur répète les expériences sur ces pièces).

II. M. Guérin, répondant à M. Bouvier, nous a dit que la ténotomie est partagée en deux doctrines, « que l'ardeur du » progrès de l'une peut conduire à des tentatives téméraires, » à des résultats hasardeux ». Je cite textuellement ses propres paroles, d'après sa *Gazette*, pour ne pas m'exposer à m'égarer.

M. Guérin défend cette doctrine et la suit dans sa pratique; j'en suis fâché, parce que, dans mon opinion, nous ne pouvons nous permettre de faire sur nos semblables des tentatives téméraires.

Suivant M. Guérin, « l'excès de prudence de l'autre (doctrine) » est susceptible d'arrêter le progrès, de le faire rétrograder » même ».

Est-ce qu'il ne serait pas possible d'adopter une doctrine intermédiaire aux deux précédentes?

Suivant M. Guérin, la première doctrine rapporte *le plus grand nombre des difformités articulaires à une seule cause : la rétraction, la contracture, la fibrosité musculaire, et ne leur oppose aussi qu'un moyen : la section des muscles.*

Pour la seconde, ces difformités sont des produits *de causes presque toujours différentes, et la ténotomie n'est qu'un moyen auxiliaire.*

Il est beau de systématiser, mais c'est à la condition que la systématisation sera juste, autrement le système n'est qu'une doctrine incomplète et fausse. Je crains bien qu'il n'en soit ainsi de la doctrine de M. Guérin.

Examinons-la donc avec sévérité.

1° Qu'entend-il, d'abord, par contracture? Qu'un muscle tendu est raccourci par une contraction permanente? Mais à quoi tient ce raccourcissement? Est-ce à celui des fibres charnues, des tendons, des gaînes aponévrotiques des muscles, des gaînes celluleuses indurées des fibres charnues?

2° Qu'entend-il par fibrosité? Que les muscles sont plus ou moins fibreux? Qu'est-ce à dire? Que la fibre charnue qui est de nature fibrineuse est alors de la nature du tissu fibreux, c'est-à-dire gélatineuse? Eh bien, M. Guérin l'a-t-il prouvé par l'analyse chimique? Il ne s'est expliqué sur aucun de ces points; sa doctrine est donc vague dans les termes. Examinons-la maintenant sous le rapport du fond.

3° La contracture d'un muscle est-elle toujours la cause des difformités articulaires, et ne peut-elle pas en être l'effet? Voyons. Tout muscle relâché par l'inflexion d'un membre se raccourcit d'abord *par élasticité*, c'est-à-dire immédiatement et autant que son élasticité le lui permet, sur le vivant comme sur le cadavre; puis il se raccourcit encore lentement par *sa contractilité vitale lente*, en sorte qu'il est plus court au bout de huit jours qu'au bout de deux, et après un mois qu'après huit jours. Enfin *la nutrition* s'accomplissant dans les limites de son étendue nouvelle, il devient réellement plus court et persiste dans cet état de brièveté. Si la contracture n'est pas toujours la cause des inflexions des os, elle en est donc parfois l'effet manifeste?

4° Mais en est-elle la seule cause, et faut-il toujours couper les muscles raccourcis dans les difformités? Voyons les causes que l'expérience nous a révélées, et les indications qui en découlent.

Ces causes sont *primitives ou éloignées et médiates*, *consécutives ou prochaines et immédiates*.

Aux premières se rapportent : 1° les malformations primitives des os, des ligaments, des muscles et des aponévroses, qui donnent lieu à la déviation des os; 2° les attitudes et les mouvements vicieux, qui agissent sur les os par l'intermédiaire des muscles; 3° le support des fardeaux, qui infléchit les os et en altère la forme; 4° l'accroissement trop rapide, suivant les observateurs, et Levacher en particulier; 5° probablement une faiblesse particulière des os, sans ramollissement ordinairement appréciable de leur substance, mais qui se déduit de la facilité avec laquelle les os se courbent chez certains enfants, sous le poids d'une tête volumineuse, sous le poids du corps ou sous d'autres fardeaux; 6° la paralysie ou la douleur de certains muscles, par exemple les extenseurs du rachis, qui permettent aux fléchisseurs d'entraîner la colonne vertébrale de leur côté; 7° les maladies du cerveau, de la moelle, et les affections nerveuses convulsives; 8° des douleurs articulaires rhumatismales et inflammatoires et, suivant les observations de M. Bonnet, les épanchements qui en sont la suite et qui produisent mécaniquement les déviations articulaires.

Aux causes immédiates ou prochaines se rapportent : 1° les inflammations du tissu cellulaire et surtout du tissu cellulaire sec, non graisseux, et du tissu fibreux, qui ont chimiquement la même nature gélatineuse, et qui ont tant d'analogie l'un avec l'autre, que le tissu cellulaire n'est en quelque sorte que du tissu fibreux raréfié, et le tissu fibreux du tissu cellulaire condensé; que ces deux tissus se confondent graduellement l'un avec l'autre, dans une foule d'endroits, mais surtout à la base des membres, au creux de l'aisselle, de l'aine, dans les régions du fondement et de la fesse, etc., et que le tissu cellulaire se métamorphose facilement, dans une foule de circonstances, en tissu fibreux.

Les inflammations du tissu cellulaire et du tissu fibreux, par suite de ces analogies, en ont elles-mêmes dans les effets qui en sont la suite : c'est de donner lieu à l'induration de ces tissus, à des plaques, des bandes, des cordes dures et résistantes, qui infléchissent les os ou empêchent leur extension complète, au bout de très-peu de temps et même de vingt-quatre heures seulement. Ces indurations, mal traitées ou abandonnées à elles-mêmes, persistent et s'aggravent par la persistance de l'inflammation, se résolvent, au contraire, par la guérison de l'inflammation, lorsqu'elles ne sont pas trop considérables et trop anciennes.

On observe de ces indurations fibreuses ou fibro-cellulaires dans une multitude de circonstances trop peu remarquées, par exemple : souvent dans les maladies des dents, du pharynx, des joues, qui empêchent ou diminuent l'écartement des mâchoires; dans certaines inflammations phlegmoneuses et ganglionnaires du cou, qui entraînent l'inclinaison du cou de leur côté, par l'induration et le retrait des tissus malades; dans une foule de maladies articulaires causées par une chute sur le coude ou sur le genou, par une entorse. Ordinairement, dans ces contusions ou distensions articulaires, la jointure cesse de s'étendre et de se fléchir complétement, et souvent ces mouvements diminuent sensiblement et immédiatement après l'accident. Souvent alors, en explorant attentivement la jointure malade, on trouve que ses mouvements sont bornés par des bandes, par des cordes fibreuses et par des tendons. Mais comme ces aponévroses, les ligaments, les rubans et les cordes fibreuses sont indépendants de l'action des fibres charnues, comme les fibres charnues du corps des muscles sont éloignées des jointures lésées, on ne peut attribuer la diminution si prompte des mouvements des jointures à l'affection des fibres charnues des muscles de l'articulation malade.

Aux causes immédiates se rapportent encore : 2° les indurations causées par des pressions et des frottements mécaniques répétés et habituels. On les observe dans la peau, le tissu cellulo-fibreux sous-cutané et l'aponévrose palmaire, tous tissus gélatineux analogues les uns aux autres, chez les manœuvres aux mains rudes et calleuses, dont les doigts demeurent toujours en partie infléchis et courbés;

3° Le raccourcissement des muscles par suite de leur atrophie, lésion déjà connue de Mayow;

4° L'atrophie des ligaments et des os du côté infléchi, comme on le voit dans les incurvations du rachis ou les inflexions des pieds bots;

5° L'hypertrophie des ligaments et des os du côté opposé aux incurvations et aux inflexions des jointures;

6° Les ossifications des ligaments, les soudures des os ou les adhérences de leurs surfaces articulaires déplacées, avec les parties fibreuses voisines de ces surfaces articulaires;

7° Enfin la roideur ou la rigidité des parties fibreuses voisines des articulations, à la suite d'un repos ou d'une immobilité prolongée.

Voilà bien des causes de difformités articulaires, en voilà jusqu'à quinze ordres différents. Il est vrai qu'on peut les réduire à trois ou quatre ordres, savoir : 1° les vices de formation primitive des os; 2° les altérations ultérieures à leur formation; 3° les indurations fibreuses ou fibro-cellulaires; 4° les rétractures musculaires.

Au reste, M. Guérin est bien excusable de s'être trompé à cet égard. Livré à la pratique d'une spécialité, il ne pouvait embrasser l'horizon de la science tout entier, et apercevoir d'un coup d'œil les causes variées et multipliées de toutes les déviations des os.

De la pluralité et de la diversité des causes de déformation articulaire, quelle conséquence thérapeutique peut-on rationnellement tirer? Ne vous semble-t-il pas qu'à des causes diverses il faut opposer des moyens divers? que, dans le temps de l'action des causes éloignées, à la première période de la maladie, il faut leur opposer des moyens appropriés, changer, par exemple, les attitudes et les mouvements divers, supprimer les fardeaux qui entraînent la déviation des os, quand la chose est possible, ou en alléger le poids lorsque l'on ne peut supprimer ces fardeaux; combattre la paralysie et les douleurs musculaires qui laissent les os s'infléchir ou se courber du côté opposé aux muscles paralysés et douloureux; traiter les maladies du cerveau, de la moelle, et les affections convulsives par les moyens en usage dans ces maladies; les inflammations articulaires, cellulaires et fibreuses par les antiphlogistiques; les indurations du tissu cellulaire, fibreux, et les roideurs articulaires, par le repos, les émollients, les antiphlogistiques, les résolutifs, la vapeur, des extensions et des mouvements mécaniques gradués, et enfin par la section des parties rétractées; et ne rien faire dans les ossifications des ligaments et les soudures des os?

La doctrine de M. Guérin, qui présente la rétraction musculaire comme la cause unique du plus grand nombre des difformités articulaires, et par conséquent la ténotomie comme le moyen unique à leur opposer, est donc bien loin de la vérité? En ne mentionnant ni d'autre cause ni d'autre moyen, en ne mettant qu'une cause et qu'un moyen en relief, elle cache la vérité et ne peut qu'égarer les personnes qui lui accorderaient leur confiance. Ce n'est donc qu'un système très-incomplet, inexact et vicieux.

M. Guérin, en sentant peut-être la faiblesse, et effrayé des conséquences que M. Bouvier avait tirées de ses expériences, nous montra un gros mémoire pour les anéantir. Un pareil moyen ne pouvait produire un grand effet sur l'Académie; il lui faut des démonstrations plus scientifiques : aussi se hâta-t-il de nous lire le résumé de son mémoire. Mais ce résumé n'était qu'une suite d'assertions à prouver, car il ne suffit pas de dire, pour entraîner la conviction : « J'ai fait telle opération et j'ai obtenu tel résultat »; il faudrait avoir montré le malade *avant, pendant et après l'opération;* il faudrait, pour apprécier la valeur de l'opération, bien des renseignements qui nous manquent. Voyons néanmoins ce résumé, tel que nous l'a présenté M. Guérin.

1° Il a coupé vingt-deux fois heureusement, au-dessus du poignet, les muscles cubital antérieur, grand et petit palmaires.

Ce fait est très-admissible, car l'opération ne présente aucune difficulté, et on conçoit que les suites puissent en être heureuses.

2° M. Guérin a coupé trois fois le fléchisseur propre du poignet; une fois sans succès, *probablement*, dit l'auteur, par rupture de cicatrice. Ce *probablement* prouve que l'auteur ne connaît pas bien la cause de son insuccès, et la suite prouvera mieux encore qu'il en doit être ainsi.

3° Il a coupé deux fois le fléchisseur sublime au poignet, sans adhérences consécutives des tendons du muscle entre eux. Nous discuterons tout à l'heure le fait des adhérences, quoiqu'il me paraisse certain qu'ici les adhérences dussent empêcher la flexion isolée de chaque doigt.

4° M. Guérin a coupé trois fois le long fléchisseur du pouce à la phalange du pouce, et deux fois avec *un résultat complet*. Il a voulu dire probablement un *succès* complet.

5° Il a coupé seize fois le fléchisseur dans la paume de la main, dont treize fois sans léser le profond et sans qu'il en résultât d'adhérences, trois fois en lésant *le tendon profond* et causant des adhérences. Voilà bien des assertions, mais de preuves, je n'en vois point. Je l'ai déjà dit : l'adhérence du sublime et du profond l'un à l'autre, bien qu'elle puisse empêcher la flexion isolée des doigts, n'empêcherait pas leur flexion; or comme M. Guérin déduit les adhérences de ces muscles l'un à l'autre de la perte des mouvements de flexion, il en résulte que lorsqu'il affirme qu'il n'y a pas eu d'adhérences, ou qu'il y en a eu, il ne sait réellement pas précisément ce qu'il y a eu, et que son assertion n'est qu'une supposition, et souvent une supposition fausse ou improbable.

6° M. Guérin dit avoir coupé quatre fois le tendon du fléchisseur superficiel à la première phalange, deux fois avec réunion et mouvement rudimentaire, deux fois sans réunion. Quelle preuve M. Guérin nous a-t-il donnée de ces faits cachés? Aucune. Ces dernières assertions sont-elles mieux fondées que les précédentes? J'en doute, et je crois que vous allez partager mon incertitude.

Messieurs, les tendons du sublime et du profond ne sont pas, comme on le croit généralement, deux cordons aplatis qui glissent l'un sur l'autre par deux surfaces uniformément planes. Le tendon du sublime se courbe en gouttière convexe en avant, concave en arrière, à la partie supérieure de la première phalange, de manière qu'il embrasse d'abord le tendon du profond. Vers le milieu de la phalange, il se partage en deux languettes qui se courbent en dehors et en arrière, en formant, par leur réunion derrière le tendon du profond, un tube fibreux que ce tendon traverse. Il résulte de cette disposition qu'à la partie inférieure de la première phalange le tendon du profond devient antérieur aux languettes latérales réunies du superficiel, et, par suite de cette remarquable disposition, que si l'on coupe perpendiculairement d'avant en arrière, au bas ou au tiers inférieur de la phalange, on divise d'abord le tendon du profond, ici plus superficiel que celui du sublime; que si l'on coupe de la même manière au milieu de la longueur de la phalange, on coupe à la fois les languettes du sublime et le profond; que si l'on coupe plus haut, on divise d'abord le milieu de la convexité du tendon du sublime, et que l'on atteint celui du profond avant d'avoir coupé transversalement le demi-tube que le sublime forme au-dedans du profond. Voilà du moins, messieurs, ce qui m'est arrivé sur les pièces que voici et dont je me suis servi tout à l'heure pour d'autres démonstrations; et cela m'est arrivé non-seulement en opérant à travers la peau, dans la gaîne de ces tendons, mais en opérant dans cette gaîne mise à nu, quoique l'opération soit plus facile, car on peut alors s'aider un peu de la vue et du toucher pour guider la lame du ténotome.

Vous pouvez juger, messieurs, par ces premières observations, de la certitude des assertions du résumé de M. Guérin. Vous pouvez prévoir aussi combien on en pourrait ajouter, si l'on avait été à même d'observer, *avant*, *pendant et après* l'opération, les faits dont il a parlé; vous pouvez prévoir que les faits étant rarement assez simples pour être bien vus au premier coup d'œil, le même fait pourra être jugé tout différemment suivant qu'il aura été observé par un observateur qui n'aura vu qu'une partie de ses éléments, ou par un observateur qui les aura tous examinés avec soin et sagacité.

Après la lecture de son résumé, M. Guérin a attaqué avec

plus de succès les applications que M. Bouvier avait faites de ses expériences sur le chien à la ténotomie pratiquée sur l'homme malade, sur des muscles tendus et soulevés par leur rétraction. Mais il n'a plus été aussi heureux dans l'explication du fait de M. Doubovitski, et, à dire vrai, c'était impossible; car si M. Doubovitski est un sectateur zélé des vues scientifiques de son maître, qu'il proclame, dans l'ardeur de sa foi, vastes et nouvelles, il est à la fois un admirateur naïf; il dit la vérité avec une franchise qu'on ne saurait trop louer; mais il répète des assertions qui diminuent, sous d'autres rapports, l'autorité de ses croyances et compromettent la solidité des doctrines de M. Guérin.

Quoi qu'il en soit, aux assertions de M. Doubovitski M. Guérin ne peut répondre que par des dénégations qui me semblent bien faibles contre ces assertions du médecin de Saint-Pétersbourg.

III. M. Bouvier, en reprenant la parole, défendit faiblement ses expériences et s'acharna sur l'observation Doubovitski.

IV. M. Guérin, faible sur ce terrain, profita habilement, pour s'échapper, de ce que M. Bouvier avait demandé un seul fait bien constaté, et au lieu d'un, il lui en présenta deux.

De ces deux malades je n'ai pu en examiner qu'un, et pendant un instant, parce que chacun se pressant pour l'observer, il était impossible de le faire avec soin; néanmoins j'ai pu constater sur ce malade, qui était une petite fille de neuf à dix ans, plusieurs faits importants.

M. Guérin nous dit alors (et je cite toujours textuellement, d'après sa *Gazette*) qu'il avait coupé sur cette enfant le fléchisseur sublime à la paume et le long fléchisseur du pouce à la première phalange. Il ajouta : « La main et les doigts ont conservé tous leurs mouvements. Le succès a été *rigoureusement* » *complet* pour tous les doigts et le pouce, excepté pour la » phalangette de l'index, parce que j'ai, *contre mon principe*, » coupé les tendons superficiel et profond » (p. 701, 1re colonne). Et qu'importe que vous ayez eu un principe, s'il a été inapplicable?

La main et les doigts ont conservé *tous* leurs mouvements, le succès a été *rigoureusement* complet! Après une semblable assertion, vous pensez que, s'il en manque, il en manque un ou deux, trois ou quatre au plus. Vous ne pourriez croire que ce nombre s'élève jusqu'à huit ou dix; eh bien, il en manque vingt-quatre, sur environ cinquante que la main exécute normalement (1). Ces mouvements qui manquent sont quatre mouvements du pouce : l'opposition et l'inflexion en sens opposé, la circumduction et, je crois, la flexion de la phalangette; huit mouvements d'adduction et d'abduction des quatre derniers doigts; quatre mouvements de circumduction de ces doigts; huit mouvements d'extension et de flexion des phalangettes de ces doigts qui sont au moins très-faibles, s'ils ne sont pas entièrement nuls. Il faut même ajouter que les mouvements par lesquels les quatre derniers métacarpiens se rapprochent en avant, du côté palmaire de la main, dans les mouvements d'opposition du pouce et quand on ferme le poing, tandis que leurs têtes s'écartent en arrière, manquent encore dans la main de la malheureuse enfant.

M. Guérin dira peut-être encore que c'est épiloguer; je le veux bien, mais épiloguer ainsi, c'est observer, analyser rigoureusement et minutieusement; or la science n'est exacte qu'à ce prix; et comment saura-t-on toute la puissance de l'art, si l'on n'observe avec cette rigueur, si l'on ne tient pas un compte précis de ce que l'on gagne et de ce que l'on perd par une opération? Aussi, jusqu'à ce que l'on sache précisément ce que l'enfant présenté par M. Guérin a perdu et recouvré par l'opération, ce ne sera qu'un fait obscur dont il sera difficile de tirer des conséquences pratiques certaines.

Si M. Guérin ne se fût pas aussi gravement trompé sur le nombre des mouvements perdus par cet enfant, on aurait pu se fier aux renseignements qu'il en aurait donnés; mais, après une semblable erreur, quelle confiance accorder aux résumés qu'il croit exacts? Comment croire qu'il ait assez exactement analysé les mouvements perdus avant l'opération pour que l'on puisse déterminer aujourd'hui ceux qu'elle a réellement recouvrés? Qui ne sait d'ailleurs qu'on oublie généralement dans la pratique la plupart des notions physiologiques nécessaires pour de pareilles observations?

(1) A la rigueur on pourrait porter ces deux nombres plus haut.

Les détails dans lesquels je viens d'entrer sur la première malade que M. Guérin a présentée à l'Académie, l'impossibilité où je me suis trouvé d'entendre ce qu'il disait de la seconde pendant que j'examinais la première, l'impossibilité où je me suis trouvé d'examiner celle-ci à son tour, prouveraient au besoin, si cela était nécessaire, que ces exhibitions devant l'Académie sont tout à fait insuffisantes et sans profit pour la science ni pour l'art, quand il s'agit de faits *contestés ou contestables.* J'approuve donc entièrement la proposition de M. Bouvier, de renvoyer les faits de ce genre à une commission. M. Bouvier a fait preuve de sincérité et d'amour pour la vérité par cette demande. Sans doute M. Guérin peut s'y refuser, mais je ne puis croire qu'il prenne cette résolution après y avoir bien réfléchi. Ce serait autoriser des défiances qu'il doit tenir à dissiper; ce serait compromettre son crédit scientifique; or il me semble impossible qu'il veuille courir de pareilles chances et rester en arrière de son adversaire. D'ailleurs, quand on annonce ses découvertes et ses succès, quand on les proclame au sein de l'Académie, et qu'on fait la leçon à ses collègues, il me paraît impossible de se refuser à faire la preuve de ses assertions.

Je dis que M. Guérin nous a fait une leçon; rappelez-vous ses paroles : « Nous croyons devoir discuter les résultats de M. Bouvier et les nôtres, *afin de montrer comment devront faire ceux qui voudront réussir après nous* » (p. 686, 1re colonne); rappelez-vous encore qu'il nous a traités d'*empiriques*, nous qui opposons à des causes diverses des moyens divers et appropriés à ces causes, et qu'il s'est donné le titre de *rationaliste*, lui qui combat des causes diverses avec un moyen unique! Ne serions-nous donc pas en droit de lui renvoyer ce reproche avec beaucoup plus de raison?

V. M. Velpeau, qui a pris la parole après les répliques de M. Bouvier, a dit peu de choses. Aussi j'aurai peu de remarques à faire à cet égard. Je regrette qu'il ait appuyé de son autorité l'opération de M. Guérin, car, je l'ai déjà dit, la section isolée du sublime dans les gaînes telle qu'ils disent ou croient l'avoir faite est impossible.

M. Velpeau croit qu'il serait plus aisé de la pratiquer sur la tête de la première phalange où la gaîne des doigts commence.

Je ne le pense pas, ces gaînes remontent au-dessus des têtes métacarpiennes, et quelques-unes jusque dans la paume de la main, comme je l'ai démontré il y a douze ans, dans mon *Anatomie des formes*, où j'ai décrit en abrégé l'ensemble des gaînes fibreuses des muscles.

Concluons : 1° que les causes primitives et éloignées des difformités articulaires sont diverses; 2° que les causes immédiates ou prochaines sont au moins de quatre ordres différents : *a*, les vices de formation primitive, les soudures des os, les ossifications des ligaments, etc. ; *b*, la faiblesse des os ; *c*, les rétractions des tissus fibreux et cellulaire indurés; *d*, les rétractions musculaires; 3° que dans la première période de la maladie, dans le temps où les causes primitives agissent et s'opposent seules au redressement des os et de leurs jointures, il faut les combattre par des moyens divers appropriés à leur nature; 4° que dans la seconde période, où les causes prochaines maintiennent les os déviés, on peut opposer aux trois derniers ordres des moyens médicaux divers, l'extension mécanique graduée, l'extension mécanique portée jusqu'à la rupture quand les sujets sont jeunes, les tissus rétractés peu résistants, enfin la section des parties rétractées, et, toujours après la rupture ou la section, l'extension mécanique au moyen d'appareils convenables.

5° Que la section des parties rétractées doit être faite successivement, c'est-à-dire d'abord sur les parties fibreuses ou musculaires les plus rétractées; puis, au bout d'un certain temps, sur d'autres parties, si l'expérience montre que ces sections et l'extension mécanique sont insuffisantes. C'est pourquoi je n'approuve point qu'on ait fait jusqu'à dix-neuf sections dans une même séance, sur M. Doubovitski.

Ces règles, messieurs, ne sont pas seulement le résultat du raisonnement, je les déduis aussi des résultats de ma propre pratique.

C'est ainsi que, sur deux hommes et une femme, il m'a suffi de couper des brides fibreuses sous-cutanées pour parvenir à étendre peu à peu les doigts, sans couper les tendons des fléchisseurs qui s'étaient raccourcis par l'inflexion du doigt.

Chez un enfant, l'an dernier, il m'a suffi de rompre les bandelettes fibreuses sous-cutanées qui tenaient les deux derniers doigts infléchis, pour obtenir une guérison complète en douze ou quinze jours, au moyen d'une palette qui maintenait les doigts étendus.

Chez un homme d'une soixantaine d'années, qui marchait sur le dos des orteils fléchis en bas, à la suite d'une congélation des pieds, il a suffi d'une extension graduée et d'un appareil mécanique pour redresser, en un mois environ, tous les orteils.

Chez un jeune tailleur de vingt à vingt-deux ans, soigné par M. Huguier et moi, il a suffi de la section du tendon d'Achille et de l'aponévrose plantaire pour redresser, à l'aide d'une grossière machine, un pied équin du dernier degré, compliqué de varus, en sorte que le malade marchait sur le dos du pied, et qu'aujourd'hui il marche très-bien sur la plante du pied. Celui du côté opposé, étant moins gravement déformé, s'est rétabli aussi très-aisément par les mêmes moyens.

L'été dernier, j'ai coupé, en présence du docteur Chrestien (de Montpellier), la portion claviculaire et sous-scapulaire du trapèze contractée, chez la petite fille d'un épicier en gros de la rue de la Verrerie, et plus tard le rhomboïde. Aujourd'hui, l'épaule, qui était plus élevée que l'autre de 4 à 6 centimètres, est abaissée de plus de 3 centimètres. Mais il a fallu, pour obtenir ce résultat, lui faire porter un corset mécanique qu'elle conserve encore par précaution.

Ainsi, dans chacun de ces cas, les moyens ont été variés comme la cause immédiate qui en réclamait l'usage, et le succès a couronné nos efforts. Mais, n'étant pas habitués à proclamer nos succès, nous n'en eussions point parlé si la circonstance actuelle ne nous eût en quelque sorte obligé de repousser le reproche d'empirisme qui nous a été jeté à la face.

Quant à la section des fléchisseurs sublime et profond, au-dessus du poignet et à la paume de la main, je ne puis la rejeter d'une manière absolue, parce que je suis loin de partager les craintes de M. Bouvier sur leur adhérence réciproque. Mais j'aurais une répugnance extrême à tenter la ténotomie du sublime à la première phalange par le procédé de M. Guérin, parce qu'il est impraticable. Ne pourrait-on pas en imaginer un meilleur? Ne réussirait-on pas mieux en glissant le ténotome au bas de la première phalange, derrière le tendon du profond et devant les languettes réunies du sublime, puis en renversant le tranchant en arrière, pour couper sur la phalange les languettes réunies du sublime? Celui-ci, du moins, serait autorisé par la disposition anatomique des parties, et n'en recevrait pas un démenti formel. Dans les essais que j'en ait faits, j'ai réussi et j'ai échoué, mais il est certain qu'en s'y exerçant on deviendrait plus habile et plus heureux.

DEUXIÈME DISCOURS. — Depuis que j'ai eu l'honneur de parler devant l'Académie dans cette discussion, MM. Guérin, Bouvier et Velpeau ont été successivement entendus.

I. M. Bouvier a prouvé, par de nouvelles observations sur Clémence Delamain et sur la petite Clémentine Mouchy, qui a aujourd'hui plus de vingt-quatre mouvements en moins dans la main, que l'une n'avait pas retiré plus d'avantages que l'autre de la ténotomie. Il a en outre confirmé mes expériences par de nouvelles expériences sur la ligature simultanée des fléchisseurs. Il en résulte que leur adhérence ne supprime pas leur action, comme il l'avait dit d'abord, et qu'elle ne la supprime qu'en partie, comme je l'ai avancé.

II. 1° M. Guérin se plaint, dans son second discours, que j'aie élargi la base de la discussion; mais je n'ai fait que le suivre dans la voie qu'il avait frayée. A l'entendre, je l'ai personnellement mis en cause, et j'ai dressé contre sa théorie, sa pratique, et contre lui-même un acte d'accusation. Si j'ai combattu les opinions de M. Guérin beaucoup plus longtemps et plus vivement que celles de MM. Bouvier et Velpeau, c'est qu'il y avait entre ses opinions et les miennes des dissidences bien plus nombreuses et plus profondes. En cela M. Guérin se fait, bien mal à propos, martyr de mes violences. Ce n'est point moi qui ai dit que sa pratique était téméraire; c'est lui-même, à la page 685 de sa *Gazette*, et voici ses paroles : « L'ardeur du progrès de l'une (de la doctrine qu'il suit) peut conduire à des tentatives *téméraires*, à des résultats hasardeux. L'excès de prudence de l'autre est susceptible d'arrêter le progrès, de le faire rétrograder même (1). »

Je n'ai pas dit non plus que sa pratique fût absurde, ni qu'il ne sût pas ce qu'il voulait dire. Je le répète, M. Guérin se fait martyr, et cependant il prétend qu'il est très-content de tout cela. Alors, s'il est si content, de quoi se plaint-il?

2° Il a mis lui-même, dit-il, dans la science ce que j'ai voulu lui apprendre. Que M. Guérin se rassure, je n'ai pas la moindre prétention d'être son maître. — Et si je le prouve, dit-il, M. Gerdy aura manqué de gravité et de prudence. — C'est à la fin de la discussion qu'on verra celui qui en aura manqué. — D'ailleurs, M. Gerdy, ajoute-t-il, est homme à prendre sa revanche; mais, pour prendre sa revanche, il faut avoir été battu, et si jusqu'à présent M. Guérin se montre satisfait de lui-même, il faut avouer qu'il se contente de peu.

3° Après tant de plaintes sans fondement, et bien peu conséquentes avec la joie et l'air de triomphe qu'il affiche, après y avoir consacré un quart de son discours, M. Guérin aborde enfin la discussion; et d'abord il confond ensemble toutes les objections de MM. Bouvier, Velpeau et les miennes, sous le prétexte *de faire marcher en même temps tous les points de la discussion*. Si je voulais embrouiller une discussion pour dissimuler ma faiblesse, je ne suivrais pas d'autre marche, mais comme j'aime la vérité, la méthode et la clarté, j'en aurais adopté une toute différente.

4° Dès le premier pas, M. Guérin se débarrasse des objections générales qu'il a provoquées lui-même, puisque c'est lui qui a engagé la discussion sur les expériences de M. Bouvier et qu'il en a élargi la base. Il les renvoie à des discussions à venir, quand il plaira à l'Académie (premier refus de répondre aux objections).

5° Pour prouver que MM. Bouvier, Velpeau et moi sommes des empiriques, il nous reproche de n'avoir coupé que le tendon d'Achille dans le pied bot. M. Velpeau vient tout à l'heure de lui montrer le contraire pour lui-même. Quant à moi, j'ai déjà

(1) Je cite textuellement; je ne me charge pas d'expliquer ce que c'est qu'un progrès qui rétrograde. Il faut croire que l'auteur en fait de cette espèce, puisqu'il en connaît et qu'il en parle.

dit que j'ai pour principe de couper successivement, à diverses époques, les divers tendons rétractés, suivant que, les premières sections étant insuffisantes, je me vois forcé d'en faire de nouvelles. Je préfère de beaucoup cette méthode à celle de M. Guérin, qui consiste à pratiquer, à l'aventure, jusqu'à vingt sections en une demi-heure, sans savoir d'avance ce qu'il suffit de couper pour obtenir un succès complet. Par la méthode de M. Guérin, on s'expose à faire beaucoup de sections inutiles, par celle que j'adopte, on les épargne au malade, et l'on obtient quelquefois les plus beaux succès au moyen d'une ou deux sections, comme cela m'est arrivé sur le jeune tailleur dont j'ai parlé dans mon premier discours. Je maintiens donc que cette méthode est au moins plus rationnelle que celle de M. Guérin.

6° Si, maintenant, je voulais épiloguer, je dirais que l'élévation du talon dans le pied bot n'est pas seulement, comme le dit M. Guérin, le produit de la rétraction des jumeaux, puisque le plantaire grêle et le soléaire, qui à lui seul est plus fort que les jumeaux réunis, se rendent aussi au tendon d'Achille; je dirais que je ne sais pas ce que c'est que le muscle *plantaire interne* qui courbe le bord interne du pied en dedans, qu'il y a bien un nerf plantaire interne, et que c'est une grande erreur de prendre ce nerf pour un muscle.

7° Suivant M. Guérin, sa doctrine serait plus facile encore à établir pour les autres difformités articulaires de même nature, et M. Gerdy, qui n'a pas eu le temps de se mettre au courant de la matière, sollicitera certainement les développements qui pourront compléter ses lumières sur ce point. C'est là un second refus, de la part de M. Guérin, de soutenir aujourd'hui ses assertions générales, et je regrette qu'il n'ait pas immédiatement *complété mes lumières* s'il en a la puissance. D'après ce que je viens de lui dire à l'occasion des jumeaux et du plantaire interne, il doit voir que je suis plus charitable; que je ne me fais pas prier et ne le fais pas attendre pour compléter ses lumières. Il peut même compter sur ma bonne volonté et sur mon zèle pour des services analogues, lorsqu'il m'en fournira l'occasion.

8° Quant à la cicatrisation des tendons, il ne peut exposer ici toutes les preuves de sa théorie; il renvoie donc ses adversaires à une autre discussion qu'ils devront *provoquer*. Mais pourquoi donc ne pas profiter de celle-ci qui n'a pas d'autre but? Il faut croire que M. Guérin a ses raisons pour cela. Comptons donc, pour la troisième fois de sa part, refus de prouver ses assertions.

9° Quant aux principes de l'opération de la ténotomie, si ses honorables collègues veulent bien *provoquer*, dit-il, une discussion approfondie sur ce sujet, il est en mesure de démontrer qu'aucun des principes qui doivent assurer le succès complet de la ténotomie... *n'avait été mis en regard des résultats à réaliser, ni considéré dans sa véritable signification* » (*Gaz. méd*, 1842; p. 734); quatrième refus de démonstration. Vous le voyez, c'est toujours le même système de défense, l'auteur fuit toujours, il n'y a pas moyen de l'amener à discuter aujourd'hui; il veut que l'on provoque, un jour à venir, je ne sais quand, une autre discussion. Et non-seulement il fuit, mais il s'enveloppe d'un nuage pour masquer sa fuite. Que veut-il dire, en effet, par *ses principes qui n'ont pas été mis en regard des résultats à réaliser, ni considérés dans leur signification?* Pour moi, je l'avoue, je n'y comprends rien, et je n'ai pas de réponse à une objection aussi nébuleuse.

10° Néanmoins, pour dissimuler sa fuite, M. Guérin lance un défi à ses adversaires. « Montrez-moi (*imprimé*, dit-il) le principe de la contraction physiologique volontaire comme moyen de faciliter la tension des tendons... Ce principe est si important que sans son secours *il est impossible de diviser* les tendons et les muscles. » Si cela est impossible, comme on a divisé des tendons avant que l'art ne possédât M. Guérin, le principe a donc été découvert avant lui? Je lui dirai en outre, s'il veut bien le permettre : Montrez-nous donc *imprimé* qu'il faut ouvrir la bouche pour manger, dilater la poitrine pour respirer, tendre la peau pour raser les poils de sa surface, tendre une corde, une étoffe, pour la couper avec facilité, ainsi que le font les artisans les moins intelligents, parce qu'ils ont remarqué, d'abord, que sans cette précaution la corde et les tissus fuient devant le tranchant de l'instrument!

Vous ne le montrerez pas, monsieur, parce que ce sont des vérités que la moindre expérience révèle à tous les esprits, des vérités trop simples pour que l'on croie devoir les écrire; parce que ce sont, il faut bien le dire, des vérités de M. de la Palisse, des vérités si vraies, qu'on n'ose pas les proclamer gravement comme des principes, de peur de se rendre ridicule. C'est pour cela que M. Stromeyer, qui a employé avant M. Guérin la contraction volontaire pour tendre les muscles, n'a pas imaginé de s'en vanter comme d'une découverte. Il faut réellement voir des vérités semblables à travers le microscope pour leur trouver de l'importance et de la nouveauté. Où en serions-nous si chacun embouchait ainsi la trompette de la renommée pour vanter les petites modifications que l'expérience fait apporter aux opérations des arts? Mais tel est l'amour paternel de certains auteurs pour les productions de leur esprit, pour des idées, des fractions d'idées qu'ils croient avoir mis les premiers au jour, qu'ils les admirent, les adorent, les idolâtrent. Ils les placent sur un autel et font incessamment fumer l'encens aux pieds de leur idole. Leur amour paternel est une sorte de lunette d'approche : contemplant toujours leurs inventions, ou ce qu'ils croient être leurs inventions, par le bout de la lunette qui les grossit et les rapproche, ils les voient beaucoup plus grandes et plus belles que les découvertes des autres, qu'ils ne regardent que par le bout qui les rapetisse et les éloigne.

11° Pour prouver la transformation fibreuse des muscles et s'expliquer à cet égard, M. Guérin nous dit : M. Gerdy préférera sans doute que je mette directement l'Académie de médecine à même d'avoir une opinion arrêtée sur ce point, comme je l'ai fait, il y a six ans, pour l'Académie des sciences (*Gazette médicale*, p, 734). Ainsi : 1° M. Guérin refuse pour la cinquième fois de s'expliquer, et nous renvoie à une autre discussion, au lieu de le faire immédiatement dans celle-ci; 2° il déclare que l'Académie de médecine n'a pas plus d'opinion arrêtée à cet égard que n'en avait, il y a six ans, l'Académie des sciences; 3° qu'elle n'en aura que lorsqu'il l'aura éclairée. Et M. Guérin s'est défendu d'avoir voulu faire une leçon à l'Académie, et il lui dit tout net qu'elle n'aura d'opinion sur la fibrosité des muscles que lorsqu'il aura daigné lui en donner une !! (cinquième refus de preuve).

12° Suivant lui, j'ai posé en principe qu'il était impossible de distinguer sur le vivant la rétraction primitive de la rétraction consécutive. C'est une erreur, je n'en ai rien dit.

13° J'ai blâmé la section du muscle long abducteur du pouce employée pour rétablir la supination. M. Guérin prétend que j'ai eu tort, parce que ce muscle était devenu, chez M. Doubovitski, fléchisseur de la main, en glissant au-dessus du radius, etc. Je n'ai pas vu le bras de M. Doubovitski, mais j'accepte le fait comme exact, et je maintiens que la section du muscle ne pouvait rétablir la supination, et que l'opération faite dans ce but n'est pas rationnelle, et qu'elle est contraire à l'anatomie et à la physiologie. En effet, messieurs, la section du long abducteur devenu fléchisseur, ne pouvait favoriser que l'extension de la main ou sa flexion en arrière, et non rétablir la supination perdue, car la supination est un mouvement qui se passe entre le radius et le cubitus, et non entre la main et les os de l'avant-bras. Aussi tout le monde peut vérifier sur moi-même que la flexion forcée de la main en avant n'empêche point la rotation du radius. Le long abducteur, par son obliquité persistante dans la rétraction musculaire, restait donc toujours un des plus puissants supinateurs de l'avant-bras; or sa section ne faisait que le supprimer et compromettre de plus en plus la supination que M. Guérin voulait rétablir.

14° Relativement aux rétractions articulaires qui se manifestent dans les arthrites, que M. Guérin appelle des arthralgies (1), notre confrère nous renvoie comme d'habitude à une autre discussion pour prouver que cette rétraction n'est point due à la rétraction des tissus cellulaires et fibreux indurés, mais à *de véritables contractures musculaires*, notamment dans les cas où l'invasion de la maladie date de vingt-quatre heures. Pour moi, sans nier que la rétraction musculaire puisse se joindre alors à celle de l'induration fibreuse et celluleuse, je ne l'y admets que lorsque je trouve les muscles contractés (sixième refus de preuve).

En refusant ainsi, pour la sixième fois, de faire la preuve de

(1) Lorsqu'on veut, aujourd'hui, parler méthodiquement en médecine et en chirurgie, on termine en *ite* les noms des inflammations, et en *algie* les noms des affections nerveuses, M. Guérin n'empêchera pas ce perfectionnement de la langue médicale.

ses assertions, M. Guérin promet à l'Académie, si elle veut bien mettre cette discussion à l'ordre du jour, « des recherches entièrement nouvelles sur cette question », des recherches qui jettent « un jour nouveau sur la véritable nature de la maladie articulaire ». Je regrette bien, pour mon propre intérêt, que M. Guérin aime tant à annoncer ses découvertes au lieu de les démontrer, on dirait qu'il se complaît à exciter notre curiosité pour nous rendre ses refus plus douloureux.

15° C'est encore ainsi qu'il nous dit : « J'aurais beaucoup de choses à ajouter sur les excursions que M. Gerdy a faites en touriste dans le domaine de l'étiologie des difformités » ; mais il y aurait de quoi défrayer vingt de nos séances. En conséquence, il laisse toutes ces questions générales, et sa réponse est faite. Voilà, si je ne me trompe, la septième fois que M. Guérin recule et fuit devant nos objections en chantant victoire et se donnant l'air d'un triomphateur (septième refus de preuve).

16° De même que M. Guérin a successivement refusé de combattre sur tous les principaux points de cette discussion, et nous a incessamment renvoyé à une autre discussion, de même il refuse toute commission d'examen pour les faits de guérison qu'il nous a récemment présentés. Il se défie particulièrement de MM. Bouvier, Velpeau et de moi. Il a raison, il faut toujours se défier des hommes, parce qu'on ne connaît pas un honnête homme à sa figure ou à ses paroles ; mais c'est précisément pour cela que M. Guérin aurait dû solliciter l'examen d'une commission, s'il eût été aussi sûr de l'exactitude de ses assertions qu'il le paraissait. Je dis plus : si, comme lui, je voulais démontrer une vérité nouvelle contestée, je ne choisirais pas d'autres juges, ici, que des adversaires, parce que s'ils pouvaient commettre la faute de nier la vérité par passion, je serais à même de les confondre devant l'Académie, et que s'ils la reconnaissaient, leur hostilité même contre mes idées donnerait à celles-ci infiniment plus de crédit que ne pourrait le faire une commission d'amis complaisants. Aussi, je l'avouerai, dans un cas semblable, autant par raison que par sentiment de justice, si j'étais d'une semblable commission, je me garderais bien de faire la maladresse et la faute de nier des faits évidents et incontestables.

17° Relativement à la petite Clémentine Mouchy, dont j'ai observé la main, M. Guérin demande pourquoi je n'ai examiné qu'elle et pourquoi pas l'autre. Peut-être, ajoute-t-il, que pendant que M. Gerdy a constaté l'absence de vingt-quatre mouvements sur l'une, il aurait constaté ceux qui ne manquent pas chez l'autre. Les antithèses et les figures de rhétorique sont des fusées volantes qui ne brillent qu'un moment; pour une discussion sérieuse il faut des raisons sérieuses. Si M. Guérin a voulu insinuer que je n'avais pas voulu parler de Clémence Delamain, parce que sa guérison était incontestable, il a eu tort, j'en ai donné une raison dont tout le monde ici avait pu apprécier la vérité, savoir, que je n'avais pu, dans le peu de temps qu'elles avaient passé sous nos yeux, examiner les deux malades. Il a commis une faute d'autant plus grave, que M. Bouvier a depuis démontré que Clémence Delamain n'avait pas été mieux traitée par la ténotomie multiple que Clémentine Mouchy : aussi n'ont-elles point à être jalouses l'une de l'autre.

18° A mes expériences sur le peu d'influence des adhérences de certains muscles l'un avec l'autre, M. Guérin oppose les premières expériences de M. Bouvier; mais que dira-t-il aujourd'hui que M. Bouvier est venu confirmer les miennes par de nouvelles expériences? Il est bien possible que nous différions encore sous quelques rapports de peu d'importance; je ne le sais pas, nous n'en avons point discuté en particulier; mais l'essentiel est de savoir que les adhérences entre les muscles ne suppriment pas entièrement leur action et l'affaiblissent d'autant moins que les muscles adhérents ont les uns avec les autres plus d'analogie dans leurs fonctions. Or cette vérité est maintenant acquise à la science malgré les dénégations réitérées de M. Guérin.

19° Notre confrère prétend que sans autopsie et sur le vivant il peut bien reconnaître les adhérences consécutives à ses opérations de ténotomie. S'il n'y avait qu'une seule espèce d'adhérences, on pourrait peut-être le lui accorder; mais comme il y en a de différentes espèces, les unes qui affaiblissent très-peu les mouvements, d'autres qui les gênent, d'autres qui les empêchent absolument, il en résulte que lorsqu'il dit vaguement qu'il y a des adhérences, il ne s'exprime point d'une manière suffisamment précise, et que l'autopsie seule pourrait donner sur ces cas des lumières positives et précises.

20° Quant à son procédé de ténotomie du tendon du sublime seul à la première phalange, que j'ai démontré impraticable, il paraît que M. Guérin l'abandonne tout à fait, car il n'a pas dit un mot pour le défendre. Il ne nous a pas même renvoyé pour cela à une autre discussion. Puisque le père de ce procédé en a fait le sacrifice et l'a lui-même enterré, respectons la cendre du défunt.

21° M. Guérin arrive enfin à ces vingt-quatre mouvements dont j'ai démontré l'absence dans la main de Clémentine Mouchy. A l'entendre, j'aurais cherché à tromper ici la religion de l'Académie, j'aurais altéré sciemment ses paroles, à lui M. Guérin, d'une manière *incroyable*. C'est là, messieurs, une insinuation bien grave, et, s'il en était ainsi, je serais si coupable à mes propres yeux que je ne reculerais devant aucune espèce de réparation académique. Mais heureusement je ne suis coupable d'aucune déloyauté, et les paroles du premier discours de M. Guérin n'ont été altérées que par les paroles qu'il a prononcées dans le second, et les paroles du second par l'imprimeur innocent de ce second discours; d'où il suit que nous avons eu déjà trois éditions du fait de Clémentine Mouchy, et qu'il nous en faut au moins une quatrième pour arriver à l'expression de la vérité, s'il est possible.

Dans son second discours, M. Guérin avait dit, et je le cite textuellement d'après sa *Gazette* : « Le premier sujet (Clémentine Mouchy) était affecté de flexion permanente des doigts et du pouce, par rétraction du fléchisseur superficiel et du long fléchisseur du pouce. Il y avait paralysie et atrophie des autres muscles du pouce. Et sept lignes plus bas : « *La main et les doigts*..... ont conservé *tous* leurs mouvements; le succès a été rigoureusement complet pour tous les doigts et le pouce, à l'exception de l'articulation de la troisième phalange avec la deuxième de l'indicateur » *Gazette*, p. 701). Qu'ai-je dit et imprimé, moi? « La main et les doigts ont conservé tous leurs mouvements. Le succès a été rigoureusement complet pour tous les doigts et le pouce, excepté pour la phalangette de l'index » (journal *l'Expérience*, p. 302). Pourquoi M. Guérin a-t-il dit que tous les mouvements de la main étaient conservés, s'il ne voulait pas le dire ; c'est à lui de vous l'expliquer d'une manière croyable. Pour moi, si j'osais hasarder une explication, je dirais qu'il l'a dit, parce qu'alors le fait eût peut-être été bien plus merveilleux et plus propre à étonner l'Académie.

Mais voyons maintenant ce que M. Guérin a dit dans son troisième discours, page 735 de sa *Gazette* : « J'avais annoncé que j'avais obtenu un succès complet, si ce n'est pour l'indicateur, dont les mouvements de la première phalange avaient seuls été conservés. Certes si la remarque de M. Gerdy était fondée, elle aurait été très-propre à montrer l'utilité d'une commission. » Vous voyez, d'après les passages déjà cités, que ma remarque était bien fondée, et que néanmoins M. Guérin a refusé la commission comme inutile. Vous remarquerez aussi que, dans cette deuxième édition de ses propres paroles, M. Guérin altère sa citation de deux manières : 1° en ne parlant plus de tous les mouvements de la *main* qu'il prétendait avoir conservés ; 2° en disant que les mouvements de la première phalange seuls étaient *conservés*, tandis que dans le premier discours c'étaient seulement les mouvements de la troisième phalange qui étaient *perdus*.

M. Guérin continue : « M. Gerdy, préoccupé sans doute des cinquante mouvements de la main qu'il a découverts (1) et des vingt-quatre qu'il n'a pu constater... n'a pas vu que tous les muscles des éminences thénar et hypothénar étaient complétement paralysés et atrophiés. Or ces muscles sont *précisément ceux qui président aux mouvements dont M. Gerdy a constaté l'absence...* » Dans son second discours, M. Guérin n'avait pas parlé des muscles de l'éminence hypothénar ; c'est une addition nouvelle, et, malgré cette addition, il y a encore erreur de sa part et oubli profond des fonctions des muscles de la main.

En effet, les mouvements d'adduction et d'abduction des doigts étant perdus, ce fait prouve que les interosseux, qui sont tous des adducteurs et des abducteurs des doigts n'agissent

(1) M. Guérin aurait pu dire à ma place qu'il les avait découverts, mais c'est un ridicule que je ne me suis pas donné, parce que ce n'est ni dans mes habitudes ni dans mon caractère.

plus sur ces organes, et que l'action des muscles thénar et hypothénar n'est pas la seule dont on constate l'absence (1).

Enfin M. Guérin termine sa réponse par ces mots étranges : « J'ai dit et j'ai pu dire que ce succès avait été rigoureusement complet pour trois doigts et pour le pouce à l'endroit des fléchisseurs superficiel et profond » (*Gazette méd.*, p. 735). Ainsi, d'abord, tous les mouvements de la main et de tous les doigts avaient été conservés, à l'exception de ceux de la phalangette de l'indicateur; en deuxième lieu, ceux de l'éminence thénar et de deux phalanges de l'indicateur ont été perdus; puis, en troisième lieu, ceux de l'éminence hypothénar. Maintenant il n'y a plus que quatre doigts qui possèdent leurs mouvements. Vous voyez que M. Guérin recule de plus en plus à mesure qu'on le presse davantage, en sorte que si la discussion se prolongeait encore un peu, il serait obligé de tout abandonner. Je ne sais pas, en effet, après les pertes multipliées qu'il a faites, s'il lui reste l'ombre d'un succès.

En résumé, 1° M. Guérin n'a nullement démontré le contraire de ce que j'ai établi sur les influences diverses des adhérences, et les dernières expériences de M. Bouvier confirment les miennes, loin de les combattre.

2° Les difformités ne tiennent point à une seule cause, comme M. Guérin cherchait à l'établir, malgré une légère restriction de langage, et il faut les combattre par plusieurs méthodes de traitement.

3° M. Guérin a réellement abandonné son résumé, puisqu'il n'a pas dit un mot de justification en sa faveur.

4° Il en a fait autant pour sa ténotomie du sublime à la première phalange; ce sont autant d'enfants abandonnés.

5° Les prétendus succès obtenus sur Clémence et Clémentine n'ont pu soutenir l'examen de la critique.

6° La section du long abducteur du pouce destinée à rétablir la supination perdue est une opération que l'anatomie et la physiologie ne peuvent justifier.

Vainement M. Guérin veut *compléter nos lumières*, c'est nous

(1) Nous conseillons à M. Guérin de se hâter de réapprendre la myologie et les fonctions des muscles pour les discussions futures qu'il projette. Qu'il médite surtout Albinus, Haller, Winslow, Cruveilhier.

qui sommes obligés de compléter les siennes en anatomie et en physiologie; vainement il prend des airs de vainqueur, on ne l'est pas quand on renvoie incessamment la discussion à une autre époque, qu'on refuse sept fois de suite le combat dans la même bataille, qu'on ne se défend un peu qu'en altérant ses propres paroles, et en reculant partout et toujours. Un pareil stratagème ne peut abuser personne.

TROISIÈME DISCOURS. — Je ne sais si cette réplique de M. Guérin vous a beaucoup amusés; je le souhaite. Pour moi, je l'ai trouvée bien longue. C'est qu'il n'est pas amusant d'entendre lire, pendant deux heures, des fragments de pages et de phrases qui ne se suivent pas, qui appartiennent à vingt auteurs différents, et que l'on vous jette pêle-mêle tout dépecés et tout hachés, comme pour vous dégoûter de la discussion par la longueur qu'on lui donne et par la forme qu'on lui imprime. Et que nous a dit en définitive M. Guérin? Cette immense dissolution de paroles, bien concentrée, se réduit à ceci : Je suis le seul qui attribue la presque totalité des difformités articulaires à la rétraction musculaire causée par une affection du système nerveux. Eh! monsieur, n'est-ce pas ce que je vous ai dit moi-même quand, dans les premiers moments de cette discussion, je vous reprochai d'être systématique? Mais, chose singulière! vous vous en défendîtes alors comme d'une calomnie. Et maintenant que M. Velpeau s'élève contre la prétendue nouveauté de votre doctrine, vous lui répondez : Si les auteurs ont admis la rétraction musculaire et l'affection du système nerveux comme causes des difformités articulaires, ils en ont encore admis d'autres, tandis que moi je n'en admets pas d'autres. Ainsi, voilà qui est bien entendu : M. Guérin prend une cause bien connue, indiquée par vingt auteurs avant lui, il la généralise, l'altère et la gâte en la généralisant, il fait du neuf avec du vieux, et il se donne comme un auteur original, il nous le répète sur tous les tons et sous toutes les formes pendant deux heures.

Messieurs, je ne sais pas ce que vous en pensez, mais je ne trouve pas qu'il soit convenable et digne de l'Académie de s'occuper pendant deux heures de la gloire d'un de ses membres. Et c'est bien plus inconvenant encore quand c'est l'auteur lui-même qui l'occupe ainsi de ses doctrines et de sa personne. Et ce que nous avons été obligés d'entendre n'est rien encore, M. Guérin nous l'a dit : tout cela n'est destiné qu'à lui assurer la priorité de sa doctrine ; il viendra un moment où il discutera pour en établir la valeur, et comme si son but était de nous lasser par sa prolixité, il s'est hâté de nous annoncer qu'il lui faudrait bien plus de temps encore pour remplir cette tâche qu'il ne lui en a fallu aujourd'hui. Eh bien, monsieur, s'il en est ainsi, vous discuterez tout seul (le président : Parlez à l'Académie), car je ne me sens pas le courage d'écouter des répliques semblables à celle que vous venez de nous faire entendre.

D'ailleurs, que ne nous prouviez-vous la valeur de ce que vous appelez votre doctrine? (Le président : Parlez à l'Académie.) N'était-il pas convenable de démontrer sa justesse et son utilité avant d'occuper l'Académie de vos droits de propriété sur cette doctrine, s'il y a doctrine dans ce système? (Le président : Parlez à l'Académie.)

Je demande pardon à M. le président si je ne me rends pas à ses invitations réitérées; mais pour s'adresser à un adversaire on ne cesse pas de s'adresser aussi à l'assemblée devant laquelle on parle. Ne puis-je donc m'adresser à M. Guérin sans cesser de parler à l'assemblée, à l'Académie?

M. Guérin n'avait même la parole aujourd'hui que pour justifier son système que j'avais attaqué ; il ne l'avait pas pour répondre à M. Velpeau. En effet, il ne l'a reprise aujourd'hui que pour achever les explications qu'il allait donner quand M. Velpeau a prononcé son dernier discours. En répondant aujourd'hui à M. Velpeau, au lieu de répondre à moi-même, il a réellement abusé de son droit.

M. Guérin fuit donc toujours devant la justification de son système; il est donc toujours insaisissable ; mais je lui dois cette justice, qu'à cette tactique il en a joint d'autres aujourd'hui : celle de traîner la discussion en longueur pour nous lasser, et celle de ne me plus répondre pour que je n'aie plus rien à lui dire.

Mais avant qu'il eût pris cette résolution il m'avait adressé quelques objections auxquelles je dois une réponse.

M. Guérin prête souvent à ses adversaires des opinions ou

des assertions qui ne leur appartiennent point. C'est une erreur involontaire, sans doute, mais enfin c'est une erreur. C'est ainsi qu'il me reproche de lui avoir fait dire qu'il coupe le tendon du fléchisseur sublime *au milieu de la phalange*, quoique je ne l'aie dit nulle part. Je pourrais citer plusieurs autres exemples d'erreurs analogues, et montrer qu'à cet égard M. Guérin ne respecte rien; mais, chose singulière! ces altérations, qu'elles portent sur ses textes ou sur ceux des autres, lui sont toujours aussi favorables qu'elles le sont peu à ses adversaires! Je suis persuadé que sa loyauté et sa bonne foi n'en peuvent recevoir aucune atteinte, mais enfin elles brilleraient avec plus d'éclat s'il en était autrement.

Toute la conduite de M. Guérin dans la discussion, qu'il me soit permis de le lui dire sans attaquer la pureté de ses intentions, manque des apparences de la franchise qu'on aime à trouver dans un adversaire. Vous vous le rappelez, messieurs, lorsque, dans l'avant-dernière séance, M. Guérin voulut prouver à l'Académie que la section du fléchisseur sublime est possible à la base de la première phalange, que dans son langage peu anatomique il appelle le sommet de la phalange, je m'approchai de lui et je fus obligé de déclarer que M. Guérin coupait, par inadvertance, sans doute, plus haut qu'il ne l'avait annoncé. Vous vous rappelez qu'alors M. Guérin, au lieu de se justifier, me tourna le dos et passa la pièce à ses amis; que M. Bouvier, s'étant approché à son tour pour la voir, M. Guérin se hâta de la reprendre. Ce procédé, messieurs, n'est pas académique, et les amis ne sont pas assez sévères pour accabler, par une vérité qu'on ne leur demande pas et qu'ils ne sont pas obligés de dire, un ami que sa légèreté a plongé dans l'embarras. Le plus qu'ils puissent faire, c'est de se taire, et c'est précisément ce qu'ont fait les amis auxquels M. Guérin avait passé sa pièce. Mais leur silence, après nos dénégations, n'était-il pas assez éloquent?

M. Guérin, pressé par les observations critiques que M. Bouvier et moi avions élevées sur les deux opérées qu'il a présentées à l'Académie, sentant qu'après nos objections il ne pouvait pas sortir honorablement des difficultés et des dangers où il s'était engagé en refusant de présenter ses opérées à une commission, ou de les ramener à l'Académie, appela dans sa détresse ses amis à son aide. C'est alors que, ne consultant que leur dévouement et le voyant perdu s'ils l'abandonnaient, ils lui formèrent une commission de secours, lui tendirent la main et lui signèrent un certificat pour le sauver. L'homme qui se noie s'accroche à toutes les branches, M. Guérin s'accrocha à ce certificat comme à une ancre de salut. Comment ne s'est-il pas aperçu qu'une commission d'amis, choisis par lui, manquerait de l'autorité d'une commission sérieuse, d'une commission académique, dont auraient dû faire partie ses propres adversaires? Comment n'a-t-il pas senti qu'une commission nommée par l'Académie était seule capable de le sauver? Aux yeux de quelques personnes irréfléchies, M. Guérin peut paraître dans une situation plus favorable depuis le certificat de complaisance qu'il s'est fait donner; mais, qu'on ne s'y trompe pas, jamais personne ne pourra avoir une confiance entière dans des succès qu'il n'ose pas montrer au grand jour, en pleine Académie. Qui peut douter, en effet, que si M. Guérin était aussi sûr de ses succès qu'il le paraît, il se refusât le plaisir de confondre ses adversaires incrédules et de s'assurer un triomphe éclatant? Aussi, je vous le dis, et je ne crains pas de l'affirmer, M. Guérin ne nous montrera plus ses malades; s'il le pouvait sans danger pour lui, la démonstration serait depuis longtemps accomplie. Rappelez-vous ce qu'il a fait quand il se croyait sûr de conquérir vos suffrages : il a présenté ses opérées à l'Académie; s'il n'en agit pas de même aujourd'hui, n'est-ce pas parce qu'il sait bien qu'il n'a rien à gagner en renouvelant cette épreuve? Dans une semblable circonstance, n'est-il pas plus avantageux pour lui de laisser planer des doutes sur ses succès que de chercher à les dissiper entièrement?

Quant au certificat de la commission de secours, je ne le discuterai pas; c'est une pièce par trop extra-académique pour que je lui fasse cet honneur, bien que j'aie beaucoup d'estime personnelle pour les cosignataires. Je regrette que M. Guérin les ait entraînés dans une voie aussi insolite et aussi contraire aux habitudes académiques; mais il est nouveau parmi nous, il faut espérer que lorsqu'il connaîtra mieux nos habitudes, il les respectera davantage.

QUATRIÈME DISCOURS. — Obligé, par la décision que vous venez de prendre à l'instant, de me renfermer dans la question de la personnalité, je ne sortirai point du cercle qui m'est tracé; mais du moins j'en parcourrai librement toute l'étendue.

Vous vous le rappelez : la dernière fois que j'eus l'honneur de parler devant l'Académie, notre honorable président prit immédiatement la parole après moi pour ramener, dit-il, la discussion au calme et aux convenances dont elle n'aurait pas dû s'écarter. Je crois, messieurs, que je puis sans trop de susceptibilité m'appliquer ces paroles de blâme, puisqu'elles ont été prononcées au moment même où je venais de quitter la tribune.

Qu'est-ce donc, messieurs, que les convenances? Ne sont-ce pas des règles de conduite, variables suivant les temps, les lieux, les personnes, tantôt raisonnables, tantôt ridicules, quelquefois morales et respectables, quelquefois immorales et méprisables? Puisqu'il il y a des convenances bonnes et respectables et des convenances méprisables, de quelles convenances blessées notre honorable président a-t-il voulu parler? Pourquoi s'est-il donc expliqué si vaguement? N'était-il pas dans les bonnes convenances qu'il s'expliquât plus clairement quand son langage devenait accusateur?

Mais puisqu'il n'a pas voulu exprimer sa pensée d'une manière plus précise sur l'espèce de convenances qu'il nous accuse d'avoir blessées, voyons comment il entend lui-même les convenances; nous parviendrons peut-être à pénétrer sa pensée, et nous pourrons lui dire alors toute la nôtre et la défendre.

Messieurs, vous le savez, les académies n'ont qu'un moyen de bien examiner, de constater la vérité, l'exactitude des faits contestés, c'est de les soumettre à l'observation et au jugement d'une commission compétente par ses lumières et sa sévérité. Notre honorable collègue s'est-il donc bien renfermé dans les convenances, dans les bonnes convenances, j'entends, lorsqu'il s'est avisé de concourir à former, en dehors de l'Académie, avec d'autres amis de M. Guérin, une commission officieuse pour venir à son secours, quand d'ailleurs M. Guérin refusait une commission régulière de la part de l'Académie?

Et puis, comment M. le président a-t-il pu concevoir l'idée de signer un pareil certificat en faveur de M. Guérin, quand il pouvait, comme membre de l'Académie, prendre la parole dans la discussion, et dire seul ce qu'il a attesté en commun, avec d'autres? Pourquoi s'est-il ainsi *coalisé* avec quatre autres membres de l'Académie qui pouvaient également prendre la parole, chacun pour son propre compte? Pourquoi cette sorte de complot contre les usages académiques? Est-ce que le courage manquait aux coalisés pour parler isolément, ou espéraient-ils produire plus d'effet en agissant de concert par leur certificat et comme un seul homme? Dans ce cas, cette influence serait-elle légitime, serait-elle bien dans les convenances?

En agissant comme il l'a fait dans cette circonstance, M. le président, qui est le gardien officiel et qui doit être le conservateur sévère des usages et des règlements de l'Académie, a-t-il bien obéi aux convenances et aux devoirs de sa position? Si, malgré sa réserve habituelle, si, malgré sa prudence ordinaire, il a fait une faute, la faute n'est-elle pas beaucoup plus grave quand l'abus qu'elle a amené s'est introduit précisément par la porte qui aurait dû lui en fermer l'entrée? Pour en bien juger, messieurs, supposez qu'un homme plus occupé de ses intérêts que de ceux de la science et de l'Académie parvienne, à force d'intrigues, à se glisser et à s'introduire dans ses rangs; supposez qu'il parvienne à organiser de petites coalitions dans la compagnie et à faire passer en principe qu'il suffit que la vérité des faits contestés soit reconnue par cinq académiciens quelconques, ne voyez-vous pas où pourraient alors vous conduire ces coalisations?

Que deviendraient alors l'Académie, la science et la vérité?

Notre honorable président est engagé dans une fausse position. Il nous a parlé, pour justifier son certificat, de son désintéressement. Qu'est-ce à dire? Il craignait donc que l'Académie en doutât? Pourquoi faut-il qu'il se soit mis dans la position de le craindre! pourquoi faut-il qu'il ait en quelque sorte compromis la dignité de l'Académie en se dévouant aux intérêts d'un de ses membres! Je le déplore, messieurs, et j'en suis vivement affecté, car je tiens beaucoup à la dignité de l'Académie, et je la sens atteinte dans tout ce qui touche celle du président qu'elle s'est choisi.

Voilà pour les actes accomplis : voyons pour les principes émis par notre honorable collègue.

Il ne pense pas que les adversaires doivent faire partie des commissions. Eh bien! l'Académie en pense autrement. C'est ainsi que ces années passées elle a nommé dans une même commission M. Husson, partisan du magnétisme, et M. Dubois (d'Amiens), adversaire de ce système. Et l'Académie a eu raison. Il faut une ardente passion pour éclairer les questions obscures. L'indifférence n'y est point propre! l'erreur et la vérité la touchent à peu près également. Seulement, à des hommes passionnés dans un sens il faut en opposer de passionnés dans un autre et les accompagner d'indifférents qui jugent. C'est alors qu'on a le plus de chances pour arriver à la vérité; si on ne la découvre pas par ce moyen, on a pris du moins les meilleures précautions pour y parvenir.

Il lui a paru puéril de parler des mouvements de la main quand il ne s'agissait que de ceux des doigts. Messieurs, l'exactitude dans la narration des faits n'est jamais une puérilité, cela ne saurait jamais conduire à l'erreur, et c'est le seul moyen de savoir la vérité et toute la vérité. Mais ce qui fait surtout que ce n'est pas une puérilité dans cette discussion, c'est que M. Guérin a affirmé d'abord que tous les mouvements de la main et des doigts étaient conservés, à l'exception de ceux de la phalange de l'index. Or cette assertion énoncée ici, et imprimée dans son journal, n'est pas la vérité; nous avons donc bien fait de ne pas la laisser passer. N'est-il pas nécessaire, quand notre honorable collègue se montre si peu sévère pour les erreurs de M. Guérin, que nous nous montrions un peu plus de zèle pour la vérité?

Par la même raison, nous ne pouvons pas approuver le blâme que notre honorable président a jeté sur les doutes de M. Bouvier, à l'égard de la sincérité des dires de la famille des opérées de M. Guérin. Ces objections et ces reproches ne sont pas académiques, parce qu'ils sont précisément opposés aux devoirs d'une académie. Les académies, en effet, ne sont-elles pas destinées à travailler aux progrès des sciences, à rechercher la vérité et à poursuivre l'erreur? Les maximes de notre président ne sont-elles pas précisément opposées à l'accomplissement de ces devoirs?

Comment éviter les piéges que nous tendent les malades dans les affections simulées, si nous n'y apportons aucune défiance? Comment échapper aux mille ruses des femmes pour nous tromper, si nous avons plus de respect pour des convenances absurdes que nous n'avons d'ardeur pour la vérité? Pour moi, messieurs, je le déclare franchement, je suis d'avis que lorsqu'il s'agit de la recherche de la vérité, il faut se défier de tout le monde, et ne pas imiter ce peuple de l'antiquité, qui, ne voulant pas soupçonner le parricide, ne fit pas de loi contre un pareil crime. Dans les sciences, messieurs, comme en législation, il faut toujours se défier et douter souvent pour n'être pas trompé.

Dès lors les reproches adressés à M. Bouvier sont-ils bien dans les convenances? Et puisque M. Guérin, faisant le martyr, a tout à l'heure cité Pascal, je citerai un autre philosophe, à mon tour : c'est Descartes, qui a tant préconisé et exalté le doute philosophique, qu'il a voulu douter de l'existence même de son propre corps pour s'obliger à en faire la démonstration. Voilà le principe dont on ne doit jamais s'écarter dans une académie : hors de là, point de salut.

Pourquoi M. le président s'est-il donc montré si relâché dans ses principes académiques? N'est-ce pas par la même raison qu'il a fait tous ses efforts depuis plusieurs séances pour étouffer la discussion, et qu'il a obligé M. Burdin à lui en faire un reproche? N'est-ce point par la même raison que lui, les cosignataires du certificat et M. Guérin ont tous voté tout à l'heure pour la clôture de la discussion, bien que M. Guérin ne cesse de se dire tout prêt à répondre à toutes les objections que ses assertions ont soulevées? Quelle que soit cette raison que je ne veux pas éclaircir davantage, est-elle bien dans les convenances? J'avoue et je regrette d'être obligé de déclarer que je ne le pense pas.

Voilà, messieurs, la réponse que j'ai cru devoir faire aux inconvenances dont notre honorable président m'avait accusé et aux maximes peu académiques qu'il a cherché à faire prévaloir.

IV

NOUVEAU PROCÉDÉ POUR L'OPÉRATION DE LA STAPHYLORRHAPHIE APPLIQUÉ AVEC SUCCÈS (SUTURE ENCHEVILLÉE) (1)

M. Émile, âgé de quinze ans, affecté d'une division congénitale médiane du voile du palais depuis sa base jusqu'à la luette inclusivement, avait une parole très-nasillarde et très-confuse que les personnes étrangères avaient beaucoup de peine à comprendre ou ne comprenaient nullement.

Il prononçait surtout très-mal ou point du tout les sons consonnes *se*, *fe*, *je*, *che*, *re*, *xe*. Les voyelles étaient assez bonnes, les consonnes généralement nasillardes, parce qu'il chassait toujours les sons en excès par le nez, et d'ailleurs très-gutturales. Quand M. É... parlait un peu vite, on ne distinguait plus les sons, tant la prononciation et la conjugaison en devenaient confuses. Mais parmi les consonnes, celles qu'il prononçait le mieux étaient les consonnes labiales, et surtout le *me* en particulier.

A l'époque de la naissance il ne pouvait pas teter, et on fut obligé de l'élever au biberon. Il avait à peine essayé de ce mode d'alimentation, qu'il rejeta le sein toutes les fois qu'on le lui offrit.

La déglutition, facile quand elle était lente, devenait difficile et imparfaite quand elle était précipitée, au point que les aliments liquides et les boissons passaient par le nez et tombaient un peu au dehors. Avant l'opération, il crachait plus que depuis et avec quelques difficultés.

D'ailleurs il a généralement joui d'une bonne santé.

Ce cas me paraissant réclamer une opération de staphylorrhaphie, je cédai aux désirs du jeune malade qui la sollicitait, et je la pratiquai le 25 septembre 1848.

De l'opération.—1° L'avivement des bords de la division depuis l'extrémité inférieure de chacune des luettes jusqu'au sommet de la division a été fait avec le bistouri.

2° Deux piqûres, l'une supérieure, l'autre inférieure, ont été

(1) *Bulletin de l'Académie de médecine*, t. XIV, p. 170, 1848-49.

successivement faites d'avant en arrière, à gauche et à droite de la division staphyline, avec l'aiguille de M. Bourgougnon armée d'un fil double; après avoir retiré successivement chacune des petites aiguilles de l'extrémité pliée et ansiforme de chacun des quatre fils, à mesure que chaque fil était passé, j'ai engagé les fils supérieur et inférieur d'un côté dans l'anse du fil correspondant du côté opposé, à peu près comme le faisait Bérard (Auguste), puis j'ai entraîné les fils doubles d'un côté, à travers la portion du voile du palais opposée à celle par où ils avaient été passés d'abord. Ces fils doubles ainsi posés embrassaient les deux côtés du voile du palais, en passant par derrière, et leurs extrémités pendaient au-devant du voile. Alors, ayant pris les extrémités du fil inférieur, j'en ai fait un anneau de suture entrecoupée par un premier nœud que j'ai fait passer avec une longue pince dont les mors se serraient au moyen d'un curseur, puis je pratiquai un second nœud; mais au moment où l'aide retira sa pince pour permettre de serrer le second nœud sur le premier et le fixer définitivement, je sentis le premier glisser et se relâcher, de manière que les bords de la division ne me parurent pas assez rapprochés pour assurer la cicatrisation.

En conséquence, je fus obligé de couper mon fil et d'en repasser un nouveau. Alors, après un instant de réflexion, je me décidai à remplacer la suture annulaire ou entrecoupée qu'on emploie habituellement dans la staphylorrhaphie par une suture enchevillée. Je pouvais très-bien la préférer à l'autre, puisque les fils doubles placés s'y prêtaient très-bien.

Je me fis apporter de la racine de réglisse. Elle était sèche; je l'assouplis dans de l'eau chaude et j'en fis deux petites chevilles unies et propres de trois centimètres environ de longueur.

Comme le dernier fil double passé avait été placé de manière que son anse fût tournée du côté gauche, tandis que l'autre était tourné en sens inverse par son anse, je pus fixer chacune des deux chevilles par un nœud coulant fait avec ces anses. Ainsi solidement embrassées et étranglées, les chevilles ne pouvaient tomber dans la gorge ni dans le larynx. Alors, le malade étant fatigué, je voulus me borner à lier ensemble les deux luettes dans le milieu de leur longueur, mais les envies de vomir qui se manifestèrent, la fatigue du jeune opéré qui souffrait d'avoir tenu longtemps la bouche ouverte, enfin le peu d'inconvénient pour lui d'avoir la luette bifurquée, et surtout la crainte de compromettre le succès de l'opération par des efforts répétés de vomissement, m'engagèrent à ne pas insister.

Les choses ainsi terminées, le malade fut mis à la diète et au repos le plus absolu des organes de la bouche, de la gorge et du larynx. Comme il désirait vivement guérir, il s'y soumit très-exactement. Il ne prenait que quelques cuillerées de boisson, des lavements aqueux et des bains de jambe. Il supporta ce régime pendant quatre jours, malgré la fièvre qui a commencé dès le premier jour. Mais le quatrième jour, la soif le tourmentant, j'augmentai les boissons. Le cinquième il prit du lait et des bouillons. Comme il souffrait déjà beaucoup moins de la gorge, il les avala facilement. D'ailleurs la fièvre était à peu près entièrement dissipée.

Des deux fils employés pour la réunion du voile, le plus élevé fut enlevé le sixième jour. Il n'avait pas coupé les parties qu'il embrassait; le second fut enlevé le septième jour. Il n'avait pas non plus entièrement coupé les parties qu'il embrassait. Cependant son extraction rompit la muqueuse antérieure du voile qui le retenait encore, et laissa voir à sa place un sillon transversal à fond rouge et granuleux, produit probablement, certainement, par des matières qui s'étaient organisées par derrière le fil.

Aujourd'hui 17 octobre 1848, voici l'état des parties opérées.

On ne distingue plus de traces de l'ancienne division, au point qu'on ne pourrait pas en soupçonner l'existence primitive. Mais la luette reste bifurquée.

On distingue encore, en haut et à gauche, le trou qui a été pratiqué pour le fil supérieur, et qui a été agrandi par l'ulcération qu'a causée la présence de ce fil. Au-dessous, on aperçoit une cicatrice transversale faite par le deuxième fil, placé au-dessous du premier. On distingue aussi à gauche, au-devant du pilier antérieur, la trace de l'incision latérale oblique cicatrisée. A droite existe la trace de l'autre, qui est moins prononcée.

M. Émile parle aujourd'hui beaucoup plus nettement, plus distinctement. Cependant il prononce encore mal les sons *se*, *je*, *che*, *h*, *xe*, mais il arrivera certainement par l'étude et l'exercice à les prononcer beaucoup mieux, car il n'est empêché maintenant que par l'obstacle d'anciennes et mauvaises habitudes qu'il avait prises, par nécessité, pour arriver à produire, d'une manière quelconque, des sons inarticulables pour lui.

Remarque. — Je me suis déterminé tout à coup, et au milieu de l'opération, à remplacer la suture entrecoupée par la suture enchevillée, parce que, le premier nœud s'étant relâché, je craignais le retour de ce pénible accident; parce que, depuis longtemps, je l'emploie avec avantage, dans d'autres opérations, de préférence aux sutures entrecoupée et entortillée. La suture enchevillée est une excellente suture parce qu'elle n'étrangle pas circulairement les parties qu'elle embrasse, comme le font les sutures citées; qu'elle ne les embrasse que par un demi-anneau; que la pression du fil porte surtout sur les chevilles et se répartit sur toute l'étendue des bords des plaies; que les chevilles soutiennent ces bords et les pressent l'un contre l'autre très-régulièrement, comme le pourraient faire deux doigts opposés appliqués parallèlement à ces bords; que les chevilles laissent les lèvres de la plaie à nu, en sorte qu'on peut toujours voir ce qui s'y passe et agir en conséquence; enfin que la suture enchevillée coupe bien moins vite les lèvres des plaies, comme le prouve le fait que je viens de rapporter. En effet, par la suture entrecoupée et par l'entortillée dans l'opération du bec-de-lièvre, les parties embrassées sont habituellement coupées le troisième ou le quatrième jour; je regarde donc la suture enchevillée comme le principal élément de l'heureux succès que je viens d'obtenir, et c'est parce que je la regarde comme un procédé supérieur aux procédés en usage dans la staphylorrhaphie, comme un procédé qui diminuera le nombre des insuccès, que je la recommande à l'attention des praticiens.

A la suite de la communication de ce fait à l'Académie de médecine et de la présentation du jeune homme qui en fait l'objet, M. Blandin m'a annoncé que M. Nélaton avait déjà employé un procédé analogue; mais comme le fait de M. Nélaton n'a pas été publié, comme je l'ignorais, je ne puis que regretter de ne pas l'avoir connu plus tôt. Au reste, d'après ce que je sais maintenant, les deux procédés offrent de notables différences.

V

EXTRACTION D'UN CORPS ÉTRANGER PAR UN PROCÉDÉ PARTICULIER

(Note communiquée à l'Académie de médecine) (1).

Messieurs, je vous demande la permission de vous communiquer en quelques mots le récit d'une petite opération que je viens de pratiquer il y a quelques heures. Je prends la liberté de vous en entretenir un instant, parce que l'accident qui l'a nécessitée est très-commun, et que le procédé que j'ai mis en usage a été remarquable par son innocuité, par le peu de douleur qu'il a causé et par les applications assez fréquentes que l'on peut avoir à en faire.

Voici le fait. Une jeune personne s'est enfoncé, ce matin, un crochet à broder dans la paume de la main, jusque sous l'aponévrose interosseuse dorsale, où on le sentait arrêté sous la peau et l'aponévrose, qui n'étaient pas traversées. La longueur de la tige de l'instrument était de 11 centimètres, son épaisseur de 3 millimètres au-dessus de la pointe.

L'accident est arrivé à Passy. La jeune personne y a d'abord réclamé les secours de l'art pour être débarrassée du fer qu'elle portait suspendu à sa main; mais les débridements auxquels on s'est livré pour y parvenir et toutes les tentatives d'extraction n'ont abouti qu'à la faire beaucoup souffrir. Alors elle est revenue au centre de Paris pour y chercher de nouveaux secours. C'est alors qu'elle s'est présentée à moi, réclamant des secours et suppliant qu'on lui épargnât de nouvelles souffrances, dont elle paraissait très-effrayée.

J'examinai l'état des choses; je reconnus que le crochet était retenu profondément, probablement par un faisceau de fibres très-solide dans le point que j'ai indiqué plus haut.

Comme la malheureuse était très-effrayée de ce que j'allais entreprendre, je la rassurai en lui promettant de ne lui faire

(1) *Bulletin de l'Académie de médecine*, t. XV, p. 983, 1849-50.

aucune incision et de lui épargner toute souffrance nouvelle.

Pour y parvenir, je glissai le long de la tige arrondie du crochet une sonde cannelée sans cul-de-sac. Je voulais aller ainsi jusqu'au delà de la pointe de l'instrument, engager celle-ci dans la cannelure de la sonde, lui imprimer un mouvement de pivotement pour dégager le crochet et le ramener au dehors, sa dent cachée dans la cannelure de la sonde. Mais le hasard me fit tomber dans l'angle de la dent du crochet. Je le reconnus, parce qu'en tirant légèrement sur le crochet avec la main gauche, je soulevais en même temps ma sonde, quoique je la poussasse en sens inverse avec la main droite, et parce que je ne pouvais dégager le crochet du tissu qui le retenait.

Je retirai alors ma sonde et la glissai du côté opposé à la dent du crochet. Ma sonde pénétra jusqu'à la pointe de celui-ci. Alors, je cherchai, en faisant tourner la tige du crochet sur son axe, à diriger sa dent vers la cannelure de la sonde, comme faisaient les chirurgiens du XVe siècle pour retirer le fer dentelé des flèches. Mais alors le crochet se dégagea de la cannelure trop étroite de ma sonde. Je retirai donc celle-ci une seconde fois et je la glissai de nouveau, comme devant, au delà de la pointe du crochet; puis, maintenant fermement la pointe de celui-ci dans la cannelure de la sonde, je les écartai légèrement l'un de l'autre par leur extrémité externe, de manière à leur faire former un angle de 15 à 20 degrés. Alors j'imprimai de nouveau un demi-tour de rotation sur son axe à la tige du crochet pour amener sa dent vers l'intérieur de la cannelure de la sonde. A peine avais-je exécuté ce mouvement que je sentis le crochet glisser de l'intérieur à l'extérieur dans la cannelure, et qu'il sortit sans difficulté et sans douleur. La jeune fille, très-surprise, poussa un cri d'étonnement et de joie de se voir enfin débarrassée en quelques minutes, sans nouvelles douleurs, car celles qu'elle avait souffertes lui avaient inspiré peu de confiance en mes promesses.

J'aurais pu suivre un autre procédé, pousser le crochet à travers la peau du dos de la main, en briser la pointe et la retirer par le dos ou par la paume de la main; mais la blessée en eût souffert, et je désirais tenir exactement la promesse que je lui avais faite.

VI

DESCRIPTION ANATOMIQUE D'UN FŒTUS NÉ A TERME AVEC UN SPINA-BIFIDA (1)

Ce fœtus vint au monde portant au dos une poche qui se déchira dans l'accouchement et laissa le rachis ouvert. Son squelette était remarquable par les caractères suivants : la tête était très-étendue et fortement déjetée en arrière, le crâne était rempli seulement par le cerveau, par du sang et de la sérosité. Le grand trou occipital était extraordinairement étendu par l'absence des portions osseuses qui forment ses fosses inférieures; il était uni aux vertèbres du cou et du dos par les côtés de sa circonférence, en bas et en avant; tandis qu'en dedans cette circonférence donnait attache au bord convexe du *septum transversum*. L'occipital était composé de six pièces principales : deux pour les fosses occipitales supérieures, deux pour les côtés du trou occipital, une pour le segment antérieur de ce trou; c'était l'avance sous-occipitale. Unie en bas par le bord qui, chez les autres sujets, concourt à former le trou occipital, elle formait ce trou par sa surface interne. Une sixième pièce, *occipito-vertébrale* de l'occipital, s'unissait au corps de la douzième vertèbre dorsale et de la première lombaire. Elle donnait attache au septum médian, et se dirigeait à peu près horizontalement à droite et en avant. Elle était composée de deux pièces osseuses, ce qui donnait à l'occipital sept points d'ossification très-distincts.

Au delà du crâne, en bas et en arrière, une cavité logeait en commun le cervelet, le mésocéphale, le prolongement rachidien. Cette cavité communiquait avec le crâne par le trou occipital très-étendu. Ce trou était très-rétréci par le septum transverse qui, inséré à sa circonférence, formait une espèce de voûte à la cavité que nous décrivons. Cette cavité communiquait encore avec la gouttière lombaire par deux trous occipi-

(1) *Bulletin de la faculté de médecine*, t. VI, 1819.

to-vertébraux, dont le gauche logeait la fin du prolongement rachidien, et le droit le canal membraneux par lequel la poche rompue dans l'accouchement communiquait dans le crâne. Cette cavité de réception du cervelet était formée, en avant, par l'avance sous-occipitale, en arrière, par le prolongement occipito-vertébral, qui divisait en deux trous l'espace occipito-vertébral, circonscrit par l'occipital en arrière, la douzième dorsale et la première lombaire en avant et sur les côtés, en bas par la colonne verticale et dorsale courbées ensemble de haut en bas, et formant une gouttière large et profonde par l'écartement et l'étendue de leurs lames. Ces lames étaient fortement unies en arrière et en haut, aux côtés du trou occipital, par le périoste, la méninge et quelques fibres ligamenteuses intermédiaires.

La colonne dorsale, en particulier, présentait une double flexion dans le même point, l'une l'inclinait fortement en arrière, l'autre la faisait saillir. A droite, les vertèbres de chacune de ces colonnes étaient très-difformes. Au cou on ne distinguait que deux masses vertébrales produites par l'union intime des vertèbres de cette région et cinq trous rachidiens cervicaux; au dos, douze corps vertébraux, neuf lames à droite et quatre masses de lames à gauche, enfin dix trous dorsaux à droite, et neuf à gauche.

Le thorax, déformé dans sa colonne dorsale, l'était encore ailleurs. Il n'offrait que dix côtes droites et sept pièces seulement à gauche, mais où, malgré leur union, on pouvait distinguer encore dix pièces primitives, diversement confondues entre elles.

Les cartilages gauches des cinquième, huitième, neuvième et dixième côtes étaient tuberculeux et restaient plongés dans les muscles de la poitrine et de l'abdomen sans s'unir au sternum. Celui qui correspondait à la sixième côte n'y était point continu, celui de la deuxième était divisé en deux portions réunies par un ligament intermédiaire, enfin l'absence du premier était remplacée par une lame albuginée insérée au sternum à la première côte, à la clavicule et aux cartilages de la deuxième.

La portion lombaire du rachis et le sacrum étaient ouverts de manière à former en arrière une large gouttière qui était occupée par la gaîne méningienne vide de nerfs. On n'apercevait, de ces organes, qu'une extrémité tuberculeuse au niveau des trous lombaire et sacré, et malgré leur séparation du prolongement rachidien, ils n'en étaient pas moins bien développés dans les régions où ils se distribuent habituellement, comme d'ailleurs on pouvait le présumer.

TRAITÉ DES POLYPES

ET DE LEUR TRAITEMENT

Thèse de concours pour la chaire de pathologie externe.

PRÉFACE

L'histoire des polypes et de leur traitement que je publie en ce moment n'est autre chose que la thèse que j'ai composée pour le concours par suite duquel j'ai été nommé professeur de pathologie externe à la faculté de médecine de Paris, le 17 août 1833. J'y ai ajouté deux pages (703-704) sur les polypes de l'estomac et des intestins, qui s'étaient égarées dans la rapidité de l'impression, et que je n'eus pas le temps d'écrire de nouveau, parce que les douze jours qui nous étaient accordés pour la composition et l'impression de nos thèses étaient révolus.

L'ordre que j'ai suivi dans ce petit traité est fort simple. Il est divisé en quatre parties : la première se compose de propositions sur l'anatomie, les symptômes, la marche, les causes, le diagnostic, le pronostic et le traitement des polypes, appuyées, chacune en particulier, par une ou plusieurs observations choisies parmi les plus rares, les plus curieuses ou les plus instructives que renferment les auteurs. Ces observations, qui s'élèvent au nombre de soixante-treize, rendent cette première partie très-précieuse pour la pratique ou la clinique, par les faits qui l'enrichissent, et préparent le lecteur à l'intelligence de l'histoire dogmatique des polypes. La seconde partie en trace l'histoire générale; la troisième, l'histoire particulière, en la considérant successivement sous le rapport de leurs modes les plus importants, savoir : ceux de leur nature et de leur structure, et ceux de leur siége. Quoique les faits rassemblés dans la première partie suffisent à justifier les assertions des deux suivantes, j'ai cru devoir les appuyer encore par de nouvelles observations choisies, afin de donner à l'histoire dogmatique des polypes une couleur à la fois théorique et pratique, et ces observations, plus ou moins abrégées, mais très-souvent détaillées, réunies à celles de la première partie, s'élèvent, en totalité, à plus de deux cents. J'en ai tiré un certain nombre de ma pratique ; je les ai rapportées ou seulement citées aux pages 592, 593, 598, 609, 632, 643, 652, 653, 658, 683, 689, 697, etc., suivant que le temps qui m'était accordé pour la composition de cet ouvrage me permettait d'entrer dans des développements plus ou moins étendus.

Enfin, la quatrième partie donne l'indication exacte et précise des plus importants travaux de chirurgie faits sur les polypes depuis les livres hippocratiques.

Ainsi, le principal mérite de l'histoire des polypes et de leur traitement étant dû aux faits extrêmement nombreux qu'elle renferme et dont elle n'est que la déduction ; ce mérite ne venant point de moi et m'étant même totalement étranger, je puis dire, sans crainte d'être taxé d'amour-propre, que l'histoire des polypes est un trésor d'observations non moins précieux pour la pratique que pour la théorie.

Enfin, comme je me suis efforcé d'indiquer avec exactitude les principaux auteurs qui ont écrit sur les polypes, j'ai l'espoir qu'à l'aide de cet ouvrage, que l'on pourrait assurément rendre beaucoup meilleur, le lecteur pourra, s'il le veut, s'instruire à fond sur les maladies qui en font le sujet. Telles sont du moins les espérances qui m'ont engagé à l'offrir au public.

TRAITÉ DES POLYPES ET DE LEUR TRAITEMENT

Les polypes sont des excroissances pédiculées, des tumeurs saillantes à la surface des cavités muqueuses ou vasculaires de notre corps.

On en distingue les excroissances fongueuses qui ne prennent pas la forme d'une tumeur, mais celle d'un prolongement frangé, par exemple. On en distingue encore quelques excroissances qui dégénèrent habituellement en cancer. Mais la plus ou moins grande tendance à dégénérer en cancer ne nous paraît pas un motif suffisant pour séparer des maladies qui toutes produisent d'abord les mêmes accidents, réclament à peu près toutes le même traitement, et sont guéries presque toutes par les mêmes moyens. Enfin, par cela même qu'il y a quelques avantages à réunir toutes les tumeurs pédiculées sous le même titre, et que cette méthode nous permet d'accorder la nomenclature médico-chirurgicale des auteurs anciens et des auteurs modernes, sans nuire ni à l'une ni à l'autre ; sans rien sacrifier des observations des uns ni des autres, nous parlerons, dans cette thèse, de toutes les tumeurs pédiculées qui s'observent dans les cavités indiquées plus haut, y compris même celles du conduit auditif externe et celles de l'utérus. Cependant nous ne ferons qu'indiquer les excroissances qui échappent aux moyens de la chirurgie, ou qu'on n'a guère l'habitude de classer parmi les polypes.

Les polypes ont été appelés ainsi de πολυς, plusieurs, et de πους, pieds, parce que, dit-on, les anciens ont cru leur trouver quelque ressemblance avec le poulpe, espèce de mollusque céphalopode à longs bras.

Nous diviserons notre thèse en quatre parties. Dans la première, nous réunirons et classerons un certain nombre de faits, de manière à éclairer notre sujet ; dans la seconde, nous envisagerons les polypes d'une manière générale, sous les divers points de vue de leur disposition matérielle ou anatomique, de leurs phénomènes, de leur marche, de leurs causes ; sous les divers points de vue de leur diagnostic, de leur pronostic, du traitement qu'ils réclament et des effets consécutifs à ce traitement.

Quand nous aurons découvert, par cet examen général, tous les modes dont ils sont susceptibles, nous étudierons ensuite ces modes en particulier, afin de les voir par tous leurs côtés, et de mieux apprécier l'influence de chacune de leurs diverses manières d'être.

Que le lecteur veuille bien ne pas s'effrayer de cette méthode, car elle diffère peu de celles que l'on suit généralement, et elle est réellement plus simple, plus facile et plus parfaite, puisqu'elle permet d'envisager les choses sous un plus grand nombre de faces, et par toutes ces faces en particulier.

Enfin, nous terminerons par quelques remarques historiques.

Les polypes présentent beaucoup de différences sous le rapport de leur situation, de leur étendue, de leur forme, de leurs propriétés sensibles aux yeux et au toucher, de leur structure qui est bien plus variée qu'on ne le dit généralement, de leurs phénomènes et de leur marche, de leur diagnostic et de leur pronostic, ainsi qu'on va le voir par les observations que je vais exposer.

PREMIÈRE PARTIE

OBSERVATIONS SUR LES POLYPES DU NEZ ET DES CAVITÉS VOISINES

On rencontre souvent, dans les fosses nasales, des polypes mous, jaunes, grisâtres et transparents, qu'on nomme muqueux, parce qu'ils contiennent un fluide muqueux et séreux abondant. On les nomme encore vésiculeux, parce que, par leur forme en grappe, ils semblent composés de vésicules.

Observation 1re. — Rozier, âgé de dix-neuf ans, né de parents scrofuleux, est scrofuleux lui-même dès son enfance (caries, etc., etc.). Il fit, en 1829, une chute sur la face, et se fractura les os de la cloison du nez. Au bout de quelques jours, il sortit plusieurs esquilles par les narines. A dater de ce moment, fréquentes hémorrhagies nasales auxquelles le malade n'était pas sujet autrefois. Il y a dix-huit mois, il commença à s'apercevoir de la présence d'un corps étranger dans les fosses nasales, sa respiration n'était plus aussi libre ; des maux de tête survinrent, et un polype apparut, prenant toujours de l'accroissement ; au bout de dix à douze mois, la respiration devint presque impossible par les fosses nasales, tandis qu'en même temps la déglutition était gênée. — Depuis cette époque, les hémorrhagies cessèrent et ne se représentèrent plus. Au mois de mai dernier, il entra dans mon service ; ses deux narines étaient remplies et dilatées par des polypes grisâtres, insensibles, et véritablement muqueux. La voix était un peu nasonnée, et la respiration nasale impossible. Le malade ne se plaignait plus de maux de tête. Je l'opérai en commençant par la narine droite, après avoir reconnu que le polype qu'elle renfermait adhérait très-probablement sur le cornet moyen; après deux ou trois introductions des pinces, je reconnus qu'il ne restait plus rien dans la place qu'il occupait, et qu'il ne restait même plus rien dans la narine opposée. En en cherchant la cause, je m'aperçus qu'il n'y avait qu'un polype; que ce polype avait passé de la fosse nasale droite dans la gauche, à travers la cloison ouverte; et comme la cloison du nez avait été fracturée en 1829, je compris facilement la singularité à laquelle je ne m'attendais pas. La guérison du malade s'est bien soutenue jusqu'à ce jour.

Le polype arraché à Rosier était disposé en grappes irrégulières, mamelonnées. Il était mou, transparent, presque sans vaisseaux; et ses vaisseaux, extrêmement fins, n'étaient visibles que dans quelques points de sa membrane extérieure. Son tissu était aréolaire et homogène, humide de beaucoup de sérosité légèrement muqueuse.

Observation 2e. — J'ai rencontré, il y a trois mois environ, un pareil polype sur un nommé Bavoux, qui entra alors dans mon service. Il différait cependant du précédent par une structure plus compliquée. Son tissu renfermait, dans les points renflés, des kystes, des vésicules grosses comme des grains de chènevis, et dans ces kystes une liqueur blanchâtre, trouble, lactescente en un mot. L'extirpation de ce polype n'a d'ailleurs rien présenté de remarquable.

Il y a des polypes d'une structure mixte, soit qu'ils n'aient pas la même nature dans toute leur étendue, soit que plusieurs se soient réunis pour les former.

Observation 3e. — La femme d'un marguillier du temple de Saint-Adolphe, étant fort sujette aux défluxions, il lui vint un fort grand polype qui *était blanc et d'une substance pituiteuse*, et lui bouchait les deux narines, principalement la gauche, ce qui lui faisait respirer avec peine et danger d'étouffements.

Il était évident non-seulement dans les narines, mais aussi dans le gosier, ayant une double caroncule, l'*une blanche et molle, l'autre livide et dure*, et qui approchait du cancer.

On fut donc obligé d'essayer d'enlever ce polype. Ces caroncules ayant été déchirées plutôt qu'arrachées, on attrapa avec des tenailles cette partie qui était au gosier, et qui semblait dégénérer en carcinome, laquelle ayant été tiraillée un peu fortement, le polype sortit tout entier avec toutes ses racines.

Or ce polype avait huit racines semblables, à leur origine, à des queues de poires, qui naissaient à son centre, d'où partaient aussi les veines qui y étaient éparses.

Quant aux pieds (qui sont appelés caroncules par les médecins), ils différaient les uns des autres : car ceux des narines étaient couverts comme d'une membrane qui contenait beaucoup de pituite congelée, laquelle était molle et transparente en la plupart, semblable à la pulpe d'une prune blanche ; dans les autres elle était dure et obscure comme une corne brûlée (obs. de N. Tulpius, dans la *Bibl.* de Bonet, t. IV, p. 7).

On voit assez souvent des polypes du nez succéder à des violences extérieures sur cet organe, sans que l'on puisse affirmer que le polype en soit l'effet; cette coïncidence doit être remarquée.

Les observations suivantes offrent des exemples de la coïncidence dont il est question :

Observation 4e. — Certain gentilhomme ivre tomba de son cheval et se froissa le nez. Cette offense fut suivie d'exulcération dans une des narines, après quoi la chair commença à croître, et il s'y forma un polype qui, quand il demanda conseil, paraissait déjà en dehors, et remplissait tellement cette narine, que l'air ne pouvait presque pas pénétrer, et qu'il ne respirait que la bouche ouverte.

Il avait amené avec lui un chirurgien auquel je commandai d'appliquer un onguent corrosif et dessiccatif dans les narines, avec un peu de linge, à l'endroit où il restait un peu de passage entre le polype et les narines, le renouvelant deux fois par jour, et d'arroser les narines d'une liqueur corrosive pour ronger le polype. Au bout de quinze jours, ce polype était déjà un peu consumé; mais, pour le détruire entièrement, il se servit encore d'une autre eau corrosive. Par ces moyens, il fut entièrement emporté sans qu'il résultât aucune difformité pour le malade (obs. de Plater dans Bonet., *Bibl.*, t. III, p. 17).

Quoique les substances corrosives soient de mauvais moyens à employer contre les polypes les plus innocents, ce fait prouve qu'elles peuvent détruire d'assez gros polypes en peu de temps.

OBSERVATION 5ᵉ. — Un jeune homme de dix-huit ans, *frappé deux fois à la tête* à un long intervalle, une fois avec un bâton, l'autre avec une pierre, tomba sans connaissance dans les deux cas. Un polype volumineux se développa d'une part dans la narine gauche, de l'autre dans le pharynx; des accidents inflammatoires généraux survinrent, et ensuite trois hémorrhagies abondantes. Plus tard, inflammation et suppuration du polype situé dans l'arrière-gorge, et qui ne tarda pas à *se détruire ainsi spontanément*. Le polype des fosses nasales fut extirpé avec des pinces, après avoir été en partie desséché par l'usage de l'alun (Paletta, *Exercit. pathol.*, p. 5. Milan, 1820). Ce cas n'est pas seulement remarquable par les violences qui l'ont précédé, il l'est aussi par la guérison spontanée de l'une des portions du polype.

Le cas suivant est remarquable par la cause qui semble l'avoir produit, par l'étendue et la forme quadrilobée du polype, par ses hémorrhagies et par l'heureux succès de la ligature.

OBSERVATION 6ᵉ. — Un jeune homme portait depuis deux ans, dans la fosse nasale gauche, un polype développé à la suite d'une chute sur la face, dans laquelle le nez fut violemment heurté. Depuis lors, hémorrhagie de temps en temps par la narine gauche. Au bout de quelques mois, le malade s'aperçoit qu'un polype se développe au fond de cette narine. Vainement il essaye les consomptifs et plus tard l'avulsion; il y a déchirure, et il est impossible d'enlever toute la masse. Levret lie successivement, en trois jours, les trois appendices dont se compose la masse polypeuse. Chacun de ces appendices tombe le lendemain, et le quatrième jour, lors de la chute de la dernière portion, le malade s'aperçoit qu'il y a suppuration dans sa narine. Une quatrième portion, plus petite, se détache d'elle-même pendant qu'on essaye de la lier. Enfin, la masse qui donne naissance à ces végétations est arrachée sans effort avec la pince à polype. Il ne s'échappe pas une seule goutte de sang. L'ensemble de ces opérations dure six jours (Levret, *Obs. sur la cure des polypes*, etc., p. 233).

On voit aussi des violences externes sur la face être suivies du développement de polypes fongueux dans le sinus maxillaire.

Observation 7e. — Une petite fille de cinq ans reçoit un coup sur la face, du côté gauche, entre le nez et la pommette. Tuméfaction de l'os, du pus s'écoule dans la bouche, après s'être fait jour vers les canines, suppuration abondante, dévoiement, symptômes de scorbut, traitement général approprié, avulsion d'un fongus situé dans ce sinus, et chute de la partie inférieure du maxillaire supérieur et des os palatins (obs. de Chastenet, chirurg. de Lille, mém. de Bordenave, dans *Mém. de l'Acad. roy. de chir.*, t. XIII, p. 383, édit. in-12).

Je rapporte l'observation suivante comme un cas possible de polypes syphilitiques, peut-être guérissables par les mercuriaux.

Observation 8e. — Une malade, affectée de symptômes syphilitiques, portait trois polypes, un dans la narine droite, de la grosseur d'une amande; un dans la gauche, d'un volume double; un dernier derrière la luette, gros comme une noix. — Depuis six ans elle s'aperçoit du polype dans la narine droite; quatre ans après, des tentatives d'extraction n'amènent qu'une déchirure du polype avec hémorrhagie qui est arrêtée par le vitriol. A la chute de l'escharre, le polype adhère aux parois de la fosse nasale. Le polype de la narine gauche se détache par l'effet du mercure, mais les autres résistent. Levret se détermine à employer la ligature; il coupe d'abord, en deux jours, les adhérences, et, le troisième, il lie le polype de la narine droite, qui se flétrit, suppure et tombe au bout de sept jours. Il lie enfin le polype de la gorge; la tumeur se gonfle bientôt et gêne tellement la malade, que celle-ci, impatientée, tiraille la ligature, le polype tombe dans le pharynx, sans hémorrhagie, et est avalé (Levret, *Obs. sur la cure des polyp.*, p. 273).

Lorsqu'un polype nasal est très-volumineux, qu'il dilate le nez, il peut pendre sur la lèvre par la narine, remonter dans l'orbite par le canal nasal, ébranler les dents et distendre la joue en distendant le sinus maxillaire. C'est ce qui paraît être arrivé dans le cas suivant que j'emprunte au professeur Alibert.

Observation 9e. — Niacre, âgé de vingt-deux ans, était sujet à de fréquents saignements de nez. Un jour qu'une hémorrhagie était plus intense qu'à l'ordinaire, on excoria la membrane muqueuse en enfonçant dans le nez des bourdonnets de charpie.

Au bout d'un an il sentit un petit bouton dans une de ses narines. Il le fit augmenter considérablement, ayant pris l'habitude de le gratter sans cesse. Quand le malade marchait, l'air, en s'échappant des narines, *entraînait en avant* et en bas l'excroissance, qui remontait dans l'acte de l'inspiration. L'angle interne de l'œil gauche se tuméfia, devint douloureux ; les larmes s'écoulèrent sur la joue ; une tumeur lacrymale se forma par l'action du polype, qui, en augmentant, avait comprimé le sac lacrymal : aussitôt la joue s'enflamma et donna les signes d'une fluctuation purulente.

Les quatre dents molaires de la mâchoire supérieure étaient renversées en dedans. Le chirurgien auquel le malade se confia pratiqua une incision à la partie déclive de la joue, d'où il sortit une grande quantité de pus. Le polype augmentant toujours de volume, on lia la portion qui dépassait les fosses nasales et tombait jusque sur la lèvre inférieure. Dès lors, le petit bouton qui était à la commissure interne de l'œil gauche s'accrut et parvint au volume d'une noix. Le polype grossit considérablement, écarta les os de la face, et força l'œil de se porter en avant et de côté. Le malade perdit la faculté de voir avec cet œil. Au moment où le professeur Alibert le fit dessiner, ses yeux saillants semblaient vouloir sortir de leur cavité, surtout le gauche. A la commissure externe des paupières gauches on remarquait une excroissance fongueuse et granulée, d'un rouge vif, qui n'était pas douloureuse. On apercevait dans la narine gauche une autre excroissance de forme oblongue, entourée d'un mucus épais qui sortait de l'ouverture antérieure du nez, et la joue était énormément distendue (Alibert, *Nosol. natur.*, p. 529, t. I).

Il y a des polypes qui tombent spontanément ou par suite d'une inflammation ulcérative. Voici un cas de ce genre.

Observation 10. — Paletta rapporte qu'un polype des fosses nasales fut en partie extirpé, en partie rejeté par des efforts de toux. Il répullula ; alors nouvelles tentatives d'extirpation, accidents fébriles, écoulement purulent par le nez et l'oreille gauche ; mort. A l'*autopsie*, polype inséré à l'os cribleux qui était fracturé, altération de la dure-mère de la base du crâne, du cerveau et du cervelet du côté gauche (Paletta, *Exerc. patholog.*, p. 10. Milan, 1820).

Quelquefois, le polype nasal ou pharyngien paraît se détacher sans ulcération ni suppuration, par cela seul qu'un effort de toux ou de vomissement en a rompu le pédicule délié.

Observation 11e. — Mathias portait un polype dans les fosses nasales; il le rejeta par la bouche, en se mouchant : c'était une chair spongieuse et rouge, de la grandeur et figure d'une poire avec sa queue (obs. d'un anonyme dans Bonet, *Bibl.*, t. IV; obs. 92, p. 457).

Ce ne sont pas seulement les polypes à pédicule grêle qu'on voit détachés par la toux ou le vomissement. Des polypes à adhérences multiples peuvent aussi être rejetés de cette manière, comme le prouve le fait suivant.

Observation 12e. — M. le docteur Vimont rapporte qu'une dame Lescane se plaignait depuis seize mois d'une gêne douloureuse en avalant, qui augmentait par les temps froids. Cette dame, atteinte, en janvier 1806, d'un catarrhe qui suscitait des vomissements, rendit une tumeur charnue, vasculeuse, molle, inégalement épaisse, à bords déchiquetés. La face par laquelle cette tumeur charnue adhérait à la paroi postérieure du larynx et antérieure de l'œsophage offrait plusieurs prolongements filamenteux; enfin, elle avait beaucoup d'analogie avec un polype spongieux.

Depuis cet événement heureux, cette dame s'est parfaitement rétablie (*Annal de la Soc. méd. prat. de Montpellier*, 1806, p. 73, t. VIII).

Les polypes muqueux répullulent quelquefois avec une grande opiniâtreté. Quoique cette circonstance augmente leur gravité, leur gravité n'est pas comparable à celle du polype dur.

Observation 13e. — Ricard (Alphonse), âgé de vingt-deux ans, actuellement couché dans le service de M. Lugol à l'hôpital Saint-Louis, pour y être traité d'une luxation spontanée, est né de parents d'une excellente santé. Lui-même, jusqu'à l'âge de quinze à seize ans, s'est toujours bien porté. Ce malade n'était pas sujet aux hémorrhagies, et depuis qu'il est affecté de polypes il n'y a pas davantage été sujet. Il y a six ans, il survint fréquemment dans l'une et l'autre narine des vésicules auxquelles succédaient des croûtes qui, fréquemment arrachées par le malade, se reproduisaient sans cesse ; bientôt il sentit de la gêne dans la narine gauche, l'air n'y circulait plus aussi librement, des battements s'y faisaient sentir, et dès lors le malade devint sujet à une douleur presque permanente, occupant le front du côté gauche et devenant plus forte l'hiver et dans les temps humides. — Quelques mois après l'apparition de ces symptômes, un chirurgien ayant constaté l'existence de polypes, en pratiqua l'avulsion, opération que la répullulation de ces tumeurs rendit bientôt nécessaire de nouveau. Pendant deux années consécutives, M. Flaubert (de Rouen) lui lia de temps en temps ces polypes, à mesure qu'ils se reproduisaient, mais sans détruire les racines. Le malade étant venu à Paris, M. le professeur Dupuytren les arracha à son tour. Une prompte récidive l'obligea l'année suivante à réclamer encore les secours de l'art. Cette fois ce fut M. le professeur Roux qui les lui extirpa. Il y a maintenant un an, et de nouveaux polypes embarrassent déjà ses fosses nasales.

Assurément de pareils insuccès ne sauraient s'expliquer par l'inhabileté des opérateurs qui ont prodigué des soins à ce malade. Il ne le sait que trop ; aussi, dans son désespoir, il n'attend plus rien des secours de l'art, persuadé qu'il en a épuisé toutes les ressources.

Les polypes durs qui sont accompagnés de douleurs violentes à la tête, qui, extirpés, répullulent, qui ramollissent et détruisent les os, sont toujours graves et souvent mortels.

Observation 14e. — Un homme de soixante ans éprouve des douleurs violentes à la tête. Au bout de quelques jours, écoulement de pus par les narines, deux abcès au grand angle de l'œil gauche et sous la lèvre supérieure, près de la première molaire. Au premier succède une fistule par laquelle sort une végétation polypeuse dont l'extirpation est suivie d'une prompte recrudescence, d'accidents généraux et de mort, sept mois après l'invasion. *Autopsie.* Polype volumineux, noir, bosselé, se déchirant facilement, laissant écouler du sang et naissant sur la pituitaire qui recouvre les cornets supérieurs et inférieurs, et sur celle qui tapisse l'antre d'Highmore. Les os voisins étaient en partie détruits ; de l'ethmoïde il ne restait que l'apophyse *crista galli* (Paletta, *Exerc. patholog.*, p. 3. Milan, 1820).

Lorsqu'un polype est très-étendu, qu'il remplit la fosse nasale, qu'il cause une céphalalgie continuelle et du coma, il y a à craindre qu'il ne remonte dans le crâne et ne cause la mort.

Observation 15e. — Un jeune homme, tourmenté de maux de tête, mourut dans un état comateux. A l'autopsie, on trouva dans la fosse nasale droite un polype qui, naissant de la cloison, se partageait en deux parties : l'une, supérieure, montant verticalement, avait détruit la portion criblée de l'ethmoïde, pénétrait dans le crâne en écartant le repli de la faux du cerveau dont elle s'était fait une enveloppe. Cette tumeur, couverte par le lobe droit du cerveau dont elle avait altéré la substance, était baignée de pus mêlé de sang, provenant de l'érosion des veines voisines; son volume était égal à la moitié d'un œuf, sa surface inégale, bosselée. Sa substance, molle, offrait à la section un aspect lardacé. La partie inférieure du polype remplissait presque toute la fosse nasale droite (Paletta, *Exercit. patholog.*, p. 7, Milan, 1820).

L'observation suivante offre l'exemple d'un polype nasal qui, extirpé, répullule très-gros, gène la respiration, la déglutition, produit la surdité de l'oreille droite, s'étend jusque dans le crâne et cause la mort.

Observation 16e. — Un enfant de dix ans porte dans la narine droite un polype qui, extirpé en partie, répullule et devient très-volumineux. Alors, gêne dans la respiration et la déglutition, fièvre, hébétement, surdité à droite, dépression du voile du palais. Malgré les accidents fébriles et une douleur obtuse de la tête, Paletta pratique l'avulsion de plusieurs polypes situés dans la fosse nasale droite : écoulement purulent par le nez et par l'oreille droite, exophthalmie à droite d'abord et bientôt à gauche, augmentation des accidents généraux, abolition des sens, mort.

Autopsie. — Épanchement considérable de pus sous la face inférieure du cerveau. Gangrène de ses membranes, de son lobe moyen et de la glande pituitaire. Autre épanchement de sang à la base du crâne et polype de forme carrée, large de deux travers de doigt sur autant de longueur, naissant, selon toutes les apparences, d'une part de la membrane qui tapisse le sinus droit du sphénoïde, et de l'autre, hors de cette cavité, des parties voisines et spécialement de la membrane qui revêt le pharynx. La masse de cette production est solide, d'une texture fibreuse, compacte, violacée à l'extérieur, blanchâtre en dedans; sa base, bosselée, inégale, s'appuie sur le voile du palais; l'orifice du sinus sphénoïdal qui donnait naissance au polype, est très-élargi, (Paletta, *Exercitationes pathologicæ*, p. 1. Milan, 1820).

Il est des polypes qui saignent avec une si grande facilité et qui donnent tant de sang pour peu qu'on les touche et qu'on les violente, qui répullulent si facilement, que M. Hervez les appelle des *noli me tangere*. Ces polypes sont tantôt fibreux et rougeâtres, tantôt d'une autre structure.

Observation 17e. — Massenet, âgé de treize ans, avait, dans la fosse nasale gauche, un polype qui datait de dix-huit mois, et qu'on avait lié une fois et extirpé deux. Il produisait toujours une hémorrhagie difficile à suspendre. Pour ne pas abandonner le malade à la mort, on se décide à tenter de nouveau l'extraction de ce corps. On le saisit facilement, mais il résiste tellement, que les pinces, assez fortes pourtant, sont faussées; un bistouri étroit et boutonné est introduit pour couper le large pédicule de ce singulier polype, et aussitôt le sang jaillit avec une si grande force, qu'on est obligé de tamponner et de suspendre l'opération. Le malade succombe six jours après.

Autopsie. — La tumeur, implantée sur la partie postérieure de la voûte de la narine, remplit cette cavité; elle est ferme, élastique, formée de fibres diversement entre-croisées. Sa couleur est gris rougeâtre, plus ou moins foncée, son intérieur ne renferme pas de cellules, ni de cavités, ni de vaisseaux remarquables, il est impossible de le déchirer avec les doigts; sa périphérie; qui s'était approprié la membrane muqueuse du nez, est légèrement boursouflée. Sa coupe est inégale, homogène et non granulée (*Arch. gén. de méd.*, t. II, p. 579).

Les polypes des narines, qui sont mous, grisâtres et insensibles, sont ordinairement peu graves, et peuvent être tourmentés par des drogues irritantes, sans dégénérer en cancer, et détruits enfin par la cautérisation, quoique ce mode de traitement ne doive point être préféré aux moyens plus convenables que l'art possède. C'est ce que prouve l'observation suivante :

OBSERVATION 18e. — Une femme âgée de trente-quatre ans, affectée d'un polype de la narine droite, consulte un médecin qui l'examine avec soin; il découvre, dans cette narine, un corps membraneux, formé de fibrilles diversement entre-croisées, d'un blanc rougeâtre, et dont la surface est çà et là traversée par des vaisseaux très-petits et peu nombreux, de couleur rouge bleuâtre, pâle. Il est un peu mou, à peine sensible, et flotte librement dans la narine, adhérent à sa partie supérieure par une base assez large. Le mal avait commencé environ deux ans auparavant. Un barbier y appliqua des poudres astringentes, dessiccatives qui l'irritèrent. Un autre chirurgien produisit, par des topiques, une apparence de guérison. Mais, depuis deux mois, il s'était élevé peu à peu, à la place de l'ulcère, cette excroissance incommode, qui produisait la gène de la respiration, la diminution de l'appétit, de la cardialgie, des lassitudes. Les autres fonctions étaient régulières.

Le médecin, considérant que la ligature et l'excision seraient fort difficiles, à cause du volume du pédicule, pratiqua la cautérisation. Trois applications du fer chaud furent faites successivement, au moyen d'une canule d'argent. Il s'écoula d'abord une grande quantité de sérosité, ce qui réduisit la tumeur à une simple membrane, laquelle fut à son tour cautérisée jusqu'à la racine. On y plaça ensuite une tente enduite d'un digestif, et le mal fut enlevé sans retour. Un cautère fut mis au bras, et au bout de plusieurs années, la malade n'avait éprouvé d'atteintes ni de cette maladie, ni d'aucune autre (S. Braun, *Exposit. med. chir. casus de polypo narium aquoso, theses.* Tubingæ, 1788).

Le fait suivant présente un autre exemple de guérison par les caustiques, bien que le polype fût rouge, dur et saignât facilement.

OBSERVATION 19e. — Un juge replet avait le visage plein, le nez large. En la narine gauche on apercevait une *chair insensible, rougeâtre, dure*, qui la remplissait et la dilatait extrêmement. Ayant mis une sonde, elle pouvait passer au delà. Quand on la poussait un peu fort, il s'écoulait beaucoup de sang. Je touchai légèrement, dit l'observateur, tous les jours, deux ou trois fois, le polype avec un linge mis au bout d'une sonde, trempé dans de l'huile de vitriol. En après, je mêlai une poudre très-subtile de grenade avec l'onguent ægyptiac et tant soit peu d'huile de vitriol, le faisant entrer dans la narine là ou elle était libre, avec un petit linge qui était arrosé d'un peu d'huile de vitriol : or comme ces remèdes ne faisaient pas une grande douleur au malade, laquelle cessait incontinent, il ne faisait pas difficulté de les souffrir. Le polype devint bientôt noir et se corrompit. Le chirurgien ôtait tous les jours ce qui se trouvait pourri, réitérant ensuite l'huile et l'onguent. Mais à chaque fois qu'il touchait la chair vive, il en sortait incontinent du sang, lequel s'arrêtait au même moment qu'on y avait appliqué de l'huile de vitriol. Bientôt l'air eut son passage par la narine. La racine du polype, au bout de trois semaines, ayant été poussée avec la sonde, sortit comme une croûte creuse (obs. de F. Plater, p. 16, dans Bonet, *Bibl.*, t. III).

Observation 20e. — Paletta rapporte aussi l'exemple d'un polype saillant par le grand angle de l'œil, qui fut accompagné d'accidents généraux graves, et qui, néanmoins, fut traité avec une sorte de succès par la cautérisation et la ligature (Paletta, *Exer. pathol.*, p. 4. Milan, 1820).

On trouve dans le *Médical and surgical Journal* d'Édimbourg, du mois de juillet 1826, l'observation d'un polype du sinus frontal traité et guéri par le caustique. Quoiqu'on eût pu probablement arriver plus vite et plus convenablement au même but, ce cas n'est pas moins intéressant.

L'observation est copiée du *Magasin de Rust.*

Observation 21e. — Le malade était de bonne constitution, le polype s'étendait dans les deux narines, et dans les temps humides en dépassait même l'ouverture. Il se prolongeait d'un demi-pouce dans l'arrière-gorge, dilatait les sinus frontaux et faisait sur le front une saillie du volume de la moitié d'un œuf d'oie. L'œil droit faisait aussi saillie, la prunelle était tournée en dehors, de sorte que le malade voyait les objets doubles. Le chirurgien essaya d'enlever une partie de la tumeur par l'extraction seule. Il réussit à en extraire plusieurs portions, particulièrement une, d'une grandeur considérable, située dans la gorge. Le malade en fut soulagé, mais au bout de quatre jours, les portions extraites furent remplacées par des végétations spongieuses. Au bout de dix jours, M. Hoffman se détermina à ouvrir le sinus. Une incision cruciale fut faite jusqu'à l'os, mais il fut obligé de cesser l'opération, à cause d'une hémorrhagie abondante qui lui parut nécessiter la compression. Le jour suivant, en ôtant le pansement, une masse spongieuse, de consistance de chair, fit saillie. La distance entre les parois interne et externe du sinus était de trois quarts d'un pouce et les parois paraissaient ramollies. On reconnut que la tumeur avait son origine dans le sinus frontal, et s'étendait de là dans les narines et la gorge.

L'application des stimulants et des corrosifs paraissant la seule chance de guérison, on enleva une grande portion de la paroi du sinus, et après avoir excisé une partie de la tumeur spongieuse, on toucha la surface de l'autre partie avec le muriate d'antimoine. On répéta cette application deux fois en quatre jours. Au bout de ce temps, un écoulement de matière très-fétide et purulente eut lieu; mais comme en quatre semaines il y avait très-peu d'amélioration, M. Hoffman réussit à passer un stylet dans la narine droite et tenta la guérison par le moyen d'un séton. Il introduisit, à travers la tumeur, une mèche assez large, et tous les jours il en enduisait la portion nouvelle de précipité rouge. On jetait aussi de temps en temps sur la cavité du sinus un peu de la même poudre. Cette méthode de traitement fut suivie d'une amélioration sensible; la tumeur dans la narine droite diminua graduellement et se fondit par la suppuration. L'ulcère prit un bon aspect. Comme il existait encore une masse spongieuse dans le sinus frontal gauche, on résolut de le trépaner et de traiter de la même manière; mais comme on trouva qu'il existait un passage à travers la narine gauche, on fit d'abord des injections de nitrate d'argent, avec quinze grains par once d'eau; ce traitement réussit, la tumeur se fondit en pus, et au bout de six mois la guérison fut complète. Il ne resta qu'une légère dépression du front, et la guérison était toujours parfaite au bout de quatre ans.

Quoique l'excision soit peu employée maintenant contre les polypes du nez, il y a des cas où l'on peut la mettre facilement et sûrement en usage.

Observation 22e. — Une personne avait dans la narine droite un polype dur et fongueux de la forme d'une petite poire, et dont le pédicule assez large se trouvait derrière le cartilage triangulaire et l'os propre du nez. M. Amussat ayant reconnu l'implantation de ce polype au moyen d'un stylet boutonné, en fit l'excision avec un bistouri dont la lame était à moitié enveloppée d'une bandelette de linge du côté du manche, et qu'il introduisit à plat entre le polype et les parois de la narine, en tirant en même temps à lui la base du polype avec un ténaculum. Les racines excisées ont été cautérisées avec un cautère à bouton garni de sa canule (*Archiv. génér. de méd.*, t. XV, p. 132).

Les polypes du pharynx gênent particulièrement la déglutition et la respiration par l'abaissement du voile du palais et l'obstacle qu'ils opposent au passage de l'air. On les guérit par l'excision. En voici un exemple dû à M. Rigal.

Observation 23e. — Une polype charnu d'une consistance très-dense, remplissant l'arrière-bouche, repoussait la cloison du palais en avant, chez un sujet scrofuleux. La ligature en fut faite avec le serre-nœud de Levret. Mais la tumeur gênant la respiration et la déglutition, et faisant saillie au fond de la bouche, M. Rigal traversa ce polype, de nature lardacée et squirrheuse, avec une aiguille enfilée d'un fil ciré; l'ayant ensuite attiré à lui, il en pratiqua la rescision et délivra son malade, qui guérit radicalement (*Observ. et réflex. de chirurg.* de M. Rigal, ann. 1810, *Annal. de la Société de méd. pratiq. de Montp.*, t. XXIII, p. 211).

Je n'ai point encore signalé d'une manière particulière le caractère nasonné de la voix dans les cas de polype nasal ou pharyngien. J'en emprunterai un exemple à mon confrère M. Blandin.

Observation 24e. — Un jeune homme porte un polype qui apparaît dans l'arrière-bouche, déprime le voile du palais, et le repousse en avant; levé à l'aide d'une spatule, il se présente sous la forme d'une tumeur arrondie du volume d'une grosse noix et d'une consistance dure. A l'extérieur, la tumeur est lisse, blanchâtre, et offre l'aspect d'une membrane fibreuse qui vient d'être lavée. Le doigt la circonscrit facilement, on croit qu'elle naît d'un point voisin de l'ouverture postérieur des fosses nasales. Elle gêne la respiration et rend la voix nasonnée.

M. Blandin fait la ligature, bientôt le polype est rejeté au dehors sans hémorrhagie. Il paraît formé d'une substance dure, homogène, d'une couleur rougeâtre, et dans laquelle on ne distingue aucune sorte de fibres (*Arch. gén. de méd.*, t. XXIII, p. 570).

Il y eut à la suite une légère otite. Ce phénomène n'est point rare. La présence d'un polype nasal ou pharyngien suffit pour l'occasionner, et la ligature, par l'irritation qu'elle produit, la détermine assez souvent, quand elle est appliquée à peu de distance de la trompe d'Eustache.

Si l'ébranlement et la chute des dents sont souvent la suite du développement d'un polype du sinus maxillaire, on conçoit que, dans un cas comme le suivant, le polype pourrait bien être la suite de la maladie des dents.

Observation 25e. — Un prince, ayant toujours eu de mauvaises dents, perdit presque toutes celles du côté gauche de la mâchoire supérieure. Dans le sinus maxillaire et dans les alvéoles se développèrent plus tard des tumeurs fongueuses avec gonflement de l'os, saignement de nez du côté malade, dégénération cancéreuse, enfin la mort arriva (Morand, mém. de Bordenave, dans *Mém. de l'Acad. roy. de chir.*, t. XIII, p. 390, in-12).

Lorsqu'un fongus du sinus maxillaire sort par une alvéole, on ne peut espérer de le guérir par une simple excision.

Observation 26e. — Un homme de soixante ans a une tumeur charnue du volume d'un gros pois, située dans la bouche, dans un espace formé par la carie des deuxième et troisième dents molaires du côté gauche. D'abord excisée, elle repullule, donne un écoulement fétide par la bouche et le nez, et guérit par l'avulsion seule (obs. de Dubertrand, mém. de Bordenave, dans *Mém. de l'Acad. roy. de chir.*, t. XIII, p. 372, in-12).

Il n'est pas aisé de guérir un polype très-étendu du sinus maxillaire autrement que par l'ablation et la cautérisation.

Observation 27e. — Chez une femme de trente ans, une tumeur sort de l'alvéole d'une dent cariée. Elle occupe presque toute la bouche, soulève la joue et écarte les mâchoires. La tumeur est d'une extrême dureté; ablation par l'instrument tranchant, cautérisation avec le fer rouge, guérison (obs. d'Acoluthus, tirée des *Mém. de l'Acad. des curieux de la nat.*, decad.

3. ann. 4e obs. 37; *Mém. de l'Acad. roy. de chir.*, t. XIII, p. 387, édit. in-12).

Il y a des fongus qu'il ne suffit pas de cautériser, mais qu'il faut *bien cautériser* pour les détruire. Je crois que, dans le cas suivant, la cure ne s'est fait attendre dix-huit mois que parce que le traitement n'a pas été assez actif.

Observation 28e. — Une demoiselle de vingt-trois ans éprouve depuis deux ans des douleurs de tête et de dents; petite tumeur fluctuante au palais. Elle s'ouvre, carie du sinus reconnue, emploi du cautère actuel. Au bout de trois mois : apparition de fongosités près des incisives du maxillaire supérieur; cautérisations répétées, ouverture du sinus en ce point, pansements détersifs; issue de vers, et enfin d'un fongus détruit de la grosseur d'une petite noix, puis guérison (obs. de Dupont et Morand, *Mém. de l'Acad. roy. de chir.*, t. XIII, p. 278, édit. in-12).

Il y a des polypes du sinus maxillaire dont la marche rapide est si fatale que les traitements les plus sages, les opérations les mieux indiquées sont impuissants.

Observation 29e. — Un homme de soixante ans éprouve des douleurs vers les premières incisives de la mâchoire supérieure, du côté gauche; avulsion de la première molaire, fongus dans l'alvéole. Malgré le cautère actuel, la tumeur envahit toute la joue en deux mois, s'étend à l'œil, au palais; alors carie des os, tentative d'extirpation, mort (obs. de Leaulté, mém. de Bordenave, dans les *Mém. de l'Acad. roy. de chir.*, t. XIII, p. 409, édit. in-12).

Parvenu à un certain volume, le *polype maxillaire* distend l'os qui le renferme, ébranle les dents qu'il fait tomber, s'échappe par leurs alvéoles, et s'étend ensuite rapidement dans la bouche, où il peut prendre un accroissement énorme.

Observation 30e. — Bremont était âgé de trente ans. A la suite de l'extraction d'une dent qui avait présenté quelques difficultés, il eut une légère hémorrhagie. Huit jours après, il s'éleva du fond de l'alvéole une petite tumeur qui, au bout de quatre mois, faisait saillir la joue gauche; elle se renversa ensuite en dedans à la partie interne du bord alvéolaire, et forma deux tumeurs distinctes, dont l'une occupait l'espace compris entre les dents et la joue, tandis que la seconde comprenait les trois quarts de la cavité buccale. La joue gauche présentait un gonflement de la grosseur d'un petit melon ; la masse charnue fongueuse remplissait les deux tiers de l'ouverture de la bouche. La face antérieure de cette excroissance était altérée, d'une couleur livide, noirâtre dans certains endroits, et dans d'autres enduite d'un pus jaune délayé dans des flots de salive. La face antérieure de cette excroissance offrait de plus des élévations et des tubercules fongueux, dans lesquels se rendaient de nombreuses ramifications artérielles qui donnaient quelquefois lieu à des hémorrhagies considérables. Cette tumeur se portait d'avant en arrière jusqu'à l'isthme du gosier, en formant une espèce de cylindre inégal qui remplissait aux deux tiers le plancher de la bouche, et se continuait sous la langue (Alibert, *Nosol. nat.*, t. I, p. 532).

Parvenus à un volume considérable, les polypes du sinus maxillaire pénètrent dans le nez, perforent le sinus et se développent à la fois dans la bouche et dans la fosse nasale correspondante. Un chirurgien distingué a bientôt reconnu le mal et trouvé les moyens d'y remédier, et ce que son esprit a conçu, sa main habile sait bien l'exécuter.

Observation 31e. — Lebret, maçon, âgé de dix-huit ans, entra, le 22 août 1822, à l'Hôtel-Dieu, portant un polype fibreux qui remplissait la narine et le sinus maxillaire, et qui en avait perforé la partie antérieure. La tumeur faisait sous la joue une saillie ferme et grosse comme le poing, en repoussant l'arcade zygomatique en dehors et soulevant un peu le plancher de l'orbite. Le polype ne sortait d'ailleurs de la narine ni en avant, ni en arrière, et il n'était pas dégénéré.

M. le professeur Dupuytren eut recours à deux opérations. La première fut faite sur le sinus maxillaire. Il incisa la muqueuse sous la lèvre relevée, il découvrit la tumeur et la saisit avec une pince de Museux; puis il implanta successivement dans la tumeur, et à des profondeurs de plus en plus considérables, deux autres pinces par lesquelles les aides, au moyen de tractions très-fortes, parvinrent à extraire le polype. Le sang jaillit à flots et fut arrêté par le tamponnement. Dix jours après, avec une pince à mors aplatis et les efforts combinés de traction et de torsion de plusieurs aides, il extirpa la division du polype qui occupait les fosses nasales.

Le malade sortit parfaitement guéri le trentième jour après son entrée. Il sortit sans cicatrice apparente et ne conservant de l'opération qu'il avait subie que le souvenir de l'adresse du chirurgien qui l'avait sauvé (*Méd. opér.* de Sabatier, édit. de Sanson et Bégin, t. III, p. 280).

OBSERVATION 32ᵉ. — Nous lisons dans le *Méd. and surg. Journal* d'Édimbourg, juillet 1821, l'observation d'un cas analogue. Il s'agit d'un polype considérable qui fut extrait du sinus maxillaire par M. R. Liston, professeur d'anatomie et de chirurgie à Édimbourg. Il ouvrit le sinus avec le trépan, en cautérisa la surface interne et guérit le malade. Celui-ci avait éprouvé des sensations d'arrachement dans tous les os de la tête et de la face, qui lui causaient d'atroces douleurs.

Je terminerai ces observations sur les polypes des sinus maxillaires par l'histoire d'un cas tiré de ma pratique à l'hôpital Saint-Louis. Il s'agit d'une tumeur fongueuse, et surtout encéphaloïde, du sinus maxillaire, que j'ai enlevée cette année, sur un enfant affaibli par plusieurs hémorrhagies antérieures; le cas n'est pas seulement intéressant par lui-même; il l'est encore par l'avantage qu'on retira du sirop diacode pour engourdir la sensibilité du malade et l'opérer aisément.

OBSERVATION 33ᵉ. — Boyenval, âgé de dix ans, entre à Saint-Louis le 15 juin 1833. Il est d'une constitution scrofuleuse, et affaibli par des hémorrhagies de la bouche; il a le teint pâle et blafard; il porte une tumeur volumineuse à la face, étendue depuis l'orbite et l'arcade zygomatique du côté droit, jusqu'au niveau et en dehors de la commissure des lèvres du même côté. Cette tumeur paraît avoir acquis un développement considérable en très-peu de temps, car le malade n'avait jamais rien éprouvé à la face avant une chute qu'il fit sur le visage, six mois auparavant; car, un mois avant son entrée à l'hôpital, le gonflement était presque nul, au rapport d'un interne qui le vit à cette époque. La consistance de cette tumeur est molle. L'œil, actuellement insensible à la lumière, est chassé en avant de l'orbite; le doigt ne rencontre plus la saillie de l'os malaire et la portion de l'os maxillaire qui forme la paroi antérieure du sinus de ce nom; porté dans la bouche et jusqu'au delà de l'isthme du gosier, il y sent une saillie molle, pâteuse, qui semble aller jusque derrière l'apophyse ptérygoïde. Il existe aussi en dehors une sorte d'empâtement qui diminue graduellement vers la fosse temporale. La narine droite n'est pas obstruée, une sonde de femme y pénètre facilement: on n'y sent aucune saillie, aucun enfoncement anormal. Il en découle néanmoins une assez grande quantité de mucus épais. Le petit malade répand une odeur infecte et repoussante. Dans la nuit du 15 au 16, hémorrhagie par la bouche, de trois palettes au moins; un tamponnement et des lotions d'eau froide suspendent le cours du sang. Le petit malade est pâle et faible. Le 17, nouvelle hémorrhagie, arrêtée par les mêmes moyens. Craignant le retour des hémorrhagies auxquelles l'enfant eût succombé promptement, si l'on avait abandonné la maladie à sa marche rapide, je résolus, dans ce péril extrême, d'enlever cette tumeur, l'opération ne pouvant guère abréger les jours du malade. Cependant l'enfant était indocile et ne voulait pas se laisser opérer; il pouvait se livrer à des cris, à des mouvements désordonnés, et s'opposer à l'emploi des moyens hémostatiques nécessaires pour arrêter une hémorrhagie qu'il n'avait pas la force de supporter sans courir le risque de mourir entre nos mains. De pareils dangers étaient peu rassurants; mais, en considérant qu'abandonné à lui-même l'enfant n'avait plus que peu de temps à vivre, nous crûmes qu'il était de notre devoir d'opérer, qu'il y aurait de la lâcheté à reculer devant les obstacles qui nous effrayaient, et nous nous décidâmes définitivement à tenter la seule chance de salut qui restât pour cet infortuné.

Pour prévenir son indocilité et engourdir sa sensibilité, nous lui fîmes prendre, une heure avant l'opération, une potion contenant quatre gros de sirop diacode. L'effet de cette potion paraissant peu marqué, on lui fit prendre, une demi-heure après, une cuillerée à bouche du même sirop.

L'opération fut pratiquée le 19 juin au matin, devant un assez grand nombre d'élèves. Tout étant prêt, et le malade couché sur un matelas, la tête un peu élevée et maintenue par des aides, je fis avec un bistouri convexe une incision verticale, qui commençait à la partie interne du bord de l'orbite, et finissait au-dessous de l'aile du nez, en divisant la lèvre supérieure; une deuxième incision, presque perpendiculaire à celle-ci, et partant du même point que la première, suivit la courbure du bord inférieur de l'orbite, et s'étendit vers la naissance de l'arcade zygomatique. J'obtins ainsi un lambeau triangulaire qui fut disséqué et renversé en dehors. Quelques artérioles fournirent un peu de sang, on en fit immédiatement la ligature. Alors apparut la tumeur; sa surface était rouge et fongueuse, et la presque totalité de sa masse paraissait formée de substance encéphaloïde. Les parois antérieure, externe et postérieure du sinus maxillaire avaient disparu complétement. J'essayai d'isoler cette tumeur et de la séparer des parties environnantes, pour l'enlever d'un seul coup; mais elle était si molle et si diffluente qu'elle se sépara en plusieurs portions. Cependant elle semblait prendre naissance en arrière et en dedans du sinus maxillaire. Cherchant du doigt les limites du mal, je ne trouvai ni la paroi inférieure de l'orbite, ni l'externe, elles avaient disparu ainsi qu'une grande partie de l'os malaire. Je reconnus alors que le mal se prolongeait jusque derrière l'apophyse ptérygoïde, et même jusque dans les fosses temporale et ptérygo-maxillaire. Cependant le petit malade, quoique parfaitement éveillé, n'accusait pas la moindre souffrance. Je pensai un instant à enlever l'œil; mais le tissu cellulaire environnant paraissant sain, je conservai cet organe. Au moment où j'achevais d'enlever tout ce qui me paraissait malade, avec des ciseaux courbes portés dans la fosse ptérygo-maxillaire, une artère, que je suppose être la buccale grossie, donna un jet de sang considérable. Comme elle était trop profonde pour être liée, des cautères rougis à blanc furent appliqués sur l'endroit d'où venait le sang, et ils parvinrent à l'arrêter. Quelques autres cautères furent portés aussi au-dessous et en dedans de l'œil, contre l'ethmoïde, dans les fosses temporale et ptérygo-maxillaire, contre l'apophyse ptérygoïde : ces derniers étaient destinés à détruire les débris de la tumeur qui avaient pu échapper à la dissection. Pour ainsi dire étranger à ces affreuses cautérisations, le petit malade ne criait que lorsqu'on lui fermait l'œil sain pour ne pas l'épouvanter à l'approche des cautères enflammés; et quoiqu'il parlât à tout instant, il ne témoigna jamais la moindre douleur. L'opération achevée, des morceaux d'agaric remplirent toute la cavité occupée auparavant par la tumeur. Le lambeau ne fut point réuni, afin que l'on pût bien observer ce qui surviendrait à la plaie et être prêt à combattre le mal s'il répullulait. Un appareil contentif et légèrement compressif fut appliqué. Craignant que l'engourdissement de la sensibilité produit par le sirop diacode ne se prolongeât trop longtemps, j'ordonnai quelques cuillerées de café. Le petit malade fut très-bien toute la journée, et, malgré le silence que je lui avais recommandé, il ne put s'abstenir de raconter à ses voisins tout ce qu'on lui avait fait, et comment on lui avait brûlé son mal à cinq ou six reprises, avec de gros fers ardents. Les jours suivants, il eut peu de fièvre, se tint facilement sur son séant, conserva toujours sa gaieté, et il bavardait sans cesse comme on le fait à son âge. On lui donna peu à peu quelques aliments, et on lui tint le ventre libre. Le 21 juin, il se plaignit un peu du côté droit de la poitrine, je lui appliquai sur le point douloureux un vésicatoire qu'on fit suppurer. Le 23, l'agaric qui formait tampon et remplissait toute la cavité fut enlevé. On lava la plaie avec de l'eau légèrement chlorurée, et on la pansa mollement. Alors on s'aperçut que l'œil était rentré en partie dans l'orbite et avait recouvré un peu la faculté de voir. La pupille se contractait d'une manière très-sensible. Le 24, le malade n'allant pas à la selle, on lui donna un lavement purgatif qui fut suivi d'abondantes évacuations alvines.

Jusque-là le petit malade allait aussi bien qu'on pouvait le désirer; il ne souffrait presque pas; la suppuration était peu abondante et avait perdu sa fétidité; les fonctions s'exécutaient librement; on lui donna pour aliments du bouillon, de la soupe, de la bouillie, des crèmes de riz. Les eschares se détachaient, on ne voyait de mal reparaître en aucun endroit; mais, vers le 25 juin, il eut quelques petits frissons qui ne reparurent pas les jours suivants. Le 29, au moment du pansement, l'enfant n'était pas aussi gai et aussi vif que de coutume, il paraissait un peu accablé, il ne se mettait pas de lui-même sur son séant, comme les jours précédents. Dans le cours de la journée il devint triste, assoupi. Le 30, la somnolence et l'abattement devinrent extrêmes. Le 1er juillet, à la visite, le petit malade était expirant, et il mourut dans la journée, treizième jour de l'opération.

Autopsie vingt-quatre heures après la mort, le 2 juillet. — *Poitrine :* Poumon droit sain, poumon gauche un peu hépatisé à sa base, dur, pesant; une portion de cet organe découpée, plongée dans l'eau, va au fond du liquide; pas de tubercules, pas d'abcès métastatiques. Cœur ferme et sain.

Abdomen. — Muqueuse de l'estomac un peu ramollie, d'un gris jaunâtre. Rien dans les autres organes.

Tête. — A la base du cerveau, et près des membranes, existe, dans le lobe antérieur gauche, du côté opposé à la plaie, un abcès du volume d'une petite noix; dans le lobe moyen droit, un autre abcès du même volume et aussi superficiel.

Examen de la plaie. — La branche ascendante droite de la mâchoire est dépouillée de son périoste en dedans, du pus existe entre le périoste et l'os, puis entre ce dernier et l'apophyse ptérygoïde. Il y a une large communication de la plaie avec la narine droite. Pas de trace de matière encéphaloïde, si ce n'est du côté interne de l'orbite, où l'on trouva quelque chose d'analogue, qui était rouge, enflammé, et qui aurait été détruit probablement par la suppuration.

OBSERVATIONS SUR LES POLYPES DES ORGANES GÉNITAUX DE LA FEMME.

On a vu les polypes utérins succéder à une chute. Ils sont très-souvent accompagnés d'hémorragies, et on en trouve d'analogues par leur structure à la tétine de vache.

OBSERVATION 34e. — Une femme tombe de voiture : perte qui dure près de trois mois d'abord, et revient ensuite de temps en temps pendant quatorze ans. A cette époque, pesanteur dans le bas-ventre, continuation des pertes, mort au bout de seize ans. Polype de 6 pouces de long sur 4 de large, inséré au fond de l'utérus, sillonné à sa surface par des veines variqueuses; à l'intérieur il y a quelques vaisseaux. La nature de la tumeur a été comparée à de la tétine de vache cuite; elle était recouverte par une expansion de la membrane interne de l'utérus (Levret, *Observations sur la cure radicale des polypes*, p. 16).

On voit quelquefois des polypes utérins coïncider avec une affection squirrheuse du sein. Madame Boivin en a cité deux exemples.

Observation 35e. — Dans le premier, il s'agit d'une dame de quarante-neuf ans qui avait été opérée d'une tumeur squirrheuse du sein, et qui, deux mois après sa complète guérison, affectée de récidive, fut traitée sans succès par la compression. Elle éprouvait alors de la pesanteur vers le bassin, ce qui lui inspira des craintes de ce côté. Il y avait quatre ans qu'elle avait cessé d'être réglée. Examinée au spéculum, elle présenta, dans l'ouverture du museau de tanche dilaté, un polype du volume d'une grosse cerise et d'un rouge violacé. Il était inséré à peu de distance de l'orifice. Il n'y avait point d'écoulement.

Observation 36e. — Dans le second, il s'agit d'une jeune femme blonde, fraîche, d'un très-bel embonpoint, qui était venue deux fois à Paris pour se faire opérer d'un squirrhe de la mamelle, et qui succomba à une métrorrhagie violente, occasionnée, à ce qu'il paraît, par le développement d'un polype considérable de la matrice, dont elle ne voulut point être opérée. Elle n'avait jamais eu d'enfant (Madame Boivin et Dugès, *Mal. de l'utérus*, t. I, p. 367).

On voit des polypes utérins ou des tumeurs fibreuses polypiformes se détacher spontanément en plusieurs parties qui sortent successivement de l'utérus. C'est ce qui arriva dans le cas suivant.

Observation 37e. — Une femme qui portait un polype utérin ou un corps fibreux polypiforme, en rendit successivement plusieurs portions, à la suite d'un voyage qui lui causa des douleurs assez vives pour nécessiter l'emploi des antiphlogistiques. Enfin elle rendit avec beaucoup de pus une tumeur du volume du poing, lobée et frangée (Willaume, *Arch. gén. de méd.*, t. XXIV, p. 449).

M. Hervez de Chégoin regarde comme fort rare l'existence d'une tumeur fibreuse devenue libre dans l'intérieur de la matrice; d'ordinaire la tumeur s'engage dans le col de l'utérus qu'elle dilate successivement; elle se rétrécit en ce lieu. Le même chirurgien considère aussi comme fort rare la chute séparée d'une première portion de la tumeur. Il présume qu'il en était dans ce cas comme dans un autre qu'il a rencontré (*Journ. gén. de méd.*, t. CI, p. 15), et où la tumeur était formée d'une substance fibreuse et d'une substance charnue qui se sont séparées et ont tombé isolément.

Le cas que nous allons rapporter nous offre aussi un exemple d'un polype différant à sa racine et à son sommet. Il concourt encore à démontrer quelle est la disposition de l'enveloppe que le tissu de l'intérieur de l'utérus fournit aux corps fibreux développés dans l'épaisseur de ses parois.

Observation 38e. — Une femme de trente ans, tourmentée par des chagrins pendant plusieurs années, voit ses règles devenir plus rares, puis plus fréquentes, et se changer en véritables hémorrhagies. Alors fièvre, émaciation, ischurie, etc., saillie dans le vagin d'une masse polypeuse arrondie. Le col de l'utérus, dilaté, laisse passer le doigt dans son ouverture. Mort avant que l'on ait pu tenter l'avulsion du polype. — *Autopsie :* Signes d'une péritonite aiguë. De l'utérus naît un polype sarcomateux, d'une substance blanchâtre et compacte vers sa racine. Son sommet, qui est contenu dans le vagin, est d'une texture molle, d'une couleur rouge foncée. La tumeur est enveloppée d'une sorte de poche fournie par la substance intérieure de la matrice (Paletta, *De uteri polypis*, in *Exercitationes pathologicæ*, p. 12).

Le fait suivant confirme les observations précédentes et prouve jusqu'à l'évidence qu'un même polype peut être d'une structure très-différente dans les différents points de son étendue.

Observation 39e. — M. Gaches rapporte l'histoire d'une femme de vingt-quatre ans qui, en faisant un effort pour soulever un fardeau, sentit s'échapper de la vulve, sans douleur, un corps cylindrique; ce polype ressemblait si parfaitement à une verge, que M. Gaches crut un instant à l'hermaphrodisme, mais il reconnut bientôt que c'était un polype. Il s'implantait sur un corps volumineux qu'il prit d'abord pour l'utérus déplacé. Mais, après un nouvel examen, il vit manifestement que c'était un second polype, plus volumineux, dur et aplati. Il en pratiqua la ligature au moyen du serre-nœud de Levret. Le sphacèle s'empara de la tumeur, et la malade se rétablit parfaitement. L'examen de la tumeur après sa chute fit voir que le premier polype n'était que la suite du second. Il était cylindrique, uniforme dans toute sa longueur et fongueux. Il avait cinq centimètres de circonférence. Le grand était plus volumineux à sa partie inférieure qu'en toute autre partie, il était creux dans toute son étendue et charnu. Il avait au moins quinze centimètres de circonférence (obs. de M. Gaches, *Ann. de la Société de méd. de Montp.*, an. 1814, t. XXXIII, p. 31).

Un polype attaché au fond de l'utérus et parvenu dans le vagin peut 1° contracter adhérence avec ce conduit, ce qui lui forme un second pédicule. 2° Si le polype grossit, c'est sa portion libre qui augmente de volume, s'allonge et se porte vers la vulve. 3° Si le polype paraît brusquement à la vulve, le premier pédicule cause le renversement ou la descente de l'utérus; le deuxième produit le renversement du vagin. 4° Si le pédicule inférieur s'insère à la partie moyenne ou inférieure de la paroi postérieure du vagin, la cloison recto-vaginale est renversée; s'il s'insère plus haut à la même paroi, la partie du vagin que le péritoine tapisse en arrière est entraînée par le polype. 5° Il y a alors du côté du péritoine un enfoncement proportionné à l'étendue du renversement, et les intestins peuvent descendre dans cet enfoncement. 6° Si on se décide à la ligature ou à la section de ce pédicule, on peut, dans le premier cas, appliquer le lien sur le vagin et les intestins descendus dans son renversement, et dans le deuxième, établir une large communication entre le péritoine et le vagin. L'observation suivante confirme plusieurs de ces propositions et vient à l'appui de toutes.

Observation 40e. — Une femme âgée de quarante-huit ans entra à la Pitié. Une tumeur rougeâtre, plus volumineuse que le poing, paraissait à la vulve qu'elle remplissait. Le doigt introduit le long de la paroi antérieure du vagin, rencontrait un pédicule arrondi qui semblait passer à travers un orifice circulaire, large et d'une mollesse comparable à celle du col de l'utérus pendant l'accouchement. La paroi postérieure du vagin s'étant ulcérée, avait contracté des adhérences avec le polype.

Une ligature fut passée et serrée autour du pédicule utérin; à la visite suivante, la tumeur répandait une odeur fétide; sa surface était livide, surtout en avant. Son pédicule utérin fut coupé avec le bistouri, au-dessous de la ligature; il ne s'écoula que quelques gouttes de sang. Pour achever de détacher la tumeur, il fallut appliquer les mêmes moyens à la portion beaucoup plus large insérée à la partie postérieure du vagin. Mais cette partie pouvait avoir été entraînée en bas par le poids du polype, et il était à craindre qu'on ne plaçât la ligature sur la cloison recto-vaginale. L'exploration du rectum n'ayant fait reconnaître aucune déviation de sa paroi antérieure, on plaça une ligature dans un sillon fait avec le bistouri. La tumeur devint noire. Une sanie grisâtre s'écoulait en grande quantité par le vagin, quand on déplaçait latéralement le polype, qui y retenait cette matière. On détacha la tumeur en l'excisant au-dessous de la ligature. Il ne s'écoula pas de sang. La tumeur enlevée était arrondie, avait près de six pouces de diamètre dans tous les sens. La surface de la dernière section qu'on y avait pratiquée était blanche; la tumeur, dans ce point et dans les parties voisines, était dure et offrait un peu l'aspect des corps fibreux de l'utérus. Dans le reste de son étendue, elle était composée d'un tissu mou, mais tenace, d'une rougeur foncée. La malade, épuisée par les hémorrhagies antérieures, mourut.

Le pédicule primitif de la tumeur s'insérait au fond de l'utérus. La portion restante était cylindrique, longue de deux pouces et grosse comme le petit doigt. Elle était dure et se continuait avec le tissu de l'utérus dont elle semblait avoir la texture. L'utérus était un peu dilaté, plus mou aux environs du col, dont la cavité se continuait sans interruption avec celle du vagin qui était très-ample. La partie supérieure de celui-ci donnait naissance au deuxième pédicule, qui était encore embrassé par la ligature. La portion du vagin que le péritoine tapisse en arrière avait été entraînée par le polype. Le sillon circulaire fait par le bistouri avait été tracé sur la membrane muqueuse du vagin au niveau de ses adhérences avec le polype. Le péritoine descendait dans un enfoncement infundibuliforme dont le sommet s'engageait un peu sous la ligature; l'incision pratiquée un peu plus haut eût fait communiquer le vagin avec la cavité abdominale (obs. de M. Bérard dans les *Arch. gén. de méd.*, t. II, p. 88).

Observation 41e. — Madame Boivin cite, d'après l'ancien *Journal de médecine*, un polype du poids de 10 livres et demie, de 18 pouces de circonférence, à sa base, de 13 pouces 8 lignes de longueur; sa substance était composée de fibres charnues contournées. Il était inséré sur le museau de tanche. (Madame Boivin et Dugès, *Mal. de l'utérus*, t. I, p. 340, note).

Observation 42e. — Madame Boivin rapporte encore, d'après l'ancien *Journal de médecine*, tome XXIX, qu'un polype de 5 livres 2 onces, après avoir spontanément franchi la vulve, fut enlevé par la ligature suivie de l'excision. Il avait longtemps été pris pour un prolapsus et soutenu par un pessaire (t. I, p. 348).

Il n'est pas rare de rencontrer de gros polypes à la vulve, aux environs du clitoris et des extrémités antérieures des petites lèvres. Le cas suivant, malgré son obscurité, paraît en offrir un exemple.

Observation 43e. — Une femme avait au bout des parties honteuses, au-dessus du conduit de l'urine et auprès de la clitoride, une certaine ex croissance, laquelle crût si fort qu'elle approchait en grosseur et en longueur du col d'une oie.

N'ayant voulu se découvrir pour me la faire voir, je ne saurai dire si c'est la clitoride qui est ainsi augmentée ou quelque autre carnosité. M'ayant néanmoins permis de la manier après qu'elle eut bien couvert les parties voisines, je pus reconnaître qu'elle ressemblait à de la chair. Parce qu'elle ne voulut permettre l'amputation, le chirurgien y fit une ligature avec un fil imbu d'arsenic. Mais cela étant cause d'une grande douleur et d'inflammation, il fallut l'ôter incontinent et y remédier : après quoi elle ne voulut rien davantage, ayant mieux aimé être incommodée l'espace de cinquante ans, quoiqu'elle fût mariée (obs. de Plater, dans Bonet, *Bibl.*, t. III, p. 18).

On a vu un polype du vagin et un polype du rectum sortir en même temps de la vulve et de l'anus, s'irriter, s'enflammer réciproquement au point de contact, et se réunir en une sorte d'anneau. On en trouve un exemple dans la nosologie naturelle de M. le professeur Alibert, qui recueille avec soin les cas rares et curieux.

Observation 44e. — Antoinette Maly présentait à l'orifice de la vulve une tumeur plus grosse que les deux poings, presque indolente, sujette à donner des hémorragies. Cette femme, à l'âge de quarante ans, eut une couche laborieuse qui nécessita l'emploi du forceps, lequel, à ce qu'il paraît, avait éraillé ou déchiré la membrane muqueuse vaginale; car il s'en éleva bientôt de petites fongosités qui prirent l'aspect le plus dégoûtant. Huit ans après cette apparition, il sortit de la membrane muqueuse de l'orifice du rectum une tumeur analogue, du volume d'une grosse pomme, laquelle s'enflamma, s'ulcéra et finit par s'agglutiner avec la tumeur vaginale, de manière que ces deux tumeurs réunies formaient une sorte de croissant. Une de ses extrémités se rétrécissait pour s'accommoder à la capacité du vagin, tandis que l'autre, se trouvant placée en dehors, avait à peu près le volume de la tête d'un fœtus à terme. Une dépression circulaire marquait la réunion de ces deux tumeurs. A leur surface existaient une grande quantité de vaisseaux sanguins, dilatés et variqueux, qui se rompaient et laissaient échapper un sang fétide et noirâtre. Cette masse était composée d'une substance homogène et l'on n'y voyait pas la plus légère trace de fibres. Enfin elle était plus volumineuse par les temps humides (Alibert, *Nosol. nat.*, t. I, p. 534.)

Les polypes utérins se détachent et tombent assez souvent spontanément. En voici des exemples.

Observation 45e. — Une femme éprouvait des pertes, tantôt en rouge, tantôt en blanc, avec affaissement et marasme. Un chirurgien (Rémont) reconnaît l'existence d'un corps en putréfaction à l'entrée du vagin. Ce corps se détache dans la nuit. On croyait que c'était l'utérus; mais Levret, qui l'examina, n'y trouva aucune cavité, c'était une masse arrondie du volume du poing. Elle était d'une couleur de feuilles mortes intérieurement, exhalant une odeur infecte. Il y avait un point comme frangé et considérablement endommagé par la pourriture. C'est sans doute là, dit Levret, que le sphincter de la matrice avait exercé son action (Levret, p. 40).

Observation 46e. — Une femme de soixante ans, dont les règles ont cessé depuis vingt-deux ans, éprouve, à de longs intervalles, quelques hémorrhagies qui deviennent plus fréquentes depuis six mois; enfin, un fongus mollasse, de la grosseur d'un œuf de poule, est expulsé (Mauriceau, *Traité d'acc.*, sixième édition).

Observation 47e. — Une femme de soixante-quatorze ans a des pertes depuis quatre ans ; elles sont très-fréquentes depuis six mois : expulsion d'un fongus comme le précédent, coriace, de structure celluleuse. Mauriceau, à qui appartient ce fait, connaissait bien ces tumeurs pour des corps adhérant à la partie interne de la matrice. Il en a lié ; mais il n'indique pas son procédé (Mauriceau, p. 43).

Des polypes de la matrice peuvent être détruits par la gangrène ou détachés par la rupture du pédicule. Madame Boivin en a rapporté plusieurs exemples.

Observation 48e. — Dans l'un il s'agit d'une domestique de quarante-neuf ans, qui entra à la maison de santé, dans le service de M. le professeur Duméril. Elle avait depuis huit jours une perte excessive, et présentait dans le vagin une tumeur énorme, d'aspect cancéreux. Cette tumeur se détruisit peu à peu par gangrène, et la malade, parfaitement guérie, se portait encore très-bien au bout de plusieurs années.

Observation 49e. — Dans un autre, il est question d'une couturière de vingt-deux ans, qui mourut d'une affection de la poitrine, après avoir présenté dans le vagin un polype du volume d'un œuf de poule, logé dans une gaîne que lui formait le col utérin aminci et étendu. A l'autopsie, on ne trouva dans les organes génitaux qu'une petite élévation vers le fond de l'utérus. Le polype avait disparu sans qu'on s'en fût aperçu.

Observation 50e. — Le troisième cas offre l'histoire d'une Anglaise de cinquante ans, qui présentait, hors de la vulve, une tumeur supportée par un pédicule grêle, inséré par une sorte d'empâtement dans l'intérieur du col abaissé. Le pédicule se détacha de lui-même. La tumeur était composée d'une substance blanchâtre, molle, semblable à du suif, lobulée, bosselée et enveloppée par une membrane rosée que parcouraient de petits vaisseaux d'apparence veineuse (*Mal. de l'utérus*, t. I, p. 373).

Des polypes peu volumineux, par l'afflux du sang qu'ils déterminent dans la matrice, peuvent produire des effets très-graves.

Observation 51e. — Une fille de cinquante-cinq ans, ayant eu deux enfants, sujette depuis quelque temps à des pertes utérines très-abondantes qui l'avaient jetée dans un état de pâleur, de bouffissure et de faiblesse, avait le pouls irrégulier et des palpitations qui firent croire à une maladie du cœur. A l'autopsie, on ne trouva qu'une lésion des intestins et une concrétion fibreuse du volume de la première phalange du pouce, adhérant par une très-petite surface à la cavité de l'utérus (*Mal. de l'utérus*, t. I, p. 366).

Les polypes de la matrice, comme les autres altérations des organes génitaux internes, peuvent amener des engorgements et des inflammations aux membres abdominaux, par la pression qu'ils exercent sur les parties avoisinantes. Madame Boivin a rapporté l'histoire d'une malade chez laquelle une tuméfaction et un érysipèle chronique du membre inférieur étaient produits par une tumeur venant de l'utérus, que l'on soupçonna être un polype, et dont on fit la ligature. Mais l'indocilité de la malade n'ayant pas permis de constater, après l'opération, l'état des parties au moyen du spéculum, et de s'assurer ainsi de la nature de la tumeur qu'on avait liée, nous ne citerons pas ce fait qui n'est pas assez précis. Nous passerons de suite à un autre que nous empruntons encore à madame Boivin.

Observation 52e. — Madame M..., mariée à seize ans, et ayant eu trois couches heureuses, jouit d'une bonne santé jusqu'à l'âge de vingt-sept ans. Trois ans après, et après trois ans d'un état maladif presque continuel, d'écoulements en blanc et en rouge par la vulve, elle entra à la maison de santé. Elle était d'une pâleur extrême, avait les cheveux noirs, les yeux bleus, la sclérotique légèrement bleuâtre. Les membres inférieurs, excessivement infiltrés, ne pouvaient se fléchir. On trouva dans le vagin une tumeur lisse, du volume d'un œuf, dont le pédicule traversait le col de l'utérus très-dilaté. M. Dubois en fit la ligature. Le polype présentait à son centre un noyau fibreux, dur et très-difficile à entamer. La malade guérit fort bien. Mais, au bout de trois ans, un abaissement de la matrice nécessita l'emploi d'un pessaire; et cinq ou six ans plus tard elle avait une ulcération cancéreuse au col de l'utérus (Madame Boivin, *Mal. de l'utérus*, t. I, p. 371).

L'existence de polypes même assez volumineux dans la matrice n'empêche pas toujours la fécondation et la gestation, quoiqu'elle paraisse, quand elle est antérieure à la grossesse, provoquer, au moins dans certains cas, l'avortement. Madame Boivin a rapporté plusieurs observations à ce sujet.

Observation 53ᵉ. — Dans un cas, l'accouchement eut lieu à terme et produisit un enfant vivant.

Observation 54ᵉ. — Dans un autre, où le polype avait été constaté avant la grossesse, il y eut une fausse couche à trois mois. C'était la septième chez cette femme. Un premier enfant seul était venu à terme.

Observation 55ᵉ. — Dans un troisième, un polype du volume du poing sortit après l'enfant. L'accoucheur l'arracha par la torsion et le déchirement du pédicule, ce qui fut très-douloureux et suivi d'une inflammation de très-longue durée; et sept ans après, il existait encore une leucorrhée presque continuelle, quoique la matrice ne présentât aucune altération (*Mal. de l'utérus*, t. I, p. 380).

Observation 56ᵉ. — M. de Guise a vu aussi un polype utérin compliquer la grossesse; au moment de l'accouchement, il se présenta à la vulve, gros comme une poire de bon chrétien. M. de Guise ne pouvant l'enlever, le repoussa, finit l'accouchement, et mit au jour deux enfants; le polype lié ensuite tomba au huitième jour. Un an après, cette femme accoucha heureusement d'un autre enfant (*Nouv. Journ. de méd.*, par Adelon, Béclard, Cloquet, etc., t. II, p. 199).

Si la distension de l'utérus dans la grossesse n'est pas la seule cause de l'accouchement, les effets que produit un gros polype renfermé dans l'utérus, quand il est parvenu à un certain volume, prouvent que la distension y est pour quelque chose. En effet, on voit quelquefois dans ce cas le polype développer des contractions et des douleurs utérines très-violentes, et par suite l'utérus en accoucher comme d'un enfant.

Observation 57ᵉ. — Madame César, âgée de quarante-deux ans, portait un polype utérin. En 1835, elle fut prise de douleurs hypogastriques, de tiraillements dans les reins, les aines, les cuisses, d'une sensation de pesanteur incommode sur le rectum, de difficulté d'uriner, d'aller à la selle, et même de sensations de mouvement dans le côté gauche du ventre. Plusieurs mois après, la douleur de reins, les coliques, les tranchées utérines se renouvelèrent. Pendant ces douleurs, la tumeur paraissait à la vulve, et enfin les efforts continus de l'utérus chassèrent le polype dans la vulve. Le lendemain, il en sortait presque en totalité. Alors M. Delaporte (de Vimoutiers) en lia le pédicule et le coupa au-dessous de la ligature. Le polype, dit l'observateur, était fibreux et d'un tissu analogue à celui de la rate, pesait 3 livres, et avait 16 pouces de circonférence (obs. de Delaporte, *Journ. de la Soc. de méd. de Paris*, t. CVI, p. 147).

Les faits suivants présentent d'autres exemples des efforts de la matrice pour se débarrasser d'un polype, et de l'accouchement douloureux du polype qui en est la suite.

Observation 58e. — Une femme de cinquante ans, après plusieurs couches, devient, sans cause connue, sujette à des hémorrhagies utérines. Tout à coup, douleurs semblables à celles qui précèdent l'accouchement, effort pour expulser ce que l'on croyait être un fœtus; issue brusque d'une tumeur hors des parties génitales. Elle est reconnue pour un polype : ligature par Hunckzouski. Mais la malade, déjà considérablement affaiblie, s'épuise chaque jour davantage et meurt peu après la chute du polype. On trouve du pus dans l'abdomen et dans la substance de l'utérus (Paletta, *De uteri polypis, Exercit. patholog.*, p. 13).

Observation 59e. — Une femme âgée de cinquante ans est prise de coliques très-vives, de tranchées utérines qui font saillir dans le vagin une tumeur sur laquelle on opère en vain des tractions, dans la croyance que c'est un enfant. Des hémorrhagies effrayantes surviennent, et la femme demeure comme morte pendant deux ou trois heures. Alors on reconnaît que la tumeur est un polype. La ligature en est faite; il tombe au cinquième jour, et, en trois semaines, la maladie guérit. Le polype pesait 4 livres moins un quart (obs. de M. Lemolt, lue à l'Acad. par M. Moreau; *Arch. gén. de méd.*, t. XVII, p. 627).

Parmi les affections qui peuvent être confondues par l'homme le plus instruit, par le praticien le plus exercé, avec des tumeurs polypeuses, nous citerons le cas suivant :

Observation 60e. — Une femme de quarante-cinq ans, d'une mauvaise constitution, et qui avait presque toujours été malade, entra à la maison de santé pour y être opérée d'une tumeur qui se montrait à la vulve et qui avait été reconnue pour un polype. M. Dubois le pensa aussi et en fit la ligature. Le tissu de cette tumeur était fibreux, blanc, élastique. Quelques jours après la chute de cette excroissance, à l'occasion d'efforts de vomissement, il se montra à la vulve une nouvelle tumeur, qui était enveloppée par la paroi postérieure du vagin, à travers laquelle elle faisait hernie. Elle était si élastique, que l'on craignit qu'elle ne fût produite par une anse d'intestin ou une portion d'épiploon, et on y appliqua une ligature peu serrée d'abord, se réservant de l'enlever si elle déterminait des accidents. Il n'y en eut point, et la tumeur fut coupée par la ligature. Enfin il en parut une troisième, semblable aux précédentes, et la malade mourut.

A l'autopsie, on vit que ces productions étaient des prolongements d'une énorme tumeur fibro-celluleuse dévelopée dans le bassin. Il y avait deux ouvertures à la paroi postérieure du vagin, dans les points qui avaient été coupés par les ligatures et qui ne s'étaient pas réunis par inflammation adhésive. Il y avait sur cette même femme beaucoup d'autres altérations, mais qui ne sont pas de notre sujet, et que nous ne pouvons rapporter, quoique cette observation soit des plus intéressantes (Madame Boivin et Dugès, t. I, p. 382).

Quand le pédicule d'un polype est très-gros, qu'on aurait beaucoup de peine à l'étrangler et à le couper par la ligature, on a quelquefois, avec succès, traversé ce pédicule avec une double ligature, que l'on dédouble ensuite pour en lier chaque fil séparément à droite et à gauche. En voici un exemple.

Observation 61e. — Une femme de Saint-Césaire, aux environs de Nîmes, portait une masse charnue du volume d'une tête d'enfant; cette tumeur prenait son origine à la partie supérieure et latérale du vagin. M. Montagnon père en pratiqua la ligature au moyen d'une aiguille, d'un fil qu'il sépara ensuite en deux portions pour lier isolément la partie droite et la partie gauche de la tumeur. Vingt-quatre heures après, la tumeur commença à noircir, et elle tomba au cinquième jour. La malade guérit parfaitement (Montagnon fils, *Annal. de la Société de méd. de Montp.*, t. XXXIV, p. 304).

La chirurgie peut débarrasser l'utérus de polypes énormes, mais, il faut le dire, ses opérations sont dangereuses dans de pareils cas, et surtout quand on emploie la ligature sans la relâcher au moment où surviennent les accidents qu'elle cause.

Observation 62e. — Madame Sauriac portait un polype utérin d'un volume énorme, et avait le ventre gros comme une femme enceinte de sept mois. L'utérus dépassait l'ombilic de trois travers de doigt. La ligature en fut faite au moyen du serre-nœud de Desault, en présence de MM. Roullier, Ortignier et Audinet. Après l'opération, spasme, nausées, malaise général. Deuxième jour, nuit très-agitée, sommeil interrompu, pouls irrégulier, petit, à cent quinze battements. Difficulté et chaleur en urinant, écoulement très-abondant. Troisième jour, fièvre, nuit agitée, délire, écoulement si abondant et si fétide qu'il incommode la malade. M. de Guise, sûr de la solidité de sa ligature tira dessus avec force et déchira le pédicule; mais l'extraction du polype fut si difficile qu'il fallut recourir au crochet du forceps. Alors face hypocratique, pouls petit, extrémités froides, sueur gluante sur la face et la poitrine; hocquet et vomissements, défaillances fréquentes (vin, bouillon, potion cordiale). Les accidents se calment et enfin la malade se rétablit.

Le polype pesait 3 livres et demie, avait 17 pouces de circonférence à sa base, 7 pouces au pédicule. (*Nouv. Journ. de méd.*, par Adelon, Béclard, Cloquet, etc., t. II, p. 119).

La ligature de polypes fibreux, à gros pédicule, est souvent accompagnée d'accidents terribles qui obligent à la lever. Il faut alors recourir à la résection, comme Herbiniaux fut forcé de le faire dans le cas suivant.

Observation 63e. — Une femme de trente-deux ans, ayant eu plusieurs enfants, resta, après sa dernière couche, exposée à des hémorrhagies. Au bout d'un an, écoulement de matières brunâtres, fétides. Traitée par le mercure, son état s'aggrava, et elle était à toute extrémité quand Herbiniaux la vit. Il reconnut dans le vagin un polype de la grosseur du poing, dont le pédicule assez volumineux sortait de l'orifice de la matrice. La ligature fut pratiquée. Mais bientôt douleurs insupportables dans le ventre et dans les lombes, convulsions qui obligent de desserrer la ligature. Replacée un peu plus bas : accidents plus formidables encore, sueurs froides, etc., qui obligent de la desserrer encore, quoique le polype eût beaucoup diminué. Deux autres tentatives amenèrent le même résultat. La dureté de la tumeur s'opposait à ce qu'on pût la perforer pour la cautériser avec le beurre d'antimoine. Il fallut, avec des peines et des douleurs inouïes pour la malade, tirer le polype de manière que, renversant la matrice, le pédicule fût au niveau de la vulve. Alors Herbiniaux mit une ligature et coupa la tumeur au-dessous. Le retour des mêmes accidents obligea encore d'ôter le lien, au risque de l'hémorrhagie. Celle-ci n'eut pas lieu, et la malade guérit promptement. Le polype, de la grosseur d'un œuf, était formé de fibres tendineuses, blanches, entrelacées d'une manière inextricable. Il n'y avait aucun vaisseau visible (Herbiniaux, *Polypes de la matrice*, p. 107).

Madame Boivin a rapporté trois observations de ligatures où l'on ne vit aucun des accidents d'étranglement qui l'accompagnent et la suivent dans certains cas, mais le pédicule était peu volumineux.

Observation 64e. — La première est celle d'une cuisinière âgée de quarante ans, qui présentait un énorme polype accompagné d'infiltration des membres abdominaux et d'autres accidents. M. Dubois en pratiqua la ligature, quoiqu'on n'eût pu s'assurer complétement de la tumeur, et si elle était pédiculée. On avait auparavant fait une ponction qui n'avait donné issue qu'à du sang, mais qui avait par là même dégorgé un peu la tumeur et facilité les explorations et les manœuvres ultérieures. Aucun accident grave ne suivit la ligature, et la malade fut promptement rétablie.

Observation 65e. — Une autre femme à peu près du même âge et de la même constitution présentait aussi un polype très-volumineux dont on fit la ligature, elle mourut au bout de quinze jours, dans une adynamie produite par le détritus putride de la tumeur, qui n'avait pas encore été expulsée.

Observation 66e. — Une troisième femme, qui mourut par suite d'imprudence après l'opération, avait éprouvé, pendant quinze ans, une perte de sang presque continuelle ou momentanément remplacée par une leucorrhée non moins débilitante. Le pédicule du polype avait environ 5 lignes d'épaisseur, et il était coupé depuis plusieurs jours quand sont survenus les accidents qui entraînèrent la mort de la malade (*Mal. de l'utérus*, t. I, p. 376).

La ligature n'est pas toujours accompagnée d'accidents graves, même lorsqu'elle porte sur un pédicule assez volumineux, comme dans les observations suivantes de Levret et de Leblanc.

Observation 67e. — Une jeune femme avait dans le vagin un polype lisse, poli, rouge, vermeil, d'une consistance médiocre, nullement douloureux, dont l'origine était attribuée à une chute sur un ceps de vigne. C'est à l'occasion de cette malade que Levret ne trouvant dans les auteurs aucune méthode précise pour la ligature, fut conduit à modifier les pinces à polype, afin de s'en servir pour porter une ligature sur le pédicule de la végétation, qui lui parut avoir 2 pouces de diamètre. Deux ligatures furent appliquées; la tumeur tomba le huitième jour. Elle ressemblait à une grosse figue flétrie, et était recouverte d'une membrane mince. Sa texture était molle, homogène, pulpeuse, parcourue par quelques vaisseaux capillaires très-fins. Ce polype était de la troisième espèce de Levret, c'est-à-dire attaché sur le col de l'utérus (Levret, *Obs. sur la cure des polypes*, p. 57).

Jaloux de justifier l'utilité de sa méthode, Levret rapporte avec détail l'histoire d'une ligature de polype faite avec succès par Leblanc, sur un pédicule gros comme les deux pouces (*ibid.*, p. 78).

On peut couper de gros polypes sans danger d'hémorrhagie, lorsqu'on a préalablement lié le pédicule. Nous verrons que cette précaution, quoique sage, lorsqu'on veut couper tout de suite le pédicule d'un polype, n'est cependant pas nécessaire, comme le prouve la pratique du professeur Dupuytren.

Observation 68e. — Béclard a enlevé un polype énorme de l'utérus d'une femme au moyen de l'excision. Ce polype avait 7 pouces dans son diamètre vertical, 5 dans le transversal, et 14 de circonférence. Il était en partie sorti de la vulve. La femme était dans l'état le plus fâcheux et vouée à une mort prochaine; mais on pouvait encore retarder cette issue funeste en enlevant son polype, dont une partie était gangrenée.

Ayant reconnu, à l'aide du toucher, que le pédicule du polype était entouré par un rebord épais formé par le corps du polype lui-même, qui se repliait autour du col utérin et du pédicule du polype, exactement comme le chapeau d'un vaste champignon, Béclard plaça une ligature sur le pédicule, le plus haut qu'il lui fut possible, et l'excisa au-dessous. Il s'écoula à peine quelques gouttes de sang, et la portion restante du pédicule remonta aussitôt dans la cavité de l'utérus. Comme le rebord épais de la tumeur embrassait le col de l'utérus et empêchait de diriger le bistouri convenablement, Béclard avait préliminairement incisé le corps du polype après avoir appliqué la ligature sur le pédicule (*Arch. gén. de méd.*, t. VII, p. 309).

La ligature appliquée d'une manière permanente sur les polypes utérins, pour en amener la chute, ayant fréquemment causé des accidents inflammatoires qui ont amené la mort des malades, soit avant, soit après la chute du polype, M. Hervez pratique la résection après avoir préalablement appliqué une ligature pour flétrir la tumeur, et il serre et relâche alternativement le fil, suivant les accidents. Il justifie cette méthode par les observations qui composent un mémoire remarquable qu'il a publié en partie, sur ce sujet, dans le *Journal général de médecine*, tome CI, page 1.

Je commencerai par un fait propre à démontrer les effets funestes de la ligature dans certains cas, quoique j'en aie déjà cité plusieurs.

Observation 69e. — Une femme de soixante ans était, depuis sept ans, sujette à des pertes répétées dont la source fut reconnue être un polype encore renfermé dans la cavité de l'utérus; un chirurgien essaya vainement d'aller le lier en dilatant le col utérin à l'aide de deux incisions : l'affaiblissement faisait des progrès, la malade était épuisée par un écoulement ichoreux et une diarrhée abondante. Appelé un mois après ces tentatives, M. Hervez trouva le polype déjà engagé dans le col de l'utérus; il ne voulait pas en pratiquer la ligature; mais sollicité, pressé par le fils de la malade, il céda et lia le polype en portant la ligature le plus haut possible, et il la serra peu d'abord; néanmoins les douleurs du ventre, les vomissements l'obligèrent bientôt à la relâcher, et à chaque fois qu'il la resserrait, les acci dents reparaissant, il la relâchait encore. Pour en finir, il attira la tumeur au dehors et en fit l'excision; mais les symptômes généraux résultant d'une altération organique des viscères, emportèrent enfin la malade. Le polype était composé de deux parties, l'une inférieure fibreuse, l'autre supérieure charnue, formée par le tissu de la *matrice.* L'observateur en a donné une description très-intéressante (*loco cit.* p. 16).

Le fait suivant donne encore une idée de la doctrine et de la pratique de M. Hervez.

Observation 70e. — Une femme de quarante-huit ans, non mariée, mais qui était loin d'avoir gardé la continence du célibat, avait toujours été très-mal réglée. A quarante-trois ans, les règles revinrent tous les quinze jours. Au bout de deux ou trois ans, on s'aperçut qu'une tumeur remplissait la matrice et se présentait à son col largement dilaté; bientôt survint un écoulement sanieux, fétide, suivi d'un affaiblissement qui augmentait de jour en jour. La tumeur, descendue dans le vagin, laissait à peine passer le doigt, et distendait énormément le col de l'utérus. Il était impossible de lier une masse aussi volumineuse; aussi M. Hervez voulut-il l'attirer au dehors avec le forceps, mais ses manœuvres n'amenèrent qu'une diminution de volume. Au bout de cinq semaines, la partie du polype comprise dans l'orifice du col n'avait que 2 pouces de diamètre. Alors M. Hervez lia le pédicule; enfin, la ligature tomba le vingt-cinquième jour, et la tumeur, restée flottante dans le vagin, fut extraite avec le forceps : en fort peu de temps la guérison fut parfaite. Cette tumeur était arrondie, ce qui fait croire à M. Hervez que le pédicule est produit par la pression du col de la matrice.

Autour de la masse fibreuse existait une couche rouge-brun, plus mince vers l'extrémité inférieure, et qui n'était qu'un prolongement du tissu de la matrice. De ce fait l'auteur tire les conséquences suivantes : 1° la ligature appliquée sur ces polypes porte sur le tissu de l'utérus, d'où la douleur et l'inflammation par continuité; 2° à mesure que la tumeur grossit, l'enveloppe s'amincit et finit par se couper au niveau du col, de là la réussite plus fréquente de la ligature quand la tumeur est très-grosse; 3° la pression du col utérin fait oblitérer les vaisseaux contenus dans le pédicule. Si l'on sent des battements, les vaisseaux sont placés dans l'enveloppe charnue, et c'est pourquoi il faut lier le pédicule avant de le couper. Cette excision, pratiquée quand le polype a franchi le col utérin, guérit les malades en un instant et sans accident (Hervez, *loc cit.*, p. 4).

La traction d'un gros polype au moyen du forceps, soit pour l'abaisser, le lier et l'exciser, soit pour l'extraire quand le pédicule en est rompu, peut être suivie du déchirement du périnée comme dans l'accouchement.

Observation 71e. — Une femme de trente ans éprouvait, depuis près de deux ans, des pertes abondantes, tantôt en rouge, tantôt en blanc. Une tumeur énorme remplissait le vagin et ne permettait pas d'arriver jusqu'au col utérin. M. Hervez, qui vit cette malade avec M. Roux, essaya vainement d'abaisser la tumeur avec le forceps. Cette manœuvre ne fut pas même facilitée par une rupture du périnée qui survint pendant les efforts d'extraction. Une ligature fut alors appliquée et serrée graduellement pour flétrir la tumeur et en diminuer le volume; on la relâchait dès qu'il survenait quelque accident. Au bout de quelques semaines, on renouvela avec succès les tentatives d'extraction, et la tumeur fut coupée là où la ligature avait été appliquée; il ne s'écoula pas une goutte de sang (*loco cit.*, p. 11).

Observation 72e. — Une femme de quarante-huit ans éprouvait, depuis plusieurs années, des flueurs blanches et des pertes en rouge qui l'avaient beaucoup affaiblie, quand survint une rétention d'urine. M. Hervez, appelé, reconnut l'existence d'un polype volumineux dont l'ablation ne présenta de particulier qu'une rupture au périnée quand on le tira du vagin, à l'aide du forceps, pour en faire la section (*loco cit.*, p. 22).

Une femme épuisée de souffrances par un polype utérin, guérit souvent merveilleusement après qu'elle en est débarrassée.

Observation 73e. — Une femme portait un polype utérin de la grosseur d'une tête de fœtus de quatre mois, la malade était faible, épuisée de souffrances, lorsque M. Cagère, médecin à Lyon, en pratiqua la ligature selon la méthode de Desault. La ligature détermina la chute du polype, et la malade s'est aussitôt et parfaitement rétablie (obs. de M. Cagère, *Annal. de la Société méd. prat. de Montp.*, t. XXV, p. 285).

DEUXIÈME PARTIE

HISTOIRE GÉNÉRALE DES POLYPES
CONSIDÉRATIONS GÉNÉRALES SUR LES POLYPES

DE LEUR DISPOSITION MATÉRIELLE OU ANATOMIQUE

Nous entendons par là la situation, le nombre, la direction, l'étendue, la forme, les propriétés sensibles et la structure des choses matérielles.

La *situation* des polypes est extrêmement variée. On les observe presque tous seulement dans les cavités tapissées par des membranes muqueuses et dans la matrice, où se fait aussi une sécrétion de mucosités parfois très-abondantes. Mais par cela même que ces cavités sont fort nombreuses, ils occupent ainsi des régions et des organes très-différents. Ils se développent même dans le conduit auditif externe, qui n'est pas revêtu par une membrane précisément semblable aux tuniques muqueuses, ainsi que dans le cœur et les vaisseaux, où ils diffèrent des autres polypes.

Les polypes sont très-communs dans les fosses nasales. On ne les rencontre même nulle part plus fréquemment.

On ne les trouve encore que trop souvent dans les sinus maxillaires. On les rencontre dans ceux du front; enfin ils peuvent se développer dans ceux du sphénoïde.

On en a vu dans le sac lacrymal et au grand angle des paupières. Ceux du conduit auditif ne sont pas rares.

Ils se montrent aussi dans le pharynx, dans l'œsophage, dans l'estomac, les intestins et dans le rectum. Il en vient dans le larynx, la trachée-artère. On en trouve dans la vessie ainsi que dans l'urèthre. Ils sont communs dans l'utérus et le vagin. On en voit quelquefois à la vulve; enfin ils ne sont pas très-rares dans le cœur.

Sous le rapport de leur siége, je distinguerai les polypes en deux ordres : 1° les polypes extéro-intérieurs, qui peuvent se montrer à l'extérieur et être enlevés par le chirurgien quoique siégeant à l'intérieur ; 2° les polypes intérieurs qui sont inaccessibles aux moyens chirurgicaux. Je ne ferai guère que d'indiquer les seconds dans cette dissertation.

Le *nombre* des polypes est assez circonscrit, quoique la même personne puisse en porter plusieurs soit dans la même, soit dans différentes cavités. Levret en a vu jusqu'à sept dans les cavités nasales et leurs dépendances ; on en voit dans les deux oreilles à la fois (Itard, *Mal. de l'oreille*, obs. 73, t. II, p. 123), et on en a observé à la fois dans l'utérus et les fosses nasales.

Leur *étendue* ou leur volume est très-variable et relatif à leur ancienneté et à la liberté qu'ils ont de s'accroître. Ils sont d'autant moins gros qu'ils sont moins anciens et que les parois de la cavité où ils ont pris naissance et où ils se trouvent sont moins extensibles ; aussi les polypes du sac lacrymal, du conduit de l'oreille, ne parviennent point à un aussi grand volume que ceux du sinus maxillaire, des fosses nasales, de l'utérus et du vagin.

Quand ils sont très-étendus pour la cavité qu'ils occupent, on les trouve enflammés, ulcérés, ramollis, indurés, cartilagineux, pierreux ou osseux dans certains points, et les parois de cette cavité violemment distendues peuvent présenter des altérations analogues.

La *forme* des polypes est subordonnée à leur âge, à celle de la cavité qui leur sert de berceau, à la forme des cavités, des fosses, des sinus, des fentes et des anfractuosités où ils s'étendent. Si d'abord ils sont globuleux ou piriformes, parvenus à un certain accroissement, ils commencent par se mouler dans la cavité qui les recèle, comme le métal de la médaille dans sa matrice, par la pression même qu'il exerce sur les parois de la cavité qu'il remplit. Dans mes dissections, j'ai rencontré sur un cadavre un polype vésiculeux, attaché au-devant du méat supérieur des fosses nasales ; il pouvait avoir un pouce ou un pouce et demi de largeur en bas ; il était un peu moins large en haut ; il était aplati d'un côté à l'autre, il se renflait ou s'épaississait dans le méat supérieur, s'épaississait davantage encore au-dessous du cornet nasal moyen, et déjà se recourbait en dehors de cette lame osseuse pour remonter dans sa concavité. Qui ne sait que les polypes volumineux du nez se divisent en deux renflements et se portent en avant, vers les narines ou hors des narines, et en arrière, dans le pharynx, comme on en voit un exemple dans la septième observation de Ledran? Qui ne sait que des polypes volumineux du sinus maxillaire envoient des prolongements dans la fosse ptérygo-maxillaire, par la fente de son sommet? que ces polypes, parvenus en ce point, se prolongent même dans l'orbite par la fente sphéno-maxillaire, et même dans le crâne par la fente orbitaire supérieure, comme j'en rapporte, dans cette dissertation, de nombreux exemples auxquels je puis ajouter celui dont a parlé Sabatier (*Méd. opér. édit.*, Dupuytren, Sanson, etc., t. III, p. 264).

Néanmoins les polypes ont cela de commun dans leur forme, qu'ils représentent généralement des tumeurs ou des prolongements renflés, fixés primitivement par un seul point plus ou moins étroit, et qu'on appelle leur pédicule, sur le lieu d'où ils naissent; ils sont ordinairement libres par le reste de leur étendue, et c'est surtout d'après ces caractères généraux de forme, c'est comme excroissances pédiculées plus ou moins renflées ou élargies, qu'on les désigne sous l'expression commune de polypes. Les polypes peuvent avoir plusieurs pédicules, mais ils ne les ont jamais eu primitivement, la chose est évidemment impossible; car ces adhérences multiples ne peuvent provenir que de deux circonstances, ou de ce qu'un polype a contracté, ultérieurement à son développement primitif, plusieurs adhérences avec les points environnants de la cavité qui le recède, ou de ce qu'il a contracté de pareilles adhérences avec d'autres polypes ses voisins. Cette confusion se fût-elle établie dans les premiers temps de leur âge, quand ils n'avaient encore que la grosseur d'une lentille, que leur développement n'en aurait pas moins été primitivement distinct. Quoi qu'il en soit, c'est seulement lorsqu'ils ont acquis accidentellement plusieurs pédicules par leurs adhérences que les polypes pourraient être comparés, par leurs prolongements, aux bras d'un poulpe, si toutefois cette comparaison méritait d'être conservée. La surface des polypes est tantôt lisse, polie, luisante; tantôt fongueuse, tantôt vésiculeuse, mamelonnée, fendue et parsemée de fissures, d'échancrures ou de grandes divisions qui les partagent en lobes.

Les polypes n'ont pas les mêmes *propriétés sensibles*.

Les uns sont *mous*, d'autres sont *plus fermes*, d'autres sont durs par leur consistance.

Il en est dont la couleur est généralement d'un jaune pâle, tels sont ceux que nous désignerons sous la dénomination de muqueux ou de vésiculeux. Il en est de grisâtres, de rouges ou de livides. Il en est enfin de légers et de pesants.

Leur *structure* n'est pas moins variée que leur forme; aussi n'est-ce point d'après leur analogie d'organisation qu'on les réduit sous la commune dénomination de polypes.

La famille de maladies qu'ils forment n'en est pas moins assez naturelle, par leurs analogies de siége, d'étendue, de forme, souvent de structure, et en outre par les analogies de leurs phénomènes, de leur marche, et enfin par le traitement qu'ils réclament.

On ne doit pas être étonné d'ailleurs des nombreuses différences de structure qu'ils présentent et de leurs nuances infinies. Comme productions morbides et comme parties vivantes, ne doivent-ils pas revêtir tous les modes de structure observables dans ces productions et toutes les dégénérations observées et constatées dans ces parties? C'est de ce point de vue élevé qu'il faut, je crois, les envisager pour en prendre une idée générale et répondre à la question qui nous est proposée; mais comme il nous serait impossible d'en décrire, en aussi peu de temps qu'il nous en est accordé, toutes les nuances de structure, nous devons nous borner à en indiquer les principales, afin qu'elles servent de types et de genres pour les espèces qui s'y rapportent.

Voici ceux que nous admettons. Parmi les polypes, les uns sont 1° mous, cellulo-membraneux et muqueux, ou lardacés, ou fongueux, ou granuleux; 2° les autres sont durs et charnus, ou fibreux; 3° d'autres sont cartilagineux, osseux, pierreux; 4° d'autres mixtes ou composés.

Les polypes cellulo-membraneux sont formés d'une membrane et de tissu cellulaire imprégné d'un fluide : tels sont ceux que l'on nomme muqueux. Les polypes lardacés et fongueux sont formés des mêmes éléments, mais le tissu cellulaire en est altéré et plus compact dans les premiers, plus vasculaire dans les seconds. Les polypes durs sont formés d'une membrane et d'un tissu fibreux jaune, blanc, gris ou rouge.

Nous parlerons plus bas de ces différents types en décrivant chacun en particulier les différents modes des polypes que nous ne faisons qu'indiquer dans ces considérations générales. (Voyez p. 643 et suivantes).

SYMPTOMES OU PHÉNOMÈNES DES POLYPES

Il y en a de plusieurs genres, comme pour toutes les maladies.

Phénomènes locaux des polypes. — Ces excroissances forment des tumeurs ou des prolongements plus ou moins considérables, sensibles ou non au toucher, qui remplissent en partie ou en entier la cavité où ils sont nés. Parvenus à un certain volume, ils en distendent péniblement, douloureusement les parois, y déterminent une sécrétion plus abondante; ils enflamment les parties qu'ils pressent, y déterminent une inflammation suppurante et ulcérante, s'enflamment, suppurent et s'ulcèrent eux-mêmes, et peuvent encore se gangréner, pressés ou étranglés par les parties qu'ils distendent. Très-fréquemment ils causent des hémorrhagies, soit que le sang vienne exclusivement d'eux, soit qu'il vienne de la cavité qui les renferme, soit enfin qu'il coule de ces deux sources. Mais parmi ces polypes il en est quelques-uns qui saignent facilement souvent, et quelquefois avec une abondance extrême. S'ils occupent des cavités osseuses, ils amincissent leurs parois, les perforent même par résorption, car il ne reste jamais la moindre trace de détritus osseux autour de la perforation; enfin ils ramollissent, ils disjoignent les os et quelquefois les fracturent.

Phénomènes fonctionnels. — Les polypes gênent ou empêchent constamment, suivant leur volume, les fonctions des parties et des organes où ils siégent et où ils se sont étendus; ils gênent d'abord et empêchent enfin, au nez, l'olfaction ou l'odorat; au pharynx, la déglutition; au rectum, la défécation; au larynx, la production de la voix et la respiration ; dans la vessie, l'excrétion des urines ; dans l'utérus et le vagin, la reproduction de l'espèce.

Phénomènes généraux ou sympathiques des polypes. — Parvenus à un volume suffisant pour irriter douloureusement, par la distension, les parties au sein desquelles ils semblent végéter, ils déterminent une fièvre plus ou moins vive, des accidents graves, un affaiblissement progressif et la mort.

MARCHE DES POLYPES

Le moment de leur naissance est enveloppé de ténèbres, parce qu'ils n'appellent l'attention du malade que lorsqu'ils sont assez volumineux pour causer une gêne appréciable ou même importune. Ce n'est donc que plus tard qu'ils déterminent les phénomènes morbides dont nous avons parlé. Mais ces symptômes se montrent d'autant plus tôt que la cavité où ils naissent est plus étroite et que leur développement est plus rapide. Ces symptômes s'accroissent d'ailleurs eux-mêmes comme les polypes qui les produisent. Ils sont proportionnels à leur développement. D'abord ils ne causent qu'une gêne à peine sensible qui échappe même à l'attention distraite du malade ; plus tard ce sont des écoulements muqueux, puriformes, des hémorrhagies plus ou moins considérables, une gêne incessamment croissante qui détermine la fièvre ; plus tard encore, ce sont des douleurs accablantes, des écoulements et des hémorrhagies qui affaiblissent, une fièvre non interrompue qui mine le malade, des troubles dans toutes les fonctions ; ce sont enfin, quand les polypes viennent à dégénérer en cancer, et même sans cette dégénération, des tourments insupportables qui ne laissent plus un moment de sommeil ni de repos, qui empoisonnent la vie de souffrances, de désespoir, et qui donnent à la mort qui s'avance l'image du bonheur. C'est en effet un bonheur pour le malade dont elle finit alors les affreux tourments. Et, après la mort, le chirurgien trouve les polypes et les parties où ils siégent dans l'état que nous avons décrit ci-dessus, en parlant de leur disposition anatomique et de leurs phénomènes.

La marche des polypes se divise toujours ainsi en deux périodes communes et générales : 1° *celle de l'innocence*, où ils sont assez petits pour n'occasionner aucun ou presque aucun accident grave ; 2° *celle de la méchanceté*, où leur volume les rend *malins*, comme l'ont dit les auteurs qui ont attribué leur malignité à leur nature.

Empressons-nous de dire cependant que la marche des polypes n'est pas toujours aussi funeste. La nature parvient quelquefois à s'en débarrasser spontanément, soit par suite d'une inflammation gangréneuse, soit par suite de l'allongement et de l'amincissement de leur pédicule. Mais cette dernière terminaison ne s'observe que dans les polypes dont le pédicule peut s'allonger sous leur poids ou sous l'influence de tractions mécaniques, comme au pharynx, à l'œsophage, dans l'intestin, le vagin, à la vulve.

CAUSES ET THÉORIE DES POLYPES

Rien de plus incertain que ces causes. C'est un terrain brûlant pour une thèse de concours, aussi je le franchirai en courant.

On voit assez souvent la naissance d'un polype précédée 1° d'engorgements inflammatoires chroniques, aigus, syphilitiques, ou 2° d'une violence physique ou mécanique capable de produire elle-même des engorgements inflammatoires. Les observations rassemblées dans la première partie en offrent des exemples. Dans ce cas, y a-t-il une simple coïncidence *accidentelle*, ou une coïncidence de *causalité*? Ne peut-il pas se faire que, dans le premier cas, l'inflammation soit elle-même le résultat de la lésion vitale qui produit le polype, ou même encore qu'elle soit l'effet du polype? Je l'ignore; et comme les lumières me manquent pour résoudre ces difficultés, comme j'ai une invincible antipathie pour les hypothèses, j'abandonnerai la solution de ces questions épineuses à ceux qui sont plus éclairés que je ne le suis.

Le lecteur ne sera donc pas étonné si je ne lui dis rien, ou à peu près rien de la génération et du développement des polypes, et si je n'en parle point d'une manière affirmative. Comment ne pas hésiter, ne pas tâtonner quand on marche dans les ténèbres ?

Les polypes cellulo-membraneux sont produits par un vice de nutrition et d'accroissement, ou de formation, dans le point de la membrane muqueuse et du tissu cellulaire sous-muqueux qui sont affectés. Sous l'influence de cette lésion, la membrane et le tissu s'altèrent et se développent avec excès. Ils s'altèrent, car ils deviennent beaucoup plus friables qu'ils ne le sont dans l'état sain et subissent d'ailleurs d'autres changements, suivant que le polype est muqueux, lardacé ou fongueux.

Les polypes durs sont produits en général par le même vice dans le tissu fibreux sous-muqueux, c'est-à-dire dans un tissu plus ferme et plus solide que les précédents ; ce qui explique la différence de structure des uns et des autres.

Tous les polypes parvenus quasi au point de remplir la cavité qui les recèle se moulent d'abord sur cette cavité parce que les parties vivantes se développent toujours davantage du côté où leur accroissement est plus facile et plus libre. Quand enfin ils la remplissent entièrement, ils la dilatent par deux mécanismes différents.

Si les parois de la cavité sont osseuses comme celles des fosses nasales, du sinus maxillaire, et présentent beaucoup de résistance, le polype les dilate d'abord considérablement sans en écarter les os ni les briser. Or, comme les os n'ont que fort peu d'extensibilité, il est évident qu'il les dilate en obligeant la nutrition de se développer en dehors, dans des limites plus étendues, et du côté où son développement et son action sont plus faciles, d'après la loi physiologique que j'ai indiquée un peu plus haut, et dont on trouve mille exemples dans l'économie.

Quand les parois osseuses d'une cavité sont très-dilatées, il arrive souvent que les os se disjoignent et même se brisent, comme on le voit dans une observation fort curieuse de Levret, citée plus bas (p. 657). Cet effet est mécanique.

DIAGNOSTIC DES POLYPES

La plupart des polypes ne peuvent point être reconnus dans les premiers temps de leur naissance, parce qu'ils échappent à nos sens, et que rien n'éveille l'attention de celui qui les porte.

Il n'en est pas de même lorsqu'ils le gênent assez pour le faire réclamer les conseils du médecin. Alors tous ceux qui sont accessibles aux sens, comme ceux du nez, du pharynx, du rectum, de la vulve, du vagin, du col de l'utérus, peuvent être reconnus par le secours des yeux, du doigt ou de la sonde. Mais il ne suffit pas de les voir de loin et de les toucher du bout du doigt pour savoir tout ce qu'il est important d'en connaître. Il faut les examiner à une vive lumière, et quelques-uns avec un spéculum. Il faut, au moyen du doigt, de la sonde, ou même d'un stylet délié pour les polypes du nez et de l'oreille, tâcher d'en connaître exactement la situation, l'étendue, la forme, le pédicule, les adhérences, la consistance et la nature, car toutes ces connaissances sont de la plus haute importance pour le pronostic et le traitement.

Le diagnostic des polypes est plus facile encore lorqu'ils sont arrivés à un développement extraordinaire ou excessif. Nous verrons plus bas qu'il est néanmoins des cas douteux et embarrassants, parce qu'il y a des affections qui ressemblent beaucoup aux polypes.

PRONOSTIC DES POLYPES

Il est subordonné à l'état des polypes, à leur siége, à leur nombre, à leur étendue, à leur forme, à leurs phénomènes, à leur marche, j'ajouterai même à la clarté de leur diagnostic.

En général les polypes extéro-intérieurs sont moins graves que les polypes intérieurs ou internes, parce que ceux-ci sont inaccessibles aux moyens de la chirurgie. Les polypes nombreux, étendus, à pédicule multiple, à phénomènes graves, à marche rapide, sont toujours plus dangereux que les autres, et ils le sont d'autant plus que le sujet est plus faible et plus incapable de résister à la maladie, aux douleurs, aux hémorrhagies de l'opération, ainsi qu'à l'inflammation, à la suppuration et à la fièvre qui pourront suivre.

Si d'ailleurs, le diagnostic est obscur sur certaines dispositions des polypes, très-importantes à connaître pour le traitement, le pronostic devient plus grave et plus embarrassant encore.

TRAITEMENT DES POLYPES

Les indications thérapeutiques ne laissent ici aucune incertitude. Tout polype doit être détruit si l'on peut y parvenir. Or on peut ordinairement y parvenir par des médicaments et par des opérations chirurgicales.

Les médicaments ne sont pas totalement impuissants contre les polypes, ainsi qu'on pourrait le croire. On conçoit d'abord aisément que des polypes peu considérables, engendrés sous l'empire d'une maladie vénérienne constitutionnelle, ou scrofuleuse, peuvent guérir sous l'influence d'un traitement approprié, et qu'il serait rationnel d'y avoir recours. Il y a des faits qui permettent de croire que l'on peut en guérir quelques-uns, soit dans les fosses nasales, soit dans les organes de la génération.

Quels que soient, au reste, ces succès, je ne pense pas que l'on puisse rien espérer de l'emploi des médicaments contre de gros polypes.

Je rapporte aux médicaments les succès obtenus par les astringents et les styptiques, c'est-à-dire par la méthode qu'on appelle assez improprement l'*exsiccation*. Je parlerai de cette méthode à l'occasion des opérations que réclament les polypes du nez, parce que c'est particulièrement contre ces polypes qu'on la met en usage, et que c'est par des manœuvres chirurgicales qu'on applique ces médicaments aux polypes.

Les opérations chirurgicales employées contre les polypes sont nombreuses; ce sont : 1° la *cautérisation*, qui consiste à détruire le polype par les caustiques ou par le cautère actuel;

2° l'*excision*, qui l'emporte en le coupant d'un seul coup à la racine, ou en le coupant d'abord par parties pour achever d'en couper enfin le pédicule; 3° l'*arrachement* qui l'enlève en rompant son pédicule par de violentes tractions, ou de violentes impulsions qui lui sont communiquées en deux sens opposés; 4° le *déchirement*, qui consiste à user à ulcérer, et à faire suppurer le pédicule d'un polype par de rudes frottements; 5° l'*emploi du séton*, qui, par son contact, ulcère et fait aussi suppurer les polypes pour les détruire peu à peu; 6° la *ligature*, au moyen de laquelle on étrangle, on ulcère et l'on frappe de mort le polype auquel on l'applique; 7° la *compression*, qui consiste à le comprimer pour l'atrophier à la longue; 8° les *opérations mixtes* ou composées, qui résultent de l'emploi successif de plusieurs de ces différentes méthodes.

Mais quand on a guéri des polypes par ces opérations, ils peuvent encore répulluler, surtout si le pédicule n'en a pas été bien détruit. Et si, lorsque sa destruction a été parfaite, il répullule, il est bien à craindre qu'il ne revienne encore. Car une première répullulation annonce une disposition particulière des organes à produire des polypes. Quelquefois, au reste, cette répullulation n'est qu'apparente, et le nouveau polype n'a pas le même siége que le premier.

TROISIÈME PARTIE

DES DIFFÉRENTS MODES OU GENRES DES POLYPES EN PARTICULIER

Reprenons maintenant en particulier, non pas chacun des différents modes ou des différentes manières d'être des polypes, mais seulement chacun des différents états des polypes qui méritent d'être traités en particulier.

Nous les apprécierons mieux, car nous remarquerons l'influence qu'ils exercent les uns sur les autres, et les liaisons qu'ils ont entre eux. Nous apprécierons mieux, par exemple, l'influence que le siége, le volume, la forme, la structure des polypes exercent sur leurs phénomènes, leur marche, leur diagnostic, leur pronostic et leur traitement. De plus, nous éviterons l'inconvénient de morceler l'histoire d'un même genre de polypes; par exemple, des polypes mous ou des polypes durs. En effet, nous l'eussions nécessairement morcelée si, sacrifiant à la méthode le plus généralement adoptée, nous eussions décrit ces polypes en parlant de la disposition matérielle ou anatomique de ces affections, car nous n'aurions pu parler alors de leurs phénomènes, de la manière de les reconnaître et de les traiter, sans mêler ensemble des choses trop distinctes pour être confondues.

Pour éviter cette confusion, nous aurions donc été obligé de renvoyer ces différentes parties de l'histoire des polypes au moment où nous aurions traité de leurs phénomènes, de leur marche, de leur diagnostic, de leur pronostic et de leur traitement.

Cette méthode ne nous paraît pas seulement plus logique que celle que nous abandonnons, par le motif que nous venons d'exposer; elle l'est encore parce qu'elle est plus conséquente aux principes que l'on suit, lorsque, faisant l'histoire générale d'une maladie qui peut affecter plusieurs parties du corps, on renvoie l'histoire de cette maladie dans ses différentes parties à la suite de la description générale. Enfin, tout le monde pourra, j'espère, se convaincre, par l'application de cette méthode, qu'elle est plus simple, plus claire et plus commode qu'aucune autre. Ce que j'en dis, au reste, n'est que pour me justifier de m'être écarté des méthodes le plus généralement en usage. Je ne m'éloigne jamais des voies ordinaires que lorsque je m'y trouve forcé par des motifs extrêmement graves et nombreux, et je suis toujours prêt à en rendre compte. Je prie donc le lecteur de ne pas s'imaginer que je secoue le joug salutaire de la méthode parce que des raisons, impérieuses pour moi, m'obligent de m'éloigner de celles qui sont le plus en usage; d'ailleurs, chaque auteur n'y apporte-t-il pas ses modifications? Je puis assurer que j'ai beaucoup trop réfléchi à ce point de l'enseignement, pour que l'on puisse douter que je n'en sente toute l'importance. L'introduction de ma *Physiologie*, où j'ai consacré plus de cent pages à traiter de la méthode dans l'art d'étudier et d'enseigner, en est une preuve manifeste.

A. DES POLYPES CELLULO-MEMBRANEUX.

Ils sont, comme nous l'avons dit, formés d'une membrane enveloppante ou tunique, et de tissu cellulaire, et produits par le développement excessif de l'un et de l'autre.

Ces polypes présentent quatre espèces distinctes : les polypes muqueux, lardacés, fongueux et granuleux.

1° Les *polypes muqueux, mous ou vésiculaires*, ont pour caractères essentiels d'être mous, gris, transparents, jaunâtres, gélatiniformes et extrêmement friables.

Disposition anatomique. — Ils s'observent dans les fosses nasales, où ils sont très-communs; on en trouve quelquefois dans l'une et dans l'autre, et parfois il y en a plusieurs dans la même. Ils peuvent être assez considérables pour remplir toute la cavité qu'ils occupent, et s'étendre dans ses anfractuosités, et même dans le pharynx et hors du nez. Leur forme est toujours fort irrégulière. Leur pédicule, plus ou moins large, peut être attaché à presque tous les points des fosses nasales, mais particulièrement en haut et surtout à la paroi externe.

Le corps de ces polypes est un peu aplati d'un côté à l'autre, comme les cavités nasales; il présente des renflements vis-à-vis des points où elles s'élargissent; sa surface, sa circonférence ou son bord sont plus ou moins irréguliers, quelquefois mamelonnés, vésiculeux et en grappes. Très-mous au toucher, ces polypes cèdent à la moindre pression, s'écrasent et se déchirent avec facilité; leur masse est grisâtre, jaunâtre, transparente et, par cela même, gélatiniforme. L'œil y observe pourtant des points opaques, et d'ailleurs leur transparence n'est point égale partout; il y a beaucoup de nuances à cet égard. J'en viens d'arracher un il n'y a qu'un instant; il était blanc, opaque et mou comme le fromage frais, à son extrémité libre. Il présentait aussi quelques points indurés et rouges.

Ils sont composés d'une membrane extérieure, d'une minceur variable dans les différents polypes et les différents points d'un même polype. Cette membrane est d'ailleurs assez difficile à détacher du tissu sous-jacent qui forme la masse de l'excroissance. Ce tissu ressemble au tissu cellulaire, mais ses aréoles paraissent plus grandes, ses lames et ses filaments plus fins, plus transparents et plus friables. Il est d'ailleurs gorgé d'une humeur albuminiforme abondante. On y rencontre parfois des vésicules très-distinctes; j'en ai vu de grosses comme des petits pois; il y en avait un assez grand nombre sur un malade que j'opérai cette année à l'hôpital Saint-Louis (voy. 1re partie, 2e observation) : elles contenaient une humeur lactescente, demi-transparente.

Ces polypes ont des vaisseaux très-fins, qui ressemblent à des canaux très-déliés creusés dans leur membrane; souvent on ne les distingue qu'au pédicule, tant ils sont petits et rares, ou du moins tant ils sont rarement injectés.

Phénomènes et marche des polypes muqueux. — Insensibles au toucher, peu sensibles à la pression, ces polypes ne causent de gène que lorsqu'ils sont parvenus à un certain volume; mais lorsqu'ils sont plus gros encore, ils déterminent tous les phénomènes que nous avons détaillés plus haut, en général : de l'irritation, une inflammation suppurante ou du moins accompagnée d'une sécrétion puriforme, peu d'hémorrhagies, des troubles dans les fonctions de l'organe, qui en sont gênées ou empêchées; mais ils ne déterminent pas les funestes symptômes par lesquels les autres polypes conduisent à la mort. Leur marche est d'ailleurs longue, quoique variable dans sa rapidité. Ils mettent des années à acquérir un volume considérable; mais les malades réclament les soins de la chirurgie avant qu'ils aient produit tout le mal qu'ils pourraient faire si on les abandonnait à eux-mêmes.

Les polypes vésiculaires ne dégénèrent pas ordinairement en une autre maladie. Cependant je crois qu'il leur arrive assez souvent de passer à l'état lardacé, mais ils ont peu de tendance à dégénérer en cancer ou en tissu cartilagineux, osseux, etc.

Influences. — La sécheresse resserre les polypes vésiculaires, l'humidité de l'atmosphère les dilate et les gonfle, parce qu'ils absorbent avec facilité l'eau en dissolution dans l'air. En un mot, ils sont hygrométriques. Et par suite de cette singulière propriété, ils se gonflent, grossissent pendant les temps humides, et gênent davantage la respiration que pendant les temps secs.

L'augmentation de leur volume peut alors les faire sortir du nez.

J'ai vu des personnes, dit B. Bell, que l'on n'aurait pas crues attaquées de polypes, pendant les temps secs, dont les tumeurs sortaient toujours et acquéraient une longueur extraordinaire dès qu'il y avait la moindre disposition à l'humidité dans l'atmosphère (Bell, *Cours de chirurgie*, trad. de Bosquillon, t. IV. p. 52).

Causes des polypes mous et muqueux. — On a dit que le tempérament lymphatique, les constitutions scrofuleuse, catarrhale, et particulièrement les inflammations catarrhales, la syphilis, le froid y prédisposent; que les irritations portées sur les membranes muqueuses y prédisposent aussi. Mais la science ne possède rien d'assez positif encore sur cette matière.

Diagnostic et pronostic des polypes mous et muqueux. — Ils se reconnaissent aux caractères des polypes, en général, aux caractères des polypes muqueux, que l'on peut ordinairement constater par la vue et le toucher avec le doigt, une sonde ou un stylet. Nous ne pourrions les rappeler ici sans nous répéter d'une manière fastidieuse.

Le *pronostic* n'en est pas grave quand ils ne distendent point ou ne distendent que faiblement les cavités où ils logent; mais il le devient davantage dans le cas contraire, et leur gravité est proportionnée aux désordres qu'ils produisent.

Traitement. — On peut traiter ces polypes par l'exsiccation. Ce sont presque les seuls que l'on puisse guérir par cette méthode. Mais comme elle est peu efficace, on n'en retire guère de succès que lorsqu'ils sont petits. On peut aussi les traiter par le caustique, la cautérisation, l'excision, par le séton, par la ligature, mais l'arrachement est la méthode qu'on emploie le plus fréquemment, parce qu'elle est la plus commode, la plus expéditive, au moins aussi sûre qu'aucune autre. On peut d'ailleurs, après l'arrachement, assurer la guérison par le séton. C'est quelquefois le seul moyen de mettre fin à leur répullulation.

2° DES POLYPES MOUS ET LARDACÉS.

Ceux-ci sont un peu plus solides que les précédents. Ils sont opaques et formés d'une membrane et d'une substance homogène plus ou moins épaisse, blanche, grisâtre, qui se rapproche plus ou moins du lard par sa consistance et par sa cohésion. Cette substance semble formée d'albumine concrétée et renfermée dans des mailles de tissu cellulaire.

Elle offre d'ailleurs des nuances dans sa cohésion, sa consistance et sa densité.

Il n'est pas rare de la voir plus molle, moins cohérente, se briser à la pression, se laisser écraser comme du fromage mou. Ces tumeurs présentent de petits vaisseaux dans leur membrane, vers leur pédicule surtout, et particulièrement dans les points rouges qu'on y rencontre assez fréquemment. J'y ai trouvé une fois une petite granulation fibro-cartilagineuse.

Ces polypes n'offrent rien de bien particulier dans leurs phénomènes et leur marche, mais ils ne paraissent pas autant hygrométriques que les précédents.

Ils peuvent avoir pour cause et pour origine la dégénération d'un polype muqueux ; mais quand on songe aux nombreuses variétés de texture que présentent primitivement les tumeurs morbides, on ne concevrait pas que l'on pût nier avec raison la possibilité de leur existence primitive à l'état lardacé, comme le fait M. Monfalcon (*Dictionnaire des sc. méd.*, art. POLYPE).

On les reconnaîtra d'ailleurs aux caractères généraux des polypes, et quand l'œil pourra les apercevoir, on les distinguera à leur couleur blanchâtre, grisâtre, et à leur opacité.

Leur structure n'apporte d'ailleurs aucune différence dans leur traitement, et on les traite par les mêmes moyens que les polypes muqueux.

3° DES POLYPES FONGUEUX.

Ceux-ci s'observent dans le nez, dans l'utérus, souvent dans le sinus maxillaire, etc. ; ils sont mous, spongieux, et souvent, pour ainsi dire, tomenteux à leur surface. Ils sont rouges, quelquefois livides, souvent fragiles. Ils saignent fréquemment, et parfois même ils produisent des hémorrhagies inquiétantes. Ils ont de la tendance à se ramollir, à dégénérer en cancer mou, rouge, encéphaloïde, ou du moins ils coïncident assez fréquemment avec une cachexie cancéreuse. Ils répullulent d'ailleurs facilement, et c'est alors souvent sous la forme de végétations nombreuses et étendues. C'est à ces polypes qu'il faut rapporter ceux que Levret appelle vivaces, ceux dont M. Hervez a parlé dans le *Journal général*, t. CI, p. 30.

Ces polypes se reconnaissent à leur couleur, à leur mollesse, à leur répullulation facile. Ils sont graves.

Il faut, s'il est possible, les enlever par une large excision qui n'en laisse pas le moindre germe, et cautériser la surface de la plaie.

4° DES POLYPES GRANULEUX.

Dispositions anatomiques. — On les a observés dans les fosses nasales, la cavité de l'utérus et celle de la vessie (Breschet, *Dict. de méd.*, art. POLYPE.)

Le professeur Andral a vu, il y a quelques années, à la Charité, un larynx dont l'ouverture supérieure était en grande partie obstruée par une végétation blanchâtre, mamelonnée, ayant la plus exacte ressemblance avec la tête d'un choufleur, et se continuant intimement, par une base large, avec la membrane muqueuse (*Précis d'anat. path.*, t. II, p. 472). M. Ferrus a montré une pièce à peu près semblable à l'Académie royale de médecine (Andral, *ibid.*).

Ces polypes sont peu volumineux, ils occupent une grande surface, et paraissent sous la forme de grains blanchâtres, à pédicules très-minces. Ils sont disséminés ou agglomérés, et, dans ce dernier cas, on les a comparés à une tête de chou-fleur, ou aux végétations syphilitiques que l'on désigne sous cette dénomination. Ils se détachent facilement de la membrane sur laquelle ils reposent. Leur couleur est blanchâtre, grisâtre ou rosée. Ils sont composés d'une membrane très-mince. Leur tissu est homogène, lardacé. On n'y distingue pas aisément de vaisseaux.

Phénomènes et marche. — Ces polypes s'accroissent lentement : tantôt ils restent isolés, tantôt ils s'agglomèrent peu à peu, à mesure qu'ils s'accroissent, quand ils se développent près les uns des autres. Ils causent de la gêne, s'ils se développent dans une cavité étroite, mais peu de douleurs; néanmoins, ils dégénèrent facilement en cancer, surtout si on les irrite par des attouchements ou des caustiques. Leur *diagnostic* n'est pas toujours facile, parce que leur petit volume, la profondeur de leur situation ne permettent pas toujours d'en apprécier les caractères.

Leur tendance à dégénérer en cancer en fait des maladies graves.

Traitement. — Il faut les enlever. Quand on peut y parvenir par l'excision, il faut le faire, et cautériser ensuite le lieu qui leur a donné naissance. Quand l'ablation en est impossible ainsi, il faut les arracher. Peut-être pourrait-on les détruire par la compression, dans le cas où les autres moyens seraient impuissants. Si l'on se décidait à les cautériser, il faudrait le faire en une seule application.

B. 1° DES POLYPES DURS ET FIBREUX.

Disposition anatomique. — On les observe dans les fosses nasales, le pharynx, les sinus maxillaires, et surtout dans l'utérus. Ils peuvent acquérir un volume considérable. Quoiqu'ils soient souvent piriformes, ils peuvent, en se moulant sur les cavités qu'ils distendent, acquérir des formes très-variées et très-bizarres. Ils sont assez souvent divisés par des échancrures ou des fissures profondes, en lobes plus ou moins nombreux, deux, trois, quatre, par exemple. Leur pédicule adhère au tissu fibreux sous-jacent aux muqueuses, et, dans l'utérus, au tissu même de l'organe.

Leur surface est lisse, quelquefois mamelonnée; on la voit aussi tomenteuse, parfois ulcérée. Ils sont durs et fermes, à moins qu'ils ne soient ramollis. Ils sont pesants et opaques.

La membrane qui les revêt est souvent amincie, mais quelquefois aussi plus épaisse et plus rouge que de coutume. Leur tissu est analogue au fibreux, il crie sous le scalpel, résiste à la section, se crispe au contact du feu et des acides. Il est composé de fibres fasciculées, d'un blanc grisâtre, entre-croisées, pelotonnées ou enroulées en cercles concentriques. — Quelquefois même ces fibres sont perpendiculaires au point d'attache du pédicule (Baillie, *Anat. pathol.*). Des vaisseaux veineux, des artères fines, rampent dans sa membrane, et des vaisseaux à peine distincts se glissent à travers les faisceaux de sa propre substance et s'y ramifient.

Phénomènes et marche. — Les polypes fibreux sont indolents, mais ils causent des douleurs par leur pression, des écoulements puriformes plus ou moins abondants, des hémorrhagies. Ils finissent quelquefois par devenir eux-mêmes douloureux, par enflammer les parties voisines, par s'enflammer, suppurer, s'ulcérer à leur surface, et donner lieu à tous les symptômes fonctionnels et sympathiques décrits plus haut en général, et enfin par causer la mort.

Ils dégénèrent rarement en cancer, mais il leur arrive de se ramollir, de se gangréner, et alors des écoulements d'une fétidité repoussante, des symptômes graves d'adynamie, qu'on attribue à la résorption, se manifestent, et si le polype gangréné n'est pas promptement rejeté par la nature ou enlevé par les moyens de l'art, le malade succombe. Mais lors même que l'art vient à son secours, si le polype est volumineux surtout, il peut encore arriver que le malade n'échappe point à la mort.

Traitement. — On peut les arracher et les lier lorsque leur pédicule est volumineux. Dans le cas contraire, il vaut mieux les exciser. S'il reste une portion de leur pédicule, on peut parfois le détruire par la cautérisation ou le séton, comme le faisait Ledran.

2° DES POLYPES SARCOMATEUX.

Ces polypes se montrent dans les fosses nasales, le sinus maxillaire, le pharynx, l'utérus, etc.

Ils peuvent acquérir un très-grand volume. Souvent piriformes, leur circonscription change en se moulant aux cavités qui les renferment, et ils présentent souvent des lobes ou des divisions nombreuses. Leur pédicule, ordinairement plus étroit que leur masse, est assez souvent large et étendu.

Leur consistance est moins ferme et solide que celle des polypes fibreux. Leur couleur est rouge, livide ou brune. La membrane qui les recouvre est souvent parcourue par des veines volumineuses, quelquefois variqueuses, et par des artères plus déliées et plus rares. Leur tissu est rouge, quelquefois homogène, parfois charnu en apparence, à peu près comme celui de l'utérus dans la grossesse. Ces caractères leur ont mérité la dénomination de charnus et de sarcomateux qu'ils portent dans la plupart des auteurs. Ils sont composés d'un tissu fibreux, plus mou que celui des polypes fibreux, d'un tissu cellulaire et de vaisseaux plus abondants, toutes circonstances qui expliquent assez bien les différences qui les en distinguent.

Ils présentent les phénomènes et la marche de tous les polypes, mais ils sont douloureux par eux-mêmes à la pression, ils causent des hémorrhagies et saignent spontanément, et surtout quand on les touche ou qu'on les irrite par des traitements imprudents.

Les phénomènes sympathiques ou généraux qui les accompagnent sont plus prononcés, les tourments qu'ils causent, plus insupportables; ils dégénèrent souvent en cancer, surtout quand on les irrite, et ils répullulent souvent, ce qui les rend beaucoup plus graves que les précédents, à l'exception des polypes fongueux.

Diagnostic et pronostic. — On les reconnaît à leur demi-fermeté, à leur couleur rouge et obscure, à leur sensibilité, à leurs douleurs vives, surtout quand ils dégénèrent en cancer, aux hémorrhagies, et à tous les symptômes graves qui les accompagnent.

On reconnaît leur dégénération cancéreuse à leur ramollissement, à leur ulcération, à leur suppuration, aux douleurs lancinantes qui se développent, aux hémorrhagies répétées, au teint jaune de la peau et à l'ensemble des accidents.

La cautérisation ne leur convient point, à moins qu'on ne puisse les détruire entièrement d'un seul coup.

Il ne faut les arracher que lorsqu'ils ont un pédicule étroit, et qu'on peut être sûr de l'enlever tout à fait, ou qu'on peut achever de le détruire par le cautère actuel. L'excision et la ligature peuvent aussi être mises en usage contre ces polypes.

C. POLYPES CARTILAGINEUX, OSSEUX ET PIERREUX.

On en trouve des exemples épars dans les auteurs, au rapport de Sporleder (*Diss. citata*).

Ainsi Garengeot a vu un polype dont le pédicule était cartilagineux; Job-à-Meckren (*Obs. méd.*, c. XII, p. 79), parle d'un polype cartilagineux; Paul Barbette (in *Chir.*, l. II, c. I, hist. 2) en a aussi indiqué un exemple, et suivant Slevogt, un polype osseux très-dur et du poids de 2 livres fut tiré des narines d'une vache. Ces polypes se distinguent surtout des autres par leur consistance et leur poids. Ils donnent lieu d'ailleurs aux mêmes phénomènes par leur action mécanique, mais ils ne prennent aucune part aux souffrances qu'ils causent. Produits de dégénérations successives de polypes mous ou durs en polypes cartilagineux et osseux ou directement en polypes osseux ou pierreux, ils ne sont plus alors susceptibles d'aucune dégénération. C'est du moins ce qui me paraît très-probable.

D. POLYPES MIXTES OU COMPOSÉS.

Je désigne ainsi ceux qui sont creux et contiennent un liquide ou plusieurs substances, et ceux qui, sans être creux, sont formés de tissus, de substances, de corps variés, et contiennent des portions cartilagineuses, osseuses, pierreuses, des kystes, des poils, etc.

Vater a décrit et figuré un polype d'où il sortit, après qu'on l'eut traversé avec une aiguille, une notable quantité de liquide laiteux (Sporleder, *Diss. inaug. de polypo narium*, § 8). Saviard a trouvé, sur le cadavre d'une femme morte d'épuisement, une tumeur du volume d'un cœur de bœuf, adhérente au fond de la matrice par un col étroit et creux dans toute sa hauteur; la cavité était remplie de sang (obs. 36e). D'autres exemples sont cités par Levret dans les *Mémoires de l'Académie de chirurgie* (t. III, p. 466-467). Dans l'un, appartenant à Boudou, la tumeur représentait un sac tissu de fibres charnues. Dans deux autres, de Cailhava et de Guiot, la cavité était remplie de matière gélatineuse et de poils ou de graisse pareillement mélangées. On connaît encore d'autres cas de polypes également vides à leur centre, dus à Hoin et à Laumonnier (Madame Boivin, t. I, p. 337).

POLYPES EXTÉRO-INTÉRIEURS

POLYPES DES FOSSES NASALES

Disposition anatomique. — Ces polypes peuvent être implantés sur tous les points des fosses nasales. Doués d'une forme particulière lorsqu'ils sont petits, leur forme s'altère quand, devenant plus gros, ils pressent les parois de la cavité. Ainsi les grappes, les prolongements cylindriques, les mamelons des polypes mous, s'aplatissent en lames ou se renflent, suivant les lieux qu'ils occupent. La forme des polypes mous et lardacés, des polypes durs et fibreux ou sarcomateux, se change aussi à mesure qu'ils grossissent, en sorte qu'elle varie suivant leur volume et diverses circonstances et peut devenir des plus bizarres. Au rapport de Sporleder (*Diss. inaug. de polypo nar.* Halæ Magdeburgicæ, 1750), Tulpius a donné (*Obs. méd.*, l. I, c. XXVI) l'histoire d'un polype extrait des narines, qui avait huit prolongements de figures et de grosseurs diverses. On peut voir aussi à ce sujet, dans Levret, la figure des polypes extraits par Manne. On y prendra une idée de ces formes bizarres. Le pédicule des polypes mous tient à la membrane muqueuse, mais il n'en est pas de même pour les autres polypes. Dans ceux-ci, il paraît naître du tissu fibreux sous-muqueux.

Les polypes du nez sont parfois multiples, et multiples dans l'une et l'autre fosse nasale. Ce matin même j'ai opéré, dans la salle de M. Lugol, un malade qui est précisément dans ce cas. Mais je ne connais pas de fait plus curieux à cet égard que le cas où Levret trouva sept polypes sur le même sujet.

Par leur structure, les polypes des fosses nasales appartiennent presque à tous les genres de polypes décrits ci-dessus. Les polypes muqueux y sont les plus fréquents; viennent ensuite, sous le rapport de la fréquence, les polypes lardacés, fibreux et sarcomateux. Les polypes fongueux et granuleux y sont plus rares.

Phénomènes et marche des polypes du nez. — Quand ils sont assez développés pour se prononcer par quelques symptômes, ils déterminent un peu de gêne dans la respiration par le nez, que j'appellerai quelquefois, pour abréger, respiration nasale. Ils causent un enchifrènement plus ou moins fatigant. Parvenus à un volume plus considérable, ils forment des tumeurs plus ou moins saillantes, plus ou moins distinctes et mobiles dans les fosses nasales. Lorsqu'ils sont très-allongés ou qu'ils tiennent à un pédicule grêle et étendu, comme je l'ai vu tout récemment sur une femme, et qu'ils ne sont point assez volumineux pour remplir la cavité qui les recèle, ils flottent librement, et le malade en ressent les mouvements (voyez l'observation 9e que j'ai empruntée au professeur Alibert). Ils tombent en devant lorsqu'il se penche en devant, et ils viennent se montrer à l'ouverture de la narine; ils retombent en arrière lorsqu'il se penche en arrière, et échappent à la vue du chirurgien. C'est ce qui arrivait chez la femme dont je viens de parler. La respiration, qui les agite, les porte ainsi tour à tour vers la narine ou vers le pharynx. C'est encore ce qui arrivait chez notre malade. Aussi, pour parvenir à le saisir et à l'arracher, nous fûmes obligé de faire exécuter au malade de grands efforts d'expiration par la narine affectée, afin de fixer momentanément le polype à l'ouverture, où nous le saisîmes sans laisser incliner la tête en arrière, de peur qu'il ne s'enfuît aussitôt et ne nous échappât, comme il nous était arrivé dans une première tentative.

Parvenus au faible volume que nous supposons, les polypes causent de l'embarras dans le nez, une sensation désagréable qui sollicite sans cesse à se moucher, gênent la respiration, la rendent sifflante, et plus on se mouche, plus l'irritation augmente, plus le polype et la membrane nasale se gonflent, plus l'embarras et le besoin de se moucher s'accroissent. Dès ce moment ils peuvent causer un écoulement muqueux puriforme ou des hémorrhagies nasales fréquentes.

Parvenus à un volume assez considérable pour remplir, sans la distendre, la cavité qu'ils occupent, les polypes du nez sont indolents quand on les touche, la gêne qu'ils causent n'est pas plus vive qu'auparavant; elle l'est peut-être moins encore, ce qu'expliquent leur fixité, leur immobilité. Mais la respiration est impossible par la cavité qui les renferme. L'odorat en est affaibli d'autant, et la voix devient nasillarde, probablement parce que les sons nasaux, naturellement nasonnés par leur retentissement dans les fosses nasales, lorsqu'ils les traversent librement, y retentissent plus fort et deviennent plus nasillards encore, lorsqu'ils ne les franchissent plus librement ou ne les franchissent pas du tout. Je regrette de ne pouvoir expliquer plus longuement ce curieux mécanisme. C'est d'ailleurs ce que j'ai fait dans ma *Physiologie*.

Parvenus à un volume assez considérable pour distendre la fosse nasale qu'ils occupent, les polypes déterminent une irritation pénible, une inflammation suppurante plus ou moins considérable, et des écoulements puriformes et sanguins plus ou moins abondants; ils distendent le nez et les fosses nasales; ils poussent la paroi interne du sinus maxillaire en dehors, ils compriment le canal nasal, ils dépriment le voile du palais, ils pressent, ferment, irritent la trompe d'Eustache, et déterminent des troubles fonctionnels dans tous ces organes. Ainsi ils gênent la respiration nasale, la rendent sifflante, bruyante; ils affaiblissent l'odorat, altèrent la voix, la rendent rauque et nasillarde, si, n'existant que d'un côté, ils se bornent à déjeter la cloison nasale du côté opposé, et à resserrer la cavité voisine; mais ils abolissent entièrement la respiration nasale, et par conséquent l'odorat, lorsqu'ils occupent les deux côtés, ou qu'existant d'un seul côté, ils ferment entièrement les cavités du nez.

Ils s'opposent à l'écoulement des larmes, produisent un larmoiement continuel, quelquefois même l'inflammation du canal nasal, du sac lacrymal, une tumeur purulente de ce petit organe; ils affaiblissent l'audition du côté correspondant; ils peuvent même l'abolir et déterminer dans l'oreille de vives douleurs par leur action sur la trompe d'Eustache. Ils gênent la déglutition, et pourraient finir par l'empêcher entièrement, si l'art ne venait au secours des malades dans un péril aussi urgent. Cependant d'autres phénomènes ajoutent à ces tourments, ce sont des douleurs vives dans les parties voisines, aux dents, aux yeux, au front et à toute la tête : et réunis aux troubles sympathiques qu'ils développent, ils achèvent de précipiter le malade dans la tombe.

Tous les polypes du nez ne déterminent pas des accidents aussi graves et aussi funestes. Les polypes mous et muqueux ne dilatent pas ordinairement les fosses nasales au point que je viens de dire, et n'occasionnent pas les phénomènes dont je viens de tracer la sombre peinture. Mais aussi je dois dire que l'art vient au secours des malades avant que l'affection ait produit tout le mal qu'elle peut leur faire éprouver.

Quant aux polypes durs et fibreux, quant aux polypes sarcomateux surtout, je n'ai pas à me reprocher d'avoir noirci le tableau de leurs funestes effets et de leur marche fatale ; car ils ne se bornent pas à distendre médiocrement les fosses nasales, à comprimer les parties voisines ; ils les compriment et les distendent avec une violence irrésistible dans sa lenteur. Ils écartent les os et les disjoignent, en déformant la face horriblement ; ils les usent et les détruisent par l'absorption ulcérative qu'ils mettent en jeu, tantôt sans les avoir ramollis ni altérés dans leur structure, tantôt après l'avoir fait ; ils détruisent le canal nasal, la paroi interne du sinus maxillaire et ses autres parois. Ils pénètrent alors jusque dans l'orbite d'où ils chassent l'œil, en causant la cécité ; jusque dans la bouche, soit en chassant les dents et s'échappant par leurs alvéoles, soit en perforant la voûte palatine déjà déprimée ; ils pénètrent jusque dans la fosse temporale, et jusque dans le crâne, soit en passant par les trous du sphénoïde, par les fentes orbitraires ou par la lame criblée de l'éthmoïde, auparavant détruite en partie ou en totalité, et déterminent des phénomènes de compression du cerveau, de l'engourdissement, et un coma plus ou moins profond.

Ainsi Job-à-Meckren parle d'un polype carcinomateux déformant toute la face par son énorme volume (*Obs. méd.*, c. II, p. 76). Sussius cite, d'après Bartholin et d'après les *Éphémérides des curieux de la nature*, deux cas de polypes carcinomateux qui ont ravagé presque toute la face et amené une mort misérable (*Dissert. inaug. quâ polyp. nasi..... exponitur*, p. 22).

On trouve dans Levret l'histoire d'un polype qui occupait les deux narines, qui écarta les os du nez, se fit jour à travers les deux angles internes des yeux, chassa ces deux organes de leurs orbites, et distendit horriblement la face ; ce polype remplissait toutes les cavités osseuses qui communiquent avec le nez, il écartait les os de la base du crâne et comprimait le cerveau (*loc. cit.*,

p. 371). On lit dans Paletta qu'une énorme masse polypeuse, située dans les fosses nasales et le sinus sphénoïdal, avait distendu le sinus maxillaire gauche, écarté les os propres du nez, ulcéré la peau de chaque côté de cet organe, écarté les os palatins, déprimé le voile du palais en plongeant dans l'arrière-gorge; chassé la langue hors de la bouche, et en partie les yeux de leur orbite. Les os voisins étaient dilatés ou détruits, et le polype était d'une extrême dureté. (*Exerc. path.*, p. 8. Milan, 1820). Cette dureté s'observe assez fréquemment dans les polypes qui ont produit de pareils désordres.

Tandis que les effrayants ravages dont nous venons de parler se passent dans la face, des douleurs, et particulièrement des douleurs de tête fatigantes ou insupportables, souvent des hémorrhagies affaiblissantes, répétées, une foule de symptômes généraux d'inflammation et de fièvre, accompagnent de leur épouvantable cortége tous ces grands désordres, dont un seul suffirait pour désespérer le chirurgien et tuer le malade.

Leur marche est d'ailleurs lente, et ils mettent ordinairement des années pour arriver à ce degré de gravité.

Causes des polypes du nez. — Nous nous sommes déjà expliqué sur l'obscurité des causes des polypes en général. Nous ne sommes pas plus instruits sur les causes des polypes du nez en particulier. Nous avons dit qu'on les a vus survenir à la suite d'engorgements inflammatoires aigus ou chroniques, à la suite de violences extérieures capables de déterminer de semblables engorgements; et nous en avons cité des exemples dans la première partie. Nous en ajouterons ici quelques autres; car on ne saurait trop multiplier les faits pour éclairer un sujet aussi obscur.

Au rapport de Sussius, Camérarius a vu deux fois des polypes du nez survenir à la suite de contusions sur cet organe (*Diss. citata*, p. 20). Slevogt parle, d'après Forestus, d'un polype du nez survenu après l'extraction d'un pois poussé profondément dans les narines (*Diss. de polypo. capitis*, 1690).

On trouve parmi les observations de Manne celle d'un moine qui, ayant été guéri d'un polype par l'extirpation, resta guéri pendant un an. Mais à cette époque il eut le malheur de tomber sur la face, dans un sépulcre; la tête en éprouva une violente secousse; bientôt il reparut une multitude d'excroissances polypeuses, qui se reproduisirent à mesure qu'on les extirpa, et le moine mourut (Levret, p. 372).

On lit dans le savant ouvrage de Levret deux autres cas dans lesquels des polypes du nez se montrèrent à la suite de la variole, qui est ordinairement accompagnée de congestion sanguine des muqueuses de la tête. Le premier surtout est on ne peut plus remarquable.

Observation. — Un jeune homme de dix-sept à dix-huit ans, à la suite de la variole, présente une multitude de polypes dans la gorge, le nez et les sinus frontaux et maxillaires. La face est démesurément élargie, le nez est étalé au niveau des pommettes. Il y a exophthalmie, dépression du palais qui pèse sur la langue, abaissement de la mâchoire inférieure, salivation continuelle. Mort au bout de deux ans. Sinus maxillaires distendus chacun par un polype arrondi, bosselé, couvert d'une membrane très-fine. Ces tumeurs sont semblables, pour la couleur, la texture et la consistance, à du lard rance, et portées sur un pédicule d'une ligne de diamètre, par lequel on ne voit passer aucun vaisseau. La pituitaire des sinus est épaissie, quoique les os maxillaires soient amincis et éclatés. Deux autres tumeurs placées à l'orifice des sinus frontaux, en dehors de ces cavités, soulèvent la racine du nez; elles sont demi-sphériques, aplaties l'une contre l'autre, recouvertes d'une membrane plus épaisse que les précédentes. Dans les fosses nasales sont encore deux masses polypeuses; une troisième retombe dans l'arrière-gorge; c'est la septième. Mais les trois dernières avaient une origine commune qui embrassait la partie postérieure du vomer (Levret, *Obs. sur la cure radic. de plusieurs polyp.*, 1759, p. 223).

On trouve dans le même auteur une autre observation de polype survenu à la suite de la variole. Il s'agit d'une demoiselle de vingt-trois ans, qui eut un polype muqueux dans chaque narine (Levret., *op. cit.*, p. 295).

Le *diagnostic* des polypes du nez est fondé sur la connaissance de leurs caractères anatomiques, de leurs phénomènes et de leur marche; mais on ne peut pas toujours les reconnaître parfaitement, soit parce qu'on observe les malades trop tardivement pour qu'ils puissent rendre un compte exact du passé, soit parce que d'autres maladies présentent des caractères analogues. On conçoit, par exemple, qu'un gonflement chronique, scrofuleux ou autre, de la membrane nasale pourrait bien ne se distinguer par aucun caractère. J'ai vu un cas de ce genre sur un enfant scrofuleux, et j'avoue que si l'engorgement simultané des ganglions sous-maxillaires et cervicaux, si l'engorgement des ailes du nez n'eût éveillé mes soupçons, j'aurais pris cet engorgement de la membrane pour un polype, car il n'y avait aucun moyen de l'en distinguer. J'ai vu, avec M. Lugol, deux enfants scrofuleux, frères l'un de l'autre, qui présentaient une affection du même genre, mais où l'erreur était bien plus facile à éviter.

Bartholin a donné l'histoire d'un coryza singulier, qui présentait une vésicule oblongue, blanche, pleine de sérosité (Sussius, *Dissert inaug.*, p. 10). Le professeur Cloquet a vu trois exemples d'abcès siégeant sur le cartilage de la cloison perforé, communiquant d'un côté à l'autre et formant, dans chaque narine, une tumeur molle, indolente, qui avait été prise pour un polype muqueux (*Archiv. génér. de méd.*, t. XXIII, p. 433).

On a vu aussi une tumeur fibreuse de la cinquième paire de nerfs simuler tellement un polype du nez, que des chirurgiens très-distingués firent des efforts inutiles pour en débarrasser le malade. Voici ce cas singulier.

Observation. — Un forgeron ressentait tous les symptômes qui dénotent un polype des fosses nasales. L'affection était du côté gauche. Outre la difficulté du passage de l'air par la narine de ce côté, il s'était développé une tuméfaction indolente de la joue correspondante, qui se dissipa peu à peu. Le docteur del Greco tenta l'extraction de la tumeur par arrachement; il la saisit à plusieurs reprises avec des pinces de différentes dimensions, mais toutes ces tentatives furent sans résultat. Les tentatives d'extraction furent renouvelées avec aussi peu de succès. Le professeur Menici, qui assistait le docteur del Greco, ne réussit pas mieux : à chaque traction qu'on opérait sur la tumeur, il semblait au malade qu'on lui entraînait la joue et l'oreille gauche. Deux heures après ces tractions, il survint un gonflement de la joue gauche qui se dissipa le lendemain. Une troisième tentative d'arrachement fut pratiquée de la même manière par le professeur Vacca Berlinghieri et n'eut pas plus de succès. Le malade mourut six jours après, avec tous les symptômes d'une inflammation cérébrale qui résista au traitement antiphlogistique le plus énergique.

Autopsie. — On trouva une inflammation avec exsudation puriforme à la base du cerveau. Quant à la tumeur des fosses nasales, elle était formée par la deuxième branche de la cinquième paire, qui, en sortant du crâne, augmentait de volume et formait une tumeur fibreuse divisée en cinq lobes, dont les deux plus gros avaient chacun le volume d'un noyau de pêche; les trois autres étaient plus petits, et l'un d'eux pénétrait dans l'orbite par la fente sphéno-maxillaire. Cette masse fibreuse occupait la fosse temporale profonde, placée entre l'arcade zygomatique, l'os de la pommette, l'aile externe du sphénoïde et la face postérieure de l'os maxillaire supérieur. La tumeur se prolongeait ainsi jusqu'au rebord alvéolaire, au-dessus des dernières dents molaires. Là elle se rétrécissait, pénétrait dans le trou sphéno-palatin qui était dilaté au point d'admettre le petit doigt. Arrivée dans la fosse nasale correspondante, elle se renflait, formait ainsi la tumeur mobile qu'on avait prise pour un polype. Aucun des prolongements de cette masse fibreuse ne se confondait, à proprement dire, avec les nerfs fournis par la seconde branche de la cinquième paire. La tumeur naissait du névrilème (*Archiv. gén. de méd.*, t. XXIII, p. 431).

Le *pronostic* des polypes du nez est fondé sur leurs caractères anatomiques, leurs symptômes et leur marche. Ce que j'ai dit des polypes en général, et des polypes muqueux, lardacés, fongueux, granuleux, fibreux, sarcomateux, etc., me dispense de m'y arrêter ici.

Traitement. — 1° *De l'exsiccation.* — L'expression d'exsiccation ne donne pas une bonne idée de l'opération dont nous allons parler, car elle consiste à déterminer le resserrement ou l'astriction des polypes par des médicaments liquides ou solides. Les médicaments liquides qu'on emploie pour y parvenir sont : l'acétate de plomb étendu d'eau, une solution de sulfate d'alumine et de potasse, différentes décoctions astringentes, etc. Les médicaments solides sont des poudres de substances également astringentes, telles que celles de noix de galle et d'alun.

Lorsqu'on se sert de liquides astringents, on les fait aspirer par le nez plusieurs fois par jour; on les injecte aussi sur la tumeur.

Lorsqu'on emploie des poudres astringentes, on doit les porter, au moyen d'une boulette de charpie humide, sur la surface du polype seulement. C'est aux effets de ces moyens qu'il faut rapporter les guérisons qu'on prétend avoir obtenues par l'emploi du *marum verum*, dont il est parlé dans le *Journal d'Hufeland* pour l'année 1832.

2° *De la cautérisation.* — Les anciens en ont fait un grand usage, et on l'a pratiquée de trois manières différentes : tantôt on s'est servi de caustiques liquides ou solides, tantôt on s'est servi du cautère actuel.

Les caustiques liquides sont portés sur les polypes au moyen d'un pinceau de linge légèrement exprimé; et tantôt on injecte de l'eau tiède dans le nez après l'opération, tantôt on n'y en injecte pas. C'est du moins ainsi qu'on se conduisait quand on faisait usage de cette méthode d'ailleurs mauvaise.

Quant aux caustiques solides, comme le nitrate d'argent, la potasse caustique, on les applique momentanément sur le polype, au moyen d'une pince à mors fixes, ou d'un porte-pierre, qui les tient solidement. Ensuite on absorbe avec de la charpie ou un linge fin le caustique qui s'est dissout sur la tumeur et qui pourrait agir au loin.

Les anciens, qui ont fait un grand usage de cette méthode, négligeaient même cette dernière précaution, comme le prouvent les observations que nous avons rapportées dans la première partie de notre dissertation.

Ces deux méthodes sont douloureuses, incertaines, dangereuses, parce qu'elles ne guérissent pas toujours, et qu'elles peuvent faire dégénérer les polypes en cancer, surtout s'ils sont sarcomateux : dans certains cas, elles sont d'ailleurs très-longues, et obligent le chirurgien à répéter fréquemment ses cautérisations. Ces inconvénients les ont fait généralement abandonner

Néanmoins, les exemples assez nombreux de succès que l'on trouve dans les anciens auteurs, à la suite de l'emploi des caustiques, le peu d'accidents qu'ils causent souvent, comme le prouvent les observations que j'ai citées dans la première partie de cette thèse, portent à croire qu'on s'en est exagéré les dangers pour les polypes qui ont peu de tendance à dégénérer en cancer, et qu'on s'est aussi, d'ailleurs, exagéré la longueur du traitement.

La *cautérisation par le cautère actuel* se pratique au moyen d'une canule entourée d'un linge mouillé, ou d'une canule de gomme élastique trempée dans de l'huile ou du cérat, et d'un fer rouge. On porte la canule sur le polype, et on y introduit le fer rouge pour cautériser la surface de la tumeur ou la perforer d'outre en outre.

Cette méthode, peut-être encore plus injustement abandonnée que la précédente, parce qu'étant plus active et plus prompte dans ses effets, elle est moins dangereuse, a été employée avec succès par les chirurgiens les plus distingués.

Richter a employé le cautère actuel contre un polype qui ne pouvait être détruit par aucun autre moyen; il l'a employé avec l'intention d'attaquer en même temps, et d'une seule fois, toute la tumeur, de l'enflammer et de la convertir en pus. Pour cela, il plongea à travers son épaisseur, et dans la longueur de 2 pouces, une aiguille rougie au feu. Le malade éprouva de fortes douleurs de tête et un peu de fièvre. Chaque jour on lui injecta dans la cavité nasale un liquide émollient, et tant que durèrent les douleurs et la fièvre on employa des remèdes adoucissants et calmants. Un écoulement de pus considérable diminua peu à peu la masse du polype, et le malade put respirer librement par les narines (C.-G. Kühn, *Opusc. academ. med. et philolog.*, vol. I, p. 381).

Callisen a vu un polype nasal qui, à cause de l'affaiblissement du malade et de la crainte d'une hémorrhagie, ne pouvait être ni lié, ni arraché, et qui fut complétement détruit par la cautérisation (*ibid.*). On en trouve beaucoup d'autres exemples analogues dans les auteurs.

3° *De l'excision.* — L'excision ne convient pas seulement aux polypes situés près de l'ouverture des narines, elle convient encore pour emporter de très-gros polypes qui remplissent toute la fosse nasale, et qui s'insèrent à son orifice postérieur, comme le prouve la septième observation de Ledran. Pour l'exécuter, on saisit la tumeur avec des pinces crochues, comme celles de Museux. On la tire à soi de manière à tendre son pédicule, et l'on tâche de le couper avec un bistouri étroit, boutonné, ou simplement tronqué; après quoi l'on tire au dehors la partie réséquée. Si l'on n'a emporté qu'une portion de la tumeur, on recommence pour emporter le reste. On ne doit pas craindre, dans ce cas, d'exciser avec la tumeur une petite portion de la membrane nasale. Quand on emploie l'excision pour un polype saillant dans le pharynx, on la pratique avec des ciseaux courbes, longs et forts, soit en incisant le voile du palais, soit sans l'inciser. Si l'on veut réséquer un polype fixé vers les ouvertures postérieures du nez, il faut introduire, comme le fait Ledran, des ciseaux par les narines et les diriger avec les doigts d'une main par le pharynx. Un chirurgien ingénieux modifie à propos tous ces principes.

M. Wathely, chirurgien de Londres, dans un cas de polype volumineux développé dans les fosses nasales, et qu'il ne pouvait détruire ni par l'arrachement, ni par la ligature, à cause de la largeur de son pédicule, employa le procédé suivant. Une ligature étant préalablement placée autour du polype, il introduisit par le nez un bistouri garni d'une gaîne. Ce bistouri offrait à sa pointe une ouverture par où passait un bout de la ligature, tandis qu'un aide maintenait l'autre et guidait la marche de l'instrument. De cette manière, il parvint à porter son bistouri immédiatement sur le pédicule du polype; puis l'excisa peu à peu. La surface excisée de la tumeur avait, dans son plus grand diamètre, 2 pouces; et dans son plus étroit, un pouce trois huitièmes (*Medic. surgic. Journal of Edinburgh*, octob. 1805).

L'excision peut être suivie d'hémorrhagie, et même d'hémorrhagie abondante, qui se fait à flots précipités par le nez et par la bouche, immédiatement à la suite de l'ablation d'un gros polype. Cette hémorrhagie, effrayante pour une personne étrangère aux opérations, s'arrête ordinairement avec facilité; on en peut voir des exemples frappants dans la fameuse observation de Manne, dont je parlerai plus bas, aux méthodes composées. Le sang s'arrête par un tamponnement fait à la manière de Ledran (*Obs. de chir.*, obs. 7e), ou à la manière de J.-L. Petit (*Trait. des mal. chirur.*, t. II, p. 126), ou enfin de l'une des manières dont on le fait maintenant. On peut y joindre, si l'on veut, l'emploi de poudres styptiques.

4° *De l'arrachement.* — L'arrachement est une opération convenable pour les polypes dont le pédicule est étroit et facile à saisir. On se sert, pour la pratiquer, de pinces droites ou courbes, dont les mors allongés et fenêtrés sont hérissés de dents qui se croisent, et dont les deux branches sont réunies, ou séparables comme celles d'un forceps, d'après l'idée de Richter.

Ces dernières sont destinées particulièrement aux polypes volumineux qui ne permettraient pas l'introduction des autres dans le nez.

Le malade étant situé convenablement, le chirurgien introduit ses pinces, graissées d'huile, jusqu'au point où il sait ou sur lequel il soupçonne qu'est attaché le pédicule; il serre la pince et lui imprime un mouvement de rotation sur son axe, pour tordre et arracher le polype qu'il entraîne au dehors.

Alors tantôt le polype n'est arraché qu'en partie et il faut recommencer jusqu'à ce qu'on ait tout arraché, tantôt, au contraire, la masse entière du polype a été emportée du premier coup. Un semblable succès est rare dans le cas où le polype est un peu volumineux.

Lorsque le polype est surtout saillant dans la gorge, sans être visible par les narines, il faut l'attaquer avec des pinces courbes, portées par la bouche derrière et au-dessus du voile du palais. On conçoit que l'opération est alors beaucoup plus difficile, surtout si, comme on le voit quelquefois, le pédicule est dur et fibro-cartilagineux. L'excision peut seule, dans ce cas, débarrasser le malade.

On trouve dans la dissertation, déjà citée plusieurs fois, de Sussius, l'histoire d'un polype nasal qui fut arraché avec succès, au moyen d'une pince recourbée, à mors creusés à la manière du bec d'oie figuré par Scultet dans son *Armamentarium*. Ce cas de polype est d'ailleurs intéressant par sa structure mixte qui était telle que, si l'on en croit l'observateur, il était transparent à son centre seulement, où l'on trouvait un liquide laiteux. On trouve dans les auteurs beaucoup d'autres exemples de polypes arrachés par la gorge avec des pinces courbes. On en trouve aussi où l'arrachement a été vainement tenté, par suite de la solidité cartilagineuse du pédicule de la tumeur.

On n'arrache pas les polypes par des tractions seulement, on y parvient encore, comme l'ont fait Morand et Sabatier, en les poussant alternativement en arrière et en avant. On emploie ce procédé lorsqu'ils sont placés trop profondément ou trop haut et qu'on ne peut les saisir facilement avec des pinces. Mais généralement ce procédé peut être remplacé avec avantage par celui du professeur Dupuytren. Il consiste à aller saisir le polype avec une pince, tandis que les doigts d'une main, introduits dans le pharynx, en dirigent l'action et placent, pour ainsi dire, le polype entre les deux mors de l'instrument.

Dans des cas de polypes volumineux, l'opérateur s'est quelquefois vu forcé d'inciser l'aile du nez ou le voile du palais, pour pouvoir faire l'extraction de ces tumeurs ou les exciser. M. Robertson, chirurgien du dispensaire de Kelso, s'est trouvé dans le premier cas pour extraire un polype du nez (*Medic. surg. Journ. of Edinburgh*, 1827). Manne s'est trouvé dans le second pour un polype dont nous parlerons plus bas.

L'hémorrhagie est plus rare et moins abondante à la suite de l'arrachement qu'à la suite de l'excision. On lui oppose d'ailleurs les mêmes moyens et à peu près avec le même succès.

5° *Du déchirement*. — Cette méthode consiste à passer, du nez dans la bouche, une ficelle garnie de nœuds, ou un stylet d'argent très-flexible, couvert d'un fil de laiton tourné en spirale, et à scier, pour ainsi dire, par un mouvement alternatif en avant et en arrière, le pédicule du polype. Cette méthode est si vicieuse qu'on n'y a jamais recours.

6° *Du séton*. — On l'emploie parfois comme Legrand, pour achever de détruire par l'inflammation ulcérante et suppurante le pédicule ou les débris d'un polype partiellement détruit par les caustiques, l'excision ou l'arrachement.

On l'emploie encore pour détruire en entier, par le même mécanisme, un polype que l'on traverse d'outre en outre.

Dans le premier cas, on entraîne à chaque pansement le séton dans le nez, au moyen d'un fil passé de la bouche dans les narines; on l'en retire au moyen de l'extrémité du fil qui sort par le nez, et qui embrasse par un nœud solide les deux extrémités du séton et le tient tendu.

Dans le second cas, on porte le séton à travers le polype au moyen d'une grosse aiguille droite ou un peu courbe, et le plus près possible du pédicule de la tumeur.

7° *De la ligature.* — Cette opération ne peut être employée contre un polype dont le pédicule serait d'une largeur extrême ou d'une dureté cartilagineuse, et on n'y a guère recours que pour les polypes placés profondément dans les fosses nasales. Cependant la pusillanimité de certains malades peut obliger de la mettre en usage contre des polypes implantés près des narines.

Dans ce dernier cas, si le polype est attaché sur l'un des côtés des fosses nasales, on peut embrasser son pédicule en le contournant de haut en bas, avec une sonde Belloc, dont on fait sortir le ressort au-dessous pour l'y saisir, l'attirer à soi et y attacher un fil que l'on entraîne autour du pédicule et qu'on engage ensuite dans un serre-nœud afin d'étrangler à volonté la tumeur. On pourrait arriver au même but avec une fine sonde de gomme élastique, ou l'aiguille d'Heister fenêtrée vers la pointe.

Lorsque le polype est profond, on glisse la sonde de Belloc, ou même une simple sonde de gomme élastique, le long du plancher des fosses nasales jusque dans le pharynx; parvenu là, on saisit, avec les doigts ou des pinces, l'extrémité de la sonde de gomme élastique, pour l'amener dans la bouche. Quand on se sert de la sonde de Belloc, on en pousse le ressort d'avant en arrière dans la canule, de manière à l'obliger de se déployer dans la bouche en suivant et prolongeant la courbure de la sonde. Quel que soit d'ailleurs l'instrument dont on s'est servi, on y attache un fil qui porte lui-même à son extrémité un long anneau de fil fort et ciré, ou mieux encore un long anneau de fil métallique ou de corde à boyau, comme le propose le professeur Boyer. Alors on ramène le premier fil par le nez jusqu'au dehors, au moyen de la sonde, et on attache un autre fil à l'extrémité buccale de l'anneau, pour le ramener par la bouche et recommencer de nouvelles tentatives, si l'on ne parvient pas à embrasser d'abord le polype avec l'anneau.

Les choses en étant là, l'opérateur tire à lui, d'une main, l'anneau de fil par le nez, tandis qu'il le dirige et l'ouvre, de l'autre main, avec les doigts introduits dans le pharynx, de manière à lui faire embrasser le pédicule du polype. S'il réussit, il s'en aperçoit bientôt à la résistance qu'il éprouve à tirer l'anneau hors des fosses nasales par les narines; s'il ne réussit pas, il doit le ramener par la bouche pour recommencer ses tentatives.

Si cependant ses insuccès tenaient à ce que, le polype étant attaché sur les parties latérales des ouvertures postérieures du nez, il ne peut faire passer un des côtés de l'anneau au-dessus et l'autre au-dessous du pédicule de la tumeur, il devrait recourir à la sonde de Belloc pour amener successivement, de la bouche dans le nez, les deux extrémités d'un fil dont l'une passerait par-dessus et l'autre par-dessous ce pédicule; et alors que ce fil embrasserait dans son anse le pédicule du polype et que ses deux extrémités sortiraient par le nez, il devrait les engager dans un serre-nœud pour étrangler la tumeur. On a plusieurs espèces de serre-nœud. Celui de Desault est une tige métallique portant un anneau soudé à angle droit à son extrémité interne, tandis qu'elle est fendue en deux branches à son extrémité externe. Une simple canule étroite, garnie d'un léger rebord à ses deux extrémités, ou bien enfin une série de grains de chapelet, percés d'un trou, peuvent très-bien servir de serre-nœud. Pour les mettre en usage, on engage dans le serre-nœud, dans la canule ou dans les grains de chapelet, les deux fils de l'anse ou de l'anneau qui embrasse le polype, on pousse ces instruments contre son pédicule, tandis que l'on tire les fils à soi. Quand l'étranglement est porté aussi loin qu'on le désire, on fixe ces fils en les enroulant autour de l'une ou des deux branches de la tige métallique fendue, autour de l'extrémité de la canule, ou autour du fil lui-même, entre les deux derniers grains de chapelet, suivant l'instrument dont on a fait usage. On les fixe, en un mot, d'une manière quelconque facile à imaginer.

Quel que soit l'instrument dont on s'est servi, on le laisse à demeure dans les fosses nasales, pour resserrer la ligature à mesure qu'elle se relâchera par la section du pédicule. On doit alors recommander au malade de se tenir dans une position qui puisse permettre au liquide putride de s'écouler librement au dehors, au lieu de tomber dans la gorge.

On peut aussi, pour éviter que le polype n'y tombe lui-même au moment où il sera coupé, le traverser d'un fil au moyen d'une aiguille, afin de le retirer au dehors au moment de sa chute.

Quelle que soit la méthode que l'on ait adoptée, on ne reconnaît qu'un polype est détruit entièrement que lorsque le malade respire avec une entière liberté par la narine affectée, et qu'on s'est assuré soi-même de la destruction de la tumeur, au moyen du doigt, de la sonde ou du stylet. Quelque considération que j'aie pour mon savant compétiteur M. Velpeau, je ne pense pas que, si rien n'arrête le passage de l'air, il soit inutile de chercher plus longtemps à s'assurer de la destruction du polype (*Méd. opérat.*, t. II, p. 116); car lorsqu'un polype a dilaté la fosse nasale et qu'une bonne partie en est emportée, la respiration peut se faire par une ouverture plus large et être plus libre qu'elle ne l'a jamais été.

8° *De la compression.* — M. Lamauve, médecin à Rouen, a proposé la compression comme un moyen curatif des polypes. En supposant que cette méthode pût réussir quelquefois, je crois que la gène qu'elle causerait, le long traitement qu'elle exigerait, en feraient un moyen peu avantageux. Voici, au reste, le fait que ce médecin rapporte à l'appui de cette méthode.

Un homme de trente ans portait depuis quatre ans des végétations polypeuses dans la narine gauche. M. Lamauve pratiqua le tamponnement de cette cavité au moyen de bourdonnets fixés dans l'arrière-bouche et dans la narine, avec des fils arrêtés à côté du nez : après un mois de ce traitement, dit-il, les excroissances ont disparu, la narine est devenue libre et la respiration facile (*Hist. de la Soc. méd. de Montpellier*, t. IV, p. 129).

Méthodes mixtes ou composées. — J'appelle ainsi les opérations dans lesquelles on emploie en même temps plusieurs des méthodes précédentes. On les met en usage contre de petits et de gros polypes, mais plus fréquemment contre les derniers que contre les premiers.

1° Les anciens ont souvent employé de concert la dessiccation et la cautérisation par des poudres caustiques, ou même par le fer rouge, pour détruire un polype.

2° A la suite de l'excision, on a fréquemment mis en usage

les astringents, les caustiques ou le cautère actuel pour arrêter une hémorrhagie ou détruire plus sûrement les restes d'un polype.

3° On peut aussi avoir recours au séton, à la suite de l'excision ou de l'arrachement, pour détruire ses débris par l'inflammation ulcérante et suppurante.

C'est ce que fit Ledran dans un cas assez grave où il n'avait extrait que fort imparfaitement le polype. Ce pansement dura une vingtaine de jours et occasionna une très-grande suppuration. Quand j'eus emporté, dit-il, le reste du polype, je quittai le suppuratif et lui substituai une eau dessiccative où il entre la couperose et le vert-de-gris. Enfin, au bout d'un mois, le malade sortit de la Charité, paraissant entièrement guéri (*Obs. de chir.*, 1731, 6e observation).

Dans un autre cas plus grave encore, où le polype était fibreux et sortait à la fois par le nez, où il s'élargissait en champignon, et par la gorge en repoussant le voile du palais de manière à le fléchir en avant à angle droit, Ledran excisa d'abord les parties antérieure et postérieure du polype, avec de forts ciseaux courbes; puis, au moyen de ciseaux droits introduits d'une main par la narine et guidés avec les doigts de l'autre main dans la gorge, il en coupa le pédicule, implanté en dedans de l'apophyse ptérygoïde; enfin il termina en extrayant le polype réséqué. Il acheva la cure au moyen de son séton enduit de caustiques et au moyen d'injections de même nature : le malade fut guéri au bout de deux mois.

Il n'est pas rare de voir un chirurgien commencer par exciser une grande partie d'un polype volumineux, pour l'arracher ensuite. Sussius cite une observation de Jac.-Anton. de Lupis, qui enleva un polype énorme par l'excision et l'arrachement. On en trouve beaucoup d'exemples dans les auteurs, mais on ne peut rien lire de plus curieux à cet égard que l'observation du polype extrait par Manne (d'Avignon), dont l'histoire est textuellement rapportée dans Levret (*loco cit.*, p. 326). Soit que ce polype fût trilobé ou qu'il y eût trois polypes réunis, ce cas n'en est pas moins extraordinaire par le volume énorme de l'ensemble, par les hémorrhagies nombreuses qui accompagnèrent son existence, par les opérations sages et hardies d'excision et d'arrachement que le chirurgien conçut et exécuta avec une adresse digne de son courage.

Je regrette que la longueur de cette belle opération ne me permette pas de la rapporter. Dans des cas semblables à celui pour lequel Manne pratiqua cette opération, il n'y a pas de règles à tracer; il faut à l'opérateur beaucoup de savoir, de courage et d'adresse; il lui faut, en un mot, le génie de son art.

DES POLYPES DU SINUS MAXILLAIRE

La membrane muqueuse du sinus maxillaire donne souvent naissance à des tumeurs polypeuses. Cependant, quoiqu'elle semble devoir, dans ses phénomènes morbides, présenter plus d'analogie avec la pituitaire qu'avec aucune autre des muqueuses, on n'y voit point, du moins nous n'en connaissons pas d'exemples, se développer ces polypes muqueux qui semblent spécialement appartenir aux fosses nasales. Mais on y trouve des polypes fongueux et charnus que nous réunissons ici, parce qu'il est souvent difficile de distinguer ces deux espèces dans les descriptions des auteurs, et parce que la nature en forme parfois des polypes mixtes (voyez observations 8ᵉ, 25ᵉ, 26ᵉ, 28ᵉ, 29ᵉ, 30ᵉ); des polypes fibreux, comme une observation de M. Dupuytren (obs. 31ᵉ) nous en fournit un exemple; des polypes même qui peuvent prendre partiellement ou en totalité la consistance cartilagineuse (obs. 27ᵉ).

Les causes de cette espèce de polypes sont obscures comme celles des autres productions du même genre. On en a vu se développer à la suite de contusions sur la face, et après avoir été précédés de symptômes qui semblent ne laisser aucun doute sur la transmission du mal de l'extérieur à l'intérieur du sinus (obs. 7ᵉ). On en a vu survenir à la suite d'une maladie des dents, qui paraissait avoir gagné les alvéoles et puis le sinus lui-même, la maladie dentaire ayant de bien longtemps précédé l'apparition des symptômes du côté du sinus maxillaire (obs. 25ᵉ). Mais le plus souvent le mal apparaît sans qu'aucune cause appréciable puisse en rendre compte.

Les symptômes de cette affection sont nuls dans les premiers temps. Ils ne commencent à se manifester que quand le mal a déjà acquis un assez grand développement; alors surviennent la sensation de gêne, de pesanteur et de distension, la douleur dans la région du sinus; les hémorrhagies fréquentes et l'écoulement de sanie par le nez; mais ces symptômes n'étant pas propres à cette maladie, ne sauraient la faire reconnaître. Ensuite apparaissent, par les progrès de la maladie, des symptômes plus caractéristiques. Le polype écartant dans tous les sens la cavité du sinus, la joue devient saillante, la bouche se déforme, la voûte palatine se déprime, les dents de ce côté s'ébranlent et tombent, l'œil est comprimé ou chassé en avant, la cavité nasale est rétrécie, les voies lacrymales oblitérées laissent écouler les larmes sur la joue, parfois l'os maxillaire est fracturé; enfin la tumeur s'échappe du sinus et vient faire saillie soit dans le nez, soit dans la bouche, par l'alvéole d'une dent (obs. 26ᵉ, 27ᵉ, 29ᵉ, 30ᵉ), soit dans un autre point, après avoir perforé l'os (obs. 31ᵉ). A ces caractères il n'est plus possible de méconnaître la maladie; mais, jusque-là, son diagnostic était incertain; car tous les autres symptômes peuvent être produits par une hydropisie du sinus, ainsi que le prouve l'observation suivante.

Un jeune homme de seize à dix-huit ans portait depuis son enfance une petite tumeur à la base de l'apophyse montante de l'os maxillaire. A la suite d'une chute, cette tumeur acquit un grand développement; le plancher de l'orbite était soulevé, la voûte palatine fort déprimée, la fosse nasale était presque entièrement effacée, et le nez déjeté du côté opposé; vers la fosse orbitaire il y avait une éminence surpassant de près de 4 centimètres le niveau de la joue. M. Dubois appela en consultation Sabatier, Pelletan et le professeur Boyer : tous diagnostiquèrent un fongus du sinus maxillaire; l'ouverture de cette cavité fut pratiquée, et l'on n'y trouva qu'une simple hydropisie (Boyer, *Traité des malad. chirurg.*, t. VI, p. 140).

On a pris aussi pour un polype du sinus une tumeur enkystée des fosses temporale et zygomatique, qui déjetait l'arcade zygomatique, chassait l'œil de sa cavité, et donnait lieu à des douleurs parfois lancinantes. Mais il n'y avait point les autres symptômes d'un polype du sinus maxillaire. Néanmoins, ce n'est qu'après avoir perforé le sinus qu'on s'est aperçu de la méprise et qu'on a reconnu la véritable maladie (obs. de Lesage, extr. du

Rapport de MM. Ribes et Duval, dans *Bullet. de la faculté de méd.*, t. V, p. 258).

Mais lors même que le polype s'est fait jour au dehors, et que la nature de la maladie est évidente, on peut encore méconnaître son origine quand les autres symptômes manquent ou sont peu prononcés, et cela n'est pas sans exemple.

Une femme de trente-neuf ans avait une tumeur indolente et dure au grand angle de l'œil gauche, de la gêne au passage de l'air dans la narine de ce côté : on y reconnaît un polype. Les deux tumeurs, celle de l'angle oculaire et celle du nez, sont enlevées successivement, chacune deux fois. Nouvelle récidive avec symptômes plus graves ; mort. Le mal venait du sinus maxillaire en partie détruit, et se prolongeait sous l'arcade zygomatique et vers l'angle de l'œil, où il formait une tumeur presque double de la portion contenue dans le sinus. Il n'y avait rien dans la narine (obs. de Doublet dans le Mém. de Bordenave, *Mém. de l'Acad. de chir.*, t. XIII, p. 393, édition in-12).

Le pronostic de cette maladie est assez grave ; car si, dans certains cas, elle peut être guérie par l'art, dans d'autres elle fait des progrès tellement rapides et tellement funestes qu'elle est promptement au-dessus de toute ressource ; ou bien, malgré l'emploi des moyens les plus rationnels, elle dégénère plus ou moins rapidement en un cancer qui envahit les parties molles et les os, et entraîne inévitablement le malade (voyez les obs. de la première partie déjà citées). Quand la maladie est reconnue et qu'elle n'est pas au-dessus des ressources de l'art, il faut agir promptement et l'attaquer avec énergie. Les consomptifs, les corrosifs que l'on employait autrefois, quand la tumeur s'échappait de la prison ouverte par ses efforts, sont des moyens trop souvent dangereux pour que leur emploi n'ait pas été banni de la pratique. La seule méthode rationnelle que la chirurgie emploie aujourd'hui pour détruire cette affection est une méthode mixte. Elle ouvre le sinus ou en agrandit l'ouverture, elle excise, arrache la tumeur et en cautérise les restes. En quel lieu doit être faite l'ouverture ? Quand la tumeur s'est frayée elle-même une issue au dehors, soit par l'arcade alvéolaire, soit par la paroi antérieure du sinus, il faut se borner à agrandir cette perforation. S'il n'y en a pas, il faut en pratiquer une, en choisissant de préférence les points où la paroi du sinus est le plus proéminente et le plus amincie, et en l'absence d'une disposition qui indique un point plutôt qu'un autre, ceux où elle est le plus accessible aux instruments. Ainsi on peut, en soulevant la lèvre, et en incisant la commissure, s'il est nécessaire, ouvrir le sinus dans la fosse canine, à la manière de Desault, ou bien immédiatement au-devant du bord inférieur de l'éminence malaire, et non au-dessous, comme le voulait Lamorier, parce qu'il est plus difficile d'y appliquer l'instrument et que l'os y a plus d'épaisseur. On peut faire cette perforation comme Desault, avec un trépan perforatif pointu auquel on fait succéder un autre perforatif mousse et tronqué, et on finit d'agrandir l'ouverture avec un instrument courbé en forme de serpette. Mais on peut très-bien aussi, au moins dans la plupart des cas, la pratiquer avec un petit couteau lenticulaire ou un scalpel fort. D'ailleurs il faut toujours que l'ouverture soit assez grande pour ne pas gêner l'action des instruments.

La tumeur découverte, on l'arrache avec une pince à polypes, ou on l'excise avec des ciseaux courbes sur le plat. L'ablation de la tumeur étant faite, on cherche avec le doigt s'il n'en reste pas quelque portion, ou s'il n'y en aurait pas une seconde. Puis, quand on est certain que le mal a été totalement emporté, on doit cautériser avec le plus grand soin la cavité malade du sinus, afin que rien ne puisse reproduire l'excroissance. On s'est servi plusieurs fois avec succès des caustiques, mais on doit leur préférer toujours le cautère actuel, à moins que des circonstances particulières ne s'y opposent. Cet emploi du cautère est très-important, car il resterait souvent en quelques points des fongosités mollasses, insaisissables pour la pince, et qui pourraient être le germe d'une nouvelle tumeur.

Quand le sinus est débarrassé des eschares produites par l'opération, s'il ne doit point y avoir de récidive de la tumeur, il se développe des bourgeons charnus de bonne nature, qui remplissent peu à peu la cavité; ses parois se resserrent et l'ouverture finit par se refermer complétement, mais quelquefois seulement au bout de plusieurs années.

POLYPES DES SINUS FRONTAUX

Ils sont fort rares et nous n'en connaissons que trois exemples. L'un, rapporté par Levret, remarquable par la simultanéité de sept tumeurs de ce genre dans plusieurs cavités de la face, a été cité dans les polypes du nez. Un autre a été placé dans la première partie de cette thèse (obs. 21e). Nous allons rapporter le troisième :

Examen cadavérique d'un polype fongueux développé dans le sinus frontal droit. — Ce fongus paraissait naître du sinus frontal droit; de là il s'étendait dans l'orbite et dans le sinus maxillaire, remplissant ces deux cavités. On a enlevé une portion de l'arcade orbitaire, l'ethmoïde, l'os unguis, les os du nez et l'os maxillaire. Ces os étaient très-ramollis. La membrane sclérotique était la seule chose qui restât de l'œil. Le nerf optique était jaune, ramolli et d'un pouce plus long que dans son état normal. La tumeur était élastique et spongieuse à son centre ; à l'extérieur, elle était d'une substance médullaire, mollasse, contenant de petites cellules qui renfermaient du sang grumeleux, un peu noir (*The Lancet*, 1829-30, t. I, p. 357).

Ce polype, comme celui du sinus maxillaire, peut rester longtemps inconnu à cause de sa situation dans une cavité osseuse. Il peut, sans avoir déterminé aucun symptôme vers le lieu qui lui donne naissance, descendre dans les fosses nasales et simuler un polype de ces cavités. Alors il serait inévitablement traité comme un polype du nez, et quoique ce traitement pût ne pas suffire à la guérison, la chirurgie ne saurait lui en opposer d'autre, ignorante qu'elle serait de la véritable origine de la tumeur. Mais si, comme dans le cas de l'observation 21e, la maladie, écartant les parois du sinus, déterminait à la racine du nez une tumeur plus ou moins considérable, accompagnée ou non de douleurs vives, la chirurgie ne saurait que faire. Alors, si un polype était reconnu dans les fosses nasales, lors même que cette tumeur, remontant très-haut, ne permettrait pas d'arriver à sa racine, il faudrait, en tout cas, en pratiquer l'avulsion aussi complète que possible, parce qu'un polype du nez poussant une branche dans les sinus frontaux, pourrait y produire les mêmes symptômes et les mêmes accidents qu'un polype de ces cavités. Si, après cette opération, il restait, dans la région des sinus, de la douleur, une tuméfaction croissante, ou si aucun polype n'avait été trouvé dans le nez, alors il faudrait, par une incision en T, mettre l'os frontal à découvert et y appliquer le trépan pour ouvrir sa cavité ; et puis arracher l'excroissance, ou, si elle tenait par une trop grande étendue à l'intérieur de l'os, et que l'arrachement fût impossible, la détruire, soit par les caustiques, soit par la cautérisation. Mais l'emploi de ces derniers moyens exigerait les plus grandes précautions, à cause du voisinage du cerveau et de la minceur de la table interne du sinus.

Il est vrai qu'un abcès ou une hydropisie du sinus pourrait soulever sa paroi antérieure et déterminer ainsi les mêmes symptômes que le polype ; mais, l'indication étant parfaitement la même dans les deux cas, l'opération serait également utile, et le malade n'aurait point à souffrir de l'erreur de diagnostic.

Il est bien vrai encore que la persistance des accidents, après l'avulsion d'un polype du nez, pourrait tenir ou à ce que sa racine n'aurait pu être complétement détruite et nourrirait encore le prolongement envoyé dans le sinus, ou à ce que ce prolongement y aurait contracté des adhérences au moyen desquelles il s'alimenterait : mais, dans le dernier cas, on aurait à traiter alors un véritable polype du sinus ; dans le premier, l'opération serait encore également indiquée pour faire cesser les accidents.

POLYPES DU SAC LACRYMAL

Le polype du sac lacrymal est une affection excessivement rare. Nous n'en connaissons qu'un seul exemple, puisé dans la clinique du professeur Walther, et qui se trouve dans la dissertation inaugurale de Frid.-Hub. Neiss (*De fistulâ et polypo sacci lacrymalis*. Bonnæ, 1822). Elle a été reproduite dans la collection des *Script. Ophthalm. minores*, edit. Justo Radio, t. II.

Nous allons rapporter cette observation avec quelque détail à cause de sa rareté.

Sibylle Giesen, âgée de trente-deux ans, avait eu la teigne dans son enfance, et depuis elle avait été affectée d'une cardialgie qui la tourmentait très-souvent. Elle avait été réglée à dix-huit ans, et l'écoulement menstruel s'était toujours fait régulièrement. Il y avait quatre ans qu'elle avait été prise, pendant l'été d'un coryza, dont elle souffrait au moindre refroidissement; puis cette affection se compliqua d'un larmoiement insolite et très-incommode, auquel vint se joindre ensuite une inflammation du sac lacrymal. La maladie augmenta insensiblement, et il s'y joignit une tumeur au grand angle de l'œil, avec une forte tuméfaction érysipélateuse de la paupière inférieure et de tout le côté de la face correspondant. Cette tuméfaction se dissipa peu à peu; mais le sac resta malade, offrant une tumeur dure, un peu sensible au toucher, et dont la compression faisait sortir du mucus puriforme, d'abord par la narine et par les points lacrymaux, puis seulement par cette dernière voie, et surtout par le point lacrymal inférieur.

Pendant les trois dernières années, l'inflammation du sac persista avec de fréquentes exacerbations, mais sans jamais donner lieu à un abcès. Enfin, depuis six mois, la tumeur du sac ne disparaissait plus entièrement sous la pression. La malade y sentait sous son doigt une petite masse globuleuse un peu dure et bien distincte du reste de la tumeur. Elle vint réclamer les secours de M. de Walther. L'écoulement muqueux par les points lacrymaux et le rétrécissement du canal étaient faciles à constater. On sentait sous les téguments du sac une tumeur assez ferme, arrondie et rénitente, que l'on pouvait librement mouvoir presque en tous sens. Elle était plus dure qu'une simple tumeur lacrymale, un peu douloureuse au toucher. Elle persistait sous la compression et ne diminuait que fort peu, pendant qu'il s'échappait à peine quelques gouttes de mucus purulent par les points lacrymaux. Quelle était donc la nature de cette tumeur? Un calcul eût présenté plus de dureté. Walther soupçonna un polype.

L'incision du sac fut pratiquée. Il s'échappa d'abord une assez grande quantité de mucus purulent mêlé avec des larmes, puis apparut un polype globuleux, du volume d'une petite aveline, inséré par un pédicule mince à la paroi antérieure du sac, dont il remplissait en grande partie la cavité, bien mobile et d'une structure assez ferme, comme sont les polypes du nez auxquels on a donné le nom de sarcomateux. On le saisit avec une pince, et son pédicule fut coupé avec des ciseaux. Le sang s'arrêta par des affusions d'eau froide, et puis le rétrécissement du canal fut traité par des mèches, et la malade était complétement guérie au bout de quatre mois.

Le polype, incisé, n'offrit point de cavité intérieure; il présentait une masse uniforme, homogène, sans apparence de fibres, et qui ne semblait formée que par la matière albumineuse et la substance colorante du sang.

Avec une seule observation sur une maladie dont on ne connaît pas d'autre exemple, nous n'essayerons pas d'en tracer une histoire complète. Cependant, comme elle peut se présenter encore, et que, n'étant décrite nulle part, elle pourrait embarrasser un praticien, nous allons tâcher d'indiquer les maladies avec lesquelles il serait possible de la confondre, les caractères qui la distinguent et les moyens à y opposer.

Sans doute on ne prendra pas pour un polype ne inflammation aiguë du sac, ou l'abcès qui la suit promptement. Sans doute, on ne le confondra pas non plus avec une hydropisie du sac, ou une tumeur lacrymale qui se viderait complétement par la compression. Sans doute, enfin, on ne le confondra pas avec une hernie du sac lacrymal, qui pourrait être réduite avec bruit et sans laisser aucune tumeur dans la fosse lacrymale, comme dans le cas qu'en a observé Walther (Neiss, thèse citée plus haut), ce qui ne veut pas dire qu'une pareille affection, d'ailleurs aussi rare que le polype lui-même, serait toujours aussi simple. Mais serait-il toujours également facile de distinguer un polype peu volumineux encore, et surtout un polype muqueux, compliqué de catarrhe du sac lacrymal, d'avec une simple tumeur lacrymale? Serait-il toujours facile de le distinguer d'une tumeur du sinus maxilliaire ou des fosses nasales, envoyant un prolongement vers l'angle interne de l'œil, comme dans l'observation de Doublet citée plus haut, ou s'insinuant même dans le sac lacrymal, comme on l'a vu dans un cas rapporté par Manne (voyez Levret, *Observ. sur la cure radicale, etc.*, p. 371). Et si le polype était très-dur, cartilagineux, comme nous en avons cité des exemples pour d'autres points du corps, comment serait-il possible de le différencier d'un calcul?

Il est vrai que, dans la plupart des cas, il devra présenter à peu près la même sensation qu'une tumeur enkystée cachée dans le tissu cellulaire sous-cutané; mais aussi une tumeur de ce genre, qui se développerait au-devant du sac, pourrait offrir les mêmes symptômes que le polype et se confondre avec lui.

En général, quand le polype aura acquis un certain volume, on ne le confondra pas avec la tumeur lacrymale, surtout si l'on a la précaution de faire des injections dans le sac, pour délayer le mucus épaissi qui pourrait s'y être amassé. Et si, après cela, il restait encore quelque incertitude, et que la liberté du canal ne se fût pas rétablie, l'incision lèverait tous les doutes; et elle serait pratiquée sans inconvénient, car elle conviendrait également dans l'un et l'autre cas. Mais, avant de la faire, il faudrait bien examiner si les fosses nasales sont libres, et s'il n'y aurait pas dans le sinus maxillaire quelque affection dont l'autre ne serait qu'un symptôme, ou bien si la tumeur ne siégerait pas en dehors des voies lacrymales. Si on doutait de son siége intérieur ou extérieur au sac, il faudrait, pour s'en assurer, inciser d'abord seulement la peau. Si l'on avait quelque doute qu'elle pût venir d'ailleurs, il faudrait encore inciser, et cette opération, de nulle gravité, pourrait servir, si elle ne rencontrait pas un polype du sac, à éclairer le diagnostic d'une affection plus grave.

Quant à la confusion possible entre un polype cartilagineux ou osseux et un calcul, elle est de nulle importance, car l'un et l'autre réclament la même opération.

Le traitement devra toujours consister, après avoir incisé le sac, à enlever la tumeur qui s'y serait développée, et l'excision est le procédé qui, généralement, conviendra. Il sera toujours utile ensuite de maintenir l'ouverture pendant quelque temps, pour prévenir la récidive, ou pour la combattre si elle se présentait.

DES POLYPES DU LARYNX

Beaucoup de tumeurs polypeuses peuvent se montrer dans le pharynx, qui n'appartiennent pas à cette cavité. On en trouve, dans les autres parties de ce travail, de trop nombreux exemples pour que nous ayons besoin d'en citer ici.

Ces tumeurs y viennent tantôt des fosses nasales, tantôt, par les fosses nasales, des sinus frontaux ou maxillaires, parfois même de l'œsophage. Nous ne devons nous occuper ici que des polypes développés dans le pharynx lui-même.

Tantôt leur racine est implantée sur les côtés de l'ouverture postérieure des fosses nasales, au bord de la voûte palatine, ou au voile du palais; tantôt c'est à la base du crâne, à la paroi postérieure du pharynx ou sur ses parois latérales, qu'ils sont insérés. M. Laugier a eu la bonté de me transmettre une note sur un malade actuellement dans ses salles, à l'hôpital Necker, et qui porte un polype inséré à la fois sur l'apophyse basilaire et au-devant des premières vertèbres du cou. D'autres fois, enfin, ils se développent dans la partie inférieure de cette cavité, et, par exemple, sur la partie postérieure du larynx, comme cela paraît avoir eu lieu dans notre observation 12e. Et suivant qu'ils se montrent ainsi à la partie supérieure ou à la partie inférieure de cette cavité, ils présentent quelques différences dans leurs symptômes.

Les polypes de la partie supérieure du pharynx donnent lieu à des symptômes que nous avons déjà décrits à l'occasion des polypes du nez qui vont faire saillie dans cette cavité, et nous ne ferons que les rappeler ici. C'est la gêne de la déglutition, produite soit parce que la tumeur, reposant sur le voile du palais, rétrécit l'espace que traversent les aliments, soit parce que le volume du polype empêche le pharynx d'embrasser exactement, comme il doit le faire, le voile du palais, d'où peut résulter encore le retour par les fosses nasales d'une partie des liquides qui traversent l'isthme du gosier. C'est la gêne de la respiration qui est obligée de se faire en grande partie, sinon en totalité, par la bouche; c'est l'altération de la voix, et puis la dépression du voile du palais vers la langue; et puis l'apparition dans la gorge d'une tumeur visible à travers la bouche, et des envies de vomir ou des efforts de vomissement; c'est encore la menace de suffocation qui survient quand la tumeur ferme l'orifice du larynx; et enfin, le déplacement de la langue, qui peut être en partie chassée de la bouche, avec impossibilité plus ou moins absolue de prendre des aliments même liquides. Telle est la marche de la maladie abandonnée à elle-même.

Quand le polype siége à la partie inférieure du pharynx, les symptômes ne sont pas fort différents. Seulement la tumeur n'est pas visible à l'œil, ou elle ne le devient que dans certains moments, par des efforts de toux ou de vomissement qui peuvent la faire remonter, quand elle est allongée, jusque dans la bouche, tandis que, dans les autres instants, elle descend dans l'œsophage. C'est surtout la gêne de la déglutition et de la respiration qui se prononce : il peut même y avoir une toux habituelle, quand le polype irrite l'ouverture du larynx. Cependant, à cause de la position de la maladie, qui se dérobe aux yeux et peut même ne pas être atteinte avec le doigt, son diagnostic est plus difficile dans ce cas et demande plus d'attention.

Nous ne parlerons pas des symptômes généraux que peut offrir le polype du pharynx abandonné à lui-même, car il est probable que, dans tous les cas, avant qu'ils aient pu se développer, le malade aura péri de faim ou par suffocation.

Le pronostic de cette maladie est donc excessivement grave, si la chirurgie n'est pas appelée au secours du malade. En effet, on ne peut pas compter sur une guérison spontanée, quoique l'on en ait un exemple dans le cas rapporté par M. Vimont, et où la tumeur fut arrachée et rejetée par un effort de vomissement. C'est un phénomène trop rare pour qu'il puisse donner aucun espoir. Le pronostic est très-grave encore dans certains cas, tant à cause de la difficulté des opérations à pratiquer, que du danger dont elles peuvent être suivies, alors même que toutes les ressources de l'art peuvent être employées en faveur du malade.

On emploie, pour détruire les polypes du pharynx, comme pour ceux des fosses nasales, l'arrachement, l'excision et la ligature. Dans ces derniers temps, MM. Rigaud et Félix Hatin ont proposé des instruments assez ingénieux et assez commodes pour porter la ligature sur ces polypes. Mais on pourrait aussi, je pense, parvenir à les lier, quelle que fût leur position, au moyen des porte-nœuds employés dans la ligature des polypes de l'utérus. Peut-être serait-on seulement obligé de les courber à leur extrémité, et d'en porter un par le nez, dans certains cas de polypes latéraux du pharynx très-élevés. Les seuls cas qui pourraient rendre la ligature impuissante sont ceux où les polypes seraient à la fois insérés en haut et sur les côtés, ou sur la paroi postérieure du pharynx, comme chez le malade dont j'ai parlé plus haut, et dont je dois l'observation à la complaisance de M. Laugier.

POLYPES DU CONDUIT AUDITIF

On trouve assez souvent des polypes dans le conduit auditif externe. Rarement ils prennent naissance sur la membrane du tympan; c'est d'ordinaire sur la membrane qui tapisse les os ou le cartilage du conduit, mais presque toujours aussi assez profondément. Ces excroissances sont souvent muqueuses ou vésiculaires, quelquefois dures, charnues, très-vasculeuses et saignant facilement; parfois ce sont de simples végétations fongueuses qui s'y développent par suite d'une altération dans les os environnants.

Ces polypes peuvent survenir après une violence extérieure ou une ulcération du conduit. On trouve dans les *Ephém. germ.*, cent. 5 et 6., obs. 21, p. 221, l'histoire d'une excroissance fongueuse du méat auditif, qui avait au dehors le volume du poing, et qui envoyait en dedans un prolongement gros comme un œuf de poule. Elle remplaçait un ulcère sordide survenu à la suite d'une violente chute sur la tête. Elle répullula à la suite de l'emploi du fer chaud et des corrosifs, et amena la mort du malade (J.-G. Sussius, *Dissert. inaug. quâ polypus nasi... exponitur;* — A.-H. Sporleder, *Dissert. inaug. de polypo narium*, § 3).

Ces polypes peuvent aussi exister dès la naissance, et, en quelque sorte, comme vice congénital.

Une fille âgée de vingt-neuf ans, sourde depuis sa naissance n'avait pu apprendre sa langue qu'au moyen d'un cornet dont se servaient ses parents. L'examen des conduits auditifs de cette malade montra qu'une excroissance polypeuse oblitérait chaque conduit. Ces polypes avaient un pouce sept lignes de long; l'un avait trois pédicules, l'autre deux. M. Itard se détermina à les extirper; pour y parvenir, il porta sur une pince un nœud coulant, le fit glisser sur les branches de la pince, et arriva ensuite jusqu'au pédicule du polype. Le nœud une fois serré, il pratiqua l'arrachement en tirant avec force sur le fil. Le même procédé fut employé pour le second polype. Il survint une hémorrhagie; mais elle s'arrêta au bout de deux minutes. La malade tomba en syncope, et en sortant de cet état, elle croyait entendre des cloches. Une légère suppuration survint, mais se tarit au bout de huit jours. Cette fille a depuis parfaitement entendu (Itard, *Malad. de l'oreil.*, obs. 73, t. II, p. 125).

Inconnus habituellement dans leur principe, parce qu'ils n'éveillent pas l'attention des malades, ces polypes peuvent néanmoins être facilement aperçus quand ils sont très-petits encore, en tirant en haut le pavillon de l'oreille pour redresser la courbure du conduit. Ils se portent généralement vers l'extérieur, et présentent une surface tantôt lisse, tantôt bosselée, d'où s'écoule une suppuration quelquefois très-fétide. Dans tous les cas ils donnent lieu à une surdité d'autant plus complète qu'ils remplissent plus entièrement le conduit. Ils sont peu graves quand ils sont vésiculaires ou muqueux; mais ils présentent beaucoup plus de danger quand ils sont durs, charnus ou fongueux. Dans le premier cas, ils sont difficiles à extirper complétement; mais ils peuvent exister longtemps sans qu'il en résulte rien de fâcheux, être arrachés plusieurs fois sans dégénérer. Dans le second, au contraire, il ne faut pas les attaquer si l'on n'est sûr de les enlever complétement, et alors même ils peuvent répulluler avec un mauvais caractère.

Pour extraire les polypes du conduit auditif, on peut employer l'excision au moyen d'un bistouri boutonné que l'on porte sur la racine de l'excroissance, après en avoir bien reconnu le siége et l'épaisseur; l'arrachement à l'aide de pinces à polypes un peu fines; enfin la ligature, soit à l'aide de porte-nœud particuliers, soit, à la manière de Fabrice de Hilden, en embrassant la tumeur par un simple nœud, que l'on conduit jusqu'à la racine du polype avec un stylet, ou mieux avec une espèce de porte-mèche mousse à ses pointes et dans son échancrure; cet instrument conviendrait très-bien aussi pour serrer le fil. Puis, quand la tumeur est enlevée par quelque procédé que ce soit, il faut, pour prévenir sa répullulation, en détruire complétement la racine avec le cautère actuel ou les caustiques. Mais l'emploi de ces moyens exige les plus grandes précautions pour ménager les parties saines du conduit, et surtout pour ne pas détruire l'organe de l'ouïe. Scultet et Marchettis se sont servis avec succès du cautère actuel, comme le rapporte M. Boyer (*Mal. chir.*, t. VI, p. 36). Dans le cas de polypes muqueux, on peut aussi se servir de médicaments moins actifs et propres seulement à dessécher les racines de la végétation.

DES POLYPES UTÉRINS

Il n'y en a ordinairement qu'un seul, mais il peut y en avoir plusieurs. On en trouve un exemple dans le magnifique ouvrage du professeur Cruveilhier. Il y en avait jusqu'à trois petits insérés dans le col par un pédicule grêle; il y en avait un gros qui était formé par une tumeur recouverte d'une légère couche du tissu de l'utérus (pl. 67, fig. 1, 13e liv.), et plusieurs tumeurs fibreuses, plus petites, existaient encore dans les parois de l'organe. Madame Boivin en a aussi décrit et figuré un cas très-intéressant (pl. 18, fig. 1). Ils sont tantôt petits, tantôt très-volumineux. J'ai cité dans la première partie plusieurs exemples de ces derniers (voy. les observ. 57e, 59e, 41e). Celui de madame Sauriac (obs. 62e) avait 17 pouces de circonférence à sa base, et pesait 3 livres et demie. Ces polypes sont ordinairement piriformes, et se distinguent par là des tumeurs fibreuses proprement dites, qui font dans l'utérus une saillie hémisphérique; d'autres fois ils sont sphériques comme une orange. Ce cas n'est pas rare, madame Boivin en a dessiné un semblable (pl. 17, fig. 2).

Leur surface est tantôt lisse, polie et luisante; tantôt mamelonnée et encore lisse; tantôt tomenteuse; tantôt parsemée d'échancrures, de divisions plus ou moins profondes. Le pédicule, quoique plus étroit ordinairement que le reste de la masse, a parfois une grande épaisseur. Tantôt il est implanté sur un des points de la cavité de l'organe; d'autres fois dans son col, à une profondeur plus ou moins considérable; d'autres fois, enfin, au pourtour de son col, sur ses lèvres. Le pédicule a d'ailleurs un volume et une largeur variables. On en voit de larges et courts, de grêles et tellement allongés, que le polype descend hors de la vulve et semble y tenir par un fil. Madame Boivin a figuré un polype dont la surface est bosselée, et dont le pédicule est tellement long que le polype battait entre les cuisses (pl. 17, fig. 2).

La forme de ces polypes varie d'ailleurs suivant leur nature : ainsi, des polypes fongueux et muqueux observés par M. Hervez, l'un, fongueux, était aplati et ressemblait assez bien *à une languette de riz de veau* (*loco cit.*, p. 30); l'autre, muqueux, avait la forme d'une figue aplatie; un troisième, encore muqueux, ressemblait assez bien à une hémorrhoïde aplatie par la compression (p. 34 et 35).

Ces polypes, ordinairement fermes et consistants au toucher, sont d'autres fois mous ou très-durs et ordinairement très-lourds.

Une membrane lisse ou tomenteuse, quelquefois variqueuse, ordinairement rouge ou livide, quelquefois grise, quelquefois ulcérée, les enveloppe.

La structure des polypes utérins varie suivant leur nature. Or on trouve dans la matrice tous les genres de polypes mous, durs et mixtes que nous avons décrits.

Je ne m'arrêterai ici qu'à ceux d'entre eux qui mériteront une mention particulière.

Polypes muqueux de l'utérus. — On ne peut douter qu'il ne se développe dans l'utérus des tumeurs pédiculées analogues aux polypes muqueux. Lefaucheux, MM. Naudin, Bérard, Malgaigne (*Des polyp. utér.*, 1832.), M. Hervez (*loco cit.*, p. 35), en ont rapporté des exemples. J'ai rencontré aussi quelques cas de tumeurs analogues, en faisant des recherches sur la structure de l'utérus. Mais par polypes muqueux nous entendons des polypes formés par la membrane intérieure de l'utérus et le tissu cellulaire sous-jacent. Il s'y joindrait quelques fibres de l'utérus, que cela ne mériterait pas la peine de les distinguer de ceux où il n'y en a pas du tout. La couleur rouge de quelques-uns n'est peut-être pas non plus un motif suffisant pour les distinguer des polypes muqueux; elle peut bien tenir à l'engorgement sanguin habituel aux organes du bas-ventre, par suite de leur déclivité, et surtout à l'engorgement d'un utérus *polypifère*. On pourrait les appeler polypes cellulo-membraneux, pour éviter toute discussion de nomenclature. C'est même pour cette raison que j'ai réuni sous cette dénomination générique les polypes mous.

Ces polypes sont compressibles, fragiles, et se détachent très-facilement. Les uns sont pédiculés, légèrement transparents, et moins transparents que les hydatides. Ils sont vésiculeux, jaunâtres quelquefois, d'autres fois grisâtres ou blanchâtres, et contiennent un liquide muqueux (Malgaigne, p. 6). D'autres sont d'un rouge plus ou moins foncé, contiennent quelques vaisseaux fins, et paraissent essentiellement formés par la membrane utérine et du tissu cellulaire imprégné de sang ou d'un fluide brunâtre en quantité plus ou moins considérable, et qu'on en sépare par une légère compression, et par le lavage surtout.

Je n'ai vu de polypes pareils à ces derniers que sur le cadavre; et sans l'autorité de M. Hervez, qui, les ayant observés sur le vivant et sur le cadavre, les range dans les polypes muqueux, je les placerais volontiers parmi les polypes fongueux.

Ces polypes, au reste, ne sont pas si innocents que ceux du nez, d'après les observations de M. Hervez.

Une femme de cinquante ans, ayant eu plusieurs enfants, éprouvait depuis sept mois des pertes qui l'avaient beaucoup affaiblie; on constata dans la matrice l'existence d'un polype muqueux qui, lié, se détacha sur-le-champ. La malade sortit bientôt de l'hôpital, encore bien pâle et conservant beaucoup de sensibilité à l'hypogastre (*Journal gén. de méd.*, t. CI, p. 34). D'après d'autres cas qu'il rapporte, M. Hervez de Chégoin croit que les *polypes muqueux* naissent immédiatement de la membrane interne, qu'ils allongent à mesure qu'ils s'accroissent (*loc cit.*, p. 35).

Ces polypes peuvent être liés et probablement même arrachés ou excisés sans danger.

Polypes lardacés de l'utérus. — Ils paraissent être toujours dans cet organe le produit de la dégénération des polypes fibreux dont nous allons parler. Mais je me garderais bien d'affirmer qu'il ne peut pas s'y en produire primitivement, car la puissance de la nature est aussi étendue que nos connaissances sont bornées.

Polypes fongueux de l'utérus. — Quoique j'aie rapporté ces polypes à ceux qui sont composés d'une membrane et de tissu cellulaire, je dois dire que les polypes dont je parle ici n'ont pas une membrane bien évidente. Ce sont les polypes vivaces de Levret (*Mém. de l'Ac. de chir.*, t. III, édit. in-8°, p. 511); les polypes mentionnés sous le même nom par Herbiniaux (*loco cit.*, p. 38), par M. Hervez (*Journ. gén. de méd.*, t. CI, p. 30). Ils ont un pédicule large; ils sont mous, friables, et se détachent par lambeaux, spontanément, ou par les attouchements du doigt. Leur tissu est rouge, granuleux, et leurs granulations sont liées par des filaments très-fins.

Ils semblent composés par des vaisseaux de nouvelle formation, par des végétations de la membrane utérine. Ils saignent facilement, souvent et quelquefois abondamment. Ils finissent par tuer les malades par la répétition des hémorrhagies qu'ils occasionnent.

Polypes fibreux de l'utérus. — Ce sont particulièrement ceux-ci que l'on voit parvenir à un volume considérable. Tantôt ils ne sont formés que par la membrane utérine et par un corps fibreux qui s'en fait une enveloppe et la distend ; tantôt ils sont formés par la membrane utérine et par une couche plus ou moins épaisse du tissu utérin, distendue par un corps fibreux développé dans l'épaisseur de l'organe, et qu'on peut en retirer, comme un noyau de la substance qui le renferme (Bayle, art. CORPS FIBREUX du *Dict. des sc. méd.*, t. VII, p. 70). Levret a indiqué avec soin cette couche épaisse qui enveloppe si souvent les polypes (voy. son mém. dans les *Mém. de l'Ac. de chir.*, t. III, Hervez, obs. 2, 8, 15, 18, 25, etc.).

Lorsqu'un polype n'a pour membrane que celle de l'utérus, elle est fort mince. Lorsqu'au contraire sa tunique est formée par cette membrane et par une portion du tissu de l'utérus, elle peut être assez épaisse, mais alors elle est ordinairement plus mince au pédicule et au sommet de la tumeur, où elle est souvent éraillée; et elle est d'autant plus mince au pédicule que le polype est plus gros, plus ancien, que son pédicule est plus allongé et qu'enfin le polype descend plus bas dans le vagin ou la vulve.

La masse fibreuse qui fait partie des polypes fibreux offre plusieurs nuances de structures différentes, lorsqu'ils n'ont encore subi aucune dégénération. C'est évidemment ce qui résulte des descriptions différentes qu'en ont données plusieurs auteurs, et dont nos observations nous ont permis de vérifier l'exactitude. 1° Tantôt son tissu, très-serré, paraît composé de lames entrelacées en tous sens, formant ainsi une sorte de corps spongieux dans les aréoles duquel se trouve une substance molle, inconnue dans sa nature, mais qui diminue à peine la résistance de ce tissu et semble lui donner seulement un peu de souplesse. M. le professeur Roux, à l'excellent mémoire duquel j'emprunte ces paroles (*Mélang. de chir.*, 1809, p. 110), dit, en comparant la texture de ces tumeurs à celle des corps intervertébraux. Dans les corps fibreux de la matrice, ce sont des fibres plus déliées, entre-croisées de mille manières, et dont il est impossible de saisir la direction (p. 111).

2° D'autres fois, le corps fibreux d'un polype est formé de couches fibreuses concentriques assez régulières. 3° Le plus souvent ils présentent en même temps un grand nombre de points lenticulaires ou pisiformes, plus denses que le tissu environnant, et formés tantôt par l'entrelacement de plusieurs faisceaux fibreux, tantôt par l'union d'un très-grand nombre de fibres convergentes, en quelque sorte roulées sur un noyau commun (Bayle, *loco cit.*, p. 71).

La substance des polypes formés de ces corps fibreux se dissout complétement dans les acides nitrique et sulfurique (Roux, *loco cit.*, p. 112), et se réduit en une matière gélatineuse par une ébullition prolongée (Dupuytren, *Leç. oral.*, t. III, 471).

On trouve quelquefois des artères et des veines distinctes dans le pédicule de ces polypes et des polypes sarcomateux, dont nous allons parler. Saviard y a vu deux petites artères et deux veines aussi grosses que la crurale. On lit dans l'ancien *Journal de médecine* (t. XXIX) la relation d'un cas où le polype contenait dans son pédicule deux artères et une veine. On connaît l'observation de Vacoussin, qui sentit des pulsations dans le pédicule d'un polype (madame Boivin et Dugès, t. I, p. 339).

Polypes sarcomateux de l'utérus. — Ces polypes sont, comme les précédents, composés d'une tunique plus ou moins épaisse, et d'un corps fibreux dont les fibres sont plus grosses, plus rouges, et séparées par un tissu cellulaire plus mou, plus injecté de vaisseaux sanguins que dans les précédents; en un mot, les éléments cellulaire et vasculaire, comme le dit M. Dupuytren, sont plus développés que l'élément fibreux. On pourrait dire qu'il y a entre les polypes sarcomateux et fibreux la même différence qu'entre le tissu de l'utérus pendant et avant la grossesse.

Polypes cartilagineux, osseux et pierreux de l'utérus. — Ils ne paraissent être toujours que des polypes fibreux dégénérés. Néanmoins, je n'oserais pas encore affirmer qu'il ne puisse se produire primitivement des polypes de cette nature dans l'intervalle des fibres de l'utérus ou sous sa membrane. J'avoue que je suis tout à fait disposé à le croire.

Polypes mixtes de l'utérus. — Ils ne sont pas très-rares dans cet organe; et s'ils résultent souvent de l'altération ou de la dégénération partielle des polypes simples, il n'est pas douteux qu'il ne s'y forme primitivement des polypes de ce genre. Madame Boivin a décrit et figuré (pl. 18, fig. 2) de très-petits polypes piriformes, parfaitement libres dans la cavité de l'utérus, et qui étaient creusés dans leur centre d'une cavité ou d'un kyste rempli d'un liquide blanc et filant. Le même auteur a figuré un polype creux d'une énorme dimension, qui fut enlevé avec succès par la ligature. Du sang et d'autres matières liquides, qui s'amassaient quelquefois dans sa cavité, s'en écoulaient par plusieurs orifices (*Mal. de l'utérus*, pl. 19, fig. 4).

J'ai rapporté, en parlant des polypes mixtes en général, plusieurs observations de polypes creux et remplis de différents liquides, de matière gélatineuse et même de pelotons de cheveux.

Quoique j'aie dit qu'il se forme primitivement des polypes mixtes, je ne prétends pas qu'ils le soient précisément au moment de leur naissance. J'ai voulu dire seulement qu'ils ne sont pas toujours le résultat d'un travail de dégénération survenant à la longue par l'altération progressive d'un polype.

Je dois aussi ajouter que, parmi les tumeurs venant de l'intérieur de l'utérus et contenant des poils, il en est qui sont des môles et non des polypes. Ces tumeurs, produits altérés de la conception, n'ont pas, comme on le pense bien, le même mode de développement que les polypes mixtes, et il est toujours aisé de les en distinguer par l'examen attentif de leur structure.

CAUSES DES POLYPES DE L'UTÉRUS

Madame Boivin croit avoir observé que le tempérament lymphatique prédispose aux tumeurs fibreuses et aux polypes de l'utérus; il y a aussi, suivant les observations qu'elle a rapportées dans son ouvrage, une coïncidence remarquable entre ces polypes, accompagnés d'un écoulement abondant par le vagin, et le cancer des mamelles, du foie et même de la face. Ses observations prouvent, en outre, qu'elle les a rencontrés fréquemment chez des sujets faibles, qui habitaient des lieux bas et humides, chez des femmes sédentaires, des cuisinières, des couturières. M. Dupuytren les a surtout observés chez les femmes de trente-cinq à quarante-huit ans; enfin, on les a fréquemment vus survenir à la suite de chutes plus ou moins violentes sur le siége. Nous ne pouvons ici que nous borner à noter ces coïncidences, sans en tirer aucune conséquence positive sur leur causalité pour la production des polypes utérins.

Phénomènes et marche des polypes utérins. — Pour plus de netteté, nous parlerons successivement des phénomènes et de la marche des polypes du corps, de l'intérieur du col et des lèvres du col de l'utérus.

Phénomènes et marche des polypes du corps de l'utérus. — A leur naissance, le toucher ne saurait encore distinguer aucun changement dans l'utérus. Mais s'ils peuvent naître sans s'annoncer par aucune gêne dans les organes de la génération, si leur naissance peut être assez mystérieuse pour ne se trahir par aucun trouble, il arrive souvent aussi que leur apparition ou leur reconnaissance dans l'utérus est précédée de si loin par des écoulements leucorrhéiques, blanchâtres, jaunâtres, verdâtres et purulents ou puriformes, par des hémorrhagies ou des écoulements rougeâtres, que très-probablement ces symptômes ont accompagné leur naissance. Des auteurs, supposant même qu'ils l'avaient précédée, les ont regardés comme causes de ces productions; mais on pourrait tout aussi bien dire que ces hémorrhagies étaient elles-mêmes le produit du travail de formation qui leur a donné naissance. Alors encore un sentiment de gêne, de pesanteur et même de douleur dans le bas-ventre, pendant la marche, signes de congestion vers l'utérus ou d'inflammation chronique de cet organe, viennent se joindre aux écoulements morbides dont je viens de parler. Parfois même des bouffées de chaleur à la face, la sensation d'une boule oppressive et suffocante qui remonte du bas-ventre dans la poitrine et au cou, augmentent encore ces incommodités des symptômes de l'hystérie.

A mesure que la maladie fait des progrès, que le petit polype s'accroît, grossit, les phénomènes qui l'accompagnent se dessinent davantage et d'autres s'y ajoutent. Quelquefois il n'a pas plus du volume d'une cerise, que déjà on peut le sentir au toucher, s'avançant dans le col de l'utérus à la faveur d'un pédicule suffisamment allongé. C'est parfois seulement à l'époque des règles; car souvent, un peu plus tard, le polype, moins gonflé ou flétri, rentre dans l'utérus, qui se referme. J'ai observé, l'an dernier, ces phénomènes sur une dame chez laquelle, dans tout autre moment, toute tentative de ligature eût été impossible.

Tout petit que le polype est encore, il peut causer assez de gêne pour rendre la marche et les promenades en voiture pénibles ou impossibles, pour empoisonner les caresses de l'amour, pour troubler le sommeil, la digestion, la circulation, qu'il accélère. Parvenu à un volume beaucoup plus considérable, le polype peut rester enfermé dans l'utérus, qu'il irrite, et il dilate alors la matrice et le ventre comme la grossesse, qu'il simule. Le sentiment de pesanteur et les écoulements qu'il cause deviennent plus considérables. Il presse le rectum, détermine des envies d'aller à la selle et gêne l'excrétion des matières fécales. Il presse la vessie, sollicite l'émission des urines et la gêne quelquefois en même temps par la compression du col de la vessie. Il cause des coliques, des douleurs de reins, des tiraillements aux aines, de l'engorgement aux pieds, aux jambes et aux cuisses, quelquefois des varices comme dans la grossesse. Les symptômes généraux décrits augmentent et s'aggravent, les membres s'infiltrent, une ascite survient, la fièvre hectique affaiblit la malade, qui succombe ensuite épuisée.

D'autres fois la marche des polypes se modifie d'une manière favorable, et loin que les symptômes s'aggravent, ils restent stationnaires ou diminuent, et simulent à s'y méprendre les phénomènes de la grossesse. Mais plus tard, soit que le polype, faisant de nouveaux progrès, ouvre le col de l'utérus de manière à ce qu'on puisse le sentir avec le doigt à travers le col utérin, soit que la malade fasse tout à coup un violent effort ou une chute, soit qu'elle se trouve prise de coliques qui annoncent des contractions utérines violentes et s'accompagnent d'efforts irrésistibles semblables à ceux de l'accouchement, le polype s'échappe de l'utérus. Parvenu dans le vagin, le polype moins pressé semble quelquefois se gonfler davantage, il comprime plus encore qu'auparavant le col de la vessie, le rectum, et c'est alors surtout qu'il en gêne les fonctions. Enfin, au bout d'un temps variable, le polype se présente à la vulve, soit par suite d'un effort, soit spontanément, et le franchit peu à peu ou brusquement, et met au jour une tumeur qui a tous les caractères que nous avons exposés plus haut.

Le polype saillant et pendant entre les cuisses, les frottements, l'écoulement des urines, l'irritent, l'enflamment, et il s'ulcère. L'utérus s'abaisse et quelquefois se renverse. Cependant les écoulements puriformes et sanguins continuent; le polype lui-même verse du sang; quelquefois c'est à l'époque des règles, et alors il peut arriver que, dégorgé par cet écoulement, il remonte en partie ou en totalité dans le vagin. La malade se plaint de tiraillements insupportables aux aines; les écoulements auxquels elle est en proie l'affaiblissent chaque jour davantage; la fièvre la mine, ses membres s'infiltrent, et elle succombe enfin d'épuisement et de douleurs.

D'autres fois, avant de conduire la malade au tombeau, le polype s'allonge de plus en plus par son pédicule, et descend très-bas entre les cuisses. Dans quelques cas favorables, le polype est réductible, et peut être soutenu dans le vagin sans beaucoup d'incommodités (Vater, *Disp. chir.*, in Haller, t. III, *ad finem;* Herbiniaux, t. II, p. 47; madame Boivin, t. I, p. 348). Alors il n'empêche même pas toujours la fécondation, la grossesse et l'accouchement, comme on en trouve de nombreux exemples dans les auteurs, quoique généralement il cause l'avortement, et même un avortement grave.

D'autres fois, enfin, le pédicule du polype s'allonge tellement, dès que la tumeur a franchi l'utérus ou la vulve, qu'il se rompt et que la malade en est débarrassée spontanément. Cette terminaison heureuse n'arrive que lorsque le pédicule est membraneux ou très-grêle.

Dans certains cas les polypes dégénèrent avant de sortir, ou seulement après avoir franchi l'ouverture de l'utérus.

Tantôt ils se ramollissent, dégénèrent en polypes lardacés, et ensuite, en se ramollissant davantage, ils dégénèrent en une matière blanche, pulpeuse et homogène, ou en une matière blanche et rougeâtre, semblable au cerveau des jeunes enfants, ce qui constitue le cancer encéphaloïde. Quelquefois, parvenus à ce point, ils s'ulcèrent et suppurent, mais alors, et lors même qu'ils ne suppurent pas, il se développe une multitude de phénomènes graves qui annoncent leur dégénération. Ce sont particulièrement des écoulements sanieux, d'une fétidité remarquable et souvent mêlés de sang. Ce sont des infiltrations des membres abdominaux et des symptômes d'adynamie, qu'on a quelquefois expliqués par la résorption purulente.

Tantôt les polypes dégénèrent de la même manière, mais c'est à la suite d'une inflammation du péritoine, de l'utérus ou de sa membrane. Mais, dit Dupuytren, ce qui distingue les effets de ces deux ordres de causes, c'est que la dégénérescence, que j'appellerai spontanée, procède du centre vers la circonférence, tandis que celle qui est le produit de l'inflammation commence à la périphérie, et gagne toute la profondeur de la tumeur (*Leç. oral.*, t. III, p. 473).

Tantôt les polypes deviennent cartilagineux, osseux ou pierreux. Ce sont généralement des dégénérations semblables à ces dernières, qui sont décrites dans les anciens auteurs et dans le mémoire de Louis, sous le nom de *pierres de l'utérus*.

Enfin, soit que les polypes aient déjà ou n'aient point encore dégénéré en substance lardacée ou en cancer, ils peuvent être frappés de gangrène dans une partie ou dans la totalité de leur étendue, et dans ce cas, suivant les observations de M. Dupuytren, c'est d'abord vers le sommet que commence la gangrène. Alors ils exhalent une horrible fétidité et une odeur de gangrène insupportable par les écoulements sanieux qui les accompagnent; la constitution générale s'altère, le teint devient jaune-paille, il se développe une fièvre continue; les malades, déjà amaigries, maigrissent plus rapidement encore, et la mort est imminente.

Phénomènes et marche des polypes de l'intérieur du col de l'utérus. — Ces polypes dilatent le col de l'utérus dès le moment de leur formation, et bientôt le toucher peut les reconnaître. Ils donnent lieu d'ailleurs aux mêmes phénomènes que ceux qui sont renfermés dans l'utérus; mais ils en sortent très-promptement, et, parvenus dans le vagin, ils suivent la même marche que les polypes de l'utérus, si ce n'est qu'ils ne renversent jamais cet organe et qu'ils ne sont pas accompagnés d'hémorrhagies aussi graves.

Phénomènes et marche des polypes de l'ouverture du col de l'utérus. — Ceux-ci font, dès les premiers temps de leur développement, saillie sur le col utérin. Ils donnent lieu aux mêmes phénomènes que les précédents lorsqu'ils sont parvenus dans le vagin, et suivent plus tard la même marche, aussi sans jamais renverser l'utérus, qu'ils peuvent seulement abaisser.

La *marche des polypes de l'utérus* offre d'ailleurs des modifications, suivant la nature de ces polypes.

Ainsi les polypes muqueux acquièrent un volume moins considérable et donnent lieu à des symptômes moins graves.

Les polypes fongueux, n'acquérant pas un volume aussi considérable que les polypes fibreux, gênent moins les fonctions des organes voisins, mais n'en sont pas moins très-graves par les hémorrhagies continuelles auxquelles ils donnent lieu, et par leur prompte répullulation lorsqu'on les a détruits.

C'est à ces polypes qu'il faut probablement rapporter les petites excrescences dont parle Herbiniaux à la page 49 de son traité des polypes utérins. Mais, suivant lui, celles-ci sont parfaitement curables par la ligature et l'arrachement. On a vu plusieurs fois des polypes qui, sans être fongueux, fournissaient du sang abondamment. Madame Boivin a parlé de polypes creux qui donnaient du sang (pl. 19, fig. 4) par d'étroites ouvertures. On lit dans le *Journal de médecine*, t. XXV, p. 260, qu'Anne Soullé, âgée de trente-neuf ans, portant un polype rouge, trilobé, qui donnait du sang pendant quinze ou vingt jours, et puis se flétrissait et remontait dans le vagin, sous la forme de trois languettes aplaties commes des feuilles; il y avait des symptômes d'hystérie; le polype fut excisé, et la malade guérit.

Diagnostic des polypes de l'utérus. — On reconnaît ces polypes à leurs caractères anatomiques, à leurs symptômes et à leur marche. Nous croyons en avoir donné une description assez détaillée pour n'être pas obligé d'y revenir ici; mais il est évident que lorsqu'ils sont petits et renfermés dans l'utérus, leur diagnostic est extrêmement obscur; qu'il l'est encore lors même qu'ils sont déjà volumineux, si le col de l'utérus est fermé; qu'enfin il ne peut devenir clair et évident que lorsque, le col étant ouvert, on peut les toucher du doigt et les apercevoir avec l'œil, au moyen du spéculum.

Pour s'assurer de l'existence d'un polype par le toucher, il faut en circonscrire la tumeur, en reconnaître, s'il est possible, le pédicule; mais ce que le doigt ne peut pas toujours faire dans l'utérus, une sonde de gomme élastique garnie de son mandrin peut quelquefois l'exécuter, même sous les yeux, au moyen du spéculum.

Dans les cas où l'on ne peut parvenir à reconnaître les caractères du polype, il faut alors se rappeler les maladies qu'il simule, pour pouvoir l'en distinguer. Disons, avant de commencer l'indication de ces maladies, que les polypes utérins peuvent ressembler à la grossesse, mais leur marche est moins rapide; il leur faut beaucoup plus de temps pour développer l'utérus jusqu'à l'ombilic ou au delà, et, si l'erreur peut se prolonger quelques mois, elle ne peut pas durer bien longtemps. Néanmoins on a beaucoup d'exemples de ces erreurs. Pour n'en citer qu'un cas, je rappellerai celui que nous devons à un jeune confrère trop tôt moissonné par la faux de la mort (Dance, *Arch. gén.*, t. XXI, p. 490).

Les maladies qui peuvent en imposer pour un polype sont : 1° une *tumeur fibreuse, osseuse ou pierreuse, non pédiculée, de l'utérus, saillante dans sa cavité, ou une môle;* mais alors, comme on ne pourra point y reconnaître de pédicule, il n'y aura rien à faire, et il ne résultera de cette inaction aucun danger pour la malade. 2° Le prolapsus de la *matrice engorgée ou malade*. Dans ce cas, le peu de profondeur du cul-de-sac vaginal, la présence de l'orifice utérin au sommet de la tumeur, suffiront le plus souvent pour lever toute incertitude. Si le col de la matrice était en même temps allongé, si son orifice était en même temps effacé, l'absence d'un véritable pédicule suffirait pour éclaircir le diagnostic. 3° Le *renversement de l'utérus* en a souvent imposé pour des polypes, et réciproquement; et alors, ou bien on ne retrouve plus la cavité vaginale autour de la tumeur, ou bien il y a toujours un sillon plus ou moins profond autour de sa base. Mais, dans le renversement, en pratiquant le toucher par le rectum, on n'y sent plus le corps de l'utérus.

Pronostic des polypes de l'utérus. — Ces polypes sont d'ordinaire peu graves dans les commencements de leur naissance. Quelquefois cependant ils sont accompagnés d'accidents, par exemple d'hémorrhagies sérieuses : il peut même arriver que l'hémorrhagie affaiblisse la malade et distende l'utérus, sans se montrer à l'extérieur, parce que l'orifice utérin est exactement bouché par l'excroissance polypeuse. En général, la gravité d'un polype est proportionnée à celle des accidents qu'il occasionne et que nous avons signalés. Mais cette gravité est d'autant plus grande que nous pouvons moins agir en faveur de la malade : ainsi les polypes renfermés dans l'utérus sont plus graves que ceux qui en sont sortis. Ceux qui ont un pédicule très-gros et volumineux, recouvert par une épaisse couche de tissu de l'utérus, sont beaucoup plus graves que ceux qui sont sortis de sa cavité et ont un pédicule grêle et allongé; ceux qui ont dégénéré en cancer ou en gangrène sont d'une extrême gravité. Il n'en est pas de même de ceux qui sont devenus cartilagineux, osseux ou pierreux; ils sont moins graves.

Traitement des polypes de l'utérus. — Tant que les polypes sont enfermés dans cet organe, que son col n'est point ouvert, il n'y a rien à faire pour en guérir la malade; on ne peut que combattre l'inflammation, les hémorrhagies et les écoulements fétides par des moyens appropriés.

Lorsque l'utérus fait des efforts d'expulsion pour accoucher du corps qui l'irrite, tantôt on peut l'aider par le forceps, tantôt par le seigle ergoté. On a employé ce médicament avec succès dans le cas d'une forte hémorrhagie, qui cessa après l'expulsion du polype (*The Lancet*, t. I, 1828-29).

En général, on ne peut guérir radicalement les polypes utérins que par l'emploi d'un traitement chirurgical : mais pour agir sur ces tumeurs lorsqu'elles sont renfermées dans l'utérus, il faut au moins que le col de cet organe soit ouvert ou dilatable.

Dans tous les cas, pour en pratiquer l'opération, la malade doit être couchée à la renverse, les cuisses écartées, comme pour l'accouchement et l'opération de la taille.

Lorsqu'un polype a un pédicule grêle et faible, on peut lui imprimer quelques mouvements de torsion pour l'arracher. C'est ce qu'a fait Boudou, au rapport de Levret, après avoir vainement tenté de lier un gros polype utérin. Il en détermina la chute en lui imprimant de légers mouvements de rotation. Il m'est arrivé une fois, et il est arrivé à beaucoup d'autres, de voir un polype tomber dans des tentatives de ligature.

La ligature ne convient qu'aux polypes dont le pédicule est grêle et incapable de résister longtemps à son action : que lorsque le polype est libre. S'il est renfermé dans l'utérus, et assez libre pour qu'on puisse l'embrasser par une ligature, mais qu'on s'aperçoive, à la portion du fil qui l'embrasse, que le volume du pédicule est considérable, il vaut mieux retirer la ligature, ou du moins la serrer avec précaution, comme le fait M. Hervez, et se tenir prêt à la relâcher au besoin. On se sert actuellement pour la pratiquer de deux porte-nœud et d'un serre-nœud. Ces deux porte-nœud se composent : 1° d'une canule, garnie à son extrémité externe de deux anneaux pour passer les doigts, et qui n'offre rien de particulier à l'extrémité utérine ; 2° d'une pince formée par un stylet métallique, au moins de 2 pouces plus long que la canule, et fendu à son extrémité utérine en deux mors qui s'écartent par leur élasticité, et qui sont terminés chacun par un renflement demi-sphérique, échancré en dedans, de manière à former par leur rapprochement un anneau étroit : il faut que les bords de cette échancrure soient parfaitement polis et arrondis, et que l'anneau lui-même soit ovale plutôt que rond. Ce stylet s'engage dans la canule par l'extrémité extérieure, opposée aux mors; et lorsqu'il en sort, on visse un anneau sur les pas-de-vis dont son extrémité extérieure est creusée. Le serre-nœud est semblable à celui dont nous avons parlé à l'occasion des fosses nasales; il est seulement un peu plus long.

Pour pratiquer la ligature avec ces instruments, on passe dans l'extrémité utérine des deux pinces des porte-nœud, retirées dans leur canule fermées, et de manière à former un anneau, les extrémités d'un long fil; on pousse le long de ce fil les deux porte-nœuds jusqu'à ce qu'ils se touchent; on fixe l'une des extrémités de ce fil à l'anneau de la canule de son porte-nœud ; on tient l'autre avec la main le long de l'autre porte-nœud, et l'on dirige avec une main les deux instruments ainsi réunis, jusque dans le vagin, et même jusque dans l'utérus, sur l'un des côtés du pédicule de la tumeur. Alors la main gauche saisit et fixe le porte-nœud à l'anneau duquel l'extrémité du fil est attachée; la main droite contourne, d'avant en arrière et puis d'arrière en avant, le pédicule de la tumeur avec l'autre porte-nœud, qui entraîne ainsi son fil tout autour du pédicule et l'embrasse dans un anneau; le porte-nœud, rapproché de celui du côté opposé, le croise, ainsi que la portion de fil qui en traverse l'extrémité.

Alors que le pédicule est ainsi complétement entouré d'une sorte de collier, on passe les deux chefs de l'anse de fil dans l'œil d'un serre-nœud, que l'on pousse le long de ces fils, jusque contre l'extrémité utérine des porte-nœuds, tandis qu'on tire d'une main sur les deux extrémités de l'anse pour ne pas lui permettre d'abandonner le polype. Pour dégager les porte-nœuds de l'utérus, on ramène leur canule contre l'anneau externe des pinces; alors leurs mors élastiques s'ouvrent, abandonnent le fil, et l'on peut les retirer au dehors, après les avoir fermés de nouveau, pour qu'ils ne blessent pas les parties par leur écartement.

Les porte-nœud retirés, on fixé les extrémités de la ligature sur les branches du serre-nœud. La ligature coupe parfois le polype au moment même de son application, quand le pédicule est très-grêle et très-ferme. D'autres fois elle ne le coupe qu'en plusieurs jours, et se relâche par l'ulcération ou l'affaissement du pédicule étranglé ; en sorte qu'on est obligé de la resserrer de nouveau, même à plusieurs reprises, pour détacher entièrement le polype. Lors même qu'on ne l'emploie, comme je l'ai recommandé, que lorsque le pédicule est peu volumineux, de la grosseur du petit doigt au plus, par exemple, il peut survenir des accidents qui obligent de la relâcher.

Le polype détaché tombe de lui-même, s'il est très-peu volumineux, ou cède à la plus légère traction faite avec des pinces. Si, au contraire, il est d'un volume plus grand, on peut être obligé de l'extraire avec des pinces de Muzeux. Quelquefois il reste dans l'utérus, comme je l'ai vu, et en est plus tard rejeté.

La ligature a pour avantage essentiel de ne pas exposer à l'hémorrhagie lors de la chute du polype; mais elle a des inconvénients graves : 1° son application offre en général des difficultés; quelquefois même elles sont très-considérables.

2° M. Dupuytren affirme (*Leç. oral.*, p. 264) que la ligature, déterminant un écoulement très-fétide, résultat de la mortification de la tumeur, donne lieu à un véritable empoisonnement par résorption de pus.

3° La ligature est très-douloureuse lorsque le pédicule est composé d'une portion du tissu de l'utérus, qui forme une enveloppe à la tumeur. C'est pourquoi M. Hervez regarde comme une contre-indication à la ligature, la grosseur du pédicule, ou l'épaisseur encore trop considérable de l'enveloppe que lui fournit le tissu de l'utérus.

4° La ligature détermine souvent des accidents graves, des vomissements des douleurs violentes de l'abdomen, et une inflammation sourde du bas-ventre, soit avant, soit après la chute du lien. Il est évident que dans un cas semblable il faut se hâter de l'enlever; mais malheureusement il arrive quelquefois que la malade n'en meurt pas moins des suites de l'opération.

5° Quoique la chute de la ligature soit ordinairement suivie d'une prompte cicatrisation, on l'a vue quelquefois suivie d'hémorrhagie; mais cela tenait probablement à ce qu'elle avait été appliquée sur des polypes fongueux. La ligature enfin est souvent rendue impossible par le volume du polype (Dupuytren, *Leçons orales*, p. 445, t. III).

Excision des polypes utérins. — On ne peut la pratiquer que lorsque les polypes sont saillants dans le vagin ou hors de la vulve. Pour l'exécuter, on saisit la tumeur avec les doigts ou on l'accroche avec des pinces de Muzeux; on l'attire à soi, de manière à en découvrir, autant que possible, le pédicule. L'utérus cède à ces tractions, s'abaisse et permet de couper ce pédicule avec des ciseaux courbes suffisamment forts, en deux ou trois coups. Si le polype est très-volumineux, on peut l'amener au dehors au moyen d'un forceps.

Une longue expérience a appris à M. Dupuytren, que ces résections ne sont pas ordinairement suivies d'hémorrhagie. Il résulte de sa grande pratique, qu'il ne l'a encore observée que deux fois sur près de deux cents opérations de ce genre (*Leçons orales*, t. III, p. 450). L'excision paraît donc être de beaucoup préférable à la ligature. C'est aussi pour l'excision que se prononce M. Hervez ; mais, craignant l'hémorrhagie, il n'y a recours que lorsqu'il a préliminairement étranglé le col de la tumeur par une ligature qu'il resserre ou relâche suivant les cas (*Journal général de médecine*, t. CI).

POLYPES DU VAGIN

Il peut naître des polypes sur tous les points de la muqueuse du vagin. Ils sont presque toujours arrondis et portés, tantôt sur un pédicule étroit, tantôt sur une large base. La plupart sont durs. Petits, ils ne déterminent pas d'accidents; quand ils ont acquis un grand volume, par la compression qu'ils exercent sur les parties molles environnantes, ils déterminent des accidents analogues à ceux que nous avons signalés pour les polypes utérins. Alors aussi ils peuvent s'échapper de la vulve et devenir visibles au dehors. En général, ils n'empêchent pas l'écoulement régulier des menstrues; mais ils donnent eux-mêmes lieu à un écoulement plus ou moins abondant et d'une odeur plus ou moins forte. Nous n'en connaissons point d'exemple où ils aient présenté les symptômes du cancer.

Ils peuvent, en entraînant après eux une partie de la circonférence du vagin, produire un renversement général ou partiel de ce conduit; déterminer la formation d'un cul-de-sac à l'extérieur du vagin ou du côté du péritoine, de telle sorte que, suivant la hauteur à laquelle ils s'insèrent, soit la cloison recto-vaginale, soit le péritoine, peuvent se trouver compris ainsi dans un prolongement qui forme le pédicule de la tumeur. Des viscères même, les intestins ou la vessie, pourraient se trouver engagés dans l'intérieur de ce pédicule creux, et être compris dans une ligature que l'on porterait sur sa base, ou dans une excision que l'on y pratiquerait. M. Bérard a cité un cas dans lequel le sommet du cul-de-sac formé ainsi par le péritoine, était compris au centre des parties serrées par la ligature (voy. 1re part., obs. 40e).

Ces polypes peuvent être simulés par des hernies vaginales ou par le renversement du vagin. Mais, avec de l'attention, il est en général facile de les en distinguer. Nous avons rapporté plus haut une observation de madame Boivin (obs. 60e), dans laquelle une tumeur énorme du bassin avait envoyé dans le vagin des prolongements qui y faisaient hernie, et qui avaient été pris pour des polypes de cet organe : dans ce cas, l'erreur était inévitable.

Le pronostic de ces excroissances est en général peu grave, à cause de la facilité qu'elles offrent aux opérations de la chirurgie. Leur traitement est à peu près le même que celui des polypes utérins.

POLYPES DE LA VULVE

J'en ai plusieurs fois rencontré aux environs du clitoris. On en trouve aussi une observation, de Félix Plater, dans Bonet (*Bibl.*, t. III, p. 18). Ces polypes peuvent acquérir un très-grand volume. J'en ai vu un qui était plus gros que les deux poings et qui ressemblait à une poire soutenue par un pédicule très-petit. J'en ai réséqué un, au printemps dernier, à la consultation de l'hôpital Saint-Louis; il avait le volume d'une noix et contenait une matière athéromateuse. On peut, en quelque sorte, placer aussi bien ces excroissances dans les loupes pédiculées que dans les polypes. On les excise.

POLYPES DU RECTUM

Le rectum aussi donne naissance à des polypes. Ils ne sont pas toujours uniques; on peut y en rencontrer plusieurs, ainsi que le prouve une observation que nous rapporterons plus bas. Ils naissent, pour l'ordinaire, au voisinage de l'anus.

La membrane muqueuse du rectum est parfois épaissie à l'endroit où le polype adhère, comme le prouve une observation insérée dans les *Berlinische Sammlungen* (extr. du *Comment. de reb. in scient. natur. et med. gestis*, vol. XX, pars I, p. 317). Dans une observation que nous donnerons plus bas, on trouvera encore un exemple d'épaississement du rectum.

On a vu le volume de ces polypes varier depuis la grosseur d'un pois jusqu'à celle d'un œuf de poule et même au delà. Ils sont ordinairement arrondis, globuleux; leur surface peut être lisse; d'autres fois, plusieurs lobes et lobules constituent la masse polypeuse. Leur tissu est parfois mou et variqueux.

Les phénomènes qui accompagnent les polypes du rectum sont la pesanteur sur le siége, la difficulté d'aller à la garde-robe, le ténesme, etc. Mais comme ces symptômes sont communs à plusieurs maladies du rectum, on ne peut vraiment s'en rapporter qu'à la vue et au toucher. Presque toujours le doigt peut constater l'existence du polype, déterminer son volume, la grosseur du pédicule, le lieu de l'insertion, et apprécier la distension qu'a éprouvée le rectum. Quelquefois le polype sort par l'anus, lorsque le malade fait des efforts pour aller à la selle. Il peut même rester habituellement au dehors, et alors le diagnostic n'offre aucune incertitude.

Ces polypes peuvent se détacher spontanément. M. Boyer en rapporte un exemple.

Un malade, âgé de trente-six ans, n'ayant jamais joui d'une bonne santé, éprouvait des douleurs très-vives dans le ventre, de la pesanteur au siége, etc. A la suite d'un purgatif, une tumeur globuleuse fut rendue, et sa sortie fut suivie d'une hémorrhagie assez considérable. Depuis cette époque, le ténesme survint de nouveau et ne cessa qu'à la sortie d'une nouvelle tumeur semblable à la première. La seconde avait le volume d'un œuf de poule; sa surface était lisse, sa substance spongieuse; elle avait un pédicule membraneux, très-court et frangé. Le doigt, introduit dans le rectum, y découvrit une troisième tumeur analogue aux précédentes. Elle était adhérente à l'intestin, et distante de l'anus de quatre travers de doigt. Cette tumeur fut liée au moyen de la canule de Levret et d'une corde à boyau entourée de fil de laiton. Elle se flétrit et tomba. Mais, six mois après, les accidents se renouvelèrent, et la présence d'une quatrième tumeur fut constatée. On pratiqua une seconde fois la ligature; mais des douleurs survinrent, la fièvre s'alluma, le malade dépérit et mourut six semaines après l'opération.

A l'autopsie, on trouva que l'intestin rectum avait plus d'épaisseur que d'ordinaire; il ne renfermait aucune tumeur. « On observait seulement à sa surface interne et à son tiers supérieur quelques mamelons superficiels, qui, par leur dureté, annonçaient qu'ils étaient l'effet d'une cicatrice formée dans le temps de la séparation du pédicule de chaque tumeur » (obs. d'Énaux, *Mém. de l'Acad. de Dijon*, an 1783, 1er sem., p. 64).

Les polypes du rectum se trouvant sans cesse en contact avec les matières fécales, peuvent s'enflammer, s'ulcérer, et, quand ils offrent une cavité, recevoir dans leur intérieur des matières fécales, ainsi qu'il résulte du fait suivant.

Un polype du rectum, enlevé chez un homme qui éprouvait des douleurs cruelles et de la dysenterie, était ulcéré et présentait une cavité dans laquelle on trouva des matières fécales desséchées et de petits calculs semblables à des grains de froment (*De Bononiensi scientiar. et art. institut. atque acad. comment.*, t. II, pars I, p. 158).

Comme nous l'avons vu, les polypes du rectum peuvent se détacher spontanément, des purgatifs peuvent en déterminer la chute, mais ces cas sont rares, et la maladie réclame presque constamment une opération chirurgicale.

La ligature, l'excision, les caustiques ont été employés; la ligature néanmoins l'est plus généralement. Nous avons déjà cité un cas où elle a été pratiquée avec succès une première fois.

Desault l'a pratiquée très-heureusement aussi.

Le polype tomba au bout de huit jours; une mèche introduite

dans le rectum y fut entretenue pendant quinze jours, à la fin desquels le malade fut entièrement guéri. Mais l'opération avait été très-laborieuse : le polype était implanté à 6 pouces au-dessus de l'anus. Son volume égal à celui d'un gros œuf, plusieurs saillies que présentait sa surface augmentèrent les difficultés en gênant le passage des instruments. Desault se servit des mêmes instruments que pour les polypes de la matrice (*Œuv. chirurg.*, t. II, p. 450.)

Il s'en faut que la ligature soit toujours suivie d'un résultat aussi heureux.

Nous avons déjà vu, dans une observation précédente, que si la première application en fut heureuse, la seconde entraîna des accidents graves et par suite la mort. On lit dans C.-G. Kühn une observation de Loeffer sur un polype du rectum qui ne put être enlevé par la ligature, à cause des douleurs intolérables qu'elle déterminait, et qui fut détruit par les caustiques (*Opuscula acad.*, p. 394, vol. I).

M. Boyer a pratiqué avec succès, deux fois, l'excision d'une masse polypeuse du rectum. Cette tumeur sortait par l'anus et égalait le volume des deux poings. Elle était formée de plusieurs portions dont l'ensemble représentait une fraise de veau. En introduisant le doigt dans le rectum, on rencontrait sur toutes ses parois une multitude de fongosités.

Après avoir fait sortir le plus possible cette tumeur, en déterminant des efforts pour aller à la selle, M. Boyer l'excisa successivement, en employant tantôt les ciseaux, tantôt le bistouri ; une hémorrhagie considérable survint ; mais elle fut arrêtée par le tamponnement. La dilatation du rectum était si grande, qu'il fallut pour le remplir une quantité étonnante de charpie. Quelques temps après, la tumeur reparut ; M. Boyer l'excisa de nouveau et le malade se rétablit (*Mal. chir.*, t. X, p. 156).

Enfin on a employé aussi avec succès les caustiques, comme nous l'avons vu par l'observation de Loeffer. Mais on ne peut avoir une grande confiance dans ce moyen.

POLYPES INTERNES

Nous avons encore à parler des polypes internes; mais comme nos ressources chirurgicales ne peuvent y atteindre, comme souvent les symptômes qu'ils fournissent sont équivoques et qu'on ne peut s'assurer de leur existence, nous ne ferons que les mentionner. D'ailleurs ils rentrent plutôt dans le domaine de la médecine que dans celui de la chirurgie : aussi nous n'en parlerons ici que pour ne pas laisser une trop grande lacune dans l'histoire de ces maladies.

1° *Polypes du canal digestif.* — En examinant les voies digestives, nous en trouvons dans l'œsophage, l'estomac, les intestins. Bornons-nous à en donner quelques exemples.

On lit dans Schneider l'observation d'une femme âgée de cinquante-quatre ans, qui mourut de dysphagie, et dans l'œsophage de laquelle on trouva trois excroissances polypeuses. Deux de ces tumeurs adhéraient par un pédicule mince, l'autre s'insérait par une large base. Leur substance était charnue (*Chirurgis. Geschichte*, Chemnitz, 1784, et ancien *Jour. de méd.*, t. LXVII, p. 363).

Les polypes de l'œsophage sont susceptibles d'acquérir une très-grande étendue; c'est ce que prouve le fait suivant.

James Davidson portait dans l'œsophage un polype. Depuis plusieurs années il rendait la déglutition fort difficile, gênait la respiration et altérait la parole : on le faisait remonter jusque dans la bouche par le vomissement. On le lia dans le fond de la gorge, et la portion étranglée disparut, sans doute avalée. Le malade sembla entièrement guéri; mais, un an après l'opération, des accidents sinistres se déclarèrent : Monro apprit que le malade était mort dans l'émaciation.

On n'avait plus vu le polype, mais à l'autopsie on trouva l'œsophage dilaté par une large excroissance charnue qui naissait par une seule racine. Elle s'implantait à trois pouces environ au-dessous de la glotte; elle était divisée en plusieurs lobes, dont le plus long et le plus large descendait jusqu'à l'orifice de l'estomac. A son extrémité on voyait une cicatrice qui indiquait qu'il avait été coupé autrefois (*Essays and Observations physical and litterary*, t. III, art. 26 et 27, p. 525).

De Graaf parle d'un homme qui éprouvait de la difficulté dans la déglutition; plus tard il y eut régurgitation des aliments. A l'autopsie, on trouva une tumeur du volume d'un pouce, dure, blanchâtre, s'attachant près du cardia; elle bouchait entièrement l'œsophage (*Diss. illustr. histor. de excres. œsophagum obstru.*, Altorfi, 1764).

Un malade mourut dans le marasme, ne pouvant rien avaler; on trouva un polype naissant de la partie moyenne et postérieure de l'œsophage, et s'étendant presque vers le pylore. Il était long et gros comme un énorme lombric (J.-G. Sussius, *Diss. inaug.*).

Pringle donne aussi un cas de polype de l'œsophage (*Ess. et Observ. de médec. de la Soc. d'Édimbourg*, t. II, p. 404). On en trouve encore d'autres exemples; mais il serait trop long de les rapporter.

M. Breschet a donné une observation intéressante de polype de l'estomac. Marie Lefèvre, âgée de soixante-neuf ans, avait eu plusieurs maladies, mais qui ne peuvent être rapportées à celle qui a causé sa mort. L'abdomen était douloureux, les selles fréquentes; l'amaigrissement faisait des progrès, et la malade mourut. On découvrit dans l'estomac une tumeur qui naissait près de l'œsophage; elle avait 6 pouces de longueur et un demi-pouce de diamètre; elle s'engageait dans le pylore, et faisait une saillie d'environ 18 lignes dans le duodénum. Dans le point correspondant à la valvule pylorique elle était légèrement resserrée (observ. de N. Breschet, *Bullet. de la facul. de méd.*, t. V, p. 376).

M. Andral a trouvé des polypes dans le tube digestif; ils avaient, pour me servir de ses expressions, la forme d'un champignon ou d'une tête de chou-fleur (*Précis d'anat. path.*, t. II, p. 51). Il en a vu jussqu'à sept dans l'estomac. Ces tumeurs étaient toutes semblables par leur texture. Une autre fois il en vit de pareilles dans l'estomac, à la réunion du jéjunum et de l'iléum, et au-dessus du cæcum (p. 52). Au rapport du même auteur, Billard a trouvé, sur un enfant naissant, un polype dans le duodénum; il était pédiculé, rond et irrégulier comme une fraise.

Lancisi (t. II, diss. 5, *De triplici intestin. polypo*) a cité un exemple de polype des intestins. On en trouve un autre dans les *Acta physico-medica* (vol. II, obs. 195). Il s'agit d'une masse longue d'un empan, large d'un pouce, qu'un malade a rejetée, par de grands efforts de vomissement, au milieu de douleurs atroces (Sporleder, *De polyp. nar.*). Sussius a vu une excroissance semblable qui fut rejetée par une femme, après de violentes coliques (*loco citat.*).

2° *Polypes des voies aériennes.* — Ces polypes gênent la respiration et finissent par suffoquer les malades. Lieutaud assista à l'ouverture d'un enfant de douze ans, qui était mort subitement après avoir présenté une grande gêne dans la respiration. On trouva, au-dessous du larynx, un *vrai polype, assez solide*, et ressemblant à une grappe, dont la queue tenait à la partie antérieure du canal de la trachée. Le même observateur vit un homme de vingt-huit ans, qui était asthmatique depuis longtemps; il avait un râle si bruyant qu'on l'entendait de bien loin. Il disait sentir dans la trachée quelque chose de solide dont il ne pouvait se débarrasser par la toux. Il mourut bientôt, en se baissant pour ramasser un livre qu'il avait laissé tomber de son lit. Lieutaud trouva dans le larynx un polype qui paraissait formé de deux portions réunies; il tenait par plusieurs racines à la membrane qui tapisse le cartilage annulaire, dans lequel il était si bien engagé que, pour l'en faire sortir, on fut obligé de le pousser par la glotte (*Hist. de l'Ac. des sc.*, an 1754, p. 72).

M. Renard a rapporté l'observation d'un malade qui rendit par la toux beaucoup de concrétions polypiformes blanches. Mais il est probable que ce n'était pas des polypes. Il a rapporté ensuite un autre cas qui est un peu plus clair que le précédent. Une dame atteinte d'une extinction de voix depuis quatre ans, éprouvait des suffocations violentes, lorsqu'elle rendit un ou deux petits corps charnus qui contenaient une substance jaunâtre, analogue au corps vitré de l'œil. Après cette expulsion, la voix reprit son timbre ordinaire (Renard, *Journal de médecine*, par Leroux, t. XXXI, p. 156).

M. le professeur Andral a vu, il y a quelques années, à la Charité, un larynx dont l'ouverture supérieure était en grande partie obstruée par une végétation blanchâtre, mamelonnée, ayant la plus exacte ressemblance avec une tête de chou-fleur, et se continuant intimement, par une large base, à la membrane muqueuse (Andral, *loc. cit.*, t. II, p. 472). M. Ferrus a montré une pièce à peu près semblable à l'Académie de médecine (*ibid.*).

3° *Polypes des voies urinaires.* — Les polypes de la vessie n'ont pas encore été suffisamment étudiés : on n'en a guère parlé que sous le nom de fongus, en confondant les tumeurs pédiculées et non pédiculées qui naissent dans la vessie. Ils s'accompagnent de symptômes de cystite chronique, de pissement de sang, causent de brusques interruptions dans l'émission des urines, qu'ils gênent et empêchent quelquefois complétement. Leur diagnostic est obscur, incertain et souvent impossible; on ne peut leur opposer qu'un traitement palliatif. On comba les obstacles qu'ils présentent à l'émission des urines par l'emploi de la sonde ; mais dans l'incertitude où l'on reste sur leur existence et sur l'étendue de leur pédicule, on ne peut point se permettre d'ouvrir la vessie pour les enlever. Cependant Desault en a arraché un avec des tenettes, à la suite d'une opération de taille où il avait extrait un calcul. Ce n'est que dans des cas semblables qu'on peut en débarrasser le malade par les secours de la chirurgie. Il est cependant un autre cas où Warner eut occasion d'en guérir une malade par les moyens chirurgicaux. En voici l'observation, que j'emprunte à l'ouvrage de chirurgie de M. le professeur Boyer.

Une femme éprouva, à la suite d'un effort, une suppression totale d'urines. Elle finit par ne pouvoir rendre une seule goutte d'urine sans le secours de la sonde. Elle souffrit beaucoup, et perdit plusieurs fois du sang au moment et à la suite du cathétérisme. Warner reconnut par l'urèthre, avec le doigt, la présence d'une tumeur pédiculée dans la vessie. Elle sortait un peu par l'urèthre quand la malade faisait des efforts pour uriner. Warner ayant résolu de l'en débarrasser, lui commanda de faire de grands efforts pour uriner, après avoir laissé la vessie se remplir. La tumeur se montra, il la saisit avec une aiguille courbe enfilée, et il la traversa de plusieurs points en différents sens;

après quoi il incisa l'urèthre, attira à lui la tumeur et en lia la base, qui se trouva fort large. Elle tomba au bout de six jours, et la malade guérit. Cette tumeur avait le volume d'un œuf de poule d'Inde. M. Nicod a aussi rapporté l'observation d'un polype vésical (dans le *Journal de la Société de médecine de Paris*, t. XCVIII, p. 228).

Polypes de l'urèthre. — On en trouve un exemple dans la dissertation de Sporleder (*De polyp. nar.*). Il fut entraîné hors de l'urèthre avec les urines.

4° *Polypes du cœur.* — On sait maintenant, à n'en plus douter, qu'il existe dans le cœur des prolongements organisés et vasculaires qui tiennent aux parois de cet organe ; on sait qu'ils peuvent s'enflammer et suppurer ; mais ces polypes s'engendrent par un mécanisme tout différent que les tumeurs pédiculées dont nous avons parlé, et dont ils n'ont point la forme. En un mot, ces productions n'ont d'autre analogie avec les polypes que le nom sous lequel on les désigne.

QUATRIÈME PARTIE

HISTORIQUE

Hippocrate, qui vivait quatre cent trente ans avant l'ère chrétienne, décrit cinq espèces de polypes du nez : par Hippocrate j'entends ici l'auteur ou les auteurs du livre que je cite sous le nom du père de la médecine. Dans la première il paraît ranger les polypes muqueux et pédiculés, car il s'exprime en ces termes : « Il y en a qui sont suspendus dans le milieu, entre les cartilages, comme la luette est suspendue au haut du palais. En expirant on les pousse au dehors : ils sont mous. En inspirant on les retire en dedans, le son de la voix en devient nasal : ils font ronfler quand on dort. » Le traitement de cette espèce de polype consiste à introduire dans les fosses nasales une éponge fortement serrée par un fil d'Égypte roulé autour en spirale. Cette éponge, ainsi apprêtée, est attirée par le nez avec un fil que l'on a préalablement introduit par l'arrière-bouche.

Par ces mots : « Le nez se remplit de carnosités, en les touchant on les trouve dures... » Hippocrate nous semble placer dans sa deuxième espèce les polypes que nous appelons *fibreux* aujourd'hui. Il avait observé qu'il était plus difficile, dans ce cas, de détruire la maladie. Aussi veut-il qu'on emploie un fer rouge, avec un conducteur pour y mettre le feu à trois ou quatre reprises. La troisième espèce est une excroissance ronde, molle au toucher; il veut qu'on l'engage dans le nœud coulant d'une corde à boyau, pénétrant par la bouche, et qu'on exerce des tractions sur la tumeur. La quatrième espèce vient, dit-il, près du cartilage. « C'est quelque chose de dur qui a l'air de chair; mais si l'on y touche, cela résonne comme une pierre. Dans ce cas, il faut, avec le scalpel, faire une incision au nez, emporter l'excroissance, y mettre ensuite le feu, puis faire des points de suture à l'incision. Quant à la cinquième espèce, elle ne paraît se rapporter qu'à des verrues dont il conseille aussi la cautérisation (Hippoc., trad. de Gardeil, t. III, liv. 2, *des Maladies*, p. 214).

Ainsi Hippocrate employait l'arrachement, l'excision et la cautérisation dans le traitement des polypes. En parlant des môles, Hippocrate semble avoir désigné le polype de l'utérus. « Si la môle est toute d'une seule chair, la femme en périt. Comment pourrait-elle vivre dans le cas où la môle augmenterait toujours? » (*Des Femmes stériles*, t. IV, 317).

Au dire de Sprengel, l'opération des polypes du nez aurait été perfectionnée à Alexandrie, où l'on inventa plusieurs compositions propres à accélérer la chute de l'excroissance. C'est à Galien que Sprengel emprunte ces renseignements (Sprengel, *Hist. de la méd.*, t. VII, p. 112).

Celse, qui existait un peu avant l'ère chrétienne, dit que le polype est une caroncule, tantôt blanche, tantôt rougeâtre, qui s'attache aux os des narines : il peut boucher totalement la narine qu'il occupe, ou descendre dans la bouche par les fosses nasales, et augmenter au point qu'on l'aperçoive derrière la luette. Il peut, dans cet état, suffoquer le malade. Celse distingue deux espèces de polypes. L'une est dure, presque toujours carcinomateuse, et il ne faut point y toucher. Le polype de l'autre espèce est mou et se guérit très-souvent par l'excision, ou en le desséchant au moyen de médicaments qu'il indique, et qui ne sont autre chose que des caustiques (Celse, trad. de Nin., liv. VI, t. III, p. 159; liv. VII, c. 20).

On lit dans Aétius que Rufus d'Éphèse et Aspasie avaient reconnu que des callosités, des excroissances développées dans la matrice étaient un obstacle à l'issue des règles (Aétius, tetr. 4, ser. 4, ch. LI).

Le savant Peyrilhe assure que Philoténus, qui vint probablement après Celse, a très-bien décrit les progrès du polype utérin; et, autant qu'on peut en juger par le peu de mots employés à tracer le manuel de son opération, il l'arrachait ou l'excisait avec des instruments (Peyrilhe, *Hist. de la chirurg.*, liv. V, p. 115).

Charixène, qui n'est guère connu que par ses recettes de médicaments, veut qu'on insuffle dans les narines un mélange de quatre parties de corne de cerf brûlée, d'autant d'écailles de cuivre rouge et d'une partie d'orpiment, pulvérisés, afin de déterminer la chute des parties du polype qui auraient échappé à l'instrument dans l'extirpation (Galien, *Compos. secund.*, lib. V). Archigène, suivant Sprengel, choisissait un mélange de sandaraque et d'ellébore (Sprengel, *Hist. de la méd.*, t. VII, p. 112).

Galien, qui florissait en l'an 160 de l'ère chrétienne, parle des caroncules qui peuvent se former dans le col de la vessie, et gêner ainsi l'émission de l'urine (Galien, *De loc. affect.*, lib. I, cap. I).

Aétius, qui vivait au VIe siècle, donne, dans son chapitre *de Curatione polyporum*, une foule de formules de remèdes astringents, incisifs, dissolvants et siccatifs, et veut qu'on leur applique ainsi le même traitement qu'à l'ozène. A ce sujet il donne d'autres recettes appartenant à Oribaze, Asclépiade, Antipater. Il distinguait des polypes mous et des polypes durs; car, dans le premier cas, il veut qu'on fasse usage des pommes âpres de Carthage, et dans le second, de pommes acides. Au milieu de ce fatras insignifiant de drogues, il parle cependant de la cautérisation (Aétius, tetr. 2, serm. 2, cap. XCII, p. 354).

On trouve dans Paul d'Égine la description d'un instrument particulier avec lequel il coupe *tout à l'entour le pourpre ou chair superflue*. Quoi qu'en dise Sprengel (*loc. cit.*, p. 113), cet instrument n'est pas une espèce de ciseaux. « Il est fait en feuille de *meurte* et a le tranchant friand et affilé. » Daleschamps, son traducteur, le compare à une lancette vulgaire. Paul d'Égine imitait ensuite Hippocrate en cautérisant certains polypes. A l'exemple de Celse, il fait une distinction entre les polypes ordinaires et ceux qui « sont durs avec rénitence, d'une couleur livide ou plombée, et tenant de la nature et perversité du chancre. » Comme Celse, il recommande de ne point toucher à ces derniers. Il conseille de détruire les polypes du sommet des fosses nasales avec un fil noueux que l'on fait agir ensuite comme une scie (Paul d'Égine, *Chirurg.*, ch. xx, trad. Daleschamps, p. 117-18).

Avicenne décrit les polypes du nez, dans son chapitre *de Hæmorrhoidibus in naso*, et les appelle aussi *alarnabet;* et il en donne une description assez exacte. Il fait remarquer que, lorsqu'ils sont formés de chairs molles et blanches, ils sont indolents et faciles à guérir; il regarde comme cancéreuses les tumeurs dures, douloureuses et répandant une sanie fétide. Il veut qu'on excise les polypes avec un petit couteau, et qu'ensuite on en coupe la racine avec un rasoir. *Inciduntur cum cultello parvo, deindè radunter cum rasorio multum;* après quoi il fait aspirer de l'oxycrat. S'il arrivait que l'instrument n'eût pu tout atteindre, il voulait qu'avec un fil noueux, *serra filosa*, passant des fosses nasales dans la bouche, on détruisît les restes du polype. Il conseille ensuite les sternutatoires, *donec destruatur omnis putredo et serratura*. Il paraîtrait, d'après Sprengel, qu'Avicenne ne ferait ici qu'imiter Rhazes (Sprengel, ouv. cit.). Enfin, Avicenne donne aussi une foule de formules d'escharotiques, de dessiccatifs, etc. (Avicenne, lib. III, fen 5, tract. 2, cap. II, t. I, p. 583).

Albucasis, le plus distingué des chirurgiens arabes de l'occident, figure un *infundibulum sternutatorium* avec lequel il introduisait dans le nez de l'huile ou d'autres médicaments. Avant toutes choses, il conseille l'excision; pour cela, il veut qu'on saisisse avec une érigne le polype, et qu'on le retranche ensuite, *scapello subtili acuto uno ex latere*. L'opération faite, il veut aussi qu'on injecte dans le nez de l'eau vinaigrée ou du vin. On doit d'ailleurs détruire les restes du polype avec l'onguent ægyptiac. Roland, qui vivait au XIIIe siècle, en même temps que Roger, qu'il a souvent copié, cautérisait les polypes à travers une canule (Sprengel, t. VII, p. 114). Ainsi l'histoire des polypes ne fait pas de progrès depuis longtemps.

Guillaume de Salicet reproduit les idées de ses prédécesseurs : « *Polypus* est éminence chancreuse aux nasilles ayant pieds en manière d'une figue, et a plusieurs révolutions, et l'un est chancreux et l'autre non. Le polype chancreux ne se peut guérir en manière quelconque et pour ce vaut-il mieux ne lui toucher. » Quant au polype non chancreux, il en fait la ligature : « Lie, dit-il, ledit polype avec un fil, et puis travaille à le prendre avec tenailles aiguës. Et s'il ne se peut lier, prends-le à force avec lesdites tenailles et le arrache tout selon ta possibilité. Et si tu pouvais cautériser ce serait chose fort bonne et utile avecques cautère ponctual mis en une canule d'airain ou de fer. » En parlant ainsi de la ligature, de Salicet ne la donne point comme une opération nouvelle (Guillaume de Salicet, *cyrurg.* traict. I, chap. XVII, trad. franç.).

Selon Avicenne et Lanfranc, cités par Guy de Chauliac : « Le polype est différent de ladite chair superflue : d'autant, ajoute-t-il, que cette chair est molle, pendante, de la couleur et substance du poumon, non douloureuse et adhérente, sinon vers sa racine, et le plus souvent elle vient après les maladies catharreuses. » Guy de Chauliac veut qu'on n'entreprenne pas la cure « du polype dur, sec, douloureux, obscur, horrible et puant, vénéneux, non pendant, ainsi attaché ferme aux narines ». Il rapporte des formules de médicaments résolutifs appartenant à Galien, Hali-Abbas et Avicenne, mais il donne avec détails le procédé d'Albucasis pour l'excision du polype. Il blâme les chirurgiens qui, à l'exemple de Rogier, après avoir coupé la chair, portent un fer chaud à travers une canule.

« J'ai souvent vu, dit-il, que la dicte canule recevait tellement la chaleur du cautère que le patient ne pouvait souffrir l'opération » (Guy de Chauliac, *Chirurg.*, trait. 4, doct. I, ch. II, trad. de Joub., p. 352 et suiv.).

Comme Celse, Aétius, les chirurgiens arabes, Guillaume de Salicet et Guy, Vigo distingue le polype chancreux, « lequel est dur et adhérent aux cartilages du nez et est large en son siége et sans humidité, d'une autre espèce qui est de rouge ou blanche couleur, et n'est point si dure, et pendant petit devers la racine, lequel est sans douleur et sans puanteur avec humidité. » Il indique une multitude de formules de poudres, d'onguents, et dit qu'il vaut mieux « le pallier par médecines douces que de l'arracher ou extirper ». Cependant il donne les procédés de Rhazès, d'Avicenne, et indique de petites tenailles pour pratiquer l'extirpation (Vigo, *Chirurgie*, liv. II, traité 3, p. 80, trad. française). Il parle aussi de la ligature en termes fort clairs : « Perchè fatta la stirpazione con le tenaglie o con qualche stromento tagliente, o con ligar il filo per consumar la radice sua. »

Ambroise Paré distingue cinq espèces de polypes; la première est pleine d'une humeur pituiteuse ou gluante: la deuxième est une chair dure au toucher; la troisième est molle; la quatrième est dure et fait bruit quand on la touche, on la peut dire squirrhe confirmé; pour la cinquième, ce sont de petits chancres ulcérés ou non. Il ne faut pas toucher ceux qui sont douloureux.

Ceux qui sont mols, laxes, et sans douleurs, sont curables quelquefois; on les arrache avec un instrument propre à ce faire, ce que j'ai fait, dit-il, souventes fois (Paré, *Œuv.*, liv. VIII, ch. II, p. 289).

L'illustre chirurgien eut occasion de disséquer un polype de l'utérus qui ressemblait, dit-il, à de la tétine de vache, n'étant adhérent aux parois de la matrice qu'en certains endroits (24 *liv. de la génér.*, chap. XLI).

Daleschamps, dans ses annotations au livre de Paul d'Égine, ne dit rien de particulier; il rapporte la pratique de Celse, des Arabes et de Guy de Chauliac (Daleschamps, trad. de Paul d'Égine, ch. XXV, p. 120).

Le disciple de Paré, Guillemeau, qui écrivait à la fin du XVIe siècle, ne dit rien de plus particulier sur les polypes, seulement il rejette l'excision et la cautérisation : « Des pincettes plates, dit-il, seront conduites le plus profondément que faire se pourra, qui seront largettes en forme de petit bec de canne, desquelles sera serré le poulpe, puis des deux mains seront contournées doucement en tirant petit à petit et non tout à coup » (*Œuv. opér. du poly.*, p. 681, in-fol., 1649).

Ce n'est guère que depuis Vigo que l'arrachement, en quelque sorte oublié, a été généralement indiqué; mais, comme on le voit ici, Guillemeau en détermine beaucoup mieux les règles et le décrit positivement tel que nous le pratiquons aujourd'hui. Il est aussi un des premiers qui ait décrit clairement les polypes utérins, sous le nom de môle pendante, qui est lorsque du col de la matrice il sort une masse de chair, laquelle est dès son origine de la grosseur d'un fuseau, allant en grossissant comme une poire, laquelle est pendante dans le col dit *vagina*, son orifice, dit pudendum, sortant quelquefois de la grosseur du poing, ce qu'il a vu, dit-il, de récente mémoire à une demoiselle à qui il l'a extirpé (*Heureux accouch.*, chap. 4, à la fin, p. 267).

On doit à S. Braun une thèse (*De polypo narium aquoso*, 1688) à laquelle nous avons emprunté une observation. Fabrice de Hilden employait les caustiques, la section, l'arrachement et la ligature. Il donne même l'observation d'un polype du conduit auditif, qu'il lia au moyen d'un instrument particulier de son invention; instrument qu'il a décrit et figuré, et qui nous paraîtrait même aujoud'hui utile dans certains cas (F. de Hilden, obs. 1, cent. 3, liv. V, *des opér.*, dans la *Bibl.* de Bonet, t. II, p. 400). Il donne dans ses observations 52, 54, cent. 2, des observations de môles qui sont des polypes utérins, à n'en pas douter. Dans la première, il s'agit d'un corps piriforme fortement implanté dans l'utérus, qu'il arracha à la suite d'un accouchement, et qui fit croire à la malade qu'elle portait un second enfant. Sous le titre de la seconde il rapporte plusieurs autres exemples de polypes coïncidant avec la grossesse. Il les arrachait peu à peu ou d'un coup, s'il le pouvait, en allant les chercher jusqu'au sein de l'organe, avec les mains ou des tenailles (voy. aussi sa lettre 39, ou Bonet, *Bibl.*, t. II, p. 471-77).

Fabrice d'Acquapendente, contemporain de Guillemeau et de Fabrice de Hilden, mais plus grand théoricien que praticien, n'écrit, pour ainsi dire, encore que sous l'influence des doctrines des anciens Grecs, de Celse et des Arabes leurs copistes. Il distingue, comme eux, des polypes mous et des polypes durs et chancreux. Quant au mode opératoire, il préfère l'arrachement et décrit une pince de son invention, dont un des bords a un tranchant recourbé. Il en donne même la figure. C'est un instrument, dit-il, très-assuré, duquel je me suis souvent servi et avec très-heureux succès, qui coupe, empoigne et tire dehors, tout ensemble... Mais qui plus est, il ne coupe rien que le polype, sans offenser aucune autre partie (*Œuv. chir.* de F. d'Acquapendente, part. 2, *des opér.*, ch. XXIV, p. 547-83, trad. franc. Lyon, 1665).

C'est donc à tort que Sprengel donne le nom de ciseaux à cet instrument. Suivant cet historien, Job-à-Meckren, chirurgien d'Amsterdam, observa un enfant chez lequel un polype s'était développé autour d'un petit morceau de bois, et, après avoir employé les préparations de cuivre comme caustiques, Meckren coupa ensuite l'excroissance avec les ciseaux de F. d'Acquapendente (Sprengel, *Hist. de la méd.*, t. VII, p. 117).

Nicolas Tulpius nous a conservé l'histoire de deux excisions de polypes de l'utérus pratiquées par Ollulaire, chirurgien très-expert (*Bibl.* de Bonet, t. IV, p. 29-31). C'est à cet auteur que j'ai emprunté ma troisième observation de polype nasal (voy. p. 593); comme, dans ce cas et dans d'autres, il vit l'arrachement suivi de succès, il le regarda comme préférable aux autres méthodes pour éviter la répullulation.

Quoique Pigray vante la poudre de sabine, il se prononce aussi en faveur de cette méthode. Il faut, dit-il, prendre un bec de corbin plat par le bout, sans couper, et avec icelui prendre la caroncule et tourner le dit ferrement, etc. (*Epit. de méd. et de chirurg.*, par Pigray. Lyon, 1673). Dionis préfère l'arrachement, qu'il décrit tel que nous le pratiquons de nos jours (*Cours, d'opér.*, 5e démonst., p. 575).

Heister voudrait n'appeler polype que les tumeurs molles, pédiculées. Il cite la Poterie, Ruland, Wurtz, Wedel, Nuck, Musitanus, Saviard, Thibault, comme donnant des eaux, des acides, des essences pour guérir les polypes. Il cite l'observation d'une dame qui portait un polype du nez, et chez laquelle il s'est servi d'un instrument particulier pour porter une ligature à la racine de la tumeur. Cet instrument est une sorte d'aiguille mousse et courbe; à son extrémité se trouve une ouverture ou chas. Il fait représenter cet instrument, planche 19, figure 13 (Heister, trad. franç., t. III, in-8°, p. 27).

On trouve quelques observations de polypes dans le *Sepulchretum* de Th. Bonet (*De nar. affectib.*, *de uteri procidentiâ*).

On en trouve d'autres dans sa médecine septentrionale, aux articles *De narium affectibus*, et *De uteri morbis;* d'autres encore dans la *Bibliotheca chirurgica* de Manget (art. POLYPUS).

Morgagni donne quelques aperçus anatomiques sur la structure des polypes. Il indique d'ailleurs des observations assez intéressantes de Palfyn, Ruysch, Mauchart, Slevogt, Bartholin, Marchetti, etc., etc. Il dit que Meckren cassa une pince pendant qu'il s'efforçait d'arracher un polype d'une dureté cartilagineuse. Il pense qu'après l'opération du polype, la compression est plus efficace pour arrêter l'hémorrhagie, que ne le sont les liqueurs styptiques ou astringentes (lett. 14, § 17, trad. française, t. II, p. 347).

Garengeot employait le beurre d'antimoine pour détruire le polype, il se servait aussi de pinces avec lesquelles il tordait le pédicule, puis il en opérait l'arrachement (*Opér. de chir.*, t. III).

Ledran dit qu'il est des polypes quelquefois si volumineux qu'ils affaissent peu à peu les lames spongieuses des cornets contre les os maxillaires : « Il n'est pas même impossible, dit-il, que les parois du canal nasal soient affaissées l'une contre l'autre... On a vu des polypes grossir jusqu'au point d'enfoncer du côté de la bouche les os qui forment le palais. » Il rejette l'usage des caustiques; il emploie des pinces fenêtrées pour l'arrachement (*Traité des opér.*, p. 294). Ebertus a écrit une savante dissertation sur les polypes en général (*De causis præcip. proventus polyp.* Francofurti, 1740).

Si Manne n'avance pas beaucoup nos connaissances sur la pathologie des polypes, il nous donne par de beaux exemples la hardiesse de les attaquer. Nous avons cité plusieurs fois ce fameux cas où il fendit le voile du palais pour atteindre la racine d'une excroissance polypeuse (Levret, p. 326). Nous lisons dans une note de Lafaye, que Petit coupa aussi, avec un bistouri, la cloison charnue du palais, et saisit ensuite le polype avec des pinces courbes (Dionis, éd. de Lafaye, p. 582). On voit dans Sprengel qu'Heyermann a pratiqué trois fois cette opératio (*Histoire de la méd.*, t. VII, p. 120). Sussius a donné sur le polype du nez une assez savante dissertation (*Diss. quâ polyp. nasi... expon.*, 1743, Vitembergæ).

La science et l'art ne faisaient pas de progrès sensibles depuis les médecins grecs, quand enfin parut Levret, qui lui donna une vive impulsion par son célèbre ouvrage (*Observations sur la cure radicale de plusieurs polypes de la matrice, de la gorge et du nez*). Mais la ligature, qu'il rendit si facile à pratiquer, et qu'il préconisa avec la tendresse d'un inventeur, tant il l'avait perfectionnée, ne devait pas jouir toujours de la vogue et de la réputation qu'il lui donna.

La science doit à Sporleder une dissertation intéressante et instructive (*De polyp. nar.*, Halæ-Magdeburgicæ, 1750).

A l'imitation de Celse, des médecins arabes et des chirurgiens français du moyen âge, Pott respectait les polypes adhérents, durs et douloureux. Olof Acrel se servait de tenettes. Après les avoir appliquées, il versait un peu de vinaigre sur le polype, afin, pensait-il, d'en diminuer la mollesse. Il cautérisait aussi avec le beurre d'antimoine (Sprengel, *loc. cit.*, p. 125).

Bertrandi reconnaît qu'on peut espérer de détruire les polypes muqueux par l'usage des *cathérétiques et dessiccatifs*. Mais il dit, avec juste raison, que ces remèdes pourraient devenir dangereux si le chirurgien s'opiniâtrait à les continuer, ou parce que les parties voisines en seraient endommagées, ou parce que l'excroissance deviendrait cancéreuse. Dans ce cas, il conseille l'extirpation ou la ligature (*Traité des opér.*, t. XVIII, p. 358).

Nous ne devons pas omettre de citer, parmi les auteurs qui ont contribué à éclairer l'histoire des polypes et de leur traitement, M. G. Herbiniaux, accoucheur de Bruxelles, qui a publié un excellent traité sur divers accouchements laborieux et sur les polypes de la matrice.

Leblanc indique les observations de Ruysch, de Forny, de Benedictus, Fred. Hoffman, Paré, Manget, Kerkringius, où ces auteurs ont appelé môles des tumeurs vraiment polypeuses de l'utérus. Cependant Ruysch les désignait déjà sous le nom de polype de l'utérus (obs. 6), par suite de leur ressemblance avec ceux du nez. Leblanc croit aussi que Severino, Volkamer, Wepfer, Zwinger, Segerus n'ont point extirpé de matrices, mais seulement des polypes utérins. Leblanc a de bonne heure adopté la méthode de Levret et concouru à la propager (*Précis d'opér.*, t. I, p. 344).

« J'ai communément remarqué, dit Benj. Bell, dans le cours de ma pratique, que le polype mou, compressible, était d'une couleur pâle, et que celui d'un tissu plus ferme était constamment d'un rouge foncé.

Bell sait que les polypes durs sont plus sujets que les mous à revenir lorqu'on les a extirpés. Il paraît avoir grande confiance aux médicaments astringents pour les polypes mous. Il conseille d'amputer de préférence le polype avec le bistouri, lorsqu'on pourra y atteindre. Mais il croit qu'il n'y a pas de moyen plus sûr que la ligature, et la double canule de Levret lui paraît l'instrument le plus convenable pour la pratiquer. Il faisait aussi l'arrachement (Benjam. Bell, ouv. cit., sect. 5, p. 52-75).

Enfin, pour n'en pas citer davantage : dans ces derniers temps, Bichat, dans un cours d'anatomie pathologique; M. le professeur Roux, dans ses *Mélanges de chirurgie;* Bayle, dans le *Dictionnaire des sciences médicales*, article CORPS FIBREUX DE LA MATRICE; M. le professeur Dupuytren, dans ses leçons; M. le professeur Cruveilhier, dans son *Anatomie pathologique;* madame Boivin et M. le professeur Dugès, dans leur ouvrage sur les maladies de l'utérus; M. Malgaigne, dans sa thèse sur les polypes utérins; et, auparavant, MM. Lefaucheux, Naudin, etc., etc., ont tous contribué à éclairer l'histoire pathologique et le traitement des polypes.

A l'étranger, Meyer, Meisder, Kühn, Neiss, etc., ont également répandu des lumières sur ce sujet.

On trouve aussi dans l'*Anatomie pathologique des animaux domestiques*, par Gurlt, des exemples de polypes du nez chez les chiens et les chèvres; de polypes utérins chez les chiennes, les juments et les vaches; de polypes de l'œsophage chez les ruminants. A en juger par S. Cooper, les Anglais ont peu fait pour la science sur ce sujet.

En résumé, l'histoire des polypes et de leur traitement embrasse trois époques : la première s'étend depuis Hippocrate jusqu'à Levret. Pendant cette longue série de siècles, les chirurgiens ne font guère que reproduire les idées des anciens et les différentes méthodes de traitement qu'ils avaient adoptées. Néanmoins, tout en confondant les môles et les polypes utérins sous la même dénomination, les chirurgiens des XVe et XVIe siècles les reconnaissent pour des tumeurs pédiculées, fermement fixées à la matrice, et qu'on doit emporter. La seconde époque s'étend depuis Levret jusqu'aux anatomistes français : Bichat, et MM. Roux, Bayle, Dupuytren, et plus tard MM. Lefaucheux, Naudin, Cruveilhier, Hervez de Chégoin, Breschet, et une foule d'autres élèves de l'école de Paris, qui concoururent, par leurs nombreuses recherches, à éclairer la nature matérielle des polypes et à en préparer pour l'avenir une description exacte et complète que nous ne pouvons point encore donner aujourd'hui. Ces recherches d'anatomie pathologique caractérisent la troisième époque.

Ainsi, sans parler des purgations, des exutoires que les anciens employaient avant de chercher à détruire les polypes par une opération, la plupart des moyens en usage aujourd'hui remontent à une très-haute antiquité. 1° *La cautérisation* par le cautère actuel est déjà décrite dans les livres hippocratiques. Il n'en est pas de même de celle que l'on pratique avec les caustiques; nous n'avons pu l'y trouver. Si notre honorable confrère M. Velpeau eût indiqué la source où il l'a découverte, peut-être eussions-nous pu la vérifier. Nous ne la trouvons mentionnée clairement que dans Celse (liv. VI, ch. VIII, p. 52).

2° L'*excision* remonte également jusqu'aux livres hippocratiques ; ainsi que nous l'avons démontré, il en est question dans le livre II des maladies. Ce fait a échappé à l'érudition de M. Velpeau, qui paraît douter qu'elle remonte jusqu'à Celse (*Méd. opér.*, t. II, p. 3). Cependant tous les chirurgiens l'ont répété jusqu'au XVIIe siècle.

3° L'*arrachement* au moyen d'un fil, déjà proposé dans les ouvrages d'Hippocrate, a été ensuite pratiqué avec des pinces ou tenailles. C'est ainsi qu'en parlent très-clairement Guillaume de Salicet et Paré; mais il a été surtout bien décrit par Guillemeau et Pigray. Aussi ne puis-je comprendre que M. Velpeau reproche aux modernes d'avoir confondu les tenettes tranchantes de Paré et de F. d'Acquapendente avec les tenettes ordinaires, puisque Paré se servait bien évidemment de pinces qui n'étaient point tranchantes (*ibid.*, p. 112).

4° Le *déchirement* au moyen d'un fil noueux remonte au moins à Paul d'Égine qui l'a décrit avec détail.

5° Le *séton* remonte plus haut encore, car c'est à ce moyen qu'il faut rapporter la tente dont Celse se servait pour achever la guérison d'un polype déjà emporté par l'excision.

6° La *ligature* conseillée, mais non comme une opération nouvelle, par Guillaume de Salicet, généralisée dans son emploi par Levret, est beaucoup moins employée actuellement.

FIN DU TOME SECOND.

TABLE DES MATIÈRES

DU TOME SECOND

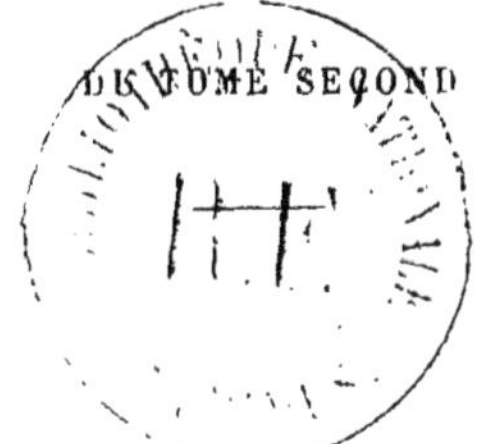

MALADIES DES YEUX.

MALADIES DE L'APPAREIL DIGESTIF.

MALADIES DE L'APPAREIL GÉNITAL.

ACCOUCHEMENTS.

REMARQUES ET OBSERVATIONS SUR DIVERS POINTS DE CHIRURGIE.

TRAITÉ DES POLYPES.

FIN DE LA TABLE DU TOME SECOND

PARIS. — IMPRIMERIE DE E. MARTINET, RUE MIGNON, 2

PARIS. — IMPRIMERIE DE E. MARTINET, RUE MIGNON, 2

www.ingramcontent.com/pod-product-compliance
Ingram Content Group UK Ltd.
Pitfield, Milton Keynes, MK11 3LW, UK
UKHW020611230726
13926UKWH00005B/2336